W0210625

HERZLICHEN GLÜCKWUNSCH

Und Dankeschön für den Kauf dieses Buches. Als besonderes Schmankerl* finden Sie unten Ihren persönliche Code, mit dem Sie das Buch exklusiv und kostenlos als eBook erhalten.

Systemvoraussetzungen für eBook-Inside: Adobe Reader/Acrobat Version 6 oder 7 (kompatibel mit Windows ab Windows 2000 oder Mac ab OS X)

80188-i7v6p-
56rs4-b0274

Registrieren Sie sich einfach in nur zwei Schritten unter **www.hanser.de/ciando** und laden Sie Ihr eBook direkt auf Ihren Rechner.

KOMPETENZ HANSER GEWINNT

* Bayrisch für eine leckere Kleinigkeit; ein Leckerbissen

Schwab

Projektplanung realisieren mit Project 2007

Josef Schwab

Projektplanung realisieren mit Project 2007

Das Praxisbuch für alle Project-Anwender

HANSER

Der Autor:
Diplom-Volkswirt Josef Schwab, Berlin

Microsoft Certified Professional für:
Enterprise Project Management with Microsoft Office Project Server 2007

Microsoft Certified Technical Specialist (MCTS) für:
Microsoft Office Project 2007, Managing Projects
Microsoft Office Project Server 2007, Managing Projects

Bibliografische Information der Deutschen Nationalbibliothek:

Die Deutsche Nationalbibliothek verzeichnet diese Publikation in der Deutschen Nationalbibliografie; detaillierte bibliografische Daten sind im Internet über http://dnb.d-nb.de abrufbar.

Lektorat: Sieglinde Schärl
Herstellung: Irene Weilhart
Copy editing: Sandra Gottmann, Münster-Nienberge
Umschlagdesign: Marc Müller-Bremer, Rebranding, München
Umschlagrealisation: MCP • Susanne Kraus GbR, Holzkirchen
Datenbelichtung, Druck und Bindung: Kösel, Krugzell
Ausstattung patentrechtlich geschützt. Kösel FD 351, Patent-Nr. 0748702
Printed in Germany

ISBN 978-3-446-41342-9

Inhalt

Vorwort

Dieses Buch will all jenen eine Hilfestellung geben, die Projekte mit *Microsoft Project* planen und durchführen. Das Tool ist ein Hilfsmittel, das die Arbeit erleichtern soll. Und ohne die Unterstützung eines rechnergestützten Systems ist die Datenflut, zumindest in größeren Projekten, nicht mehr zu bewältigen. Andererseits ist Projektmanagement mehr als eine Datensammlung, nämlich ein zielgerichtetes wirtschaftliches Handeln, das versucht, unter der Bedingung der Unsicherheit – Planung plant in die Zukunft, und die ist grundsätzlich unsicher – die eingesetzten Mittel so produktiv und effektiv wie möglich einzusetzen. Dazu hat die ökonomische Theorie und die Praxis der Projektarbeit eine mehr oder weniger nützliche Wissensbasis erarbeitet – genannt sei als Beispiel nur die Netzplantechnik –, die man sich zunutze machen kann, ja muss, um sich überflüssigen Aufwand und Irrwege zu ersparen. Die Toolanwendung bedarf dieses Hintergrundwissens des Anwenders, um nicht beim vollkommen unproduktiven Termine-Tippen und Balken-Malen stehen zu bleiben, sondern um für die Projektarbeit eine Basis zu entwickeln, die das Entstehen von kritischen Vorgangsfolgen kennt und deshalb optimale Lösungswege vorschlagen kann – auch bei Änderungen und Störungen, die sich in Projekten zwangsläufig ergeben.

Kurz: Dieses Buch will zeigen, wie durch die Anwendung des Programms auf Basis der Methoden des Projektmanagements eine wirkliche Hilfestellung für die Projektarbeit möglich ist. Damit wendet es sich an alle Projektleiter und deren Mitarbeiter, die Projekte inhaltlich planen und die Durchführung überwachen wollen und dabei *Microsoft Project* einsetzen. Es soll sowohl für die Anwender, die dateibasiert auf ihrem Client arbeiten – vielleicht in Zusammenarbeit mit Ihren Kollegen im Netzwerk –, als auch für die Projektleiter, die in Ihrem Unternehmen mit einem *Project Server* arbeiten, nützlich sein. Die Differenzen, die sich aus den unterschiedlichen Umgebungen ergeben, werden jeweils erläutert. Sie sind für die inhaltliche Projektarbeit aber meines Erachtens nicht so gravierend, um nicht beide Gruppen von Anwendern gemeinsam ansprechen zu können.

Dieses Buch wendet sich **nicht** an die Mitarbeiter, die den *Project Server* installieren und administrieren, und es lässt die Projektarbeit mittels *Web Access* und die Features der Team-Kommunikation mit den Windows sharepoint Services außen vor. Dies wird in einem späteren Band zu Project Server 2007 und Project Portfolio Server 2007 behandelt.

Die Gründe dafür, dass im vorliegenden Buch die speziellen Project-Server-Anwendungen nicht behandelt werden, sind vielfältig. Einmal haben sich beide Gebiete enorm ausgeweitet, so dass es nur ein unhandlicher dicker Wälzer geschafft hätte, beide zu vereinen. Vor allem aber liegt die Trennung in der Sache selbst begründet: Hier methodisches Projektmanagement, dort doch mehr serverbasierte Unternehmenslösungen, Anpassungen und Informationsvermittlung. Und damit hat man auch unterschiedliche Zielgruppen: Warum sollen Projektmanager, die vorrangig am inhaltlichen und methodischen Aufbau ihrer Pläne arbeiten, sich für die Installation und Administration des *Project Servers* interessieren?

Auch im Enterprise Projekt Management entstehen die Daten im Einzelprojekt. In diesem Buch wollen wir zeigen, wie diese Projekte sinnvoll aufgebaut und auch projektübergreifend geplant werden können – wir behandeln z.B. die Mehrprojekttechnik und auch die Kontrolle des Ressourceneinsatzes über mehrere Projekte, unabhängig ob Datei- oder Server-basiert. Aber wir legen Wert auf die inhaltlich sinnvolle Reihenfolge: Der methodisch richtige Aufbau der Einzelprojekte ist die Voraussetzung für Multiprojekttechnik und projektübergreifende bzw. unternehmensweite Ressourceneinsatzplanung. Die Einzelprojekte liefern die Daten für die Auswertungen auf dem *Project Server* und die über den Server vermittelte Teamkommunikation. Und wenn diese Daten – mal vorsichtig ausgedrückt – qualitativ nicht ganz hochwertig sind, kann das, wozu anschließend diese Daten verwendet werden, ebenfalls qualitativ nicht so hochwertig sein.

Deshalb geht es mir in diesem Buch darum, die wissens- und methodenbasierte Anwendung des Tools in den Projekten zu zeigen. Dies verbessert die Informationsbasis sowohl für die Manager der Einzelprojekte als auch für das Management des Projekt-Portfolios des Unternehmens, die dann mit Hilfe dieser Informationen notwendige und unabhängige Entscheidungen treffen müssen. Nach wie vor müssen die Menschen entscheiden, die Frage ist nur, auf welcher Informationsbasis.

Dieser Band versteht sich zwar auch als ein Update auf die Programmversion *Microsoft Project 2007*, aber wie bei jedem Buch über eine neue Version, nehme ich das zum Anlass, meine in der Zwischenzeit gesammelten neuen Erfahrungen und auch meinen Lernprozess in die Ausführungen und Übungen einzubringen. Es wäre ja schlimm, wenn es in den vier Jahren seit dem letzten Buch[1] keine Entwicklung gegeben hätte.

Wie immer muss und will ich betonen, dass ich auf vielen Schultern stehe, und dass die hier dargestellten Methoden, Lösungsverfahren und praktischen Tipps aus vielen Quellen kommen. Als Erstes muss ich den Teilnehmern meiner Seminare danken, die mich auf viele Probleme in der Praxis ihrer Anwendungen aufmerksam machten (das ist immer der erste Schritt: Das Problem wahrnehmen) und manchmal auch schon Lösungsansätze erarbeitet haben oder später mit mir kommunizierten. Seminarteilnehmer sind ein gnadenloses Testlabor für die Software, aber auch für den Trainer.

Auch auf dem Diskussionsforum, das meiner Homepage angegliedert ist, waren und sind viele intelligente Fragen und einige gute Antworten gepostet.

---

[1] „Projektplanungen realisieren mit MS Project 2003 und Project Server 2003“, Hanser Verlag, München 2005

Dann gilt natürlich mein besonderer Dank den Unternehmen, die sich in das Abenteuer einer Beratung durch mich gewagt haben. Ich will und kann keine konkreten Namen nennen, meist unterliegt das ja der Verschwiegenheitspflicht. Aber mit dem Angebot der Enterprise Project Management-Lösung mit *Project* und *Project Server* ist natürlich der Bedarf an Beratung und Unterstützung gewachsen. Das ist gut so, nicht nur für die Berater, sondern auch für die Unternehmen, so sie vernünftig beraten werden. Die Komplexität der Aufgabe (sowohl im engeren IT-Bereich als auch im Know-how des methodischen Projektmanagements), ein unternehmensweites Projektmanagement einzuführen, erfordert Spezialwissen und Erfahrung aus mehreren solcher Projekte. Und diese Aufgabe erfordert auch eine Arbeitsteilung: Unternehmen, die die Lösung ihrer eigenen IT-Abteilung oder sonst jemandem im eigenen Hause zumuten wollten, haben schon viel Lehrgeld bezahlt.

Dennoch werden Kollegen vom Fach hier erkennen, dass die (neuen) Kapitel über Multiprojekttechnik, die Kostenplanung in *Microsoft Project* und auch die Earned-Value-Analyse mit dem Programm aus Beratungsaufträgen heraus entstanden sind. Das ist der Sinn solcher Ausführungen: Erfahrungen weitergeben.

Bei einem meiner Partner will ich eine Ausnahme machen und mich persönlich bedanken. Das ist Jürgen Sturany, PMP, inzwischen mein Freund geworden. Bei der Planung und Steuerung seiner mehrere hundert Millionen Euro schweren komplexen technischen Kundenprojekte in der Erdölindustrie hat er das Programm bis jenseits der Grenzen schon ausgereizt und mir dabei in der Praxis gezeigt, dass ein konsequenter Tooleinsatz mit einem klugen Kopf dahinter eine unverzichtbare Hilfe für die Projektarbeit ist und einen wirklichen, von allen Beteiligten wahrgenommenen Nutzen für Planung und Durchführung bedeutet. Nachdem ich staunend seine Pläne studiert hatte, formulierte er seine weiteren Wünsche in die Richtung, die Grenzen des Programmeinsatzes noch weiter hinauszuschieben. Dabei waren dann auch manchmal meine Grenzen erreicht. Aber wir hatten (und haben) mehr als eine für beide Seiten produktive Diskussion, weil theoretische Kenntnisse der Möglichkeiten des Tooleinsatzes (in denen er ein Consulting durch mich wünschte) und fachliche, auf einem sicheren methodischen Hintergrund verstandene praktische langjährige Erfahrungen bei ihm eine geistige Konfrontation auslösten und dann oft eine Synthese eingingen. Ich habe von ihm viel gelernt.

Bedanken will ich mich auch bei meinem Kollegen Max Appru. Seit vielleicht zwei Jahren haben wir eine intensive Kommunikation; er ist für mich so etwas wie mein Alter Ego geworden. Mit einer wirklich bewundernswerten Geduld erträgt er meine Launen. Nebenher installiert er – auch das mit bewundernswerter Geduld –diverse *Project Server* mit allem, was dazugehört, in heterogenen Umgebungen unter manchmal schwierigen Bedingungen. Er hat, auch durch diese Arbeitsteilung mit mir, viel zu diesem Buch beigetragen.

Mein Sohn, mit meiner Tätigkeit als Berater und Autor aufgewachsen, steht hoffentlich bald vor seinem Diplom als Volkswirt. Bei unseren – nicht seltenen – Gesprächen zeigt er ein Verständnis und ein Mitgefühl für mich und meine Arbeit, das mich immer wieder weiter motiviert.

Alle Unzulänglichkeiten und Fehler, die der Leser möglicherweise in diesem Buch finden wird, sind übrigens allein mir anzulasten.

Ich möchte alle Leser einladen, entweder in meinem Forum Probleme zu diskutieren (http://www.schwab-projektmanagement.de/forum) oder sich direkt per Mail an mich zu wenden (schwab@schwab-pm.de).

Berlin, im Mai 2008

Josef Schwab

Ein schneller Zugang

Einige Teilnehmer meiner Kurse sowie weitere Projektmenschen haben mir signalisiert, dass ein „ganzes" Buch durchzuarbeiten – und noch dazu ein so umfangreiches –, nun wirklich zu viel sei, so viel Zeit hätten sie nie! (Da hilft auch nicht der Hinweis, dass aber sehr viele Bilder im Buch seien.) Eine Checkliste mit vielleicht ca. 10 Punkten, wie man vorgehen sollte, in aller Kürze, das wär's doch.

Nun wird es bei mir nie ganz so kurz – aber hier werde ich Ihnen schon mal die wichtigsten Dinge darstellen, die Sie beachten sollten.

Wie Sie vorgehen sollten ...

... bei der Vorgansplanung:

1. **Projektinfo: Anfangstermin eingeben und Projektkalender auswählen.**
   (Kapitel 2, Abschnitt 2.3.2 „Anfangstermin" und Abschnitt 2.3.3 „Projektkalender")

2. **Projektkalender einrichten mit Feiertagen. Evtl. neuen Kalender einrichten mit angepassten Arbeitszeiten.**
   Auf dem Project Server mag die Möglichkeit des Änderns und Erstellens von Kalendern unterbunden sein. Dann müssen die Kalender auf dem Server eingerichtet sein und Sie können diese anwenden.
   (Kapitel 2, Abschnitt 2.3.3 „Projektkalender" und Abschnitt 2.3.4 „Neuen Kalender erstellen")

3. **Überlegen Sie sich die größeren Abschnitte Ihres Vorhabens. Diese werden Projektphasen genannt und diese geben Sie ein** (z. B. Entwicklung,, Realisierung, Roll-out).
   (Kapitel 3, Abschnitt 3.1.3 „Gliederung")

4. **Es kann Gründe dafür geben, einzelne Projektphasen als eigenständige Project-Dateien bzw. Projekte auf dem Server anzulegen.**
   Wenn es verschiedene Projektleiter gibt, muss jeder für sein (Teil-)Projekt verantwortlich sein. Außerdem gewinnt man an Flexibilität bei Änderungen des Inhalts und des Umfangs des Projektes, wenn man mit Teilprojekten arbeitet. Diese (Teil-)Projekte werden in einen Masterplan – ein Hauptprojekt – eingefügt.
   (Kapitel 4, Abschnitt 4.1 „Teilprojekte und Masterplan")

5. **Geben Sie die Vorgänge als Untervorgänge ihrer Projektphasen ein oder fassen Sie Vorgänge zu Projektphasen zusammen.**
   Sie können einige Ebenen tief gliedern, also auch die Details von Untervorgängen erfassen. Dies ergibt die nachvollziehbare Struktur Ihres Projektes, den sog. Projektstrukturplan. Er soll übersichtlich sein. Bitte streben Sie hier keine Vollständigkeit an, denn ein Projektplan ist keine To-Do-Liste, sondern eine Kommunikationsgrundlage. Zu viele Details verwirren nur. Wägen Sie Ihren Aufwand gegenüber dem Informationsgewinn für Sie ab. Was bringt es Ihnen, wenn Sie jede Schraube planen? Viel Arbeit! Die Arbeit mit der Planung und Überwachung wächst im Quadrat der Anzahl der Vorgänge! Also planen Sie lieber gröber: Was lässt sich noch zusammenfassen? Was muss man nicht im Plan zu erfassen, weil es die Ausführenden selbstverständlich wissen und tun?
   (Kapitel 3, Abschnitt 3.1.1 „Definition der Vorgänge", Abschnitt 3.1.3 „Gliederung", Abschnitt 3.1.3.1 „Sammelvorgänge", Abschnitt 3.1.3.2 „Gliederung nutzen")

6. **Schätzen Sie den Aufwand für die Vorgänge – wenn möglich schon als Manntage, wenn Sie auch den Ressourceneinsatz planen wollen – und geben Sie diese als Dauer der Vorgänge ein.**
   Wenn Sie die Schätzgenauigkeit erhöhen wollen, wenden Sie die Drei-Punkte-Schätzung an.
   (Kapitel 3, Abschnitt 3.1.2 „Die Dauer", Abschnitt 3.3.1 „PERT-Analyse")

7. Das unter Punkt 6 beschriebene Verfahren ist ein abgekürztes Verfahren. **Wenn Sie den Aufwand direkt eingeben wollen, müssen Sie das Feld „Arbeit" einfügen und können dort den Aufwand eingeben.**
   Die Dauer wird dann nach dem eingegebenen Aufwand berechnet, wenn Sie eine Ressource zuordnen. Aufwand (= Arbeit) gibt es in *Project* im Prinzip nur im Zusammenhang mit der Ressourcenplanung.
   (Kapitel 5, Abschnitt 5.7 „Aufwandsgesteuerte Planung")

8. **Bilden Sie den Ablauf der Vorgänge – die Projektprozzese – durch dieVorgangsbeziehungen ab.**
   Was muss vorliegen, damit man einen Vorgang beginnen kann? Können Vorgänge gleichzeitig abgearbeitet werden? Die Anordnungsbeziehungen folgen alleine der sachlichen, ablauftechnischen Logik des Prozesses. Hier haben weder bestimmte Darstellungswünsche (z. B. Meilensteine oben) noch Ressourcenerwägungen etwas zu suchen.
   (Kapitel 3, Abschnitte 3.1.4 „Anordnungsbeziehungen", 3.1.8 „Projektprozesse – einige Beispiele")

9. **Schließen Sie jede Phase mit einem Meilenstein ab, der das Ergebnis – die Auslieferung der Aktivitäten dieser Phase – darstellt.**
   Der Abschlussmeilenstein steht auf der gleichen Gliederungsebene wie die Phase und hat diesen Sammelvorgang zum Vorgänger. Projektphasen können (wie Vorgänge) parallel laufen oder voneinander abhängig sein. Dann ist der Endmeilenstein der Vorgänger der nächsten Phase oder, noch besser, des Startmeilensteins der nächsten Phase. (Kapitel 3, Abschnitt 3.5 „Meilensteine", Abschnitt 3.1.7 „Projektprozesse methodisch erfassen")

10. **Deshalb kann und darf es keine Phasenübergreifende Vorgangsbeziehungen geben.**
    Ein Vorgang ist nie von einem Vorgang aus einer anderen Phase abhängig, sondern nur von Vorgängen aus der eigenen Phase auf der gleichen Gliederungsebene. Die Vorgänge aus verschiedenen Phasen sind nicht voneinander abhängig, sondern eine Phase muss mit einem Meilenstein logisch abgeschlossen sein, bevor die nächste Phase beginnen kann, in der sich der Nachfolger-Vorgang befindet. Es gibt Übergaben zwischen den Projektphasen, nicht von einem Vorgang einer Phase zu einem Vorgang einer anderen Phase.
    Wenn Sie glauben, dass das bei Ihrem Projekt nicht möglich ist, müssen Sie die Einordnung Ihrer Vorgänge in die Projektphasen und den Zuschnitt Ihrer Phasen überarbeiten.
    (Kapitel 3, Abschnitt 3.1.7.1 „Hinweise zur Projektstrukturierung und zu den Anordnungsbeziehungen", Abschnitt 3.1.8 „Projektprozesse – einige Beispiele")

... beim Terminmanagement:

1. Die Vorgangsplanung liefert Ihnen den Ablauf und damit die errechneten Termine, also das von Ihnen geschätzte Zeitfenster zur Realisierung des Projektzieles. **Nun kommen die leider oft schon vorher festgelegten Termine.** (Schön wäre ja: Erst kommt die Planung, dann vereinbaren wir realistische Termine!) **Die feststehenden Termine arbeiten Sie als feste Meilensteine in Ihren Plan ein und sehen, ob sie mit Ihrer Planung zu vereinbaren sind oder nicht.** Sind sie nicht zu vereinbaren, meldet Ihnen das Programm Terminplankonflikte (= negative Gesamte Pufferzeit) und Sie müssen eine Optimierungsschleife durchlaufen.
   Entweder können Sie den Zeitbedarf in Ihrer Planung (realisitisch, nicht nur optisch) durch Parallelisierung, Herausnehmen versteckter Zeitreserven etc. reduzieren, dann hatte Ihr Plan noch Optimierungspotential. Oder Sie müssen das Problem eskalieren und die Termine neu verhandeln. Wenn Sie auch den Ressourceneinsatz mit *Project* planen, ist die Bewilligung und der Mehreinsatz von Ressourcen eine strategische Option.
   (Kapitel 3, Abschnitt 3.4 „Termineinschränkungen und feste Termine", Abschnitt 3.5 „Terminplansteuerung", ansonsten Kapitel 5 „Ressourcen")

2. **Wenn Sie in der glücklichen Lage sind, eine seriöse Planung vorab durchzuführen (oder auch zusätzlich zu den extern vorgegebenen Terminen), sollten Sie die Phasenübergänge in Ihren Projekten mit festen Meilensteinen „kapseln".** Die Übergänge und Übergaben – von einem Projektteil zum anderen, von einer Abteilung zur anderen, von einem Unternehmen zum anderen – werden auch jene Termine sein, bei denen in der Realität am ehesten der Bedarf besteht. sie abzusprechen, festzulegen oder vertraglich zu vereinbaren. Die Gesamtprojektleitung sieht dann bei jedem Projektabschnitt, ob ein vereinbarter Termin in Gefahr gerät, und wird vielleicht noch rechtzeitig gewarnt, um einzugreifen zu können. Außerdem darf bei Änderungen nicht das Programm die vereinbarten Fixtermine verschieben, sondern der Projektleitung müssen Handlungsalternativen offenstehen.
   Und wenn Sie in einer *sehr* glücklichen Lage sind, bauen Sie sich zwischen den berechneten Endmeilensteinen und den festen Startmeilensteinen der nächsten Phase eine Pufferzeit ein und gewinnen dadurch wesentlich an Termintreue.
   (Kapitel 3, Abschnitt 3.6 „Planungsqualität", Abschnitt 3.6.1 „Zeitreserven", Abschnitt 3.7 „Die gekapselte Projektstruktur")

... bei der Ressourcenplanung:

1. **Die Ressourcen mit all ihren Daten, z. B. Kostensätze und Kalender, werden angelegt in der Ressourcentabelle im Projekt oder in der Datei, die als Ressourcenpool dient, oder im ausgecheckten Ressourenpool**.
   Realistisch ist m. E. ein Ressourcenkalender, der max. 75% der vertraglichen Arbeitszeit umfasst. Die anderen 25% fallen einfach ungeplant an, für die „Grundlast" oder die Aufgaben „auf Zuruf".
   (Kapitel 5, Abschnitt 5.1 bis 5.4: „Die Stammdaten der Ressourcen", „Ressourcen anlegen", „Team bilden", „Informationen zur Ressource", Abschnitt 5.12 und 5.13 „Ressourcenpool als Datei", und „Der Enterprise-Ressourcenpool")

2. **In einer Vorgangsansicht kann man den Vorgängen Ressourcen zuweisen.**
   Man macht es sich einfacher, wenn man pro Vorgang nur eine Ressource zuweist. Wenn Sie das erste Mal eine Ressource zuweisen, wird das Arbeitspaket berechnet (bei Vorgabe der Dauer) oder die Dauer berechnet (bei Vorgabe der Arbeit).

   Arbeitspaket = Dauer x Ressourceneinheiten
   (wenn Ressourceneinheit 1, wird Arbeit = Dauer)

   oder

   Dauer = Arbeit / Ressourceneinheiten
   (wenn Ressourceneinheit 1 wird Dauer = Aufwand)

   (Abschnitt 5.5 „Ressourcen zuordnen", Abschnitt 5.6 „Arbeitspaket", Abschnitt 5.7 „Aufwandsgesteuerte Terminplanung")

3. Nachdem durch die Erstzuweisung das Arbeitspaket sowohl für den Vorgang als auch für die Ressource(n) definiert ist, können Sie bei Änderungen die Berechnungsmethode

über die Vorgangsart steuern. Sie können von den drei Variablen jeweils eine Größe für „Fest" erklären, somit kann dann das Programm diese nicht neu berechnen. Sie ändern eine Variable, die zweite ist „Fest", und das Programm berechnet die dritte neu. Oder Sie verzichten auf den eingebauten Rechner und ändern die Größen so lange, bis es „passt".
(Kapitel 5, Abschnitt 5.8 und 5.9 „Änderungen des Ressourceneinsatzes", „ "Schwierige Fälle und Fallen")

4. **Planungen Sie die Tätigkeiten der Ressourcen genau auf der Genauigkeitsstufe ein, die Ihrer praktizierten Führungskultur entspricht.**
   Wichtig ist der Termin, an dem das Ergebnis vorliegen soll – und nicht, ob der Mitarbeiter an einem Tag 4 Stunden und am anderen Tag 8 Stunden am Projekt gearbeitet hat. Am praktikabelsten ist dabei die Zuordnung über Zeiträume mit einem Prozentsatz der Kapazität der Ressource. Bei der Verwendung von generischen Ressourcen dreht es sich darum, deren notwendige Anzahl festzustellen, um Wunsch- oder Zwangstermine zu erreichen.
   (Kapitel 5, Abschnitt 5.9 und 5.10 „ "Schwierige Fälle und Fallen" und „Weitere Ressourcenzuordnungen")
5. **Prüfen Sie – bevorzugt in der Ansicht Ressource Einsatz – ob Ressourcen überlastet sind, d. h. über ihre Kapazität eingesetzt sind.**
   Die Anzeige der Restverfügbarkeit zeigt freie Kapazitäten an. Entsprechende Qualifikation vorausgesetzt, können überlastete Ressourcen durch solche mit freien Kapazitäten ersetzt werden.
   (Kapitel 5, Abschnitte 5.14 bis 5.16: „Ressourcenauslastungen analysieren", „Ressourcenkonflikte und ihre Lösungen", „Ressourcen abgleichen")
6. Da der Ressourceneinsatz die errechneten Termine beeinflusst, müssen Sie u. U. wieder eine Schleife zum Terminmanagement gehen. **Erfahrene Anwender können natürlich auch den Ressourceneinsatz planen, bevor Sie sich auf Feste Termine festlegen**, dann erspart man sich die Schleife. Ressourcenüberlastungen kann man auf der Ressourcenseite ausgleichen oder auf der Terminseite. Bei Letzterem kann im übrigen die Kapselung der Projektphasen mit festen Startmeilensteinen eine große Hilfe sein. Bei extremer Ressourcenüberlastung, die auf der Ressourcenseite nicht mehr in den Griff zu bekommen ist, können Sie die Startmeilensteine der Phasen so justieren, dass die Auslastung der Ressourcen wenigstens grob geglättet wird.
   (Kapitel 5, Abschnitt 5.17 „Ressourcen verursachen Terminplankonflikte")

... bei der Projektüberwachung:

1. **Ohne Basisplan ist keine Projektüberwachung möglich, da man keine Abweichungen der Ist-Daten gegenüber dem Plan feststellen kann.**
   Nur wenn ein Planungsstand, dem alle Stakeholder zugestimmt haben, als Basisplan festgehalten wird, kann das Programm die Abweichungen der Ist-Termine, des Ist-

Aufwandes und der Ist-Kosten von den geplanten Terminen sowie dem geplanten Aufwand und den geplanten Kosten errechnen und anzeigen. Auch eine Earned-Value-Analyse ist nicht möglich, wenn vor dem Eintrag von Fortschrittsgraden kein Basisplan erstellt wurde.
(Kapitel 8, Abschnitt 8.1, „Basisplan festlegen")

2. **Während der Durchführung des Projektes können bzw. müssen Sie die aktuellen Werte eintragen:**

   Aktueller Anfang und Aktuelles Ende (wenn Sie die Termine überwachen),
   Aktuelle Arbeit (wenn Sie die Arbeit überwachen).

   Sie sehen dann die Abweichungen der entsprechenden Größen und können Gegenmaßnahmen ergreifen, um doch noch die vereinbarten Termine halten zu können.
   (Kapitel 8, Abschnitte 8.3 bis 8.5, „Termine überwachen", „Arbeit überwachen", „Kosten überwachen")

3. **Der Fortschritt der Dauer, der Arbeit und der Kosten sind in der Voreinstellung rechnerisch gekoppelt.** Dies vereinfacht vieles – z. B. führt dann aufgewendete Arbeit automatisch zur Berechnung der aktuellen Kosten. Wenn Sie die Ist-Kosten manuell eingeben wollen, müssen Sie diese Option einstellen.
   (Kapitel 8, Abschnitt 8.4.1 „Fortschritt der Dauer und und Fortschritt der Arbeit entkoppeln", Abschnitt 8.5 „Kosten überwachen".)

4. **Wenn Sie mit der Methode der Earned-Value-Analyse den Projektfortschritt im Verhältnis zum geleisteten Aufwand überwachen möchten, müssen Sie die rechnerische Koppelung von Vorgangsstatus (Fortschritt in der Dauer) und Ressourcenstatus (aktueller Aufwand) ausschalten, denn gerade auf deren Unterschied stellt die Ertragswertmethode ab.**
   Besser und logischer wird die Analyse, wenn Sie hier mit dem Feld „Physisch % Abgeschlossen" arbeiten, was Sie allerdings zwingt, den tatsächlichen Fortschritt festzustellen und einzutragen.
   (Kapitel 9 „Earned-Value-Analyse")

1

1 Grundlagen

1.1 Was ist ein Projekt?

Es gibt viele Definitionen darüber, was ein Projekt sein könnte. Eine davon ist die Definition der DIN-Norm 69901, danach ist ein Projekt ein

> „Vorhaben, das im Wesentlichen durch eine Einmaligkeit der Bedingungen in ihrer Gesamtheit gekennzeichnet ist, z.B. Zielvorgabe, zeitliche, finanzielle, personelle und andere Begrenzungen, Abgrenzungen gegenüber anderen Vorhaben und projektspezifische Organisation".

Ich finde diese und anderen allgemein üblichen Definitionen, was ein Projekt sei, ziemlich nichtssagend und inhaltsleer. Durch Wiederholungen werden sie auch nicht spannender. Außerdem will mir der praktische Nutzen einer Deutsche Industrie Norm für einen Begriff (!) nicht so recht einleuchten. (Im Gegensatz dazu ist mir bei technischen Größen, z.B. bei Schraubengrößen, der Nutzen einer Norm unmittelbar einleuchtend.) Der PMBOK Guide[1] dekliniert notwendige Wissensgebiete für das Projektmanagement, und das ist gescheiter!

Versuchen wir uns anders zu nähern, von der Seite der Tätigkeiten der Menschen. Der logische Gegensatz zu Projekttätigkeiten sind fortlaufende Arbeitsabläufe, die als Routineaufgaben immer wiederkehren. Diese müssen nicht geplant werden. Wenn jeder am Band weiß, welche Schweißnaht er wann wo zu setzen hat, wann welche Transporte zu machen sind, wann welche Tests durchzuführen sind, existiert kein Planungsbedarf, also kein Projekt.

Der Planungsbedarf definiert das Projekt!

Das Wort „Projekt" drückt den Zukunftsaspekt aus (lat. „projecere" = in die Zukunft werfen, „Projekt" = das nach vorn Geworfene), also die Unsicherheit, die jede Zukunft bedeutet, und den Versuch deren Bewältigung mittels Planung. Nun wird man auch durch beste

---

[1] A Guide to the Project Management Body of Knowledge (PMBOK Guide), Herausgeber: Project Management Institute, Inc., Newton Square, Pennsylvania, dritte Ausgabe, USA 2004

Planung die Unsicherheit der Zukunft nie ganz bewältigen, aber doch zähmen, indem man sie gestaltet.

Ein neues Vorhaben generiert einen Planungsbedarf. Wir wissen die Abläufe noch nicht, also müssen wir sie planen. Wenn Sie keinen Planungsbedarf haben, haben Sie kein Projekt und brauchen auch kein Programm zur Projektplanung. Die Definition eines Vorhabens, in anderen Worten eines Projektes, ergibt sich aus der Notwendigkeit, dies zu planen.

Wenn Sie einen Planungsbedarf haben, haben Sie ein Projekt!

Immer dann, wenn Sie einen Planungsbedarf haben, können Sie dieses Vorhaben als Projekt planen und durchführen, d.h., eine Projektorganisation aufbauen, Leistungen als eine Abfolge von Vorgängen definieren und erbringen, ein Projektcontrolling durchführen und – für unser Buch das Entscheidende – ein EDV-Programm zum Projektmanagement einsetzen.

Immer, wenn Sie einen Planungsbedarf haben, können Sie Microsoft Project einsetzen!

In Projekten ändert sich in der Regel sehr viel sehr schnell, das ist ihnen wohl unbestritten gemeinsam. Der Vorteil der richtigen Anwendung eines Projektmanagement-Tools ist ganz einfach und nicht zu unterschätzen: Alle Projektdaten, die Termine wie die Auslastung der Ressourcen, werden immer bei jeder Änderungen neu berechnet und können immer aktuell kommuniziert werden!

1.2 Projektplanung

1.2.1 Ihr Plan entsteht im Kopf …

Sie sollten wissen, was Sie vorhaben, und dazu Ihren Kopf benutzen. Wenn Sie ein neues Vorhaben durchdenken, müssen Sie sich folgende Fragen stellen:

Was ist zu tun?	Wie lange dauert es?	Was ist zuvor/ danach zu tun?	Wer oder was wird dazu benötigt?

Abbildung 1.1 Die Grundfragen der Planung

In der Sprache der Projektplanung (und dann in *Project*) heißt das:

- Was ist zu tun: **Vorgänge**
- Wie lange: **Dauer**
- Was ist zuvor/danach zu tun: **Vorgänger bzw. Nachfolger**
- Wer oder was wird benötigt: **Ressourcen**

Unser kleines Schema in die Fachsprache (und in die Begriffe von *Project*) übersetzt, sieht dann so aus:

Was ist zu tun?	Wie lange dauert es?	Was ist zuvor/ danach zu tun?	Wer oder was wird dazu benötigt?
Vorgänge	Dauer	Vorgänger/Nachfolger	Ressourcen/Material

Abbildung 1.2 Die Grundbegriffe der Planung

Dies sind die vier Grundfragen der Projektplanung und die vier Grundbegriffe des Projektmanagements. Diese Größen geben Sie auch so in *Project* ein. Wir werden jede dieser Größen noch eingehend betrachten bei der Arbeit mit *Project.*

1.2.2 … vom Kopf in das Programm …

Dann geben Sie das Ergebnis Ihrer Gedanken in das Programm ein, was natürlich nicht heißen soll, dass Sie während der Arbeit mit dem Programm nicht denken dürfen, im Gegenteil. Aber das Wissen über Ihre Vorgänge kann Ihnen das Programm nicht abnehmen, es ist ein Werkzeug (neudeutsch eben Tool), das Ihnen in vielem hilft, z.B. bei der Neuberechnung der Termine und der Kommunikation der immer aktuellen Termine. Die Tätigkeiten im Projekt, d.h. die Vorgänge, kann es nicht wissen. Die müssen Sie kenne und dann eingeben.

Die Standard-Eingabetabelle sieht in *Project* so aus:

	⚬	Vorgangsname	Dauer	Anfang	Ende	Vorgänger	Ressourcennamen
1		Machbarkeit	2 Wochen	01.04.05	14.04.05		Mehr
2		Entwurf	40 Tage	15.04.05	09.06.05	1	Leon
3		Programmierung	100 Tage	24.06.05	10.11.05	2EA+10 Tage	Hauert
4		Test 1	1 Monat	11.11.05	08.12.05	3	Christensen
5		Integration	30 Tage	09.12.05	30.01.06	4	Schmidt
6		Test 2	1 Monat	10.01.06	06.02.06	5EA-50%	Christensen

Abbildung 1.3 Die Eingabetabelle in Project

Diese Steuergrößen (Eingangswerte) hat der Projektmanager:

- Die zur Erreichung des Projektzieles notwendigen Aktivitäten, hier immer Vorgänge genannt.
- Den benötigten Aufwand für die Vorgänge in Arbeitszeit.
- Den technischen, organisatorischen oder schlichtweg gewünschten Ablauf seines Projektes bildet er ab über die Vorgangsbeziehungen (Ende–Anfang, Anfang–Anfang, Ende–Ende, Anfang–Ende, evtl. mit positiven oder negativen Zeitabständen).
- Den Ressourceneinsatz mit bestimmten Arbeitskapazitäten, mehr oder weniger Ressourcen mit mehr oder weniger verfügbarer Arbeitszeit.

Daraus errechnet das Programm die Termine. Für einen Projektmanager sind die Termine immer das **Ergebnis**, der Output der Planung, nie der Ausgangspunkt seiner Überlegungen. Die Termine sind das Ergebnis der Planung. Das Ergebnis, die Termine, errechnen sich aus den Inputs: dem möglichen **Projektstart (oder** dem gewünschten **Projektende)**, den **Vorgängen** und ihrer **Dauer**, dem durch **Vorgangsbeziehungen abgebildeten Ablauf** seines Projektes und der **Kapazität** der ihm zur Verfügung stehenden **Ressourcen**.

Diese Eingangswerte gibt er in *Project* ein, das aus diesen Größen die Termine **errechnet**, also Anfangs- und Endtermin der Vorgänge und des Projektes errechnet und in den entsprechenden Ansichten zeigt.

Sie geben nie Anfangs- und Endtermine der Vorgänge ein, sondern lassen sich diese errechnen. Sie steuern die Termine allein über:

- den Projektbeginn oder das Projektende (hier wird der einzige Termin eingegeben)
- die Vorgänge und ihre Dauer
- die Vorgangsbeziehungen, evtl. mit Zeitdifferenzen
- den Ressourceneinsatz und die Ressourcenkapazitäten

Der **Prozess der Projektplanung** hat als Eingangsgrößen den (noch vorläufigen) Projektanfangs- oder Endtermin, Vorgänge und ihre geschätzten Aufwände, die Anordnungsbeziehungen der Vorgänge und die Ressourcen mit ihren Zeitkapazitäten. Dies bauen Sie als Projektplan in *Project* auf. Der Output ist der berechnete Terminplan.

1.2.3 … und dann in die Realität!

Alle Termine werden errechnet aus den Vorgängen, dem benötigten Arbeitsaufwand (Dauer), den Vorgangsverknüpfungen und dem Ressourceneinsatz. Alle – und was machen Sie mit den Ihnen **vorgegebenen Terminen**?

Hat ein Projekt bzw. der Projektleiter von außen vorgegebene Zwangstermine („Ein guter Projektleiter bzw. eine gute Projektleiterin lässt sich keine extern vorgegebenen Termine aufs Auge drücken!"), so spielen diese im ersten Schritt, der Phase oder dem Prozess der Projektplanung, keine Rolle. Die Zwangstermine kommen **noch nicht in der Planung** zum Zuge, sondern erst später, wenn Sie versuchen werden, diese einzuhalten. Dies nenne ich dann **Terminmanagement**. Hier müssen Sie Ihre eigene Zeitplanung (das sind die in *Project* errechneten Termine) mit den Ihnen vorgegebenen Terminen in Übereinstimmung bringen.

Bei der Projektplanung mit *Project* sollten Sie folgende Prozesse **schrittweise** durchlaufen:

1. Phase: Terminplanung

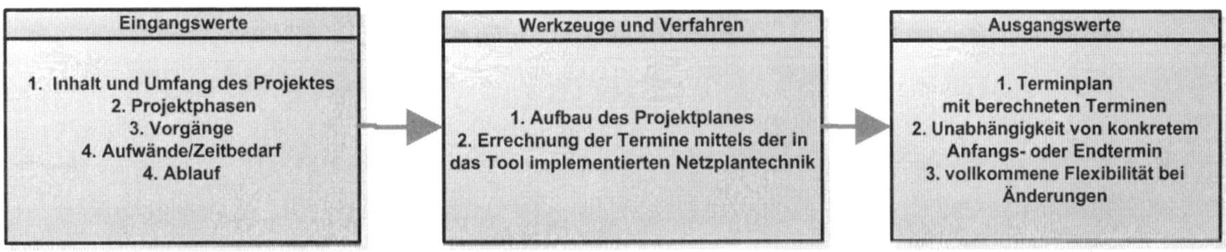

Abbildung 1.4 Prozessschema Terminplanung

Hier kennen Sie nur Vorgänge, gegliedert in Projektphasen, den dazu benötigten Arbeitsaufwand, den Ablauf Ihres Projektes (dargestellt als Vorgangsbeziehungen) und die zur Verfügung stehenden Ressourcen mit Ihren Arbeitszeitkapazitäten. Diese Planung gibt Ihnen eine Vorstellung der Termine, die eigentlich benötigt werden, nach Ihrer Einschätzung des Aufwandes und des Ablaufes der Aktivitäten. Hier errechnet Ihnen *Project* das **Zeitfenster**, das Sie **nach Ihren Schätzungen benötigen**! Es ist eigentlich selbstverständlich, dass nur eine fundierte **Planung** die Grundlage von Terminabsprachen sein kann. Erst wenn Terminabsprachen der Planung **folgen**, kann **Projektkultur** entstehen!

2. Phase: Terminmanagement (Einbau von Fixterminen)

Hier müssen Sie die extern vorgegebenen Termine zur Kenntnis nehmen, die Sie nicht ablehnen können. Oder Sie bauen Terminvereinbarungen ein, die in Abstimmung mit anderen (Teil-)Projekten oder Organisationseinheiten eben unausweichlich sind. Sie sollten immer versuchen, diese **Fixtermine erst nach Ihrer Planung** zu vereinbaren, nachdem Sie Ihren benötigten Zeitbedarf durch die in Phase 1 vorgenommene Planung kennen. Moderne Unternehmen vereinbaren die Termine nach einer fundierten Planung, ebenso wie Ziele – diese Termine sind ja Ziele. Gesetzte Termine (von wem auch immer), die keine Ba-

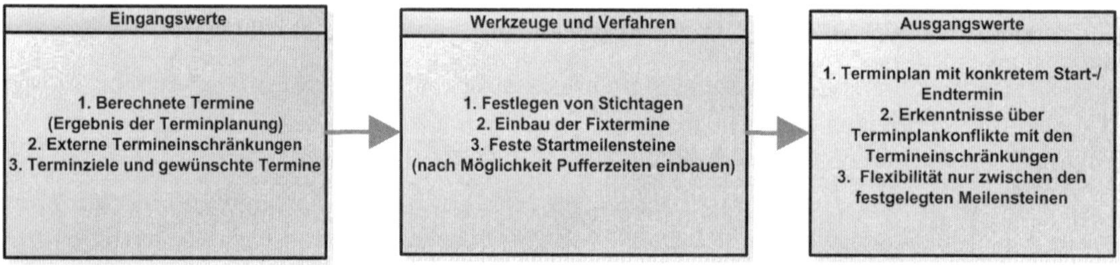

Abbildung 1.5 Prozessschema Terminmanagement

sis in einer stimmigen und abgestimmten Planung haben, sind Luftnummern (hierfür gibt es ja inzwischen prominente Beispiele). Termine werden vereinbart – nach der vorher vorgenommenen Planung! Der Einsatz von *Project* zur Planung gibt hier eine überprüfbare und kommunizierbare Planungsbasis.

Die vereinbarten oder vorgegebenen oder gewünschten Fixtermine geben Sie als Stichtage oder Termineinschränkungen in *Project* ein. Sie erkennen dann, ob diese Termine einzuhalten sind oder sogar noch eine Zeitreserve vorhanden ist (wenn sie später als die berechneten Termine liegen) oder ob sie sich zu den von Ihnen errechneten Terminen in einem Terminplankonflikt befinden. Letzteres ist der Fall, wenn die Fixtermine früher liegen als die Termine, die sich aus Ihrer Planung mit *Project* ergeben. Dann haben Sie ein Problem.

Der Prozess des Einarbeitens von Termineinschränkungen hat den errechneten Terminplan und die extern vorgegebenen Termineinschränkungen oder die selbst gesetzten Terminziele als Input. Nach der Einarbeitung in den Projektplan hat man als Ergebnis hoffentlich genügend Zeitreserven (Pufferzeiten), oder es steht Spitz auf Knopf (wenn Vorgänge auf dem kritischen Weg liegen), oder man erkennt Terminplankonflikte. Dann kommt die nächste Phase zum Zuge.

3. Phase: Optimierung (Steuerung) des Planes

Jetzt kommt die Phase der Optimierung des Projektplanes. Jetzt kommt es auf Ihre Fähigkeiten als Projektleiter an, Was können Sie ändern, um den Projektablauf zu beschleunigen? Ist es möglich, den Aufwand für einige Vorgänge zu verringern? Kann der Projektablauf noch optimiert werden, indem z. B. Vorgänge parallel oder doch teilweise parallel abgearbeitet werden können? Können mehr Ressourcenkapazitäten eingesetzt werden, sodass Sie die vereinbarten oder vorgegebenen Fixtermine einhalten können? Oder Sie erkennen rechtzeitig, dass die vereinbarten und zugesagten Termine nicht einzuhalten sind und Sie in einen neuen Kommunikationsprozess eintreten, d.h., die vorgegebenen Termine neu verhandeln müssen.

Hierzu ist es immer gut, auf Basis einer konsistenten Planungsgrundlage kommunizieren zu können und gute Argumente zu haben, warum neue Terminvereinbarungen notwendig sind. In der Praxis wird das oft ein Kreislauf mit mehreren Schleifen sein: Planen, Termine vereinbaren, in der Projektdurchführung ergeben sich Änderungen, neue Planungen, neue vereinbarte Termine etc. Der PMBOK Guide bezeichnet dies als „Steuerung des Terminplanes“ (S. 152 ff.), und die iterative Überarbeitung der Pläne wird als „Integrierte Änderungssteuerung“ (S. 96 ff.) zusammengefasst, soweit die Koordination von Änderungen über den gesamten Projektverlauf, also auch in der Durchführungsphase, notwendig wird.

Projektmanagement ist die Kunst, den Aufwand und den Ablauf des Projektes mit den vorgegebenen Terminen in Übereinstimmung zu bringen. Der Projektmanager arbeitet gegen „feste Termine“, daraus ergibt sich die Knappheit der Zeit. Das Leben des Projektmanagers ist geprägt von dem permanenten Konflikt zwischen dem als notwendig erachteten oder festgestellten Zeitbedarf, den begrenzten Einsatzmitteln und den vorgegebenen oder selbst gesetzten Terminzielen.

Durch den Einsatz eines Tools zum Projektmanagement, und sei es eines so fortgeschrittenen wie *Project,* evtl. mit *Project Server*, werden Ihnen die Probleme nicht abgenommen. Sie werden nur rechtzeitig deutlicher, transparenter und besser kommunizierbar. Vielleicht hilft das ja dabei, frühzeitiger steuernd einzugreifen. Das wäre doch ein Gewinn.

1.2.4 Wie werden die Termine berechnet?

Der Kern eines Programms zum Projektmanagement ist die Terminberechnung. Dies ist die Basis, auf der alles andere aufbaut: die schönen Balken- oder Netzpläne, die elektronische Teamkommunikation mit dem *Web Access* – all das ist gut und nützlich, und ohne dies wäre vieles in der Praxis gar nicht möglich – aber es darf uns nicht den Kern übersehen lassen, und dieser Kern ist die „Terminberechnungsmaschine“, die im Programm implementiert ist. Wie gesagt, sie ist ja in dem Programm, deshalb müssen wir heute nicht mehr mit Papier und Bleistift rechnen – aber für die richtige Anwendung des Programms ist es sicher nützlich, wenigstens in etwa zu wissen, wie das funktioniert.

Auf Deutsch läuft das unter dem Begriff Netzplantechnik, auf Englisch „Critical Path Method“ (CPM), die Methode des kritischen Weges. Wir wollen hier schematisch mit Beispielen aus *Project* darstellen, wie diese Methode der Terminberechnung arbeitet.[2]

1.2.4.1 Der kritische Weg

Nehmen Sie an, Sie hätten zwei Vorgänge, die parallel, d.h. gleichzeitig, ablaufen können. Ein Vorgang dauert zehn Tage, der andere fünf Tage. Es ist leicht einzusehen, dass dieses Projekt (oder dieser Teil) zehn Tage braucht (hier geht es nicht um den Aufwand, der kommt später, hier geht es um die Terminberechnung).

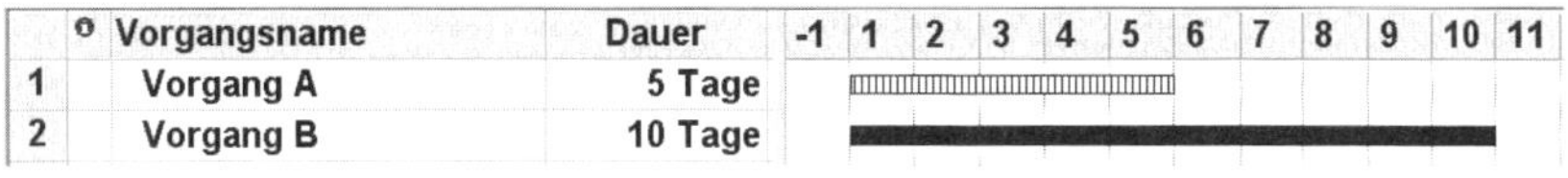

Abbildung 1.6 Zwei parallele Vorgänge – der längere Vorgang ist der kritische.

[2] Wer jetzt einen umfangreichen Formelapparat erwartet, wird enttäuscht. Der Verfasser kennt die Formeln, hat selbst einmal umfangreich darüber geschrieben und hält sie hier für entbehrlich. Mathematisch Interessierte seien auf eine umfangreiche Literatur zur Netzplantechnik verwiesen, z.B.: Jochen Schwarze: Netzplantechnik. Eine Einführung in das Projektmanagement. Herne; Berlin 1994 (7. Aufl.)

Sie sehen, dass der längere Vorgang der kritische Vorgang ist (er ist dunkler dargestellt). Bei parallel laufenden Vorgängen ist immer der mit der längsten Dauer der kritische Vorgang, denn dieser bestimmt den Endtermin.

Anmerkung

Diese Darstellung wird im ganzen Buch angewendet: Die kritischen Vorgänge werden durchgehend schwarz, die nichtkritischen Vorgänge werden schraffiert dargestellt.

Bedienungshinweis

Sie können sich in *Project* am einfachsten den KRITISCHEN WEG anzeigen lassen über den Balkenplan-Assistenten. Aus dem Menü FORMAT / BALKENPLAN-ASSISTENT / WEITER und im zweiten Schritt können Sie den Button setzen für KRITISCHER WEG.

Mit ENDE oder WEITER (ohne Veränderungen vorzunehmen) durchlaufen Sie den Assistenten, der JETZT FORMATIEREN bestätigt haben, zum Schluss auch noch höflich verabschiedet werden will. Dann werden die Vorgänge, die den kritischen Weg darstellen, rot angezeigt.

Achtung: Der Balkenplan-Assistent überschreibt alle Formatierungen, die man evtl. schon an der Ansicht vorgenommen hat. Wenn man sich also schon eine schöne Ansicht eingerichtet hat, darf man den Balkenplan-Assistenten nicht (!) mehr benutzen.

(Ausführlich zur Verwendung des Balkenplan-Assistenten und zu den anderen Möglichkeiten, die Ansicht Balkenplan zu gestalten, s. Kap. 7, Abschnitt „Eigene Ansichten")

Im nächsten Bild sehen Sie, dass *Project* auch richtig rechnet, denn der Sammelvorgang „Projekt insgesamt" zeigt Ihnen die errechnete Dauer über alle ihm untergeordneten Vorgänge. Man kann sich auch den zeitlichen Spielraum, den ein Vorgang hat, anzeigen lassen. Diesen nennt man Pufferzeit, und hier wird die GESAMTE PUFFERZEIT als Unterstrich mit Beschriftung rechts angezeigt. Die gesamte Pufferzeit ist die Zeit, um die ein nichtkritischer Vorgang verzögert oder verlängert werden kann, ohne das Endtermin des Projektes zu beeinflussen.

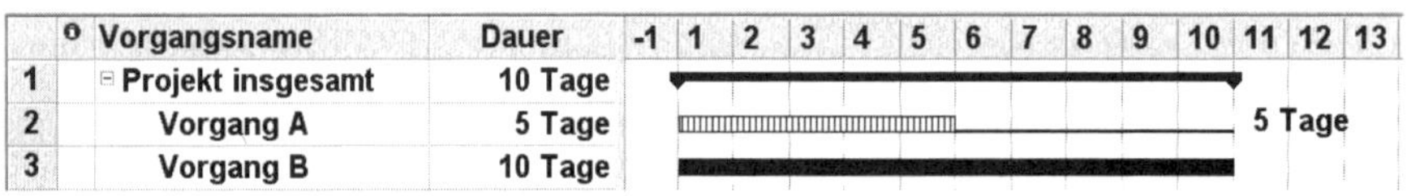

Abbildung 1.7 Zwei parallele Vorgänge: Der nichtkritische Vorgang hat eine Pufferzeit.

Nun haben wir hier nur zwei Vorgänge, da ist es natürlich noch einfach. Aber im Prinzip ändert sich nichts, wenn wir noch mehr Vorgänge hinzufügen.

Wenn in unserem Beispiel weitere Vorgänge hinzugefügt werden, muss das Programm den kritischen Weg berechnen, d.h., es muss jeweils die Vorgänge identifizieren, die den Endtermin bestimmen.

Vorwärtsrechnung und früheste Lage:

Dabei geht die im Programm eingebaute Netzplantechnik so vor, dass es vom Anfangstermin ausgehend alle kritischen Vorgangsdauern hinzuaddiert und damit den Endtermin berechnet. Dies nennt man Vorwärtsrechnung. Sie beginnt am Projektanfang (deshalb liegen alle Vorgänge SO FRÜH WIE MÖGLICH als Standard in *MS Project*) und prüft, welche Vorgänge keinen Vorgänger haben. Diese beginnen am Projektanfang. Durch Addition der Dauern zum Anfangstermin ergeben sich die jeweiligen Endtermine. Der mit der größten Dauer ist der kritische Vorgang, denn dieser bestimmt den Endtermin aller mit ihm parallel liegenden Vorgänge (so weit sind wir oben in unserem Beispiel).

Nun kann dieser kritische Vorgang wieder einen oder mehrere Nachfolger haben. Hat er mehrere Nachfolger, nimmt das Programm wieder denjenigen mit der größten Dauer und addiert dessen Dauer zu dem bisher ermittelten Termin:

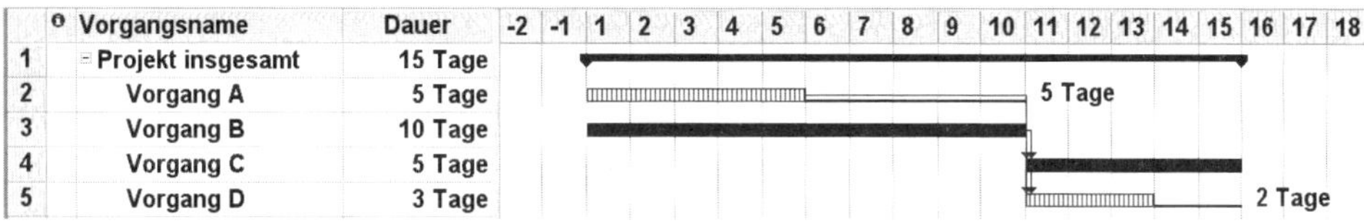

	Vorgangsname	Dauer
1	Projekt insgesamt	15 Tage
2	Vorgang A	5 Tage
3	Vorgang B	10 Tage
4	Vorgang C	5 Tage
5	Vorgang D	3 Tage

Abbildung 1.8 Auch bei den Nachfolgern ist der längste Vorgang der kritische.

Vorgang A und Vorgang B haben zwei Nachfolger, Vorgang C mit der Dauer von fünf Tagen und Vorgang D mit drei Tagen. Zum Endtermin von Vorgang B (10. Tag) wird nun die Dauer des längsten Nachfolgers hinzuaddiert, also 10 + 5 gleich 15. Tag.

	Vorgangsname	Dauer	Anfang	Ende	Vorgänger	Gesamte Pufferzeit
1	Projekt insgesamt	15 Tage	01.	15.		0 Tage
2	Vorgang A	5 Tage	01.	05.		5 Tage
3	Vorgang B	10 Tage	01.	10.		0 Tage
4	Vorgang C	5 Tage	11.	15.	3;2	0 Tage
5	Vorgang D	3 Tage	11.	13.	3;2	2 Tage

Abbildung 1.9 Die daraus berechneten Termine

Dieses Verfahren, bei parallel liegenden Vorgängen immer den mit der größten Dauer zu ermitteln und durch Addition dieser („kritischen") Dauer den jeweiligen Endtermin zu bestimmen, wird durchgeführt, bis es keine Nachfolger mehr gibt. Damit ist der Endtermin des Projektes errechnet.

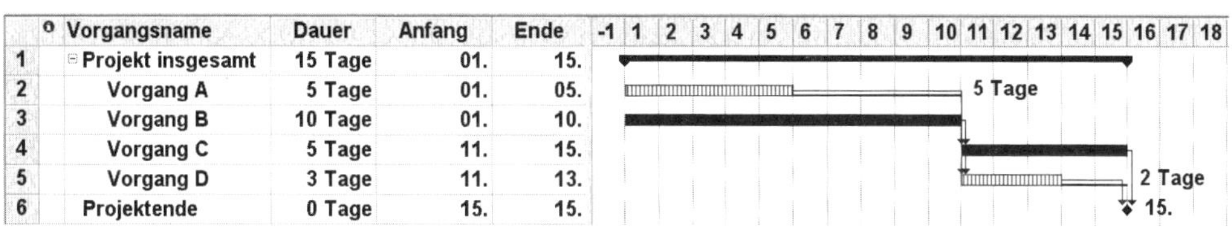

	Vorgangsname	Dauer	Anfang	Ende
1	Projekt insgesamt	15 Tage	01.	15.
2	Vorgang A	5 Tage	01.	05.
3	Vorgang B	10 Tage	01.	10.
4	Vorgang C	5 Tage	11.	15.
5	Vorgang D	3 Tage	11.	13.
6	Projektende	0 Tage	15.	15.

Abbildung 1.10 Vorwärtsrechnung bis zum Endtermin

In der Vorwärtsrechnung haben wir den Endtermin errechnet, der Endtermin ist der 15. Tag.

Der Vorgang A hat eine Dauer von fünf Tagen, der parallele Vorgang B zehn Tage, ergibt eine Differenz von fünf Tagen als gesamte Pufferzeit.

Der Vorgang D hat eine Dauer von drei Tagen, der parallele Vorgang C fünf Tage, ergibt eine Differenz von zwei Tagen als gesamte Pufferzeit.

Vorgang B und Vorgang C sind die kritischen Vorgänge, sie bilden den „Kritischen Weg". Die Addition der jeweils längsten Vorgangsdauern zu null als fiktivem Anfangstermin = zehn Tage Vorgang B + fünf Tage Vorgang C ergibt die Gesamtdauer von 15 Tagen und den Endtermin, den 15. Tag.

Rückwärtsrechnung und späteste Lage

Nun wird das Ganze rückwärts gerechnet: Beginnend von dem in der Vorwärtsrechnung errechneten Endtermin werden immer die Vorgangsdauern abgezogen. Hierdurch errechnet man die späteste Lage der Vorgänge (SO SPÄT WIE MÖGLICH). Das ist die terminliche Lage der Vorgänge, die noch möglich wäre, ohne das Projektende zu ändern, allerdings ohne jeden Spielraum, d.h. ohne Pufferzeiten.

Die Rückwärtsrechnung geht vom Endtermin aus und berechnet zunächst alle Vorgänge, die keinen Nachfolger haben. Diese könnten am Projektende enden, dies ist ihr spätester Endtermin. Die Subtraktion der Dauer von diesem spätesten Endtermin ergibt den spätesten Anfangstermin. Hat dieser Vorgang einen Vorgänger, so wird das (späteste) Ende des Vorgängers wieder unmittelbar vor den spätesten Anfangstermin seines Nachfolgers gelegt, wiederum die Dauer subtrahiert etc.

	ⓘ	Vorgangsname	Dauer	Anfang	Ende	Spätester Anfang	Spätestes Ende	Vorgänger	Nachfolger
1		⊟ Projekt insgesamt	15 Tage	01.	15.	01.	15.		
2		Vorgang A	5 Tage	01.	05.	06.	10.		4;5
3		Vorgang B	10 Tage	01.	10.	01.	10.		4;5
4		Vorgang C	5 Tage	11.	15.	11.	15.	3;2	
5		Vorgang D	3 Tage	11.	13.	13.	15.	3;2	

Abbildung 1.11 Spätester Anfang und spätestes Ende aus der Rückwärtsrechnung

Alle Vorgänge, die keinen Nachfolger haben, können am Projektende, das ist der 15. Tag, spätestens enden. Dann wird die Dauer subtrahiert, dies ergibt den spätesten Anfang. Der späteste Anfang von Vorgang D ist deshalb drei Tage vor dem 15. Tag, das ist der 13. Tag. Der Vorgang A hat zwei Nachfolger, die Vorgänge mit der Nummer 4 und 5, das sind die Vorgänge C und D. Der Vorgang C dauert länger, nämlich fünf Tage, sein spätester Anfang ist deshalb der elfte Tag. Das späteste Ende von Vorgang A (als Vorgänger von C) kann deshalb nur der zehnte Tag sein.

Gesamte und freie Pufferzeit

Bei kritischen Vorgängen ergibt die Rückwärtsrechnung keinen Unterschied zur Vorwärtsrechnung, da diese Vorgänge ja die Differenz zwischen Projektanfang und -ende, d.h. die Gesamtdauer, bestimmen. Der kritische Weg ist ja die Differenz zwischen Anfang und Ende des Projektes. Bei kritischen Vorgängen sind die frühesten Anfänge und frühesten Enden aus der Vorwärtsrechnung identisch mit ihren spätesten Anfängen und Enden aus der Rückwärtsrechnung. Deshalb haben kritische Vorgänge keine Pufferzeit.

Bei den nichtkritischen Vorgängen ergibt sich eine Differenz von frühester und spätester Lage, diese Differenz ist die gesamte Pufferzeit.

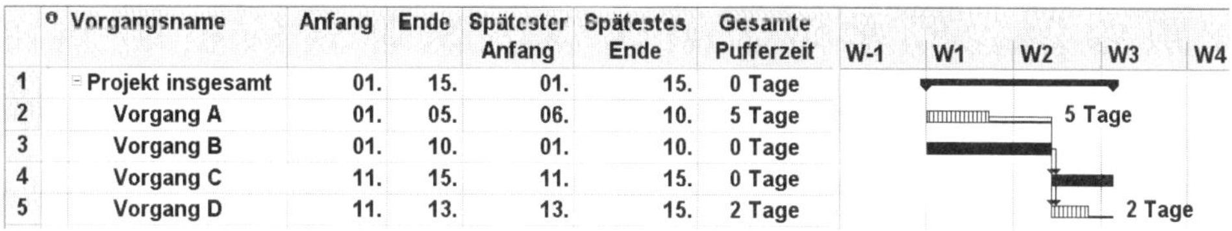

	Vorgangsname	Anfang	Ende	Spätester Anfang	Spätestes Ende	Gesamte Pufferzeit
1	Projekt insgesamt	01.	15.	01.	15.	0 Tage
2	Vorgang A	01.	05.	06.	10.	5 Tage
3	Vorgang B	01.	10.	01.	10.	0 Tage
4	Vorgang C	11.	15.	11.	15.	0 Tage
5	Vorgang D	11.	13.	13.	15.	2 Tage

Abbildung 1.12 Gesamte Pufferzeit in der frühesten Lage

Nun kann man *Project* immer veranlassen, einen Vorgang SO SPÄT WIE MÖGLICH zu legen, d.h. in die aus der Rückwärtsrechnung berechnete Lage. Dann hat dieser Vorgang natürlich keine Pufferzeit mehr. In der Abbildung 1.13 liegt der Vorgang A SO SPÄT WIE MÖGLICH, d.h., er endet am Anfang seines Nachfolgers.

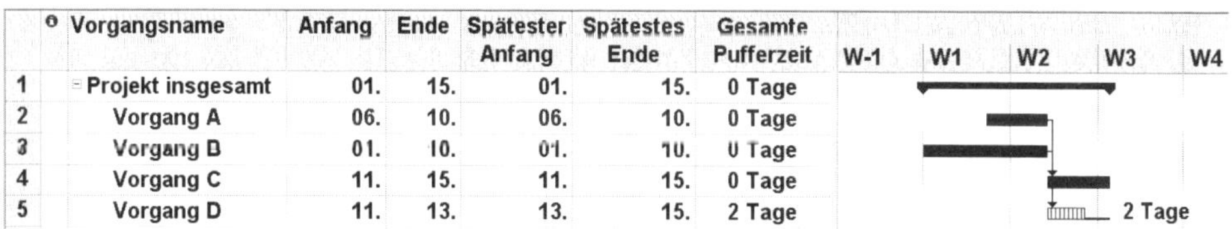

	Vorgangsname	Anfang	Ende	Spätester Anfang	Spätestes Ende	Gesamte Pufferzeit
1	Projekt insgesamt	01.	15.	01.	15.	0 Tage
2	Vorgang A	06.	10.	06.	10.	0 Tage
3	Vorgang B	01.	10.	01.	10.	0 Tage
4	Vorgang C	11.	15.	11.	15.	0 Tage
5	Vorgang D	11.	13.	13.	15.	2 Tage

Abbildung 1.13 In der spätesten Lage gibt es keine Pufferzeit (beim Vorgang A).

Project errechnet und arbeitet mit zwei Pufferzeiten, die eine haben wir schon kennengelernt, das ist die GESAMTE PUFFERZEIT, und diese gibt die Zeit an, die ein Vorgang verzögert oder verlängert werden kann, ohne das Projektende zu gefährden. Nun gibt es auch noch die FREIE PUFFERZEIT, und diese gibt an, wie viel Zeit ein Vorgang bis zu seinem unmittelbaren Nachfolger hat, dies kann eben auch ein nichtkritischer Vorgang sein. Hat ein Vorgang keinen Nachfolger, sind die FREIE PUFFERZEIT und die GESAMTE PUFFERZEIT identisch.

	Vorgangsname	Anfang	Ende	Spätester Anfang	Spätestes Ende	Freie Pufferzeit	Gesamte Pufferzeit	Vorgänger
1	⊟ Projekt insgesamt	01.	15.	01.	15.	0 Tage	0 Tage	
2	Vorgang A	01.	05.	06.	10.	5 Tage	5 Tage	
3	Vorgang B	01.	10.	01.	10.	0 Tage	0 Tage	
4	Vorgang C	11.	15.	11.	15.	0 Tage	0 Tage	3;2
5	Vorgang D	11.	13.	13.	15.	2 Tage	2 Tage	3;2

Abbildung 1.14 Freie und gesamte Pufferzeit sind identisch.

Den Unterschied sieht man dann, wenn z. B. der Vorgang A einen Nachfolger bekommt, hier den Vorgang E:

	Vorgangsname	Dauer	Anfang	Ende	Spätester Anfang	Spätestes Ende	Freie Pufferzeit	Gesamte Pufferzeit	Vorgänger
1	⊟ Projekt insgesamt	15 Tage	01.	15.	01.	15.	0 Tage	0 Tage	
2	Vorgang A	5 Tage	01.	05.	06.	10.	0 Tage	5 Tage	
3	Vorgang B	10 Tage	01.	10.	01.	10.	0 Tage	0 Tage	
4	Vorgang C	5 Tage	11.	15.	11.	15.	0 Tage	0 Tage	3;2
5	Vorgang D	3 Tage	11.	13.	13.	15.	2 Tage	2 Tage	3;2
6	Vorgang E	1 Tag	06.	06.	15.	15.	9 Tage	9 Tage	2

Abbildung 1.15 Freie und gesamte Pufferzeit sind unterschiedlich.

Die FREIE PUFFERZEIT errechnet sich aus der Differenz zwischen dem Ende des Vorganges und dem Anfang seines Nachfolgers, beides in frühester Lage. Wenn ein Vorgang einen unmittelbaren Nachfolger hat, ist seine FREIE PUFFERZEIT null. M. E. ist die freie Pufferzeit nicht so wichtig; sie zeigt an, ob ich einen Vorgang verschieben kann, ohne irgendeinen anderen Vorgang zu verschieben, nur dann hat ein Vorgang eine freie Pufferzeit.

Die gesamte Pufferzeit ist sicherlich die wichtigere, aber vielleicht interessiert Sie in manchen Spezialfällen die Zeitdifferenz zum unmittelbaren Nachfolger.

1.2.4.2 Praktische Bedeutung der Terminberechnung?

Das Wissen um die Pufferzeiten hat, ebenso wie das Wissen um die Methode der Terminberechnung nach dem „kritischen Weg", mehr praktische Relevanz, als es am Anfang scheinen mag, auch wenn man heute zum Glück die Termine und die Pufferzeiten nicht mehr mit Kopf und Hand rechnen muss, sondern das Programm für den Benutzer die Rechnerei übernimmt. Dazu hat man ja die „Rechenknechte".

Wenn man z.B. ein Projekt beschleunigen will, hat es keinen Sinn, nichtkritische Vorgänge zu verkürzen, da die Projektdauer von den kritischen Vorgängen bestimmt wird. Also muss man zunächst die kritischen Vorgänge betrachten, wenn man ein Projekt beschleunigen will. Aber: Wenn man die Dauer eines kritischen Vorganges um mehr als die kleinste Pufferzeit eines nichtkritischen Vorganges verkürzt, wird dieser kritisch und der bisherige nichtkritisch.

Wenn man Ressourcen einplant und ein Mitarbeiter ist überlastet, weil er zwei Vorgänge gleichzeitig bearbeiten muss, empfiehlt es sich, falls ein Vorgang davon Pufferzeit hat, diesen zu verzögern und nicht den kritischen etc.

Aber das Entscheidende: Die Praxis des Projektmanagers besteht doch im Wesentlichen darin, seine geplanten Vorgänge mit dem sich daraus ergebenden Zeitbedarf in Übereinstimmung zu bringen mit extern vorgegebenen oder vereinbarten Fixterminen. Dieses jedes Projekt begleitende Spannungsverhältnis wird dadurch in *Project* so abgebildet, dass der Zeitbedarf sich immer errechnet aus den Vorgängen und ihren Abläufen (Anordnungsbeziehungen) und den Ressourcenkapazitäten (1. Schritt: Planungsphase, siehe oben).

Dann kommen die festen Termine: Diese werden als Fixtermine oder Stichtage eingegeben. Wenn die vorgegebenen Fixtermine früher sind als die errechneten Termine, zeigt Ihnen das Programm einen **Terminplankonflikt**! Und einen Terminplankonflikt haben Sie dann, wenn *Project* eine **negative** GESAMTE PUFFERZEIT errechnen muss. In Abbildung 1.16 ist der vereinbarte Abgabetermin der zwölfte Tag, eben drei Tage vor dem errechneten Endtermin, und deshalb ergibt sich eine negative GESAMTE PUFFERZEIT von drei Tagen!

	⊙	Vorgangsname	Dauer	Anfang	Ende	Gesamte Pufferzeit
1		⊟ Projekt insgesamt	15 Tage	01.	15.	-3 Tage
2		Vorgang A	5 Tage	01.	05.	2 Tage
3		Vorgang B	10 Tage	01.	10.	-3 Tage
4		Vorgang C	5 Tage	11.	15.	-3 Tage
5		Vorgang D	3 Tage	11.	13.	-1 Tag
6	▣	Abgabetermin	0 Tage	12.	12.	-3 Tage

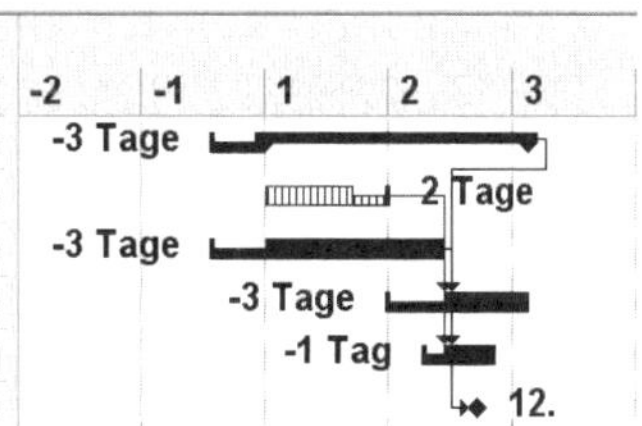

Abbildung 1.16 Negative gesamte Pufferzeit bei Terminplankonflikt

Nur wenn Sie das in der Praxis ständig vorhandene Konfliktpotenzial zwischen als notwendig erachtetem Zeitbedarf und den Fixterminen richtig in *Project* abbilden, gehen Sie praxisgerecht und produktiv mit dem Tool um. Nur wenn Sie das Programm zunächst benutzen, um sich über Ihren geschätzten Aufwand die Termine berechnen zu lassen, erkennen Sie, ob Sie vorgegebene bzw. vereinbarte Termine einhalten können. Erst dann, wenn Sie mit dem Tool erkennen, wo Ihre berechneten (oder aktuellen) Termine im Verhältnis zu Ihren Fixterminen stehen, hilft Ihnen das Tool wirklich in Ihrer Projektpraxis.

1.3 Viele Projekte und viele Beteiligte?

Nun wird ein Unternehmen selten nur ein Projekt durchführen, sondern ein ganzes Portfolio verschiedener Projekte, evtl. wieder untergliedert in Programme, bewegt das Unternehmen zu immer neuen Ufern. Denkbar sind Projektprogramme zur Organisationsentwicklung, Projekte zur Entwicklung neuer Produkte, zur Erschließung neuer Märkte und interne Projekte zur Entwicklung neuer Fertigungstechniken beispielsweise.

Obwohl ich auf die Fragen des Servereinsatzes und der Projekt-Portfolioauswahl erst dezidiert im zweiten Band („Einsatz des Microsoft Project- und Portfolioservers") eingehen werde, hier ein paar grundsätzliche Überlegungen hierzu, da wir auch in diesem Band auf Techniken eingehen, die mehrere Projekte in einen Zusammenhang bringen.

Mehrere Projekte, die in einem Unternehmen oder einer Organisation durchgeführt werden, können um die gleichen Ressourcen konkurrieren, und sie stehen möglicherweise in einer hierarchischen oder vertikalen Abhängigkeitsstruktur. Die Lösungen dafür sind ein unternehmensweiter Ressourcenpool, Masterplan und Teilprojekte und projektübergreifende Vorgangsverknüpfungen.

Das ist die eine Seite. Die andere ist das unternehmensweite Kommunikationsbedürfnis, das daraus entsteht. Projektorientierung heißt, viele Mitarbeiter arbeiten in Projekten, und es entsteht die Notwendigkeit der Teamkommunikation: Jeweils der aktuelle Stand nicht nur der Planung, sondern auch des Fortschritts ist zwischen vielen Beteiligten zu kommunizieren. Projekte neigen notorisch dazu, gravierende Veränderungen nicht nur der Termine, sondern der (Teil-)Inhalte zu generieren. Dies ist relativ unabhängig von der Zahl der Projekte, sondern Folge der vielen beteiligten Akteure und des Verlustes einer hierarchischen Organisationsstruktur. Wo und wer meldet die (neuen) Daten, wer empfängt sie und reagiert darauf? Dies ist die Kernfrage der Projektorganisation, und die Software versucht hier, Möglichkeiten der elektronischen Teamkommunikation bereitzustellen.

Enterprise Project Management zielt auf beides ab, auf die **Multiprojekttechnik** im engeren Sinne und die Bereitstellung der Möglichkeiten der **Teamkommunikation**, mit so wenig Aufwand wie möglich zielgerichtet die aktuellen Daten zu kommunizieren.

1.3.1 Mehrprojekttechnik

Der Steuerungsbedarf bei mehreren Projekten kann sich beziehen auf:

Den Einsatz der Ressourcen

Die Projekte werden, mindestens teilweise, von den gleichen internen oder auch externen Mitarbeitern, den gleichen Subunternehmen etc. durchgeführt. Projekte können auch um die gleichen Raum-, Maschinen- oder Materialressourcen konkurrieren. Dann verwendet man in MS Project einen Ressourcenpool. (Dies behandeln wir im 5. Kapitel „Ressourcen".)

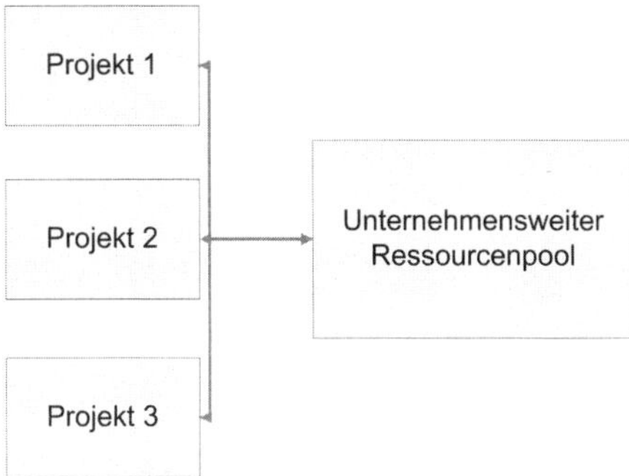

Schema 1: Unternehmensweiter Ressourcenpool

Teilprojekte und Masterplan

Größere Projekte können gegliedert werden in Teilprojekte und einen Masterplan. Dies ist dann zwingend notwendig, wenn die Teilprojekte von verschiedenen Projektleitern gepflegt werden. Auch die Teilprojekte können wieder Unterprojekte enthalten. (Dies behandeln wir im 4. Kapitel „Terminplansteuerung bei mehreren Projekten")

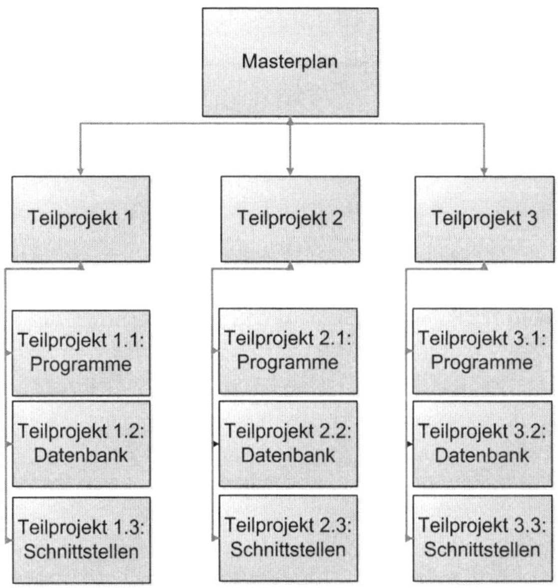

Schema 2:
Masterplan und Teilprojekte

Multi-Level-Terminplanung

Aus organisatorischen Gründen wird die Terminplanung auf verschiedenen Levels durchgeführt. Z. B. auf Level 1 werden die Termine mit dem Kunden abgestimmt und an Level 2 weitergegeben. Dies vergibt vielleicht wieder Unteraufträge an Level 3. Fertigstellungstermine und Änderungen müssen wieder die Level-Treppe aufwärts kommuniziert werden. Dies kann man in *Project* mit projektübergreifenden Vorgangsverknüpfungen und/oder Liefergegenständen („Deliverables") abbilden. (Dies behandeln wir im 4. Kapitel „Terminplansteuerung bei mehreren Projekten")

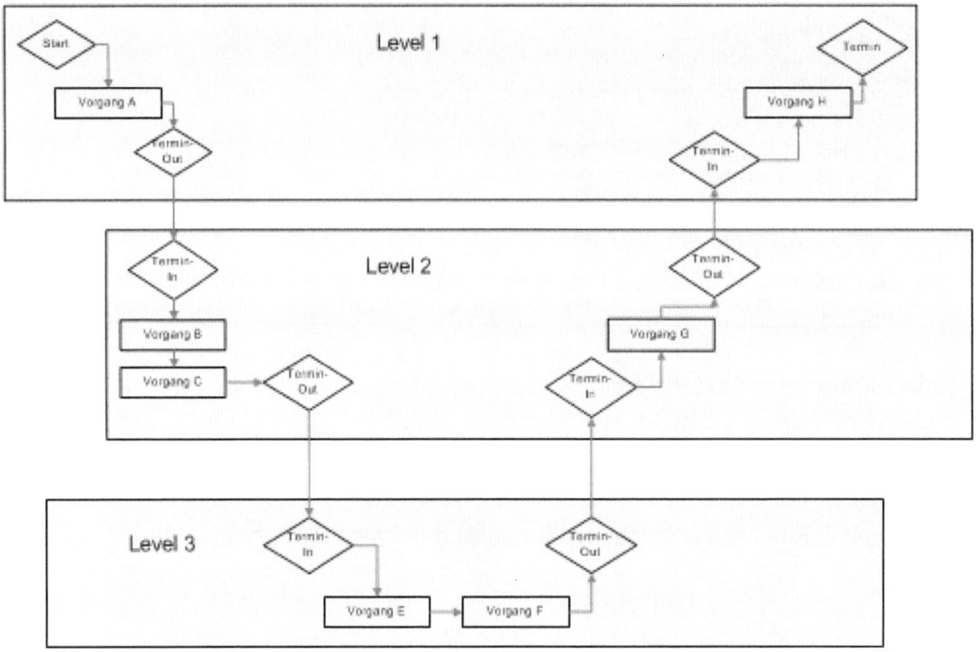

Schema 3: Level-Terminübergaben

1.3.2 Dateibasiertes Arbeiten versus Project-Server-Lösung

Auch wenn Sie mehrere Projekte gleichzeitig planen und steuern möchten: Bevor Sie auf eine Multiprojektumgebung mit dem *Project Server* losgehen, empfehle ich Ihnen, eine Kosten-Nutzen-Analyse zu machen. Viele – besonders kleinere – Unternehmen benötigen nicht unbedingt einen *Project Server* (und unterschätzen den Aufwand), um eine ganz akzeptable Datenbasis für ihre Projekte mit MS *Project* zu generieren.

Für viele Anwendungen reicht m. E. eine klug angelegte Projektplanung auf Dateibasis durchaus. Umgekehrt bringt ein für die wirklichen Inhalte und Probleme des Projektmanagements blinder Einsatz eines *Project Servers* zwar viele Daten, aber keine wirkliche Hilfe für die Projektleiter. Daten alleine helfen nicht, im Gegenteil: Datenflut führt zur Verwirrung. Die Perspektive des Tooleinsatzes muss immer die optimale Hilfe für die Menschen sein, die in und mit den Projekten arbeiten.

Der entscheidende Unterschied zur herkömmlichen dateibasierten Arbeit ist die datenbankbasierte Speicherung der Projektdaten auf dem Server. Die dateibasierte Arbeit spart eine Menge Aufwand und Probleme (und deren Beseitigung), hat aber – besonders natürlich in der Mehrprojekttechnik – deutliche Grenzen. Der Einsatz des *Project Servers* bedeutet finanziellen und personellen Aufwand. Dafür gewinnt man eine unternehmensweite Informationsbasis und ein besseres Handling besonders für – manche werden sagen, es ermöglicht erst – unternehmensweites Projektmanagement (EPM = Enterprise Project Management). Wir werden an den jeweiligen Stellen hier im Buch – z. B. bei der Ressourceneinsatzplanung – das jeweilige Vorgehen, soweit es für die Arbeit des Projektleiters von Relevanz ist, aufzeigen. In der Ressourcenplanung werden wir z. B. zeigen, wie man mit einem dateibasierten Ressourcenpool arbeitet oder wie man sich die Ressourcen aus dem Enterprise Ressourcenpool (Enterprise heißt hier immer, auf dem *Project Server*) in sein Team holt.

Falls Sie daran denken, jetzt oder in Zukunft auch den *Project Server* einzusetzen, hier einige unmaßgebliche generelle Überlegungen von meiner Seite vorab.

1.3.3 Gründe für den Servereinsatz

Bedenken Sie bei der Kosten-Nutzen-Überlegung, dass es nicht mit dem Erwerb des Servers getan ist, was die Beschaffung der Hardware, der Software und der Lizenzen betrifft. Der Server muss installiert werden (kein ganz einfaches Unterfangen, wenn alles – auch z. B. die gemeinsame Dokumentenverwaltung, Windows SharePoint Services – richtig funktionieren soll). Die Enterprise-Funktionen müssen an die unternehmensspezifischen Gegebenheiten angepasst werden, angefangen von den gemeinsamen Arbeitszeitkalendern bis hin zu den Einstellungen über den Rückmeldemodus und andere Teamwork-Funktionen im *Web Access*. Die Daten auf dem Server müssen zentral gepflegt werden, so z. B. der unternehmensweite Ressourcenpool etc. (siehe Band 2, „Einsatz des Microsoft Project- und Portfolioservers").

Kurz, eine Umgebung für unternehmensweites Projektmanagement gibt es nicht umsonst, sondern erfordert neben finanziellem Aufwand für Hard- und Software (den man aufgrund der Nutzeranzahl kalkulieren kann) auch einen personellen Aufwand in der eigenen Organisation (der wahrscheinlich schwerer zu kalkulieren und längerfristig höher als der Erstgenannte ist). Ab einer gewissen Größenordnung wird es nicht ohne die Etablierung eines Project Management Offices (PMO) gehen, auf jeden Fall muss es einen oder mehrere Verantwortliche für die Einrichtung und Pflege der Enterprise Project Features geben. Man wagt sich ja an echtes Multiprojektmanagement heran, und dies sollte – auch was die organisatorischen Veränderungen für die Organisation angeht – nicht unterschätzt werden.

Der Einsatz eines *Project Servers* ist dann notwendig bzw. sinnvoll, wenn folgende Sachverhalte in Ihrem Unternehmen oder Ihrer Organisation eine hohe Priorität haben:

1.3.3.1 Teamkommunikation

Der in meiner Beratungspraxis an erster Stelle stehende Grund, den *Project Server* einzusetzen, ist der Wunsch, eine entwickelte elektronische Teamkommunikation einzusetzen. Dies stellt sich als Notwendigkeit dar, z .B. bei verteilten Standorten oder bei vielen Mitarbeitern in Projekten, die in die Kommunikation über den Projektfortgang einbezogen werden müssen.

Die auf dem Server veröffentlichten Projektdaten stehen über den *Web Access* nach Zugriffsrechten differenziert für Mitarbeiter, Geschäftsführung, Kunden oder andere Interessenten („Stakeholders") zur Verfügung, ohne dass diese *MS Project* benötigen. Über den *Project*

Web Access mittels des Internet *Explorers* können Sachverhalte kommuniziert werden, wie z. B. die in Vorgängen geleistete Arbeit, oder es können neue Aufgaben vorgeschlagen oder Aufgaben weiterdelegiert werden, die Termine in den Projekten können (endlich – und vielleicht auch nicht so wie gewünscht) mit der persönlichen Terminplanung in *MS Outlook* koordiniert werden etc. (siehe 2. Band, „Project Server 2007 und Project Portfolio Server 2007: Lösungen für unternehmensweites Projektmanagement “).

Unternehmen, die ihre Teamkommunikation und z. B. die gemeinsame Dokumentenablage bisher schon mit den *Windows SharePoint Services* organisieren, kennen dann viele Features schon und können diese auch an ihre spezifischen Bedürfnisse anpassen, da der *Project Web Access* ein Teil dieser *SharePoint Services* ist.

1.3.3.2 Unternehmensweiter Ressourceneinsatz

Die vordringliche Aufgabe der Steuerung mehrerer Projekte ist es, den Einsatz der Mitarbeiter über viele parallel laufende Projekte zu planen und zu überwachen.

Hier gibt es zwar auch eine dateibasierte Lösung, der gemeinsame Ressourcenpool für mehrere Projekte (siehe 4. Kapitel, Abschnitt „Ressourcenpool als Datei“), aber diese Lösung hat doch enge Grenzen. Dies liegt einmal an der Unmöglichkeit, differenzierte Zugriffsrechte auf die Ressourcendaten einzurichten, zum anderen gibt es ab einer bestimmten Anzahl von Ressourcen und Projekten nicht nur Performance- und Stabilitätsprobleme, sondern für die Projektleiter wird es sehr komplex, die Übersicht zu behalten. Hier hilft der Servereinsatz mit seiner Funktion des Team-Builders (siehe 5. Kapitel, Abschnitt 5.3 „Team bilden“): Damit kann für jedes Projekt das Team zusammengestellt werden, und der Projektleiter muss nur noch sein Team planen und überwachen – eine wesentliche Erleichterung gegenüber dem dateibasierten Ressourcenpool.

Als entscheidendes K.-o.-Kriterium wird immer genannt, dass die auf den dateibasierten Ressourcenpool zugreifenden Projektleiter einen unbegrenzten Schreibzugriff auf diese Datei benötigten. Sie können Ressourcenkalender ändern, Ressourcen löschen oder neue hinzufügen – kurz, der unkontrollierten Bearbeitung der Daten kann man informationstechnisch keinen Riegel vorschieben. (Meine Erfahrung ist allerdings, dass man in einem überschaubaren Rahmen durch organisatorische Maßnahmen mit diesem Manko sehr wohl leben kann – organisatorischer Wille und Disziplin, die sich auch durch entsprechende Einweisungen der Mitarbeiter ergibt, vorausgesetzt.) Im Gegensatz zum Ressourcenpool als Datei bietet die Haltung der unternehmensweiten Ressourcendaten auf dem Server ganz andere Möglichkeiten: differenzierte Zugriffsmöglichkeiten nach Rollen: Neben den Teammitgliedern sind in der Benutzerverwaltung des *Project Servers* die Gruppen Projektmanager, Teamleiter, Ressourcenmanager, Portfoliomanager und Führungskräfte angelegt. Durch Anpassung der Rechte der Gruppen oder der Neudefinition von Rollen und der Kategorien, die Handlungsrechte auf Objekte zusammenfassen, kann doch ein Stück weit die Projektorganisation des Unternehmens oder der Institution abgebildet werden. Durch den Ressourcenstrukturcode (RSP-Code) kann auch zusätzlich die Organisationsstruktur in die Vergabe der Zugriffsrechte einbezogen werden (siehe Band 2, „Project Server 2007 und Project Portfolio Server 2007: Lösungen für unternehmensweites Projektmanagement“).

1.3.3.3 Projektübergreifende Auswertungen

Projektorientierte Unternehmen oder Abteilungen zeichnen sich ja dadurch aus, dass ein größerer Teil ihrer Wertschöpfung in Projekten stattfindet. Hier stellt sich die Frage, wie Projekte vergleichbar sind hinsichtlich ihrer Effizienz, letztlich ihrer Profitabilität. Vielleicht kann man daraus Schlüsse ziehen über die Auswahl jetziger und zukünftiger Projekte. Denn nicht nur bei einem großen Angebot von Vorschlägen, was man machen könnte und was evtl. wünschenswert wäre, ist die Steuerung der Projektlandschaft eines Unternehmens eine nicht ganz leichte Managementaufgabe.

Dies ist deshalb ein schwieriges Gebiet, da es nicht nur um die kurzfristige Rentabilität des oder der Projekte gehen kann, sondern die Relevanz der Projekte in Hinsicht auf die Gesamtstrategie des Unternehmens betrifft, also wesentliche Fragen der Ausrichtung des Unternehmens. Projekt-Portfoliomanagement ist – zumindest ein Teil – strategische Unternehmensplanung. Unter dem Titel „Multiprojekt- oder Portfoliomanagement“ ist dies ein aktueller Trend in der Fachliteratur[3], mit dem Berater und Beratungsunternehmen entsprechende Kompetenzen nachweisen wollen.

Ein Programm kann nur Daten auswerten, die wir – auf welchem Weg auch immer – eingegeben haben. Mit diesen Daten kann es Berechnungen durchführen, z. B. in welchen Projekten der Arbeitsaufwand oder die Kosten um wie viel Prozent gegenüber dem Planansatz abgewichen sind, und kann die Projekte hinsichtlich Ihrer Planabweichung vergleichen.

Zwar gibt es jetzt in *Project 2007* auch auf dem Desktop, also für das Einzelprojekt, die „Grafischen Berichte“, die mittels der OLAP(Online Application Processing)-Technologie die Daten nach vom Benutzer gewünschten Kriterien sammeln und auswerten (siehe Kapitel 7, Abschnitt „Grafische Berichte“), aber seine ganze Macht kann diese Technologie doch erst entfalten, wenn auf die Datenbank des *Project Servers* zugegriffen werden kann.

---

[3] *Literaturauswahl:*
„Den Erfolg im Visier. Unternehmenserfolg durch Multi-Projekt-Management“, harald balzer Project ag, Stuttgart 1998
„Multi Projekt Management. Strategische und operative Steuerung von Projektportfolios“, Hirzel, Kühn, Wollmann; Frankfurt 2002
„Multi-Projekt-Management. Projekte planen, vernetzen und steuern“, Gero Lomnitz; Landsberg/Lech 2001
„Strategisches Projektmanagement“, Schott, Eric; Campana, Christophe (Hrsg.), Berlin 2004

1.4 Die Kommunikationsstruktur des Project Servers

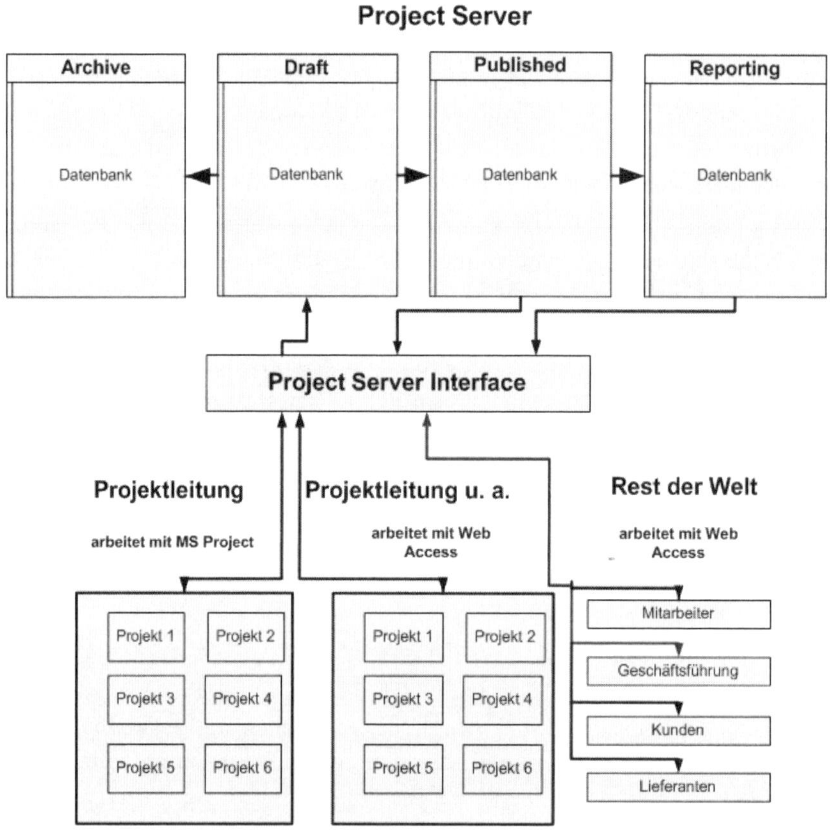

Schema 4: Project-Server-Kommunikationsstruktur

1. Die Projektleitung(en) arbeitet mit *Project* und erstellt und pflegt ihre Projektpläne.
2. Wenn diese Pläne auf dem *Project Server* gespeichert werden, stehen diese Daten für die anderen Projekte zur Verfügung, z. B. die projektübergreifenden Ressourcenauslastungen. SPEICHERN der Projekte schreibt die Daten in die **Draft-(Entwurfs-)**[4]**Datenbank**, die deshalb auch die Arbeitsdatenbank genannt wird.
3. Erst wenn die Projektdaten auch auf dem Server VERÖFFENTLICHT werden, stehen sie für *Web Access* zur Verfügung. Das Veröffentlichen der Daten aus einem Projekt schreibt diese Daten in die **Published-(Veröffentlicht-)Datenbank**. Über *Web Access* können alle Berechtigten je nach Rolle bzw. Einrichtung von Rechten und Ansichten die Daten der Projekte nicht nur sehen, sondern auch bearbeiten.

[4] Ich behalte die englischen Begriffe der Datenbanken bei, da auf dem SQL-Server, in dem diese Datenbanken angelegt werden, diese dort mit dem englischen Namen geführt werden, auch wenn man die deutsche Version des Project Servers installiert.

4. Über *Web Access* stehen Berechtigten weitere Funktionen zur Verfügung, die der Projektleitung dienen. Sie können neue Projekte oder Aktivitäten vorschlagen, sie können Ressourcenzuordnungen vornehmen bzw. ändern, sie können Ressourcendaten wie z. B. deren Arbeitszeitkalender bearbeiten etc. (entsprechende Berechtigungen immer vorausgesetzt).
5. Die Daten in der **Published-(Veröffentlicht-)Datenbank** werden transformiert und der **Reporting-(Berichts-)Datenbank** hinzugefügt, um sie für Auswertungen zur Verfügung zu stellen.
6. Die Systemadministration kann einmalig oder regelmäßig eine Datensicherung durchführen. Dazu dient die **Archiv-Datenbank**, aus der bei Bedarf die gesicherten Enterprise-Objekte (Projekte, Ressourcenpool, Felder etc.) wiederhergestellt werden können.

Die Features, die durch Zugriff allein durch *Web Access* nur mit dem *Internet Explorer*, also ohne ein lokales *MS Project*, für das Projektmanagement zur Verfügung stehen, sind natürlich besonders interessant für den Einsatz über verschiedene Standorte und/oder für eine funktionale Diversifizierung des unternehmensweiten Projektmanagements.

2

2 Arbeiten mit Microsoft *Project*

2.1 Eine kurze Bedienungsanleitung

Gleichgültig, wie Sie Microsoft *Office Project 2007* gestartet haben, ob lokal auf Ihrem Rechner oder ob Sie sich auf dem *Project* Server angemeldet haben (siehe Abschnitt 2.4, „Arbeiten mit dem Project Server"), finden Sie die gleiche Startoberfläche vor:

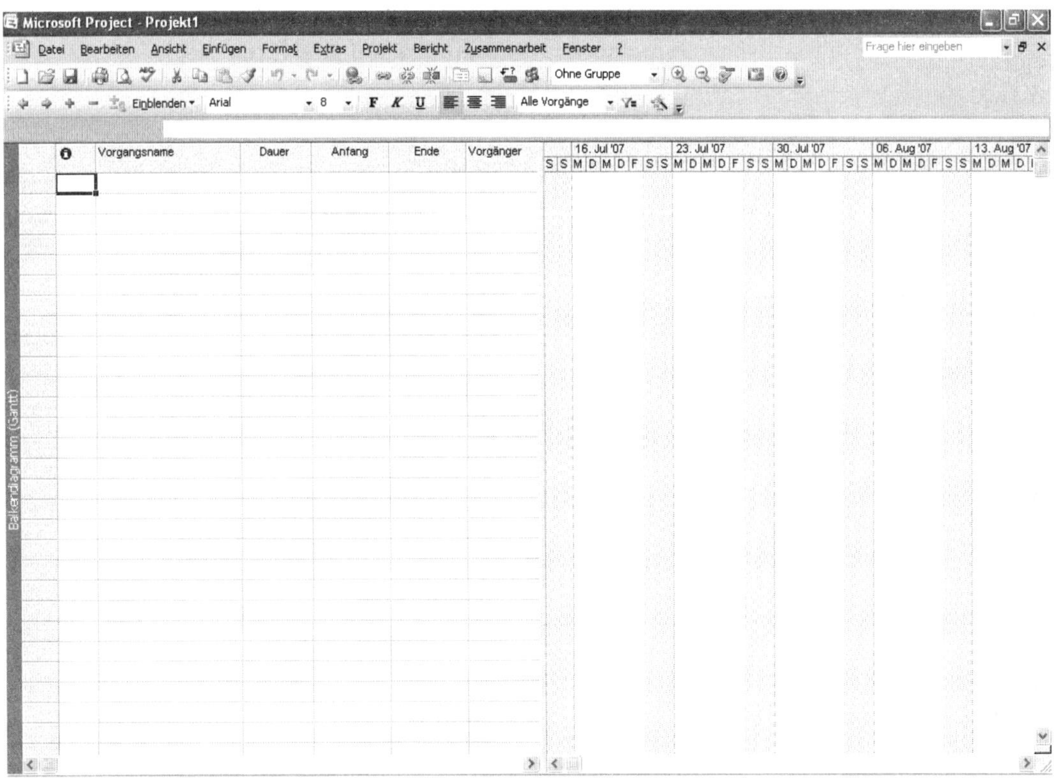

Abbildung 2.1 Startoberfläche

Ganz oben im blauen Balken sehen Sie, mit welchem Programm Sie arbeiten – das Symbol und der Programmname **Microsoft Project** –und in welchem Projekt. Immer, wenn Sie ein neues Projekt öffnen, zählt *Project* hier einfach eine Nummer hoch, hier also noch Projekt1 ohne wirklichen Namen und ohne Namenserweiterung, da es noch nicht gespeichert ist.

Darunter folgen die Menüzeile mit Befehlen, die Sie sicherlich zum Teil aus anderen Programmen kennen (DATEI, BEARBEITEN, ANSICHT, EINFÜGEN, FORMAT etc.), ganz rechts die Hilfe mit dem Text „Frage hier eingeben" und unter der Menüzeile zwei Symbolleisten, die **Standard**-Symbolleiste, deren übliche Symbole wie Diskettenzeichen oder Drucker Ihnen gewiss aus anderen Programmen bekannt ist, und dann, entweder hinter dem Fragezeichen im blauen Kreis für die Hilfe, beginnt die **Format**-Symbolleiste mit einem Pfeil nach links (für HÖHERSTUFEN von Vorgängen in der Gliederung) bzw. mit einem Pfeil nach rechts (für TIEFERSTUFEN), dann weitere Gliederungssymbole und Auswahlboxen für die Schriftart, die Schriftgröße etc. oder, wie bei mir hier eingerichtet, die zweite Symbolleiste unterhalb der ersten. (Sie können die Symbolleisten an ihrem Beginn, gekennzeichnet durch eine vertikale Punktlinie, mit dem Mauszeiger anfassen und an eine gewünschte Stelle ziehen.)

Darunter kommen wir zum eigentlichen Arbeitsbereich. Zunächst gibt es noch eine leere Zeile, dies ist die **Bearbeitungsleiste**. Hier wird jeweils der Inhalt des ausgewählten Feldes angezeigt, und man kann ihn auch hier bearbeiten. Die Felder selbst stehen in der Tabelle darunter in den Spalten **Vorgangsname, Dauer, Anfang, Ende** etc., und durch einen vertikalen Balken abgetrennt, folgt das Balkendiagramm, das Sie an der Zeitskala oben erkennen können. Beides zusammen ist die ANSICHT BALKENDIAGRAMM, mit der das Programm im Standard startet.

2.1.1 Befehle ausführen

Über das Menü und die Symbolleisten führen Sie Befehle aus. Symbole dienen der schnellen Ausführung von Befehlen, sie ersparen manchmal eine mehrstufige Auswahl über Menü und Untermenüs.

Im Standard sind also das **Menü** und darunter die zwei Symbolleisten, die **Standard**- und die **Format**-Symbolleiste, eingeblendet.

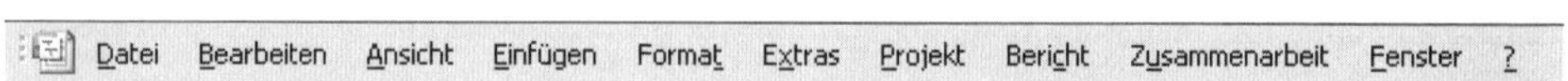

Abbildung 2.2 Hauptmenü

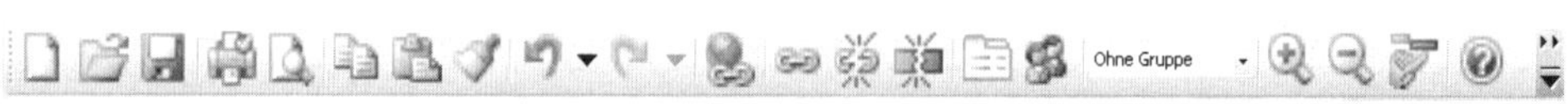

Abbildung 2.3 Standard-Symbolleiste

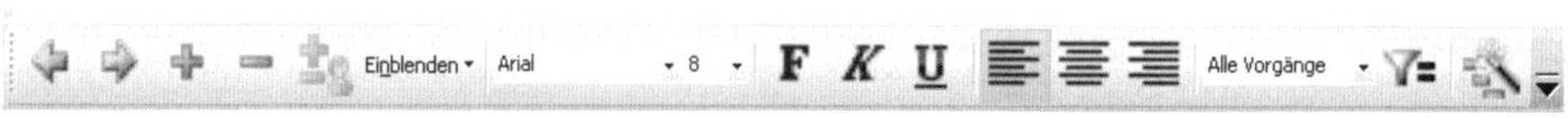

Abbildung 2.4 Format-Symbolleiste

Wenn Sie den Mauszeiger auf ein Symbol positionieren, kommt die QuickInfo und erläutert Ihnen die Funktion des Symbols.

2.1.2 Symbolleisten anpassen

Sie können eine Symbolleiste an eine gewünschte Position bringen, indem Sie sie an ihrem linken Rand, erkennbar durch eine vertikale Punktelinie (siehe Abb. 3 und 4), mit dem Mauszeiger anfassen und dahin ziehen und fallen lassen, wo Sie möchten. Dies ist jedoch nur temporär oder gilt nur für diese Datei, wenn Sie sie speichern. Als Standard für Sie können Sie dies einrichten über das Menü EXTRAS / ANPASSEN / SYMBOLLEISTEN.

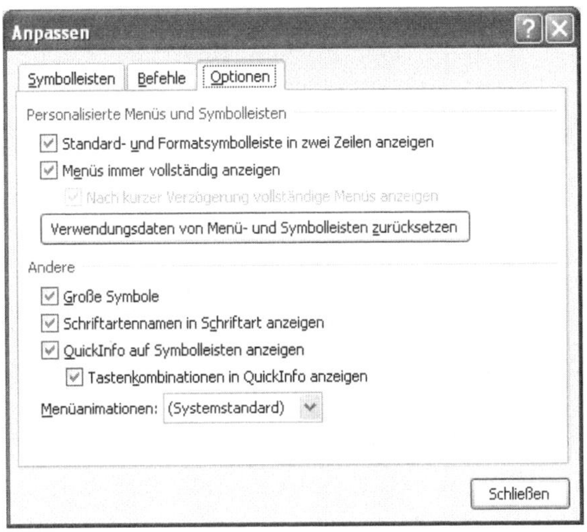

Abbildung 2.5
Anpassen der Symbolleisten

Im Register OPTIONEN hat man sowohl die Möglichkeit, sich immer die VOLLSTÄNDIGEN MENÜS anzeigen zu lassen (meine Wahl) und auch die ZWEIZEILIGE ANORDNUNG DER SYMBOLLEISTEN zu aktivieren. Bei der Arbeit auf dem Desktop und bei lokaler Speicherung der *Project*-Datei bringt es das gewünschte Ergebnis. (Die Änderungen von Symbolleisten werden automatisch in der globalen Vorlagendatei, der Global.MPT, für diesen Benutzer gespeichert, siehe Kapitel 7, Abschnitt, „Anpassungen organisieren".)

Serverbasiert

Hier hilft die Einstellung der zweizeiligen Symbolleistendarstellung nur für die aktuelle *Project*-Sitzung, führt bei erneuter Anmeldung auf dem Server jedoch nicht zu dem gewünschten Ergebnis, da die Servereinstellungen die lokalen Einstellungen überschreiben. Wenn Sie auf dem Server einstellen wollen, dass die beiden Symbolleisten generell in zwei Zeilen angezeigt werden oder andere Anpassungen der Symbolleisten generell gelten sollen, gehen Sie folgendermaßen vor:

1. Anmeldung am *Project Server* mit Administrationsrechten.
2. Symbolleisten in zwei Zeilen anordnen (wie oben beschrieben)
3. Menü EXTRAS / ENTERPRISE OPTIONEN / ENTERPRISE-GLOBAL öffnen
4. In der ausgecheckten Enterprise-Global EXTRAS / ORGANISIEREN / SYMBOLLEISTEN wählen
5. Markieren Sie **Standard** in der GLOBAL (+ ZWISCHENGESPEICHERTE ENTERPRISE), und kopieren Sie diese Symbolleiste in die AUSGECHECKTE ENTERPRISE-GLOBAL.
6. Verfahren Sie genauso mit der **Format**-Symbolleiste.
7. Schließen Sie die Dialogbox ORGANISIEREN, speichern Sie die Enterprise-Global, und verlassen Sie *Project*.
8. Beim erneuten Anmelden auf dem *Project Server* stehen die beiden Symbolleisten in zwei Zeilen untereinander angeordnet.

Alle Anwender

2.1.3 Auswahl über das Menü

Man kann Befehle ausführen über die Auswahl aus dem Menü, aus dem Kontextmenü heraus (sekundäre Maustaste[1] in dem gewünschten Bildschirmbereich) oder über Symbole.

Im Folgenden finden Sie jeweils ein Beispiel für jede dieser Möglichkeiten. Finden Sie die Methode heraus, die Sie mögen, und dies kann bei verschiedenen Aktionen auch eine unterschiedliche Bedienung sein.

☐ **Übung**

Die Eingabe der Vorgänge ist der Beginn jeder Projektplanung in *Project*. Geben Sie drei Vorgänge nach eigenem Wunsch mit Dauern ein. Wenn Ihnen nichts anderes einfällt, nehmen Sie doch diese: „Keller" Dauer zehn Tage, „Erdgeschoss" 20 Tage, „Dach" sieben Tage. Fügen Sie in Zeile 1 einen neuen Vorgang ein mit dem Namen „Bauvorhaben".

Bedienungshinweis

Sie müssen immer die Stelle markieren, mit der Sie etwas machen möchten. Damit teilen Sie dem Programm mit, welches Objekt Sie bearbeiten möchten. Dies kann ein einzelnes Feld sein (z. B. Dauer von Vorgang 2) oder ein Vorgang (in die Vorgangsnummer, z. B. in die 2 klicken, dann wird der ganze Vorgang markiert) oder eine Spalte (dann in die Spaltenüberschrift klicken, z. B. Dauer).

Merke: Emma = Erst markieren, dann machen.

[1] Die „sekundäre" Maustaste, die das Kontextmenü aufruft, hängt von der Einstellung des Maustreibers ab: Bei Rechtshändern ist dies die rechte, bei Linkshändern und entsprechender Einstellung des Maustreibers die linke Maustaste. Ich verwende hier durchgehend dafür den Begriff sekundäre Maustaste.

- Zeile 1 markieren (in die Vorgangsnummer klicken):

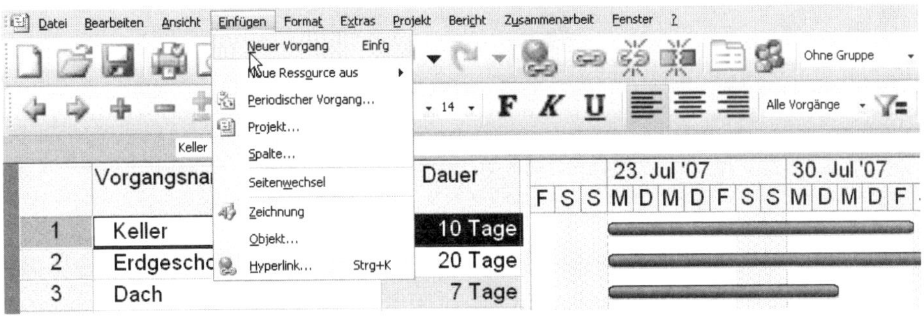

Abbildung 2.6 Auswahl über das Menü

- EINFÜGEN/NEUER VORGANG (oder die <EINFÜGEN>- bzw. <INSERT>-Taste klicken) und in die neue Zeile den Vorgangsnamen eingeben.

2.1.4 Auswahl über das Kontextmenü

Schneller als über die manchmal mehrstufige Menüauswahl (und man muss nicht den richtigen Hauptmenüpunkt suchen) geht die Befehlsauswahl über das Kontextmenü, das Sie jeweils über die sekundäre Maustaste öffnen.

☐ Übung

Der eben eingefügte Vorgang „Bauvorhaben" soll ein Sammelvorgang werden, der die bisherigen Aktivitäten umfasst. Ein Vorgang wird zum Sammelvorgang, indem man einen oder mehrere Vorgänge, die unter dem (zukünftigen Sammel-)Vorgang stehen, tiefer stuft.

Markieren Sie alle unterhalb des Vorganges „Bauvorhaben" stehenden Vorgänge und öffnen über die sekundäre Maustaste das Kontextmenü zur Tabellenbearbeitung. Stufen Sie die markierten Vorgänge um eine Ebene tiefer, indem Sie den Gliederungspfeil nach rechts TIEFER STUFEN klicken.

Alternativ hätten Sie den Pfeil nach rechts für TIEFER STUFEN in der **Format**-Symbolleiste gefunden (siehe Abbildung 2.4): Pfeil nach links zum HÖHERSTUFEN und Pfeil nach rechts zum TIEFER STUFEN (oder über Menü PROJEKT / GLIEDERUNG / TIEFER STUFEN).

Wenn Sie die sekundäre Maustaste im Bereich der Tabelle bedienen, bekommen Sie das Kontextmenü zur Tabellenbearbeitung. Die sekundäre Maustaste im Bereich des Balkendiagramms zeigt Ihnen die Befehle zur Gestaltung des Balkendiagramms, im Bereich der Symbolleisten deren Auswahlmöglichkeiten.

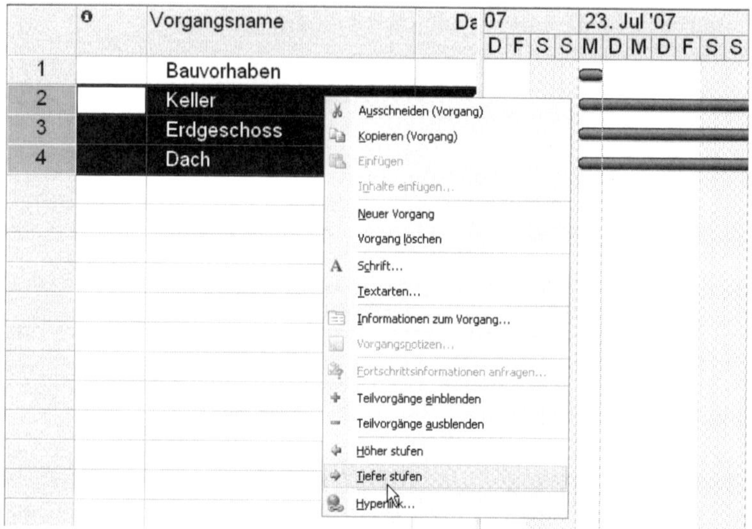

Abbildung 2.7 Das Kontextmenü zur Tabellenbearbeitung

2.1.5 Befehlsausführung über Symbole

Die Symbole, die in Symbolleisten geordnet zur Verfügung stehen, sollen Ihnen helfen, ohne große Suche mittels eines signifikanten grafischen Symbols einen bestimmten Befehl schnell zu finden und ausführen zu können. Bei dem eben ausgeführten Befehl, dem Höher- bzw. Tieferstufen von Vorgängen, wäre das entsprechende Symbol in der Format-Symbolleiste praktisch gewesen.

□ Übung

Nun werden Sie ja sofort gesehen haben, dass unser kleines Beispiel fachlich nicht hinkommen kann, da man ja schlecht Keller, Erdgeschoss und Dach gleichzeitig bauen kann. Deshalb muss man den Ablauf seiner Aktivitäten durch Vorgangsbeziehungen oder -verknüpfungen, auch Anordnungsbeziehungen genannt, darstellen. Dies behandeln wir später (siehe Kapitel 3, Abschnitt „Anordnungsbeziehungen".) noch ausführlich.

Verknüpfen Sie die Vorgänge 2 bis 4. Vorgang 3 folgt nach Vorgang 2, und Vorgang 4 hat den Vorgang 3 zum Vorgänger.

In der **Standard**-Symbolleiste (siehe Abbildung 2.3) finden Sie das Symbol für VORGÄNGE VERKNÜPFEN ungefähr in der Mitte als Ketten-Symbol.

Markieren Sie die Vorgänge 2 bis 4, und klicken Sie das Symbol VORGÄNGE VERKNÜPFEN in der Standard-Symbolleiste an.

Natürlich könnten Sie das auch über das Menü vornehmen: BEARBEITEN / VORGÄNGE VERKNÜPFEN

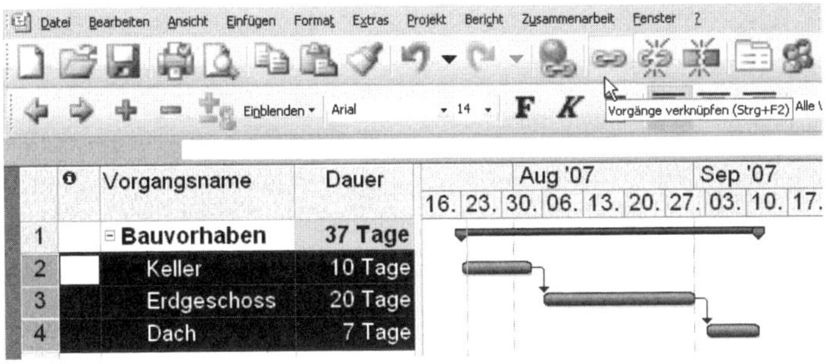

Abbildung 2.8
Vorgänge verknüpfen über das Symbol

2.1.6 Vorgang löschen

Wir wollen annehmen, dass wir den Vorgang „Dach" zur Zeit noch nicht planen, und wollen diesen Vorgang löschen.

Wie immer zunächst den Vorgang markieren, und dann haben Sie – wie immer – mehrere Möglichkeiten:

- Entweder Sie drücken ganz einfach die Taste <ENTFERNEN>
- oder über die sekundäre Maustaste (siehe Abbildung 2.7) VORGANG LÖSCHEN,
- oder Sie gehen über das Hauptmenü BEARBEITEN / VORGANG LÖSCHEN.

2.1.7 Rückgängigmachen, mehrmals

Nun hat man einen Vorgang gelöscht oder andere Dinge gemacht und merkt danach, dass das falsch war. Das wollte man gar nicht. Nun hat *Project 2007* endlich das lang ersehnte mehrfache RÜCKGÄNGIGMACHEN:

- BEARBEITEN / RÜCKGÄNGIG: entsprechende Aktion
- Oder den Rückgängig-Pfeil in der Standard-Symbolleiste:

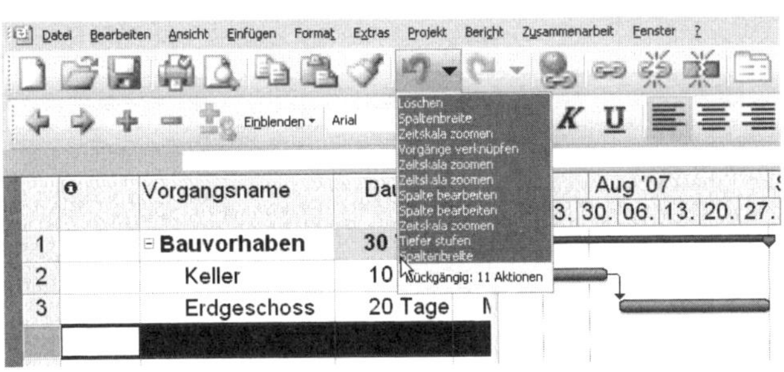

Abbildung 2.9
Mehrfaches Rückgängigmachen

Mit dem Pfeil rechts davon kann man im Übrigen die vorher rückgängig gemachte Aktion wiederholen. Der Pfeil heißt WIEDERHOLEN.

2.1.8 Änderungen hervorheben

Project ist ja im Kern ein Terminberechner, d. h., die Termine werden berechnet, und bei Änderungen – gibt es die in Ihren Projekten? – werden die Termine neu berechnet (dies werden Sie dann ausführlich im 3. Kapitel kennenlernen). Dabei entsteht – nicht nur in größeren Projektdateien, aber da besonders – das Problem, dass man etwas ändert und gerne die Auswirkungen hervorgehoben sehen würde. Deshalb gibt es in *Project 2007* die Hervorhebung der Zellen, die durch die letzte Eingabe verändert wurden.

	ⓘ	Vorgangsname	Dauer	Anfang	Ende
1		⊟ **Bauvorhaben**	**42 Tage**	**Mo 23.07.07**	**Di 18.09.07**
2		Keller	10 Tage	Mo 23.07.07	Fr 03.08.07
3		Erdgeschoss	25 Tage	Mo 06.08.07	Fr 07.09.07
4		Dach	7 Tage	Mo 10.09.07	Di 18.09.07

Abbildung 2.10
Hervorhebung geänderter Zellen

Diese Funktion kann man ein- bzw. ausschalten (Voreinstellung: EIN) unter ANSICHT / ÄNDERUNGSHERVORHEBUNGEN AUS-/EINBLENDEN.

2.1.9 Weitere nützliche Symbole

Sie finden in der Standard-Symbolleiste relativ weit rechts zwei „Lupen“,

- eine mit einem Pluszeichen VERGRÖßERN
- und eine mit einem Minuszeichen VERKLEINERN

Damit können Sie die Zeitskala so einrichten, dass Sie immer den Überblick behalten. Die kleinste Skalierung zeigt Viertelstunden, die größte Jahre an.

- GEHE ZU AUSGEWÄHLTEM VORGANG

Die ANSICHT BALKENDIAGRAMM ist – wie viele andere Ansichten (wir kommen sofort zu den Ansichten) – eine zeitbezogene Ansicht, d.h., sie zeigt uns einen ausgewählten Zeitausschnitt. Nun mag es sein, dass Sie im Jahr 1984 stehen (da beginnt der *Project*-Kalender) oder im Jahr 2049 (da endet der *Project*-Kalender) und Sie deshalb logischerweise Ihre Vorgänge im Balkendiagramm nicht sehen, da diese zu einem ganz anderen Zeitpunkt laufen. Aber wann? Sie sollten in *Project* nicht versuchen, selbst etwas wissen zu wollen, das Programm weiß alles (besser?)!

Markieren Sie einen gewünschten Vorgang, und klicken Sie auf das Symbol, das sich in der Standard-Symbolleiste rechts von der Lupe mit dem Minuszeichen befindet. Es zeigt einen Finger, der auf einen Balken zeigt:

GEHE ZU AUSGEWÄHLTEM VORGANG.

Drauf klicken, und schon sind Sie da, wo die Musik spielt.

2.2 Ansichten, Tabellen und Masken

2.2.1 Ansichten

Die Daten werden in *Project* immer in einer Datenbank gespeichert. Das ist selbstverständlich, wenn Sie mit dem *Project Server* arbeiten, aber auch wenn Sie stand-alone auf dem Desktop arbeiten, speichert *Project* seine Daten in einer eigenen Datenbank.

Diese Daten sind so umfangreich, dass sie nie vollständig auf einem Bildschirm oder in einer anderen übersichtlichen Ausgabe dargestellt werden könnten. Deshalb gibt es Ansichten auf diese Daten: Eine Ansicht ist immer eine bestimmte Auswahl aus den Daten. Beim Programmstart wird – so die Voreinstellung – die Ansicht **Balkendiagramm (Gantt)**[2] geöffnet.

In welcher Ansicht Sie sich befinden, sehen Sie in dem vertikalen blauen Balken am linken Bildschirmrand und/oder wenn Sie das Menü ANSICHT öffnen (ich habe hier die Anzeige der vollständigen Menüs eingestellt, siehe Abbildung 2.5).

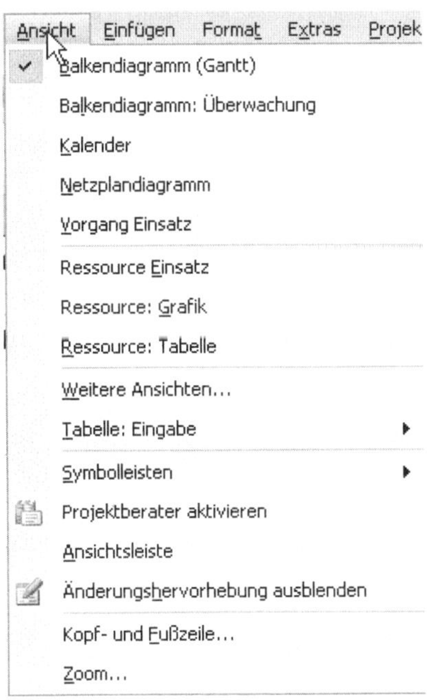

Abbildung 2.11
Auswahl der Ansichten

[2] Bei dem Namensgeber handelt es sich um Henry L. Gantt (1861–1919), der als Mitarbeiter von F. W. Taylor die Methode der Zeitadditionen und diese Art der Darstellung entwickelte, um die (Gesamt-) Durchlaufzeiten geteilter Arbeitsvorgänge zu errechnen. Siehe in meinem Buch „Geschäftsprozessmanagement mit Visio, ViFlow und MS Project" die Ausführungen zur Netzplantechnik, S. 30 f, Hanser, München 2003.

Die Auswahl der Ansichten ist auch über das Kontextmenü möglich, das Sie erhalten, wenn Sie in dem blauen vertikalen Balken ganz links am Bildschirm die sekundäre Maustaste bedienen:

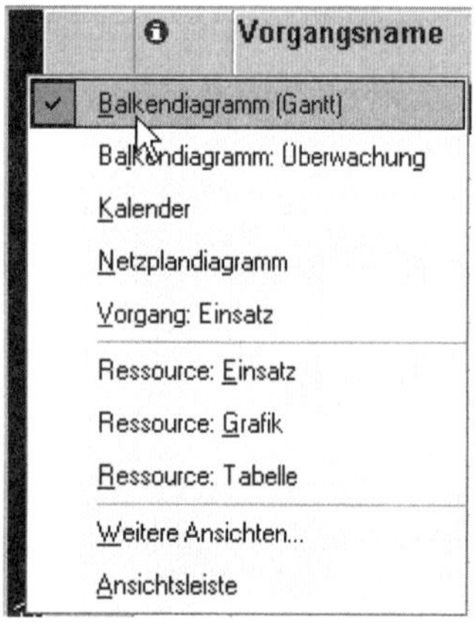

Abbildung 2.12
Kontextmenü für die Ansichten

Bis zum ersten Strich (die erste „Abteilung" des Ansichtsmenüs) sind VORGANGSANSICHTEN. Unterhalb des Strichs (in der zweiten „Abteilung") befinden sich die RESSOURCENANSICHTEN.

In einer Vorgangsansicht werden die Daten der Vorgänge dargestellt, in einer Zeile stehen die Vorgänge. In einer Ressourcenansicht werden die Daten der Ressourcen, pro Ressource in einer Zeile, dargestellt.

Die im Menü ANSICHT aufgeführten Ansichten selbst sind wiederum nur eine Auswahl, es gibt mehr Ansichten als im Menü aufgeführt. Dies erkennt man an dem Menüpunkt unter dem zweiten Trennstrich: WEITERE ANSICHTEN…

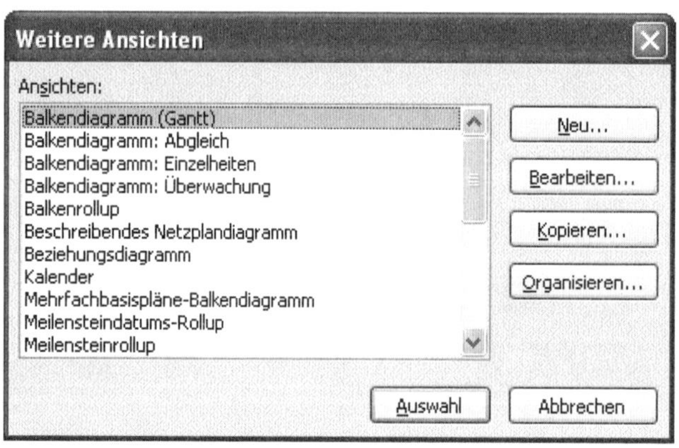

Abbildung 2.13
Weitere Ansichten zur Auswahl

Bedienungshinweis

Immer wenn in den Menüs ein Punkt WEITERE… erscheint (z. B. WEITERE TABELLEN…, WEITERE FILTER…, WEITERE GRUPPEN…), heißt das, es gibt mehr Auswahlmöglichkeiten, als im Menü angeführt sind. Drei Punkte … hinter einer Menüauswahl bedeuten, dass eine weitere Auswahl- bzw. Eingabeaufforderung in einem Dialogfeld folgt. Sie erkennen in dem Dialogfeld hier (siehe Abbildung 13) die Schaltflächen NEU..., BEARBEITEN..., KOPIEREN..., damit kann man eigene, „benutzerdefinierte" Ansichten schöpfen (das machen wir im 7. Kapitel, siehe Abschnitt „Eigene Ansichten").

Project kennt – systematisch gesehen – drei Arten von Ansichten:

- TABELLEN (im Standard die Tabelle EINGABE, aber es gibt z. B. Arbeits- und Kostentabellen, und zwar jeweils sowohl zu den Vorgängen als auch zu den Ressourcen) stellen ausgewählte Daten von vielen Objekten im Überblick dar.
- DIAGRAMME (z. B. Balkendiagramme, Netzplandiagramme, Ressourcenauslastungsdiagramme) sind die grafische Darstellung der Daten.
- MASKEN zeigen zu einem einzelnen, ausgewählten Objekt (Vorgang, Ressource) viele (fast alle?) Informationen.

Diese Ansichten gibt es – je nach Auswahl – sozusagen „pur", d. h., am Bildschirm wird nur diese Ansicht dargestellt (z. B. ANSICHT RESSOURCE: TABELLE) oder – wie die ANSICHT BALKENDIAGRAMM – in einer Zusammenstellung: TABELLE und DIAGRAMM getrennt durch einen vertikalen Trennbalken.

Dann gibt es kombinierte Ansichten. Dieser Begriff wird in *Project* nur verwendet, wenn zwei Ansichten, getrennt durch einen horizontalen Trennbalken, am Bildschirm kombiniert dargestellt werden (siehe Abb. 2.19).

☐ Übung

Wechseln Sie in die ANSICHT RESSOURCE:TABELLE, und tragen Sie drei Ressourcen ein:

	❶	Ressourcenname	Art	Materialbeschriftung	Kürzel	Gruppe	Max. Einh.	Standardsatz
1		Asterix	Arbeit		A		100%	0,00 €/Std.
2		Obelix	Arbeit		O		100%	0,00 €/Std.
3		Idefix	Arbeit		I		100%	0,00 €/Std.

Abbildung 2.14 Die Ressourcentabelle (Ausschnitt)

Wechseln Sie dann wieder zurück in die Standardansicht **Balkendiagramm**.

2.2.2 Tabellen

Die ANSICHT BALKENDIAGRAMM ist eine vertikal geteilte Ansicht: links eine TABELLE und im rechten Teil, durch einen Balken getrennt, das BALKENDIAGRAMM. Welche Tabelle in dieser Ansicht angezeigt wird, sehen Sie im Menü ANSICHT unter TABELLE: AUSGEWÄHLTE TABELLE ►.

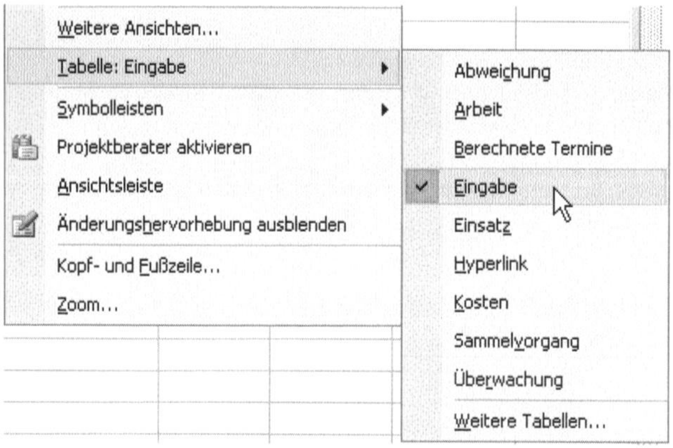

Abbildung 2.15
Auswahl der Tabelle

Bedienungshinweis

Immer, wenn im Menü hinter einer Auswahl der Pfeil ► angezeigt wird, folgt ein Zusatzmenü mit weiteren Auswahlmöglichkeiten.

Alternativ können Sie mit dem Kontextmenü arbeiten. Betätigen Sie in dem Feld, das den Schnittpunkt der Zeilenüberschriften mit der ersten Spalte, der grau hinterlegten Vorgangs-Nr., bildet (damit markiert man die ganze Tabelle), die sekundäre Maustaste, und Sie erhalten das Tabellen-Auswahlmenü:

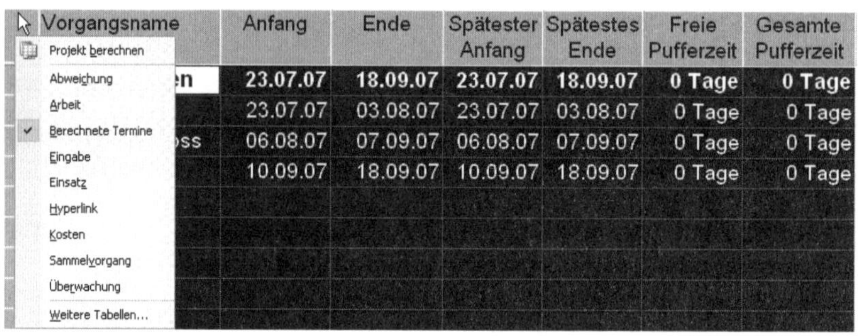

Abbildung 2.16 Tabellenauswahl über das Kontextmenü

Im Standard ist in der ANSICHT BALKENDIAGRAMM die Tabelle EINGABE eingeblendet, die aus den Feldern **Nr.**, **Indikatoren**, **(Vorgangs-)Name**, **Dauer**, **Anfang**, **Ende**, **Vorgänger** und **Ressourcenname** besteht. (Erinnern Sie sich an das 1. Kapitel, die vier Grundfragen der Projektplanung: „Was ist zu tun?", „Wie lange?", „Was ist zuvor zu tun?", „Wer?")

Sie können sich natürlich jede Vorgangstabelle anzeigen lassen. Auch hier stellt das Menü nur eine Auswahl der Tabellen dar. Deshalb sehen Sie als letzten Punkt des Menüs, unterhalb des Striches, WEITERE TABELLEN... und kommen darüber in die Liste mit allen Tabellen.

□ Übung

Lassen Sie sich z. B. die Tabelle BERECHNETE TERMINE und die Tabelle ARBEIT anzeigen. Kehren Sie letztlich wieder zur Tabelle EINGABE zurück.

2.2.3 Masken

Eine Maske zu einem ausgewählten Objekt – hier Vorgang – erhalten Sie am einfachsten durch einen DOPPELKLICK auf das gewünschte Objekt:

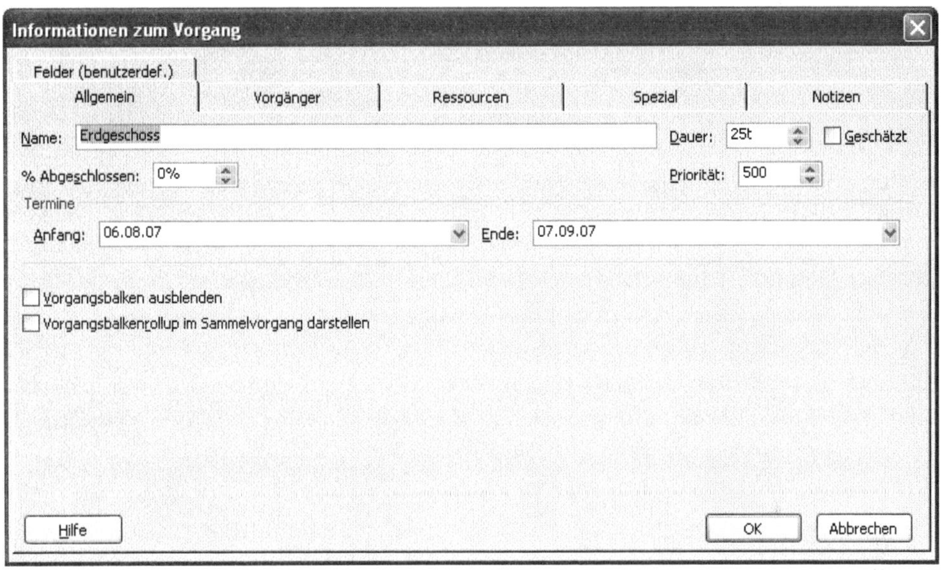

Abbildung 2.17 Informationen zum Vorgang

- oder Kontextmenü (Maus im Tabellenbereich positionieren):
  INFORMATIONEN ZUM VORGANG...
- oder aus der Standard-Symbolleiste über das Maskensymbol
  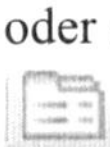 INFORMATIONEN ZUM VORGANG
- oder über die Tastenkombination <Umschalt> <F2>.

Sie sehen die Register der Maske, die man auswählen kann. Das Register FELDER (benutzerdefiniert) enthält die vom *Project Server* vorgegebenen Felder. Wenn Sie ohne Server arbeiten, ist es leer oder, wenn Sie mit einer *Project Standard*-Version arbeiten, nicht vorhanden. Im Register RESSOURCEN kann man Ressourcen zuordnen, und im Register VORGÄNGER sieht man die Vorgänger und könnte diese bearbeiten. Im Register SPEZIAL befinden sich ganz wichtige Einstellungen, z. B. die Einschränkungsart und die Einschränkungstermine. Im Register NOTIZEN können Sie eben Notizen zu den Vorgängen anlegen oder Objekte anhängen.

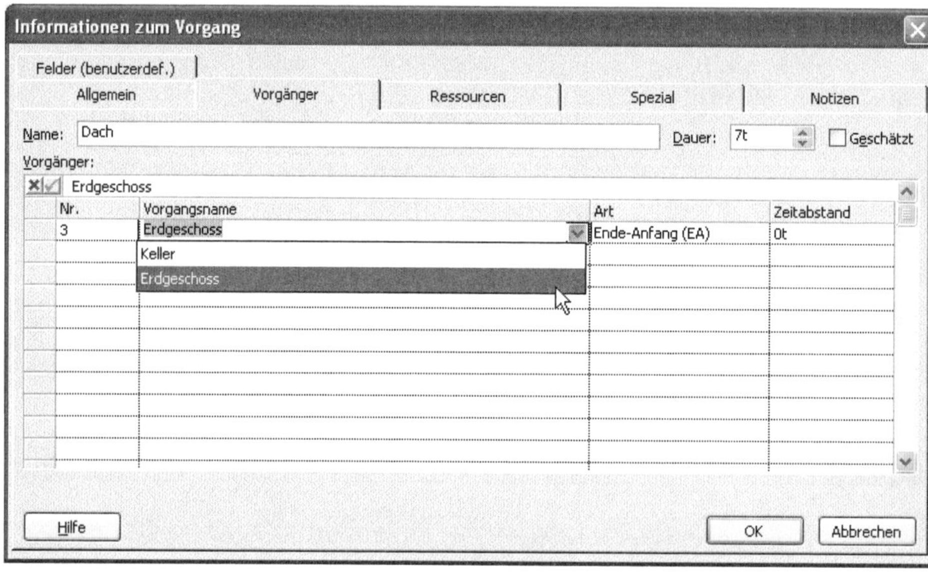

Abbildung 2.18 Informationen zum Vorgang, Register Vorgänger

Bedienungshinweis:

Beachten Sie in allen Feldern, die eine Auswahl ermöglichen, die Drop-down-Funktionalität. Sie müssen nichts mehr wissen: Sie klicken in das Feld, und über das Klicken in den Drop-down-Pfeil erhalten Sie die Auswahlmöglichkeiten.

2.2.4 Kombinierte Ansichten

Die Ansicht Balkendiagramm besteht schon aus zwei Teilen, links die Tabelle und rechts das Balkendiagramm. Dies ist jedoch eine Ansicht, hier mit einer vertikalen Trennung in zwei Teile.

Für bestimmte Zwecke ist es nützlich, sich den Bildschirm auch horizontal zu teilen über das Menü FENSTER / TEILEN.

Das nennt man dann eine kombinierte Ansicht, denn man kann jetzt nahezu beliebig jeweils eine Ansicht oben mit einer anderen Ansicht unten kombinieren. Wenn man sich in einer Vorgangsansicht befindet, z. B. in der ANSICHT BALKENDIAGRAMM, wird bei Teilung des Fensters im Standard unten die Ansicht VORGANG: MASKE eingeblendet.

Die untere Ansicht folgt der Auswahl oben: Zu dem in der oberen Ansicht ausgewählten Objekt, hier ein VORGANG, wird die Maske in der unteren Ansicht angezeigt. Da alles analog für Ressourcen wie für Vorgänge gilt, folgt, dass in einer RESSOURCENANSICHT die Ansicht RESSOURCE: MASKE unten eingeblendet wird.

Der geteilte Bildschirm, die kombinierte Ansicht, hat den Vorteil, dass man in beiden Bildschirmhälften arbeiten kann. Hier ordne ich unten Ressourcen dem oben ausgewählten Vorgang zu.

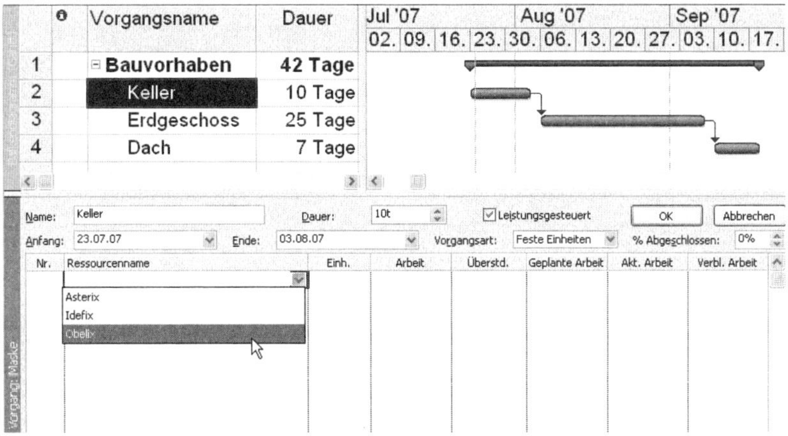

Abbildung 2.19 Arbeiten in der kombinierten Ansicht

Welche Bildschirmhälfte aktiv ist, erkennen Sie an der Hervorhebung des blauen Balkens am linken Bildschirmrand oder der Hervorhebung der Schrift in diesem blauen Balken. Sie wählen eine Bildschirmhälfte aus, indem Sie einfach in diesen Bereich klicken, oder Sie wechseln die aktive Hälfte mit der Funktionstaste <F6>.

Welche Informationen man sehen will, kann man wieder am einfachsten über das **Kontextmenü** auswählen oder über FORMAT / EINZELHEITEN, wenn die untere Bildschirmansicht aktiv ist.

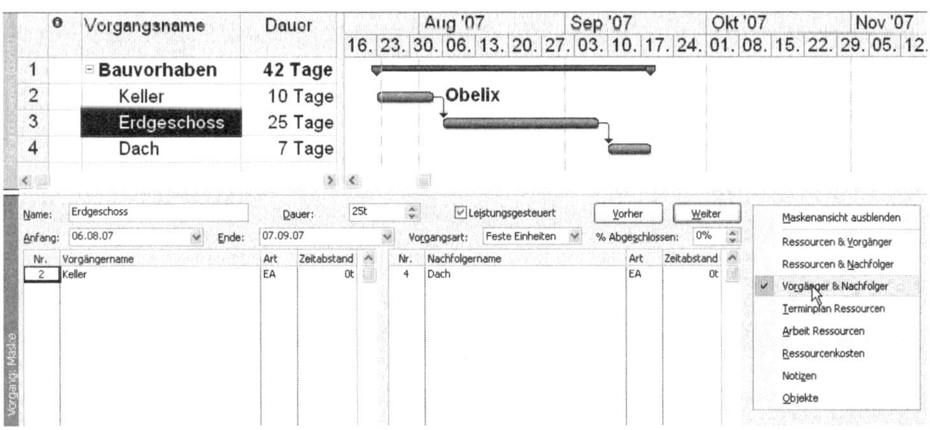

Abbildung 2.20 Auswahloptionen der Vorgangsmaske

Sie sehen die Auswahlmöglichkeiten, hier habe ich VORGÄNGER & NACHFOLGER ausgewählt. Bei der Arbeit mit Ressourcen ist es natürlich interessant, zu dem oben ausgewählten Vorgang unten z. B. den TERMINPLAN RESSOURCEN oder auch die ARBEIT RESSOURCEN (siehe Abb. 2.20) zu sehen.

Man kann die vertikale Trennungslinie mit dem Mauszeiger nach oben oder unten verschieben. Wenn man sie ganz nach unten aus dem Bild zieht, hat man keinen geteilten Bildschirm mehr. Noch einfacher geht es mit dem DOPPELKLICK auf die Trennungslinie.

Eine kombinierte Ansicht ist für manche Aufgaben sinnvoll, oft aber auch unnötig. Über das Menü beenden Sie die Bildschirmteilung mit FENSTER / TEILUNG AUFHEBEN.

2.2.5 In den Ansichten verlaufen?

Bei der Arbeit mit *Project* kann man sich schon in den Ansichten – jeweils Vorgangs- und Ressourcenansichten – verlaufen, besonders wenn man in kombinierten Ansichten, also mit einem horizontal geteilten Bildschirm, arbeitet. Hier der Weg zurück: Gleich welche Ansicht Sie wo ausgewählt haben, so kommen Sie immer zur Ausgangsposition zurück.

Tipp

Der ultimative Weg zurück:

1. Wenn Sie in einer kombinierten Ansicht mit einem geteilten Fenster sind:
   FENSTER / TEILUNG AUFHEBEN
   Dann können Sie nicht mehr in der falschen Bildschirmhälfte stehen!
   (Sie haben **kein** geteiltes Fenster, wenn Sie unter dem Menü FENSTER den Menüpunkt TEILEN finden.)
2. Wählen Sie ANSICHT BALKENDIAGRAMM.
3. Überprüfen Sie, welche Tabelle Sie ausgewählt haben: ANSICHT / TABELLE: EINGABE

Sie befinden sich jetzt auf jeden Fall wieder am Ausgangspunkt, und das ist die ANSICHT BALKENDIAGRAMM mit der TABELLE EINGABE.

2.3 Die Grundeinstellungen in *Project*

2.3.1 Bevor Sie beginnen ...

Bevor Sie mit der im nächsten Kapitel dargestellten Terminplanung beginnen, d. h., Vorgänge eingeben, den Aufwand schätzen, durch Vorgangsbeziehungen den Ablauf der Aktivitäten abbilden etc., kurz, bevor Sie mit der eigentlichen Projektplanung in *Project* beginnen, sollten Sie sich die wichtigsten Einstellungen von *Project* anschauen bzw. bearbeiten. Die Terminberechnungen hängen in *Project* von vielen Grundeinstellungen und Optionen ab, und die wichtigsten sollten Sie kennen.

Am Anfang muss man immer den Anfangstermin des Projektes eingeben. Weiterhin sollten Sie sich vertraut machen und gegebenenfalls einrichten, welchen Projektkalender Sie benutzen, und auch überprüfen, welcher Umrechnungsfaktor (Zeitvolumen) für die Vorgangsdauer eingestellt ist.

Dies alles unabhängig davon, ob Sie lokal arbeiten – dann müssen Sie dies tun und können auch alle Einstellungen selbst bearbeiten – oder ob Sie auf dem *Project Server* arbeiten. Bei Letzterem gibt es zwar einen vorgegebenen Kalender, den Sie nicht bearbeiten können (der soll ja einheitlich für das ganze Unternehmen sein), und man kann von Serverseite ausschließen oder erlauben, dass Sie mit eigenen Kalendern arbeiten dürfen, aber in jedem Fall – auch wenn Sie diese nicht ändern können – sollten Sie diese Einstellungen kennen, da davon die Terminberechnungen entscheidend abhängen.

2.3.2 Anfangstermin

Jede Planung beginnt mit der Eingabe eines Anfangstermins (oder eines Endtermins). Diesen kann man natürlich immer wieder ändern, aber wenn Sie dann in Ihrem Plan schon feste Termine stehen haben, die das Programm nicht neu berechnen kann, bekommen Sie schon Probleme.

Empfehlung

Wenn man möchte, kann man unter EXTRAS / OPTIONEN / ALLGEMEIN einstellen, dass beim Anlegen eines neuen Projektes die PROJEKTINFO automatisch geöffnet wird:
X DIALOGFELD ‚PROJEKTINFO' FÜR NEUE PROJEKTE ANZEIGEN

Sie rufen die Projektinfo auf über das Menü PROJEKT / PROJEKTINFO...

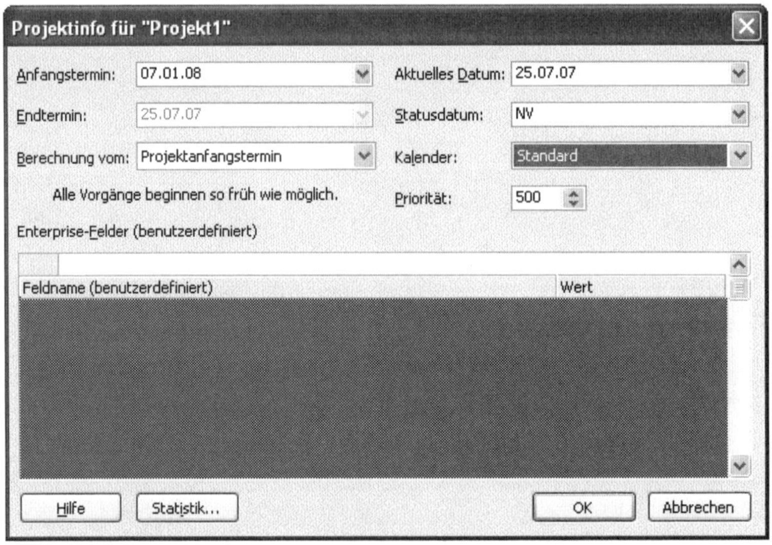

Abbildung 2.21 Projektinfo

(In der *Project-Standard*-Version haben Sie den unteren Teil der Projektinfos nicht, denn Sie können damit keine Enterprise-Felder vom Server weder sehen noch verwenden, weil Sie mit der *Standard*-Version nicht auf den Server zugreifen können. Dies ist allerdings der alleinige Unterschied zwischen *Standard*- und *Professional*-Version.)

In der Projektinfo steht gleich an prominenter Stelle links oben der Anfangstermin. Solange man keinen Anfangstermin eingegeben hat, nimmt das Programm das aktuelle Datum aus der Systemzeit des Computers.

Die Voreinstellung ist die BERECHNUNG VOM: PROJEKTANFANGSTERMIN, und dann ist der angezeigte Endtermin blind. *Project* berechnet dann, ausgehend vom Anfangstermin (erinnern Sie sich: **Vorwärtsrechnung**, 1. Kapitel, Abschnitt „Wie werden die Termine berechnet? “), über die Vorgänge mit ihren Dauern die Vorgangsbeziehungen, die Ressourcen mit ihren Arbeitszeiten etc. die Termine und errechnet damit den Endtermin.

In der Zeile darunter steht: ALLE VORGÄNGE BEGINNEN SO FRÜH WIE MÖGLICH. Nun kann man ändern in BERECHNUNG VOM: PROJEKTENDTERMIN.

Jetzt ist der Anfangstermin blind, und Sie können einen (gewünschten oder vorgegebenen) Endtermin eingeben (erinnern Sie sich: **Rückwärtsrechnung**, 1. Kapitel, Abschnitt „Wie werden die Termine berechnet? “). Dann wird ausgehend vom Endtermin der Anfangstermin errechnet. Das heißt, man kann entweder den Anfangstermin eingeben, dann wird der Endtermin errechnet, oder umgekehrt. Das Konträre wird jeweils errechnet und ist deshalb in der Projektinfo blind, d.h., gegen eine Eingabe gesperrt.

In der Praxis haben die (armen) Projektmenschen oft vorgegebene Endtermine und wollen deshalb hier die Rückwärtsrechnung einstellen und den Endtermin eingeben. Aber Achtung: Wenn man auf die BERECHNUNG VOM: PROJEKTENDTERMIN umstellt, wird auch die Zeile darunter geändert in ALLE VORGÄNGE BEGINNEN SO SPÄT WIE MÖGLICH.

Wenn man unter dieser Einstellung jetzt Vorgänge eingibt, zeigt *Project* die Ergebnisse der Rückwärtsrechnung an, alle Termine werden vom Ende her gerechnet und deshalb so spät wie möglich gelegt (1. Kapitel, Abschnitt „Wie werden die Termine berechnet? ").

Einmal ist es verwirrend, wenn die Vorgänge so spät wie möglich liegen, und zum andern glaube ich, dass es unmöglich ist, ein Projekt sozusagen rückwärts zu denken, d. h., den Projektablauf vom Ende her zu denken und abzubilden. Wahrscheinlich wollen aber die Benutzer, die einen vorgegebenen End- oder Abgabetermin haben, auch etwas ganz anderes: Sie wollen natürlich sehen, ob sie mit ihren Aktivitäten bis zum vorgegebenen Endtermin fertig werden oder nicht. Wenn man die Termine vom Projektanfangstermin aus berechnen lässt, kann man Schritt für Schritt seinen Projektablauf aufbauen, und *Project* berechnet dann in einer nachvollziehbaren Art und Weise die Termine. Dies ist die „Schätzung" der Termine durch die Projektleitung. Der (vorgegebene) Endtermin, das „Ziel", wird dann als fester Meilenstein eingegeben, und man erkennt, ob man den Termin halten kann oder nicht. (Machen wir am Ende des 3. Kapitels, siehe Abschnitt „Terminplansteuerung und feste Termine".) Deshalb sollte man unbedingt bei der BERECHNUNG VOM ANFANGSTERMIN bleiben, wenn man einen Projektplan aufbaut.

Man kann – nachdem man seinen Plan in *Project* aufgebaut hat – die Art der Berechnung der Termine jederzeit auf BERECHNUNG VOM: ENDTERMIN umstellen. Das führt allerdings nur so lange zu sinnvollen Ergebnissen, wie noch keine Fixtermine in dem Plan verankert sind, denn diese können eben per Definition nicht neu berechnet werden. Aber solange Sie noch in oder am Ende der Planungsphase sind und alle Termine berechnet werden, können Sie einen gewünschten Endtermin eingeben, und *Project* errechnet Ihnen den notwendigen Anfangstermin, auch wenn der drei Monate vor dem aktuellen Datum liegt und Ihnen damit zeigt, wann Sie hätten anfangen sollen.

Wichtig in der PROJEKTINFO ist noch die Auswahl, welcher PROJEKTKALENDER benutzt werden soll. Hier können Sie – wenn Sie dateibasiert arbeiten oder wenn man es serverseitig erlaubt – auch andere Kalender zum Projektkalender bestimmen. Wir schauen uns gleich die Kalender an, so dass Sie auf jeden Fall wissen, wie viele Stunden am Tag und in der Woche Sie arbeiten und ob man Ihnen die Feiertage gönnt.

2.3.3 Projektkalender

Um die Termine berechnen zu können, muss das Programm die Arbeitszeit kennen. Der Kalender, der den Terminberechnungen zunächst allgemein zugrunde liegt, ist der Projektkalender. Zunächst gilt für die Terminberechnungen immer der Projektkalender, wenn man den Vorgängen Ressourcen zuordnet, gelten die Ressourcenkalender (jede Ressource hat natürlich einen eigenen Kalender), und man kann Vorgängen auch spezielle Kalender zuordnen. Die Kalender finden Sie unter EXTRAS / ARBEITSZEIT ÄNDERN...

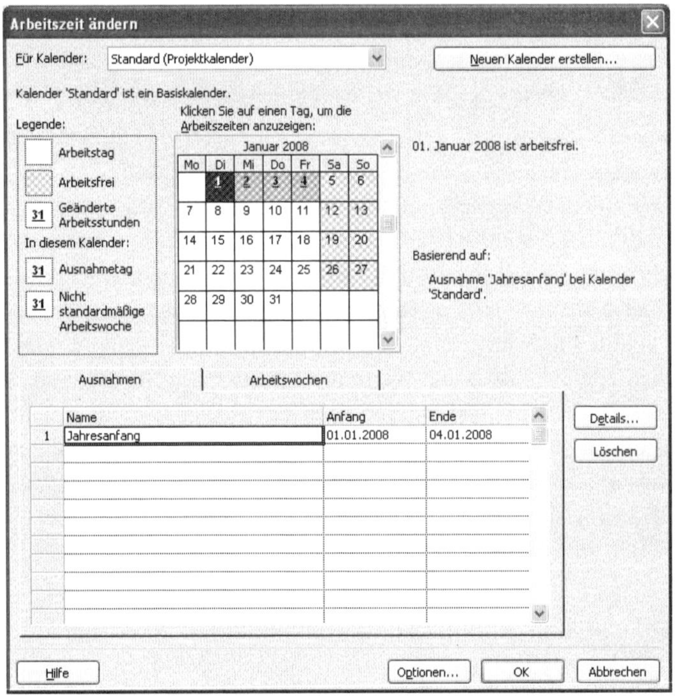

Abbildung 2.22
Arbeitszeitkalender

Es wird hinter dem Kalendernamen in runden Klammern angezeigt, welcher Kalender als Projektkalender in der PROJEKTINFO (s. Abb. 2.21) eingestellt ist.

Wenn Sie lokal arbeiten, können Sie jeden Kalender bearbeiten und auch eigene Kalender anlegen (siehe unten). Als *Project Server*-Administrator kann man über den *Web Access* in den SERVEREINSTELLUNGEN dort die ENTERPRISE-KALENDER bearbeiten. Wenn es Ihnen serverseitig erlaubt ist, einen eigenen Kalender zu benutzen, können Sie zwar nicht den Standardkalender ändern, Sie können jedoch eigene Kalender anlegen (siehe unten) und diese bearbeiten und zu Ihren Projektkalendern erklären.

Sie können weder den Projektkalender ändern noch einen eigenen anlegen, wenn Sie auf dem Server arbeiten und man Ihnen die Verwendung lokaler Kalender nicht gestattet. Dann haben Sie keine Schaltfläche NEUEN KALENDER ERSTELLEN..., und die Änderungsfeatures sind blind.

Sie können nun AUSNAHMEN definieren, das sind einzelne oder mehrere Tage (siehe Abb. 2. 22). Dies bietet sich an für gesetzliche Feiertage, generelle Werksschließungen etc., im Ressourcenkalender für Urlaube oder andere Abwesenheiten.

Oder Sie können ARBEITSWOCHEN (siehe Abbildung 2.22) anders einrichten. Damit kann man generelle Änderungen der Arbeitszeiten, z. B. in Kalendern für Projekte in anderen Ländern, abbilden oder andere Arbeitszeitmodelle (s. u.) erstellen, die dann als Basiskalender für Ressourcen dienen können.

AUSNAHMEN*:* Sie sollten mindestens die gesetzlichen Feiertage hier eintragen. Entweder Sie markieren dazu die gewünschten Tage oben im Kalender und schreiben unten einen erklärenden Text dazu, oder Sie drehen die Reihenfolge um. Sie sehen diese dann mit blauem Hintergrund und Zahlen unterstrichen (siehe Abb. 2.22).

Wenn Sie einfach einen oder mehrere Tage markieren und als Ausnahme definieren, wird jeweils der ganze Kalendertag arbeitsfrei. Falls Sie eine andere Arbeitszeit für einen oder mehrere Tage definieren wollen, müssen Sie diesen Tag oder die gewünschten Tage markieren und könnne über die Schaltfläche DETAILS... spezifische Arbeitszeiten festlegen:

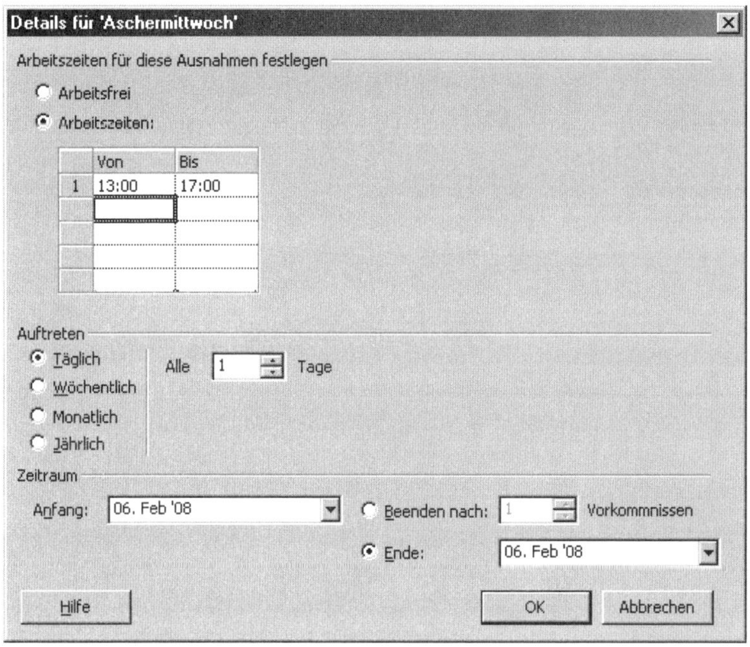

Abbildung 2.23
Details der Arbeitszeit festlegen

2.3.4 Neuen Kalender erstellen

So Sie es dürfen, haben Sie rechts oben die Schaltfläche NEUEN KALENDER ERSTELLEN....

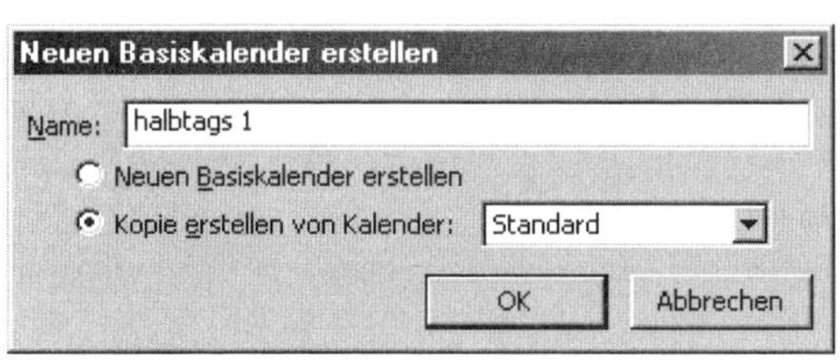

Abbildung 2.24
Neuen Kalender anlegen

Sie schöpfen einen eigenen Kalender, indem Sie ihm einen Namen geben, für ein Land beispielsweise, Bayern oder Italien, und dann können Sie in diesem Kalender die dortigen Feiertage und Arbeitszeiten eintragen.

Hier will ich als Beispiel einen Halbtagskalender anlegen, den ich später als Arbeitszeitmodell Ressourcen zuordnen kann.

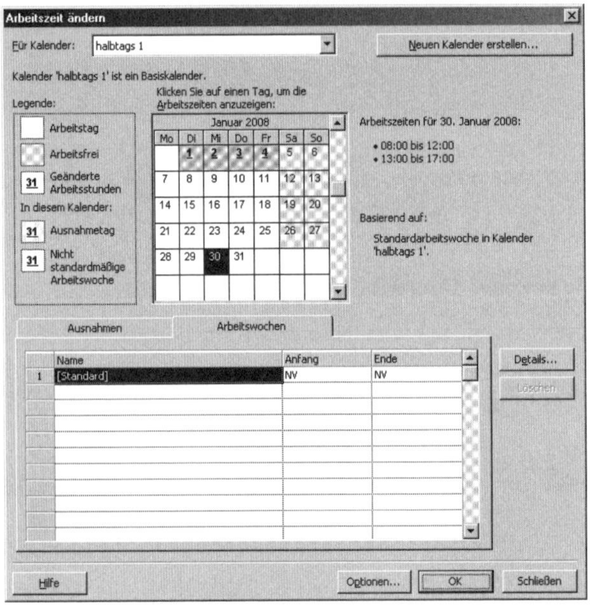

Abbildung 2.25
Neuer Kalender kann bearbeitet werden.

Dieser Kalender ist zunächst noch unverändert, wir haben ihn ja einfach kopiert. Erst muss das Register ARBEITSWOCHEN ausgewählt werden, dann bestimmen wir die Arbeitszeiten unter DETAILS…

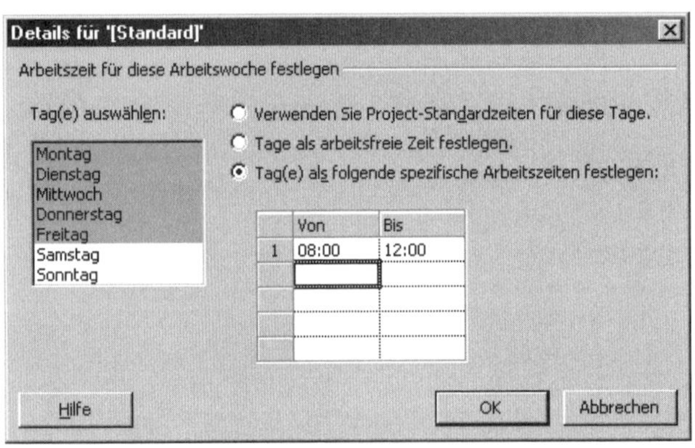
Details für '[Standard]'
Arbeitszeit für diese Arbeitswoche festlegen
Tag(e) auswählen:
Verwenden Sie Project-Standardzeiten für diese Tage.
Tage als arbeitsfreie Zeit festlegen.
Tag(e) als folgende spezifische Arbeitszeiten festlegen:
Montag
Dienstag
Mittwoch
Donnerstag
Freitag
Samstag
Sonntag
Von
Bis
08:00
12:00
Hilfe
OK
Abbrechen

Abbildung 2.26
Arbeitszeiten ändern

Ich markiere alle Werktage, also Montag bis Freitag, wähle die Checkbox

- TAG(E) ALS FOLGENDE SPEZIFISCHE ARBEITSZEITEN FESTLEGEN

und lösche in diesem Fall die Arbeitszeit von 13:00 bis 17:00 Uhr (13:00 und 17:00 Uhr markieren und <LÖSCHEN>), sodass eben vier Stunden Arbeitszeit am Vormittag bleiben.

Dieser Kalender hat zunächst keine Funktion. Ich könnte ihn natürlich in der Projektinfo zum Projektkalender erklären, aber es wäre natürlich sinnvoller, dazu andere Kalender für Bayern oder für Italien zu nehmen (so ich nicht in diesem Projekt nur vier Stunden arbeite). Den Halbtagskalender kann man später den Ressourcen, die nach diesem Arbeitszeitmodell arbeiten, als Basiskalender zuordnen.

□ Übung

Legen Sie einen neuen Kalender mit dem Namen „35-Stunden“ an mit sieben Stunden am Tag für Montag bis Freitag.

2.3.4.1 Projektkalender bestimmen

Wenn Sie einen anderen als den Kalender mit dem Namen STANDARD als Projektkalender benutzen wollen, müssen Sie dies eintragen in PROJEKT / PROJEKTINFO...

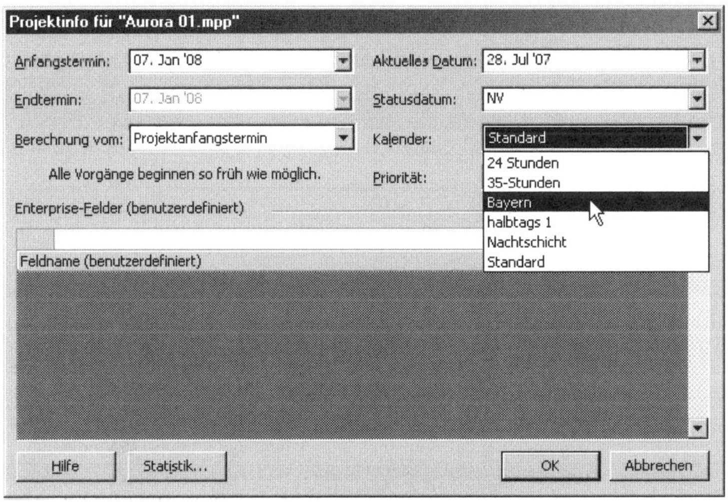

Abbildung 2.27 Projektkalender auswählen

2.3.4.2 Speichern und Geltung der Kalender

Alle vorgenommenen Änderungen – von der Arbeitszeit im Standardkalender bis zum eigenen, benutzerdefinierten Kalender – werden automatisch mit dem Speichern dieser Projektdatei bzw. mit diesem Projekt gespeichert. Man kann und muss deshalb keinen Kalender extra speichern.

Allerdings gelten die vorgenommenen Änderungen nur für diese Datei – auch neu geschaffene Kalender stehen zunächst nur für dieses Projekt zur Verfügung. Das ist einerseits gut und macht Sinn, denn eventuell benötigt man ja für jedes Projekt einen anderen Kalender. Aber man muss natürlich nicht für jedes Projekt wieder die Kalendereintragungen wiederholen, wenn man den gleichen Kalender wie in bisherigen Projekten benutzen möchte. Zu diesem Zweck kann man dann den Kalender von einer geöffneten *Project*-Datei in eine andere geöffnete *Project*-Datei kopieren oder in seine Vorlagendatei, die GLOBAL.MPT, stellen, sodass er immer benutzt werden kann. Sie finden diese Möglichkeiten unter Menü EXTRAS / ORGANISIEREN...

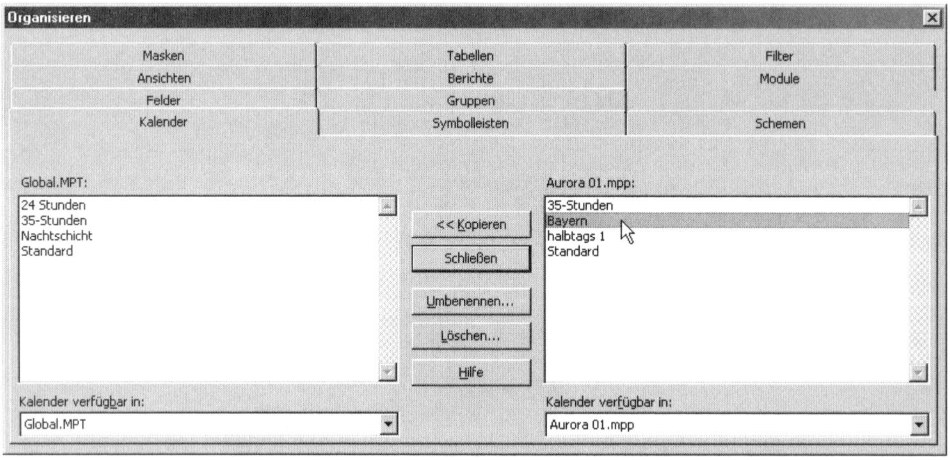

Abbildung 2.28 Organisieren des Kalenders

Hier kann ein Kalender (oder ein sonstiges „benutzerdefiniertes Element", d.h. ein von Ihnen geschaffenes oder verändertes Element wie eine eigene ANSICHT, TABELLE etc.) von der *Project*-Datei, in der Sie ein Element erstellt oder geändert haben (diese werden in den Listen angezeigt), in eine andere geöffnete (!) Datei kopiert werden. Die Dateien, die Sie vorher geöffnet haben müssen, können Sie links und rechts unten auswählen (hier KALENDER VERFÜGBAR IN:) und in beide Richtungen kopieren, je nachdem, auf welcher Seite Sie das gewünschte Element markieren.

Unter dem ...VERFÜGBAR IN auf jeder Seite unten steht immer die GLOBAL.MPT zur Auswahl. Wenn Sie ein Element in Ihre Vorlagendatei kopieren, haben Sie diese in jeder danach neu angelegten *Project*-Datei zur Verfügung. Die GLOBAL.MPT ist die globale Vorlagendatei, aus der alle Elemente in jede neue Projektdatei übernommen werden, wenn keine andere Vorlage geöffnet wird (Funktion analog der NORMAL.DOT in *MS Word*). Immer, wenn Sie mit DATEI / NEU... ein neues Projekt anlegen, werden alle Elemente in das neue Projekt übernommen, die sich in der GLOBAL.MPT befinden.

Hier ist im Übrigen auch die Stelle, an der Sie irrtümlich geschaffene Kalender oder sonstige Elemente löschen können.

Hinweis

Namensgleichheit bedeutet hier nicht, dass die Objekte mit gleichem Namen identisch sind. Eine Änderung gilt immer nur für das Element in der Datei, in der Sie die Änderung vornehmen. So können Sie in Ihrem Projekt einen Kalender **Standard** haben, in den Sie die Feiertage eingetragen haben, und in der Global.MPT steht ein Kalender **Standard**, der keine Feiertage enthält. Ein geänderter Kalender muss immer wieder neu, nach jeder Änderung, entweder in die Global.MPT oder in das andere Projekt kopiert werden.

Serverbasiert

Wenn Sie auf dem *Server* arbeiten, gibt es unternehmensweite Vorlagen in der **Enterprise-Global**, dort werden z. B. über den **Web Access** die Kalender angelegt, die für alle zur Verfügung stehen.

Wenn Sie auf dem *Project Server* angemeldet sind und Sie legen dort ein neues Projekt an, wird zunächst der Standardkalender des *Servers* als Projektkalender genommen. Diesen können Sie in dem Enterprise-Projekt nicht ändern. Der Sinn der *Server*-Anwendung ist ja u.a. der, die Anwendung des Tools unternehmensweit zu vereinheitlichen, und das heißt hier, dass die gleichen Kalender verwendet werden sollen oder müssen. Wenn Sie ein neues Projekt auf dem Server anlegen, werden die Elemente von beiden Vorlagendateien geladen, und zwar in der Reihenfolge **Enterprise-Global** und dann die benutzerspezifische **Global.MPT**. Deshalb können dann die lokalen Elemente nicht den gleichen Namen haben wie die in der Enterprise-Global. Namenskonflikte werden dann gemeldet, und Sie können sich entscheiden zwischen ÜBERSCHREIBEN – dann wird das lokale Element mit dem gleichnamigen Element des Servers überschrieben – oder UMBENENNEN – dann können Sie es unter einem anderen Namen beibehalten (siehe Kapitel 7, Abschnitt: „Anpassungen unter der Herrschaft der Enterprise-Global").

Sie können – wenn serverseitig erlaubt – eigene Kalender anlegen und sollten dabei einen Namen vergeben, der nicht schon für einen Enterprise-Kalender benutzt wird. Diesen eigenen Kalender können Sie dann in Ihrem Projekt benutzen, ihn in Ihre lokale **Global.MPT** kopieren, dann haben Sie ihn in Ihren eigenen Projekten zur Verfügung, oder ihn in die Enterprise-Global exportieren (Berechtigung vorausgesetzt), dann steht er allen auf dem *Server* gespeicherten Projekten zur Verfügung.

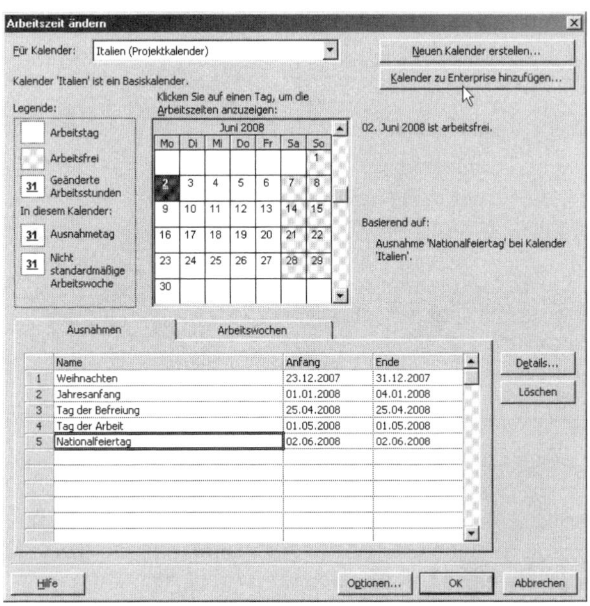

Abbildung 2.29
Eigenen Kalender zur Enterprise hinzufügen

Aber Sie können Ihre eigenen Elemente, d. h. auch Ihre eigenen Kalender, von einem Ihrer Projekte in ein anderes kopieren – so wie oben für das dateibasierte Arbeiten beschrieben (siehe Abb. 2.28).

Wenn Sie im Kalender-Dialog rechts oben keine Schaltfläche NEUEN KALENDER ERSTELLEN ... vorfinden, haben Sie keine Berechtigung, eigene Kalender anzulegen.

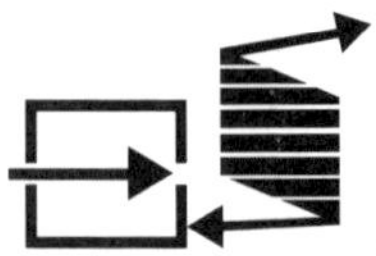

Alle Anwender

2.3.5 Kalender-Optionen

Sie sehen ja in dem Kalender-Dialogfeld (siehe Abb. 2.22) unten die Schaltfläche OPTIONEN...

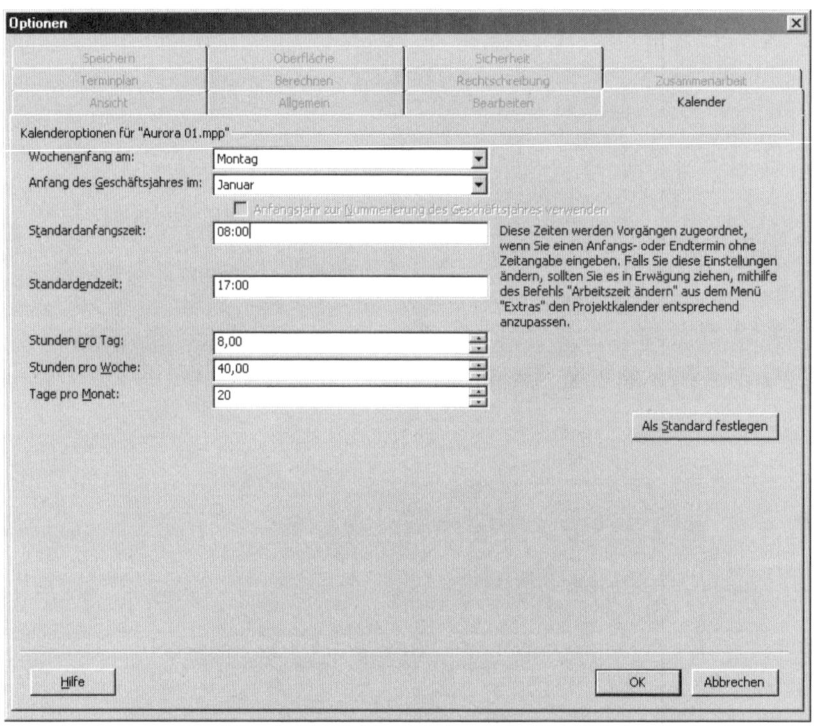

Abbildung 2.30 Optionen für den Kalender

Dieser Weg, aus dem Arbeitszeitkalender die OPTIONEN aufzurufen, ist menütechnisch etwas zweifelhaft, denn er verleitet zu der falschen Annahme, dass diese Einstellungen mit der Arbeitszeit in Projekt- oder Ressourcenkalendern etwas zu tun haben. Haben sie aber ganz und gar nicht. Alternativ kann man die Optionen aus dem Hauptmenü aufrufen, hier also: EXTRAS / OPTIONEN... / KALENDER

Oben können Sie den Wochentag des WOCHENANFANGS einstellen und ein vom Kalenderjahr abweichendes GESCHÄFTSJAHR. Dies ist dann bei den Kostenberechnungen für die Jahressummen relevant.

Die STANDARDANFANGS- und -ENDZEIT hat mit Ihren Eintragungen im Arbeitszeitkalender nichts zu tun (und wird deshalb auch dort nicht übernommen)! Der Text in der Maske will Ihnen erklären, dass diese Zeiten das Programm dann nimmt, wenn der Benutzer ein Datum ohne Zeitangabe eingibt. Dies sollte nicht von der Anfangs- bzw. Endzeit abweichen, die im PROJEKTKALENDER eingestellt ist, da sonst ein Vorgang mit einem festen Termin (das bedeutet die Datumseingabe) abweichend vom Beginn des Arbeitstags beginnt oder endet. Sie verwirren sich mit Sicherheit, wenn Sie hier vom Projektkalender abweichende Zeiten eintragen, da sich dann – soweit diese Termine von Ihnen abhängige Vorgänge haben – diese auch verschieben.

Sehr wichtig sind diese Einstellungen:

- STUNDEN PRO TAG: 8,00
- STUNDEN PRO WOCHE: 40,00
- TAGE PRO MONAT: 20

Bei der Eingabe der Vorgangsdauern benutzen Sie Einheiten der Dauer: t für Tage oder w für Wochen oder m für Monate, und wenn Sie eine entsprechende Vorgangsdauer eingeben, berechnet *Project* so viele Stunden für einen Tag und eine Woche oder einen Monat, wie hier **zum Zeitpunkt der Eingabe** unter den OPTIONEN... / KALENDER eingestellt ist.

Diese Einstellungen sind der interne Umrechnungsfaktor von Tage in Stunden und von Wochen in Stunden bei der Eingabe von Vorgangsdauern. Man kann das hier noch nicht erkennen, da in *Project* die Arbeit erst dann errechnet wird, wenn man Ressourcen den Vorgängen zuordnet, aber die hier eingestellten Stunden bzw. Tage werden dann vom Programm in Arbeitsstunden bzw. Arbeitstage umgerechnet bzw. in das Feld **Arbeit** eingetragen, wenn Sie einem Vorgang mit einer entsprechenden Vorgangsdauer eine Ressource zuordnen.

Hinweis:

Die OPTIONEN / KALENDER haben mit dem Arbeitszeitkalender, den wir oben behandelt haben, **nichts zu tun**! Diese Optionen bestimmen den internen Umrechnungsfaktor der Einheiten der Vorgangsdauern in Stunden (und damit, bei Zuordnung von Ressourcen, in Arbeitszeit). D.h., im Standard bedeuten die Vorgangsdauern 1 Tag = 8 h, 1 Woche = 40 Stunden und 1 Monat = 20 Tage à 8 Stunden. Diese Stunden und Tage werden dann als (Zeit-)Volumen in den/die für den Vorgang gültigen Kalender (Projektkalender, Ressourcenkalender oder spez. Vorgangskalender) eingerechnet, und dies ergibt dann die Termine. Nur wenn die Angabe der Tages-/Wochen-/Monatsvolumina in den OPTIONEN und im betreffenden (Vorgangs- oder zugeordneten Ressourcen-)Kalender übereinstimmen, führt die Eingabe der Vorgangsdauern zu einer Terminberechnung, die eine Vorgangsdauer von einem Tag auch an einem Arbeitstag erledigen oder eine Vorgangsdauer von einer Woche auch in einer Arbeitswoche stattfinden lässt. Eine Abweichung führt zur Differenz vom Ausweis der Vorgangsdauer und Terminberechnung. So können z. B. acht Stunden, die Sie mit der Vorgangsdauer ein Tag eingeben, nicht an einem Tag erledigt werden, wenn die Arbeitszeit für diesen Vorgang durch den gültigen Kalender, z. B. der Arbeitszeitkalender der diesem Vorgang zugeordneten Ressource, nur vier Stunden beträgt. In diesem Fall wäre die ausgewiesene Dauer ein Tag (= acht Stunden), die Terminberechnung würde Ihnen zwei Arbeitstage ausweisen, da die Ressource nur vier Stunden arbeitet und folglich für ein Arbeitsvolumen von acht Stunden zwei Arbeitstage benötigt. (Man kann sich die Uhrzeit im Datumsformat anzeigen lassen, um das zu erkennen, EXTRAS / OPTIONEN / ANSICHT / DATUMSFORMAT.)

Beispiele:

	Vorgangsname	Dauer	Anfang	Ende	Woche 1 (F S S M D M D F S S)	Woche 2 (M D M D)
1	A	1 Woche	Mo 08:00	Fr 17:00	08:00 17:00	

Abbildung 2.31 Optionen / Kalender 1w = 40 h, Projektkalender 40 h/w (Montag 8:00 bis Freitag 17:00 Uhr)

	Vorgangsname	Dauer	Anfang	Ende	Woche 1 (F S S M D M D F S S)	Woche 2 (M D M D)
1	B	1 Woche	Mo 08:00	Fr 11:00	08:00 11:00	

Abbildung 2.32 Optionen / Kalender 1w = 35 h, Projektkalender 40 h/w (Ende Freitag 11 Uhr)

	Vorgangsname	Dauer	Anfang	Ende	Woche 1 (F S S M D M D F S S)	Woche 2 (M D M D)
1	C	1 Woche	Mo 08:00	Mo 14:00	08:00	14:00

Abbildung 2.33 Optionen / Kalender 1 w= 40 h, Projektkalender 35 h/w (Ende Montag 14 Uhr)

Wichtig ist nur die Übereinstimmung zwischen beiden: 40 Stunden als Option für eine Woche und 40 Stunden Arbeitszeit pro Woche im Arbeitszeitkalender bringen für die Terminberechnung genau das gleiche Ergebnis wie in beiden jeweils 35 Stunden oder in beiden jeweils 45 Stunden, da die Arbeit immer in eine Arbeitswoche „passt", d.h., in einer Arbeitswoche erledigt wird. Es würde sich lediglich bei den Kosten ein Unterschied ergeben, da 35 Stunden natürlich, bei gleichem Stundensatz, weniger Kosten verursachen als 45 Stunden.

Project arbeitet grundsätzlich so, dass es die Werte einträgt, die **zum Zeitpunkt der Eingabe** eingestellt sind. Es rechnet also 40 Stunden für den Vorgang, wenn die Vorgangsdauer mit einer Woche eingegeben wird und dies die Einstellung unter den OPTIONEN / KALENDER ist. Wenn dann später diese Einstellung geändert wird, bleiben trotzdem diese 40 Stunden für den Vorgang gültig:

	Vorgangsname	Dauer	Anfang	Ende	Woche 1 (F S S M D M D F S S)	Woche 2 (M D M D)
1	D	1,14 Wochen	Mo 08:00	Fr 17:00	08:00 17:00	

Abbildung 2.34 Nachträgliche Änderung der Option / Kalender auf 1 w = 35 h (40/35 = 1,14)

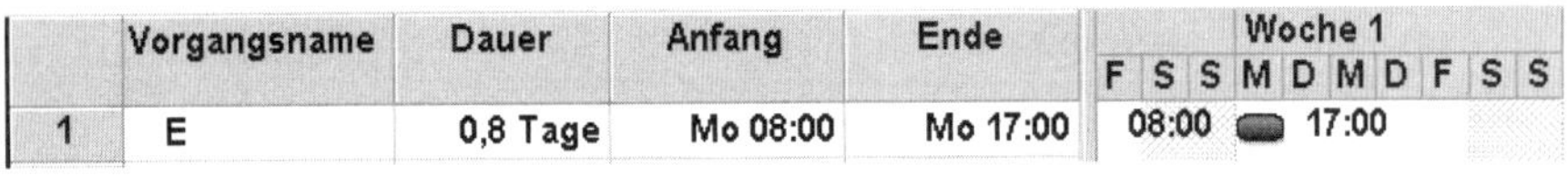

Abbildung 2.35 Eingabe: 1 t = 8 h, nachträgliche Änderung der *Option / Kalender* auf 1 t = 10 h

Project weist den Vorgängen so viel Zeit zu, **wie die zum Zeitpunkt der Eingabe gültigen Optionen generieren** – nachträgliche Änderungen können einiges durcheinanderbringen!

Wenn Sie also keine unglatten zweistelligen Ziffern in den Vorgangsdauern haben möchten, dürfen Sie die Definitionen für die Umrechnungseinheiten der Vorgangsdauern nicht nachträglich ändern, sondern sollten sich – einheitlich mit Ihren Einstellungen im Projektkalender – von vornherein auf die für Sie richtigen Angaben festlegen. Am einfachsten machen Sie es sich, wenn Sie bei acht Stunden am Tag und 40 Stunden die Woche bleiben und die gleiche Arbeitszeit im Projektkalender haben.

Die letzten beiden Beispiele (Abbildung 2.34 und Abbildung 2.35) können Ihnen auch noch etwas anderes zeigen: *Project* weist als **Dauer** immer den Wert aus, der sich aus der Umrechnung des Faktors ergibt, der unter den OPTIONEN / KALENDER als Standardtag, Standardwoche bzw. Standardmonat eingestellt ist. Dies stellt immer den Faktor dar, durch den dividiert wird: Ist die Einstellung für 1 w = 35 Stunden, zählt eine Woche 35 Stunden, 40 Stunden sind dann 1,14 Wochen, ist ein Tag = zehn Stunden, sind acht Stunden genau 0,8 Tage.

Sollten Sie auf die Idee kommen, hier doch mit anderen Umrechnungsfaktoren arbeiten zu wollen (macht nur Sinn, wenn Sie genaue Kosten errechnen lassen wollen), gilt das nur für dieses Projekt, solange Sie nicht die Schaltfläche ALS STANDARD FESTLEGEN klicken.

Dann wird das für diesen Benutzer in seine Registry geschrieben und immer bei der Anlage eines neuen Projektes als Standard geladen.

Hinweis

Grundsätzlich gilt in *MS Project*, dass alle speziellen Änderungen in einer Datei nur für diese Datei gelten. Wenn Sie die Einstellungen unter den OPTIONEN grundsätzlich haben möchten, müssen Sie diese ALS STANDARD FESTLEGEN (soweit es in den EXTRAS / OPTIONEN möglich ist).

In den hier folgenden Beispielen gehen wir immer von den Standardeinstellungen aus, also ein Tag = acht Stunden und eine Woche = vierzig Stunden und ein Monat = zwanzig Tage.

2.3.6 Datei-Eigenschaften

Die allgemeinen Angaben zur Datei werden hier wie in vielen Programmen unter DATEI / EIGENSCHAFTEN... eingegeben. Hier geben Sie dem Projekt einen Namen und machen noch zusätzliche Angaben, z. B. wer der Projektleiter ist etc. Erstens ist es in einer Multiprojektumgebung nützlich zu wissen, wie das Projekt heißt und welches Thema (z. B. das Projektziel!) es hat, zum Zweiten kann man die Angaben auch systematisch in die Druckausgabe einbauen, also **Projektname** immer in die Kopfzeile, **Manager** immer in die Legende etc.

Der untere Teil, z. B. die **Stichwörter**, können dazu dienen, im Windows-Betriebssystem nach Dateien zu suchen.

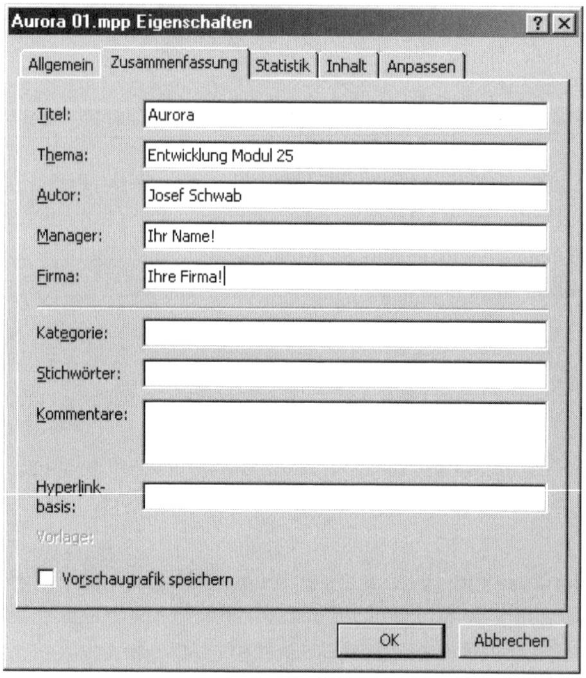

Abbildung 2.36
Datei-Eigenschaften

2.4 Arbeiten mit dem *Project Server*

Serverbasiert

Project 2007 kann lokal benutzt werden, dann werden die Daten in Dateien lokal gespeichert, oder man kann die Daten auf dem Server speichern, so einer zur Verfügung steht.

Nun kann jeder Benutzer (ein installierter *Project Server*, das Zugriffsrecht und *Project Professional 2007* auf seinem PC vorausgesetzt) auch in einem „gemischten" Modus arbeiten: Man kann sich vorstellen, dass ein Projektplan als singuläres Projekt auf dem Desktop entworfen und dies mit der Gesamtprojektleitung, dem Kunden bzw. weiteren Interessenten abgestimmt wird. Ab einer gewissen Reife der Planung, z. B. um die Ressourcenverfügbarkeit zu prüfen, kann es notwendig sein, das Projekt auf dem *Server* zu speichern, um die dort gebotenen Möglichkeiten der unternehmensweiten Planung wahrzunehmen.

2.4.1 Anmeldung am Server

Die Anmeldung am *Project Server* setzt voraus, dass sowohl auf dem *Server* als auch auf der Arbeitsstation (Client), auf der mit *Project* gearbeitet wird, ein Konto erstellt wurde.

Auf dem Client kann dies – entsprechende Berechtigung vorausgesetzt – über die *Microsoft Office Tools* geschehen oder in *Microsoft Project* eingestellt werden.

- Aufruf über *Microsoft Office Tools*:
  START / PROGRAMME / MICROSOFT OFFICE / MICROSOFT OFFICE TOOLS / MICROSOFT OFFICE PROJECT SERVER 2007-KONTEN
- Aufruf aus (vorher gestartetem) *Microsoft Project*:
  EXTRAS / ENTERPRISE-OPTIONEN / MICROSOFT OFFICE PROJECT SERVER-KONTEN

Wenn man dies aus *Project* heraus aufruft und ein Konto einrichtet oder ändert, muss man *Microsoft Project* erst schließen und dann wieder neu starten!

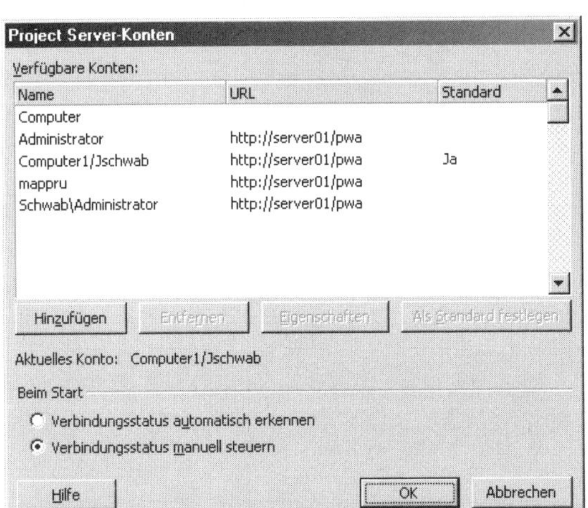

Abbildung 2.37
Project Server-Konten

Wenn man sich über das Konto COMPUTER anmeldet, arbeitet man lokal und kann seine Projektdaten nur als Datei speichern.

Man kann eines der Konten auswählen und ALS STANDARD FESTLEGEN, je nachdem, ob man vornehmlich mit lokalen Projekten oder mit Enterprise-Projekten arbeitet oder ob dieser Computer, auf dem man dieses Konto einrichtet, die normalerweise genutzte Arbeitsstation ist. Hinter dem zum Standard festgelegten Konto steht ein: JA.

Über EIGENSCHAFTEN können Sie das vorher markierte Konto bearbeiten.

Über HINZUFÜGEN kann ein weiteres Zugangskonto auf diesem Computer eingerichtet werden.

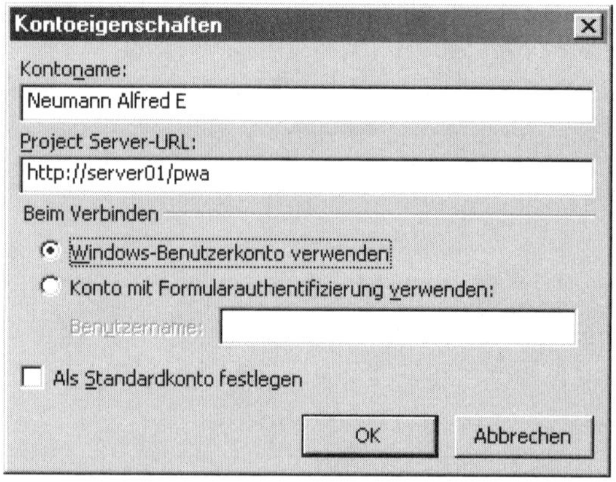

Abbildung 2.38
Neues Serverkonto anlegen

Wenn man auf dem Server arbeiten will, muss man sich über ein Konto anmelden, das die URL des *Project Servers* anzeigt. Die Microsoft *Project Server*-URL muss in dieser Schreibweise eingegeben werden:

http://servername/pwa (Standardvorgabe: pwa= Project Web Access)
(oder: http://IP-Adresse des Servers/pwa) .

Wenn man mit dem Windows-Server arbeitet, läuft die Anmeldung in der Regel über die Windows-Authentifizierung. Optional ist auch eine formularbasierte Anmeldung über LDAP (Lightweight Directory Access Protocol) möglich.

WINDOWS-BENUTZERKONTO VERWENDEN

Der Kontoname muss mit dem auf dem *Project Server* eingerichteten Account übereinstimmen. Wenn Sie auswählen (siehe Abb. 2.37) **Beim Start Verbindungsstatus manuell steuern**, haben Sie beim Aufruf des Programms die Auswahl der Anmeldekonten:

Abbildung 2.39 Auswahl der Anmeldekonten

Ansonsten werden Sie automatisch mit dem Konto auf dem *Project Server* verbunden, das Sie zum STANDARD erklärt haben (siehe Abb. 2.37)

Nach Aktivierung der Checkbox

- □ **Benutzeranmeldeinformation eingeben**

können Sie mit einem anderen Account, der natürlich vorher auf dem *Project Server* eingerichtet sein muss, auf diesen zugreifen.

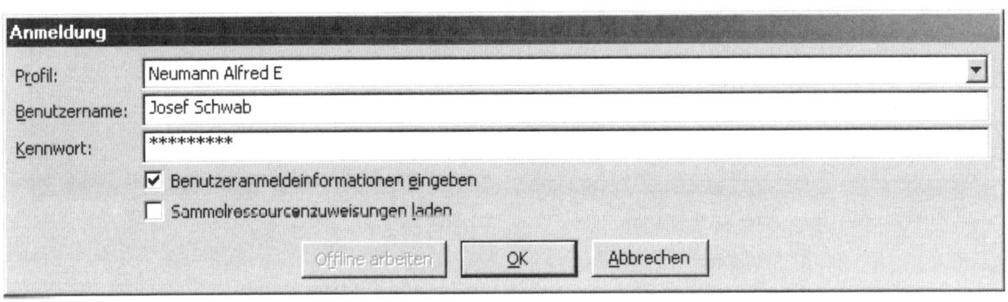

Abbildung 2.40 Anmeldung mit wahlfreiem Account

Eigentlich ist damit – was den Serverzugriff betrifft – alles getan. Sie können dies (aus dem neu gestarteten *Project*) nachprüfen unter ZUSAMMENARBEIT / ZUSAMMENARBEITSOPTIONEN bzw. EXTRAS / OPTIONEN / ZUSAMMENARBEIT.

Wenn hier die Zusammenarbeitsoptionen „blind" sind, sind Sie richtig mit dem *Project Server* verbunden.

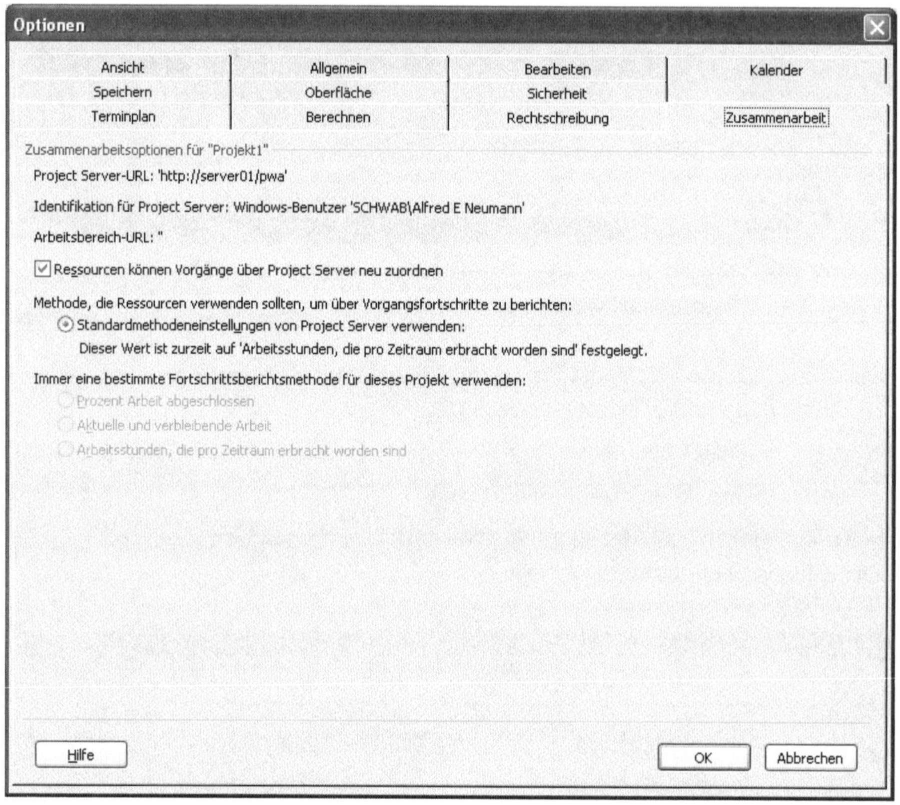

Abbildung 2.41 Zusammenarbeitsoptionen

2.4.2 Speichern als Projekt

Wenn Sie sich auf dem Server angemeldet haben, können Sie die Daten auf dem Server speichern über das gewohnte Diskettensymbol oder über DATEI / SPEICHERN (oder auch über DATEI / SPEICHERN UNTER).

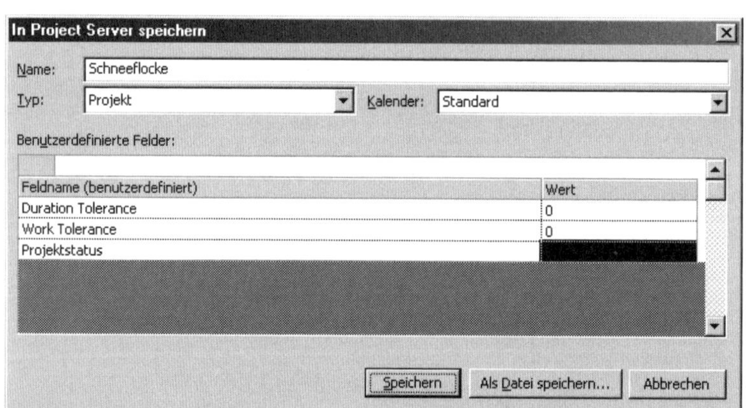

Abbildung 2.42 Speichern auf dem Server

Vergeben Sie einen Projektnamen. Im Standard hat der Typ PROJEKT keine Dateiendung. Alternativ können Sie es auch als Typ VORLAGE speichern. Wenn Sie einen Projekttyp als Vorlage gespeichert haben, können Sie die Vorlage öffnen über DATEI / NEU / VORLAGEN / AUF DEM COMPUTER... / ENTERPRISE-VORLAGEN und aus dieser Vorlage ein neues Projekt entwickeln.

Unter KALENDER steht zunächst einfach STANDARD. Dies ist der Arbeitszeitkalender, der auf dem Server in den unternehmensweiten Vorlagen (Enterprise-Global) angelegt und gepflegt wird und als Vorgabe von allen Serverprojekten als Projektkalender benutzt werden soll oder muss. Man kann den Projekten serverseitig erlauben, eigene Kalender zu benutzen, oder dies unterbinden.

In der Liste der BENUTZERDEFINIERTEN FELDER stehen die auf dem Server definierten Enterprise-Projektfelder, die eben unternehmensweit gelten. Diese Felder können als „erforderliches Feld“ definiert werden. Dann kann man nur speichern, wenn man in dieses Feld die erforderliche Eingabe gemacht hat.

Diese Daten werden auf dem Server in der Datenbank **Draft (Entwurf)** gespeichert, in der die Daten aller Projekte stehen, die auf dem Server gespeichert werden. Dies ist die Standard-Datenbank auf dem Server und wird deshalb auch Arbeitsdatenbank genannt. (Siehe Kapitel 1, „Die Kommunikationsstruktur des Project Servers“, S. 20 ff.)

2.4.3 Projekt öffnen/auschecken/einchecken

Wenn die Projektdaten auf dem Server gespeichert sind, können über DATEI / ÖFFNEN... die Projekte zum Bearbeiten geöffnet werden, auf die dieser Benutzer Berechtigungen hat.

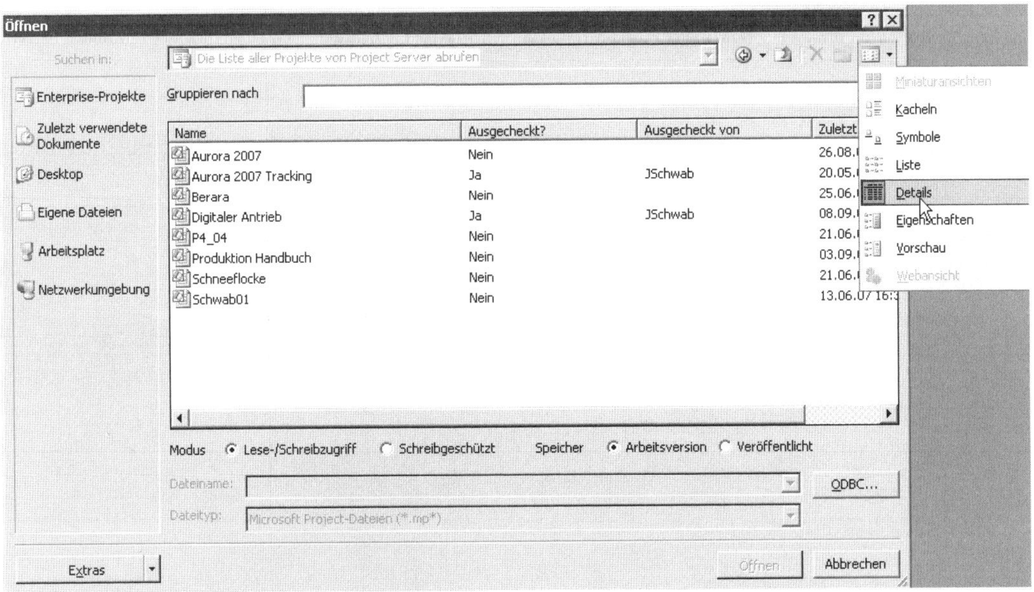

Abbildung 2.43 Enterprise-Projekt öffnen

Hier ist das Dialogfenster zum Öffnen eines Enterprise-Projektes abgebildet unter der Ansichtseinstellung DETAILS, sodass man erkennt, welche Projekte von wem ausgecheckt sind.

Wenn ein Projekt von einem Benutzer zum Bearbeiten geöffnet ist, ist es „ausgecheckt“. Dann kann es von keinem anderen Benutzer mit Lese-/Schreibzugriff geöffnet werden.

Wenn man ein Projekt ausgecheckt und bearbeitet hat und es (auf dem Server) schließen will, kommt folgende Abfrage:

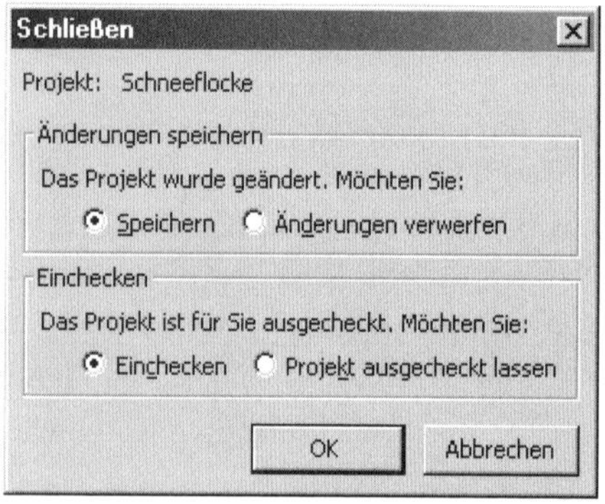

Abbildung 2.44
Mit oder ohne Speichern, auf jeden Fall „Einchecken“

Wenn man es vorher gespeichert hat, kommt lediglich die Abfrage nach dem Einchecken:

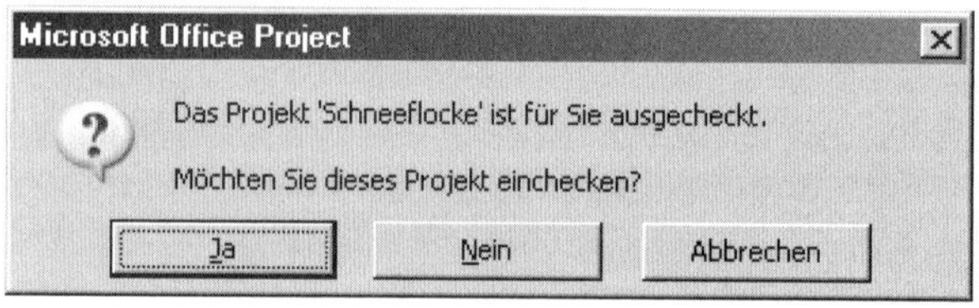

Abbildung 2.45
Bitte einchecken

Hinweis

Wenn der Benutzer das Programm nicht ordentlich beendet hat oder das Programm oder der Computer oder das Netzwerk während der Arbeit mit *Project* zusammenbricht (was vorkommen soll), bleibt dieses Projekt ausgecheckt und kann so lange nicht mehr bearbeitet werden, bis es wieder eingecheckt wird.

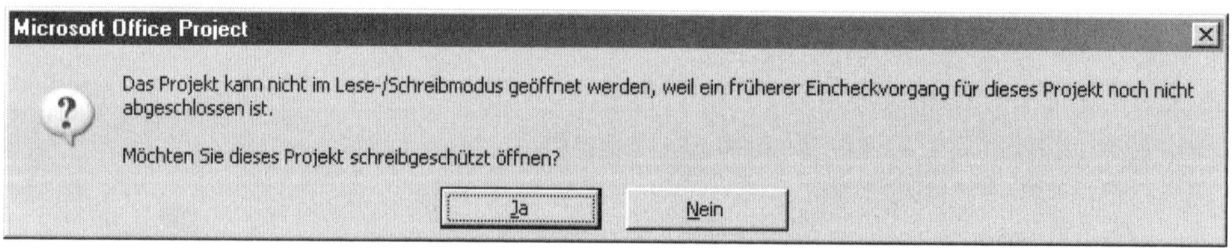

Abbildung 2.46 Projekt ist ausgecheckt.

Hat ein anderer Benutzer dieses Projekt ausgecheckt, erscheint dies in der Meldung:

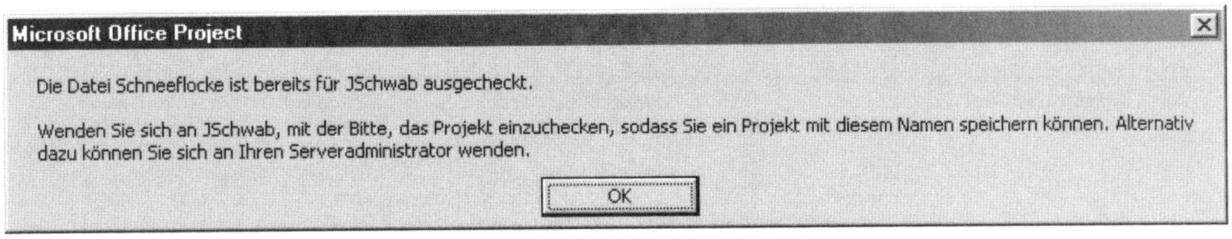

Abbildung 2.47 Projekt ist von einem anderen Benutzer ausgecheckt.

Will man das Projekt mit Lese-/Schreibrecht öffnen, muss man es vorher einchecken. Durch das Erzwingen des Eincheckens gehen alle eventuell zwischenzeitlich vorgenommenen Änderungen verloren.

Der Projektleiter kann seine eigenen Projekte einchecken im *Web Access* über PROJEKTCENTER / GEHE ZU / EIGENE PROJEKTE EINCHECKEN:

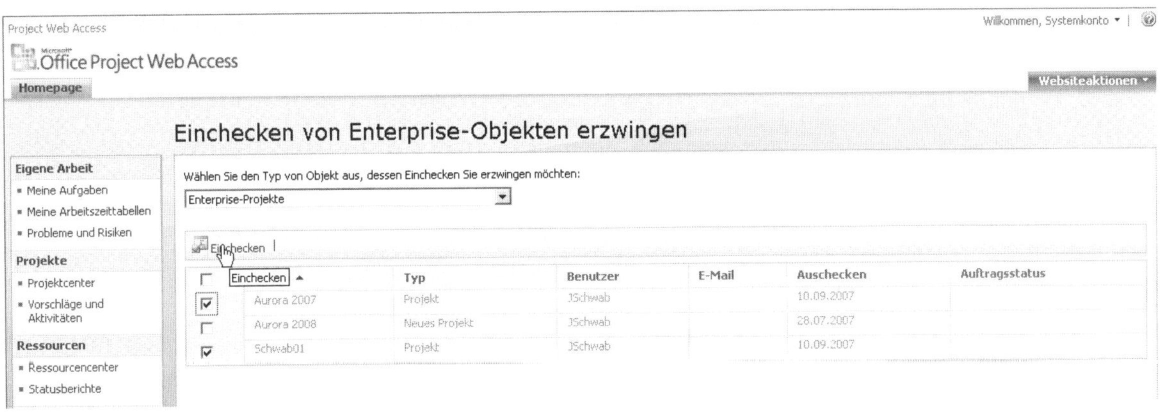

Abbildung 2.48 Einchecken von Projekten im Web Access

Der Administrator kann im *Web Access* alle Projekte (und andere Enterprise-Objekte) einchecken unter den SERVEREINSTELLUNGEN / DATENBANKVERWALTUNG / EINCHECKEN VON ENTERPRISE-OBJEKTEN ERZWINGEN.

2.4.4 Als Datei speichern

Wenn Sie ein Serverprojekt wieder lokal verfügbar haben möchten, z. B. um es als Datei versenden zu können, können Sie es ALS DATEI SPEICHERN... (siehe Abb. 2.42).

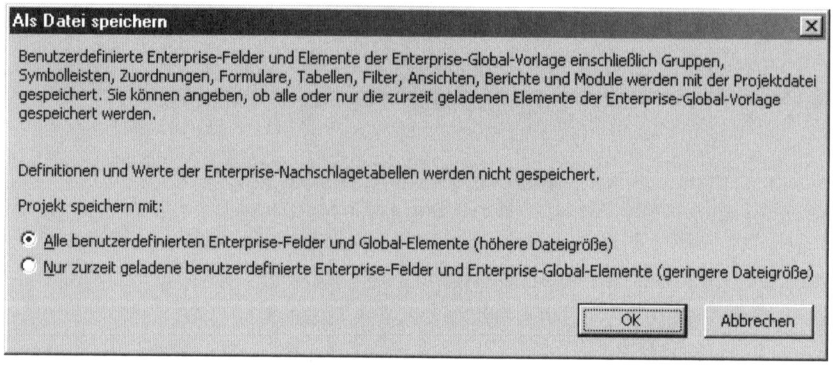

Abbildung 2.49 Auswahl der Enterprise-Felder, die in die Datei gespeichert werden

Sie müssen sich bewusst sein, dass Sie sich jetzt in zwei verschiedenen *Project*-„Welten“ bewegen: einmal die lokale Welt auf Ihrer Arbeitsstation und dann die *Project* Server-Welt eben auf dem Server. *Project* verfügt über viele Anpassungsmöglichkeiten (siehe Kapitel 7), z. B. kann man sich eigene Ansichten und Tabellen, eigene Filter und Berichte definieren. Dies kann man für sich, auf seiner Arbeitsstation, einrichten, dies kann man aber auch auf dem *Project* Server (Berechtigung vorausgesetzt), und die gelten dann für alle Serverprojekte. Wenn Sie nun Projekte vom Server als Datei speichern oder wenn Sie umgekehrt *Project*-Dateien in den Server importieren wollen, entsteht immer das Problem, welche Anpassungen übernommen, beibehalten oder bei Namensgleichheit überschrieben werden. Die Maske in Abb. 2.47 stellt Sie vor die Wahl, alle angepassten („benutzerdefinierten“) Enterprise-Felder und Server-Global-Elemente auch mit in die Datei zu übernehmen (1. Option) oder nur die angepassten Elemente des Server-Projektes, das Sie geöffnet haben und als Datei speichern wollen. Da wir hier noch gar keine Anpassungen vorgenommen haben, ist das im Prinzip egal. Sie stehen allerdings auf der sicheren Seite, wenn Sie alle benutzerdefinierten Elemente übernehmen, die Sie dann auch in der Datei verwenden können.

2.4.5 Project-Datei importieren

Wenn Sie eine Datei öffnen wollen, können Sie dies über die schönen Bildchen links im Fenster: SUCHEN IN: (siehe Abbildung 2.43). Diese führen alle im Prinzip in den Windows-Explorer, und Sie können jede Datei öffnen, auf die Sie ein Zugriffsrecht haben.

Die so geöffnete lokale Project-Datei können Sie dann einfach mit

DATEI / SPEICHERN UNTER...

auf den Server speichern (bei bestehender Anmeldung auf dem Server). Die ursprüngliche *Project*-Datei bleibt dabei als Datei erhalten. Der Projektplan auf dem Server hat keinerlei Verbindung zu dem Project-Plan, der als .mpp-Datei existiert. Wenn Sie an einem Plan etwas ändern, sind die beiden Pläne natürlich nicht mehr identisch. Mein Rat: andere Namen geben, mit Versions- oder ähnlichen Unterscheidungsmerkmalen.

Wenn Sie Ressourcen in Ihrer lokalen Projektdatei führen und evtl. diese schon Vorgängen zugeordnet haben, ebenso wenn Sie mit (lokalen) benutzerdefinierten Feldern arbeiten, sollten Sie, um diese beibehalten zu können, besser den Import-Assistenten benutzen:

EXTRAS / ENTERPRISE-OPTIONEN / PROJEKT IN ENTERPRISE IMPORTIEREN...

Dieser führt Sie schrittweise durch einige Auswahlmasken, denn es werden ja durch den Import einer *Project*-Datei auf den Server zwei „Welten“ zusammengeworfen. So können in der *Project*-Datei und auf dem Server z. B. gleiche oder unterschiedliche Ressourcen angelegt sein, unterschiedliche Kalender oder verschieden angepasste benutzerdefinierte Felder existieren (siehe die benutzerdefinierten Anpassungen in Kapitel 7).

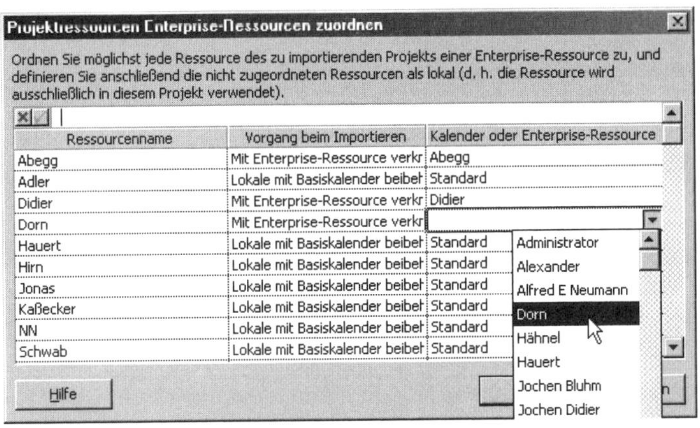

Abbildung 2.50 Project-Ressourcen Enterprise Ressourcen zuordnen

Im Schritt 1 des Import-Assistenten können Sie die im lokalen Projekt angelegten Ressourcen schon bestehenden Enterprise-Ressourcen zuordnen oder die lokale Ressource beibehalten. In letzterem Falle kann man noch auswählen, welchen Basiskalender diese Ressource benutzen soll.

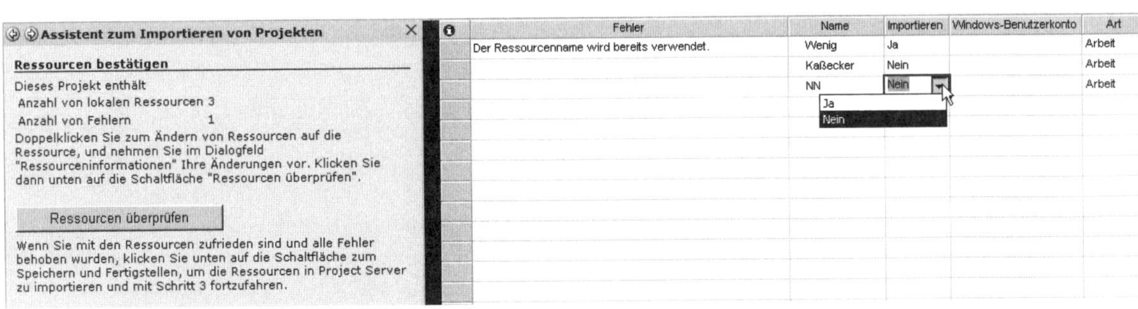

Abbildung 2.51 Hinweis auf Probleme

In Schritt 2 werden Sie noch auf Unklarheiten hingewiesen. Die eine Ressource (Wenig) ist namensgleich im Projekt und im Enterprise-Ressourcenpool vorhanden. Man kann zu Schritt 1 zurückgehen und diesen Fehler korrigieren. Aber die anderen Ressourcen will ich gar nicht in den Enterprise-Ressourcenpool importieren, da sie nur in diesem Projekt verwendet werden und weder über den *Web Access* etwas rückmelden noch in Server-Auswertungen eingehen sollen. Mit IMPORTIEREN: NEIN bleiben das lokale Ressourcen.

In Schritt 3 könnten Sie die im lokalen Projekt angepassten Vorgangsfelder gewünschten Enterprise-Vorgangsfeldern zuordnen. Letzte müssen vorher natürlich auf dem Server angelegt sein. In Schritt 4 können Sie überprüfen, ob Vorgänge mit spezifischen Vorgangskalendern aus dem lokalen Projekt einen entsprechenden Enterprise-Kalender benutzen sollen. In Schritt 5 schließlich werden Sie mit SPEICHERN UNTER... aufgefordert, einen Namen für das Enterprise-Projekt einzugeben und es damit auf dem Server zu speichern. Wenn Sie das geschafft haben, erhalten Sie auch noch einen **Herzlichen Glückwunsch!** vom Import-Assistenten.

2.4.6 Veröffentlichen

Wenn ein Projekt auf dem Server gespeichert wird, stehen die Daten nur bei der Arbeit mit *Project Professional* zur Verfügung. Man sieht dann z. B. in der ANSICHT RESSOURCE: EINSATZ den Ressourceneinsatz über alle auf dem *Project Server* gespeicherten Projekte.

Aber über den Web Access sind diese Daten noch nicht verfügbar, sie sind nämlich nur in der **Draft-(Entwurfs-)Datenbank** vorhanden. Sie sind noch nicht **Veröffentlicht** und damit nicht kommunizierbar über den *Web Access*, der auf die **Published-(Veröffentlicht-)Datenbank** des *Project Servers* zugreift.

Der Server besteht aus vier Datenbanken (siehe Kapitel 1: Die Kommunikationsstruktur des Project Servers, S. 20 f.):

1. Immer wenn ein Projekt auf den Server gespeichert wird, werden die Daten in die eigentliche Arbeitsdatenbank, die **Draft-(Entwurfs-)Datenbank** gespeichert. Hier stehen die Daten für die Verwendung in *Project* zur Verfügung.
2. Der *Web Access* greift auf die **Published-(Veröffentlicht-)Datenbank** des *Project Servers* zu. Deshalb müssen die Projekte bzw. die Daten, auf die der Rest der Welt (je nach Berechtigung) über den *Web Access* zugreifen können soll, VERÖFFENTLICHT werden. Außerdem wird für das Projekt (in der Standardeinstellung) ein Projektarbeitsbereich (dies ist der Ort, wo man u. a. Dokumente, Probleme und Risiken für die anderen Teammitglieder hinterlegen kann) im *Windows SharePoint Service* (*WSS*) erstellt, wenn das Projekt das erste Mal veröffentlicht wird.
3. Automatisch werden die Daten der **Published-(Veröffentlicht-)Datenbank** in die **Reporting-(Berichts-)Datenbank** übertragen, um sie für Auswertungen verfügbar zu machen. Das heißt aber, nur was (vorher) VERÖFFENTLICHT wurde, geht in die Auswertungen z. B. der Datenanalyse (über den OLAP-Cube) ein.
4. Die Serveradministration kann periodisch oder auch einmalig eine Datensicherung vornehmen. Dann werden alle oder ausgewählte Projekt- und Ressourcendaten in die **Archive-(Archiv)-Datenbank** gespeichert.

Nun muss der normale Benutzer zu diesen Datenbanken eigentlich nicht viel mehr wissen außer den (entscheidenden!) Unterschied zwischen SPEICHERN und VERÖFFENTLICHEN.

Wenn er seine Projekte nicht über den *Web Access* kommunizieren will, muss er seine Projekte natürlich SPEICHERN, darf sie aber nicht VERÖFFENTLICHEN. Wenn er seine Projekte für die Teamarbeit im *Web Access* (und für die unternehmensweiten Auswertungen) zur Verfügung stellen will, muss er sie VERÖFFENTLICHEN.

Sie finden das im Hauptmenü unter **Datei / Veröffentlichen**.

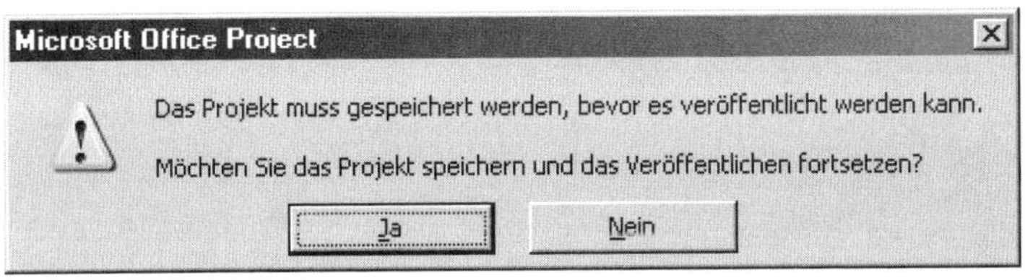

Abbildung 2.52 Nur gespeicherte Projekte können veröffentlicht werden.

Da in der Voreinstellung ein *WSS*-Projektarbeitsbereich automatisch erstellt wird, wenn das Projekt das erste Mal veröffentlicht wird, kommt die Abfrage nach der Server-URL (die richtigerweise aber übernommen wird). Wenn man mit Masterplan und Teilprojekten arbeitet, könnte man sich entscheiden, dass dieser Arbeitsbereich zu dem Arbeitsbereich des Hauptprojektes dazugehört.

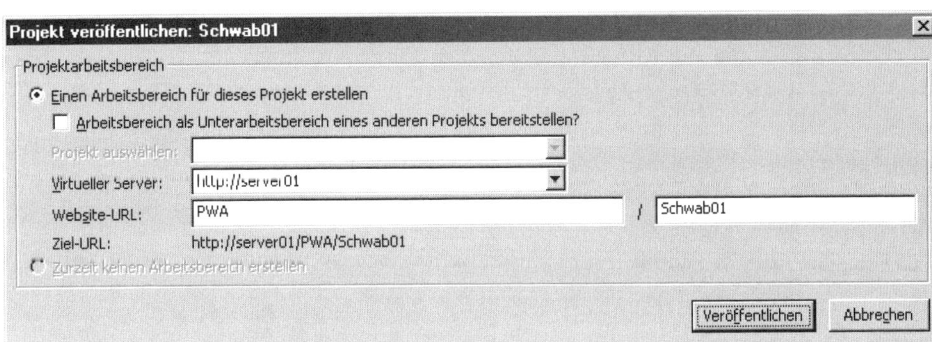

Abbildung 2.53 Abb. 53: Projekt veröffentlichen

Hinweis für Fortgeschrittene

Wenn man nicht alle Vorgänge für den Zugriff der berechtigten *Web Access*-Benutzer veröffentlichen, sondern einige Vorgänge für sich behalten will, kann man sich **vor** dem VERÖFFENTLICHEN das gleichnamige Feld einblenden. Eine Spalte markieren, und im Menü EINFÜGEN / SPALTE… und in der Spaltendefinitionsbox kann man sich das gewünschte Feld, hier **Veröffentlichen**, aussuchen.

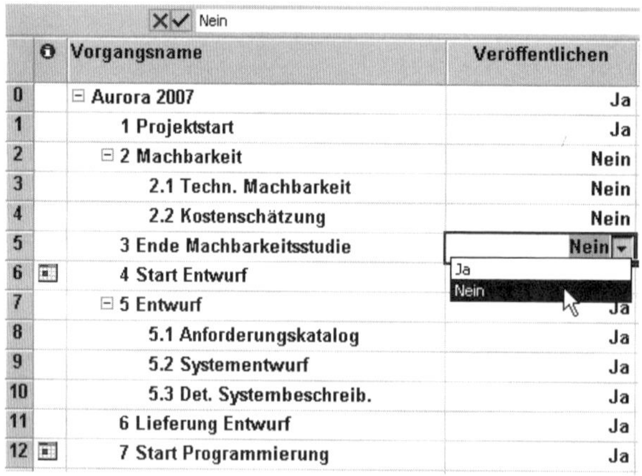
Nein
Vorgangsname
Veröffentlichen
Aurora 2007 | Ja
1 Projektstart | Ja
2 Machbarkeit | Nein
2.1 Techn. Machbarkeit | Nein
2.2 Kostenschätzung | Nein
3 Ende Machbarkeitsstudie | Nein
Ja
Nein
4 Start Entwurf
5 Entwurf | Ja
5.1 Anforderungskatalog | Ja
5.2 Systementwurf | Ja
5.3 Det. Systembeschreib. | Ja
6 Lieferung Entwurf | Ja
7 Start Programmierung | Ja

Abbildung 2.54
Vorgänge von der Veröffentlichung ausschließen

Stellen Sie bei den Vorgängen, die Sie nicht veröffentlichen möchten, den Feldinhalt auf **Nein**. Sie können dann das Feld wieder ausblenden über (Spalte markieren) BEARBEITEN / SPALTE AUSBLENDEN.

Nachdem Sie die Veröffentlichung abgeschlossen haben, also die Maske in Abbildung 2.53 mit VERÖFFENTLICHEN abgeschlossen haben, erscheint in der Statuszeile (ganz unten auf dem Bildschirm) die Meldung des Spoolers, dass er etwas zu tun hat, und er meldet bei mir eine Wartezeit von 30 Sekunden. Dann kommt die Meldung „Veröffentlichen-Auftrag wurde erfolgreich abgeschlossen". Na bitte.

Die Datenkommunikation mit dem *Project Server* wird ausgeführt und dokumentiert über den lokalen Projekt-Cache. Sie erhalten den Status mit einem Klick auf das rote Dreieck mit schwarzem Ausrufezeichen in der Statuszeile oder über Menü EXTRAS / LOKALER PROJEKT-CACHE / STATUS ANZEIGEN.

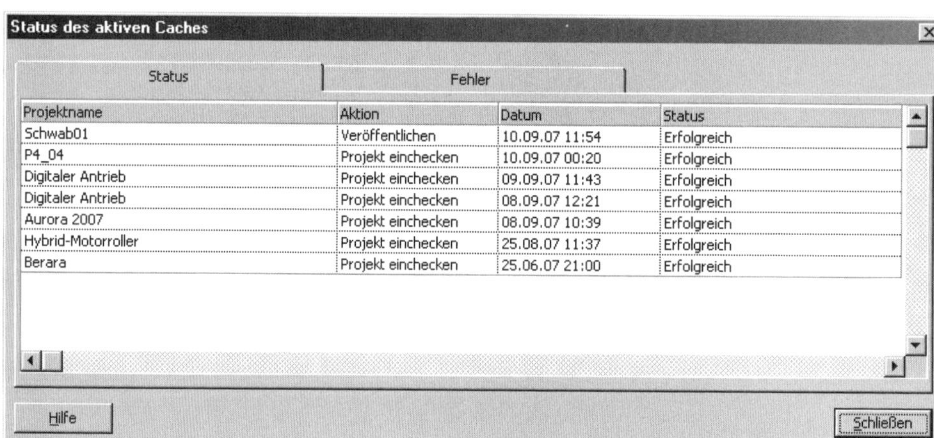

Abbildung 2.55 Die Kommunikation mit dem Server klappt! Oder gab es auch Fehler?

2.4.7 Zusammenfassung

1. Man kann mit Microsoft *Project* Projekte planen und steuern ohne einen Server, dann arbeitet man dateibasiert.
2. Man kann mit Microsoft *Project* Projekte planen und steuern mit dem *Project Server*. Dann muss man sich beim Server anmelden. Zur Anmeldung muss ein Benutzer auf dem Server angelegt sein, dies ist Aufgabe des *Project Server*-Administrators. Weiterhin muss auf dem Client, der Arbeitsstation des Projektleiters, ein *Project Server*-Zugangskonto eingerichtet werden. Die Projektdaten können dann auf dem Server GESPEICHERT werden. Für den Zugriff über den *Project Web Access* muss das Projekt zusätzlich VERÖFFENTLICHT werden, wobei man Teile ausschließen kann. Nicht jedes gespeicherte Projekt oder jeder Vorgang muss auch veröffentlicht werden, wenn sie nicht über den *Web Access* kommuniziert werden sollen.
3. Es können lokal gehaltene Projekte auf den Server gespeichert oder über den Assistenten importiert werden. Ebenso können auf dem Server gehaltene Projekte als Dateien gespeichert werden. Dabei ist zu beachten, dass die Einstellungen, die für die Arbeit mit *Project* sehr wichtig sind, aus zwei verschiedenen Welten kommen und evtl. unterschiedlich sind. Z. B. wird auf dem Server der Enterprise-Ressourcenpool verwendet, allerdings sind weiterhin auch lokale Ressourcen in den Projekten möglich. Lokale Elemente und solche auf dem Server – seien es Ressourcen, Ansichten, Tabellen oder andere benutzerdefinierte Elemente – dürfen und können nicht den gleichen Namen haben.
4. Auf dem Server werden Enterprise-Kalender, unternehmensweite Anpassungen z. B. von Ansichten und Feldern, in der Enterprise-Global angelegt und gespeichert. Bei der Arbeit mit *Project*-Dateien werden die Kalender und die Anpassungen benutzerdefinierter Elemente wie Ansichten und Felder in einer benutzerspezifischen Datei, der Global.MPT, gehalten.
5. Wenn man nur auf dem Server arbeitet oder wenn man nur dateibasiert arbeitet, arbeitet man immer in der eindeutig definierten Umgebung (globale Einstellungen auf dem Server bzw. lokale Einstellungen). Lediglich wenn man in einem „gemischten“ Modus arbeitet, d. h., zwischen dateibasierten Projektplänen und Projekten auf dem Server wechselt, muss man aufpassen, dass diese beiden Welten übereinstimmen. (Wenn Sie sich bis zum 7. Kapitel durchgearbeitet haben, in dem diese Anpassungen erläutert und Konflikte zwischen Server- und lokalen Anpassungen dokumentiert werden, sollten Sie damit keine Schwierigkeiten haben.)

3

3 Terminmanagement

Terminmanagement ist der Kernprozess des Projektmanagements. Er muss bei Bedarf immer wieder durchlaufen werden, bis das Ergebnis – der fertige Terminplan – von allen Beteiligten („Stakeholdern") akzeptiert wird.

Das Terminmanagement besteht aus der Definition der Vorgänge, der Festlegung der Vorgangsfolgen, der Schätzung der Vorgangsdauern und der Entwicklung und Steuerung des Terminplanes (PMBOK Guide, Kapitel 6, S. 123 ff.).

Der Prozess Terminmanagement hat Schnittstellen zur Einsatzmittelbedarfsplanung, in *Project* Ressourcenplanung genannt, und damit zum Kostenmanagement. Bei der Durchführung des Projektes, wenn sich (z. B. durch Statusüberprüfungen) Änderungen ergeben, werden die Prozesse der integrierten Änderungssteuerung notwendig. Auch dann muss der Prozess erneut durchlaufen werden und mit ihm seine Teilprozesse.

In diesem Kapitel behandle ich aus Gründen der Nachvollziehbarkeit zunächst das Terminmanagement auf Vorgangsebene. Die Ressourcenplanung (Einsatzmittelplanung) folgt im 5. Kapitel und das Kostenmanagement in Kapitel 8 und das Kostenmanagement in Kapitel 6. Im 8. Kapitel wird die Projektüberwachung und damit die integrierte Änderungssteuerung behandelt.

Um hier übersichtliche Prozesse entwickeln zu können, unterscheide ich die Teilprozesse **Terminplanung**, **Termineinschränkungen** und die **Steuerung des Terminplanes** (Optimierung des Planes).

In der Phase der Terminplanung wird, ausgehend vom Projekt-Anfangstermin, aus Vorgängen mit ihrer Dauern und den Anordnungsbeziehungen ein Terminplan errechnet. Hier ist die einzige externe Terminvorgabe – die natürlich verändert werden kann – der Anfangs- oder Endtermin des Projektes. Bei Änderungen werden alle abhängigen Termine neu berechnet.

In der nächsten Phase des Umgangs mit dem Tool werden Termine festgelegt, d. h., in der Sprache von *Project*, Termine mit Einschränkungen versehen, denn diese dürfen – manche gar nicht, andere nicht früher und andere nicht später – nicht neu berechnet werden, da sie fest vereinbart sind. Wenn Sie in der glücklichen Lage sind, sich diese Termine selbst zu setzen, können Sie die Fixtermine benutzen, um sich ein sicheres Termingerüst einzubauen, sodass Sie Veränderungen im Terminplan besser erkennen und steuern können. Zusätzlich können Sie – wenn Sie schon dabei sind, Ihre glückliche Lage auszuspielen – sich dabei Pufferzeiten als Zeitreserven einbauen.

Sollten Sie in der weniger glücklichen Lage sein, dass Ihnen feste Termine von außen vorgegeben werden, können Sie erkennen, ob diese externen Termine mit Ihrer Planung kompatibel sind oder nicht. Ist Letzteres der Fall, müssen Sie wieder eine neue Schleife drehen und Ihren Plan so lange optimieren, bis die errechneten Planungstermine mit den vorgegebenen Fixterminen verträglich sind. Oder Sie müssen die in *Project* sichtbaren Terminplankonflikte kommunizieren und eskalieren, bis die externen Termine an Ihre Planung angepasst werden.

3.1 Terminplanung

Bei der Planung mit *Microsoft Project* werden die Vorgänge definiert und ihre Dauern geschätzt. Dann wird durch die Gliederung in Projektphasen der Projektstrukturplan entwickelt. Dies geschieht in *Project* durch die Einrichtung von Sammelvorgängen und Untervorgängen. Die Anordnungsbeziehungen zwischen den Vorgängen bilden den Ablauf, die Projektprozesse, ab. Werden dann noch Meilensteine als Phasenübergänge gesetzt, haben wir als Ergebnis der Terminplanung einen gut strukturierten, nachvollziehbaren Terminplan, der vollkommen flexibel ist, da alle Termine bei Änderungen neu berechnet werden.

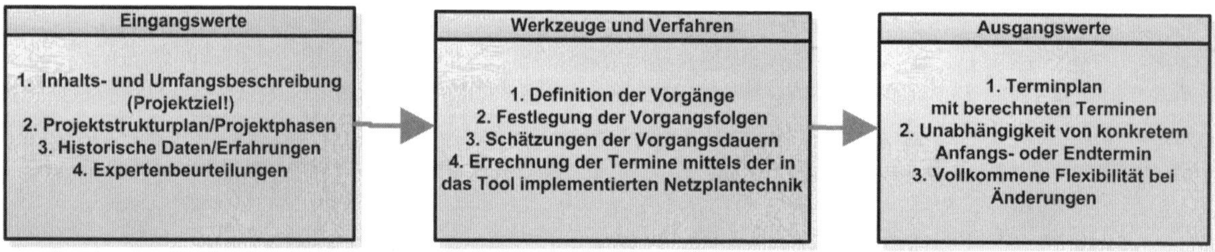

Abbildung 3.1 Prozess Terminplanung

- **Eingangswerte der Terminplanung**:
  Inhalts- und Umfangsbeschreibung, in klassischen Lehrbüchern wird dies die Definition des Projektzieles genannt, Projektphasen bzw. Projektstrukturplan, historisches Wissen, Erfahrungen und Expertenbeurteilungen, soweit vorhanden und nützlich.
- **Werkzeuge und Verfahren:**
  Definition der Vorgänge, Schätzung der Vorgangsdauern, Einrichten der Gliederung mittels Sammel- und Untervorgängen, Festlegung des Ablaufes durch Vorgangsfolgen (Vorgangsbeziehungen).
  Damit wird der Projektplan in *MS Project* entwickelt. Das Programm berechnet daraus mittels der Netzplantechnik die Termine.
- **Ausgangswert (Ergebnis):**
  Der berechnete Terminplan, der jederzeit ohne Aufwand aktualisiert werden kann.

3.1.1 Definition der Vorgänge

Im 1. Kapitel haben wir die Grundfrage der Vorgangsplanung erörtert. Die erste Frage war die, was zu tun ist, um das Projektziel zu erreichen. Überlegen Sie oder das Team schon dabei, welche (Teil-)Ergebnisse die Aktivitäten liefern sollen. Wir wollen mit fünf Vorgängen beginnen:

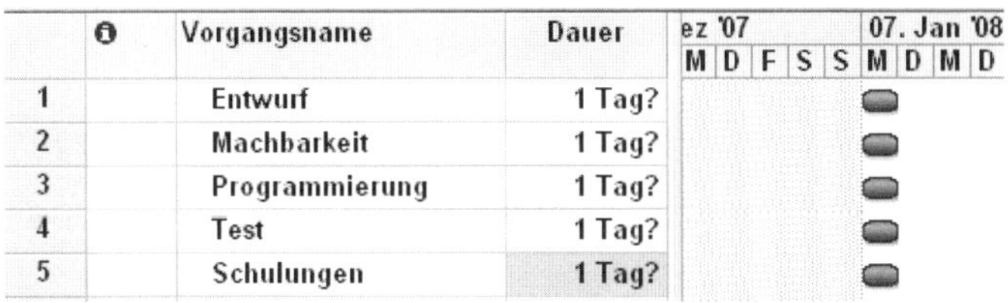

Abbildung 3.2
Vorgänge mit vorläufigen Dauern

3.1.1.1 Vorgangsliste bearbeiten

Nun wird man eine Vorgangsliste immer bearbeiten, d. h. verändern wollen oder müssen. Wir wollen zeigen, wie man neue Vorgänge einfügt, Vorgänge wieder löscht und Vorgänge verschiebt.

Vorgänge einfügen

Markieren Sie so viele Zeilen, wie Sie einfügen möchten. Eine Zeile beinhaltet den ganzen Vorgang, und diesen markieren Sie, indem Sie in das Feld der ersten, grau hinterlegten Spalte klicken. Dies ist die Spalte der **Vorgangsnummer**. Wenn Sie nicht die ganze Zeile, sondern nur ein Feld markieren, wird bei bestimmten Befehlen (Löschen, Ausschneiden, Einfügen) nur der Feldinhalt bearbeitet und nicht der ganze Vorgang.

Wir wollen unterhalb des Vorganges „Machbarkeit“ zwei neue Vorgänge einfügen:

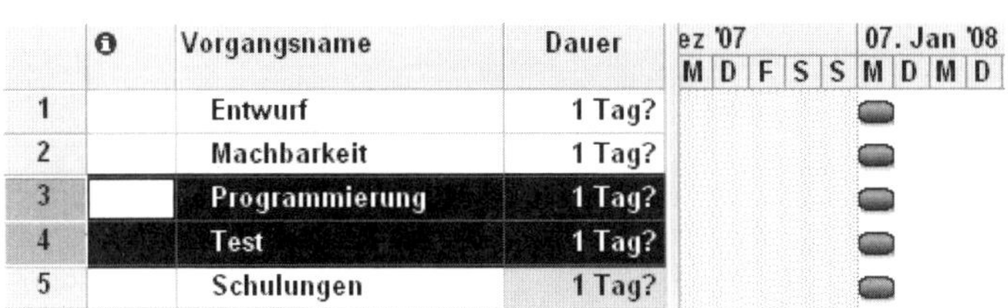

Abbildung 3.3
Vorgänge markieren

Mit dem Befehl EINFÜGEN / NEUER VORGANG oder der <EINFÜGEN>-Taste fügt das Programm zwei leere Zeilen ein, in die Sie die Daten der neuen Vorgänge eingeben können.

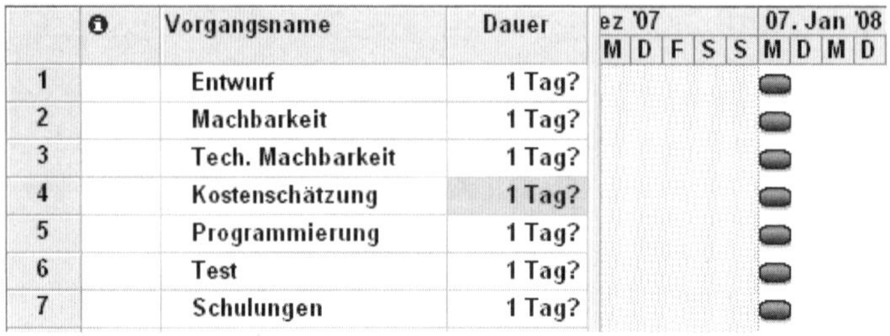

Abbildung 3.4
Geänderte Vorgangsliste

Vorgänge löschen

Einen Vorgang löschen Sie, indem Sie ihn markieren und BEARBEITEN / VORGANG LÖSCHEN oder die <ENTFERNEN>-Taste betätigen.

Wenn Sie nicht korrekt den ganzen Vorgang, d. h. die Zeile, sondern nur ein Feld des Vorganges markiert haben, hilft Ihnen ein Smart-Tag (dies ist ein „pfiffiger Anhänger") zu entscheiden, was Sie möchten:

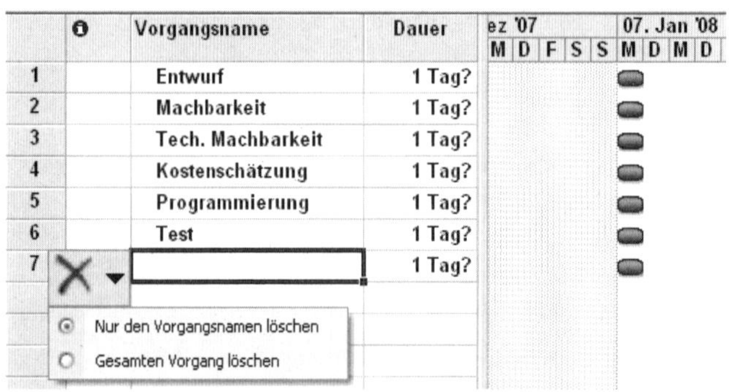

Abbildung 3.5
Kontexthilfe durch den Smart-Tag

Sie können also den Feldinhalt löschen, in diesem Fall den Vorgangsnamen (ginge auch über den Befehl BEARBEITEN / INHALTE LÖSCHEN / ALLES), oder den gesamten Vorgang, und das ist in einer Tabelle in *Project* die ganze Zeile.

□ Übung:

Löschen Sie den ganzen Vorgang 7, „Schulungen".

Vorgang verschieben

Die Anordnung der Vorgänge ist für die Lesbarkeit und Nachvollziehbarkeit eines Planes sehr wichtig. Ich rate Ihnen, Ihre Vorgänge im Prinzip chronologisch aufzubauen: Vorgänge, die zeitlich früher liegen, stehen in der Liste oberhalb von Vorgängen, die zeitlich (oder sachlich, aber zu den Vorgangsbeziehungen kommen wir noch) später liegen. Den Vorgang können Sie

- über das Menü ausschneiden: BEARBEITEN / AUSSCHNEIDEN

- oder über das Symbol 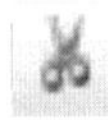 AUSSCHNEIDEN in der Standard-Symbolleiste
- oder über <STRG> <X>.

Damit ist das ausgeschnittene Objekt im Zwischenspeicher (alles, was Sie AUSSCHNEIDEN oder KOPIEREN, wird in den Zwischenspeicher kopiert), und Sie können es, indem Sie die gewünschte Stelle markieren,

- durch BEARBEITEN / EINFÜGEN
- oder über das Symbol 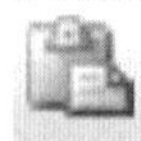 EINFÜGEN in der Standard-Symbolleiste
- oder über <STRG> <V>) einfügen.

☐ **Übung:**

Verschieben Sie den Vorgang 1 „Entwurf" auf die Position vor dem Vorgang „Programmierung".

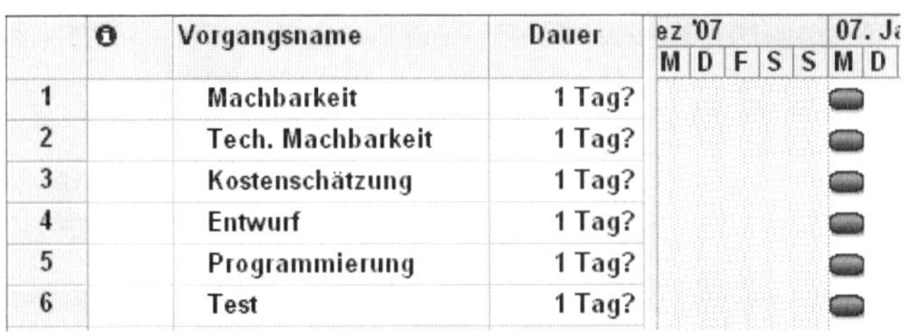

		Vorgangsname	Dauer
1		Machbarkeit	1 Tag?
2		Tech. Machbarkeit	1 Tag?
3		Kostenschätzung	1 Tag?
4		Entwurf	1 Tag?
5		Programmierung	1 Tag?
6		Test	1 Tag?

Abbildung 3.6
Ergebnis der Vorgangsverschiebung

(Ergebnis finden Sie in der Datei Terminplanung 01.mpp.)

3.1.2 Die Dauer

Zu jedem Vorgang gehört eine Dauer, die Sie schätzen oder durch Experten schätzen lassen, oder Sie wenden ein branchenspezifisches Verfahren an, um die Dauer des Vorganges zu ermitteln. Die Dauer eines Vorganges ist ein Eingangswert der Terminplanung, und wie alle Eingangswerte müssen Sie sich diese beschaffen, so sie nicht vorliegen.

Der PMBOK Guide nennt als mögliche Verfahren die Expertenbeurteilung, die Analogieschätzung oder eine Berechnung der Dauer nach der Menge der zu bewältigenden Materie (z. B. Anzahl der Zeichnungen, Kabel in Meter, Lines of Code). Die im PMBOK Guide in diesem Zusammenhang genannten Zeitzuschläge (Reserven) behandeln wir im nächsten Abschnitt, weil wir der Meinung sind, dass die Terminplanung zunächst „echte" Werte Ihrer Planung zugrunde legen und dann erst Zeitreserven einbauen sollte.

Die vom PMBOK Guide zu Recht favorisierte Methode der Drei-Punkte-Schätzung (optimistisch, realistisch, pessimistisch) behandeln wir in Abschnitt 3.3.1.

Solange Sie noch keine Dauer der Vorgänge eingegeben haben, nimmt *Project* die als Standard voreingestellte Einheit (EXTRAS / OPTIONEN / TERMINPLAN / DAUER WIRD EINGE-

GEBEN IN: Voreinstellung TAGE) und versieht sie mit einem Fragezeichen. Damit wird angezeigt, dass es sich hier noch um eine vorläufige Dauer handelt. Diese Möglichkeit können Sie bewusst benutzen (indem Sie bei der Eingabe der Dauer ein Fragezeichen hinter die Dauer setzen oder in den INFORMATIONEN ZUM VORGANG das Häkchen für X GESCHÄTZT hinter der Dauer aktivieren), um sich oder anderen zu zeigen, dass diese Dauer(n) noch vorläufig sind. Für *Microsoft* heißen diese Dauern mit Fragezeichen „geschätzte" Dauern, wobei es für die Berechnung keinen Unterschied macht, ob „geschätzt" oder nicht. Da jedoch in der Projektplanung eigentlich alle Dauern zunächst geschätzt sind, würde ich eine Dauer, die mit einem Fragezeichen versehen ist, lieber „vorläufige" Dauer nennen. Man kann daran erkennen, dass man diese Dauer noch einmal bearbeiten, vielleicht diesen Vorgang zunächst zur Spezifikation delegieren will: Über den *Project Server* kann man Vorgänge delegieren und neue Vorgänge vorschlagen.

Project kennt als Einheiten für die Dauer **Minuten, Stunden, Tage, Wochen** und **Monate**. Die Abkürzungs- bzw. Anzeigeoptionen für die Zeiteinheiten finden Sie unter EXTRAS / OPTIONEN... / BEARBEITEN.

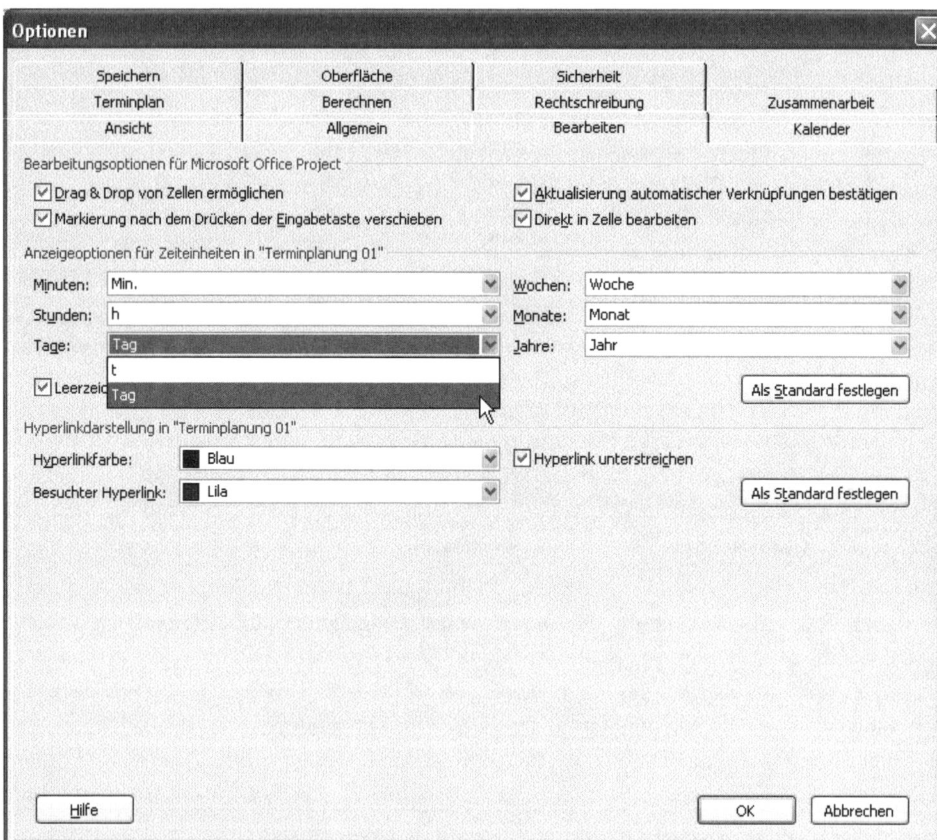

Abbildung 3.7 Anzeige der Zeiteinheiten: Extras / Optionen... / Bearbeiten

Das **Jahr** hat hier eigentlich nichts zu suchen, denn die Zeiteinheit Jahr kann man nicht eingeben. Das Jahr wird in der Zeitskala angezeigt, wenn man dies einstellt, ist aber als Zeiteinheit für die Dauer der Vorgänge nicht verfügbar.

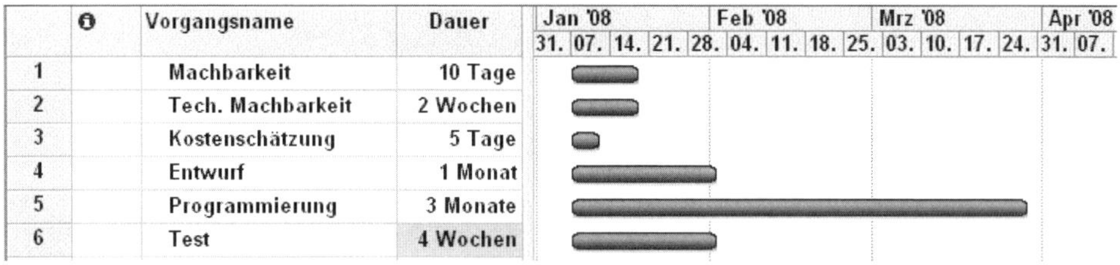

	Vorgangsname	Dauer
1	Machbarkeit	10 Tage
2	Tech. Machbarkeit	2 Wochen
3	Kostenschätzung	5 Tage
4	Entwurf	1 Monat
5	Programmierung	3 Monate
6	Test	4 Wochen

Abbildung 3.8 Vorgangsdauern

Wenn Sie eine Dauer mit einer Zeiteinheit für einen Vorgang eingegeben haben (die als Standard eingestellte Einheit wird übernommen, wenn man nur eine Zahl eingibt), können Sie in das Feld klicken und mittels des „Drehelements“ (Pfeil nach oben bzw. nach unten) die Zahl ändern.

Project bleibt bei der eingegebenen Dimension der Zeiteinheit, auch wenn es bei einer Neuberechnung schöner wäre, z. B. 0,2 Wochen als einen Tag darzustellen.

Nun verwirren unterschiedliche Einheiten den Leser des Planes. Eine Empfehlung wäre, bei einer einheitlichen Zeitdimension zu bleiben. Man kann nachträglich die Zeiteinheit der Dauer der Vorgänge insgesamt auf eine einheitliche Schreibweise umstellen mittels eines mitgelieferten Makros. Über EXTRAS / MAKRO / MAKROS finden Sie das Makro DAUER_FORMATIEREN.

Markieren Sie in der Liste dieses Makro, und klicken Sie die Schaltfläche AUSFÜHREN.

In der dann erscheinenden Dialogbox können Sie eingeben, welche Einheit Sie wünschen, z. B. **Tage**. Mit OK führt das Programm das Makro aus und stellt jetzt alle Dauern in der ausgewählten Einheit dar, vorläufige Dauern mit einem Fragezeichen werden beibehalten.

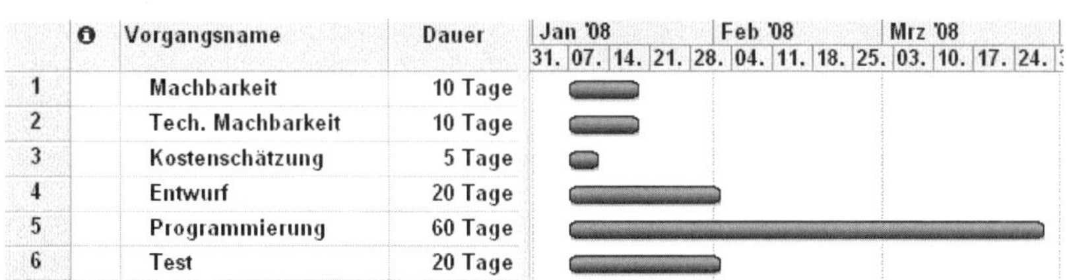

	Vorgangsname	Dauer
1	Machbarkeit	10 Tage
2	Tech. Machbarkeit	10 Tage
3	Kostenschätzung	5 Tage
4	Entwurf	20 Tage
5	Programmierung	60 Tage
6	Test	20 Tage

Abbildung 3.9 Einheitliche Zeiteinheiten der Dauer

Falls Ihnen die Ermittlung des Aufwandes für die Vorgänge näher liegt, geben Sie den von Ihnen geschätzten oder ermittelten Aufwand als **Dauer** ein. Wenn Sie dann jeweils eine Ressource zuordnen, entsprechen sich die **Dauer** und die **Arbeit**, das als eigenständiges Feld in *Project* den Aufwand darstellt. Zu dem Verhältnis der Felder Dauer und Arbeit kommen wir ausführlich in 5. Kapitel, Abschnitt 5.6, „Arbeitspaket“.

Man kann auch ein **f** für **fortlaufende Dauer** hinter die Einheit der Dauer schreiben. Dann ignoriert das Programm die Arbeitszeitkalender und nimmt einfach reine Kalenderzeit, also z.B.:

1ft	=	1 fortlaufender Tag	=	**24 Stunden** oder
1fw	=	1 fortlaufende Woche	=	**7 Tage à 24 Stunden**.

Dies schaltet den Einfluss des Arbeitszeitkalenders für die Berechnung der Termine aus. Es bietet sich an für Vorgänge, die natürlich ablaufen:

Beispiele: Beton bindet zwei ganze Tage à 24 Stunden: 2ft; Farbe trocknet 24 Stunden: 1ft; Weizen wächst acht Wochen: 8 fw – ganz ohne an Feiertage oder Arbeitszeiten zu denken.

3.1.3 Gliederung

Jedes Projekt durchläuft mehrere Phasen – zumindest die der Planung und die der Durchführung. Die Gliederung der Vorgänge in Projektphasen stellt die Projektstruktur dar. Phasen machen ein Projekt übersichtlicher, indem sie es in größere Abschnitte und jeweilige Details ein- und aufteilen.

Ein Phasenmodell kann z. B. aus einer Initiierungsphase, Machbarkeitsüberlegungen, Planung, Realisierung und Übergabe bestehen. Ein Maschinenbauprojekt mag aus Entwurf, Konstruktion, Prototyp, Entwicklung zur Serienreife und Einrichtung der Serienproduktion bestehen.

Die Qualität des Projektstrukturplanes zeigt die Reife der geistigen Durchdringung des Projektes. Erfahrene Projektplaner entwerfen erst die Phasen eines Projektes, sie stellen einen Projektstrukturplan auf und planen danach die einzelnen Abschnitte mit ihren Details. Auch der PMBOK Guide schlägt dieses Vorgehen vor.

Wichtig ist, dass eine Phase oder ein Abschnitt im Projekt ein überprüfbares Ergebnis, eine Auslieferung oder einen Liefergegenstand („Deliverable“), hat, das entweder einen notwendigen Input (Eingangswert) für eine nächste Phase darstellt oder (ohne weitere Verarbeitung) ein Bestandteil des Projektergebnisses ist.

3.1.3.1 Sammelvorgänge

In *Project* stellen Sammelvorgänge einen übergeordneten Abschnitt oder eine Phase dar. Ein Vorgang wird zum Sammelvorgang, indem ihm ein oder mehrere Vorgänge untergeordnet werden. Die Gliederung in Sammel- und Untervorgänge stellt die Projektstruktur dar und kann beliebig tief sein.

Sie müssen einen oder mehrere Vorgänge markieren und tiefer stufen,

- entweder über das Menü PROJEKT / GLIEDERUNG / TIEFER STUFEN
- oder in der zweiten Symbolleiste, der Format-Symbolleiste, den Pfeil nach rechts = 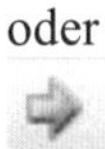 TIEFER STUFEN

Dies kann man auch mit **Drag & Drop** durchführen:

Die tiefer zu stufenden Vorgänge markieren und den Mauszeiger etwa an den Anfang des Namens der Vorgänge positionieren. Der Mauszeiger nimmt dann die Form eines Pfeils nach links und rechts an. Bei gedrückter Maustaste erscheint eine vertikale Linie, und man kann den oder die markierten Vorgänge nach rechts ziehen und damit TIEFER STUFEN oder nach links ziehen und damit HÖHER STUFEN.

☐ Übung

Die Vorgänge 2 und 3 sollen Untervorgänge der „Machbarkeit" werden, die damit zum Sammelvorgang wird.

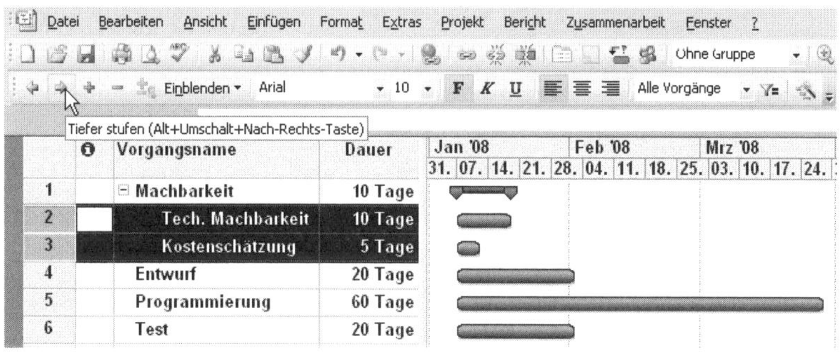

Abbildung 3.10 Vorgänge tiefer stufen

Sie erkennen den Sammelvorgang an der Hervorhebung der Schrift und den eingerückten Untervorgängen. Im Balkendiagramm wird der Sammelvorgang als „Dach" dargestellt, das die Untervorgänge umfasst. Ein Sammelvorgang berechnet seine Daten aus seinen Untervorgängen, nicht nur die Dauer – auch die Arbeit und Kosten (so man welche hat). Sie können beim Sammelvorgang also keine Dauer eingeben – diese ist errechnet.

Da der Anwender beim Sammelvorgang keine Dauer und damit auch keine Einheit eingeben kann, wird die Dauer in der Standardeinstellung angezeigt. (EXTRAS / OPTIONEN / TERMINPLAN / DAUER WIRD EINGEGEBEN IN: **Minuten, Stunden, Tage, Wochen, Monate**.)

Zwar ist das empfohlene methodische Vorgehen **Top-down**, also von den größeren Abschnitten (Phasen) ausgehend eine zunehmende Detaillierung der Planung vorzunehmen. Aber auch das umgekehrte Vorgehen, **Bottom-up**, ist möglich: Man kann einzelne Aktivitäten, die man im Brainstorming angedacht hat, unter entsprechenden Überschriften zusammenfassen (z. B. Details wie „Verteiler montieren", „Leitungen legen", „Dosen setzen" unter „Elektroarbeiten" subsumieren). Man kann jederzeit Vorgänge einfügen und vorher eingegebene oder auch neue Vorgänge darunter tiefer stufen und somit eine leicht nachvollziehbare und übersichtliche Struktur schaffen.

Hinweis

Wenn Sie eine eingerichtete Gliederungsstufe wieder rückgängig machen wollen, müssen Sie immer „von unten nach oben" ändern, also die tiefer gestuften Vorgänge höher stufen.

- HÖHER STUFEN

Wenn Sie einen Sammelvorgang höher oder tiefer stufen, werden seine Untervorgänge „mitgenommen“, d. h., um die gleiche Anzahl der Ebenen höher oder tiefer gestuft. An dem Sammelvorgang „hängen“ seine Teilvorgänge (das merken Sie, wenn Sie versuchen, einen Sammelvorgang zu löschen!). Um die Struktur zwischen Sammel- und Untervorgang zu ändern, müssen Sie den oder die Untervorgänge anfassen und höher stufen.

3.1.3.2 Gliederung nutzen

Die Strukturierung in Phasen oder größere Abschnitte, die in *Project* durch die Gliederung in Sammel- und (Unter-)Vorgänge auf mehreren Ebenen abgebildet wird, hat den Vorteil, Übersichtsinformationen auf Sammelvorgangsebene zu gewinnen. Hier wird die Dauer (Arbeit, Kosten) einer Phase im Überblick sichtbar. Es hat den weiteren Vorteil, die Informationen nach Gliederungsebenen selektieren zu können.

Wenn man mehrere Ebenen einrichtet, ist es zunächst einmal nützlich, sich die Ebenen in einer Gliederungsstruktur anzuzeigen. Unter EXTRAS / OPTIONEN / ANSICHT / GLIEDERUNGSOPTIONEN für „Dateiname“ gibt es die Option: X GLIEDERUNGSNUMMER.

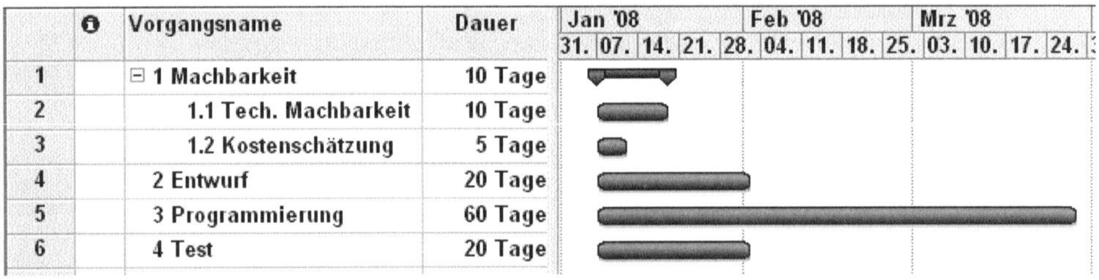

Abbildung 3.11 Gliederungsnummer anzeigen

Die Gliederungsnummer stellt die Struktur so dar, dass jede tiefere Ebene eine zusätzliche Dezimalstelle erhält, also wie hier 1, 2, 3, 4 = höchste Ebene, dann ist 1.1, 1.2 etc. die erste Ebene der Untervorgänge unter dem 1. Sammelvorgang, 1.1.1, 1.1.2 wäre die nächste Ebene unterhalb des 1. Untervorganges des 1. Sammelvorganges etc. (Diese Nummerierung entspricht dem Projektstrukturplancode = PSP-CODE im Standard.)

Im Prinzip kann man in *Project* unendlich tief gliedern. Dies findet nur seine Grenze an der Übersichtlichkeit, die Sie immer als Ziel im Auge behalten sollten.

□ Übung

Geben Sie die Vorgänge mit ihren Dauern ein, und stellen Sie die in Abb. 3.12 abgebildete Gliederung in Projektphasen her.

Mit dem Gliederungssymbol (Minus- bzw. Pluszeichen vor den Sammelvorgängen) können Sie die Untervorgänge aus- bzw. wieder einblenden. Wenn Sie das –(Minus-) Zeichen klicken, werden die zugehörigen Untervorgänge ausgeblendet, und das Zeichen verwandelt sich in ein +(Plus-)Zeichen. Durch Klicken des +(Plus-)Zeichens werden die Untervorgänge wieder eingeblendet, es ist also ein Ein-Aus-Schalter. (Dies ist analog zum Auf- oder Zuklappen von Unterverzeichnissen/Ordnern im *Windows Explorer*, auch in *MS Word* gibt es eine entsprechende Gliederungsansicht.)

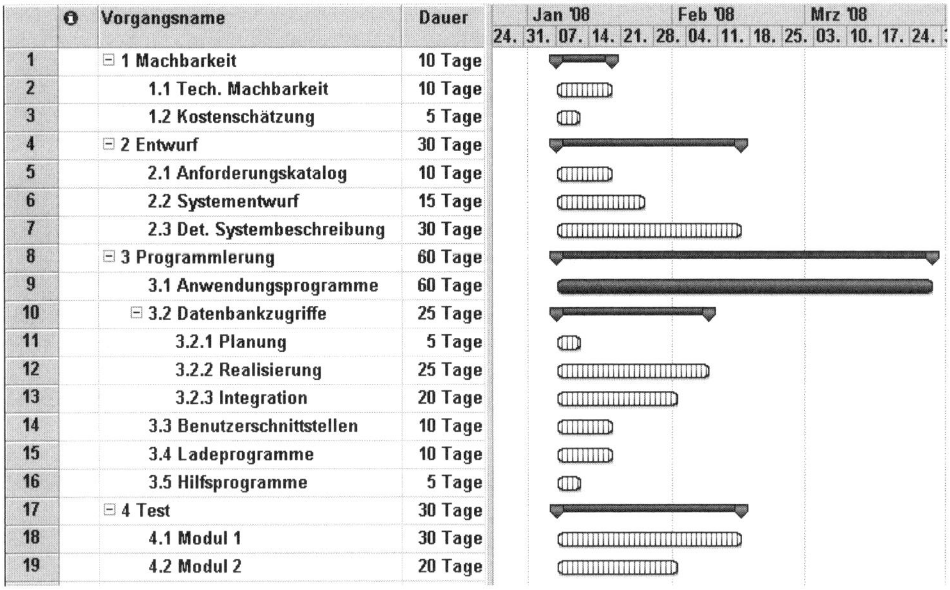

Abbildung 3.12 Projektstruktur mit Gliederungsebenen

Für das ganze Projekt können Sie sich die jeweils gewünschte Ebene über den Schalter EINBLENDEN anzeigen lassen, dies ist das sechste Symbol in der Format-Symbolleiste.

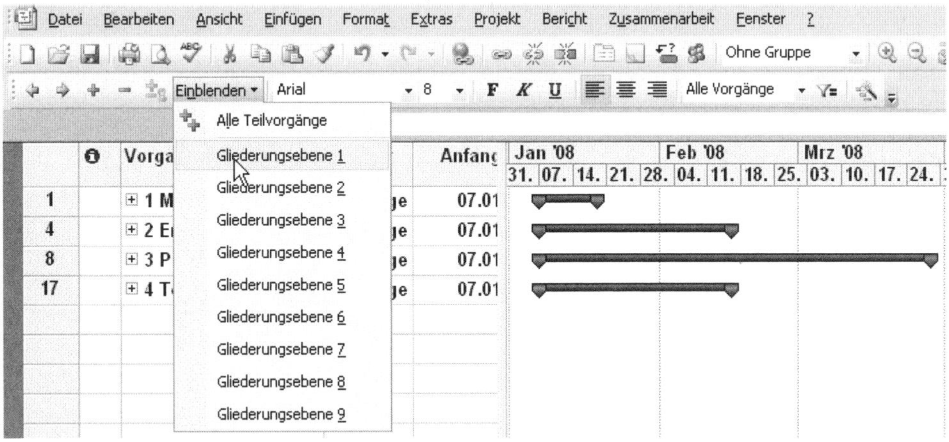

Abbildung 3.13 Anzeige der Gliederungsebenen auswählen

Damit können Sie einfach und bequem eine Ebene nach der anderen, jedenfalls die ersten neun, einblenden und so gezielt eine Auswahl der Informationen treffen, die Sie zeigen oder auch drucken wollen.

Es gibt viele Gründe für die Strukturierung eines Projektes. Eine davon mag sein, für welche Zielgruppe, u. U. für welche Hierarchieebene, die jeweilige Gliederungsebene von Interesse ist. In der Regel will eine höhere Ebene nicht mit den Einzelheiten untergeordneter Phasen belastet werden:

- *Gliederungsebene 1:* für die Geschäftsleitung nur die Phasen
- *Gliederungsebene 2:* für die Gesamt-Projektleitung die Sammelvorgänge mit Terminen, Gesamtaufwand, Kosten und die Meilensteine
- *Gliederungsebene 3:* für die (Teil-)Projektleiter die Abschnitte unterhalb der Sammelvorgänge
- *Eine Phase aufgeklappt:* für die jeweiligen Mitarbeiter

Hinweis

Überlegen Sie bei der Einrichtung der Gliederungsebenen, für welche Zielgruppe diese Ebenen relevant sind. Wenn Sie eine entsprechende Struktur einrichten, haben Sie gleich die entsprechende Möglichkeit, die Darstellung entsprechend auszuwählen.

3.1.4 Anordnungsbeziehungen

Während die Gliederungsebenen die hierarchische Struktur im Detaillierungsgrad (in der „Granularität“) darstellen und die Aktivitäten inhaltlich zu Phasen oder größeren Abschnitten ordnen, bilden die Anordnungsbeziehungen zwischen Vorgängen den Ablauf des Projektes ab. Vorgangsverknüpfungen oder die Anordnungsbeziehungen der Vorgänge stellen die sachlichen, organisatorischen oder einfach die von der Projektleitung gewünschten Abläufe dar. Erinnern Sie sich noch an unser Schema – die vier Grundfragen der Projektplanung: **Was ist zu tun? Wie lange? Was ist zuvor zu tun? Wer erledigt es?** Nachdem wir auf die beiden ersten eingegangen sind, kommen wir jetzt zur dritten Frage:

Was ist zu tun?	Wie lange dauert es?	Was ist zuvor/ danach zu tun?
Vorgänge	Dauer	Vorgänger/Nachfolger

Abbildung 3.14 Was ist zuvor zu tun: Vorgänger und Nachfolger

Meist fällt das gedankliche Durchdringen des Projektes hier besonders schwer: Die Vorgänge und ihren Aufwand kennt man ein gutes Stück weit aus den bisherigen Erfahrungen. Aber ob der Vorgang B den Vorgang A zur Voraussetzung hat oder die beiden Vorgänge parallel laufen können oder der eine Vorgang einen Vorlauf von zehn Tagen benötigt, bevor der andere Vorgang starten kann, das gehört oft zu dem verborgenen oder „unbewussten“ Wissen der Beteiligten. Man hat es so gemacht oder macht es eben so, weiß aber oft nicht, warum. Ohne bewusste Planung läuft das intuitiv ab, und ein – vielleicht das größte

– Produktivitätspotenzial einer bewussten Planung ist es, hier Zeitreserven aufzuspüren: Wo kann der Ablauf Leerzeiten vermeiden? Wo sind die Engpässe (dies wird angezeigt durch den „kritischen Weg“), wo eine Kapazitätserweiterung einen wirklichen Zeitgewinn brächte? Wo können durch Parallelisierung von Aktivitäten Durchlaufzeiten verkürzt werden? Etc.

Die Untersuchung und Darstellung des Ablaufs der Vorgänge ist im Prinzip eine Prozessanalyse, und wer hier Erfahrung hat, tut sich damit leichter. Bei bestehenden Prozessen kann man eine Software dazu einsetzen, mit der man die aufgenommenen Prozesse dann nach *Project* exportieren kann.[1]

Wirkliche Projektplanung beginnt mit dem Durchdenken der Vorgangsverknüpfungen:

1. **Welche sachlichen (technischen) Abfolgen sind notwendig?**
   Beispiele: Erst Keller, dann Erdgeschoss, dann 1. Stock und dann möglichst erst das Dach; erst muss die Software erstellt oder beschafft sein, bevor sie getestet werden kann (aber die Tests können modular, d.h. teilweise parallel, ablaufen); erst muss die Hardware geliefert sein, bevor Programme installiert werden können.

   Für das PMBOK sind das „Zwingende Anordnungsbeziehungen“.
2. **Welche organisatorischen Abläufe sind unumgänglich oder gewünscht?**
   Beispiele: Erst Ausschreibung, Begutachtung, Auftragserteilung; nach Einreichung der Unterlagen hoffentlich Genehmigung, dann Durchführung; erst prüft die Abteilung A die Wirtschaftlichkeit des Vorhabens, dann folgt ein Stop-Go-Meilenstein (Beschluss) über die Weiterverfolgung, dann Erstellung der Detailpläne durch die Abteilung B.
3. **Welche Abläufe sind aus welchen Gründen auch immer erwünscht?**
   Beispiele: Eine Tiefbaumaßnahme (z. B. Verlegung von Fernwärmerohren) kann von einem Verteilerpunkt gleichzeitig in mehrere Richtungen durchgeführt werden, aber die Verkehrsplanung empfiehlt eine Schritt für Schritt-Durchführung; zwei Firmen sollen sich bei der Durchführung eines Auftrages nicht treffen, deshalb wird eine zeitliche Abhängigkeit zwischen den Vorgängen eingebaut, obwohl sachlich nicht notwendig etc.

   Für das PMBOK sind das „wahlfreie Anordnungsbeziehungen“.

All diese komplexen Abläufe können und müssen in der Projektplanung durch Anordnungsbeziehungen abgebildet werden. Inhaltlich, von der Sache her, ist hier **Ihr Fachwissen und Ihre Erfahrung** gefordert. Hier im Buch erfahren Sie, wie Sie das in *Project* abbilden können.

3.1.4.1 Ende-Anfang

Die **E**nde-**A**nfang-Verknüpfung ist die Standardverknüpfung, d. h., wenn man z. B. in das Feld **Vorgänger** einfach die Vorgangsnummer des Vorgängers schreibt, richtet *Project*

---

[1] Siehe mein Buch zur Prozessanalyse: „Geschäftsprozessmanagement mit Visio, ViFlow und MS Project“, Hanser Verlag, München 2005

diese Vorgangsbeziehung ein (siehe Abbildung 3.15). Die Abkürzung **EA** wird im Vorgängerfeld nicht angezeigt, da dies die Standardverknüpfung ist.

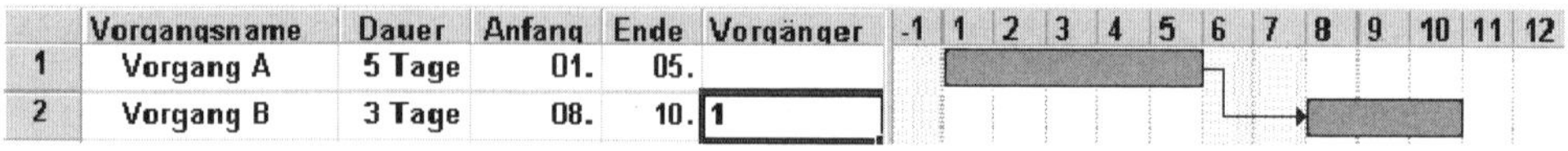

	Vorgangsname	Dauer	Anfang	Ende	Vorgänger
1	Vorgang A	5 Tage	01.	05.	
2	Vorgang B	3 Tage	08.	10.	1

Abbildung 3.15 Ende-Anfang-Verknüpfung

In der strengen Sprache der Netzplantechnik heißt das: Frühester Anfang des Nachfolgers bei Ende des Vorgängers.

3.1.4.2 Anfang-Anfang

Wenn man zwei oder mehrere Vorgänge parallel laufen lassen will, und diese können frühestens gleichzeitig anfangen, kann man diese mit **AA** abgekürzte Verknüpfung einrichten.

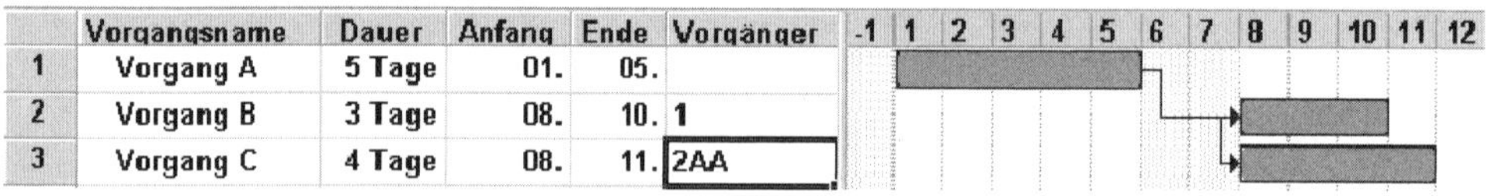

	Vorgangsname	Dauer	Anfang	Ende	Vorgänger
1	Vorgang A	5 Tage	01.	05.	
2	Vorgang B	3 Tage	08.	10.	1
3	Vorgang C	4 Tage	08.	11.	2AA

Abbildung 3.16 Anfang-Anfang-Verknüpfung

In der Sprache der Netzplantechnik heißt das: frühester Anfang des Nachfolgers nicht früher als Anfang des Vorgängers.

3.1.4.3 Ende-Ende

Wenn man zwei oder mehrere Vorgänge parallel laufen lassen will, und der Vorgänger darf nicht später enden als der Nachfolger, kann man diese mit **EE** abgekürzte Verknüpfung herstellen.

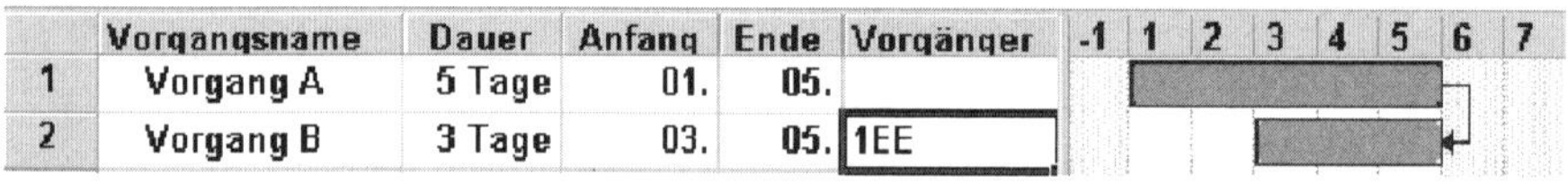

	Vorgangsname	Dauer	Anfang	Ende	Vorgänger
1	Vorgang A	5 Tage	01.	05.	
2	Vorgang B	3 Tage	03.	05.	1EE

Abbildung 3.17 Ende-Ende-Verknüpfung

In der Sprache der Netzplantechnik heißt das: spätestes Ende des Vorgängers nicht später als Ende des Nachfolgers.

3.1.4.4 Anfang-Ende

Dies wird auch als Sprungfolge bezeichnet und mit **AE** abgekürzt.

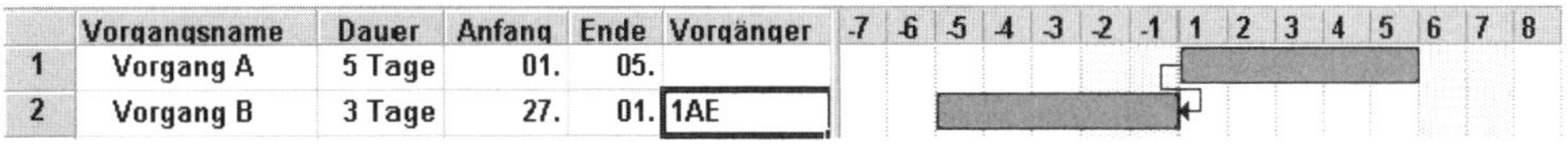

	Vorgangsname	Dauer	Anfang	Ende	Vorgänger
1	Vorgang A	5 Tage	01.	05.	
2	Vorgang B	3 Tage	27.	01.	1AE

Abbildung 3.18 Anfang-Ende-Verknüpfung

In der Sprache der Netzplantechnik heißt das: frühester Anfang des Vorgängers bei Ende des Nachfolgers.

Dics ist cinc Umdrehung der Standardverknüpfung Ende-Anfang, es wird der Vorgänger zum Nachfolger. Mir wird immer unklar bleiben, warum man das braucht, da man doch einfach die Vorgänge vertauschen könnte, um den zeitlich/sachlich Vorgängigen in der Vorgangsliste über den Nachgängigen zu positionieren. Ich sehe nur einen theoretisch möglichen Grund (der mir in der Praxis noch nie vorgekommen ist!), dass die beiden Vorgänge zu verschiedenen Phasen gehören, also durch die Zuordnung zu Sammelvorgängen nicht an eine andere Stelle zu verschieben sind. Jedoch geht ein Vorgang einer Phase, der in der Vorgangsliste weiter unten steht, sachlich einem Vorgang vor, der zu einer weiter oben stehenden Phase gehört. Da ich mich an meine Regel halte, zeitlich/sachlich die Vorgangsliste von oben nach unten aufzubauen, also zeitlich frühere Vorgänge oberhalb von zeitlich späteren Vorgängen in der Vorgangsliste anzuordnen, habe ich diese Art der Vorgangsverknüpfung noch nie benötigt.

3.1.4.5 Vorgangsfolgen mit Zeitabständen

Um jeden möglichen Ablauf abbilden zu können, kann man Zeitabstände zwischen die Vorgänge definieren. Diese Zeitabstände können positiv oder negativ sein, in absoluten Zeiteinheiten (wie Tage oder Wochen) oder relativ, in Prozentwerten der Dauer des Vorgängers, ausgedrückt werden.

Beispiele:

Eine Wartezeit oder eine Genehmigungsfrist kann durch eine EA-Verknüpfung mit einer positiven Zeitdifferenz ausgedrückt werden:

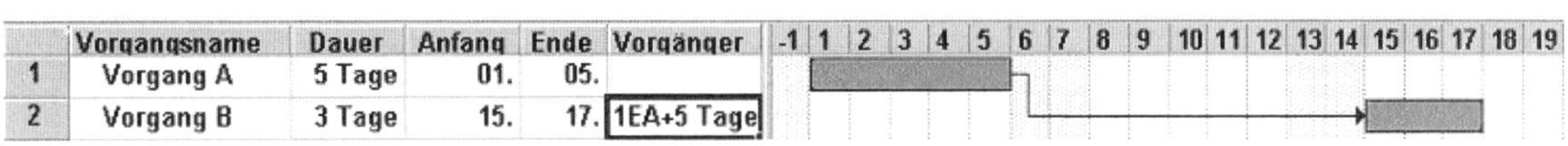

	Vorgangsname	Dauer	Anfang	Ende	Vorgänger
1	Vorgang A	5 Tage	01.	05.	
2	Vorgang B	3 Tage	15.	17.	1EA+5 Tage

Abbildung 3.19 Positiver Zeitabstand in Tagen

Zwei Vorgänge können teilweise parallel laufen, wobei der Nachfolger fünf Tage vor dem Ende des Vorgängers beginnen kann. Dies kann durch eine EA-Verknüpfung mit einem negativen Zeitabstand modelliert werden:

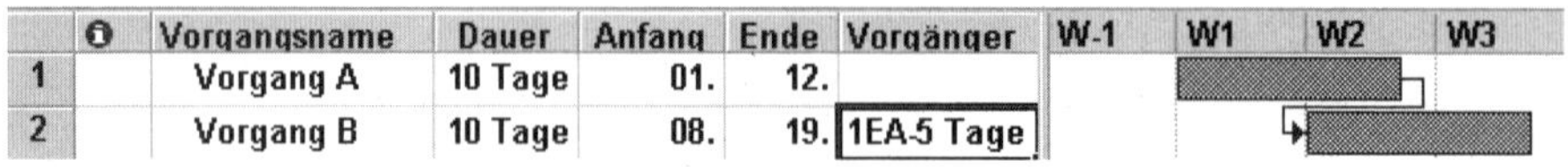

	Vorgangsname	Dauer	Anfang	Ende	Vorgänger
1	Vorgang A	10 Tage	01.	12.	
2	Vorgang B	10 Tage	08.	19.	1EA-5 Tage

Abbildung 3.20 Ende-Anfang mit negativem absoluten Zeitabstand

Nach der Hälfte der Dauer des Vorgängers kann der Nachfolger beginnen. Will man die Vorlaufzeit des Vorgängers von seiner Dauer abhängig machen, kann man das als Verknüpfung mit einem negativen prozentualen Zeitabstand definieren:

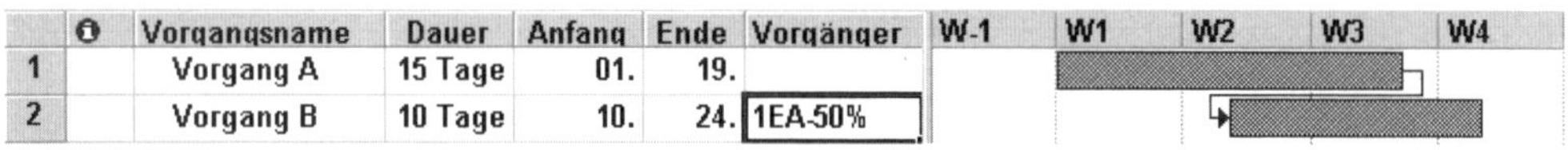

	Vorgangsname	Dauer	Anfang	Ende	Vorgänger
1	Vorgang A	15 Tage	01.	19.	
2	Vorgang B	10 Tage	10.	24.	1EA-50%

Abbildung 3.21 Ende-Anfang mit negativem prozentualen Zeitabstand

Die Prozentangabe bezieht sich auf die Dauer des Vorgängers, und wenn diese sich ändert, berechnet das Programm die Lage des Nachfolgers entsprechend der geänderten Dauer des Vorgängers neu.

Nun werden manche der Leser hier vielleicht schon ihre Stirn in Falten gelegt haben, weil ich von Vorlaufzeit sprach, aber dies mit einer EA-Verknüpfung und einem negativen Zeitabstand einrichtete. Das bietet sich zunächst an, da die Ende-Anfang-Verknüpfung der Standard ist. Nun kann man natürlich immer vom Ende etwas abziehen oder zum Anfang etwas hinzuaddieren, rechnerisch kommt das auf das Gleiche hinaus: –50% vom Ende oder +50% vom Anfang ergibt immer die Hälfte der Vorgangsdauer!

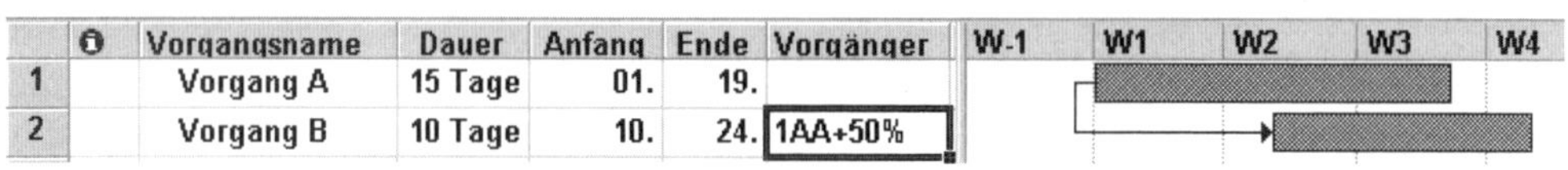

	Vorgangsname	Dauer	Anfang	Ende	Vorgänger
1	Vorgang A	15 Tage	01.	19.	
2	Vorgang B	10 Tage	10.	24.	1AA+50%

Abbildung 3.22 Anfang-Anfang mit einem positiven relativen Zeitabstand

Inhaltlich, sachlich ist es allerdings ein großer Unterschied, ob man eine Anfang-Anfang-Anordnungsbeziehung, die den Anfang des Nachfolgers vom Anfang des Vorgängers abhängig macht, oder ob man eine Ende-Anfangs-Verknüpfung einrichtet, die den Anfang des Nachfolgers vom Ende seines Vorgängers abhängig macht.

In *Project* kann jede Verknüpfungsart (EA, AA, EE, AE) mit jeder Zeitdifferenz, positiver oder negativer, absoluter (in Zeiteinheiten) oder relativer (in Prozenten der Dauer des Vorgängers) kombiniert werden und ist damit in der Lage, jeden denkbaren Ablauf der Vorgänge abzubilden.

Zwei Beispiele sollen hier noch gezeigt werden, weil ich diese in der Praxis oft benötige. Hier werden jetzt Meilensteine verknüpft (zu Meilensteinen siehe nächsten Abschnitt). Meilensteine müssen besonders sorgfältig mit den anderen Vorgängen verknüpft werden, da sie wichtige, hervorgehobene Termine im Projektablauf darstellen.

Nach dem Meilenstein 1 muss eine Frist von einem Monat liegen, bevor der Vorgang A beginnen kann:

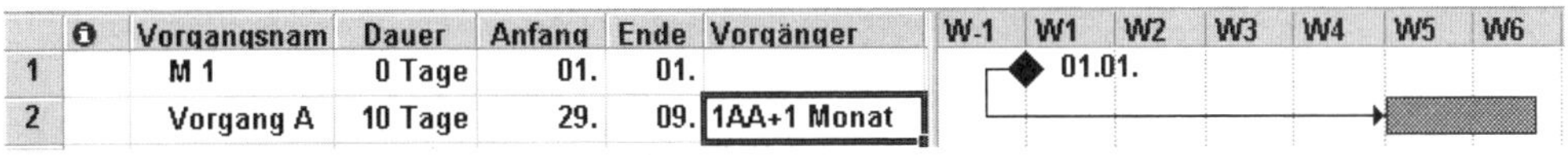

	ⓘ	Vorgangsnam	Dauer	Anfang	Ende	Vorgänger
1		M 1	0 Tage	01.	01.	
2		Vorgang A	10 Tage	29.	09.	1AA+1 Monat

Abbildung 3.23 Anfang-Anfang mit positivem Zeitabstand

Die Papiere müssen spätestens drei Wochen vor der Sitzung der Entscheidungskommission erstellt und versendet werden:

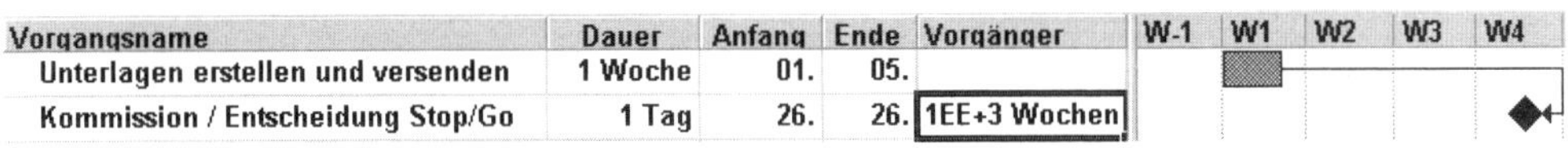

Vorgangsname	Dauer	Anfang	Ende	Vorgänger
Unterlagen erstellen und versenden	1 Woche	01.	05.	
Kommission / Entscheidung Stop/Go	1 Tag	26.	26.	1EE+3 Wochen

Abbildung 3.24 Ende-Ende mit positivem Zeitabstand

In der Praxis muss man sich entscheiden, ob man einen Zeitabstand zwischen zwei Vorgänge setzt oder ob man diesen Zeitabstand als einen Vorgang definiert. Es ist ja genauso möglich, einen Vorgang z. B. „Genehmigungsfrist" einzufügen. Dies ist auch eine Frage der individuellen Praxis, ob man diese Zeit als Vorgang in der Liste sehen (und evtl. bearbeiten) will oder ob sie als Zeitabstand, mehr im Verborgenen, zwischen den Zeilen (Vorgängen) liegen soll. Ein zwingender Grund, es nicht als Zeitabstand, sondern als Vorgang zu definieren, ist, wenn Ressourcen in dieser Zeit benötigt werden. Einem Zeitabstand zwischen Vorgängen kann keine Ressource zugeordnet werden.

3.1.4.6 Anordnungsbeziehungen vornehmen

Man kann in allen Ansichten arbeiten, also in den Tabellen, den Masken und den Diagrammen. Folglich kann man auch in jeder dieser Ansichten Vorgangsfolgen festlegen. Finden Sie dabei Ihren persönlichen Arbeitsstil!

Hier die verschiedenen Varianten, wie Sie Anordnungsbeziehungen eintragen können (Ausgang Datei Terminplanung 02):

Variante 1: Eintrag in das Feld VORGÄNGER in der Tabelle

Einfach die Vorgangsnummer des gewünschten Vorgängers in das Feld Vorgänger in der gleichnamigen Spalte eintragen. Daraus wird eine Standardverknüpfung Ende-Anfang.

Vorgang 4 hat Vorgang 1 zum Vorgänger:

	ⓘ	Vorgangsname	Dauer	Anfang	Ende	Vorgänger
1		⊟ 1 Machbarkeit	10 Tage	07.01.08	18.01.08	
2		1.1 Tech. Machbarkeit	10 Tage	07.01.08	18.01.08	
3		1.2 Kostenschätzung	5 Tage	07.01.08	11.01.08	
4		⊟ 2 Entwurf	30 Tage	21.01.08	29.02.08	1
5		2.1 Anforderungskatalog	10 Tage	21.01.08	01.02.08	

Abbildung 3.25 Eintrag in die Spalte Vorgänger

Variante 2: Verknüpfen über das Symbol

Will man mehrere Vorgänge miteinander verknüpfen, kann man die Vorgänge markieren und das „Kettensymbol“ in der Standard-Symbolleiste klicken:

VORGÄNGE VERKNÜPFEN

	❶	Vorgangsname	Dauer	Anfang	Ende	Vorgänger
4		⊟ 2 Entwurf	55 Tage	21.01.08	04.04.08	1
5		2.1 Anforderungskatalog	10 Tage	21.01.08	01.02.08	
6		2.2 Systementwurf	15 Tage	04.02.08	22.02.08	5
7		2.3 Det. Systembeschreibung	30 Tage	25.02.08	04.04.08	6

Abbildung 3.26 Verknüpfen über das Symbol

Dadurch nimmt das Programm selbst den Eintrag in das Feld Vorgänger vor. Auch das werden Standardbeziehungen Ende-Anfang.

☐ Übungen

Alle Vorgänge in der Entwurfsphase, also die Vorgänge 5 bis 7, sind standardmäßig miteinander verknüpft (dazu sagt man auch „Wasserfall“ oder „Cascade).

Verknüpfen Sie auf die gleiche Art auch die Vorgänge 11 + 12 + 13, also alle Teilvorgänge des Abschnittes „*Datenbankzugriffe*“, miteinander. (Ergebnis siehe Abbildung 3.33)

Variante 3: Vorgänger in den INFORMATIONEN ZUM VORGANG

Am einfachsten öffnen Sie die Maske **Informationen zum Vorgang** mit einem Doppelklick auf den Vorgang. Im Register **Vorgänger** kann man die Nummer des gewünschten Vorgängers eintragen, oder man kann den Vorgangsnamen mittels Drop-down-Pfeil aus der Liste der Vorgänge auswählen. Zusätzlich kann man die Art der Anordnungsbeziehung (Voreinstellungen Ende-Anfang) und einen Zeitabstand eintragen (Voreinstellungen 0 Tage).

Der Sammelvorgang „Programmierung“, Nr. 8, hat den Sammelvorgang Nr. 4, „Entwurf“, zur Voraussetzung für Ende-Anfang:

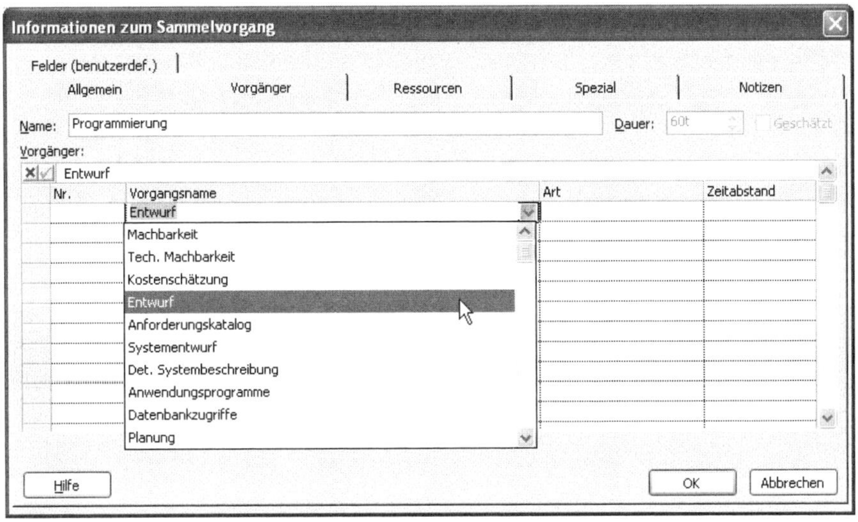

Abbildung 3.27 Vorgänger auswählen in den Informationen zum Vorgang

Bei großen Projekten mit einer langen Vorgangsliste ist es einfacher, sich die Nummer des Vorgängers zu merken und diese einzutragen.

Vorgang 17 „Test" hat Vorgang 8, „Programmierung", zum Vorgänger:

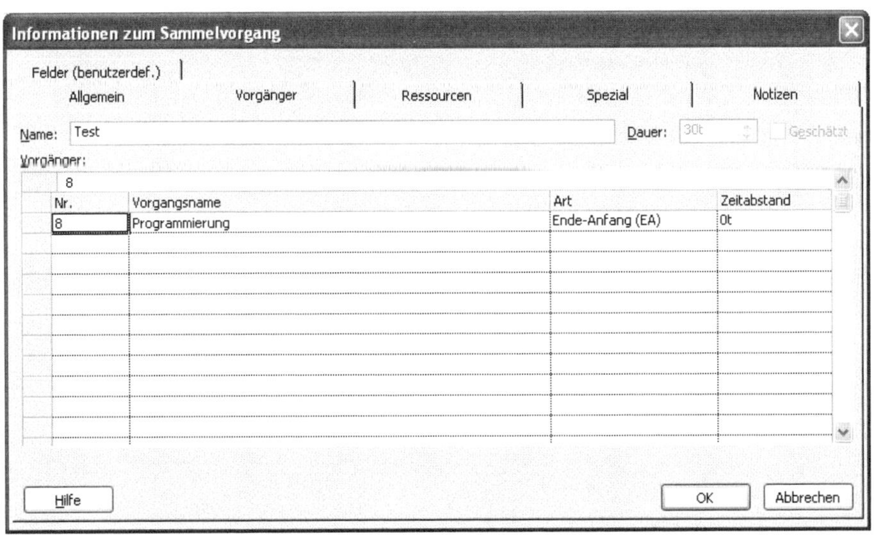

Abbildung 3.28 Vorgänger-Nr. eintragen in den Informationen zum Vorgang

Variante 4: Anordnungsbeziehungen vornehmen im Balkendiagramm

Es ist schon immer eine Philosophie von *MS Project* gewesen, dass man in allen Ansichten alles machen können soll, soweit das die dort verfügbaren Daten hergeben. Also muss man

z. B. Anordnungsbeziehungen nicht nur in der Tabelle und in den Masken vornehmen können (dies haben wir bisher gezeigt), sondern auch im Balkendiagramm.

Wenn Sie im Balkendiagramm arbeiten, achten Sie darauf, die Vorgänge nicht zu verschieben. Dies würden Sie tun, wenn Sie die Maus auf den Vorgang stellen (Mauszeiger erscheint mit vier Richtungspfeilen), klicken und nach rechts oder links ziehen. Sie legen den Vorgang damit auf einen Termin fest (**Einschränkung: „Anfang nicht früher als“**) und schränken damit das Programm ein, diesen Termin bei Änderungen neu zu berechnen. Wenn Sie eine Vorgangsverknüpfung im Balkendiagramm vornehmen wollen: Den Vorgänger im Balkendiagramm auswählen, die Maustaste drücken und gleich nach **unten** oder **oben** bewegen (***nicht nach links oder rechts***!), sodass der Mauszeiger das Kettensymbol anzeigt, dann auf den Nachfolger ziehen und fallen lassen (Achtung bei der Reihenfolge: vom Vorgänger zum Nachfolger):

Der Vorgang 16, „Hilfsprogramme“, hat den Vorgang Nr. 9, „Anwendungsprogramme“, zum Vorgänger für Ende-Anfang.

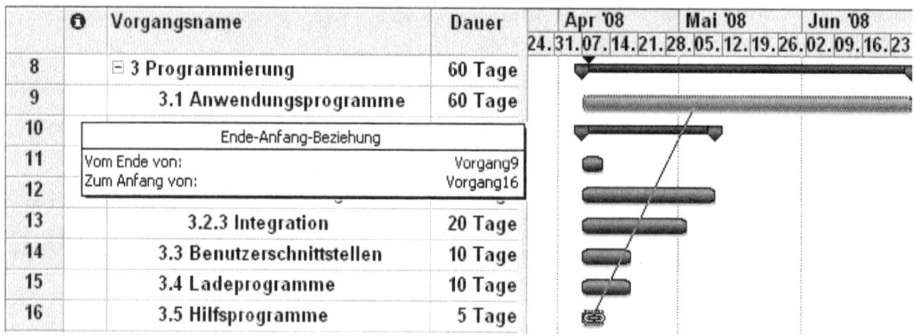

Abbildung 3.29 Drag and drop vom Vorgänger zum Nachfolger

Die Informationen zu dieser Anordnungsbeziehung werden angezeigt, wenn man im Balkendiagramm den Mauszeiger auf Verknüpfungslinie stellt:

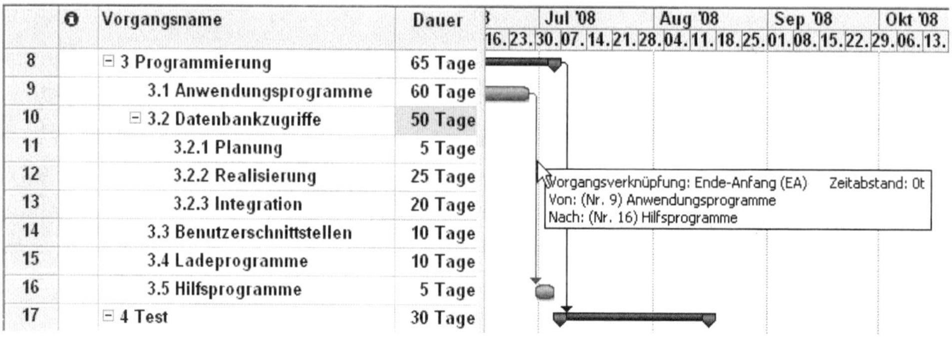

Abbildung 3.30 Info zur Anordnungsbeziehung im Balkendiagramm

Wenn Sie jetzt doppelt klicken, bekommen Sie die Dialogbox **Anordnungsbeziehung** und können diese bearbeiten (siehe Abbildung 3.31).

Variante 5: Anordnungsbeziehungen bearbeiten im BALKENDIAGRAMM

Eine bestehende Anordnungsbeziehung kann man im Balkendiagramm mit einem DOPPELKLICK auf die Verknüpfungslinie bearbeiten. Es erscheint eine Dialogbox, in der Sie auch die Art der Anordnungsbeziehung und den Zeitabstand bearbeiten können:

Zwischen den Vorgängen 11 und 12 sowie zwischen 12 und 13 wollen wir jeweils fünf Tage Sicherheitsabstand einbauen.

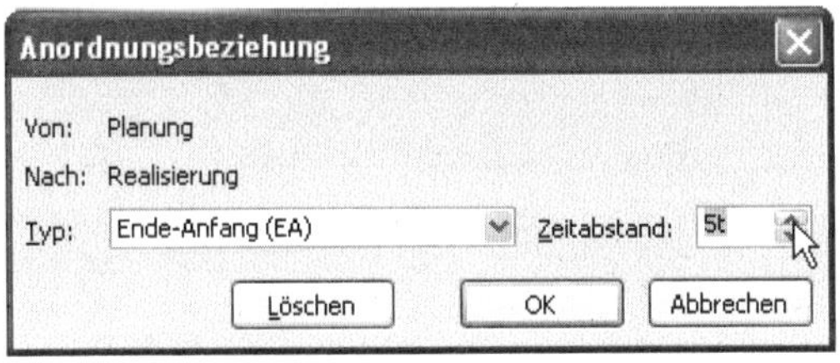

Abbildung 3.31
Die Dialogbox Anordnungsbeziehung

Das Ergebnis sehen Sie in der Abbildung 3.33.

Variante 6: Vorgänger und Nachfolger im geteilten Bildschirm

Die bisher gezeigten Möglichkeiten haben eine Einschränkung: Man sieht und trägt immer nur den Vorgänger ein, nie sieht man Vorgänger und Nachfolger in einem Bild.

Vorgänger und Nachfolger kann man gleichzeitig sehen, wenn man den Bildschirm anders einrichtet. Man richtet eine „kombinierte Ansicht" ein über die Auswahl aus dem Menü FENSTER / TEILEN.

Im unteren Teil des geteilten Bildschirms wird die ANSICHT VORGANG: MASKE eingeblendet. Wenn Sie die untere Bildschirmhälfte aktivieren (durch Hereinklicken), erreichen Sie über das Kontextmenü (sekundäre Maustaste) oder über das Menü FORMAT / EINZELHEITEN und können hier die Anzeige der VORGÄNGER UND NACHFOLGER auswählen.

□ Übung

Der Vorgang „Ladeprogramme" kann nicht früher beginnen als der Vorgang „Benutzerschnittstellen", hat also zu diesem eine Anfang-Anfang-Beziehung.

Der Vorgang „Ladeprogramme" soll auf keinen Fall später enden dürfen als der Vorgang „Hilfsprogramme", hat also zu diesem eine Ende-Ende-Beziehung.

Vorgehen:

1. Richten Sie den Bildschirm ein, wie eben beschrieben: FENSTER / TEILEN, untere Bildschirmhälfte aktivieren, rechte Maustaste: VORGÄNGER UND NACHFOLGER
2. Markieren Sie den Vorgang „Ladeprogramme".
3. Tragen Sie unten unter **Vorgängername** die Nr. 14 ein und die Art AA für Anfang-Anfang.

4. Tragen Sie unten unter **Nachfolgername** die Nr. 16 ein und die Art EE für Ende-Ende.
5. Vergessen Sie nicht, in der unteren Maske das OK zu klicken (oder zwei Mal <RETURN>). Sie haben erst dann die Eingabe abgeschlossen, wenn unten nicht mehr die Schaltflächen OK und ABBRECHEN, sondern VORHER und WEITER erscheinen.

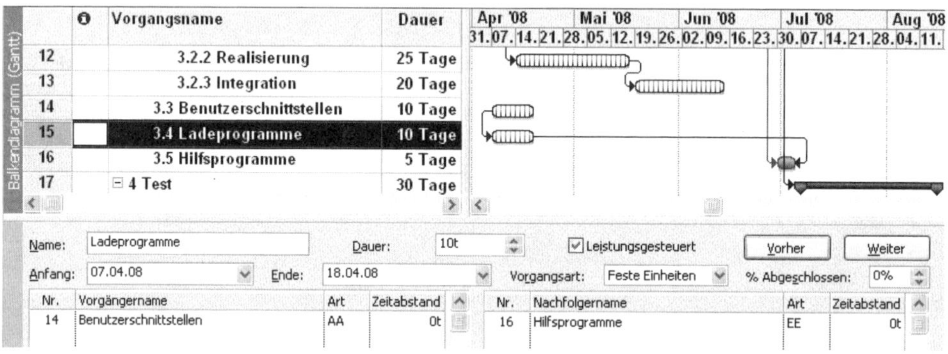

Abbildung 3.32 Ansicht Vorgang: Maske mit Vorgänger & Nachfolger

Alle Vorgangsfolgen im Überblick (Datei Terminplanung 03.mpp):

	❶	Vorgangsname	Dauer	Anfang	Ende	Vorgänger
1		⊟ 1 Machbarkeit	10 Tage	07.01.08	18.01.08	
2		1.1 Tech. Machbarkeit	10 Tage	07.01.08	18.01.08	
3		1.2 Kostenschätzung	5 Tage	07.01.08	11.01.08	
4		⊟ 2 Entwurf	55 Tage	21.01.08	04.04.08	1
5		2.1 Anforderungskatalog	10 Tage	21.01.08	01.02.08	
6		2.2 Systementwurf	15 Tage	04.02.08	22.02.08	5
7		2.3 Det. Systembeschreibung	30 Tage	25.02.08	04.04.08	6
8		⊟ 3 Programmierung	65 Tage	07.04.08	04.07.08	4
9		3.1 Anwendungsprogramme	60 Tage	07.04.08	27.06.08	
10		⊟ 3.2 Datenbankzugriffe	60 Tage	07.04.08	27.06.08	
11		3.2.1 Planung	5 Tage	07.04.08	11.04.08	
12		3.2.2 Realisierung	25 Tage	21.04.08	23.05.08	11EA+5 Tage
13		3.2.3 Integration	20 Tage	02.06.08	27.06.08	12EA+5 Tage
14		3.3 Benutzerschnittstellen	10 Tage	07.04.08	18.04.08	
15		3.4 Ladeprogramme	10 Tage	07.04.08	18.04.08	14AA
16		3.5 Hilfsprogramme	5 Tage	30.06.08	04.07.08	9;15EE
17		⊟ 4 Test	30 Tage	07.07.08	15.08.08	8
18		4.1 Modul 1	30 Tage	07.07.08	15.08.08	
19		4.2 Modul 2	20 Tage	07.07.08	01.08.08	

Abbildung 3.33 Alle bisherigen Vorgangsverknüpfungen

3.1.5 Meilensteine

Meilensteine sind mehr als Vorgänge, die besonders hervorgehoben werden.

In der Logik des PMBOK Guides „bilden (Meilensteine) ...den terminierten Anfang oder die Fertigstellung der Hauptliefergegenstände und die externen Schlüsselschnittstellen ab“[2].

Bisher haben wir die Tätigkeiten als Vorgänge definiert, aber noch nicht dargestellt, was das Ergebnis der Tätigkeiten ist; wir haben noch keine Liefergegenstände („Deliverables“) der Prozesse definiert. Da der PMBOK Guide in Prozessketten denkt, gehören die Liefergegenstände, die notwendig sind, um das Projektziel zu erreichen, zum Inhalts- und Umfangsmanagement: Welche Liefergegenstände müssen vorliegen, um den nächsten Prozess beginnen zu können, letztlich um das Projekt abschließen zu können?

Das überprüfbare Ergebnis einer Projektphase soll als Meilensteine dargestellt werden. Dies sind die Punkte im Projektprozess, wo eine Qualitätskontrolle vorgenommen werden kann: Hier werden die „Reviews“ vorgenommen oder die „Gates“ durchlaufen. Die Aktivität der Überprüfung eines Ergebnisses ist ein normaler Vorgang, da hierzu Zeit benötigt wird. Das Ergebnis selbst wird jedoch dokumentiert durch einen Meilenstein ohne eine Zeitdauer.

Es ist nun eine Frage, auf welcher Gliederungsstufe man die Meilensteine anlegt. Oder eigentlich gar keine Frage. Wie jeder andere Vorgang gehört ein Meilenstein in seine jeweilige Gliederungsebene. Wenn ein Meilenstein eine Auslieferung darstellt, d. h., das Ergebnis einer Projektphase abbildet, gehört er auf die gleiche Ebene wie der Sammelvorgang, der die Phase darstellt. Deshalb kann oder muss es auf so vielen Ebenen Meilensteine geben, wie der Projektplan Phasen oder Abschnitte als Ebenen verwendet, die jeweils einen Liefergegenstand zum Ergebnis haben. Diese Sammelvorgänge auf jeder Ebene schließt dann jeweils der Meilenstein auf dieser Ebene ab. Dies ist nicht nur logisch, sondern erleichtert die Arbeit und schafft Transparenz. Denn der Meilenstein ist dann immer der Nachfolger des Sammelvorganges auf der gleichen Gliederungsebene. Alles andere ist unlogisch und führt nur zur Verwirrung.

☐ Übung

Fügen Sie die abgebildeten Meilensteine ein, einen Meilenstein als Projektstart und jeweils einen Meilenstein als Abschluss der Phasen. Stufen Sie die Meilensteine auf die gleiche Gliederungsebene ein wie die Sammelvorgänge, deren Abschluss sie bilden.

Verknüpfen Sie die Abschlussmeilensteine mit der jeweils folgenden Phase so, dass sie deren notwendigen Input als Vorgänger darstellen (Ergebnis Datei Terminplanung_04.mpp).

(Die Logik des Prozesses erkennen Sie besser, wenn Sie sich nur die Gliederungsebene 1 anschauen, wie in der Abbildung 3.37 dargestellt.)

---

[2] PMBOK Guide, Ausgabe 2000, S. 78

	Vorgangsname	Dauer	Anfang	Ende	Vorgänger
1	1 Projektstart	0 Tage	07.01.08	07.01.08	
2	⊟ 2 Machbarkeit	10 Tage	07.01.08	18.01.08	1
3	2.1 Tech. Machbarkeit	10 Tage	07.01.08	18.01.08	
4	2.2 Kostenschätzung	5 Tage	07.01.08	11.01.08	
5	3 Abgabe Machbarkeitsstudie	0 Tage	18.01.08	18.01.08	2
6	⊟ 4 Entwurf	55 Tage	21.01.08	04.04.08	5
7	4.1 Anforderungskatalog	10 Tage	21.01.08	01.02.08	
8	4.2 Systementwurf	15 Tage	04.02.08	22.02.08	7
9	4.3 Det. Systembeschreibung	30 Tage	25.02.08	04.04.08	8
10	5 Lieferung Entwurf	0 Tage	04.04.08	04.04.08	6
11	⊟ 6 Programmierung	65 Tage	07.04.08	04.07.08	10
12	6.1 Anwendungsprogramme	60 Tage	07.04.08	27.06.08	
13	⊟ 6.2 Datenbankzugriffe	60 Tage	07.04.08	27.06.08	
14	6.2.1 Planung	5 Tage	07.04.08	11.04.08	
15	6.2.2 Realisierung	25 Tage	21.04.08	23.05.08	14EA+5 Tage
16	6.2.3 Integration	20 Tage	02.06.08	27.06.08	15EA+5 Tage
17	6.3 Benutzerschnittstellen	10 Tage	07.04.08	18.04.08	
18	6.4 Ladeprogramme	10 Tage	07.04.08	18.04.08	17AA
19	6.5 Hilfsprogramme	5 Tage	30.06.08	04.07.08	12;18EE
20	7 Lieferung Programme	0 Tage	04.07.08	04.07.08	11
21	⊟ 8 Test	30 Tage	07.07.08	15.08.08	20
22	8.1 Modul 1	30 Tage	07.07.08	15.08.08	
23	8.2 Modul 2	20 Tage	07.07.08	01.08.08	
24	9 Lieferung Testprotokolle	0 Tage	15.08.08	15.08.08	21

Abbildung 3.34 Meilensteine

3.1.6 Anzeige der Vorgangstreiber

Bei großen Projekten und/oder bei komplexen Vorgangsbeziehungen (besonders wenn man sich nicht an meine Regeln hält) mag es durchaus schwierig sein zu erkennen, warum ein Vorgang auf einem bestimmten Termin liegt. Vorgänge können ja mehrere Vorgänger haben, und nun mit eigenem Auge und Kopf zu schauen, welcher die Terminlage des Nachfolgers bestimmt, mag aufwendig sein. Aber das Programm hilft, den entscheidenden Vorgänger sofort zu identifizieren durch die Anzeige der Vorgangstreiber. Wenn man aus dem Menü PROJEKT / VORGANGSTREIBER aufruft, wird links ein Fenster eingeblendet, das eben diese anzeigt.

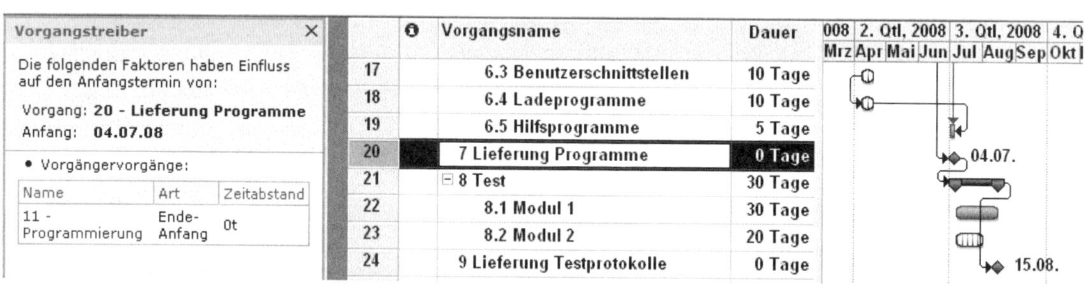

Abbildung 3.35 Anzeige der Vorgangstreiber

Im Fenster werden jetzt der oder die Vorgänge und die Art der Vorgangsbeziehung angezeigt, welche die Terminlage des ausgewählten Vorganges bestimmen. Solange das Fenster geöffnet ist, kann man jeden beliebigen Vorgang markieren und bekommt dessen treibende Vorgänger angezeigt.

Übrigens auch mehrere Vorgänge, aber eben nur die, die den Anfangstermin des ausgewählten Vorganges bestimmen.

□ Übung

Fügen Sie dem Vorgang 20 „Lieferung Programme“ noch die weiteren Vorgänge 18 „Ladeprogramme“ und 19 „Hilfsprogramme“ als Vorgänger hinzu, und lassen Sie sich die Vorgangstreiber anzeigen.

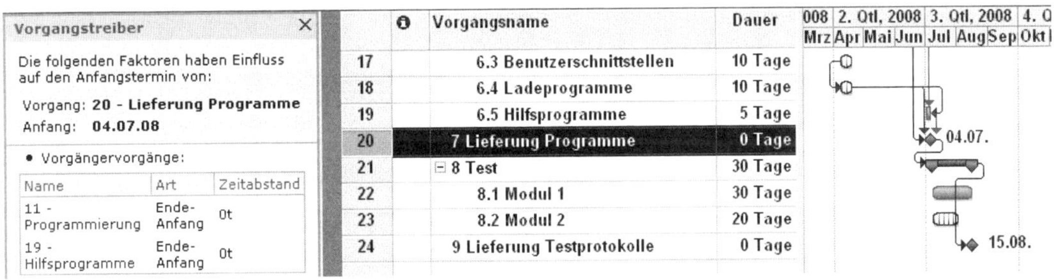

Abbildung 3.36 Zwei Vorgänger bestimmen den Meilenstein.

Sie schließen das Fenster zur Anzeige der Vorgangstreiber mit dem X rechts oben im Fenster.

3.1.7 Projektprozesse methodisch erfassen

Beim Aufbau eines Projektplanes dreht es sich im Kern darum, mittels der Projektstrukturierung und den Anordnungsbeziehungen die Prozesse, wie sie in Ihrem Projekt ablaufen sollen, nach den Regeln der Prozesslogik aufzubauen. Dadurch wird der Aufbau der Planung logisch nachvollziehbar und transparent. Dadurch kann man leichter erkennen, ob der Aufbau sachlich stimmig ist.

Der Projektstrukturplan, d. h. die Gliederung in eine Struktur von (Detail-)Ebenen und deren Zusammenfassungen in Phasen und die Anordnungsbeziehungen der Vorgänge, durch die der Ablauf dargestellt wird, sind zwar im Programm zwei verschiedene Dinge, greifen aber natürlicherweise ineinander, wenn Sie den Ablauf Ihres Projektes nach der Logik eines Prozessablaufes aufbauen möchten. Sie werden sehen, dass das sehr hilfreich ist, auch und gerade in der Projektüberwachung, wenn das Projekt durchgeführt wird.

Ein Prozess ist eine Abfolge von Handlungen zur Erreichung eines Zieles. Deshalb hat er immer einen definierten Anfang und ein Ende (definiert durch ein Ergebnis oder eine Auslieferung). In *Project* stehen deshalb der Anfang und das Ende des Prozesses immer auf der gleichen Gliederungsebene, der Prozess selbst wird als Sammelvorgang zusammengefasst. Zwischen dem definierten Anfang und dem Ende des Prozesses (definiert als Liefergegenstand bzw. Zielerreichung) läuft der Prozess ab, und der Ablauf dieses Prozesses findet auf den darunter liegenden Gliederungsebenen statt und wird durch Anordnungsbeziehungen der Vorgänge auf den jeweilig identischen Gliederungsebenen dargestellt. Aber die einzelnen Schritte (Vorgänge) in diesem Prozess sind nicht (!) abhängig von Vorgängen aus anderen Prozessen, sondern nur von Schritten aus diesem Prozess. Das ist sachlich geboten, ein Prozess ist eine in sich geschlossene Handlungsfolge, ist aber auch aus Gründen der Transparenz des Ablaufs notwendig. Wenn ich einen Prozess betrachte, muss ich sicher sein, dass keine anderen Elemente aus anderen Prozessen hereinspielen. Wenn in einem Projektplan prozessübergreifende Verknüpfungen scheinbar sachlich notwendig werden, sind die Prozesse falsch erfasst und aufgebaut.

Dagegen sind in der Regel die Prozesse voneinander abhängig – es gibt natürlich auch Prozesse, die von anderen Prozessen unabhängig sind –, und diese Abhängigkeiten werden wieder auf einer identischen Gliederungsebene vorgenommen. In Abschnitt 3.1.8, Projektprozesse – einige Beispiele, werden einige Darstellungen von Projektprozessen beispielhaft dargestellt. Für die einfachste Form eines Prozesses sei unser Beispiel genommen, das in Abbildung 3.37 in der Übersicht dargestellt wird. [3]

3.1.7.1 Hinweise zur Projektstrukturierung und zu Anordnungsbeziehungen

Die folgenden Hinweise für Strukturierung und Anordnungsbeziehungen sind natürlich nicht zwingend (*Project* erlaubt ja alle möglichen Vorgangsbeziehungen ohne sachlichen Verstand, außer der Verknüpfung eines Untervorganges mit seinem eigenen Sammelvorgang), aber haben sich als hilfreich erwiesen, den Ablauf klar, logisch und leicht nachvollziehbar darzustellen.

1. Ordnen Sie Ihre Vorgansliste chronologisch an. Frühere Aktivitäten stehen in der Liste oberhalb späterer Aktivitäten. Jeder Leser erwartet intuitiv, dass frühere Vorgänge in der Liste früher kommen als spätere. Vorgangsbeziehungen gibt es dann nur in einer Richtung, und zwar von oben nach unten, d. h., die Nummer des Vorgängers eines Vorganges ist immer kleiner als die eigene. Z. B. hat Vorgang 5 den Vorgang 4 zum Vorgänger, aber nicht den Vorgang 126.

   Im Zweifelsfall gebe ich einem ablauf- bzw. prozessorientierten Aufbau den Vorrang gegenüber einem Aufbau nach Arbeitspaketen.

2. Verknüpfen Sie nur Vorgänge auf der gleichen Projektstrukturebene.

[3] Wie die Prozesslogik sich dann in Aufbau, sowohl in der Struktur wie im Ablauf, des Projektes in *MS Project* darstellt, sieht man sehr klar, wenn man aus einem Tool zur Prozessdarstellung den Prozess nach einem Projektmanagementtool exportiert. Ich zeige das am Beispiel eines in dem Prozesstool *ViFlow* aufgenommenen Prozesses, der dann nach *MS Project* per Klick exportiert wird, in meinem Buch „Geschäftsprozessmanagement mit *Viso*, *ViFlow* und *MS Project*“, Hanser Verlag, 2. Auflage, München 2006

Ein Vorgang auf Ebene 1 (sei es Sammelvorgang oder Meilenstein) ist der Vorgänger eines Vorganges auf Ebene 1, ebenso wird ein Vorgang der Ebene 2 nur verknüpft mit einem Vorgang der Ebene 2 usw. Die Gliederungsebenen stellen Detaillierungsebenen dar, und deshalb ist ein Detailvorgang nur abhängig von einem Detail auf der gleichen Stufe (sonst stimmt die Struktur nicht).

3. Die Regel 2 wird noch zwingender, wenn Sie mit Meilensteinen als Abschluss für eine Phase, als Darstellung der „Auslieferung" dieser Phase arbeiten, und das ist „state of the art". Dann vereinfacht es die Vorgangsbeziehungen und erhöht die Übersichtlichkeit wesentlich, wenn die Meilensteine sich auf der gleichen Gliederungsebene befinden wie die Sammelvorgänge, die sie abschließen. Schon daraus ergibt sich, dass dann die Meilensteine Nachfolger ihres jeweiligen Sammelvorganges sind. Der Aufbau wird so auch immun gegen Fehler beim Einfügen neuer Vorgänge unterhalb der Sammelvorgangsebene, da man dann nicht mehr aufpassen muss, ob der Abschlussmeilenstein auch der Nachfolger des neuen Vorganges ist – er ist es automatisch.
4. Verknüpfen Sie nur Vorgänge innerhalb der gleichen Projektphase. Wenn Sie glauben, phasenübergreifende Abhängigkeiten zu benötigen, deutet dies auf eine nicht ablauforientierte Phasenkonstruktion hin. Überprüfen Sie, in welchen Teil des Projektablaufes die Vorgänge wirklich gehören.
5. Regel 2 – Verknüpfungen nur auf der gleichen Strukturebene – und Regel 4 – keine phasen- oder abschnittsübergreifenden Verknüpfungen – werden oft gleichzeitig verletzt. Es erhöht die Unübersichtlichkeit enorm und verwirrt jeden Betrachter eines Planes, wenn der mögliche Start einer ganzen Projektphase abhängig ist von einem winzigen Detailvorgang in einer vorgelagerten Phase. Eine Projektphase kann dann beginnen, wenn die vorgängigen Phasen abgeschlossen sind (diese beinhalten ja alle ihre Untervorgänge). Wenn Sie glauben, dass bei Ihnen das sachlich nicht richtig ist, weil Unterabschnitte in den Projektphasen parallel laufen können, müssen Sie die Einstufungen in den Projektstrukturplanebenen überprüfen bzw. ändern (siehe das Beispiel in Abschnitt 3.1.8.3, Teilabschnitte definieren und verknüpfen).

3.1.8 Projektprozesse – einige Beispiele

3.1.8.1 Wasserfall-Ablauf

Die Logik des Ablaufes, und das ist die Prozesslogik, erkennt man besser, wenn man sich nur die erste Gliederungsebene anschaut (in der Format-Symbolleiste: EINBLENDEN / GLIEDERUNGSEBENE 1), siehe Abbildung 3.37.

Ein Prozess hat einen Auslöser, d. h. einen Beginn. Das ist der Eingangswert oder der Input für diesen Prozess. Dies mag eine reale Lieferung eines anderen Prozesses sein oder auch einfach ein logischer Punkt, den wir setzen (im obigen Beispiel der „Projektstart"). Ein Prozess führt Aktivitäten durch, die zu einem Ergebnis (Output) führen. Letzteres sind die Auslieferungen des Prozesses, die Liefergegenstände (Deliverables: Daten, Informatio nen, Teile eines Planes oder einer Entwicklung, Material, Teile des Produktes, was auch immer),

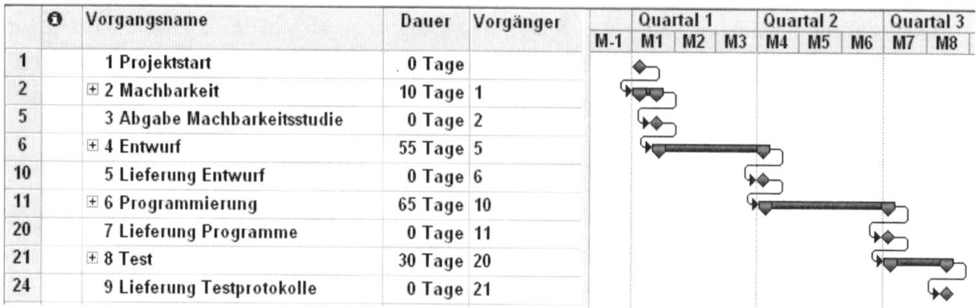

	Vorgangsname	Dauer	Vorgänger
1	1 Projektstart	0 Tage	
2	⊞ 2 Machbarkeit	10 Tage	1
5	3 Abgabe Machbarkeitsstudie	0 Tage	2
6	⊞ 4 Entwurf	55 Tage	5
10	5 Lieferung Entwurf	0 Tage	6
11	⊞ 6 Programmierung	65 Tage	10
20	7 Lieferung Programme	0 Tage	11
21	⊞ 8 Test	30 Tage	20
24	9 Lieferung Testprotokolle	0 Tage	21

Abbildung 3.37 Prozesse mit Abschlussmeilensteinen

deren Existenz und Qualität man überprüfen kann. Der Output ist wiederum entweder ein notwendiger Input für eine weitere Phase oder ein Teil des Projektergebnisses.

Wenn die Überprüfung des Ergebnisses eines Prozesses negativ ist, muss der Prozess wiederholt oder das Projekt abgebrochen werden (im obigen Beispiel kann das Ergebnis der Machbarkeitsstudie dazu führen, dass das Projekt nicht weiter durchgeführt wird). Aus der Prozessanalyse kann man lernen, dass ein Prozess, der keine wirklich benötigte Auslieferung produziert, verzichtbar ist.

3.1.8.2 Parallele Phasen

Natürlich müssen die Phasen nicht alle hintereinander liegen, es muss kein „Wasserfall" sein. Oft wird es mehrere Abschnitte geben, die parallel liegen, aber jeweils Ergebnisse produzieren, die als Input für eine weitere Phase Voraussetzung sind.

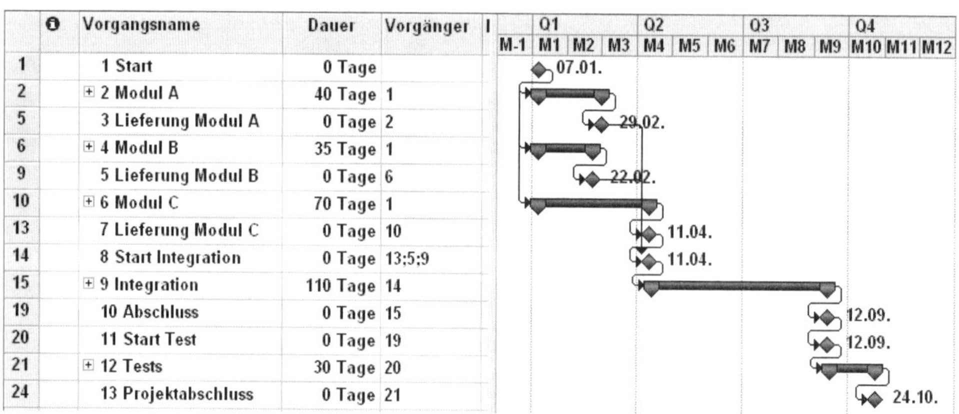

	Vorgangsname	Dauer	Vorgänger
1	1 Start	0 Tage	
2	⊞ 2 Modul A	40 Tage	1
5	3 Lieferung Modul A	0 Tage	2
6	⊞ 4 Modul B	35 Tage	1
9	5 Lieferung Modul B	0 Tage	6
10	⊞ 6 Modul C	70 Tage	1
13	7 Lieferung Modul C	0 Tage	10
14	8 Start Integration	0 Tage	13;5;9
15	⊞ 9 Integration	110 Tage	14
19	10 Abschluss	0 Tage	15
20	11 Start Test	0 Tage	19
21	⊞ 12 Tests	30 Tage	20
24	13 Projektabschluss	0 Tage	21

Abbildung 3.38 Parallele Phasen A, B und C

In diesem Beispiel liegen die Phasen der Entwicklung der Module A, B und C parallel. Deren Auslieferungen sind die Vorgänger des Startmeilensteins Integrationsphase.

In keinem der beiden Beispiele (Abbildungen 3.37 und 3.38) habe ich Vorgänge unterschiedlicher Gliederungsebenen verknüpft. Dies ist einmal aus Gründen der Prozesslogik geboten, hat aber auch in *MS Project* den Vorteil, dass Sie auf der jeweils eingeblendeten Gliederungsebene alle Verknüpfungen sehen. Es gibt keine Vorgänge, die „irgendwo“ beginnen, aber man weiß nicht warum, wenn sich der Vorgänger auf einer untergeordneten Gliederungsebene befindet.

3.1.8.3 Teilabschnitte definieren und verknüpfen

Als (Gegen-)Beispiel für die Notwendigkeit phasenübergreifender Verknüpfungen wird immer genannt, dass Vorgänge innerhalb verschiedener Phasen voneinander abhängig sind bzw. wenn man die Phasen miteinander verknüpft, dass dies zu grob ist. Durch die Verknüpfungen der Phasen ist man nicht in Lage, Teilparallelitäten zwischen Abschnitten herstellen zu können, und dadurch wird der Plan zu ungenau.

Die Lösung ist, die Abschnitte als Teilphasen so zu gliedern, dass man doch wieder gleiche Gliederungsebenen verknüpft und auch nicht phasenübergreifend verknüpfen muss.

Beispiel

Im Prinzip kann der 2. Stock eines Hauses erst gebaut werden, wenn der 1. Stock fertig ist, also ist die Phase „2. Stock“ Nachfolger der Phase „1. Stock“. In der Feinplanung stellen Sie nun fest, dass es Vorgänge für den 1. Stock gibt, wie Elektroarbeiten und Malerarbeiten, die nicht erledigt sein müssen, um den 2. Stock beginnen zu können. Dies würde – wenn 1. Stock und 2. Stock jeweils eine Phase wären – phasenübergreifende Verknüpfungen erfordern. Um trotzdem nur auf der gleichen Gliederungsebene und nicht phasenübergreifend verknüpfen zu können, teile ich die Phase 1. Stock in zwei Teile: Der 1. Teil ist Vorgänger des 2. Stocks, der 2. Teil eben nicht.

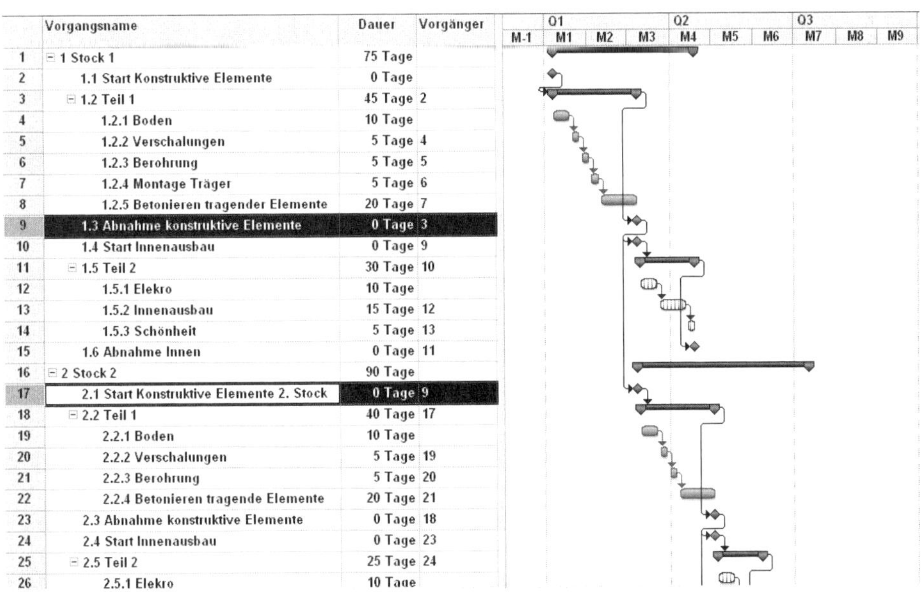

	Vorgangsname	Dauer	Vorgänger
1	− 1 Stock 1	75 Tage	
2	1.1 Start Konstruktive Elemente	0 Tage	
3	− 1.2 Teil 1	45 Tage	2
4	1.2.1 Boden	10 Tage	
5	1.2.2 Verschalungen	5 Tage	4
6	1.2.3 Berohrung	5 Tage	5
7	1.2.4 Montage Träger	5 Tage	6
8	1.2.5 Betonieren tragender Elemente	20 Tage	7
9	1.3 Abnahme konstruktive Elemente	0 Tage	3
10	1.4 Start Innenausbau	0 Tage	9
11	− 1.5 Teil 2	30 Tage	10
12	1.5.1 Elekro	10 Tage	
13	1.5.2 Innenausbau	15 Tage	12
14	1.5.3 Schönheit	5 Tage	13
15	1.6 Abnahme Innen	0 Tage	11
16	− 2 Stock 2	90 Tage	
17	2.1 Start Konstruktive Elemente 2. Stock	0 Tage	9
18	− 2.2 Teil 1	40 Tage	17
19	2.2.1 Boden	10 Tage	
20	2.2.2 Verschalungen	5 Tage	19
21	2.2.3 Berohrung	5 Tage	20
22	2.2.4 Betonieren tragende Elemente	20 Tage	21
23	2.3 Abnahme konstruktive Elemente	0 Tage	18
24	2.4 Start Innenausbau	0 Tage	23
25	− 2.5 Teil 2	25 Tage	24
26	2.5.1 Elekro	10 Tage	

Abbildung 3.39 Parallelisierung von Teilen von Phasen

Im Übrigen ermöglicht die Aufteilung von Phasen in verschiedene Unterabschnitte die Beschleunigung des Projektablaufes durch teilweise Parallelisierung dieser Abschnitte.

Keine Regel ohne Ausnahme: Hier wurde eine phasenübergreifende Verknüpfung vorgenommen, aber nur, um Stock 1 und Stock 2 als Projektphasen beizubehalten (die Alternative wäre, den Plan aufzubauen für „Konstruktive Elemente" und „Innenausbau" als Phasen, dann jeweils Untervorgänge Stock 1 und Untervorgänge Stock 2, siehe Datei Strukturbeispiel Hausbau_Variante_2). Um die Möglichkeit zu gewinnen, den Innenausbau von Stock 1 parallel zum Bau der konstruktiven Elemente des Stockes 2 (usw., falls noch mehr Stockwerke vorhanden) stattfinden zu lassen (Sie sehen dies an den unkritischen, schraffierten Vorgängen), nehmen Sie jeweils die Aufspaltung in Teil 1, „Konstruktive Elemente", und Teil 2, „Innenausbau", vor. Jetzt kann man über die Start- und Abschlussmeilensteine jeweils auf der gleichen Ebene verknüpfen, und dies macht das Ganze wieder nachvollziehbar und entspricht im Prinzip der Verknüpfung von Phasen.

3.1.8.4 Schleifen als weitere Abschnitte

Eine Beschränkung der Abbildung eines Projektplanes mit *Microsoft Project* (wie mit jedem mir bekannten Projektplanungstool) liegt darin, dass man keine Verzweigungen der Wenn-dann-Art (wie in Prozessdarstellungen üblich, siehe Abbildung 3.40) machen kann: Z. B. wenn die Integration o.k. ist, dann <JA> und gehe direkt zur Testphase und überspringe die Überarbeitungsphase. Wenn die Integration nicht o.k. ist, dann <NEIN>, und der Code muss in eine Überarbeitungsschleife, deren Ergebnisse wieder getestet werden müssen. Wenn diese Tests Fehler ergeben, dann wieder zurück in eine weitere Überarbeitungsschleife usw.

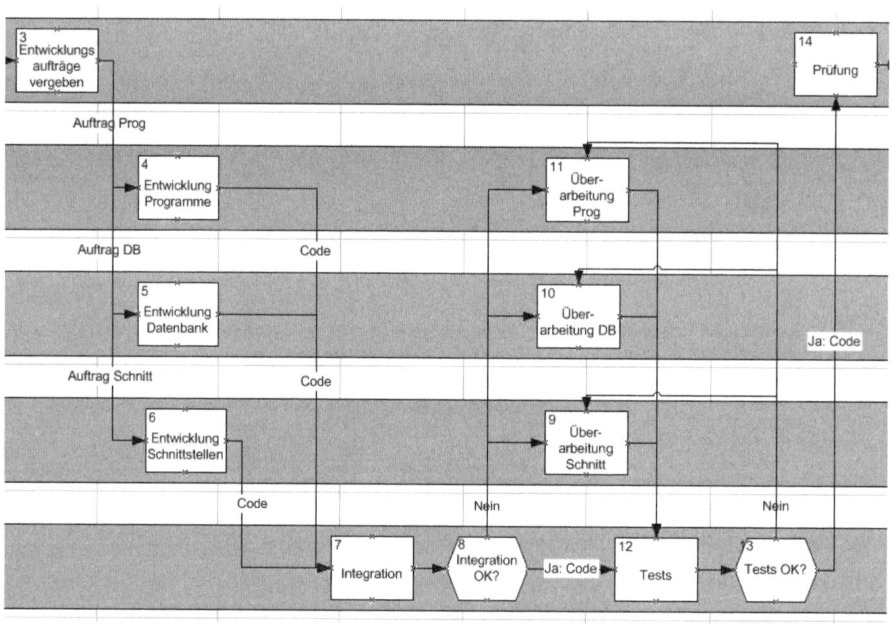

Abbildung 3.40 Schleifen in der Prozessdarstellung

Solche möglichen „Schleifen“ muss man in *Project* in der Vorgangsliste als weitere, vielleicht notwendige Phasen abbilden[4]:

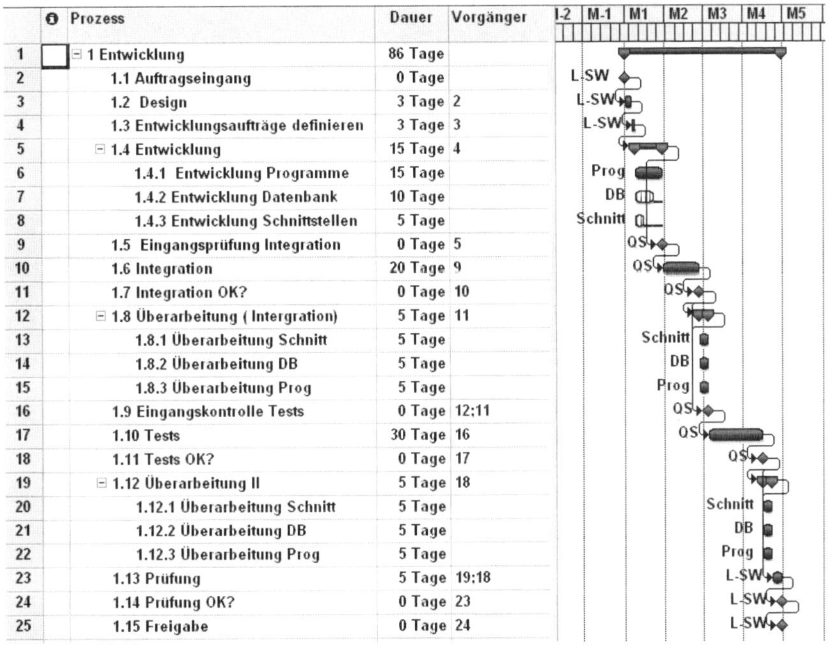

		Prozess	Dauer	Vorgänger
1		⊟ 1 Entwicklung	86 Tage	
2		1.1 Auftragseingang	0 Tage	
3		1.2 Design	3 Tage	2
4		1.3 Entwicklungsaufträge definieren	3 Tage	3
5		⊟ 1.4 Entwicklung	15 Tage	4
6		1.4.1 Entwicklung Programme	15 Tage	
7		1.4.2 Entwicklung Datenbank	10 Tage	
8		1.4.3 Entwicklung Schnittstellen	5 Tage	
9		1.5 Eingangsprüfung Integration	0 Tage	5
10		1.6 Integration	20 Tage	9
11		1.7 Integration OK?	0 Tage	10
12		⊟ 1.8 Überarbeitung (Intergration)	5 Tage	11
13		1.8.1 Überarbeitung Schnitt	5 Tage	
14		1.8.2 Überarbeitung DB	5 Tage	
15		1.8.3 Überarbeitung Prog	5 Tage	
16		1.9 Eingangskontrolle Tests	0 Tage	12;11
17		1.10 Tests	30 Tage	16
18		1.11 Tests OK?	0 Tage	17
19		⊟ 1.12 Überarbeitung II	5 Tage	18
20		1.12.1 Überarbeitung Schnitt	5 Tage	
21		1.12.2 Überarbeitung DB	5 Tage	
22		1.12.3 Überarbeitung Prog	5 Tage	
23		1.13 Prüfung	5 Tage	19;18
24		1.14 Prüfung OK?	0 Tage	23
25		1.15 Freigabe	0 Tage	24

Abbildung 3.41 Schleifen in der Vorgangsliste

Man muss dann im Ablauf entscheiden, ob man die jeweiligen Abschnitte der Überarbeitungen benötigt oder nicht. Man kann ja auch Vorgänge oder Abschnitte wieder löschen (oder bei Bedarf einfügen).

3.1.8.5 Iteratives Vorgehen

In der Softwareerstellung neigt man zu einem iterativen Vorgehen, wenn am Anfang des Projektes die Anforderungen nicht exakt definiert werden können, sei es bei innovativen Projekten oder weil man selbst oder der Kunde eine Lösung erst dann beurteilen kann, wenn ein „prüfbares“ Ergebnis vorliegt. Dieses wird in einer ersten Vorabversion produziert und dem Kunden vorgeführt, der wieder neue Anforderungen definiert, vielleicht bisherige Anforderungen streicht etc., sodass man mehrere Schleifen hat, deren Ergebnis jeweils eine „Version“ ist, die in den Reviews geprüft werden kann. Man nähert sich in mehreren Durchgängen der Lösung. Für den Plan heißt das, dass in den jeweiligen Projektphasen bestimmte Aufgaben, z. B. die „Requirements“ und die „Analyses & Design“, anteilig – jedoch mit im Projektverlauf unterschiedlicher Gewichtung – neu durchzuführen sind.

Natürlich können die Phasen in weitere Iterationen aufgespaltet werden:

4 Dies ist ein Übungsbeispiel aus meinem Buch „Geschäftsprozessmanagement mit Visio, ViFlow und MS Project“, Hanser Verlag, München 2005

	Vorgangsname	Dauer
0	⊟ Beispiel Iteration	306 Tage
1	⊟ Inception (1)	26 Tage
2	Business Modelling 1	10 Tage
3	Requirements 1	10 Tage
4	Analysis & Design 1	3 Tage
5	Implementation 1	3 Tage
6	Review 1	0 Tage
7	⊟ Elaboration (2)	70 Tage
8	Business Modelling 2	10 Tage
9	Requirements 2	20 Tage
10	Analysis & Design 2	20 Tage
11	Implementation 2	15 Tage
12	Test 2	5 Tage
13	Review 2	0 Tage
14	⊟ Construction (3)	113 Tage
15	Business Modelling 3	3 Tage
16	Requirements 3	10 Tage
17	Analysis & Design 3	10 Tage
18	Implementation 3	50 Tage
19	Test 3	30 Tage
20	Deployment 3	10 Tage
21	Review 3	0 Tage
22	⊟ Transition (4)	97 Tage
23	Requirements 4	5 Tage
24	Analysis & Design 4	2 Tage
25	Implementation 4	10 Tage
26	Test 4	30 Tage
27	Deployment 4	50 Tage
28	Review 4	0 Tage

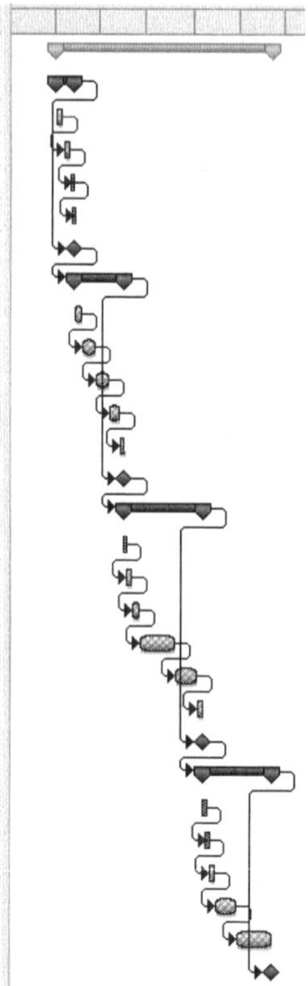

Abbildung 3.42
Iteratives Vorgehensmodell

3.1.8.6 Darstellungswunsch versus Ablauflogik

Die Vorgangsfolgen und die Meilensteine als Ergebnisse der Projektphasen stellen den sachlichen, technischen und/oder organisatorischen Ablauf dar, das ist die Prozesslogik. Vermengen Sie dies bitte nicht mit anderen Gesichtspunkten – etwa dem der gewünschten Darstellung. Der logische Aufbau der Vorgangsfolgen ist eine Sache, die Darstellung in *Project* mittels **Sortierungen**, **Gruppieren** und **Filtern** eine andere. Oft gewünscht und gemacht, aber deshalb nicht gut: die Meilensteine an den Anfang der Vorgangsliste zu setzen:

	Vorgangsname	Vorgänger
1	⊟ 1 Meilensteine	
2	1.1 Auftrag erteilt	
3	1.2 Start Prototyp	7
4	1.3 Abnahme Prototyp	11
5	1.4 Webseite erstellt	21
6	1.5 Projektende	35
7	⊞ 2 Initialisierung	2
11	⊞ 3 Entwurf Prototyp	3
21	⊞ 4 Realisierung	4
35	⊞ 5 Abnahme	5

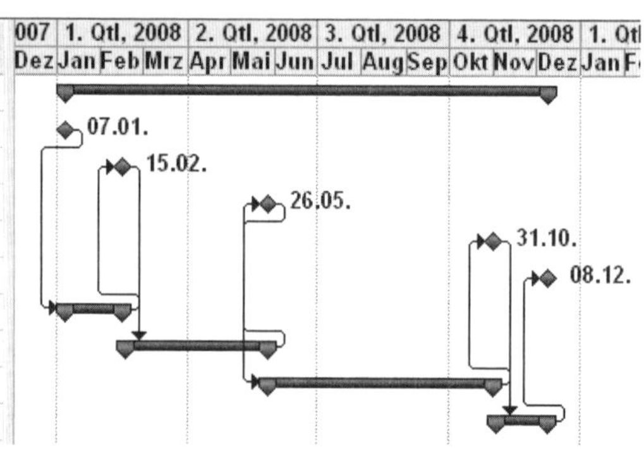

Abbildung 3.43 Meilensteine am Anfang der Vorgangsliste

Ich halte das für eine unglückliche Vermengung von Sachlogik und Darstellungswunsch, die – jedenfalls bei größeren Projektplänen – mehr zur Verwirrung als zur Übersichtlichkeit führt. Der Betrachter muss, so er die Phasen aufklappt und tiefer einsteigen will, immer schauen, wo er den Meilenstein findet, der diese Phase abschließt. Umgekehrt ist es nur scheinbar leicht, die Vorgänger der Meilensteine zu orten: Wenn der Meilenstein 4 den Vorgang 265 zum Vorgänger hat (letzter sachlicher Vorgang dieser Phase), muss der Betrachter ganz schön in dem Projektplan navigieren, um diesen Vorgang zu finden.

Empfehlung

Der Aufbau der Vorgangsliste erfolgt allein nach dem sachlichen und organisatorischen Ablauf. Eine gewünschte Darstellung nach anderen Kriterien wird über die Anwendung von FILTERN, GRUPPIERUNGEN oder SORTIERUNG jeweils temporär oder dauerhaft als eigene Ansicht hergestellt. (Schauen Sie sich die Möglichkeiten an unter Menü PROJEKT / SORTIEREN / SORTIEREN NACH ODER PROJEKT / FILTER ODER PROJEKT / GRUPPIEREN NACH:

Die Auswahl der Ansicht auf die GLIEDERUNGSEBENE 1 (siehe Abbildung 3.37) ist m. E. eine erste, aber vielleicht nur näherungsweise Lösung. Hier sieht man die Phasen und die Abschlussmeilensteine im Überblick. Aber vielleicht hat man Meilensteine auch unterhalb der ersten Gliederungsebene gesetzt, die man dann nicht sehen würde.

Der Wunsch, die Meilensteine pur zu sehen, lässt sich in der Darstellung ganz einfach über den Filter Meilensteine realisieren. Meilensteine gehören an das Ende der Phase, deren Ergebnis sie darstellen, und den Wunsch, die Meilensteine sofort zu erkennen, kann man direkt über den Filter Meilensteine realisieren, oder man macht sich eine eigene Ansicht „Meilensteine“, die diesen Filter anwendet (siehe 7. Kapitel, Abschnitt 7.7 „Eigene Filter“, Abschnitt 7.8 „Eigene Gruppen“ und Abschnitt 7.9 „Eigene Ansichten“).

Eine Auswahl der Filter finden Sie in der **Format**-Symbolleiste rechts, dort in der Liste (Standardeinstellung kein Filter, also ALLE VORGÄNGE) den Filter MEILENSTEINE (siehe die ANSICHT MEILENSTEINE in der Datei „Beispiel Meilensteine richtig“):

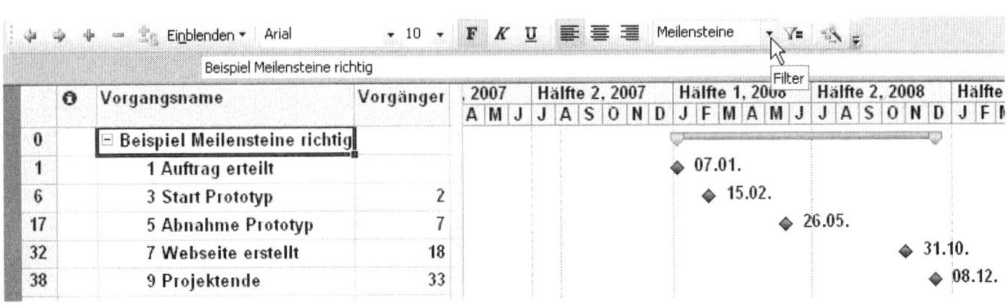

Abbildung 3.44 Filter Meilensteine

Eine weitere Möglichkeit, sich die Meilensteine in der Darstellung an den Kopf der Vorgangsliste zu setzen, besteht über: PROJEKT / GRUPPIEREN NACH: MEILENSTEINE.

Rückgängig machen Sie eine Gruppierung durch PROJEKT / GRUPPIEREN NACH: OHNE GRUPPE (siehe ANSICHT GRUPPIERUNG MEILENSTEINE in der Datei „Beispiel Meilensteine richtig“.).

3.2 Ergebnis der Planung: Berechnete Termine

Wenn Sie einen Projektplan in der bisher geschilderten Art aufgebaut haben, haben Sie als Ergebnis der Planung die errechneten Termine. Sie definieren die Vorgänge („Was ist zu tun?“), Sie schätzen den Aufwand („Wie lange?“), und Sie bilden den Ablauf Ihres Projektes über die Vorgangsbeziehungen ab („Was ist zuvor zu tun?“). Daraus errechnet das Programm das notwendige Zeitfenster für dieses Vorhaben. Ausgehend von dem von Ihnen festgelegten Anfangstermin zeigt es Ihnen die errechneten Termine für die Vorgänge und die Meilensteine, die Sie als Eingang und Ausgang von Projektphasen definieren sollten.

Sie haben jetzt Ihren Terminplan im reinen Zustand der Planung. Alles ist vollkommen flexibel: Jede Änderung, sei es des Anfangstermins oder einer Vorgangsdauer oder -beziehung, führt zur Neuberechnung der Termine.

Wir benutzen bisher das Programm als reine Terminberechnungsmaschine, und das heißt, es gibt bisher keinerlei feste Termine (die wir im nächsten Abschnitt behandeln).

Um die Projektdauer insgesamt sehen zu können, können wir uns den Projektsammelvorgang anzeigen lassen, der automatisch einen Sammelvorgang über das ganze Projekt legt. Mit EXTRAS / OPTIONEN / ANSICHT / GLIEDERUNGSOPTIONEN können Sie die ANZEIGE DES PROJEKTSAMMELVORGANGES aktivieren. Als Text für den Projektsammelvorgang wird der Dateiname genommen, solange Sie nicht unter DATEI / EIGENSCHAFTEN einen davon abweichenden Projektnamen eingegeben haben.

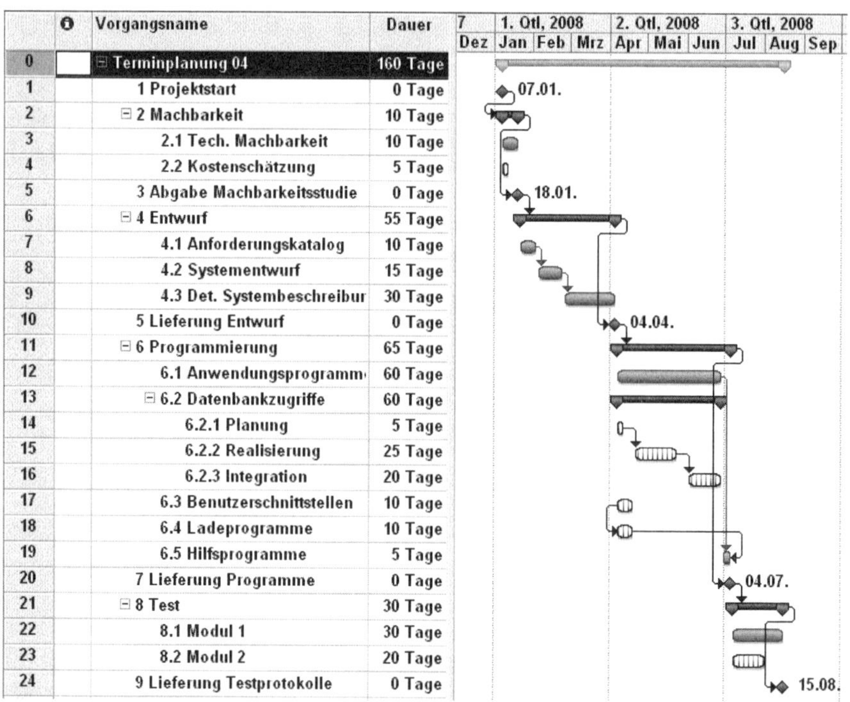

	Vorgangsname	Dauer
0	Terminplanung 04	160 Tage
1	1 Projektstart	0 Tage
2	2 Machbarkeit	10 Tage
3	2.1 Tech. Machbarkeit	10 Tage
4	2.2 Kostenschätzung	5 Tage
5	3 Abgabe Machbarkeitsstudie	0 Tage
6	4 Entwurf	55 Tage
7	4.1 Anforderungskatalog	10 Tage
8	4.2 Systementwurf	15 Tage
9	4.3 Det. Systembeschreibur	30 Tage
10	5 Lieferung Entwurf	0 Tage
11	6 Programmierung	65 Tage
12	6.1 Anwendungsprogramm	60 Tage
13	6.2 Datenbankzugriffe	60 Tage
14	6.2.1 Planung	5 Tage
15	6.2.2 Realisierung	25 Tage
16	6.2.3 Integration	20 Tage
17	6.3 Benutzerschnittstellen	10 Tage
18	6.4 Ladeprogramme	10 Tage
19	6.5 Hilfsprogramme	5 Tage
20	7 Lieferung Programme	0 Tage
21	8 Test	30 Tage
22	8.1 Modul 1	30 Tage
23	8.2 Modul 2	20 Tage
24	9 Lieferung Testprotokolle	0 Tage

Abbildung 3.45 Projekt mit Projektsammelvorgang (Datei Terminplanung 04.mpp)

3.3 Fortgeschrittene Features der Vorgangsplanung

3.3.1 PERT-Analyse (Drei-Punkte-Schätzung)

Der PMBOK Guide und einige andere Experten halten eine Drei-Punkte-Schätzung für den Aufwand für wesentlich treffsicherer als nur eine Ein-Punkt-Schätzung, wie wir das bisher gemacht haben. Bei einer Drei-Punkte-Schätzung wird ein optimistischer, ein realistischer und ein pessimistischer Wert angenommen. Die unterschiedliche Schätzung kann von verschiedenen Personen kommen, oder eine Person nimmt einen Wert an für den Fall, dass alles problemlos läuft, und einen für den Fall, dass alle zu erwartenden Probleme auch wirklich eintreten, und einen realistischen Wert dazwischen. Wenn man eine Normalverteilung der geschätzten Werte annimmt, liegt die Spannweite zwischen niedrigstem (optimistisch) und höchstem (pessimistisch) Aufwand immerhin eine statistische Wahrscheinlichkeit von 80%. Aus diesen drei Schätzungen wird dann ein gewichteter Durchschnitt für den Aufwand errechnet.

Nun spricht der PMBOK Guide von einer Drei-Punkte-Schätzung für den Aufwand und nicht für die Dauer. Klassische Projektplaner definieren ja die Vorgänge als Arbeitspakete und schätzen deshalb den Aufwand. In *MS Project* gibt es aber nur die Drei-Punkte-Schätzung für die Dauer, und sie nennt sich PERT-Analyse (= Program Evaluation and Review Technique). Ich denke, die Dauer damit zu schätzen und das dann in Aufwand zu transformieren, sollte kein Problem sein, wenn Sie zu einem pragmatischen Vorgehen bereit sind. Wenn wir dann im übernächsten Kapitel die Ressourcenplanung behandeln, werden Sie sehen, dass aus der **Dauer** in *Project* der identische Betrag im Feld **Arbeit** (das den Aufwand darstellt) errechnet wird, wenn Sie bei der ersten Zuweisung zu einem Vorgang grundsätzlich eine Ressource mit 100% zuweisen. Sie können also einfach unterstellen, dass Sie jetzt eine Drei-Punkte-Schätzung für den Aufwand vornehmen, wenn Sie annehmen, dass Sie dann diesen Vorgängen mit der errechneten Durchschnittsdauer bei der Erstzuweisung immer **eine Ressource mit 100%** zuweisen.

(Wir werden bei den weiteren Übungen hier im Buch mit dem Stand der Datei Terminplanung 04.mpp weiterarbeiten, sodass es günstig ist, wenn Sie die Übung jetzt mit einer Datei durchführen, die Sie unter einem anderen Namen speichern. Auf meiner Homepage stelle ich Ihnen diese Datei unter dem Namen Terminplanung Drei_Punkte_Schätzung.mpp zur Verfügung.)

3.3.1.1 PERT-Analyse-Symbolleiste

In *Project* nennt sich das **PERT**(Program Evaluation and Review Technique)**-Analyse**. Diese ist nur über Symbolleisten aufzurufen, entweder über die rechte Maustaste, PERT-ANALYSE, oder über EXTRAS / SYMBOLLEISTEN. Auch in der Symbolleiste ANALYSE ist die PERT-ANALYSE als eine Option vorhanden.

(Wenn die Symbolleiste **Analyse** als auch die **PERT-Analyse** bei Ihnen nicht vorhanden sind, haben Sie keine „vollständige" Installation des Programms. Da hilft nur das Nachinstallieren, die PERT-Analyse ist ein Add-on zu *MS Project*, das nur bei einer **vollständigen Installation** automatisch mitinstalliert wird.)

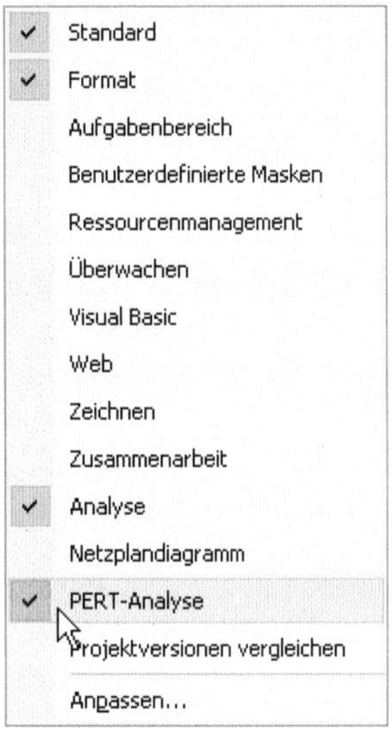

Abbildung 3.46
Symbolleiste PERT-Analyse

Die Symbolleiste **PERT-Analyse** besteht aus den Symbolen (von rechts nach links):

<table>
<tr><td>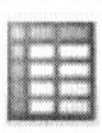</td><td>PA-EINGABETABELLE:
Hier kann man die optimistischen, realistischen und pessimistischen Werte in der Tabelle eingeben (siehe Abbildung 3.49).</td></tr>
<tr><td>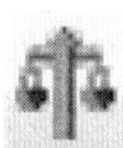</td><td>PERT-Gewichtungen festlegen
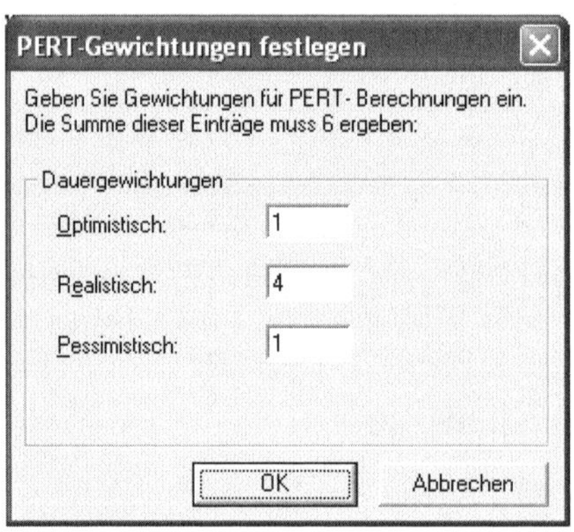

Abbildung 3.47
Gewichtungsfaktoren festlegen
Im Standard werden zur Berechnung des gewichteten Durchschnitts der optimistische Wert und der pessimistische Wert jeweils mit dem Faktor 1, der realistische Wert mit dem Faktor 4 eingerechnet und dann die Summe durch 6 geteilt.</td></tr>
</table>

<table>
<tr><td></td><td>Sie können das ändern, aber die Summe der Gewichtungswerte muss 6 ergeben.</td></tr>
<tr><td></td><td>PERT-EINGABEMASKE
Statt in der PA-Eingabetabelle kann man die optimistischen, realistischen und pessimistischen Werte auch in der PERT-Eingabemaske für jeden Vorgang eingeben. Man bräuchte dann nicht die Tabelle zu wechseln.
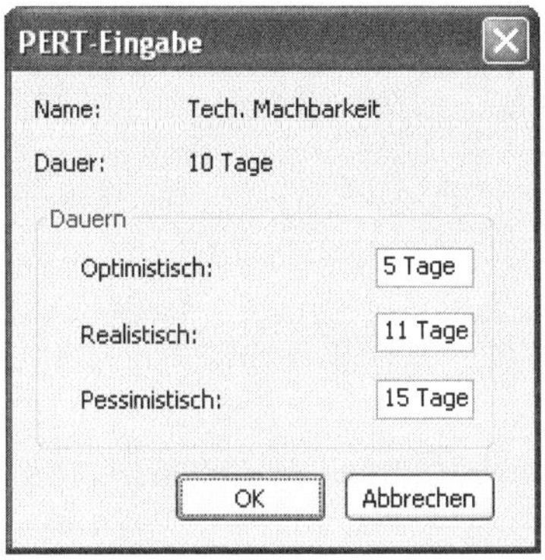

Abbildung 3.48
Eingabe in der PERT-Eingabemaske</td></tr>
<tr><td>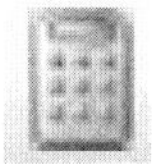</td><td>PERT berechnen
Durch Klicken auf dieses Symbol wird die Berechnung des gewichteten Durchschnitts ausgeführt (siehe Abbildung 3.51).</td></tr>
<tr><td>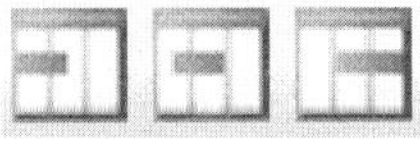</td><td>BALKENDIAGRAMM OPTIMISTISCH, REALISTISCH, PESSIMISTISCH
Mit diesen Symbolen werden jeweils die Balkendiagramme dargestellt, die auf den optimistischen, realistischen und pessimistischen Annahmen beruhen.</td></tr>
</table>

Hinweis:

Wenn man das erste Mal dieses Add-on benutzt und die Symbole klickt, kommt eine etwas unerklärliche Fehlermeldung, dass die Datei nicht erkannt wird. Einfach noch mal probieren, ab dem zweiten Mal hat es bei mir geklappt.

3.3.1.2 PERT-Analyse durchführen

Ich rufe die PERT-EINGABETABELLE auf und trage Werte ein, wobei ich bewusst auch in einen Teil, die Testphase, keine Werte eintrage:

	Vorgangsname	Dauer	Optimistische Dauer	Realistische Dauer	Pessimistische Dauer
0	⊟ Terminplanung Drei Punkte Schätzun	160 Tage	160 Tage	160 Tage	160 Tage
1	Projektstart	0 Tage	0 Tage	0 Tage	0 Tage
2	⊟ Machbarkeit	10 Tage	10 Tage	10 Tage	10 Tage
3	Tech. Machbarkeit	10 Tage	5 Tage	11 Tage	15 Tage
4	Kostenschätzung	5 Tage	3 Tage	5 Tage	9 Tage
5	Abgabe Machbarkeitsstudie	0 Tage	0 Tage	0 Tage	0 Tage
6	⊟ Entwurf	55 Tage	55 Tage	55 Tage	55 Tage
7	Anforderungskatalog	10 Tage	5 Tage	10 Tage	15 Tage
8	Systementwurf	15 Tage	10 Tage	12 Tage	20 Tage
9	Det. Systembeschreibung	30 Tage	20 Tage	25 Tage	50 Tage
10	Lieferung Entwurf	0 Tage	0 Tage	0 Tage	0 Tage
11	⊟ Programmierung	65 Tage	65 Tage	65 Tage	65 Tage
12	Anwendungsprogramme	60 Tage	30 Tage	50 Tage	90 Tage
13	⊟ Datenbankzugriffe	60 Tage	60 Tage	60 Tage	60 Tage
14	Planung	5 Tage	5 Tage	7 Tage	10 Tage
15	Realisierung	25 Tage	20 Tage	25 Tage	30 Tage
16	Integration	20 Tage	20 Tage	22 Tage	25 Tage
17	Benutzerschnittstellen	10 Tage	0 Tage	0 Tage	0 Tage
18	Ladeprogramme	10 Tage	5 Tage	8 Tage	10 Tage
19	Hilfsprogramme	5 Tage	1 Tag	5 Tage	10 Tage
20	Lieferung Programme	0 Tage	0 Tage	0 Tage	0 Tage
21	⊟ Test	30 Tage	30 Tage	30 Tage	30 Tage
22	Modul 1	30 Tage	0 Tage	0 Tage	0 Tage
23	Modul 2	20 Tage	0 Tage	0 Tage	0 Tage
24	Lieferung Testprotokolle	0 Tage	0 Tage	0 Tage	0 Tage

Abbildung 3.49 Werte in der PA-Eingabetabelle

Jetzt klicke ich auf das Taschenrechner-Symbol PERT BERECHNEN:

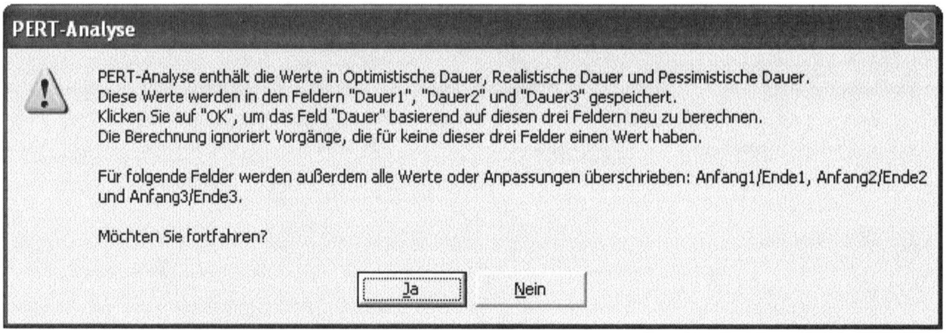

Abbildung 3.50 Hinweis auf die Speicherung der PERT-Werte

Dies ist für die etwas fortgeschrittenen Benutzer und solche, die dies werden wollen, ein äußerst wichtiger Hinweis. *Project* stellt sogenannte benutzerdefinierte Felder zur Verfügung. Das sind Felder, die nicht vom Programm belegt sind, sondern für den Benutzer zur freien Verfügung stehen. Ich will sie deshalb freie Felder nennen. Der Hinweis sagt uns, dass die eingegebenen und daraus errechneten PERT-Werte gespeichert werden, und zwar (im Prinzip werden diese Felder von dem Add-in umbenannt):

- Optimistische Dauer — Dauer 1
- Realistische Dauer — Dauer 2
- Pessimistische Dauer — Dauer 3
- Optimistische Lage der Vorgänge — Anfang1/Ende1
- Realistische Lage der Vorgänge — Anfang2/Ende2
- Pessimistische Lage der Vorgänge — Anfang3/Ende3

So hat man diese Werte auch später zur Verfügung, etwa zur Dokumentation.

Die errechneten Werte der PERT-Analyse zeigen eine erhebliche Spannweite der geschätzten Gesamtdauer – deutlicher als bei den Abweichungen der einzelnen Vorgänge – des Projektes: von 125 Tagen für die optimistische Schätzung bis 230 Tage für die pessimistische Schätzung.

Die Vorgänge der Testphase wurden nicht neu berechnet, da wir hier keine Schätzwerte eingegeben haben. Hier handelt es sich nämlich nicht um eine geschätzte, sondern um eine gesetzte Dauer. Es werden 30 und 20 Tage getestet, mit offenem Ergebnis.

	Vorgangsname	Dauer	Optimistische Dauer	Realistische Dauer	Pessimistische Dauer
0	⊟ Terminplanung Drei Punkte Schätzung	156,33 Tage	125 Tage	152 Tage	230 Tage
1	Projektstart	0 Tage	0 Tage	0 Tage	0 Tage
2	⊟ Machbarkeit	10,67 Tage	5 Tage	11 Tage	15 Tage
3	Tech. Machbarkeit	10,67 Tage	5 Tage	11 Tage	15 Tage
4	Kostenschätzung	5,33 Tage	3 Tage	5 Tage	9 Tage
5	Abgabe Machbarkeitsstudie	0 Tage	0 Tage	0 Tage	0 Tage
6	⊟ Entwurf	51,33 Tage	35 Tage	47 Tage	85 Tage
7	Anforderungskatalog	10 Tage	5 Tage	10 Tage	15 Tage
8	Systementwurf	13 Tage	10 Tage	12 Tage	20 Tage
9	Det. Systembeschreibung	28,33 Tage	20 Tage	25 Tage	50 Tage
10	Lieferung Entwurf	0 Tage	0 Tage	0 Tage	0 Tage
11	⊟ Programmierung	64,33 Tage	55 Tage	64 Tage	100 Tage
12	Anwendungsprogramme	53,33 Tage	30 Tage	50 Tage	90 Tage
13	⊟ Datenbankzugriffe	64,33 Tage	55 Tage	64 Tage	75 Tage
14	Planung	7,17 Tage	5 Tage	7 Tage	10 Tage
15	Realisierung	25 Tage	20 Tage	25 Tage	30 Tage
16	Integration	22,17 Tage	20 Tage	22 Tage	25 Tage
17	Benutzerschnittstellen	10 Tage	0 Tage	0 Tage	0 Tage
18	Ladeprogramme	7,83 Tage	5 Tage	8 Tage	10 Tage
19	Hilfsprogramme	5,17 Tage	1 Tag	5 Tage	10 Tage
20	Lieferung Programme	0 Tage	0 Tage	0 Tage	0 Tage
21	⊟ Test	30 Tage	30 Tage	30 Tage	30 Tage
22	Modul 1	30 Tage	0 Tage	0 Tage	0 Tage
23	Modul 2	20 Tage	0 Tage	0 Tage	0 Tage
24	Lieferung Testprotokolle	0 Tage	0 Tage	0 Tage	0 Tage

Abbildung 3.51 Die fertige PERT-Analyse

3.3.2 Spezielle Terminberechnungen

Das Programm errechnet die Termine mittels der Netzplantechnik. Diese führt sowohl eine Vorwärtsrechnung durch, indem es ausgehend vom Starttermin die Vorgangsdauern addiert. Die Ergebnisse der Vorwärtsrechnung werden als „Frühester Anfang“ und „Frühestes Ende“ ausgewiesen. Dann führt es die Rückwärtsrechnung durch, indem es vom Endtermin die Vorgangsdauern subtrahiert – dies ergibt den jeweiligen „Spätesten Anfang“ und das „Späteste Ende“ (siehe 1. Kapitel, Abschnitt 1.2.4, „Wie werden die Termine berechnet?“).

Man kann sich natürlich auch das Ergebnis der Rückwärtsrechnung anzeigen lassen, entweder pro Vorgang oder auch für das Projekt insgesamt.

3.3.2.1 Späteste Lage

Für jeden Vorgang gibt es die früheste Lage „So früh wie möglich“ und die späteste Lage „So spät wie möglich“.

☐ Übung

In unserem Beispielprojekt haben wir den Vorgang 18, „Ladeprogramme“, ja so recht eigenartig verknüpft: Einmal sollte er nicht früher beginnen als Vorgang 17, hat also zu diesem eine Anfang-Anfang-Beziehung, dann darf er aber nicht später enden als Vorgang 19, hat also hier eine Ende-Ende-Beziehung.

Legen Sie diesen Vorgang in den INFORMATIONEN ZUM VORGANG/SPEZIAL/EINSCHRÄNKUNGSART: SO SPÄT WIE MÖGLICH.

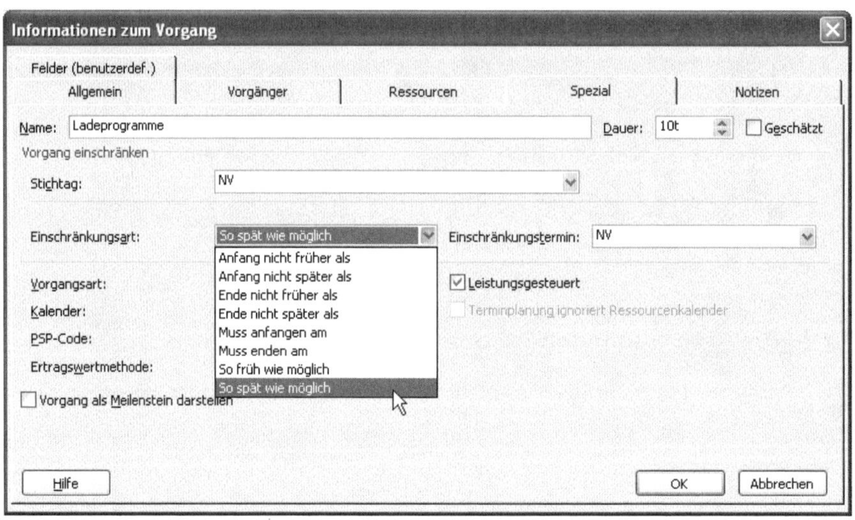

Abbildung 3.52 Früheste oder Späteste Lage

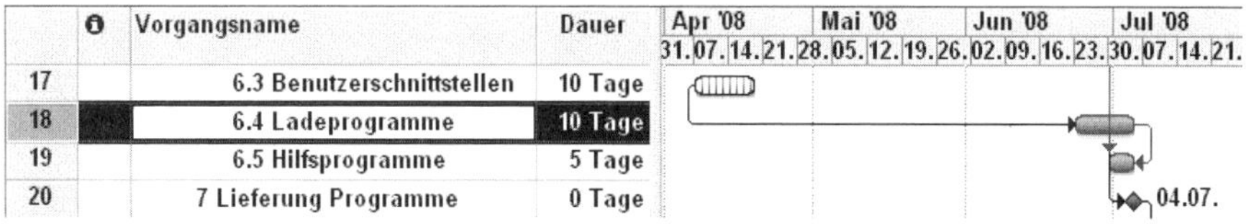

	Vorgangsname	Dauer
17	6.3 Benutzerschnittstellen	10 Tage
18	6.4 Ladeprogramme	10 Tage
19	6.5 Hilfsprogramme	5 Tage
20	7 Lieferung Programme	0 Tage

Abbildung 3.53 Vorgang so spät wie möglich

Beachten Sie, dass der Vorgang keine Pufferzeit mehr hat, also eine weitere Verzögerung oder Verlängerung den Projektendtermin verschieben würde. Sie können natürlich wieder auf SO FRÜH WIE MÖGLICH umstellen. Sie können sich auch in der Ansicht TABELLE: BERECHNETE TERMINE die berechneten Anfangs- und Endtermine, den jeweils **Spätesten Anfang** und das **Späteste Ende** und die **Pufferzeiten** anzeigen lassen:

	Vorgangsname	Anfang	Ende	Spätester Anfang	Spätestes Ende	Freie Pufferzeit	Gesamte Pufferzeit
0	Terminplanung 04	07.01.08	15.08.08	07.01.08	15.08.08	0 Tage	0 Tage
1	1 Projektstart	07.01.08	07.01.08	07.01.08	07.01.08	0 Tage	0 Tage
2	2 Machbarkeit	07.01.08	18.01.08	07.01.08	18.01.08	0 Tage	0 Tage
3	2.1 Tech. Machbarkeit	07.01.08	18.01.08	07.01.08	18.01.08	0 Tage	0 Tage
4	2.2 Kostenschätzung	07.01.08	11.01.08	14.01.08	18.01.08	5 Tage	5 Tage
5	3 Abgabe Machbarkeitsstudie	18.01.08	18.01.08	21.01.08	21.01.08	0 Tage	0 Tage
6	4 Entwurf	21.01.08	04.04.08	21.01.08	04.04.08	0 Tage	0 Tage
7	4.1 Anforderungskatalog	21.01.08	01.02.08	21.01.08	01.02.08	0 Tage	0 Tage
8	4.2 Systementwurf	04.02.08	22.02.08	04.02.08	22.02.08	0 Tage	0 Tage
9	4.3 Det. Systembeschreibun(	25.02.08	04.04.08	25.02.08	04.04.08	0 Tage	0 Tage
10	5 Lieferung Entwurf	04.04.08	04.04.08	07.04.08	07.04.08	0 Tage	0 Tage
11	6 Programmierung	07.04.08	04.07.08	07.04.08	04.07.08	0 Tage	0 Tage
12	6.1 Anwendungsprogramme	07.04.08	27.06.08	07.04.08	27.06.08	0 Tage	0 Tage
13	6.2 Datenbankzugriffe	07.04.08	27.06.08	14.04.08	04.07.08	5 Tage	5 Tage
14	6.2.1 Planung	07.04.08	11.04.08	14.04.08	18.04.08	0 Tage	5 Tage
15	6.2.2 Realisierung	21.04.08	23.05.08	28.04.08	30.05.08	0 Tage	5 Tage
16	6.2.3 Integration	02.06.08	27.06.08	09.06.08	04.07.08	5 Tage	5 Tage
17	6.3 Benutzerschnittstellen	07.04.08	18.04.08	23.06.08	04.07.08	0 Tage	55 Tage
18	6.4 Ladeprogramme	07.04.08	18.04.08	23.06.08	04.07.08	55 Tage	55 Tage
19	6.5 Hilfsprogramme	30.06.08	04.07.08	30.06.08	04.07.08	0 Tage	0 Tage
20	7 Lieferung Programme	04.07.08	04.07.08	07.07.08	07.07.08	0 Tage	0 Tage
21	8 Test	07.07.08	15.08.08	07.07.08	15.08.08	0 Tage	0 Tage
22	8.1 Modul 1	07.07.08	15.08.08	07.07.08	15.08.08	0 Tage	0 Tage
23	8.2 Modul 2	07.07.08	01.08.08	21.07.08	15.08.08	10 Tage	10 Tage
24	9 Lieferung Testprotokolle	15.08.08	15.08.08	15.08.08	15.08.08	0 Tage	0 Tage

Abbildung 3.54 Tabelle Berechnete Termine

3.3.2.2 Rückwärtsrechnung für das gesamte Projekt

Man kann sich das ganze Projekt ausgehend vom gewünschten oder vorgegebenen Endtermin aus rückwärts berechnen lassen. Nur um keine Missverständnisse entstehen zu lassen: Wenn Sie einen vorgegebenen Endtermin haben, ist es sinnvoller, diesen als fixen Endmeilenstein (mit einer entsprechenden Termineinschränkung, behandeln wir im nächsten Abschnitt) einzubauen. Dann sieht man, ob man (bei „normaler" Berechnung vom Anfangstermin aus) diesen Termin halten kann oder nicht. Aber die Rückwärtsrechnung kann Ihnen zeigen, dass Sie, wenn Sie den vorgegebenen Endtermin erreichen möchten, vor drei Monaten oder so hätten anfangen müssen.

In PROJEKT/PROJEKTINFO können Sie die BERECHNUNG VOM: PROJEKTENDE einstellen und den ENDTERMIN: eingeben. Dann wird der Anfangstermin berechnet.

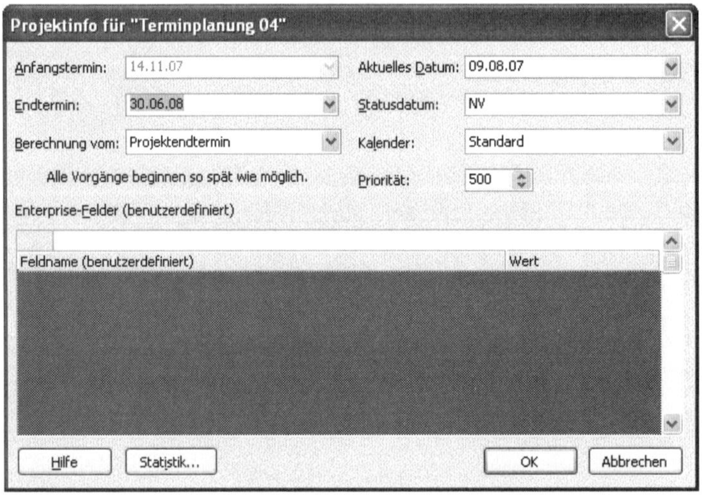

Abbildung 3.55
Berechnung vom Endtermin

Schauen Sie selbst nach dem dann errechneten Anfangstermin!

3.3.2.3 Vorgänge mit besonderen Kalendern

Gegen eine sorgfältige Planung wird oft – zu Unrecht – die Realität, die Wirklichkeit ins Feld geführt. Diese sei ganz anders: So könnten manche Vorgänge nicht jederzeit, sondern nur an ganz bestimmten Tagen ausgeführt werden. Dies könnte zwar an den Ressourcen liegen und wäre dann über den Ressourcenkalender zu erreichen (z. B. Schichtarbeit), aber es kann speziell für einen Vorgang ohne Ressource oder mit wechselnden Ressourcen gelten (der Ressourceneinsatz wird über deren Kalender gesteuert, kommt in Kapitel 5).

Z. B. kann ein Vorgang auf einer Baustelle oder bei einem Umzug nur montags beginnen, weil dazu fünf aufeinanderfolgende, nicht durch ein Wochenende unterbrochene Werktage notwendig sind. Für die Herstellung des Bodens einer Halle werden fünf aufeinanderfolgende Tage ohne Wochenende benötigt – kann also immer nur montags beginnen. Das Gleiche trifft zu, wenn ich einen Vorgang definieren muss, zu dem eine – sagen wir externe – Ressource notwendig ist, die zwar immer verfügbar, aber einen weiten Reiseweg hat: Ein Vorgangsbeginn am Freitagnachmittag wäre da doch sehr unerwünscht.

Die Lösung ist ein entsprechender Kalender, der diesem Vorgang oder einem Vorgänger zugrunde gelegt wird. In unserem Beispiel kann das nicht der Kalender des Vorganges selbst sein, denn dieser soll ja gerade an allen Werktagen laufen, aber ich kann ihn durch die Verknüpfung mit einem Vorgänger, der immer nur montags stattfinden kann, auf einen – jeweils bei Verschiebungen neu berechneten – Montag legen.

Vorgehen:

1. Spezifischen Kalender herstellen:
   - EXTRAS/ARBEITSZEIT ÄNDERN.../NEUEN KALENDER ERSTELLEN...
     Dem Kalender einen Namen geben, z. B. „Montag“:
   - Register ARBEITSWOCHEN/STANDARD/DETAILS...
     Alle Tage außer Montag markieren und TAGE ALS ARBEITSFREIE ZEIT FESTLEGEN

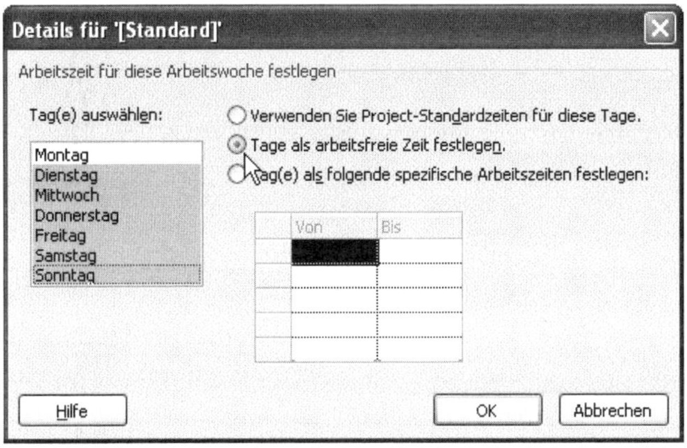
Details für '[Standard]'
Arbeitszeit für diese Arbeitswoche festlegen
Tag(e) auswählen:
Montag
Dienstag
Mittwoch
Donnerstag
Freitag
Samstag
Sonntag
Verwenden Sie Project-Standardzeiten für diese Tage.
Tage als arbeitsfreie Zeit festlegen.
Tag(e) als folgende spezifische Arbeitszeiten festlegen:
Von
Bis
Hilfe
OK
Abbrechen

Abbildung 3.56
Arbeitswoche mit nur Montag als Arbeitstag

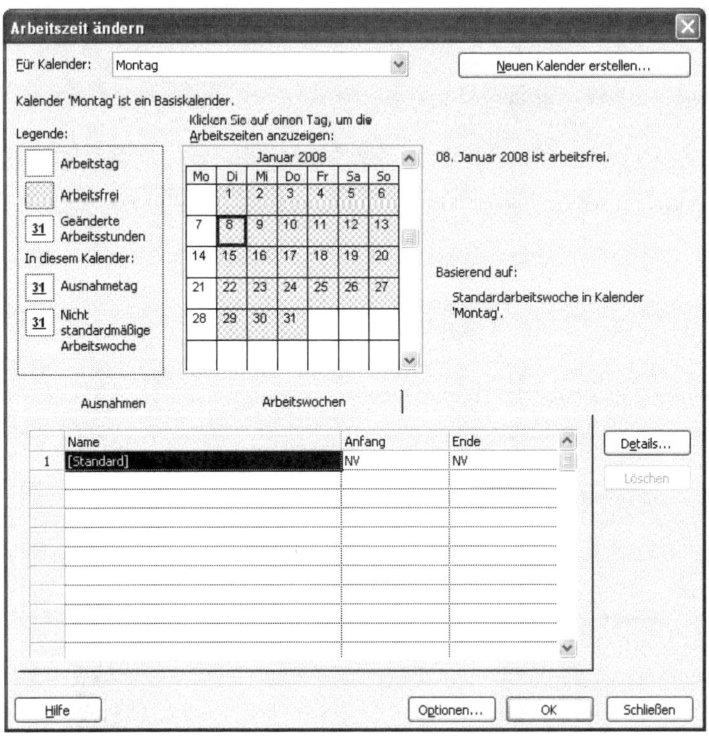

Abbildung 3.57
Kalender Montag

2. Vorgangsspezifischen Kalender zuweisen:

   INFORMATIONEN ZUM VORGANG/SPEZIAL/KALENDER:

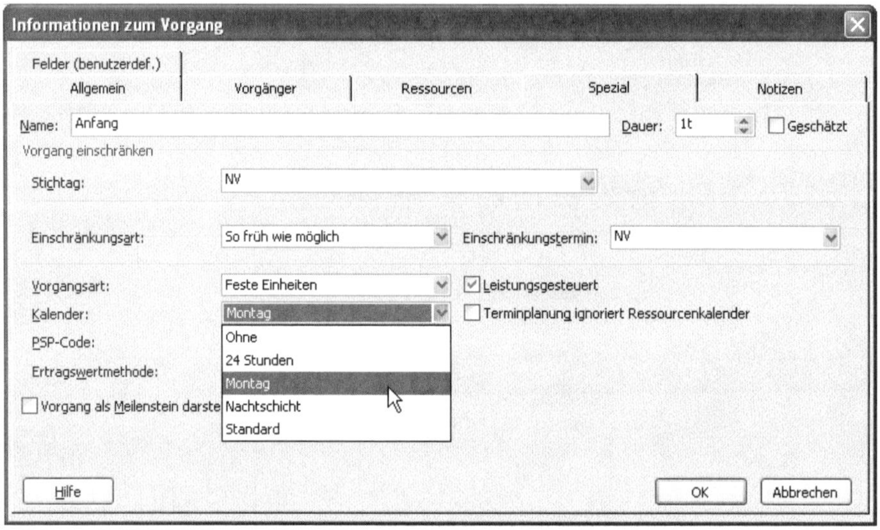

Abbildung 3.58 Vorgangsspezifischen Kalender zuweisen

In der Indikator-Spalte wird angezeigt, dass diesem Vorgang ein spezifischer Kalender zugeordnet ist.

3. Vorgang Anfang-Anfang verknüpfen:

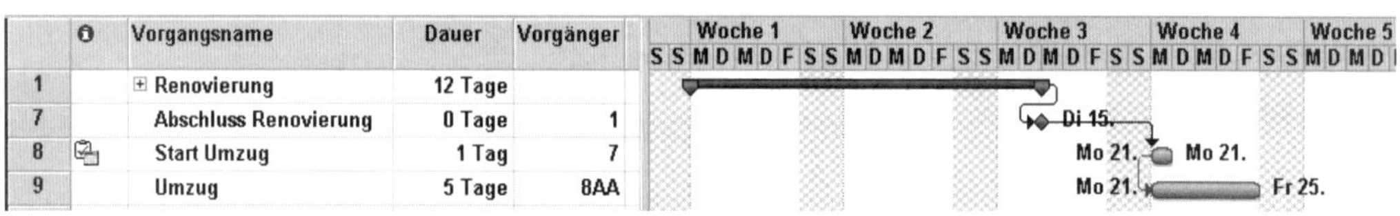

Abbildung 3.59 Vorgang beginnt immer am Montag.

Testen Sie: Gleichgültig, wie lange der Vorgänger (der Sammelvorgang „Renovierung") dauert, der Vorgang „Umzug ausführen" beginnt immer montags und liegt damit immer in einer ganzen Arbeitswoche ohne Unterbrechung durch ein Wochenende. (Für Experten: Finden Sie eine Lösung, die identifiziert, ob die jeweilige Woche einen Feiertag enthält, und schließen Sie diese ebenfalls aus.)

Hinweis

Die Lösung, einfach einen Montag als festen Starttermin einzugeben, ist keine der Projektmanagement-Philosophie angemessene Vorgehensweise und schlecht in der praktischen Projektarbeit. Ändert sich in Ihren Projekten ab und zu einmal etwas? Wenn in unserem Beispiel die Renovierung länger dauert, verschiebt sich der Umzug und kann dann auch wieder nur montags beginnen. Bei jeder Änderung müsste man sich den neuen Termin überlegen und eintippen, also sich gerade die Arbeit selbst machen (und möglicherweise etwas übersehen oder Fehler dabei machen), die eigentlich das Programm abnehmen soll.

Eine Planung muss immer so planen, dass sie gegenüber Änderungen flexibel ist. Die Lösung über den Kalender hier bringt immer das gewünschte Ergebnis, unabhängig von der geplanten oder wirklichen Dauer des oder der Vorgänger oder gar des Projektes. Da wir in der Planung vollkommen flexibel gegenüber Änderungen sein müssen, werden (bisher) alle Termine berechnet, und das heißt, bei Änderungen neu berechnet. Aber jetzt kommen wir zu den wirklichen Fixterminen.

3.4 Termineinschränkungen und feste Termine

Wir haben bis jetzt das Tool als reine Terminberechnungsmaschine benutzt, die uns, ausgehend von dem Anfangstermin (oder dem Endtermin) über die Vorgänge und ihre Dauer und Ihre Anordnungsbeziehungen, alle Termine errechnet. Alle Termine sind das Ergebnis der Planung. Ist das so?

Schön wäre es für uns Projektmenschen, wenn, bevor Termine festgelegt werden, eine sorgfältige Planung erfolgen würde, die als Ergebnis die möglichen Termine ja überhaupt erst herausbekommt. Das wäre gelebte Projektkultur: Erst eine sorgfältige Planung, dann die Festlegung auf Termine! Für einen Projektplaner folgen (!) Terminvereinbarungen der Planung.

Ich erspare mir, auf die tief philosophische Frage einzugehen, woher denn Termine ohne vorausgehende Planung kommen. Ich weiß natürlich, dass es in der Realität mannigfache Einschränkungen gibt, woher die auch immer kommen mögen. Leider gibt es dadurch viele Projektpläne, die das Scheitern schon in sich tragen. Bei vollkommen unrealistischen Terminzusagen hilft Ihnen auch keine noch so qualifizierte Toolanwendung, diese zu halten.

Man kann natürlich versuchen, und dies ist mein Anliegen, darauf hinzuwirken, die Planungsqualität zu verbessern, und das heißt, so viel Planung wie möglich und so wenig Vorab-Terminfestlegungen wie möglich. In der Lebenswirklichkeit müssen wir mit Einschränkungen und Terminfestlegungen leben. In der Realität arbeitet die Projektleitung gegen „Feste Termine", woher immer die kommen, und ihre Aufgabe und Kunst ist es, diese zu halten.

In einer gelebten Projektkultur werden nach sorgfältiger Planung Termine zugesagt („keine Termine ohne vorherige Planung"). Aber auch wenn Sie extern vorgegebene feste Termine haben und diese einarbeiten müssen, sind die folgenden Ausführungen nützlich. Sie sehen dann in der Planung, ob die Fixtermine möglich sind oder ob Sie schon von Anfang an Terminplankonflikte haben. Oder Sie sehen in der Projektdurchführung, ob die Fixtermine in Gefahr geraten und Sie folglich eingreifen müssen, um diese zu halten.

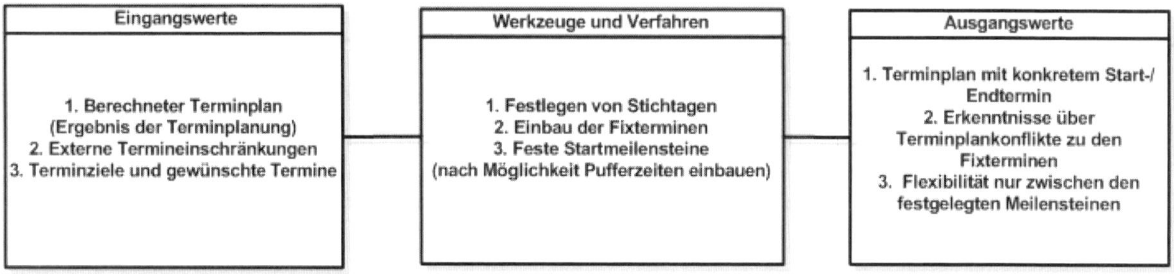

Abbildung 3.60 Prozess Terminmanagement

- **Eingangswerte:**
  Der **Terminplan**, wie wir ihn bisher haben errechnen lassen. Weiterhin benötigen wir **externe Termineinschränkungen** oder **feste Termine**, die wir uns als Terminziele selbst setzen.
- **Werkzeuge und Verfahren:**
  Festsetzen der Stichtage und Eingabe der Fixtermine.

  Feste Startmeilensteine von Projektphasen haben eine doppelte Funktion: Erstens bauen Sie ein festes Termingerüst ein, das den Benutzer bei wesentlichen Terminänderungen warnt und große Projektpläne erst beherrschbar macht. Wenn die festen Startmeilensteine später als die berechneten Endmeilensteine der Vorgängerphase gesetzt werden können, haben Sie sich entsprechende Zeitreserven als Pufferzeiten eingebaut.
- **Ausgangswerte:**
  Die nicht unwesentliche Einsicht, ob wir die gesetzten Termine voraussichtlich werden halten können oder ob wir einen **Terminplankonflikt** haben. Im ersten Fall kann uns *Project* die **positiven Pufferzeiten** anzeigen, im letzteren Fall die **negativen Pufferzeiten**, die uns die Zeit anzeigen, die wir einsparen müssten, um die Fixtermine zu halten. (Dies erfordert dann einen neuen Planungsdurchgang.)

  Bei festen Startmeilensteinen entsteht eine Pufferzeit, die bei Änderungen vom Programm automatisch abgebaut wird, und es wird eine Warnung erzeugt, wenn diese festen Startmeilensteine voraussichtlich verletzt werden.

3.4.1 Stichtage

Eine Möglichkeit, Terminziele oder Terminvorgaben in *Project* abzubilden, besteht in der Eingabe eines STICHTAGES für einen Vorgang. Diesen finden Sie in den INFORMATIONEN ZUM VORGANG/SPEZIAL.

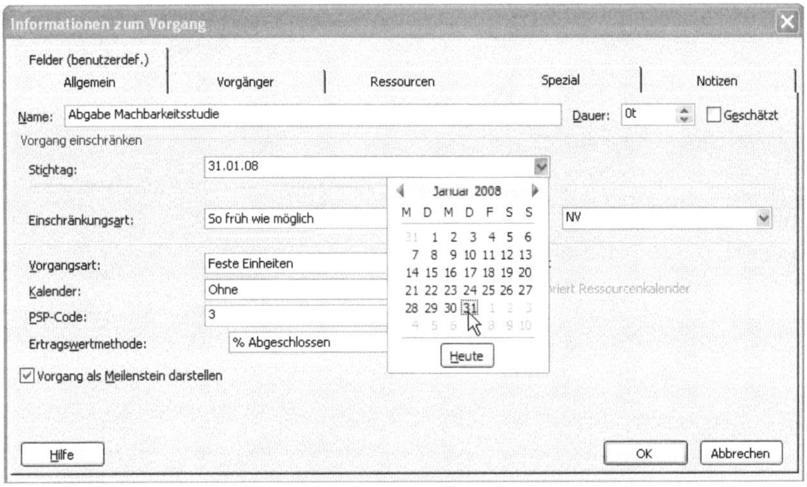

Abbildung 3.61
Stichtag eintragen

☐ **Übung:**

(Ich übernehme die Datei Terminplanung04 und speichere diese als Terminmanagement01. Mit dieser Datei arbeiten wir weiter.)

Tragen Sie den Stichtag für den Meilenstein „Abgabe Machbarkeitsstudie" ein auf den 31. 01. 08, auf jeden Fall später als der berechnete Termin.

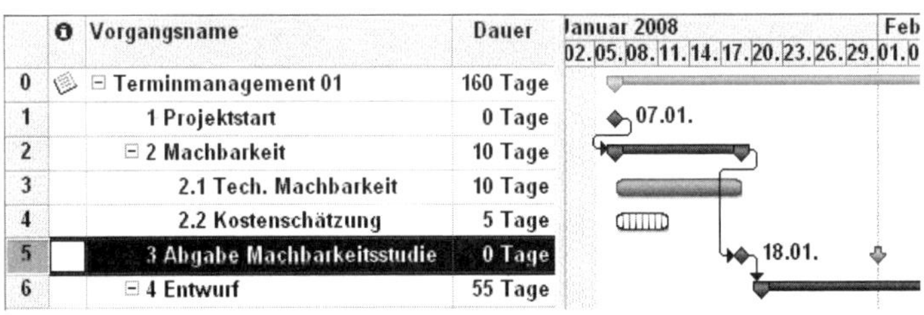

Abbildung 3.62
Darstellung des Stichtages

Dieser Stichtag liegt ja nach dem berechneten Termin, sodass wir kein Problem haben. Der Stichtagstermin wird in der Standarddarstellung des Balkenplanes mit einem grünen gerahmten Pfeil dargestellt.

(Zur besseren Sichtbarkeit des grünen Pfeils als Stichtag habe ich unter FORMAT/BALKENARTEN in der Liste der Balkenarten ganz unten die Darstellung von GERAHMT auf VOLL umgestellt.)

Wenn Sie nun einen kritischen Vorgang um mehr als den zeitlichen Spielraum verlängern, den Sie zwischen dem bisher berechneten Termin und dem Stichtag haben, sehen Sie, dass das voraussichtliche Ende später als dieser Stichtag liegt.

□ Übung

Verlängern Sie den Vorgang „Tech. Machbarkeit“ auf 25 Tage.

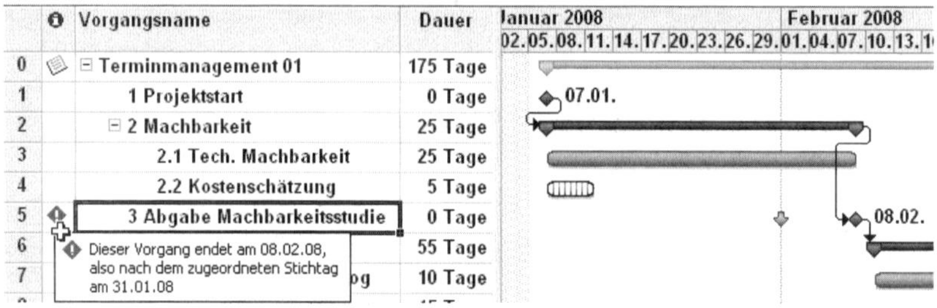

Abbildung 3.63 Indikator für Stichtagsverletzung

Das rote Karo mit innen hellem Ausrufezeichen in der Indikatorenspalte warnt Sie, dass hier das berechnete Ende des Vorganges später als der Stichtag liegt. Sie haben einen Terminplankonflikt, der in der Berechnung des kritischen Weges als negative GESAMTE PUFFERZEIT ausgewiesen wird:

	Vorgangsname	Anfang	Ende	Spätester Anfang	Spätestes Ende	Freie Pufferzeit	Gesamte Pufferzeit
0	⊟ Terminmanagement 01	07.01.08	05.09.08	24.12.07	05.09.08	0 Tage	-6 Tage
1	1 Projektstart	07.01.08	07.01.08	07.01.08	07.01.08	0 Tage	0 Tage
2	⊟ 2 Machbarkeit	07.01.08	08.02.08	24.12.07	31.01.08	0 Tage	-6 Tage
3	2.1 Tech. Machbarkeit	07.01.08	08.02.08	24.12.07	31.01.08	0 Tage	-6 Tage
4	2.2 Kostenschätzung	07.01.08	11.01.08	14.01.08	18.01.08	5 Tage	5 Tage
5	3 Abgabe Machbarkeitsstudie	08.02.08	08.02.08	31.01.08	31.01.08	0 Tage	-6 Tage

Abbildung 3.64 Negative gesamte Pufferzeit bei einem Terminplankonflikt

Project zeigt in der Ansicht TABELLE: BERECHNETE TERMINE zwei Pufferzeiten: Die FREIE PUFFERZEIT ist die Pufferzeit bis zum unmittelbaren Nachfolger (und können Sie m. E. vergessen). Die GESAMTE PUFFERZEIT ist entscheidend und zeigt den zeitlichen Spielraum an, den der Vorgang zum Projektende hat (siehe 1. Kapitel, Abschnitt 1.2.4, „Wie werden die Termine berechnet?“).

Die **Gesamte Pufferzeit** ist jetzt negativ, da der **Späteste Anfang** und das **Späteste Ende** in der Rückwärtsrechnung vom **Stichtag (Fixtermin)** ausgehend berechnet werden, und dieser liegt jetzt früher als der berechnete Endtermin. So ergibt sich, dass die in der Vorwärtsrechnung berechneten **Anfang**- bzw. **Ende**-Termine später liegen als der **Späteste Anfang** bzw. das **Späteste Ende** aus der Rückwärtsrechnung. Die negative **Gesamte Pufferzeit** zeigt also die Zeitdifferenz an, die Sie einsparen müssten, wenn Sie den **Stichtag** erreichen wollen. Diese wird insgesamt an jedem kritischen Vorgang ausgewiesen. In unserem Beispiel müssten wir also insgesamt sechs Werktage einsparen, um den Stichtag einzuhalten.

☐ **Übung**

Stellen Sie die Dauer des Vorganges „Tech. Machbarkeit" wieder auf die ursprünglichen zehn Tage. Falls Sie die Spalte **Dauer** vermissen: Wechseln Sie einfach wieder in die Ansicht TABELLE: EINGABE.

3.4.2 Termineinschränkungen

In den INFORMATIONEN ZUM VORGANG im Register SPEZIAL (Abbildung 3.52) sehen Sie die möglichen EINSCHRÄNKUNGSARTEN und rechts davon den EINSCHRÄNKUNGSTERMIN.

Im Standard berechnet Project die Termine SO FRÜH WIE MÖGLICH, und das ist ohne Einschränkung; der *Einschränkungstermin* ist deshalb NV = NICHT VERFÜGBAR.

Einschränkung heißt, Sie, der Benutzer, schränken das Programm ein, diese Termine frei zu berechnen. Die eingeschränkten Termine werden dann je nach Einschränkungsart vom Programm nicht neu berechnet – auch wenn sich alles ändert!

Über die EINSCHRÄNKUNGSART können Sie einen Termin in einer Richtung (z. B. ANFANG NICHT FRÜHER ALS, ENDE NICHT SPÄTER ALS) oder unverrückbar ganz fest (MUSS ANFANGEN AM, MUSS ENDEN AM) auf einen EINSCHRÄNKUNGSTERMIN festlegen.

SO FRÜH WIE MÖGLICH und SO SPÄT WIE MÖGLICH sind keine Einschränkungen, sondern nehmen – so der Termin vorher eine Einschränkung hatte – diese heraus und löschen dabei gleichzeitig den EINSCHRÄNKUNGSTERMIN.

SO FRÜH WIE MÖGLICH	legt den Vorgang auf die früheste Lage, die sich aus der Vorwärtsrechnung ergibt (Einschränkungstermin wird gelöscht).
SO SPÄT WIE MÖGLICH	legt den Vorgang in die späteste Lage, die sich aus der Rückwärtsrechnung ergibt (Einschränkungstermin wird gelöscht).
ANFANG NICHT FRÜHER ALS	Einschränkungstermin eingeben, der Vorgang beginnt dann zum eingegebenen Termin oder danach, wenn der berechnete Termin später liegt.
ANFANG NICHT SPÄTER ALS	Einschränkungstermin eingeben, der Vorgang beginnt dann zum eingegebenen Termin oder davor (wenn der berechnete Termin früher liegt).
ENDE NICHT FRÜHER ALS	Einschränkungstermin eingeben, der Vorgang endet dann zum eingegebenen Termin oder danach (wenn der berechnete Termin später liegt).
ENDE NICHT SPÄTER ALS	Einschränkungstermin eingeben, der Vorgang endet dann zum eingegebenen Termin oder davor (wenn der berechnete Termin früher liegt).

MUSS ANFANGEN AM	verankert den Anfang des Vorganges fest an dem eingegebenen Einschränkungstermin.
MUSS ENDEN AM	verankert das Ende des Vorganges fest auf den eingegebenen Einschränkungstermin.

Wenn Sie eine Einschränkungsart wählen (SO FRÜH WIE MÖGLICH und SO SPÄT WIE MÖGLICH sind **keine** Einschränkungen!) und keinen EINSCHRÄNKUNGSTERMIN eingeben, nimmt das Programm jeweils den **berechneten Termin** als EINSCHRÄNKUNGSTERMIN.

Hinweis

Bei BERECHNUNG VOM: PROJEKTANFANGSTERMIN (Standardeinstellung in PROJEKTINFO):

Wenn Sie in das Feld **Anfang** einen Termin eingeben, wird der Vorgang eingeschränkt mit ANFANG NICHT FRÜHER ALS!

Wenn Sie in das Feld ENDE einen Termin eingeben, wird der Vorgang eingeschränkt mit ENDE NICHT FRÜHER ALS!

Wenn Sie im Balkendiagramm einen Vorgang mit der Maus anfassen und in seiner Lage verschieben, wird der Vorgang eingeschränkt mit ANFANG NICHT FRÜHER ALS!

Bei BERECHNUNG VOM: PROJEKTENDTERMIN dreht sich das um: Das Programm versucht immer, bei der Eingabe eines Termins oder der manuellen Verschiebung von Balken die Einschränkungsart vorzunehmen, die in die Rechenrichtung verschoben werden kann.

Sie erkennen eine Terminfestlegung in der Spalte der Indikatoren an einem Kalenderzeichen:

Rote Kästchen im Kalendersymbol sind solche für **feste** Einschränkungen (die nicht in die Rechenrichtung verschoben werden können),

blaue Symbole erscheinen bei Einschränkungen, die in die Rechenrichtung verschoben werden können, bei Berechnung vom Projektanfang also nach hinten.

Project spricht immer von „**festen** Einschränkungen" bei:

- MUSS ANFANGEN AM
- MUSS ENDEN AM

Weiterhin sind feste Einschränkungen die Einschränkungen, die bei der Berechnung vom Projektanfangstermin nicht nach hinten verschoben werden können, also nicht später liegen dürfen:

- ENDE NICHT SPÄTER ALS
- ANFANG NICHT SPÄTER ALS

Die jeweils andere Art der Einschränkung, die in die Rechenrichtung verschoben werden kann, wird mit einem blauen Indikatorzeichen versehen.

Hinweis

Verwenden Sie feste Termine und Termineinschränkungen so sparsam wie möglich! **Feste Termine** müssen Sie bei Änderungen wieder manuell ändern! Wenn Ihr Projekt – wie viele Projekte – sich dadurch auszeichnet, dass sich immer alles ändert, bedeutet jeder festgelegte

Termin einen zusätzlichen Pflegeaufwand, d. h., Sie müssen ihn manuell ändern. Lassen Sie bei Änderungen das Programm die neuen Termine errechnen und Ihnen die Arbeit abnehmen – das ist der Sinn eines Projektplanungstools!

3.4.2.1 Anfang nicht früher als

Die Einschränkung ANFANG NICHT FRÜHER ALS wird man sicher öfter benötigen, wenn externe Einflüsse keinen früheren Anfang zulassen, z. B. ein Lieferant nicht vor einem bestimmten Termin liefern kann. Der Vorgang, zu dem ein Teil benötigt wird, kann dann eben nicht früher anfangen, aber später, falls notwendig (soweit dieses Teil gelagert werden kann, ansonsten empfiehlt sich natürlich ein MUSS ANFANGEN AM).

Aber Vorsicht: Falls der Lieferant dann doch früher liefern kann, müssen Sie den neuen Liefertermin neu eintippen, das Programm berechnet ihn nicht früher!

☐ Übung

Schränken Sie den Vorgang „Entwurf" ein mit ANFANG NICHT FRÜHER auf den EINSCHRÄNKUNGSTERMIN 04.02.08. Beachten Sie den Indikator und seine Farbe.

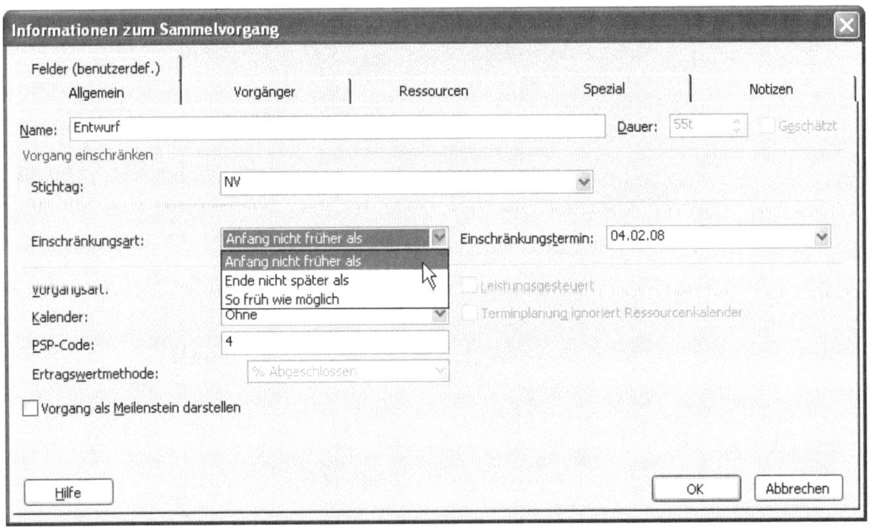

Abbildung 3.65 Anfang nicht früher als

Ein Sammelvorgang kann nicht fest verankert werden, hier fehlen die festen Einschränkungsarten.

Hinweis

Wenn Sie einen Vorgang auf einen Termin festlegen, der später liegt als sein berechneter Termin, schaffen Sie eine Zeitreserve um die Differenz zwischen berechnetem und festgelegtem (später liegendem) Termin. Alle Vorgänger haben diese Differenz und sind nicht mehr kritisch, da sie nicht mehr den Endtermin bestimmen, sondern dieser wird durch den festgelegten Termin bestimmt.

3.4.2.2 Ende nicht später als

Diese Einschränkungsart eignet sich dazu, sich durch das Programm warnen zu lassen, wenn ein – extern oder selbst gesetzter – spätester Endtermin in Gefahr gerät. Solange der berechnete Endtermin früher liegt, ist ja alles in Ordnung.

☐ **Übung (Datei Terminmanagement01)**

Schränken Sie den Meilenstein „Abgabe Machbarkeitsstudie" ein mit ENDE NICHT SPÄTER ALS auf den 31.01.08 (gleicher Termin wie der Stichtag), auf jeden Fall später als der berechnete Termin.

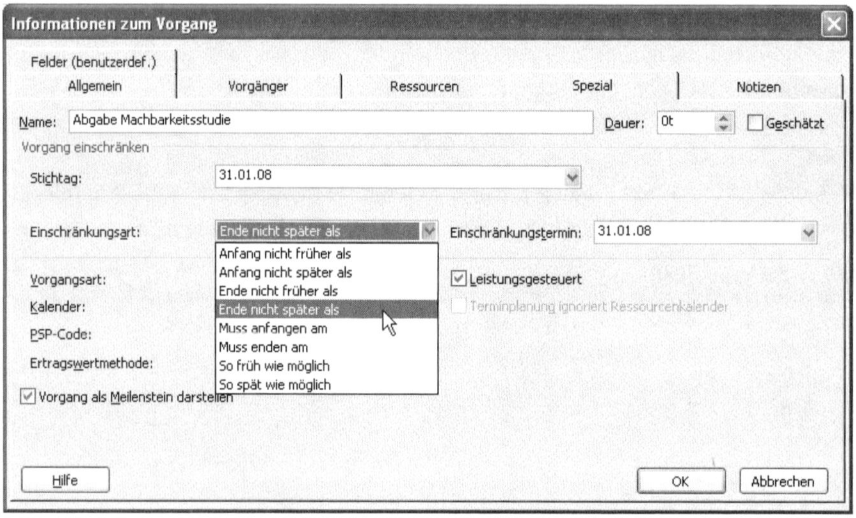

Abbildung 3.66 Ende nicht später

Wenn Sie diese Eingabe mit OK abschließen, warnt das Programm Sie vor den Konsequenzen einer solchen Festlegung:

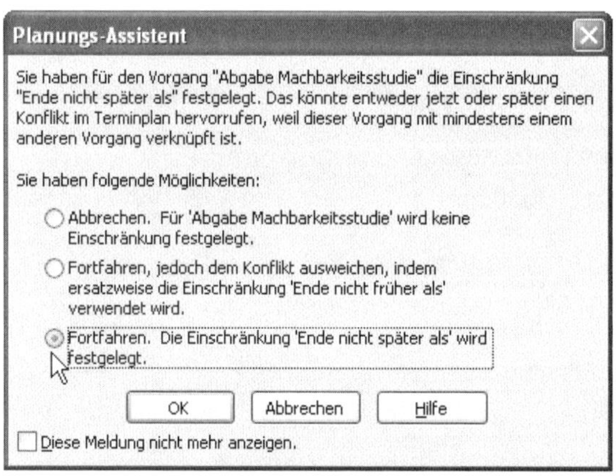

Abbildung 3.67
Warnung vor einer festen Einschränkung

Der Vorgang ist mit anderen Vorgängen verknüpft, d. h., seine Terminierung hängt von anderen Vorgängen ab. Zusätzlich wollen Sie ihn auf einen festen Termin festlegen und das „**könnte entweder jetzt oder später einen Konflikt im Terminplan hervorrufen**". Soll heißen, dann unterliegt dieser Vorgang zwei Einflüssen: Einmal der Berechnung über seine Vorgänger, zum anderen durch den von Ihnen eingegebenen Fixtermin, und das könnte sich ja beißen.

Die erste Option ABBRECHEN führt einfach dazu, dass weder die Einschränkung noch der Einschränkungstermin eingetragen wird.

Die zweite Option wechselt die Einschränkung auf ENDE NICHT FRÜHER ALS ein. Dann dürften wir nicht vor dem eingegebenen Termin (31.01.08) mit unserer Machbarkeitsstudie fertig werden, hätten aber ab da alle Zeit der Welt. Eigentlich wollten wir das Gegenteil erreichen.

Die dritte Option ist die, die unsere Überlegung im Programm realisiert.

Beachten Sie den roten Indikator für einen Fixtermin, der nicht nach hinten verschoben werden kann.

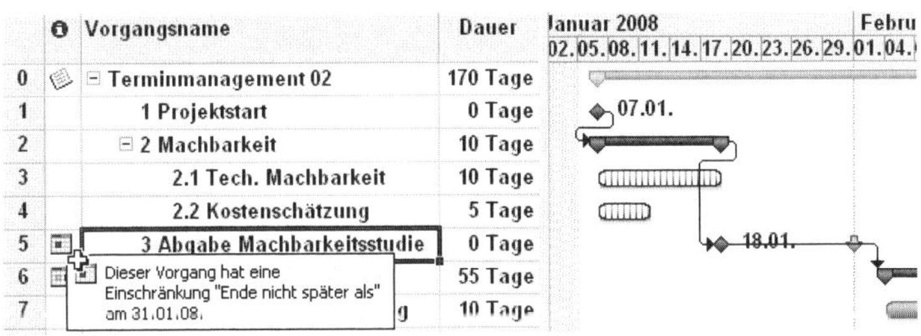

Abbildung 3.68
Indikator für feste Einschränkung

Beachten Sie, dass der Pfeil im Balkendiagramm den eingegebenen Stichtag am 31.01. darstellt. Einen Einschränkungstermin ENDE NICHT SPÄTER ALS erkennen Sie nur am Indikator, wird jedoch nicht im Balkendiagramm dargestellt. Es ist deshalb eine Möglichkeit, einen Einschränkungstermin auch im Balkendiagramm sichtbar zu machen, indem man diesen Einschränkungstermin auch als Stichtag eingibt.

□ Übung

Verlängern Sie den Vorgang „Tech. Machbarkeit" auf 25 Tage.

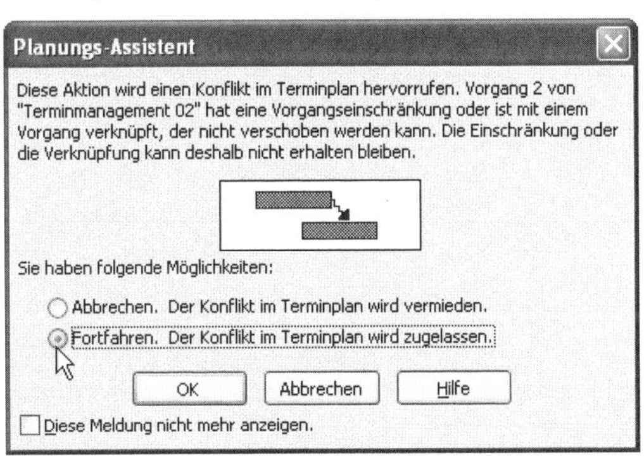

Abbildung 3.69
Warnung vor einem Terminplankonflikt

Dies ist nun keine „virtuelle" Warnung mehr wie die in Abbildung 3.67 dargestellte („… könnte eventuell jetzt oder später …"), sondern das ist eine Warnung vor einem echten Konflikt. **Diese Aktion wird einen Konflikt hervorrufen, da dieser Vorgang mit einem Vorgang verknüpft (ist), der nicht verschoben werden kann**. Der von uns mit einer Einschränkung ENDE NICHT SPÄTER ALS versehene Meilenstein kann nicht hinter den Einschränkungstermin verschoben werden, folglich haben wir einen Terminplankonflikt. Nehmen Sie den Konflikt an.

3.4.3 Konfliktanalyse

Ein Terminplankonflikt entsteht dann, wenn mindestens ein berechneter Termin später liegt als ein festgelegter Termin und die beiden Vorgänge miteinander direkt oder indirekt über eine Vorgangsfolge verknüpft sind.

Project zeigt dann, dass der festgelegte Termin durch die Dauer und den Ablauf der Vorgänge in Gefahr gerät, und meldet diesen Konflikt mit der Warnung, die in Abbildung 3.69 dargestellt ist. Allerdings erscheint diese Warnung nur, wenn die berechneten Werte die Grenze überschreiten, die der Fixtermin setzt. Hat man diese Grenze einmal überschritten, ist man für das Programm jenseits von „Gut und Böse" und darf so lange brauchen, wie man will.

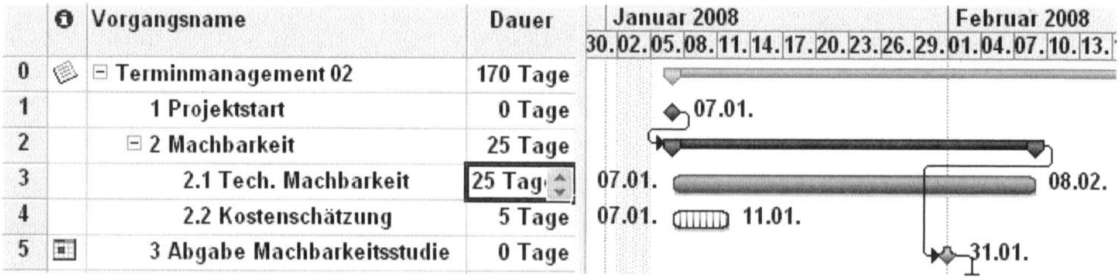

Abbildung 3.70 Vorgang endet nach dem festgelegten Abschlussmeilenstein.

Nun haben wir schon bei der Verletzung des Stichtages gesehen, dass *Project* bei einer Terminüberschreitung eine negative Pufferzeit berechnet. Man kann sich die **Gesamte Pufferzeit** als Spalte einblenden (EINFÜGEN/SPALTE/GESAMTE PUFFERZEIT), oder Sie wechseln in die Tabelle BERECHNETE TERMINE:

Eine positive **Gesamte Pufferzeit** zeigt Ihnen an, um wie viel Zeit diese Vorgänge verschoben oder verlängert werden können, ohne das Projektende zu beeinflussen. Kritische Vorgänge haben eine Pufferzeit von null, sie bestimmen den Endtermin. Die negative **Gesamte Pufferzeit** zeigt Ihnen die Zeit an, die Sie einsparen müssten, um den Fixtermin zu halten.

Die negative Pufferzeit kommt zustande, indem die Subtraktion der spätesten Lage von der frühesten Lage (hier im Standard entspricht **Anfang** und **Ende** dem **Frühesten Anfang** und dem **Frühesten Ende**, da *Project* im Standard die Termine **So früh wie möglich** legt) eben negativ wird. Der späteste Termin eines Vorganges ergibt sich aus der Rückwärtsrech-

	Vorgangsname	Anfang	Ende	Spätester Anfang	Spätestes Ende	Gesamte Pufferzeit
0	⊟ Terminmanagement 02	07.01.08	29.08.08	24.12.07	29.08.08	-6 Tage
1	1 Projektstart	07.01.08	07.01.08	24.12.07	24.12.07	-6 Tage
2	⊟ 2 Machbarkeit	07.01.08	08.02.08	24.12.07	31.01.08	-6 Tage
3	2.1 Tech. Machbarkeit	07.01.08	08.02.08	24.12.07	31.01.08	-6 Tage
4	2.2 Kostenschätzung	07.01.08	11.01.08	25.01.08	31.01.08	14 Tage
5	3 Abgabe Machbarkeitsstudie	31.01.08	31.01.08	31.01.08	31.01.08	-6 Tage
6	⊟ 4 Entwurf	04.02.08	18.04.08	04.02.08	18.04.08	0 Tage
7	4.1 Anforderungskatalog	04.02.08	15.02.08	04.02.08	15.02.08	0 Tage
8	4.2 Systementwurf	18.02.08	07.03.08	18.02.08	07.03.08	0 Tage
9	4.3 Det. Systembeschreibu	10.03.08	18.04.08	10.03.08	18.04.08	0 Tage
10	5 Lieferung Entwurf	18.04.08	18.04.08	21.04.08	21.04.08	0 Tage

Abbildung 3.71 Pufferzeiten in der Tabelle Berechnete Termine

nung (siehe 1. Kapitel, „Wie werden die Termine berechnet?"), und diese nimmt als Ausgangspunkt nicht den errechneten Endtermin, sondern den von uns eingegebenen Fixtermin. Deshalb zeigen uns die Termine der Rückwärtsrechnung die Termine, die wir einhalten müssten, um den Fixtermin zu halten.

Man kann sich die positiven und die negativen Pufferzeiten auch grafisch anzeigen lassen. Im 6. Kapitel, das die Anpassungen des Programms behandelt, entwickle ich die Ansicht im 7. Kapitel „Konfliktanalyse" (siehe Kapitel 7, Abschnitt 7.10, „Beispiel: Ansicht Konfliktanalyse"). Diese zeigt links an den Vorgängen die negative Pufferzeit mit dem **Spätesten Anfang**. Diesen müsste man erreichen, um den Fixtermin zu halten. Rechts an den Vorgängen werden die positiven Pufferzeiten angezeigt mit dem **Spätesten Ende**, das ist der Termin, den man maximal erreichen dürfte, wenn man allen Spielraum ausnutzt.

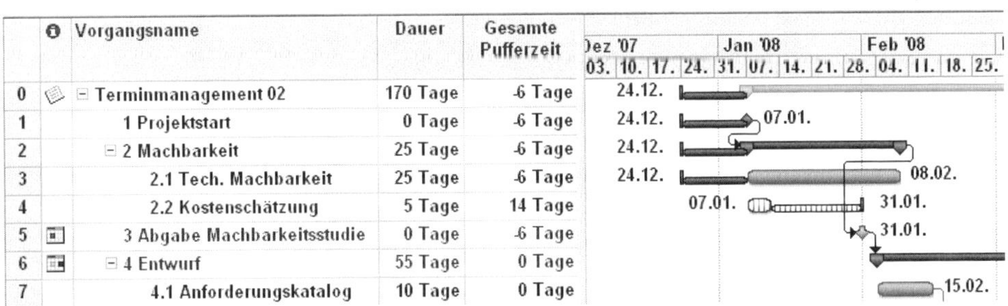

Abbildung 3.72 Ansicht Konfliktanalyse mit positiven und negativen Puffern

In dieser Ansicht erkennt man leicht und jederzeit, ob man sich im grünen Bereich befindet (positiver Puffer rechts am Balken, hier schraffiert dargestellt) oder die berechneten Termine von Vorgängen gegen vorgegebene Termine verstoßen. Diese Terminplankonflikte werden als roter Bereich (negative Puffer links am Balken, hier durchgehend schwarz dargestellt) angezeigt.

☐ Übung (Stand Datei Terminmanagement02)

Stellen Sie die Dauer des Vorganges „Tech. Machbarkeit" wieder auf zehn Tage zurück.

3.5 Terminplansteuerung

Der Prozess der Terminplanung hat zum Ergebnis die berechneten Termine. Aus den Vorgängen und ihrer Dauer, dem Ablauf, der durch die Vorgangsfolgen dargestellt wird, und dem (immer vorläufigen) Projektanfangstermin berechnet das Programm das von Ihnen für die Aufgabe als notwendig geschätzte Zeitfenster.

Nun sagen in der Praxis stehende Projektmanager, dass sie immer feste Termine haben, gegen die sie arbeiten. Nach einer sorgfältigen Planung arbeiten Sie diese Fixtermine ein. Weitere Einschränkungen der Termine ergeben sich, wenn Sie sich Ihre eigenen Terminziele setzen oder um Ihre Planung durch „Kapselung" stabilisieren wollen (siehe unten, 3.7). Der Prozess der Einarbeitung der Fixtermine hat zum Ergebnis die Erkenntnis, ob diese mit den berechneten Terminen aus der Planung zu vereinbaren sind oder nicht.

Wenn die Fixtermine später liegen als die berechneten Termine, wenn Sie sich also im „grünen" Bereich befinden (als solcher sichtbar in der Ansicht „Konfliktanalyse"), ist ja alles wunderbar. Aber warten Sie ab, bis die Realität in der Projektdurchführung (siehe 8. Kapitel, „Projektüberwachung") über Sie hereinbricht. Wenn sich dann Termine verschieben, Lösungen länger brauchen als erwartet oder Mitarbeiter nicht im erwarteten Umfang zur Verfügung stehen – dann kommen Sie leicht in den „roten" Bereich und müssen gegensteuern.

Denn *Project* zeigt Ihnen die positiven und negativen Puffer auch, wenn es sich in der Projektüberwachung um die Istwerte, die aktuellen Werte, handelt, die dann zu einer Neuberechnung der davon abhängigen Vorgänge führen.

Der PMBOK Guide nennt das dann „integrierte Änderungssteuerung", und Sie müssen natürlich in der Phase der Durchführung des Projektes bei Änderungen immer wieder die vor Ihnen liegenden Projektphasen neu planen.

Wenn Sie schon bei der Planung feststellen, dass die von Ihnen geforderten Termine mit dem von Ihnen als notwendig geschätzten Zeitbedarf (dies sind hier die in *Project* berechneten Termine) nicht zu vereinbaren sind, müssen Sie in einen erneuten Prozess der Planung oder in eine neue Runde der Terminvereinbarungen (mit Ihrem Auftraggeber, mit dem Kunden, mit allen „Stakeholdern") gehen.

Den berechneten Zeitbedarf können Sie verringern durch:

1. Die Verkürzung der Dauer der Vorgänge. Nehmen Sie alle in der Dauer versteckten Zeitreserven heraus.
2. Überprüfen Sie die vorhandenen oder beeinflussbaren Termineinschränkungen, die ein **Nicht früher** ausschließen: **Anfang nicht früher als**, **Ende nicht früher als** und **Muss anfangen am** und **Muss enden am**. Auch hierdurch sind möglicherweise Zeitreserven eingebaut, die Sie abbauen können. Vielleicht können Sie einen Zulieferer doch noch dazu bewegen, früher als zu dem bisher zugesagten Termin zu liefern.
3. Gehen Sie „grausam" an die Vorgangsverknüpfungen heran: Eines nach dem anderen zu machen, braucht viel Zeit und kommt aus einer Zeit, in der man noch viel Zeit hatte!

Überprüfen Sie alle Ende-Anfang-Anordnungsbeziehungen zwischen den Vorgängen, ob nicht mindestens eine zeitweise parallele Bearbeitung möglich ist („Concurrent Engineering").

Beispiele: Nein, es müssen nicht alle Pläne erstellt sein, bevor diese abgenommen werden. Wenn die Hälfte erstellt ist, kann mit der Abnahme begonnen werden. Nein, es muss nicht das ganze Programm codiert sein, um mit dem Testen zu beginnen, man kann Module testen. Vielleicht kann man Abschnitte des Entwurfes modularisieren, sodass diese parallel erstellt werden können. Diskutieren Sie dies mit den Fachleuten, mit den Mitarbeitern, mit den Kunden und Lieferanten mit dem Ziel, so weit wie irgend möglich Vorgänge zeitlich gleichzeitig bearbeiten zu können. Projektplanung beginnt nicht nur mit den **Vorgangsverknüpfungen**, sie findet hier ihr **eigentliches Betätigungsfeld**: Wo ist Potenzial, Vorgänge mindestens ein Stück weit parallel abzuarbeiten? Hier können Sie mit Sicherheit **verborgene Spielräume** entdecken!

4. Die Planung der Ressourcen haben wir hier noch nicht behandelt: Wie sind die Ressourcen ausgelastet, was ist noch möglich? Welche Ressourcen können mehr leisten? Kann man die Ressourcen effektiver zuordnen? Können Sie andere Ressourcen einsetzen? Können Sie mehr Ressourcen einsetzen? Dies behandeln wir in Kapitel 5.

3.6 Planungsqualität

Nun ist die Frage, ob der Projektmanager gut beraten ist, dem Wunsch nach einer oft fiktiven Verkürzung des Zeitbedarfs nachzukommen. Dies kann ja rein optisch sein, jedenfalls unfundiert in dem Sinne, dass für das Projekt nicht wirklich entsprechend mehr Mittel bereitgestellt werden oder Inhalt und Umfang reduziert oder produktivere Arbeitsmethoden eingesetzt würden. Dies führt dann zu unrealistischen Terminzusagen, und kein Projektmanagement-Programm der Welt kann dann helfen, diese Termine auch zu halten. Wenn man das tun muss, um den Auftrag überhaupt zu erhalten: Nun gut, dann hat es der Auftraggeber nicht besser verdient! Oft dauert dann ein so geplantes Projekt länger und wird viel teurer als ein realistisch geplantes Projekt, da die permanente Verschiebung der Termine und die Umdisponierung der Ressourcen und die aus diesem Ärger resultierende ansteigende Frustrierung der Projektleitung und anderer Beteiligter ineffektiv und kostentreibend sind. Der Druck, der über die Vorgabe (zu) knapper Termine ausgeübt werden soll, kann leicht in sein Gegenteil umschlagen.

Die Qualität einer Projektplanung zeigt sich in der Termintreue auch in der Projektdurchführung. Dies erreicht man, indem man im Prinzip Unsicherheiten und Unwägbarkeiten in den Plan einbaut. Ein kluger Projektplaner weiß, dass er nicht alles im Voraus wissen kann. Eine schöne Definition eines Projektes habe ich von einem Schweizer gehört: „Ein Projekt ist ein nach vorne Geworfenes!" Dies drückt sehr schön den Zukunftsaspekt eines Projektes aus, und die Zukunft ist grundsätzlich mit Unsicherheit behaftet. Wir können nicht alles wissen, was während der Projektlaufzeit passiert – und im Projekt geht immer etwas schief!

Risikomanagement ist ein Gebot einer guten Projektplanung, und Sie können nun beginnen, die Risiken zu identifizieren, eine qualitative und eine quantitative Risikoanalyse vorzunehmen, eine Planung zur Risikobewältigung vorzunehmen und schließlich die Risikoentwicklung zu überwachen, kurz, all das zu tun, was z. B. im PMBOK Guide im Wissensgebiet „Risikomanagement" entwickelt[5] oder in anderen Fachbüchern zum Risikomanagement empfohlen wird.

Wir können und wollen hier kein dezidiertes Risikomanagement beschreiben und betreiben, sondern ganz einfach Zeitreserven für Unvorhergesehenes einbauen. Da Planung systematisch Ereignisse in der Zukunft zum Gegenstand hat, müssen wir annehmen, dass sich auch immer Ungeplantes ereignen wird.

Ziel des Einbaues von Zeitreserven ist Termintreue. Vereinbarte Termine zu verschieben oder neu zu verhandeln ist ärgerlich, aufwendig und teuer. Verzögerungen kumulieren sich nach der Art eines Schneeballeffektes. Außerdem macht sich eine Projektleitung, die innerhalb von drei Wochen drei Mal die zugesagten Termine ändert, ganz einfach unglaubwürdig. Das wichtigste Merkmal einer guten Planungsqualität ist die Termintreue. Und diese erreicht man durch den Einbau einer aus Erfahrung gespeisten Zeitreserve. Dies ist „Projektmanagement für Erwachsene", so der Untertitel des in der Fußnote 6 genannten klugen Buches von Tom DeMarco.

3.6.1 Zeitreserven

Hier einige Beispiele, wie Sie Zeitreserven in Ihr Projekt einbauen können. Im Prinzip sind es Negativbeispiele, d. h., meiner Meinung nach sind das alles keine guten Methoden, sich Zeitreserven einzubauen. Die m. E. einzig wirklich gute Methode ist die Kapselung der Projekte mit festen Meilensteinen, und das kommt im nächsten Abschnitt.

1. Schätzen einer zu großzügigen Vorgangsdauer

Man kann ja in das Feld Dauer eines Vorganges eingeben, was man will. Ich glaube, die Eingabe einer zu großen Vorgangsdauer bzw. eines zu großen Aufwandes ist die schlechteste (!) Methode, sich eine Zeitreserve einzubauen:

- Man sieht es sofort. Jeder sachkundige Betrachter identifiziert mit einem Vorgang auch seine Dauer, und wenn die als zu großzügig angesehen wird, kann man die Reserve schnell wieder verlieren.
- Ein Vorgang wird nie vor seinem angesagten Endtermin fertig. Damit hat man die Zeitreserve nur bei diesem Vorgang, nicht für die Vorgangsfolge.
- Die diesem Vorgang zugeordnete Ressource kann sich Zeit lassen. Eine zu üppige Vorgangsdauer ist eine Zeitreserve für die Ressource, nicht für das Projekt. Außerdem wird

5 PMBOK Guide, Kap. 11, S. 237 ff.
Weitere Literatur zum Risikomanagement, die ich empfehle:
Tom DeMarco: „Bärentango", Hanser Verlag, München 2003
Harold Kerzner: „PROJEKTMANAGEMENT", mitp-Verlag, Bonn 2003, Kap. 17, S. 581 ff.

die Ressource für die ganze Zeit verplant und will wahrscheinlich dafür bezahlt werden.

2. Zeitabstände zwischen Vorgängen

Man kann zwischen zwei Vorgänge sozusagen einen Sicherheitsabstand einbauen.

☐ Übung

Zwischen dem Vorgang 14, „Planung", und Vorgang 16, „Realisierung", haben wir bei den Vorgangsbeziehungen einen Zeitabstand von fünf Tagen eingebaut (siehe Abschnitt 3.1.4.5, Abbildung 3.33, dort aber noch mit anderen Vorgangsnummern, da noch ohne Meilensteine):

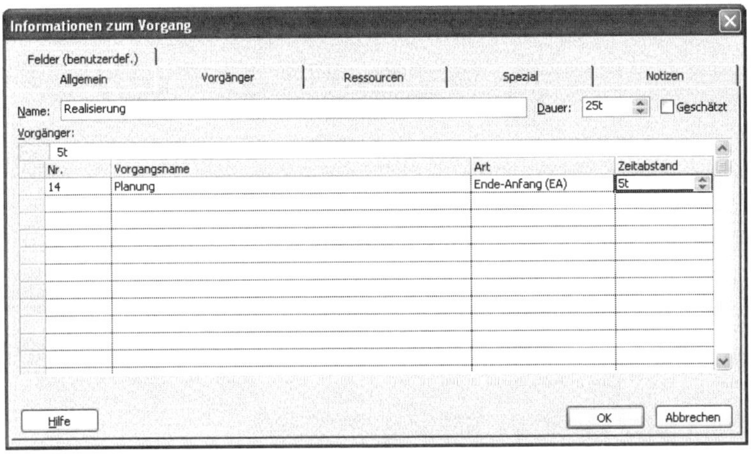

Abbildung 3.73 Zeitabstand einbauen

Vorteile:

- Man sieht es nicht so leicht, da die Spalte Vorgänger normalerweise nicht mit ausgedruckt oder angezeigt wird.
- Auf einen Zeitabstand zwischen Vorgängen kann man keine Ressource setzen, hat also keine direkten Kosten.

Nachteil:

Das Programm erkennt diesen Zeitabstand nicht als Zeitreserve und rechnet leider alle Termine neu. Ein Zeitabstand zwischen Vorgängen ist für das Programm ein fester Zeitabstand und keine flexible Zeitreserve. Wenn sich Änderungen ergeben, welche die Zeitreserve aufbrauchen, muss der Benutzer manuell den Zeitabstand herausnehmen.

☐ Übung

Merken Sie sich den Anfangstermin des Vorganges 15, „Realisierung" (bei mir den 05. 05.); diesen zu halten ist Aufgabe und Ziel unserer Zeitreserve.

Ändern Sie die Dauer des Vorganges 14, „Planung", auf acht Tage.

Um den vorher geplanten Anfangstermin zu halten, müssen Sie den Zeitabstand von Vorgang 15 zu seinem Vorgänger um die Erhöhung der Dauer des Vorgängers reduzieren, d. h. auf zwei Tage ändern.

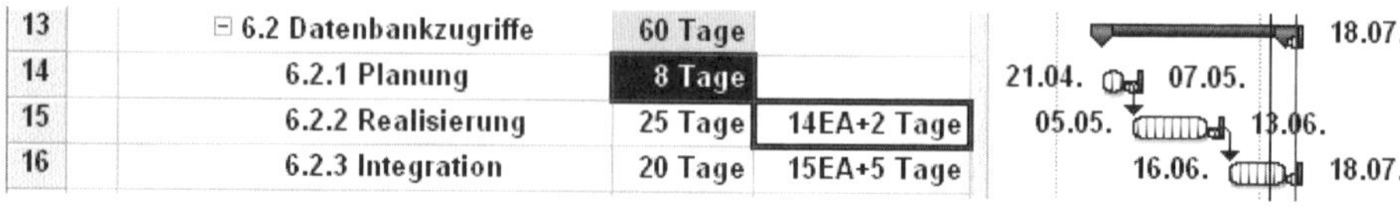

13	⊟ 6.2 Datenbankzugriffe	60 Tage	
14	6.2.1 Planung	8 Tage	
15	6.2.2 Realisierung	25 Tage	14EA+2 Tage
16	6.2.3 Integration	20 Tage	15EA+5 Tage

Abbildung 3.74 Manueller Abbau der Zeitreserve

Dieses Verfahren erfordert einen sehr aufmerksamen Benutzer: Er muss immer selbst schauen, dass die Summe aus Veränderungen der Dauer und eingegebenem Zeitabstand konstant bleibt, wenn er sein Ziel, die Termintreue, erreichen will.

□ Übung

Für den Standardplan setzen Sie die Dauer des Vorganges 14 „Planung" wieder auf fünf Tage und den Zeitabstand von der „Realisierung" zur „Planung" auch wieder auf fünf Tage.

3. Vorgang als Zeitreserve

Man kann sich auch (Dummy-)Vorgänge als Zeitreserven vorstellen. Etwa in der Art:

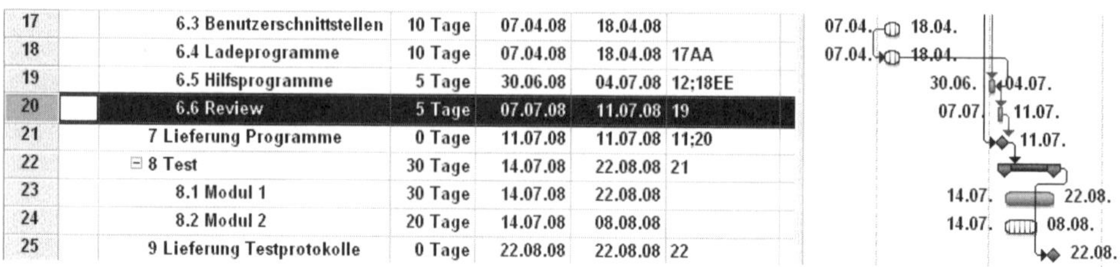

17	6.3 Benutzerschnittstellen	10 Tage	07.04.08	18.04.08	
18	6.4 Ladeprogramme	10 Tage	07.04.08	18.04.08	17AA
19	6.5 Hilfsprogramme	5 Tage	30.06.08	04.07.08	12;18EE
20	6.6 Review	5 Tage	07.07.08	11.07.08	19
21	7 Lieferung Programme	0 Tage	11.07.08	11.07.08	11;20
22	⊟ 8 Test	30 Tage	14.07.08	22.08.08	21
23	8.1 Modul 1	30 Tage	14.07.08	22.08.08	
24	8.2 Modul 2	20 Tage	14.07.08	08.08.08	
25	9 Lieferung Testprotokolle	0 Tage	22.08.08	22.08.08	22

Abbildung 3.75 Vorgang Zeitreserve

□ Übung

Fügen Sie vor dem bisherigen Vorgang 20, „Lieferung Programme", einen Vorgang ein, „Review" mit fünf Tagen Dauer. Dieser neue Vorgang hat den Vorgang 19, „Hilfsprogramme", zum Vorgänger.

Merken Sie sich den Anfangstermin der Tests (14.07.).

Verlängern Sie die Dauer des Vorganges 12, „Anwendungsprogramme", um fünf Tage auf 65 Tage.

Wieder ist der große Nachteil, dass man dem Programm nicht mitteilen kann, dass es sich hier um einen Vorgang handelt, dessen Dauer abgebaut werden soll, wenn seine Vorgänger länger dauern. Ein Vorgang ist für *Project* ein Vorgang mit einer Dauer und keine Zeitreserve. Und deshalb muss der Benutzer selbst die Zeitreserve abbauen, wenn er sein Ziel, die Termintreue, erreichen will.

□ **Übung**

Stellen Sie die Dauer des Vorganges 12, „Anwendungsprogramme", wieder auf 60 Tage zurück, und löschen Sie den neu eingefügten Vorgang „Review".

3.7 Die gekapselte Projektstruktur

Die optimale Planung baut sich abschnitts- oder phasenbezogen ausreichend Zeitreserven ein, um die folgenden Projektabschnitte termintreu zumindest beginnen zu können. Diese eingebauten Pufferzeiten sollen sich ohne Eingriffe des Benutzers bei Änderungen selbstständig anpassen. Ziel des Einbaus von Zeitreserven ist Termintreue und damit Planungsstabilität!

Das optimale Terminmanagement benutzt das Programm, um sich Änderungen der Termine jeweils aktuell berechnen zu lassen. Aber der Anwender muss die Änderungen verfolgen können, er muss die vom Programm durchführbaren Änderungen begrenzen auf die Auswirkungen, die für ihn überschaubar sind. Wenn mir eine Änderung im Plan 200 Termine neu berechnet, bin ich schlichtweg aufgeschmissen. („Das Programm zerschießt mir alle meine Termine", sagt zu Recht der naive Anwender.) Der erfahrene Planer „kapselt" sein Projekt in überschaubare Abschnitte und begrenzt die Möglichkeit des Programms, die Termine zu verändern, indem er ein Gerüst von fixen Meilensteinen einzieht. Ziel des Einbaus von festen Startmeilensteinen ist, das Projekt und das Programm für den Anwender beherrschbar zu machen.

Das kluge Terminmanagement benutzt Termineinschränkungen und fixiert damit die Eckpunkte des Projektes. Das sind die festen Termine, gegen die in der Projektdurchführung gearbeitet werden muss. Fixieren Sie diese als Meilensteine, die unbedingt gehalten werden müssen und deren Änderungen sich die Projektleitung vorbehält, da Änderungen hier gravierende Folgen nach sich ziehen, die kommuniziert werden müssen.

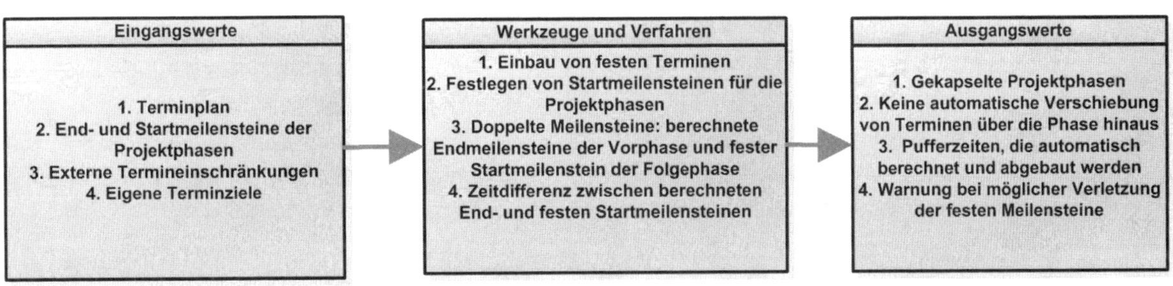

Abbildung 3.76 Prozess Optimierung des Planes

- **Eingangswerte des optimalen Planungsaufbaus:** Berechneter Terminplan, berechnete Start- und Endmeilensteine der Phasen, externe Termineinschränkungen und eigene Terminziele.
- **Verfahren und Technik:** Festlegung der Startmeilensteine auf feste Termine, die vom Programm nicht verschoben werden können. Die festen Startmeilensteine der Phase kapseln die vorhergehenden Phasen ab. Prinzip der doppelten Meilensteine: Wenn die festen Startmeilensteine später liegen als die berechneten Endmeilensteine der vorherigen Projektphase, stellt der Zeitabstand die Pufferzeit dar.
- **Ergebnis:** Kapselung des Projektplanes in Phasen, deren Termine vom Programm nicht verschoben werden können. Dadurch erreichen wir eine Planungssicherheit und die Sicherheit des Anwenders, Änderungen zu überblicken. Da diese Startmeilensteine die Phasen durch die Verknüpfung mit dem Sammelvorgang regieren, muss man bei Bedarf nur den Startmeilenstein ändern, und *Project* berechnet die Termine neu.

Der Plan wird beherrschbar und pflegeleicht.

☐ **Übung:** (Ausgangspunkt dieser Übung ist die Datei Terminmanagement 03)

1. Gehen Sie in den Zustand der reinen Terminplanung zurück, d. h., nehmen Sie alle in den Übungen vorgenommenen Einschränkungen wieder heraus. (Wenn Sie aus den vorherigen Übungen noch welche haben. In der Datei Terminmanagement 03 habe ich die Einschränkungen schon herausgenommen.) Die Vorgänge 5, „Abgabe Machbarkeitsstudie", und 6, „Entwurf", haben wir eingeschränkt, beide müssen wieder SO FRÜH WIE MÖGLICH liegen. Sie haben dann keinen Indikator in der gleichnamigen Spalte. Den STICHTAG beim Vorgang 5, „Abgabe Machbarkeitsstudie", kann man lassen, weder stört er noch ist er notwendig. Ich nehme ihn aus optischen Gründen heraus (einfach den Termin im STICHTAG in REGISTER SPEZIAL löschen).
2. Fügen Sie drei Startmeilensteine ein, jeweils vor den Sammelvorgängen „Entwurf", „Programmierung" und „Test". „Start Entwurf" wird Vorgang 6, „Start Programmierung" wird Vorgang 12, und „Start Test" wird Vorgang 23. Diese Vorgänge werden vom Programm automatisch verknüpft mit den jeweiligen Vorgängen darüber (den Endmeilensteinen) und den folgenden Vorgängen, also den Sammelvorgängen. Das soll so sein, und Sie müssten es selbst tun, wenn Ihre Voreinstellung diese automatische Verknüpfung unterbindet (EXTRAS/OPTIONEN/TERMINPLAN/EINGEFÜGTE ODER VERSCHOBENE VORGÄNGE AUTOMATISCH VERKNÜPFEN).
3. Legen Sie den Startmeilenstein 6, „Start Entwurf", fest: MUSS ANFANGEN AM auf einen Einschränkungstermin, der später liegt als der berechnete Termin. Ich nehme den 04.02.2008. Die Differenz zwischen berechnetem Termin und dem Einschränkungstermin bildet die Pufferzeit für die Entwurfsphase.
4. Legen Sie den Startmeilenstein 12, „Start Programmierung", fest: MUSS ANFANGEN AM auf einen Einschränkungstermin, der später liegt als der berechnete Termin. Ich nehme den 05.05.2008.

5. Analog legen Sie den Startmeilenstein 24, „Start Test“, fest: MUSS ANFANGEN AM auf einen Einschränkungstermin, der später liegt als der berechnete Termin; hier im Beispiel der 01.09.2008.

Die drei festen Startmeilensteine haben jetzt einen roten Indikator.

(Ergebnis ist die Datei: Terminmanagement 04)

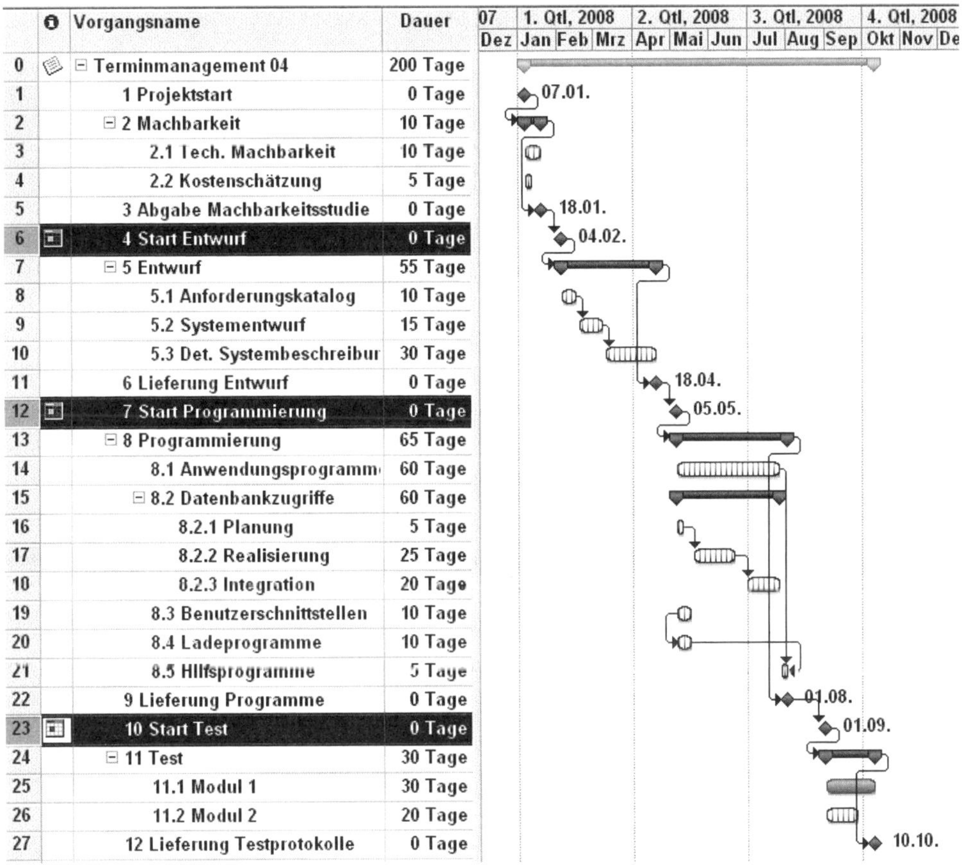

		Vorgangsname	Dauer
0		Terminmanagement 04	200 Tage
1		1 Projektstart	0 Tage
2		2 Machbarkeit	10 Tage
3		2.1 Tech. Machbarkeit	10 Tage
4		2.2 Kostenschätzung	5 Tage
5		3 Abgabe Machbarkeitsstudie	0 Tage
6		4 Start Entwurf	0 Tage
7		5 Entwurf	55 Tage
8		5.1 Anforderungskatalog	10 Tage
9		5.2 Systementwurf	15 Tage
10		5.3 Det. Systembeschreibur	30 Tage
11		6 Lieferung Entwurf	0 Tage
12		7 Start Programmierung	0 Tage
13		8 Programmierung	65 Tage
14		8.1 Anwendungsprogramm	60 Tage
15		8.2 Datenbankzugriffe	60 Tage
16		8.2.1 Planung	5 Tage
17		8.2.2 Realisierung	25 Tage
18		8.2.3 Integration	20 Tage
19		8.3 Benutzerschnittstellen	10 Tage
20		8.4 Ladeprogramme	10 Tage
21		8.5 Hilfsprogramme	5 Tage
22		9 Lieferung Programme	0 Tage
23		10 Start Test	0 Tage
24		11 Test	30 Tage
25		11.1 Modul 1	30 Tage
26		11.2 Modul 2	20 Tage
27		12 Lieferung Testprotokolle	0 Tage

Abbildung 3.77 Feste Meilensteine als Termingerüst

Ergebnisse:

1. Die Zeitspannen, die zwischen den berechneten Endterminen der Vorphase und dem festen Meilenstein als Starttermin der nächsten Phase liegen, sind Pufferzeiten. Dadurch werden alle Vorgänge der vorhergehenden Phasen unkritisch, d. h., hier gibt es keine kritischen Vorgänge mehr. Planen Sie nie kritisch, denn eine kritische Vorgangsfolge bedeutet, ein Tag Verzögerung wirft alle Termine über den Haufen!
2. Die jeweilige Pufferzeit ist eine Zeitreserve für die ganze Phase, die von jedem Vorgang in dieser Phase aufgebraucht werden kann. Bei Verlängerung der Vorgangsdauern wird die Pufferzeit automatisch abgebaut. Der berechnete Endtermin der Phase ver-

schiebt sich in Richtung des festen Starttermins der nächsten Phase (siehe Abbildung 3.78).

3. Wenn die Pufferzeit aufgebraucht ist, werden Sie gewarnt, dass der Fixtermin in Gefahr gerät (siehe Abbildung 3.79).
4. Die Termine der Phasen unterhalb des festen Startmeilensteines bleiben unverändert, ganz gleich, wie sich die Termine oberhalb verschieben. Dies sind die Ecktermine, deren Änderung Sie nicht dem Programm überlassen dürfen. Wenn diese Termine geändert werden müssen, muss die Projektleitung dies entscheiden und die entsprechenden Maßnahmen ergreifen.
5. Tun Sie alles, um die eingebauten Puffer zu verteidigen – ein kluges **Puffermanagement** schützt die Zeitreserven vor allzu schnellem Zugriff. Wenn trotzdem ein Starttermin für eine Phase geändert werden muss, muss das manuell vorgenommen werden. Dann allerdings nutzt man wieder die Rechenkapazität des Programms – da dieser Starttermin die nächste Projektphase „regiert", werden alle abhängigen Termine vom Programm neu berechnet. Bis zu dem Punkt, wo man wieder einen Fixtermin in den Projektablauf eingebaut hat.

☐ Übung:

Fügen Sie hinter der Spalte **Dauer** das Feld **Gesamte Pufferzeit** ein: Spalte hinter der DAUER markieren, EINFÜGEN/SPALTE/GESAMTE PUFFERZEIT.

Verändern Sie die Dauer des Vorganges 3, „Tech. Machbarkeit", in jeweils kleinen Schritten von ca. zwei Tagen. Beobachten Sie, wie sich die Pufferzeit langsam abbaut. Bei welcher Dauer werden die Vorgänge in der Entwurfsphase kritisch?

Verlängern Sie nach der Warnung vor einem Terminplankonflikt die Dauer des Vorganges 3 auf 30 Tage.

Zu 2.:

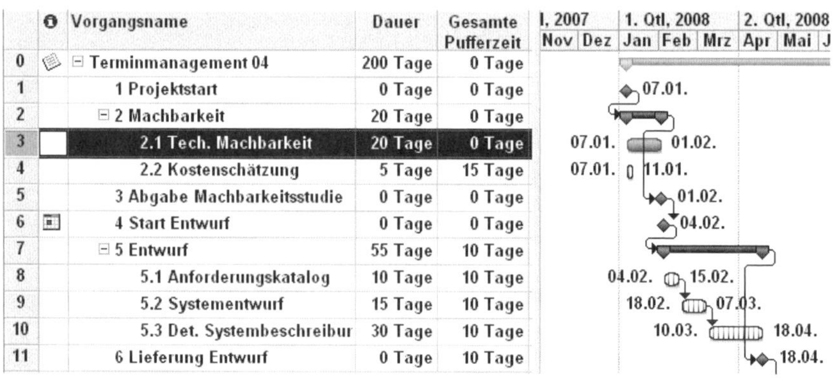

	Vorgangsname	Dauer	Gesamte Pufferzeit
0	Terminmanagement 04	200 Tage	0 Tage
1	1 Projektstart	0 Tage	0 Tage
2	2 Machbarkeit	20 Tage	0 Tage
3	2.1 Tech. Machbarkeit	20 Tage	0 Tage
4	2.2 Kostenschätzung	5 Tage	15 Tage
5	3 Abgabe Machbarkeitsstudie	0 Tage	0 Tage
6	4 Start Entwurf	0 Tage	0 Tage
7	5 Entwurf	55 Tage	10 Tage
8	5.1 Anforderungskatalog	10 Tage	10 Tage
9	5.2 Systementwurf	15 Tage	10 Tage
10	5.3 Det. Systembeschreibur	30 Tage	10 Tage
11	6 Lieferung Entwurf	0 Tage	10 Tage

Abbildung 3.78 Keine Pufferzeit mehr

Zu 3:

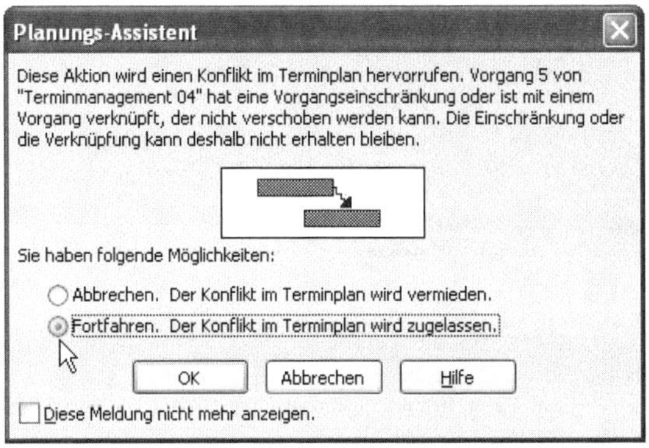

Abbildung 3.79
Konfliktwarnung

Zu 4.:

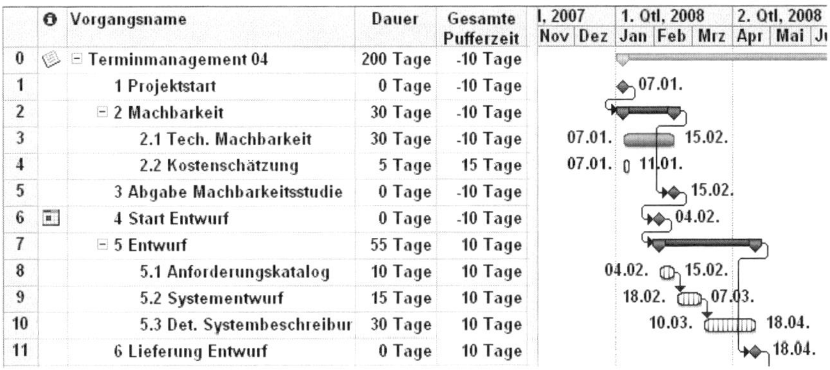

	Vorgangsname	Dauer	Gesamte Pufferzeit
0	Terminmanagement 04	200 Tage	-10 Tage
1	1 Projektstart	0 Tage	-10 Tage
2	2 Machbarkeit	30 Tage	-10 Tage
3	2.1 Tech. Machbarkeit	30 Tage	-10 Tage
4	2.2 Kostenschätzung	5 Tage	15 Tage
5	3 Abgabe Machbarkeitsstudie	0 Tage	-10 Tage
6	4 Start Entwurf	0 Tage	-10 Tage
7	5 Entwurf	55 Tage	10 Tage
8	5.1 Anforderungskatalog	10 Tage	10 Tage
9	5.2 Systementwurf	15 Tage	10 Tage
10	5.3 Det. Systembeschreibur	30 Tage	10 Tage
11	6 Lieferung Entwurf	0 Tage	10 Tage

Abbildung 3.80 Unveränderte Termine unterhalb des festen Startmeilensteines

Zu 5.:

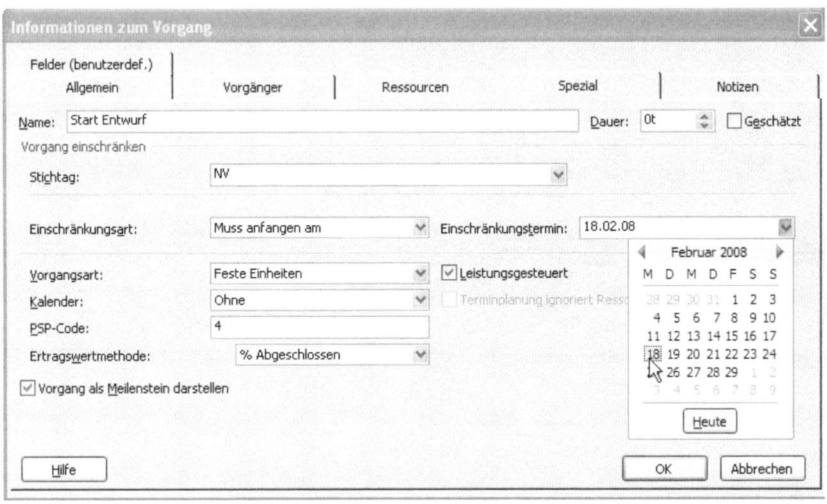

Abbildung 3.81 Manuelle Änderung des Termins des festen Startmeilensteines

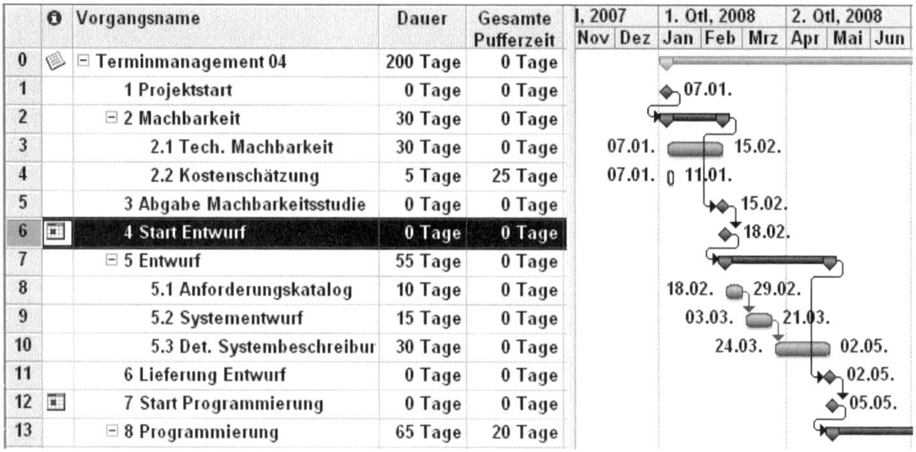

		Vorgangsname	Dauer	Gesamte Pufferzeit
0		Terminmanagement 04	200 Tage	0 Tage
1		1 Projektstart	0 Tage	0 Tage
2		2 Machbarkeit	30 Tage	0 Tage
3		2.1 Tech. Machbarkeit	30 Tage	0 Tage
4		2.2 Kostenschätzung	5 Tage	25 Tage
5		3 Abgabe Machbarkeitsstudie	0 Tage	0 Tage
6		4 Start Entwurf	0 Tage	0 Tage
7		5 Entwurf	55 Tage	0 Tage
8		5.1 Anforderungskatalog	10 Tage	0 Tage
9		5.2 Systementwurf	15 Tage	0 Tage
10		5.3 Det. Systembeschreibur	30 Tage	0 Tage
11		6 Lieferung Entwurf	0 Tage	0 Tage
12		7 Start Programmierung	0 Tage	0 Tage
13		8 Programmierung	65 Tage	20 Tage

Abbildung 3.82 Neuberechnung der Termine

Achtung:
Die Pufferzeit für die Entwurfsphase hat sich dramatisch verkürzt oder ist – hier im Beispiel – ganz aufgefressen!

Zusammenfassung der Methode der „Kapselung" der Projektpläne

Der „gekapselte" oder segmentierte Projektplan zeichnet sich dadurch aus:

- **Normale Vorgänge in Projektphasen dürfen nicht festgelegt werden**, hier muss das Programm Änderungen berechnen und anzeigen können. Gerade wenn Sie auch eine Ressourcenplanung beabsichtigen, sollte das Programm in der Lage sein, Ihnen je nach Ressourceneinsatz die Termine neu berechnen zu können. Auch in der Projektüberwachung ist es wichtig, die Auswirkungen von Änderungen zu erkennen. In diesen Phasen benutzen wir die Flexibilität, die das Programm als Terminrechner uns bietet.
- Der Terminrechner muss auf für uns überschaubare Abschnitte begrenzt werden, um die Änderungen für uns beherrschbar zu halten. **Kapseln Sie die Projektphasen oder größere Abschnitte ein durch auf einen bestimmten Termin festgelegte Meilensteine**. Dies können oder werden oft die Termine sein, auf die Sie sich gegenüber dem Auftraggeber, dem Kunden oder der Gesamtprojektleitung festgelegt haben. Wenn Sie diese als Startmeilensteine abbilden, hat dies den Vorteil, dass Sie eine Änderung eines Ecktermins nur einmal manuell durchführen müssen und alle davon abhängigen Termine neu berechnet werden, hier also wieder die Flexibilität benutzen, die das Programm bietet.

4

4 Terminplansteuerung bei mehreren Projekten

Wir haben im vorherigen Kapitel den systematischen Aufbau eines Projektplanes dargestellt. Das singuläre Projekt ist die „Keimzelle“ jedes Projektmanagements, darauf baut alles auf. Im einzelnen Projekt entsteht die Qualität der Daten, auch und gerade, wenn viele Projekte eine Rolle spielen und die Daten aller Projekte des Unternehmens insgesamt betrachtet und ausgewertet werden sollen. Es nützt die tollste Server-Technologie nichts, wenn die Daten aus den einzelnen Projekten Schrott sind.

Der methodisch kluge Aufbau eines Projektes besteht in der richtigen „Mischung“ von Vorgängen, die vom Programm berechnet werden können, und Fixterminen. Bei Änderungen soll das Programm die Termine und die anderen Daten (z. B. Ressourcenauslastung) bei „normalen“ Vorgängen neu berechnen und damit die geänderte Datenlage anzeigen und Fixtermine, die den Projektplan stabilisieren und deren Änderung nur durch einen Eingriff der Projektleitung (und **nicht** durch das Programm) möglich ist. Alle wichtigen Übergänge im Projekt – zwischen den Projektphasen, von einem Unternehmen zum nächsten oder auch von einer Abteilung zu anderen – müssen als Meilensteile fest vereinbart, d. h., in *Project* fixiert werden. Im Gegensatz dazu müssen alle inhaltlichen Aktivitäten, die sich in der eigenen Planungshoheit befinden, variabel sein hinsichtlich Termin- und Ressourcenänderungen.

Dieses methodische Prinzip findet seine analoge Fortsetzung, wenn man mit mehreren Projekten arbeitet. All das, was wir bisher für die Projektphasen und ihre Übergänge entwickelt haben, gilt sinngemäß bei mehreren Projekten für ihre Struktur und ihre Abhängigkeiten untereinander.

Projektorientiertes Arbeiten in Unternehmen führt schnell von einigen Projekten zu vielen. Es gibt mannigfache Gründe, mit mehreren Projekten zu arbeiten. Einmal weil es ganz einfach viele Entwicklungen, z. B. neuer Produkte oder neuer Technologien, gibt, die als Projekte vorangebracht werden. Zum anderen kann man auch ein großes Projekt in mehrere Teilprojekte aufteilen, wobei jeder Projektleiter seinen Teil als Projektplan verantwortlich pflegt. Wie man den Inhalt und Umfang eines Projektes definiert, ist ja frei, und da mögen einzelne Projektphasen schon als eigenständige Projekte gelten oder Teile eines Gesamtprojektes (man denke an Entwicklungen im Maschinen- und Anlagebau) schon so umfangreich sein, dass man sie als eigenständige Projekte ansehen will oder aus organisatorischen Gründen ansehen muss. Gerade wenn man große Projekte in Teilprojekte aufgliedert, bleiben die Abhängigkeiten von Vorgängen in einem Projekt von Ergebnissen in einem anderen Projekt bestehen.

Umgekehrt – sozusagen von oben betrachtet – besteht das gesamte Projektportfolio eines Unternehmens oder einer Organisation aus mehr oder weniger großen Projekten, die wieder in Teil- oder Unterprojekte aufgeteilt sein mögen. (Die Einteilung in Programme, z. B. Organisations-, Produkt- oder interne Technologieentwicklungsprojekte, ordnet die Projekte inhaltlich, nicht strukturell.)

Manche Unternehmen siedeln ihr Projektmanagement auf unterschiedlichen organisatorischen Ebenen an: Die oberste Ebene ist verantwortlich für den Kundenkontakt und vereinbart feste Meilensteine mit den Stakeholdern. Die Termine müssen mit der operativen Ebene, die intern das Projekt realisiert, kommuniziert werden und vice versa. Auch dies führt technisch zu mehreren oder vielen *Project*-Dateien, die spezifische Verknüpfungen haben.

Bei der Gesamtprojektplanung mit dem *Project Server 2007* können Lieferumfänge (Deliverables) definiert werden. Diese stellen wichtige Auslieferungen des Projektes zu einem bestimmten Zeitpunkt dar. In den *Windows SharePoint Services* (*WSS*) können diese allen Beteiligten mitgeteilt werden, sie können sowohl im *WSS* als auch aus den Projektplänen in *Project* definiert werden. Wir zeigen hier die Anwendung in Abschnitt 4.4, Arbeiten mit Lieferumfängen.

Unabhängig von der Ursache für die Existenz vieler Projekte in einer Organisation können die Projekte folgende strukturellen Zusammenhänge bzw. Abhängigkeiten haben:

1. Verschiedene Projekte können als Teil eines (größeren) Projektes betrachtet werden. Diese Projekte sind dann in *MS Project* Teilprojekte, die in einem Masterplan zusammengeführt werden können. Diesen Punkt behandeln wir zunächst.
2. Es bestehen Abhängigkeiten zwischen den Projekten in dem Sinne, dass (Zu-)Lieferungen aus einem Projekt Voraussetzung sind für die Weiterführung anderer Projekte. Dies sind Abhängigkeiten zwischen Projekten, die in *MS Project* als projektübergreifende Vorgangsbeziehungen abgebildet werden können. Die Kunst dabei ist, die Termine aus anderen Projekten und gegebenenfalls Terminplankonflikte anzuzeigen, aber die Termine im eigenen Projekt nicht automatisch durch das Programm verschieben zu lassen. Die Entscheidungsgewalt muss immer beim Projektleiter, nicht beim Programm liegen. Dies behandeln wir im gleichnamigen Abschnitt.
3. Aus organisatorischen Gründen gibt es öfter eine sogenannte Multi-Level-Terminplanung. In der Praxis verhandelt eine Ebene die Termine, z. B. mit den Kunden. Diese Termine werden als Vorgaben der zweiten Ebene, die intern das Projekt durchführt, mitgeteilt, die diese in Ihren Projekten berücksichtigen muss. Sie vergibt evtl. noch Unteraufträge an eine dritte Ebene mit gegenseitiger Terminkommunikation. Die untergeordnete Ebene muss die Zielerreichung wichtiger Meilensteine – aber natürlich auch Abweichungen – wieder an die übergeordnete Eben zurückmelden. Das Ganze muss

vor Terminkonflikten warnen und natürlich Änderungsschleifen für die Beteiligten ermöglichen. Dies behandeln wir unter der Überschrift **„Multi-Level-Terminplanung mit Kapselungen“**.

4. Für die *Project Server 2007*-Benutzer gibt es die Möglichkeit, Lieferumfänge aus einem Projekt in einem anderen Projekt anzuzeigen. Dies ist an den Begriff der „Deliverables“ angelehnt, wie er sich im PMBOK Guide[1] inhaltlich durchzieht. Lieferumfänge aus Projekten, die für andere wichtig sind, können allen Berechtigten in den *Windows SharePoint Services (WSS)* mitgeteilt und können auch in den *Project*-Plänen definiert und angezeigt werden. Dies behandeln wir im Abschnitt **„Arbeiten mit Lieferumfängen“**.
5. Die Projektverantwortlichen in einer Organisation konkurrieren grundsätzlich um die Mitarbeiter, die in mehreren Projekten eingesetzt werden. Dies wird in *MS Project* durch einen gemeinsamen Ressourcenpool – sei er datei- oder serverbasiert – auf den die Projekte zugreifen, gelöst. Die Ressourceneinsatzplanung für mehrere Projekte behandeln wir im Ressourcenkapitel (Kapitel 5).

Der Prozess der projektübergreifenden Terminplansteuerung

- **Eingangswerte:**
  Die Projekteinzelpläne, technische, organisatorische, terminliche Abhängigkeiten zwischen den Projekten, Definition der Liefergegenstände.
- **Methoden und Verfahren:**
  - Optional: Einfügen der Einzelpläne in einen Gesamtplan.
  - Optional: Projektübergreifende Vorgangsbeziehungen einrichten.
  - Optional: Die Input-Meilensteine aus anderen Projekten kapseln, wenn keine automatischen Verschiebungen durch andere Projekte gewünscht werden.
  - Optional nur bei Einsatz des *Project Servers 2007*: Definieren und Anzeigen der Lieferumfänge.
- **Ausgangswerte:**
  Der optimierte Gesamtplan. Terminpläne, welche die Abhängigkeiten zwischen den Einzelprojekten berücksichtigen. Anzeige der Lieferumfänge.

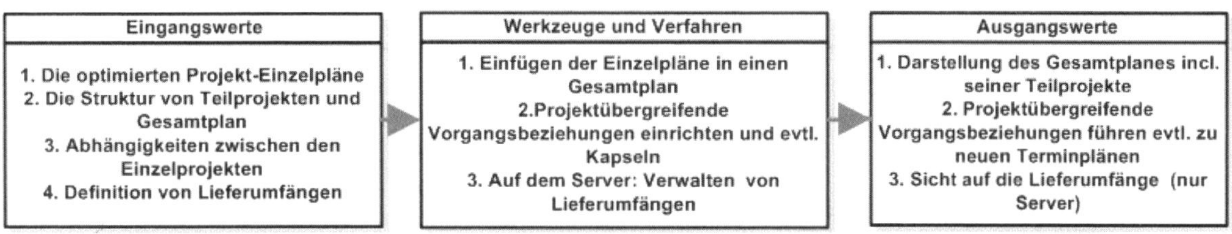

Abbildung 4.1 Prozess projektübergreifende Terminplansteuerung

---

[1] A Guide to the Project Management Body of Knowledge (PMBOK Guide), Dritte Ausgabe, PMI, Newton Square, Pennsylvania 2004

4.1 Teilprojekte und Masterplan

Die Anlage von Teilprojekten und ihre Zusammenfassung in einem Masterplan ist sozusagen eine logische Fortsetzung des Projektstrukturplanes (PSP), der in *Project* mit der Funktion der Gliederung herausgearbeitet wird. Während die Gliederung in Sammelvorgänge und Untervorgänge Projektphasen und jeweils untergeordnete Detailebenen in einem Projektplan darstellt, enthält das Gesamtprojekt die Teilprojekte als jeweils separate Projekte. Dies kann aus Gründen der Übersichtlichkeit und des besseren Handlings der (kleineren) Teilprojekte nützlich sein. Ein zwingender Grund, ein größeres Projekt in Teilprojekte aufzuspalten, ist, wenn jeweils ein anderer (Teil-)Projektleiter verantwortlich ist und diese ihre Teilprojektpläne selbstständig unter eigener Verantwortung führen sollen. (Bitte pro *Project*-Datei bzw. pro Projekt immer nur ein verantwortlicher Bearbeiter!)

Die Projekte, die in einen Masterplan eingebunden werden, können wiederum Teilprojektpläne enthalten, in diese können wiederum Teilprojekte eingefügt werden etc. Die Grenze ist eigentlich nur die Übersichtlichkeit für den Benutzer, und diese sollte immer das höchste Ziel sein.

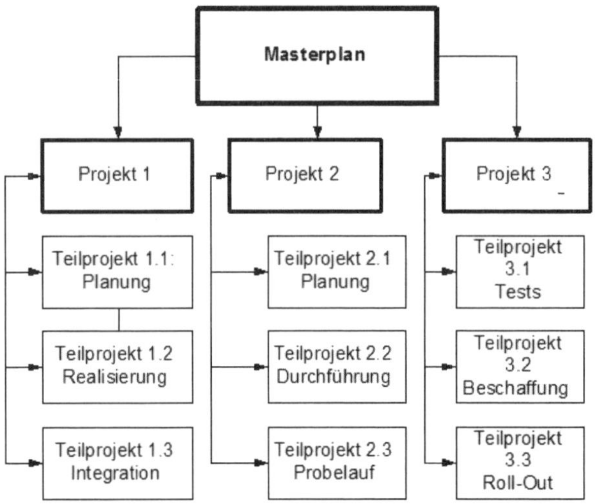

Abbildung 4.2
Masterplan und Teilprojekte

Verwechseln Sie die Anlage eines Masterplanes, der inhaltlich eine Fortsetzung der Gliederung in Projektphasen ist, **nicht** mit der gemeinsamen Ressourcenverwendung. Die gemeinsame Ressourcenverwendung kommt im 5. Kapitel. Dort sehen Sie, dass bei dateibasiertem Arbeiten ein Ressourcenpool als Datei angelegt werden muss, während beim Arbeiten auf dem *Project Server* die Enterprise-Ressourcen aus dem Enterprise-Ressourcenpool verwendet werden, um einen projektübergreifenden Ressourceneinsatz zu ermöglichen und analysieren zu können. Wenn mehrere Projekte in einen Masterplan eingebunden werden, hat das mit gemeinsamer Ressourcennutzung, jedenfalls für die Anwendung in *MS Project*, nichts zu tun.

4.1.1 Masterplan anlegen

Ein Masterplan ist eine ganz normale *Project*-Datei auf dem Client oder ein Projekt auf dem Server, die oder das Sie wie gewohnt neu anlegen und um dann die anderen (Teil-) Projekte einzufügen.

☐ Übung: Masterplan anlegen

Legen Sie einen neuen Projektplan an und fügen die drei Projekte „Aurora", „Schneeflocke" und „Digitaler Antrieb" ein. Sie ersparen sich hier in der Übung weitere Arbeit, wenn Sie jeweils eine Leerzeile (für die spätere Einfügung eines Meilensteines) zwischen den eingefügten Projekten lassen. (Datei Masterplan01.mpp)

Mit Datei / Neu… / Leeres Projekt (oder einer Vorlage, wenn Sie immer eine bestimmte Vorlage mit Ihren spezifischen Einstellungen benutzen) legen Sie eine neue Project-Datei an, die unser Masterplan wird.

Über Menü Einfügen/ Projekt… können Sie darin an jeder Stelle ein vorhandenes Projekt einfügen.

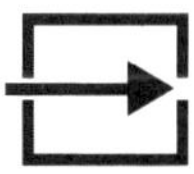

Dateibasiert erhalten Sie den *Windows Explorer* und können jede Projektdatei einfügen, auf die Sie eine Zugriffsberechtigung haben.

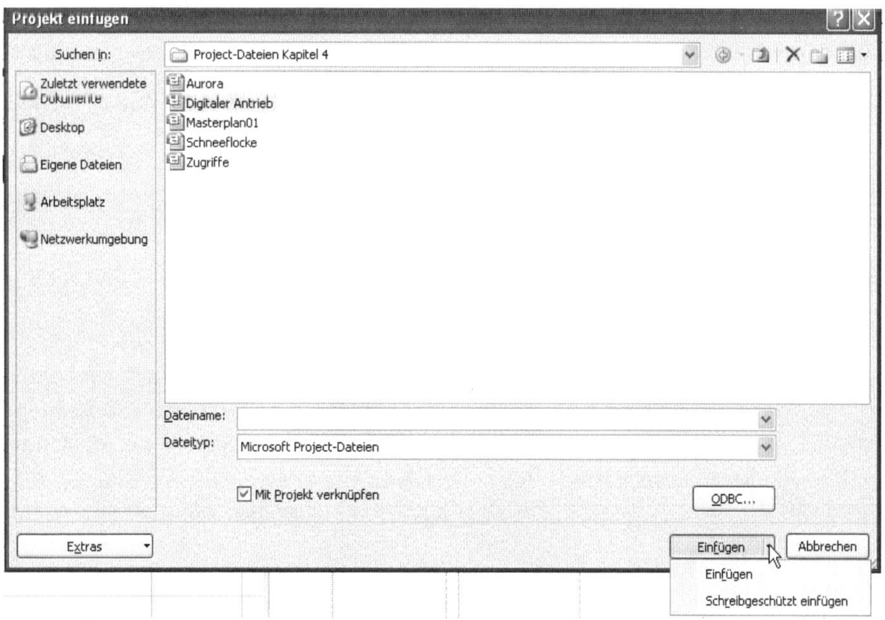

Abbildung 4.3 Projekt dateibasiert einfügen

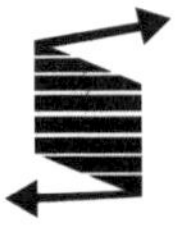

Legen Sie ein neues Projekt auf dem Server an, und fügen Sie das bisherige Projekt ein.

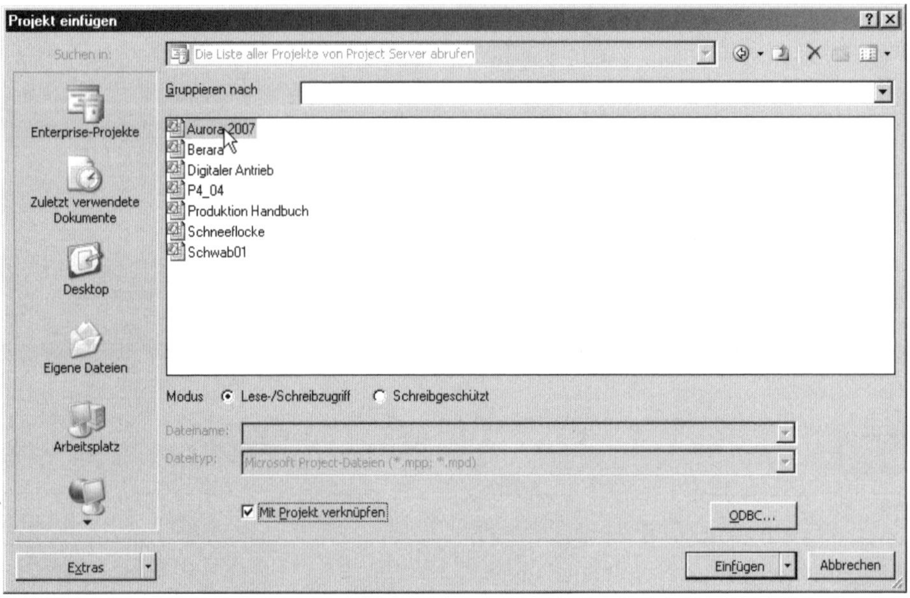

Abbildung 4.4 Projekt einfügen nach Anmeldung auf dem Server

Entweder Sie entscheiden sich für ein Projekt auf dem Server, oder Sie erhalten über die Symbole auf der linken Seite des Fensters, sei es DESKTOP, EIGENE DATEIEN, ARBEITSPLATZ oder NETZWERKUMGEBUNG, den Windows Explorer (Abbildung 4.3).

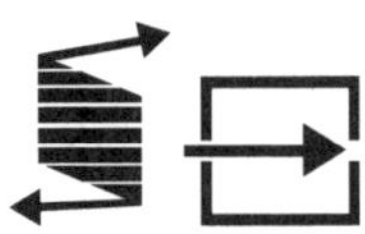

Alle Anwender

Die Voreinstellungen, die das Programm anbietet, sind LESE- / SCHREIBZUGRIFF und MIT PROJEKT VERKNÜPFEN (siehe Abbildungen 4.3 und 4.4). Letzteres bedeutet, dass ein Link zum eingefügten Projekt hergestellt wird, so dass *Project* immer die aktuelle Version des verknüpften Projekts anzeigt. Dies sollte auf jeden Fall aktiviert bleiben, wenn man wirklich mit einem Masterplan arbeiten will - die alternative Option ist ja ein einmaliges, statisches Einfügen. Mit dem LESE/SCHREIBZUGRIFF beschäftigen wir uns im Abschnitt „Zugriffsrechte".

In einen Masterplan auf dem Server, einem Enterprise-Masterplan sozusagen, können auf jeder Ebene nur Enterprise-Projekte eingefügt werden. In eine Masterplan-Datei können also sowohl Enterprise-Projekte als auch Project-Dateien gemischt eingefügt werden.

Das eingefügte Projekt wird zunächst als Sammelvorgang dargestellt. An dem Symbol in der Indikatorspalte (siehe Abbildung 4.5) erkennen Sie, dass es sich um eingefügte Projekte handelt. Über das Gliederungssymbol (+) können Sie die eingefügten Projekte aufklappen wie einen Sammelvorgang.

Um den Überblick über den (vielleicht großen) Gesamtplan zu erhalten, eignet sich sehr gut die Arbeit mit dem **Einblenden**-Schalter für Gliederungsebenen in der Format-Symbolleiste.

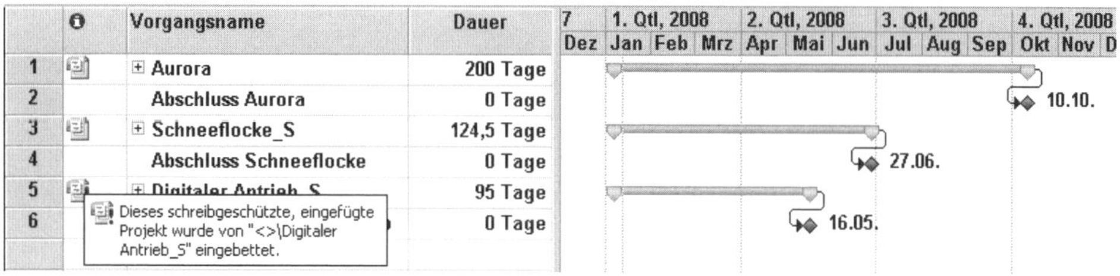

Abbildung 4.5 Eingefügte Projekte, eines schreibgeschützt, im Masterplan

Das eingefügte Projekt steht nämlich im technischen Sinne gar nicht in der Datei bzw. dem Projekt, die/das jetzt den Masterplan darstellt, sondern hier steht nur der „Zeiger“ auf dieser Datei oder auf dieses Projekt.

In dem Moment, wo das eingefügte Projekt aufgeklappt wird, um die Details zu sehen, wird das eingefügte Projekt geöffnet bzw. auf dem Server „ausgecheckt“ und ist ab da für die Bearbeitung an anderer Stelle gesperrt.

Für den Teilprojektleiter, der seinen Projektplan wie bisher bearbeitet, ändert sich an seiner Sicht – und Arbeitsweise nichts. Es sei denn, er versucht sein Projekt zu speichern, während es im Masterplan geöffnet und sein Teilprojekt aufgeklappt ist (siehe nächsten Abschnitt „Zugriffsrechte“, dort die Abbildung 4.7).

Das Projekt wurde „eingebettet“, wie der Infotext zum Symbol EINGEFÜGTES PROJEKT schreibt. Ein rotes Ausrufezeichen am Symbol signalisiert, dass es schreibgeschützt eingebettet wurde. In den INFORMATIONEN ZUM EINGEFÜGTEN PROJEKT/SPEZIAL, die Sie wie gewohnt mit dem Doppelklick erhalten, finden Sie den Hinweis auf diese Verknüpfung (Abbildung 4.6)

Das heißt, eine Änderung im (Teil-)Projekt wird unmittelbar im Hauptprojekt, im Masterplan, sichtbar. Umgekehrt kann man im Masterplan die Projekte bearbeiten, und eine Änderung hier ist eine Änderung in der Quelldatei, so man es ohne Schreibschutz eingefügt hat. Dann geht die Verbindung von der (Teil-)Projektdatei zum Masterplan in beide Richtungen, da man einen identischen Plan bearbeitet. Eine Änderung in einem ist gleichzeitig eine Änderung im anderen, da es je nur ein Plan ist. Wenn ein Projekt mit Schreibschutz eingefügt ist, geht die Richtung nur in einer Richtung: Man kann nur im Teilprojekt ändern, und sieht es im Hauptprojekt, aber eine Änderung im Hauptprojekt kann nicht in das Teilprojekt gespeichert werden.

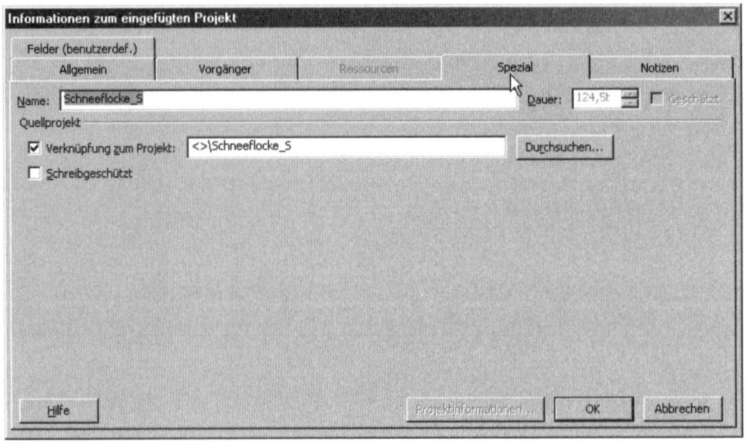

Abbildung 4.6
Die Verknüpfung zum eingefügten Projekt (auf dem Server)

4.1.2 Zugriffsrechte

Sie können schon beim EINFÜGEN / PROJEKT... / PROJEKT EINFÜGEN / EINFÜGEN entscheiden, ob das Projekt SCHREIBGESCHÜTZT eingefügt werden soll, oder Sie aktivieren die Option in der Maske INFORMATION ZUM VORGANG/SPEZIAL (siehe Abbildungen 4.3, 4.4 und 4.6).

Nur für Dateien:

Wenn ein Teilprojekt als Datei mit SCHREIBSCHUTZKENNWORT gespeichert wird, kann eine Änderung im Masterplan nicht in die Teilprojektdatei geschrieben werden (ohne Kennwort). Wenn die Datei eines Teilprojektes mit einem SICHERUNGSKENNWORT versehen ist, wird sie ohne Eingabe des Sicherungskennwortes im Masterplan nur als Sammelvorgang dargestellt und kann nicht aufgeklappt und schon deshalb nicht bearbeitet werden. Den Kennwortschutz einer Datei legen Sie im Dialogfeld DATEI/SPEICHERN UNTER... und dort über die Schaltflächen EXTRAS / ALLGEMEINE OPTIONEN fest.

Wenn der Masterplan nur zur Information über den Stand der Teilprojekte benutzt wird (dies wohl seine genuine Funktion), sollten die Projekte schreibgeschützt eingefügt werden. Werden die Projekt-Dateien nicht schreibgeschützt eingefügt und ist das eingefügte Projekt im Masterplan aufgeklappt, d.h. geöffnet, kann zu diesem Zeitpunkt der Teilprojektleiter sein Projekt nicht speichern:

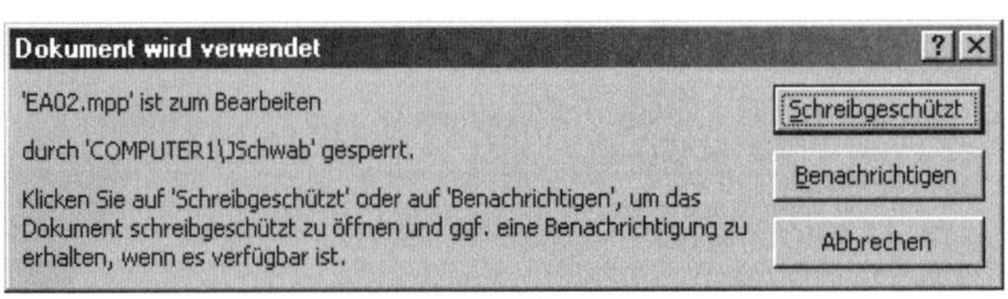

Abbildung 4.7
Teilprojekt ist im Masterplan aufgeklappt

Enterprise-Projekte

Wird ein ohne Schreibschutz eingefügtes Enterprise-Projekt augeklappt, wird es – analog wie eine Project-Datei – geöffnet und d. h. auf dem Server, ausgecheckt. In dem Moment kann es nicht mehr von anderen – z. B. vom Teilprojektleiter – geöffnet und bearbeitet werden. Das hindert diesen wahrscheinlich an seiner Arbeit.

Hinweis für Alle

Teilprojekte sollten schreibgeschützt in einen Masterplan (ein Hauptprojekt) eingefügt werden, um die Teilprojektleiter nicht an der Arbeit zu hindern. (Siehe dazu auch den **Tipp** am Ende des Abschnittes „Eingefügtes Projekt kapseln".) Wenn die Gesamtprojektleitung Änderungen in einem Teilprojekt wünscht, empfehlen wir andere Kommunikationsformen als „von oben" einfach direkt in den Plan zu schreiben, wenn möglich ohne den betroffenen Projektleiter zu informieren.

4.1.3 Hierarchie der eingefügten Projekte

Sie fügen Projekte nur auf der obersten Ebene im Masterplan direkt ein, wenn das darüber stehende Projekt zugeklappt ist. Beachten Sie die Vorgangsnummern: Wenn Sie ein eingefügtes Projekt öffnen, beginnt die Nummerierung mit der Vorgangsnummer 1 des eingefügten Projektes.

Wenn Sie ein weiteres Projekt bei aufgeklapptem Projekt einfügen, wird das weitere Projekt in das geöffnete (Unter-)Projekt und nicht direkt in den Masterplan eingefügt, steht also in der Gliederung eine Stufe tiefer.

In diesem Beispiel wurde das Projekt „Entwicklung Erlkönig" bei geöffnetem Projekt „Aurora" eingefügt. Beachten Sie die Nummerierung:

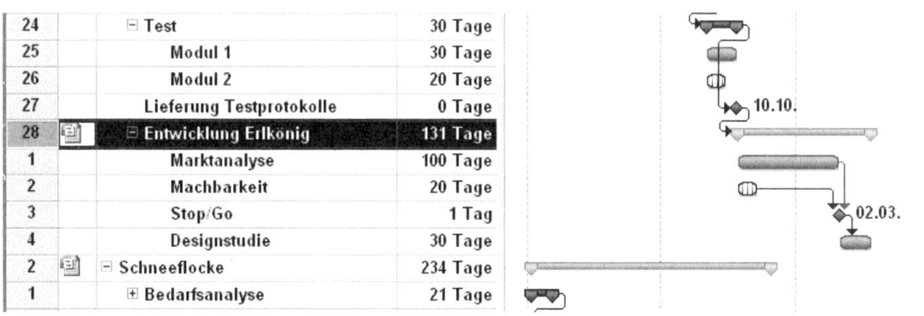

Abbildung 4.8 In ein Projekt eingefügtes Projekt

Achtung: In diesem Fall wurde das Projekt „Entwicklung Erlkönig" in das darüber stehende, aufgeklappte Projekt, hier „Aurora", eingefügt. Man erkennt das an der Nummerierung. Der Schlussmeilenstein von „Aurora", „Lieferung Testprotokolle", hat die Nr. 27, der

Sammelvorgang, der das Projekt „Entwicklung Erlkönig“ repräsentiert, hat die Nr. 28, beides im gleichen Projekt, nämlich „Aurora“.

Es folgt die Nr. 1, „Marktanalyse“, usw. bis Vorgang Nr. 4 im Projekt „Entwicklung Erlkönig“.

Die Vorgangsnummer 2 ist das Projekt „Schneeflocke“, dies ist die Vorgangsnummer im Masterplan, der Vorgang „Bedarfsanalyse“ ist die Nr. 1 im Projekt „Schneeflocke“.

Ein (Teil-)Projekt, das man irrtümlich in der falschen Ebene eingefügt hat, lässt sich in der Hierarchie nicht einfach höher stufen. Um den Fehler zu korrigieren, muss man das Projekt wieder löschen, das übergeordnete Projekt zuklappen und das Projekt erneut in der richtigen Ebene einfügen. Beim Löschen erhält man einen Warnhinweis, denn technisch gesehen löscht man dabei einen Sammelvorgang mit all seinen Teilvorgängen. Da sich das Löschen lediglich auf die Verknüpfung bezieht, kann man die Warnung getrost ignorieren.

4.1.4 Meilensteine und Kapselung

Nun wollen wir unserer eigenen Logik folgen und ein eingefügtes Projekt als eine Phase im Gesamtplan behandeln. Wir fügen Abschlussmeilensteine für jede Projektphase ein.

Wenn Sie dann noch die Abschlussmeilensteine mit den jeweiligen Projekten verknüpfen, sieht das folgendermaßen aus:

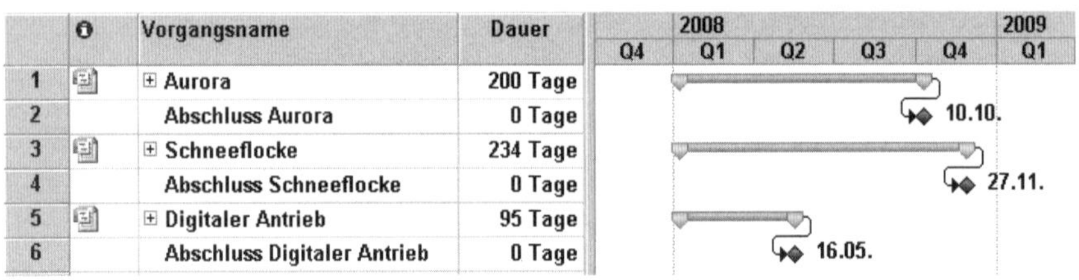

		Vorgangsname	Dauer
1		⊞ Aurora	200 Tage
2		Abschluss Aurora	0 Tage
3		⊞ Schneeflocke	234 Tage
4		Abschluss Schneeflocke	0 Tage
5		⊞ Digitaler Antrieb	95 Tage
6		Abschluss Digitaler Antrieb	0 Tage

Abbildung 4.9 Masterplan mit Meilensteinen

Dies hat nicht nur den Vorteil, dass man die Endtermine der Projekte im Masterplan deutlich sieht, sondern auch, dass man sie festlegen kann, um Terminabweichungen entweder gut zu sehen oder auch zu begrenzen. Sie können diese Meilensteine auf jede Art und Weise festlegen, die wir im 3. Kapitel im Abschnitt 3.4, „Termineinschränkungen und feste Termine“, dargestellt haben. Sie können ja im Masterplan insgesamt so arbeiten wie in den Einzelprojekten, dann es ist eine ganz normale *Project*-Datei bzw. ein Projekt auf dem Server.

Die Frage ist natürlich, welche Termineinschränkungen für diese Meilensteine, die den Abschluss eines Teilprojektes darstellen, sinnvoll sind. Folgende Möglichkeiten möchte ich hier aufzeigen:

1. Sich mit einem STICHTAG eine Terminabweichung zeigen lassen.
2. Mit einer ENDE NICHT SPÄTER ALS-Einschränkung eine Terminabweichung im Masterplan blockieren und im Teilprojekt eine deutliche Warnung erhalten.

4.1.4.1 Stichtag setzten

Wir haben die Methode, Darstellung und Funktion des Stichtages ausführlich behandelt im 3. Kapitel, Abschnitt 3.4.1, „**Stichtage**“. Deshalb hier nur eine Demonstration der gleichen Funktionalität im Masterplan.

☐ Übung

Der berechnete Endtermin des Projektes „Aurora“ liegt (siehe Abbildung 4.9) auf dem 10. 10. Wir geben dem Teilprojektleiter noch einen zeitlichen Spielraum bis zum Ende Oktober. Ich setze den Stichtag für den Meilenstein auf den 31.10. des gleichen Jahres.

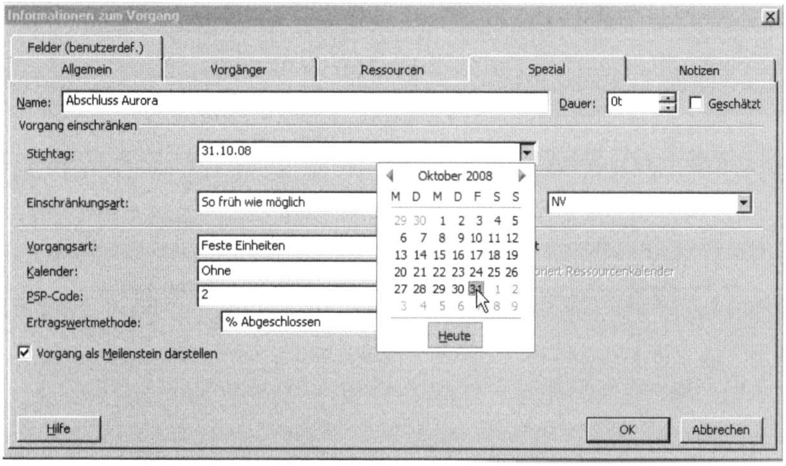

Abbildung 4.10 Stichtag setzen für den Abschlussmeilenstein

Noch liegt der berechnete Termin vor dem Stichtag:

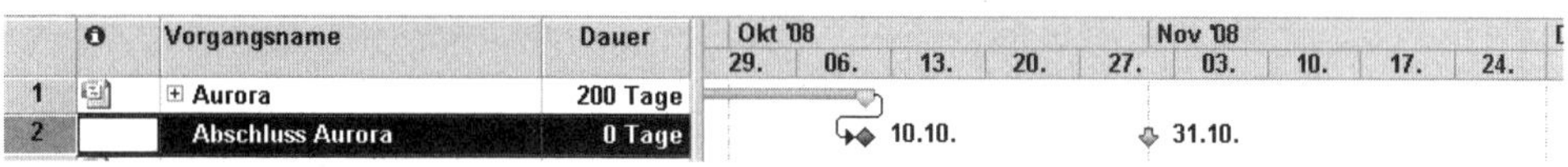

Abbildung 4.11 Berechneter Termin und Stichtag

Ich ändere im Projekt „Aurora“ die Dauer des Vorganges 25, des Tests „Modul 1“ auf 55 Tage (vorher 30 Tage). Beim Überprüfen der Terminlage im Masterplan werde ich durch das rote Ausrufezeichen im Indikator auf die Terminverletzung aufmerksam gemacht:

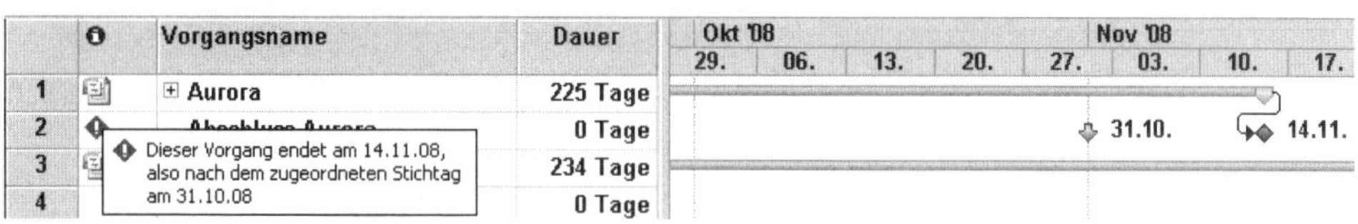

Abbildung 4.12 Der Stichtag ist verletzt.

4.1.4.2 Eingefügtes Projekt kapseln

Wir wollen ja immer den aktuellen, den berechneten Endtermin des Teilprojektes sehen. Aber wir wollen auch eine Termingrenze setzen, die das Teilprojekt nicht überschreiten darf. Hierzu verwendet man die Einschränkungsart ENDE NICHT SPÄTER ALS (siehe Kap. 3, Abschnitt 3.4.2.2, „ENDE NICHT SPÄTER ALS“).

☐ Übung

Der berechnete Endtermin des Projektes „Schneeflocke“ liegt am 27. 11. Auch hier wollen wir dem Teilprojektleiter einen zeitlichen Spielraum geben, sagen wir bis zum Ende dieses Jahres. Wir schränken den Meilenstein „Abschluss Schneeflocke“ ein mit „Ende nicht später als“ auf den Einschränkungstermin 31.12. dieses Jahres:

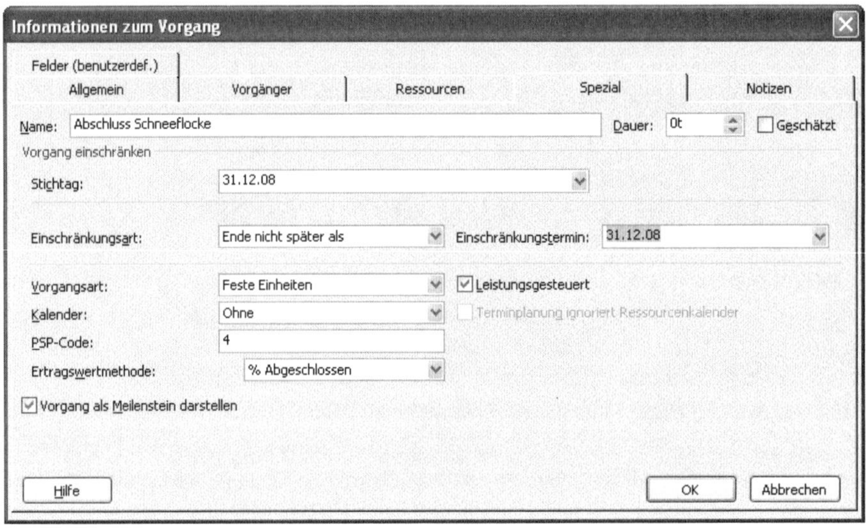

Abbildung 4.13 Abschlussmeilenstein einschränken

Nachdem wir die übliche Warnung von Microsoft, doch ein guter Projektplaner zu bleiben und sich nicht auf Termine festzulegen, mit der richtigen Option (genau das wollen wir!) überwunden haben, ändert sich zunächst gar nichts, denn der errechnete Endtermin liegt ja früher.

Hinweis

Wenn man zusätzlich zu der ENDE NICHT SPÄTER ALS-Einschränkung den Stichtag auf den identischen Termin festlegt (wie in der Abbildung 4.13), hat man den Vorteil, dass man diese Einschränkung auch grafisch – eben als STICHTAG – im Balkendiagramm sieht, auch wenn der errechnete Termin früher als der Einschränkungstermin liegt. Dies kann man tun, muss man aber nicht.

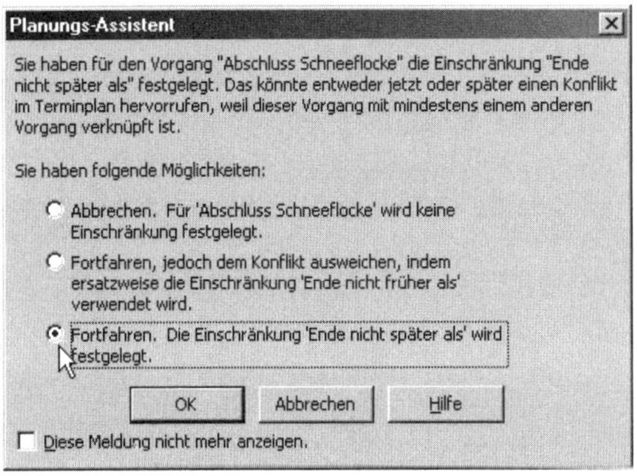

Abbildung 4.14
Wir möchten uns wirklich festlegen.

Nun verlängere ich im Projekt „Schneeflocke“ einen kritischen Vorgang, ich nehme Vorgang 48, „Integrationstest“, und ändere die Dauer von bisher 10 auf 40 Tage (es muss ein Vorgang sein, der den Endtermin beeinflusst) und erhalte im (Teil-) Projekt „Schneeflocke“ eine Meldung über einen Terminplankonflikt:

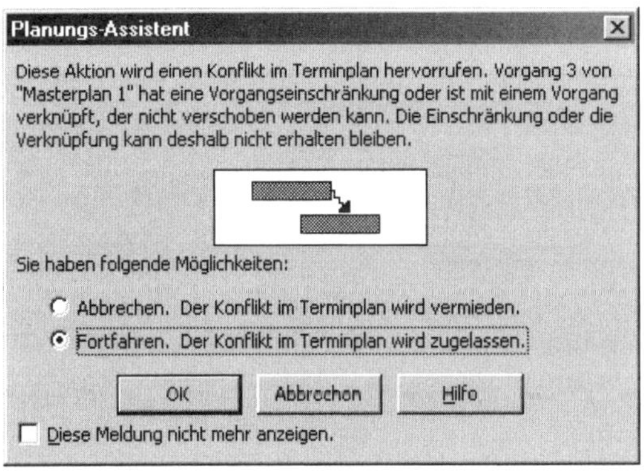

Abbildung 4.15
Der Masterplan warnt vor dem Terminplankonflikt.

Wohlgemerkt: Ich arbeite als Projektleiter in meinem Teilprojekt. In meinem Teilprojektplan kann kein Konflikt entstehen, da ich mich als cleverer Projektleiter nicht auf einen Endtermin festgelegt habe. So sehen die Termine im Teilprojekt „Schneeflocke“ aus:

43		9.5 Start Tests und Fehlerbeheb	0 Tage	01.10.08	01.10.08
44		⊟ 9.6 Test und Fehlerbehebung	72 Tage	01.10.08	08.01.09
45		9.6.1 Modultest 1	3,38 Tage	01.10.08	06.10.08
46		9.6.2 Modultest 2	6 Tage	01.10.08	08.10.08
47		9.6.3 Fehlerbehebung Modul	10 Tage	09.10.08	22.10.08
48		9.6.4 Integrationstest	40 Tage	23.10.08	17.12.08
49		9.6.5 Fehlerbehebung Integr	3 Tage	18.12.08	22.12.08
50		9.6.6 Massendatentest	6 Tage	18.12.08	25.12.08
51		9.6.7 Fehlerbehebung Masse	10 Tage	26.12.08	08.01.09
52		9.6.8 Anwendertest	10 Tage	18.12.08	31.12.08
53		9.7 Freigabe Pilotsystem	0 Tage	08.01.09	08.01.09

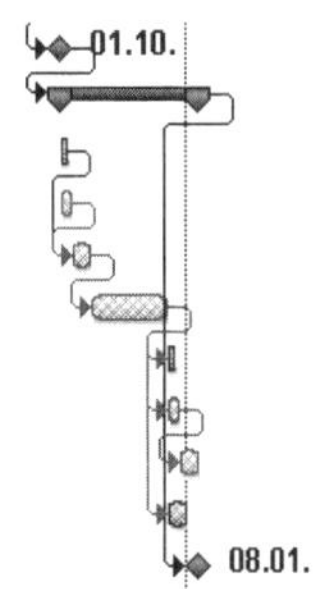

Abbildung 4.16 Die Termine im Teilprojekt

Trotzdem werde ich als Teilprojektleiter gewarnt, dass ich gegen einen Fixtermin im Masterplan verstoße (siehe Abbildung 4.15). Dieser Warnhinweis erscheint unmittelbar leider nur, wenn der Masterplan geöffnet ist. Andernfalls erhält der Teilprojektleiter zunächst keine Meldung. Der Gesamtprojektleiter kann die kritische Änderung im Masterplan sofort erkennen, spätestens dann, wenn er das Teilprojekt zu- und wieder aufklappt. Wenn das Teilprojekt – nach dem Speichern – wieder geöffnet wird und dabei der Masterplan geöffnet ist (dabei muss das entsprechende Teilprojekt nicht aufgeklappt sein), erhält der Teilprojektleiter sozusagen nachträglich seine Warnung vor dem Konflikt.

Anmerkung

Dies setzt entsprechende Zugriffsrechte im Netzwerk voraus. Am einfachsten und sinnvollsten ist es, alle Dateien in ein Projekt-Verzeichnis zu stellen, auf das alle Beteiligten einen Zugriff haben. Auf dem Server können keine Probleme entstehen, da der Bearbeiter des Hauptprojektes die Berechtigung hat, die Teilprojekte zu bearbeiten, und die muss er haben, um überhaupt die Teilprojekte in das Hauptprojekt einfügen zu können. Dies setzt in keinem der beiden Fälle die in *Project* für die eingefügten Teilprojekte eingerichteten Schreibschutz außer Kraft.

Im Masterplan sieht man den Terminplankonflikt unmittelbar:

3		⊞ Schneeflocke	264 Tage	07.01.08	08.01.09
4		Abschluss Schneeflocke	0 Tage	31.12.08	31.12.08

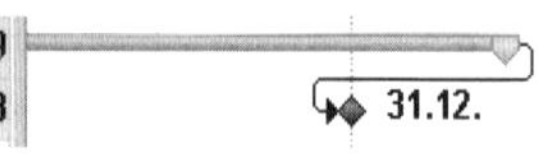

Abbildung 4.17 Termine im Masterplan, zugeklappt

44	⊟ Test und Fehlerbehebung	72 Tage	01.10.08	08.01.09
45	Modultest 1	3,38 Tage	01.10.08	06.10.08
46	Modultest 2	6 Tage	01.10.08	08.10.08
47	Fehlerbehebung Modultests	10 Tage	09.10.08	22.10.08
48	Integrationstest	40 Tage	23.10.08	17.12.08
49	Fehlerbehebung Integrations	3 Tage	18.12.08	22.12.08
50	Massendatentest	6 Tage	18.12.08	25.12.08
51	Fehlerbehebung Massendate	10 Tage	26.12.08	08.01.09
52	Anwendertest	10 Tage	18.12.08	31.12.08
53	Freigabe Pilotsystem	0 Tage	08.01.09	08.01.09
4	Abschluss Schneeflocke	0 Tage	31.12.08	31.12.08

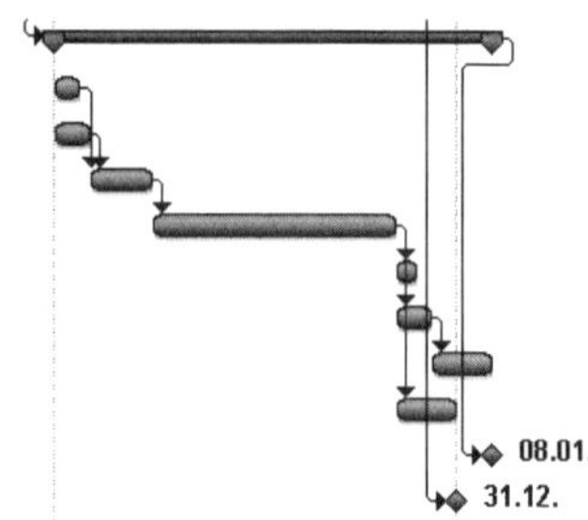

Abbildung 4.18 Termine im Masterplan, aufgeklappt

Tipp

Leider erhält der Teilprojektleiter ja den Hinweis auf einen Terminplankonflikt aus dem Hauptprojekt nur, wenn dieses geöffnet ist, entweder unmittelbar oder beim erneuten Öffnen seines Teilprojektes. Wenn man die Teilprojekte schreibgeschützt in das Hauptprojekt einbettet, kann man das Hauptprojekt immer geöffnet lassen. Dann werden die Teilprojektleiter nicht daran gehindert, ihre Projekte jederzeit zu bearbeiten und zu speichern, und sie erhalten dabei, wenn ihre aktuelle Planung einen Fixtermin im Hauptprojekt verletzt, eine Warnung über den Terminplankonflikt.

4.1.5 Speichern und Veröffentlichen

Beim Speichern eines Masterplanes fragt das Programm die Speicherung jedes – neu eingefügten oder geänderten – Projekts ab:

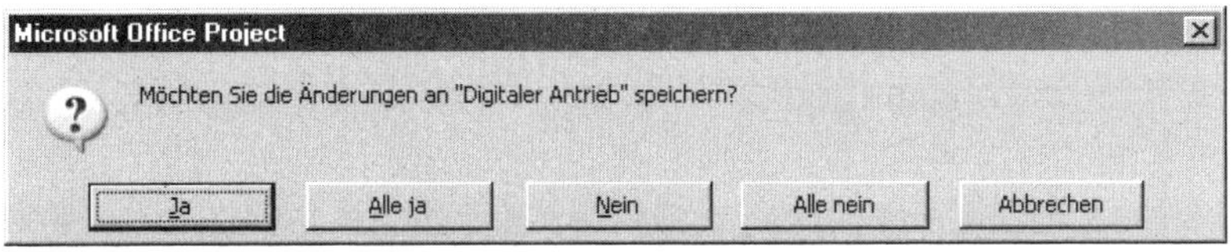

Abbildung 4.19 Speichern der eingefügten Projekte

Am schnellsten ist es natürlich, sich mit der Schaltfläche ALLE JA das Problem vom Hals zu schaffen. Nur mit JA geht das Programm die Projekte durch, und der Anwender kann sich jeweils neu entscheiden. Für einen Masterplan, der als Datei gespeichert wird, ist damit auch alles getan.

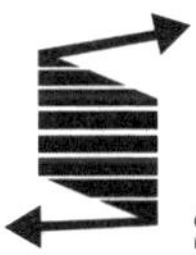

Serverbasiert

Wenn der Masterplan auf dem Server gespeichert wird, stehen die gespeicherten Daten zwar in der Entwurfs-(= Draft-)Datenbank des Servers, aber noch nicht in der Veröffentlicht-(= Published-)Datenbank für den *Web Access* zur Verfügung. Das Programm gibt dazu einen schwer verständlichen Hinweis:

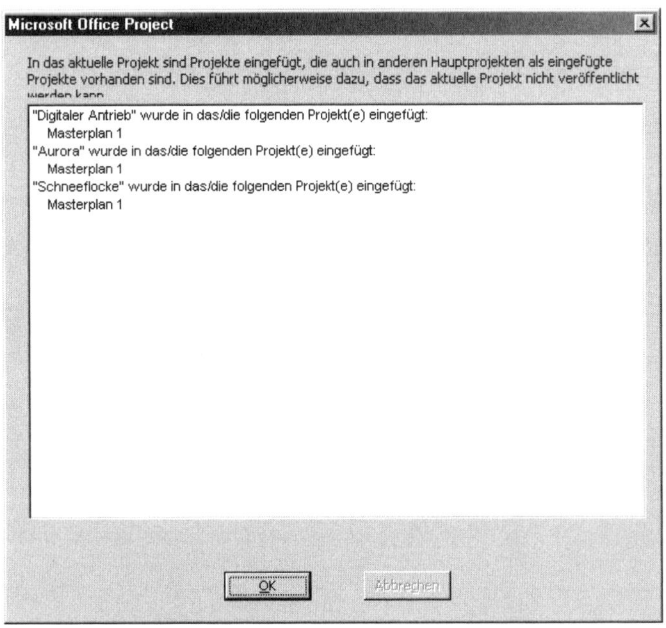

Abbildung 4.20 In andere Hauptprojekte eingefügt?

Nun erinnere ich mich nicht, dass ich diese Projekte auch in ein anderes Hauptprojekt (einen anderen Masterplan) eingefügt habe. In der Tat kann man Projekte in mehrere Masterpläne einfügen, und da entsteht natürlich schon das Problem, dass die Daten sowohl aus den Hauptprojekten als auch aus den Teilprojekten nicht mehrmals in die Veröffentlicht-Datenbank geschrieben werden sollen. Aber die doch etwas kryptische Warnung erlaubt auch kein ABBRECHEN, sodass ich ganz mutig das OK bestätige.

Nun veröffentliche ich meinen Masterplan (das Hauptprojekt) über DATEI/VERÖFFENTLICHEN. Den Hinweis, dass das Projekt vorher gespeichert werden muss, akzeptiere ich, und nach einer Wartezeit meldet mir die Statuszeile, dass der „Speichern"-Auftrag erfolgreich abgeschlossen wurde, und der lokale Projekt-Cache (rotes Ausrufezeichen in der Statuszeile) meldet mir auch die erfolgreiche Synchronisation mit dem Server.

Da man natürlich wissen will, ob das im Web Access jetzt richtig angekommen ist, sei ein kleiner Ausflug in das PROJEKT-CENTER erlaubt.

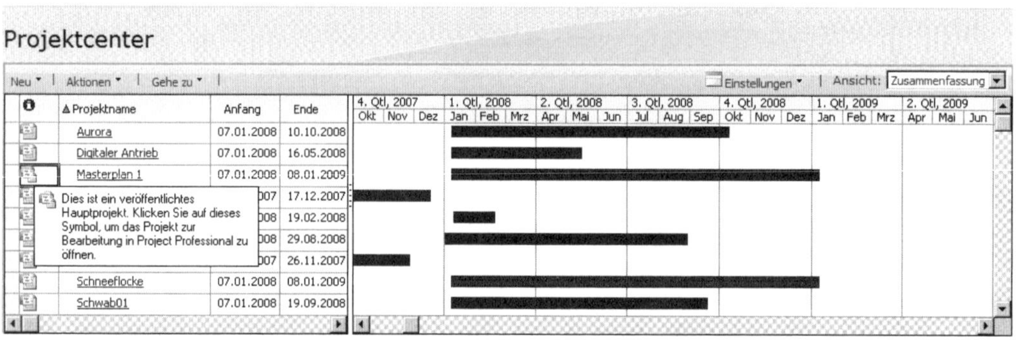

Abbildung 4.21 Masterplan und Projekte im Web Access-Projektcenter

Mit einem Klick auf das Masterplan-Projekt erhält man die Details:

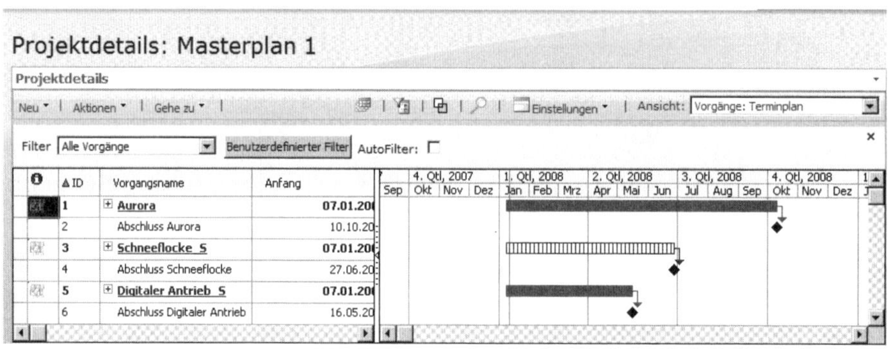

Abbildung 4.22 Details zum Masterplan – Eingefügte Projekte

Durch einen Klick auf ein eingefügtes Projekt erhält man wiederum die Details zu diesem Projekt. Die Funktionalität des Drill-downs, d. h. der Anzeige der Details der jeweiligen untergeordneten Ebene, geht durch alle Ebenen.

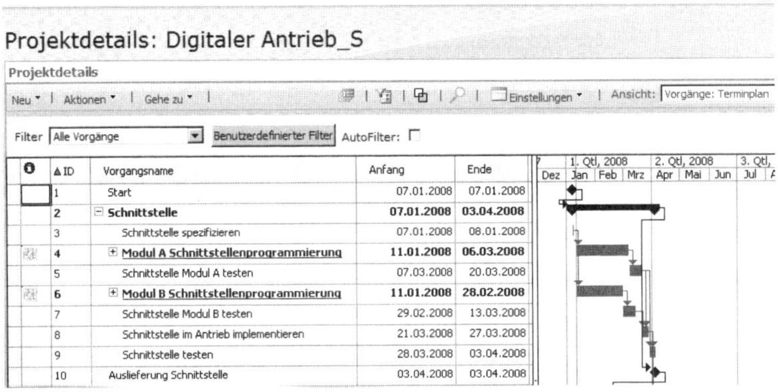

Abbildung 4.23
Drill-down auf das Teilprojekt

Auch hier sind wieder zwei (Teil-)Projekte eingefügt, Modul A und Modul B der Schnittstellenprogrammierung. Sie erkennen das an dem Symbol in der Indikatorspalte. Auch hier könnte man wieder die Details öffnen.

4.2 Projektübergreifende Vorgangsverknüpfungen

Bei der Arbeit mit mehreren Projekten entsteht oft ein sachlicher oder organisatorischer Zusammenhang in der Art, dass zur Weiterführung eines Vorganges oder einer Phase in einem Projekt eine Vorleistung aus einem anderen Projekt benötigt wird. Insbesondere wenn man ein großes Projekt in mehrere Teilprojekte zerlegt, kommt oft die Anforderung, sachliche, technische oder organisatorische Abhängigkeiten zwischen diesen Teilprojekten zu implementieren. Unter Umständen hat man ja durch die Teilprojekte ein eigentlich zusammengehörendes Projekt aufgeteilt, und dadurch entsteht ein Sachverhalt, der Vorgangsverknüpfungen zwischen den (Teil-)Projekten erfordert.

Dieser Sachverhalt kann in Projekten der gleichen organisatorischen Ebene entstehen, dann wird es in der Regel eine sachlich notwendige Vorleistung, eine Lieferung (Deliverable), zwischen den beiden Projekten geben. Aber es kann sich auch um eine Terminvorgabe aus einem Projekt für ein anderes Projekt handeln, dann werden die Projektpläne in der Regel aus verschiedenen organisatorischen Ebenen kommen, wobei die höhere Ebene Termine setzt (z. B. weil diese mit dem Kunden vereinbart wurden) und die darunter stehende Ebene erreichte (oder abweichende) Termine wieder in den Plan der höheren Ebene zurückmeldet.

In jedem Fall steht man vor der Notwendigkeit, dass Termine aus anderen Plänen kommen und Änderungen dieser Termine zwar sichtbar werden sollen (deshalb macht man es ja!), aber diese externen Termine sollen nicht, jedenfalls nicht automatisch, die Termine im eigenen Projektplan verschieben. Die Entscheidungsbefugnis über die Änderungen der Termine im eigenen Projekt muss bei der eigenen Projektleitung bleiben, diese kann man nicht dem Rechner überlassen. Hier wird das Prinzip der Kapselung (der eingehenden Termine) praktisch besonders relevant, denn ob der betroffene Projektleiter wegen Änderungen im anderen Projekt seine Termine verschieben will, muss oder darf, entscheidet er bzw. das dafür vorgesehene Gremium. Hier darf es keinen Automatismus der Terminverschiebung durch das Programm geben.

Beim Einrichten von projektübergreifenden Verknüpfungen in *MS Project* spielt es natürlich keine Rolle, aus welcher Organisationsebene die Vorgänge kommen. Ein Vorgänger aus einem Projekt ist ein Vorgänger und ein Projekt ist ein Projekt, und auf welcher Ebene der Organisation die Projekte angesiedelt sind, wissen hoffentlich die Mitarbeiter. Wir demonstrieren also zunächst die Technik, wie man projektübergreifende Vorgangsbeziehungen einrichtet. Dann werden wir schematisch die Anwendung auf eine Multi-Level-Terminplanung zeigen.

4.2.1 Projektübergreifende Verknüpfungen herstellen

Projektübergreifende Vorgangsverknüpfungen stellt man in einem Projektplan her, in den die beiden Projekte eingefügt sind, zwischen denen Vorgänge verknüpft werden sollen. Wenn man schon ein gespeichertes Hauptprojekt hat, kann man darin die Vorgänge zwischen den (Teil-)Projekten verknüpfen.

Man kann allerdings auch eine temporäre Datei herstellen, in die man die Projekte einfügt, zwischen denen man projektübergreifende Verknüpfungen herstellen will. Diese kann man wieder schließen, ohne zu speichern. Die vorgenommene Verknüpfung zwischen den Vorgängen bleibt trotzdem bestehen, denn diese wird in den Projekten eingetragen, in denen sich die Vorgänge im Original befinden. Das Zusammenführen der beiden Projekte kann ein temporärer Akt bleiben, ein temporärer „Masterplan“, der alleine dazu dient, die projektübergreifende Vorgangsverknüpfung vorzunehmen.

Hier ein anderer, alternativer Weg, Projekte zusammenzuführen: Sie müssen die Projekte, die Sie zusammenführen möchten, vorher öffnen. Über Menü FENSTER / NEUES FENSTER... erhalten Sie die Dialogbox:

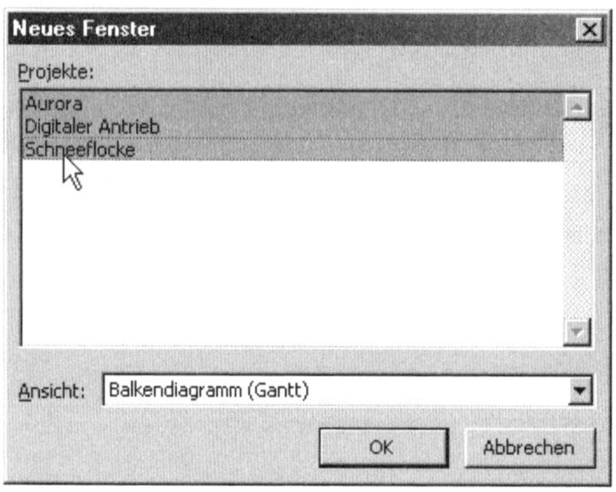

Abbildung 4.24
Projekte in neuem Fenster zusammenführen

Durch Mehrfachauswahl wählen Sie die Dateien aus, die Sie in einem neuen Fenster zusammenführen möchten. Dies führt zu dem gleichen Ergebnis wie bei der weiter oben geschilderten Methode über das Menü EINFÜGEN / PROJEKT EINFÜGEN...

Das Programm öffnet ein neues Fenster, in dem die ausgewählten Projekte eingefügt sind (ignorieren Sie gegebenenfalls die Warnung, dass diese Projekte schon in einem anderen Projekt eingefügt sind). Dieses Fenster mit den eingefügten Projekten könnten Sie als Masterplan speichern, müssen es jedoch nicht.

Zugriffsrechte

Entgegen selbst im Internet verbreiteter Expertenmeinung benötigt man kein Schreibrecht auf die Datei oder das Projekt, aus dem der Vorgänger kommt, sondern nur ein Leserecht. Schreibrecht benötigt man nur auf die Datei oder das Projekt, in dem sich der Vorgang befindet, der einen externen Vorgänger bekommt. Auch auf dem Server kann man die Zugriffsberechtigungen so einrichten, dass das Quellprojekt, aus dem der Vorgänger stammt, nur mit Leserecht geöffnet werden kann, das eigene Projekt mit Schreibrecht. Dies ist natürlich besonders wichtig bei der Multi-Level-Terminplanung.

□ Übung:

Der Vorgang Nr. 23, „Lieferung Programme", aus dem Projekt „Aurora" soll der sachliche Vorgänger des Vorganges Nr. 8, „Parametrierung", des Projektes „Digitaler Antrieb" sein.

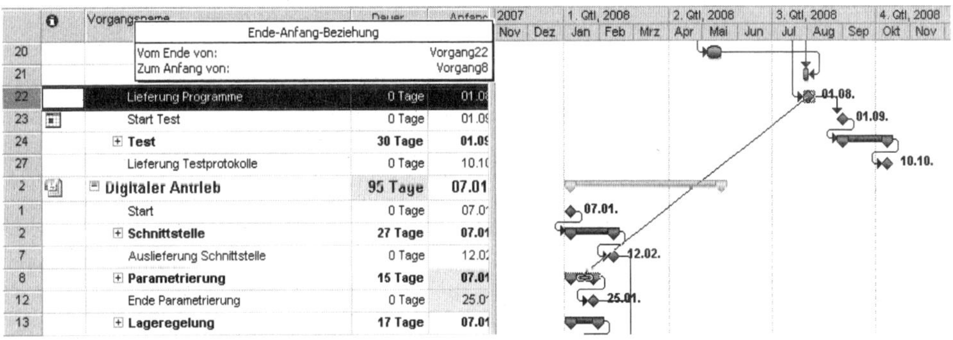

Abbildung 4.25 Vorgänge zwischen Projekten verknüpfen

Ziehen Sie, vom Vorgänger ausgehend, mit gedrückter Maustaste den Zeiger, der dann das Verknüpfungssymbol annimmt, auf den Nachfolger und lassen ihn dort „fallen". Alternativ können Sie erst den Vorgänger markieren, die Steuerungstaste drücken („Markieren von nicht zusammenhängenden Bereichen"), dann den Nachfolger markieren und dann auf das Verketten-Symbol („Vorgänge verknüpfen") in der Standard-Symbolleiste drücken.

4.2.2 Sonderfall: Projekt als Nachfolger

Der Nachfolger kann auch ein Sammelvorgang sein, der ein eingefügtes Projekt darstellt. Dann würde man das ganze Projekt als Nachfolger entweder des anderen Projektes definieren (wenn der Vorgänger ebenfalls der Vorgang ist, der das andere eingefügte Projekt darstellt) oder eben des Vorgänger-Vorganges. In dem Masterplan, und sei er auch nur tempo-

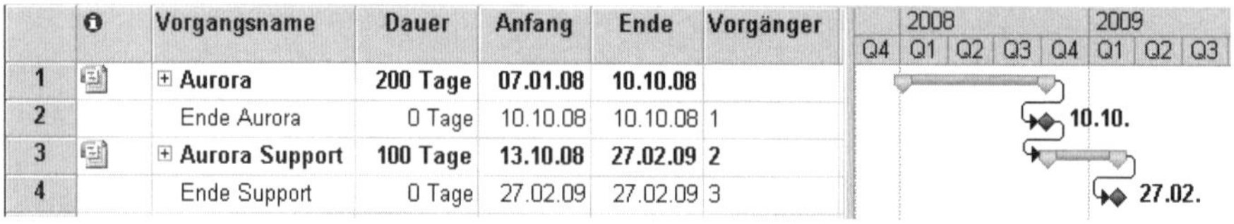

	Vorgangsname	Dauer	Anfang	Ende	Vorgänger
1	Aurora	200 Tage	07.01.08	10.10.08	
2	Ende Aurora	0 Tage	10.10.08	10.10.08	1
3	Aurora Support	100 Tage	13.10.08	27.02.09	2
4	Ende Support	0 Tage	27.02.09	27.02.09	3

Abbildung 4.26 Eingefügtes Projekt als Nachfolger

rär, stellt ein eingefügtes Projekt einen Vorgang dar, und das kann Vorgänger oder Nachfolger von jedem anderen Vorgang werden.

Hier sind „Aurora" und „Aurora Support" als eigenständige Projekte angelegt und in einem neuen Fenster eingefügt worden. Man kann nun das eine Projekt zum Nachfolger des anderen erklären oder eben einen Meilenstein dazwischen setzen, um die Termine besser darzustellen. Das Nachfolgeprojekt folgt mit seinen Terminen immer automatisch dem Vorgängerprojekt, solange keine Termine im Nachfolgeprojekt festgelegt werden. Wären da fixe Termine, würde gegebenenfalls eine Konfliktwarnung erscheinen.

4.2.3 Verknüpfungen bearbeiten und anzeigen

Wie in einem Einzelprojekt können Sie mit einem Doppelklick auf die Verknüpfungslinie die ANORDNUNGSBEZIEHUNG editieren und bearbeiten.

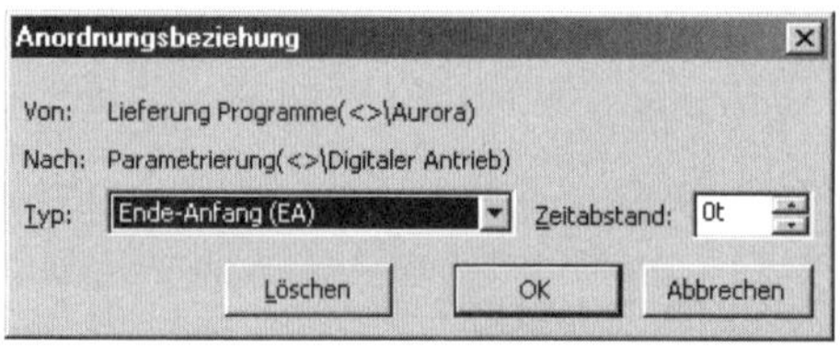

Abbildung 4.27 Projektübergreifende Anordnungsbeziehung

Sie können das Projekt oder die Datei mit den (beiden) zusammengefügten Projekten schließen, wenn Sie keinen separaten Masterplan beibehalten möchten. In den einzelnen Projektplänen sehen Sie (so es nicht ausgestellt ist) die externen Nachfolger und Vorgänger grau dargestellt.

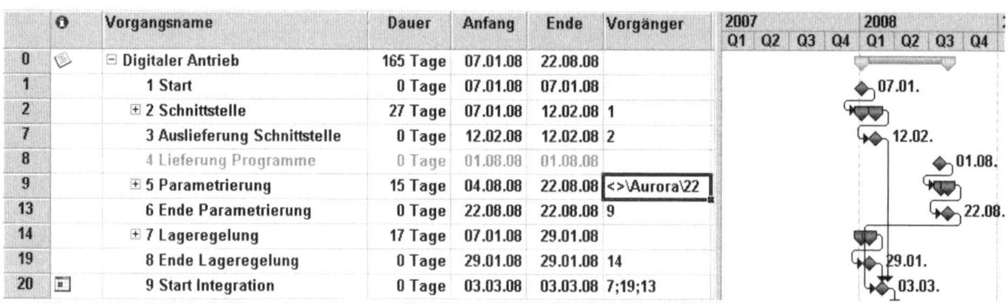

	Vorgangsname	Dauer	Anfang	Ende	Vorgänger
0	Digitaler Antrieb	165 Tage	07.01.08	22.08.08	
1	1 Start	0 Tage	07.01.08	07.01.08	
2	2 Schnittstelle	27 Tage	07.01.08	12.02.08	1
7	3 Auslieferung Schnittstelle	0 Tage	12.02.08	12.02.08	2
8	4 Lieferung Programme	0 Tage	01.08.08	01.08.08	
9	5 Parametrierung	15 Tage	04.08.08	22.08.08	<>\Aurora\22
13	6 Ende Parametrierung	0 Tage	22.08.08	22.08.08	9
14	7 Lageregelung	17 Tage	07.01.08	29.01.08	
19	8 Ende Lageregelung	0 Tage	29.01.08	29.01.08	14
20	9 Start Integration	0 Tage	03.03.08	03.03.08	7;19;13

Abbildung 4.28 Der externe Vorgänger (auf dem Server)

Im Projektplan wird der Vorgänger als grauer Vorgang eingefügt, beim Nachfolger steht in dem Feld **Vorgänger** der Projektname und durch einen Backslash \ getrennt die Nr. des Vorgängers.

Bei der Arbeit mit Dateien müssen Sie nur die Dateiendungen **.mpp** hinzufügen und die Angabe der Herkunft: <> = Server durch den Dateipfad ersetzen, ansonsten ist alles identisch.

	ⓘ	Vorgangsname	Dauer	Anfang	Ende	Vorgänger
0		⊟ Digitaler Antrieb	165 Tage	07.01.08	22.08.08	
1		1 Start	0 Tage	07.01.08	07.01.08	
2		⊞ 2 Schnittstelle	27 Tage	07.01.08	12.02.08	1
7		3 Auslieferung Schnittstelle	0 Tage	12.02.08	12.02.08	2
8		4 Lieferung Programme	0 Tage	01.08.08	01.08.08	
9		⊞ 5 Parametrierung	15 Tage	04.08.08	22.08.08	C:\althd\Buch Project 2007\Entwicklungsversion Buch 2007\Kapitel 4\Project-Dateien Kapitel 4
13		6 Ende Parametrierung	0 Tage	22.08.08	22.08.08	9
14		⊞ 7 Lageregelung	24 Tage	07.01.08	07.02.08	
19		8 Ende Lageregelung	0 Tage	07.02.08	07.02.08	14

Abbildung 4.29 Der externe Vorgänger ist eine Projektdatei (und der Pfad zu lange).

Im anderen Projekt wird der externe Nachfolger entsprechend angezeigt.

> **Tipp:**
> Mit einem DOPPELKLICK auf einen externen Nachfolger (öffnen und) springen Sie in das Projekt des Nachfolgers. Umgekehrt – DOPPELKLICK auf den externen Vorgänger – (öffnen und) springen Sie zum Vorgänger in dessen Projekt.

Wenn Sie den externen Nachfolger bzw. den externen Vorgänger nicht in der Vorgangsliste eingeblendet sehen möchten (die graue Zeile mit der Vorgangsnummer des externen Nachfolgers bzw. Vorgängers wird dann nicht angezeigt), deaktivieren Sie dies unter EXTRAS / OPTIONEN / ANSICHT.

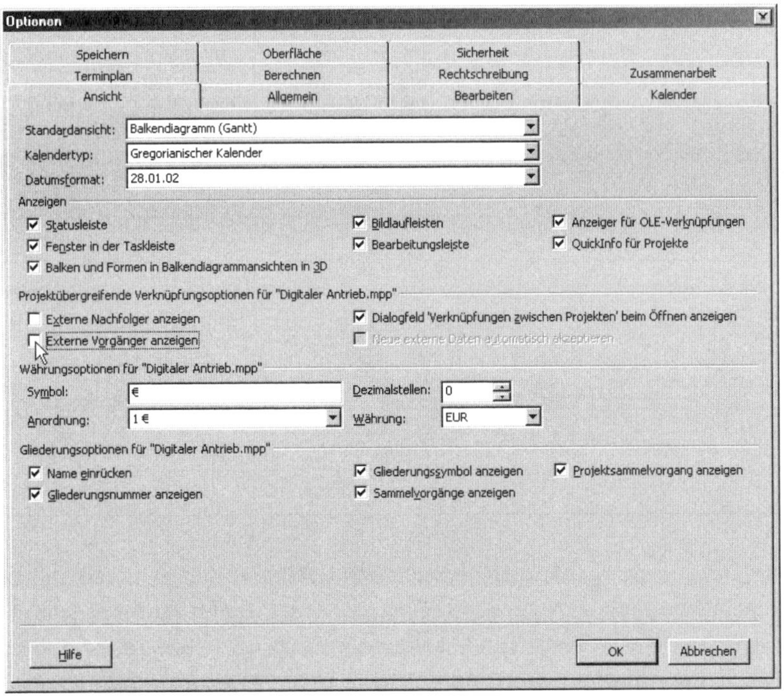

Abbildung 4.30 Anzeige der externen Nachfolger/Vorgänger ein-/ausschalten

Sie können jederzeit in den Projekten über EXTRAS / VERKNÜPFUNGEN ZWISCHEN PROJEKTEN... prüfen, welche externen Verknüpfungen bestehen.

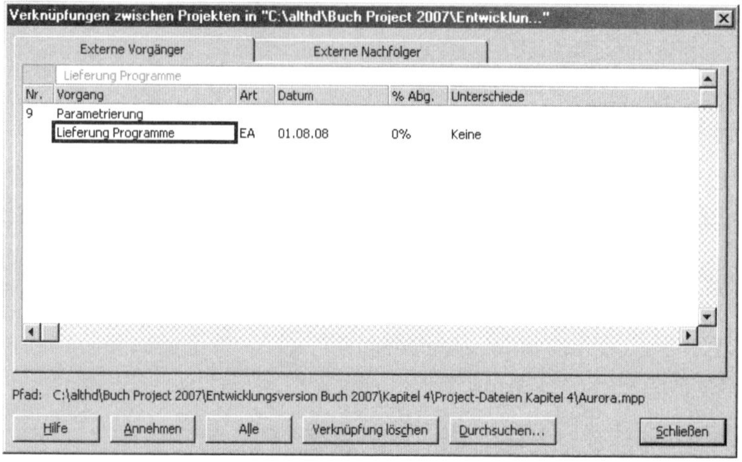

Abbildung 4.31
Dialogfeld Verknüpfungen zwischen Projekten

Diese Dialogfeld erscheint automatisch beim Öffnen des Projektes, wenn Sie diese Option unter EXTRAS / OPTIONEN / ANSICHT nicht ausschalten (siehe Abbildung 4.30).

Links unten wird der (Datei-)Pfad angezeigt, wenn Sie den Vorgang markieren.

Mit der Schaltfläche DURCHSUCHEN könnten Sie die Datei des Vorgängers suchen und erneut eintragen, wenn diese in ein anderes Verzeichnis transportiert oder gar umbenannt wurde, was man allerdings nicht tun sollte.

Nicht ohne Grund befindet sich hier im Dialogfeld der projektübergreifenden Vorgangsverknüpfungen (siehe Abbildung 4.31) die Schaltfläche ANNEHMEN, und der Projektleiter könnte, da er ahnt, dass ihm hier Schlimmes widerfährt, diese Verknüpfung zu einem fremden Vorgang einfach nicht annehmen. Machen wir uns bewusst, dass diese Verknüpfungen eben Vorgänger und damit Termine aus anderen Projekten in den eigenen Plan importieren mit allen Folgen für meinen Plan, mit der Konsequenz, dass alle meine Termine neu berechnet, d. h., über den Haufen geworfen werden. Soweit das andere Projekt auch von mir gepflegt wird, ist das ja kein Problem, und ich kann das bewusst einsetzen, um die Termine einer neuen Lage im anderen Projekt anzupassen. Aber wenn das andere Projekt von einer anderen Abteilung, ja von einem externen Zulieferer kommt? Den Kopf in den Sand stecken und einfach die Abhängigkeit von diesem Termin ignorieren ist vielleicht doch nicht die geeignete Lösung.

4.2.4 Eingangstermine kapseln

So wie im Einzelprojekt die Starttermine der größeren Projektphasen oder alle wichtigen Übergänge im Prozess durch feste Startmeilensteine „gekapselt" werden (siehe Kapitel 3, Abschnitt 3.7., „Die gekapselte Projektstruktur"), um das Programm zu hindern, bei Änderungen alle Termine zu verschieben, und um den Projektleiter zu warnen, wenn es wesentliche Verschiebungen gibt, die seine Terminierung in Gefahr bringen, muss dies natürlich besonders bei projektübergreifenden Verknüpfungen vorgenommen werden. Eine Verschiebung der für mein Projekt relevanten Termine aus einem anderen Projekt soll mir mitgeteilt werden, aber das Programm darf natürlich nicht automatisch alle meine Termine neu berechnen, sondern muss mir die Lage aufzeigen und mir, der Projektleitung, Handlungsalternativen ermöglichen. Deshalb müssen alle Eingangstermine gekapselt werden mit Nachfolgern, die wir so einschränken, dass das Programm sie nicht automatisch berechnen kann.

□ Übung

In der Abbildung 4.28 sieht man, dass der externe Vorgänger „Lieferung Programme" die Projektphase „Parametrierung" von einem möglichen Starttermin am Anfang des Projektes im Januar auf den August verschiebt. Wir wollen dies verhindern, indem wir vor den Sammelvorgang „Parametrierung" einen Meilenstein „Start Parametrierung" einfügen, welcher der Vorgänger des Sammelvorganges ist, und diesen mit einer MUSS ANFANGEN AM-Einschränkung versehen.

Nun muss natürlich die externe Vorgangsverknüpfung angepasst werden. Der Vorgang aus dem anderen Projekt muss nun Vorgänger des Startmeilensteines werden.

Ich lösche den externen Vorgänger, was den gewünschten Nebeneffekt hat, dass ich den berechneten Termin des Meilensteines „Start Parametrierung" sehe. Auf diesen berechneten Termin (7. 1. 08) fixiere ich ihn mit einer MUSS ANFANGEN AM-Einschränkung (im wirklichen Leben würde ich dazu neigen, durch die Festlegung auf einen späteren Termin ein wenig Zeitreserven einzubauen).

Dann richte ich wieder die projektübergreifende Vorgangsbeziehung ein. Das sieht dann so aus:

		Vorgangsname	Dauer	Anfang	Ende	Vorgänger	Gesamte Pufferzeit
0		⊟ Digitaler Antrieb	95 Tage	07.01.08	16.05.08		0 Tage
1		1 Start	0 Tage	07.01.08	07.01.08		13 Tage
2		⊞ 2 Schnittstelle	27 Tage	07.01.08	12.02.08	1	13 Tage
7		3 Auslieferung Schnittstelle	0 Tage	12.02.08	12.02.08	2	13 Tage
8		4 Lieferung Programme	0 Tage	01.08.08	01.08.08		-150 Tage
9		5 Start Parametrierung	0 Tage	07.01.08	07.01.08	<>\Aurora\22	-150 Tage
10		⊞ 6 Parametrierung	15 Tage	07.01.08	25.01.08	9	25 Tage
14		7 Ende Parametrierung	0 Tage	25.01.08	25.01.08	10	25 Tage
15		⊞ 8 Lageregelung	17 Tage	07.01.08	29.01.08		23 Tage
20		9 Ende Lageregelung	0 Tage	29.01.08	29.01.08	15	23 Tage
21		10 Start Integration	0 Tage	03.03.08	03.03.08	7;20;14	0 Tage

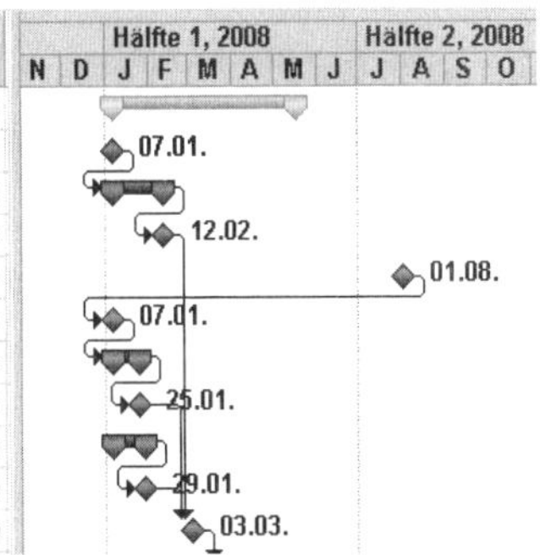

Abbildung 4.32 Die „Kapselung" verhindert eine automatische Verschiebung.

An der eingefügten Spalte GESAMTE PUFFERZEIT sieht man, dass ein Konflikt des externen Termins mit dem internen Termin, dem festgelegten Startmeilenstein, besteht.

Beim Öffnen des Projektes erscheint auch die inzwischen gewohnte Warnung:

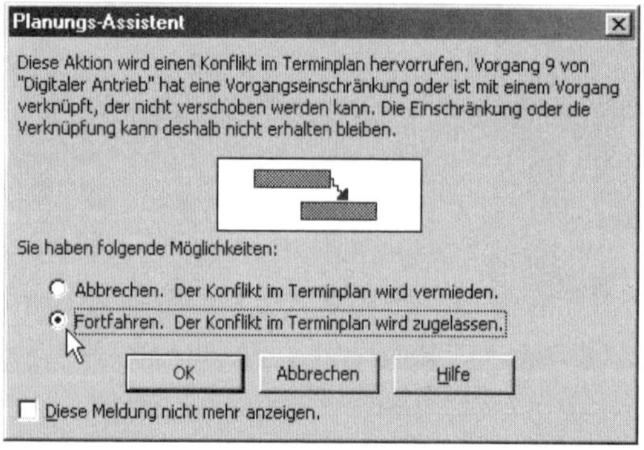

Abbildung 4.33
Konflikt interner Termine mit dem externen Termin

Aber die Kapselung mit dem festen Meilenstein verhindert ein automatisches Verschieben meiner Termine und eröffnet mir Handlungsmöglichkeiten oder erzwingt Handlungen: Was tun? Entweder auf das andere Projekt einwirken, dass sie schneller liefern, oder meinen Startmeilenstein verschieben – oder eine Mischung als Kompromiss?

Wenn ich meinen Startmeilenstein verschieben muss, mache ich das manuell, dann weiß ich, was ich tue, und ausgehend von dieser Änderung werden die davon abhängigen Termine neu berechnet. Dazu ist das Programm ja da.

Empfehlung

Die externen Vorgangsbeziehungen zeigen der Projektleitung die jeweils aktuelle Terminlage der relevanten Vorgänge aus den verbundenen Projekten.

Alle durch externe Vorgangsverknüpfungen eingehenden Termine (Termin-Inputs) werden durch festgelegte interne Meilensteine so gekapselt, dass sie nicht automatisch die Vorgänge im Projekt verschieben können. Dies eröffnet den Projektleitungen Handlungsspielräume.

4.3 Multi-Level-Planung

Das Instrument der projektübergreifenden Vorgangsverknüpfungen kann auch zur Terminübergabe von einem Projekt zu einem anderen benutzt werden. Wird ein Projektplan auf der obersten Ebene geführt, sagen wir von einer Gesamtprojektleitung, die z. B. die Termine mit dem Kunden verhandelt und verantwortet, und andere Ebenen sind mit der Durchführung von Teilen des Projektes betraut und führen darüber eigene (Teil-)Projektpläne, so spricht man von einer Multi-Level-Projektplanung. Hier wird es sich im Wesentlichen darum drehen, Termine zwischen den Ebenen zu kommunizieren.

4.3.1 Abhängigkeiten zwischen Organisationsstruktur und Planungsstruktur

Eigentlich ist die Aufteilung eines Projektes in Teilprojekte und einen Masterplan das geeignete Instrument, einen Projekt-Gesamtplan zu erhalten und jede Ebene verantwortlich ihre eigenen Projektpläne führen zu lassen. Dies haben wir ja oben im 1. Abschnitt dieses Kapitels „Teilprojekte und Masterplan" behandelt, und ich würde auch – vom einfacheren Handling bis zur klareren Struktur – diese Lösung bevorzugen. Voraussetzung für die Lösung mit Teilprojekten ist aber, dass einer Organisationseinheit eben auch ein klar definiertes Teilprojekt (oder mehrere) für ihre Aufgabe(n) zugeordnet werden kann. Dies widerspricht jedoch oft den Aufgabenstellungen, die durch die Linienorganisation historisch gewachsen sind. Aus der Aufgabenstellung einer Abteilung sind dann nur schwer jeweils abgegrenzte Teilprojektpläne für den Masterplan zuzuschneiden. Wenn man an der Matrixstruktur festhält – der wichtigste Grund ist sicherlich die Konstanz der Organisation, die man nicht wegen jedem Projekt wieder neu strukturieren will und kann –, ist die Lösung mit den Terminübergaben zwischen den Plänen der jeweiligen Organisationseinheit der technisch zwar komplexere, aber für die Beibehaltung bzw. Änderung der gegebenen Organisationsstruktur der schonendere Weg.

Im Gegensatz zur geordneten Masterplan-Teilprojektstruktur, in der für jede spezifische Aufgabe jeweils ein Teilprojekt angelegt und in die Struktur eingebunden wird (siehe Abbildung 4.2), können natürlich aus jedem Projektplan in jeden anderen Projektplan Termine übergeben werden – unabhängig von dem Zuschnitt der Aufgabenstellung und der Struktur der Pläne. In Kapitel 1 haben wir schematisch die verschiedenen Aufgabenstellungen der Mehrprojekttechnik dargestellt und auf S. 16 auch die Multi-Level-Terminübergaben dargestellt (Schema 3 im 1. Kapitel). Hier noch einmal ein auf den Kern der Terminübergabe vereinfachtes Schema, dessen Konstruktion ich in *Project* demonstrieren will.

Hier wird der Kundentermin aus dem Level 1 an Level 2 übergeben. Da Kunden und Projektleitungen manchmal ihre Meinung ändern, kapselt Level 2 diesen Eingangstermin ab. Jetzt folgen die Aktivitäten im Level 2, die diese unabhängig plant und durchführt. (Natürlich können auch Aktivitäten auf der Ebene des Levels 1 geplant und durchgeführt werden,

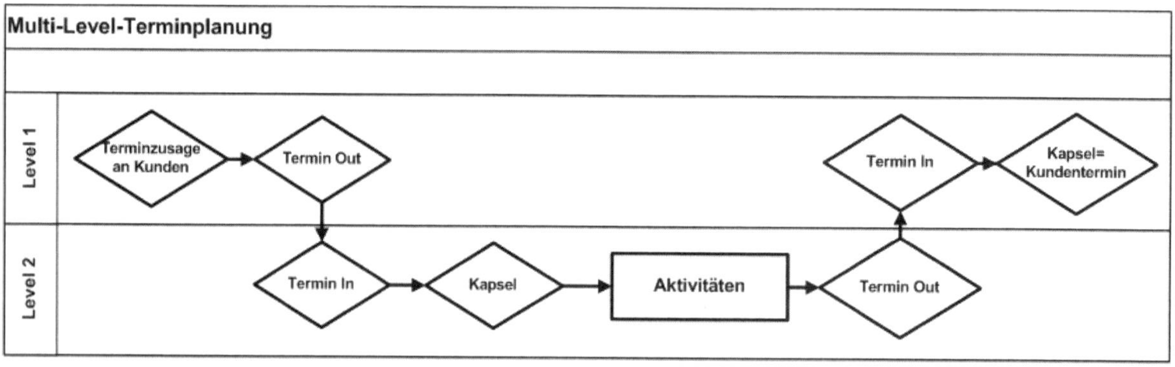

Abbildung 4.34 Zwei Termine werden über Kreuz übergeben.

unabhängig von anderen Levels.) Das Ergebnis der Planungen des Levels 2 ist der berechnete Endtermin. Diesen übergibt es an Level 1. Level 1 sieht jeweils den aktuell berechneten Endtermin aus Level 2 und kapselt sich in seinem Plan den vereinbarten Eingangstermin. Ein besonderer Grund für diese Kapselung muss nicht bestehen, man will nur gewarnt werden, wenn es eine gravierende Terminverschiebung aus dem Level 2 gäbe. Ein besonderer Grund wäre natürlich, wenn dies der dem Kunden zugesagte Termin ist.

Hinweis

Ich gehe wiederholt auf die **Frage der Zugriffsrechte** ein, da gegen diese Lösung eingewendet wird, dass Level 2 bzw. die Projektleiter des Levels 2 ein Schreibrecht auf die Projektpläne des Levels 1 benötigen und damit diese Lösung nicht praktikabel wäre. Wie oben schon ausgeführt, benötigt man **kein** Schreibrecht auf die Datei oder das Projekt, aus dem der Vorgänger kommt (auf die Quelldatei, aus der man sich den Vorgänger holt), sondern nur ein Leserecht. Level 2 muss dieses Projekt nur lesend öffnen können. Schreibrecht benötigt man nur auf die Datei oder das Projekt, in dem sich der Vorgang befindet, der einen externen Vorgänger bekommt. Auch auf dem Server kann man die Zugriffsberechtigungen so einrichten, dass das Quellprojekt, aus dem der Vorgänger eingefügt wird, nur mit Leserecht geöffnet werden kann (und vice versa).

4.3.2 Multi-Level-Planung durchführen

☐ Übung

Die beiden Projektpläne liegen vor: „Level 1 Planung.mpp" und „Level 2 Planung.mpp". Öffnen Sie die beiden Dateien, und führen Sie sie in einem neuen Fenster zusammen (Abbildung 4.35).

Man beachte, dass bisher die festen Termine, zu erkennen an den Indikatoren, nur in der Planung des Levels 1 stehen. Die Planung des Levels 2 hat noch keine festen Termine, d. h., ist vollkommen flexibel.

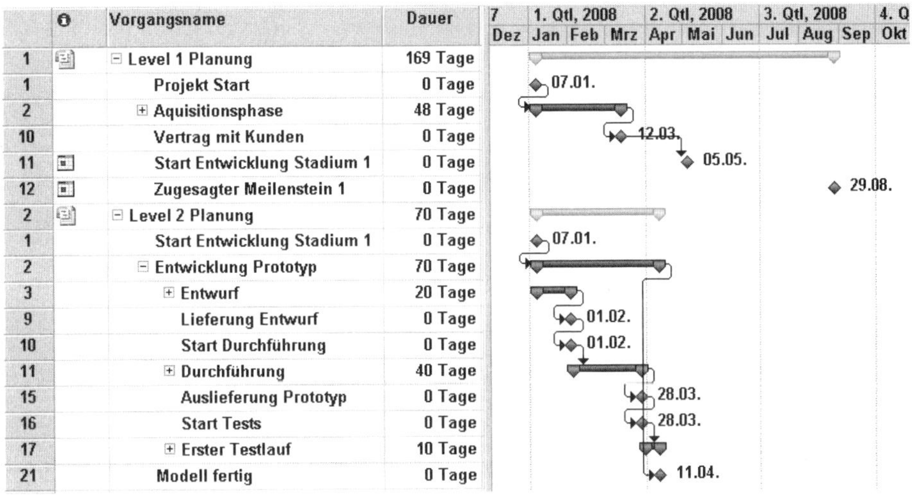

	Vorgangsname	Dauer
1	⊟ Level 1 Planung	169 Tage
1	Projekt Start	0 Tage
2	⊞ Aquisitionsphase	48 Tage
10	Vertrag mit Kunden	0 Tage
11	Start Entwicklung Stadium 1	0 Tage
12	Zugesagter Meilenstein 1	0 Tage
2	⊟ Level 2 Planung	70 Tage
1	Start Entwicklung Stadium 1	0 Tage
2	⊟ Entwicklung Prototyp	70 Tage
3	⊞ Entwurf	20 Tage
9	Lieferung Entwurf	0 Tage
10	Start Durchführung	0 Tage
11	⊞ Durchführung	40 Tage
15	Auslieferung Prototyp	0 Tage
16	Start Tests	0 Tage
17	⊞ Erster Testlauf	10 Tage
21	Modell fertig	0 Tage

Abbildung 4.35 Die beiden Level-Planungen in einem Fenster

Nun wird der Vorgang 11, der vom Level 1 kommende Startmeilenstein, der (externe) Vorgänger des Vorganges 1 der Planung des Levels 2.

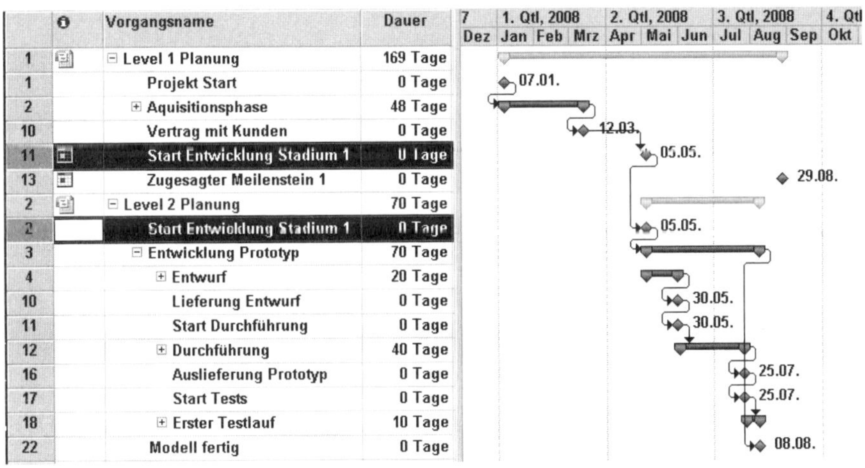

	Vorgangsname	Dauer
1	⊟ Level 1 Planung	169 Tage
1	Projekt Start	0 Tage
2	⊞ Aquisitionsphase	48 Tage
10	Vertrag mit Kunden	0 Tage
11	Start Entwicklung Stadium 1	0 Tage
13	Zugesagter Meilenstein 1	0 Tage
2	⊟ Level 2 Planung	70 Tage
2	Start Entwicklung Stadium 1	0 Tage
3	⊟ Entwicklung Prototyp	70 Tage
4	⊞ Entwurf	20 Tage
10	Lieferung Entwurf	0 Tage
11	Start Durchführung	0 Tage
12	⊞ Durchführung	40 Tage
16	Auslieferung Prototyp	0 Tage
17	Start Tests	0 Tage
18	⊞ Erster Testlauf	10 Tage
22	Modell fertig	0 Tage

Abbildung 4.36 Die Startmeilensteine sind von oben nach unten verbunden …

Man sieht, dass sich jetzt die Termine des Levels 2 nach dem vorgegebenen Startmeilenstein des Levels 1 richten und – welch Wunder – der berechnete Endtermin der Planung des Levels 2 in der Tat noch vor dem zugesagten Endmeilenstein 1 des Levels 1 liegt. Noch … aber es könnte sich ja vieles ändern. Deshalb will Level 1 die Änderung des Endtermins im Level 2 unmittelbar in seinem Plan sehen. Zu diesem Zweck wird der Vorgang 22, der Endmeilenstein des Levels 2, als Vorgänger des Vorganges 13 des Levels 1 eingefügt.

Wie gewohnt vom Vorgänger auf den Nachfolger ziehen, nur diesmal und ausnahmsweise von unten nach oben. Das Ergebnis:

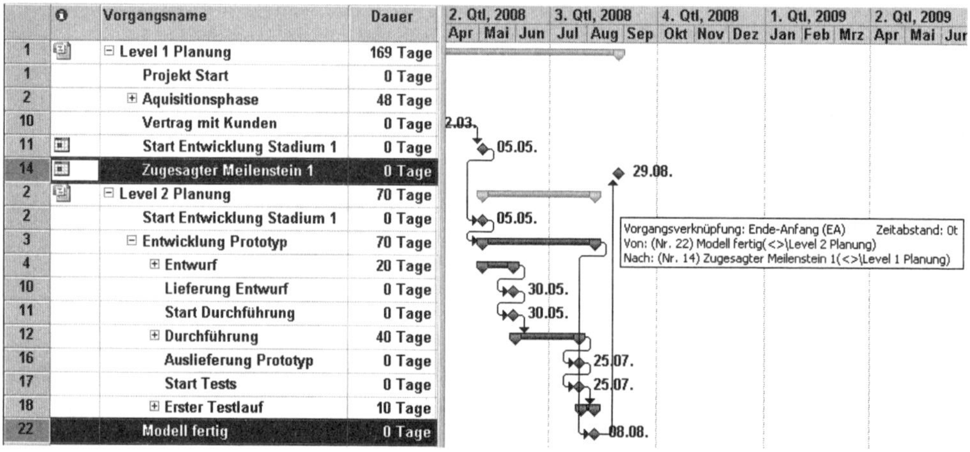

Abbildung 4.37 … und die Endmeilensteine von unten nach oben.

Level 1 Plan hat die entscheidenden Meilensteine aus dem Level 2 in seinem Plan als externe Vorgänge, wobei man, wenn man möchte, zwischen die beiden externen Meilensteine einen Scheinvorgang einfügen könnte, „Level 2 Durchführung", aber dies nur als Merkposten. Der Projektplaner sieht sofort, dass zwischen diesen beiden externen Vorgängen, dazu noch ein Start- und ein Endmeilenstein, die Aktivitäten der Entwicklung im Level 2 durchgeführt werden.

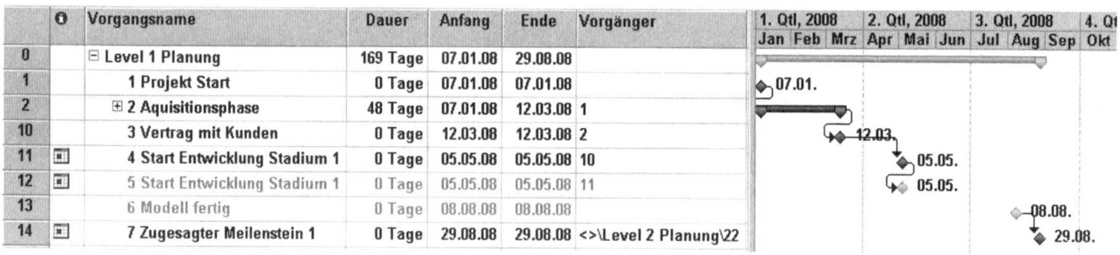

Abbildung 4.38 Level 1 Plan

Der Projektleiter im Level 2 hat sicherheitshalber den internen Startmeilenstein festgelegt mit einer MUSS ANFANGEN AM-Einschränkung. Man weiß nie – die Kunden verschieben dann doch noch mal den Starttermin (Auftragserteilung kommt zwei Monate später, der Kunde will aber den gleichen Endtermin), oder der Gesamtprojektleitung fällt ein, dass andere Projekte höhere Priorität haben – also einen einkommenden Termin immer „kapseln", um auf Änderungen selbst reagieren zu können und nicht morgen den eigenen Terminplan nicht mehr zu erkennen.

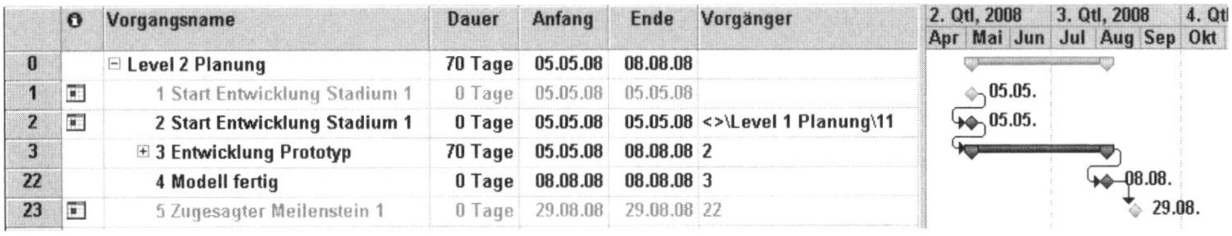

		Vorgangsname	Dauer	Anfang	Ende	Vorgänger
0		Level 2 Planung	70 Tage	05.05.08	08.08.08	
1		1 Start Entwicklung Stadium 1	0 Tage	05.05.08	05.05.08	
2		2 Start Entwicklung Stadium 1	0 Tage	05.05.08	05.05.08	<>\Level 1 Planung\11
3		3 Entwicklung Prototyp	70 Tage	05.05.08	08.08.08	2
22		4 Modell fertig	0 Tage	08.08.08	08.08.08	3
23		5 Zugesagter Meilenstein 1	0 Tage	29.08.08	29.08.08	22

Abbildung 4.39 Level 2 Plan

Nun schlägt die Realität zu, und in der Entwicklung des Prototyps dauern mehrere Vorgänge entschieden länger als geplant (oder kommen neue Vorgänge hinzu). Der Endmeilenstein „Modell fertig" verschiebt sich auf Mitte September. In dem Augenblick, wo im Level 2 der berechnete Endtermin über den Termin, der als „Zugesagter Meilenstein" im Level 1 festgelegt ist, hinausschießt, kommt die Warnung vor einem Terminplankonflikt:

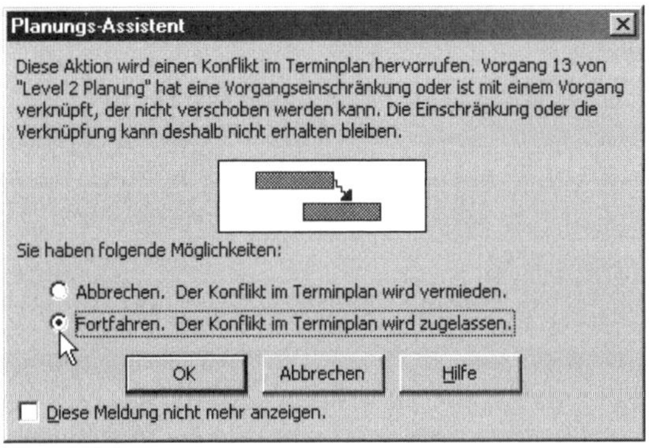

Abbildung 4.40
Warnung vor der Verletzung des Level 1-Termins

Dieser Terminplankonflikt wird in der bekannten Art als negative Pufferzeit angezeigt. Hieran erkennt Level 2, um wie viele Arbeitstage sie „behind schedule", also verspätet, ist.

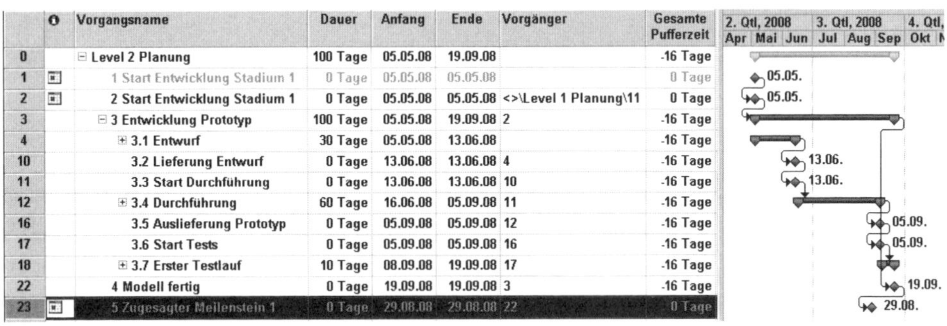

		Vorgangsname	Dauer	Anfang	Ende	Vorgänger	Gesamte Pufferzeit
0		Level 2 Planung	100 Tage	05.05.08	19.09.08		-16 Tage
1		1 Start Entwicklung Stadium 1	0 Tage	05.05.08	05.05.08		0 Tage
2		2 Start Entwicklung Stadium 1	0 Tage	05.05.08	05.05.08	<>\Level 1 Planung\11	0 Tage
3		3 Entwicklung Prototyp	100 Tage	05.05.08	19.09.08	2	-16 Tage
4		3.1 Entwurf	30 Tage	05.05.08	13.06.08		-16 Tage
10		3.2 Lieferung Entwurf	0 Tage	13.06.08	13.06.08	4	-16 Tage
11		3.3 Start Durchführung	0 Tage	13.06.08	13.06.08	10	-16 Tage
12		3.4 Durchführung	60 Tage	16.06.08	05.09.08	11	-16 Tage
16		3.5 Auslieferung Prototyp	0 Tage	05.09.08	05.09.08	12	-16 Tage
17		3.6 Start Tests	0 Tage	05.09.08	05.09.08	16	-16 Tage
18		3.7 Erster Testlauf	10 Tage	08.09.08	19.09.08	17	-16 Tage
22		4 Modell fertig	0 Tage	19.09.08	19.09.08	3	-16 Tage
23		5 Zugesagter Meilenstein 1	0 Tage	29.08.08	29.08.08	22	0 Tage

Abbildung 4.41 Der Konflikt im Level 2

Im Level 1 Plan erkennt man sofort, dass Level 2 Probleme hat und man eingreifen muss:

		Vorgangsname	Dauer	Anfang	Ende	Gesamte Pufferzeit	Vorgänger
0		⊟ Level 1 Planung	169 Tage	07.01.08	29.08.08	0 Tage	
1		1 Projekt Start	0 Tage	07.01.08	07.01.08	37 Tage	
2		⊞ 2 Aquisitionsphase	48 Tage	07.01.08	12.03.08	37 Tage	1
10		3 Vertrag mit Kunden	0 Tage	12.03.08	12.03.08	37 Tage	2
11		4 Start Entwicklung Stadium 1	0 Tage	05.05.08	05.05.08	0 Tage	10
12		5 Start Entwicklung Stadium 1	0 Tage	05.05.08	05.05.08	0 Tage	11
13		6 Modell fertig	0 Tage	19.09.08	19.09.08	-16 Tage	
14		7 Zugesagter Meilenstein 1	0 Tage	29.08.08	29.08.08	-16 Tage	<>\Level 2 Planung\22

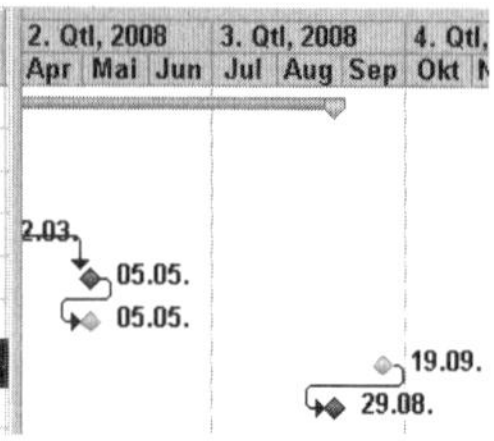

Abbildung 4.42 Der Konflikt im Level 1

Zusammenfassung

Man kann das Instrument der Verknüpfungen von Vorgängen zwischen Projekten gut benutzen, um Termine automatisch in andere Projektpläne zu kommunizieren.
Um ungewollte Auswirkungen auf den eigenen Terminplan zu verhindern, müssen alle durch externe Vorgangsverknüpfungen eingehenden Termine (Termin-Inputs) durch festgelegte interne Meilensteine so gekapselt werden, dass sie nicht automatisch die Vorgänge im eigenen Projekt verschieben können. Mögliche Terminplankonflikte signalisieren – wie im Einzelprojekt – Handlungsbedarf.

Nur Server

4.4 Arbeiten mit Lieferumfängen

„**Liefergegenstand / Deliverable** [Ausgangswert/Eingangswert].

Ein eindeutiges und überprüfbares Produkt oder Ergebnis oder eine Dienstleistung, das/die hergestellt bzw. erbracht werden muss, um einen Prozess, eine Phase oder ein Projekt abschließen zu können.“ [2]

Die Darstellung von Projektabläufen als Prozesse erfordert, das jeweilige Ergebnis eines Projektabschnittes, einer Phase oder eines Projektes als Liefergegenstand zu erfassen (siehe 3. Kapitel, Abschnitte 3.1.7, „Projektprozesse methodisch erfassen“, und 3.1.8., „Projektprozesse – einige Beispiele“). Oft sind diese Liefergegenstände als Output (Ausgangswert) eines Prozesses der notwendige Input (Eingangswert) für einen nächsten Prozess, oder sie sind Teil des Projektergebnisses, oder sie werden gar nicht gebraucht – dann ist der ganze Prozess unnötig.

Bei der Darstellung in *Project* sind dies die Endmeilensteine eines Projektabschnittes oder einer Phase, auf welcher Gliederungsebene auch immer. Jeder Prozess, auch ein untergeordneter, benötigt ein überprüfbares Ergebnis. Hier kann die Qualitätskontrolle stattfinden. Wenn man z. B. ein großes Projekt aufteilt in mehrere *Project*-Pläne, wird es wahrscheinlich, dass ein Liefergegenstand aus einem Projekt ein notwendiger Input in einem anderen Projekt wird. Dies kann man in *Project* als eine projektübergreifende Vorgangsbeziehung abbilden, wie wir es oben im Abschnitt 3. 2., „Projektübergreifende Vorgangsverknüpfungen“, entwickelt haben. Das Problem für viele Anwender ist dabei, dass die Änderung des Inputs aus dem Quellprojekt die Termine der Nachfolger im Zielprojekt einfach verändert. Nicht jedem Projektplaner ist das Prinzip der Kapselung bekannt (siehe Kapitel 3, Abschnitt 3.7, „Die gekapselte Projektstruktur“), mit dem er das verhindern kann und wobei er sogar noch Warnungen erhält, wenn sich Termine gegen seine Fixtermine verschieben.

Den Bedarf, Termine aus anderen Projekten darstellen zu können, ohne Gefahr zu laufen, dass diese die Vorgänge im eigenen Projekt beeinflussen, hat der Hersteller des Programms erkannt und für die Version 2007, leider nur für die Anwender, die auf dem Server arbeiten (also nur für Enterprise-Projekte), die Möglichkeit geschaffen, LIEFERUMFÄNGE in einem Projekt anzulegen und in einem anderen Projekt anzuzeigen.

2 A Guide to the Project Management Body of Knowledge (PMBOK Guide), Dritte Ausgabe, PMI, Newton Square, Pennsylvania 2004, Glossar S. 366

4.4.1 Lieferumfänge definieren

Dies ist eigentlich ein Feature der *Windows SharePoint Services* (*WSS*) – deshalb nur für Server-Anwender – d. h. der webbasierten Teamkommunikation, und daher sollten wir auch darauf eingehen. Jedenfalls, da es sich hier um ein *WSS*-Modul handelt, verlangt dies, dass die Projekte nicht nur GESPEICHERT, sondern VERÖFFENTLICHT werden. In einem Projekt, das nicht veröffentlicht ist, kann zwar eine ABHÄNGIGKEIT VON EINEM LIEFERUMFANG eingefügt und dargestellt, aber kein Lieferumfang definiert werden. Was uns lehrt, dass dies in zwei Schritten geschieht: einmal den Lieferumfang definieren (oder mehrere) und dann die vorher definierten Lieferumfänge in anderen Projekten als Abhängigkeiten einrichten und darstellen.

In einem geöffneten und veröffentlichten Projekt gehen Sie so vor:

ZUSAMMENARBEIT / LIEFERUMFANG VERWALTEN

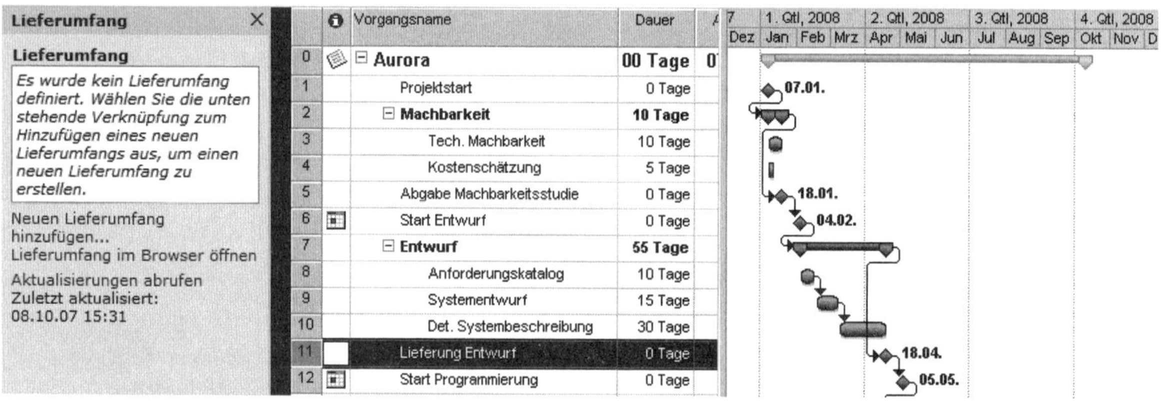

Abbildung 4.43 Startfenster Lieferumfang

NEUEN LIEFERUMFANG HINZUFÜGEN…

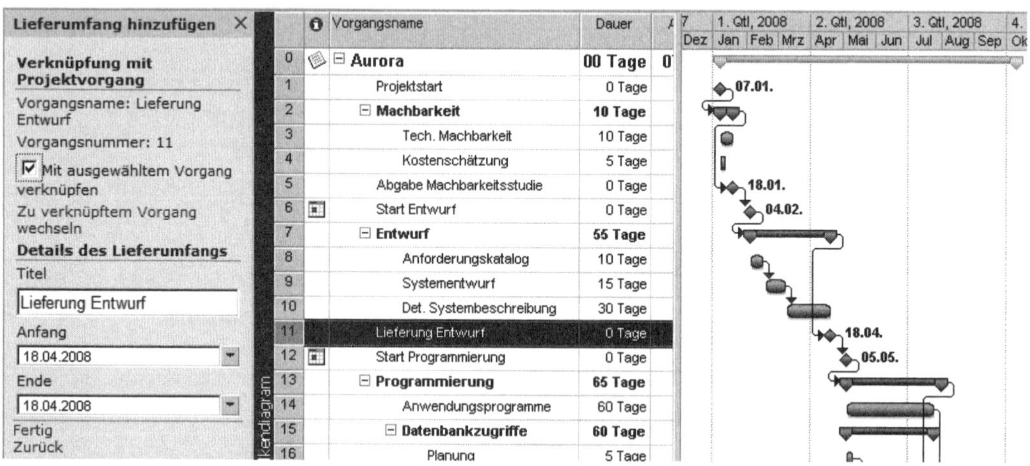

Abbildung 4.44 Lieferumfang definieren

Wenn Sie den Lieferumfang in einem anderen Projekt als Abhängigkeit einem Vorgang zuordnen möchten, müssen Sie den gewünschten Vorgang markieren und aktivieren: MIT AUSGEWÄHLTEM VORGANG VERKNÜPFEN.

Wenn Sie den Lieferumfang nicht mit einem Vorgang verknüpfen, wird das ein mit dem Projekt, aber nicht mit dem Vorgang verknüpfter Lieferumfang in WSS. In jedem Fall können Sie den Titel und Anfang und Ende auch manuell eingeben oder ändern, was jedoch nicht zu empfehlen ist, wenn Sie ihn mit dem Vorgang verknüpfen und später als Abhängigkeit verwenden wollen. Mit FERTIG schließen Sie die Definition des Lieferumfanges ab, und Sie sollten Ihr Enterprise-Projekt SPEICHERN und VERÖFFENTLICHEN.

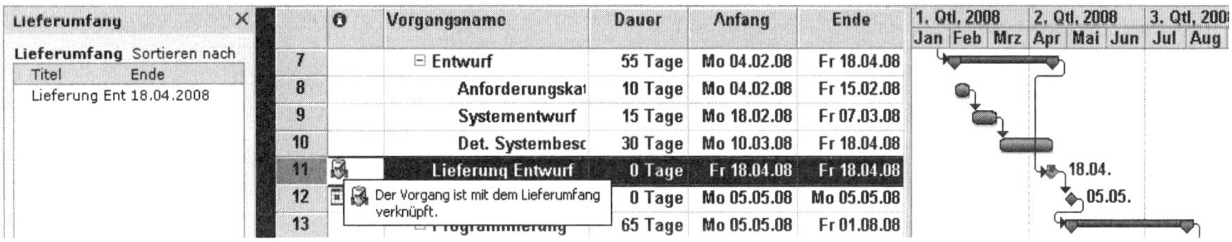

Abbildung 4.45 Der Lieferumfang ist definiert.

Der Indikator zeigt die Verknüpfung mit einem Lieferumfang an, und im Balkendiagramm wird er im Standard mit einem roten dünnen Unterstrich mit Spitzen nach oben am Anfang und am Ende dargestellt. Die Darstellung im Balkendiagramm kann man, wie jede Balkendarstellung, unter FORMAT / BALKENARTEN sehen und ändern (hier auf dickere Pfeile nach oben für Anfangs- und Enddarstellung umgestellt).

Achtung

Wenn Sie den BALKENPLAN-ASSISTENTEN benutzt haben, sehen Sie keine Lieferumfänge in der Ansicht, in der Sie ihn benutzt haben, wahrscheinlich in der ANSICHT BALKENDIAGRAMM. Der Balkenplan-Assistent ist ein Makro, das die gewünschten Formatierungen des Balkenplanes durchführt, aber alle Formatierungen, die er (der Assistent!) nicht kennt, einfach rausschmeißt. Insofern sind dann die Darstellungen für ANFANG, ENDE und DAUER der LIEFERUMFÄNGE als auch der ABHÄNGIGKEITEN nicht mehr vorhanden. Entweder über FORMAT / BALKENARTEN sich diese Balkenarten nach dem Vorbild eines neu geöffneten Projektes wieder herstellen oder sich diese Ansicht über EXTRAS / ORGANISIEREN aus den Vorlagen, die sich in der GLOBAL befinden (siehe Kapitel 7, „Anpassungen organisieren"), herüberkopieren.

Durch die Definition des Lieferumfanges in *Project* wurde ein Lieferumfang in *SharePoint* geschaffen. Dies ist jetzt ein *SharePoint*-Objekt, das aus *Project* generiert wurde. Zwar kann es im LIEFERUMFANG-Arbeitsfenster in *Project* bearbeitet (auch gelöscht) werden, aber es gehört zu *SharePoint*, nicht zu *Project*. D. h., wenn sich der mit diesem Vorgang verbundene Lieferumfang ändert (z. B. weil seine Vorgänger sich ändern), ändert sich der Lieferumfang nicht! Der Lieferumfang wird nicht automatisch in *Project* aktualisiert, sondern kann nur manuell in *SharePoint* geändert werden, entweder durch direkte Bearbeitung in *SharePoint* oder indirekt im Arbeitsfenster LIEFERUMFANG in *Project*.

Links unten im Arbeitsfenster Lieferumfang sehen Sie (siehe Abbildung 4.43) Lieferumfang im Browser öffnen und gelangen damit über den *SharePoint*-Arbeitsbereich zu diesem Projekt zu der Liste Lieferumfang.

4.4.2 In SharePoint bearbeiten

Entweder in *Project* im Arbeitsfenster Lieferumfang im Browser öffen (siehe Abbildung 4.43) oder im *Web Access* aus dem Project Center mit Gehe zu / Lieferumfang oder aus dem *SharePoint*-Arbeitsbereich des Projektes (diesen öffnet man z. B. durch einen Doppelklick auf das Projekt im unteren Bereich der Homepage des *Office Project Web Access*) die Liste Lieferumfang aufrufen:

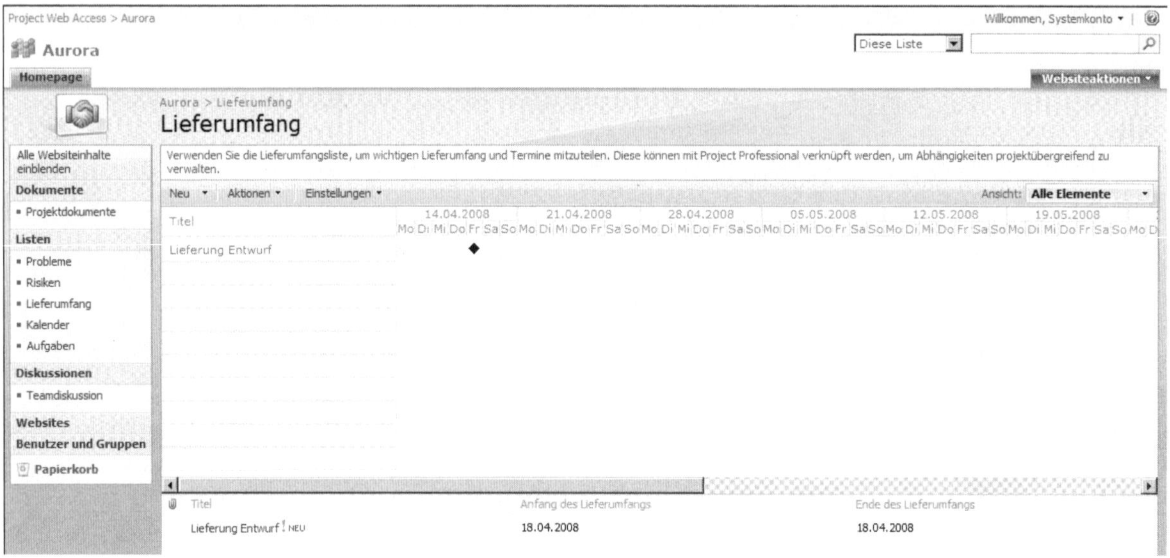

Abbildung 4.46 Lieferumfang in SharePoint

Die Lieferumfänge haben auch die Funktion, dass von zentraler Stelle Lieferumfänge definiert werden können (hier mit Neu), die nicht mit einem Vorgang verbunden sind, sondern zu diesem Projekt gehören. Die jeweils Berechtigten können sich diese Lieferumfänge hier in *SharePoint* ansehen. Mit einem Klick auf den Lieferumfang kann man ihn bearbeiten und z. B. Beschreibungen hinzufügen, Dateien anhängen etc.

Nicht unterschätzen sollte man, dass man im Listenfenster der Lieferumfänge in *SharePoint* (siehe Abbildung 4.46) über Aktionen / Benachrichtigen die E-Mail-Benachrichtigungen konfigurieren kann, wenn Elemente des Lieferumfanges geändert werden. Da in dem Projektplan, in dem man den Lieferumfang als Abhängigkeit für einen Vorgang einfügt, nicht automatisch eine Änderung übernommen wird, ist es vielleicht ganz gut, per E-Mail gewarnt zu werden.

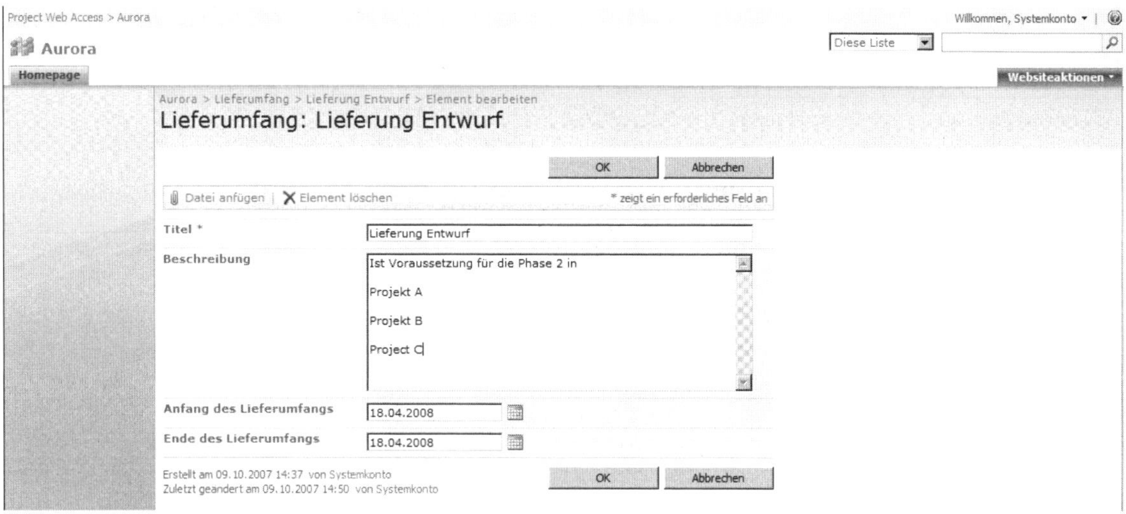

Abbildung 4.47 Lieferumfang in SharePoint bearbeiten

4.4.3 Lieferumfangsabhängigkeiten einfügen

Jetzt haben wir einen Lieferumfang geschaffen. Ein LIEFERUMFANG, der in einem Projekt definiert und mit einem Vorgang verknüpft wurde, kann als ABHÄNGIGKEIT mit einem Vorgang in einem anderen Projekt verknüpft werden. Das heißt im Umkehrschluss, ein in *SharePoint* definierter Lieferumfang oder einer, der zwar aus *Project* generiert, aber nicht mit einem Vorgang verknüpft wurde (was das Gleiche ist: Dieser Lieferumfang ist mit dem Projekt, aber nicht mit einem Vorgang verbunden), kann nicht als Abhängigkeit in einem Projekt verwendet werden.

☐ Übung

Wir wollen eine Lieferumfangsabhängigkeit eines Vorganges in ein Projekt einfügen, hier in das Projekt „Schneeflocke".

Öffnen Sie das Enterprise-Projekt. Sie öffnen das Abhängigkeits-Arbeitsfenster über Menü ZUSAMMENARBEIT / ABHÄNGIGKEITEN VON LIEFERUMFANG VERWALTEN.

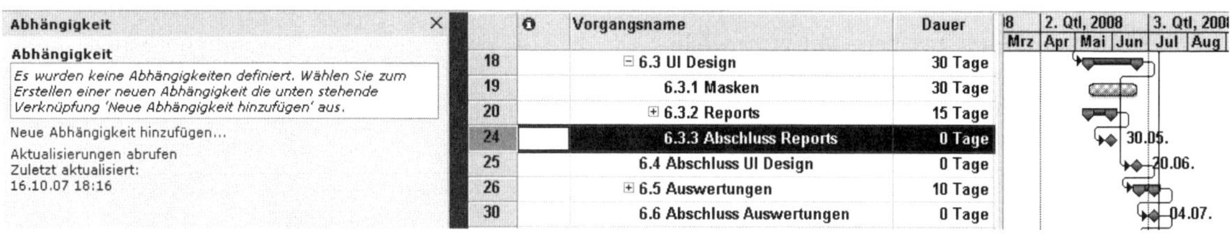

Abbildung 4.48 Startfenster Abhängigkeit definieren

NEUE ABHÄNGIGKEIT HINZUFÜGEN...

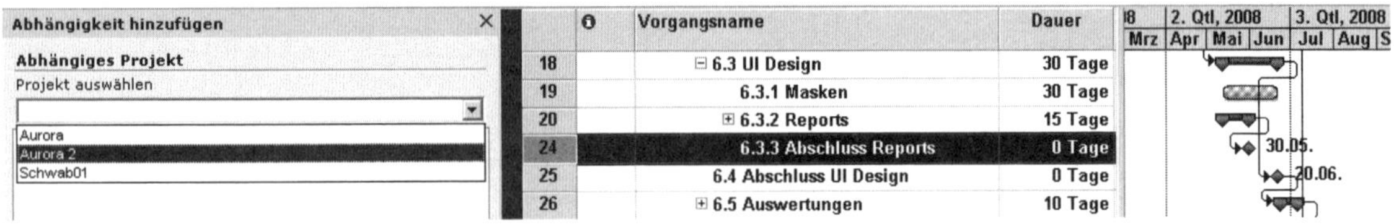

Abbildung 4.49 Quellprojekt des Lieferumfanges auswählen

Hier wird das Projekt ausgewählt, in dem man einen Lieferumfang definiert und mit einem Vorgang verbunden hat, hier „Aurora 2".

Nach Auswahl des „Quellprojektes" erfolgt die Auswahl des Vorganges im Zielprojekt, mit dem man diese Abhängigkeit verbinden will:

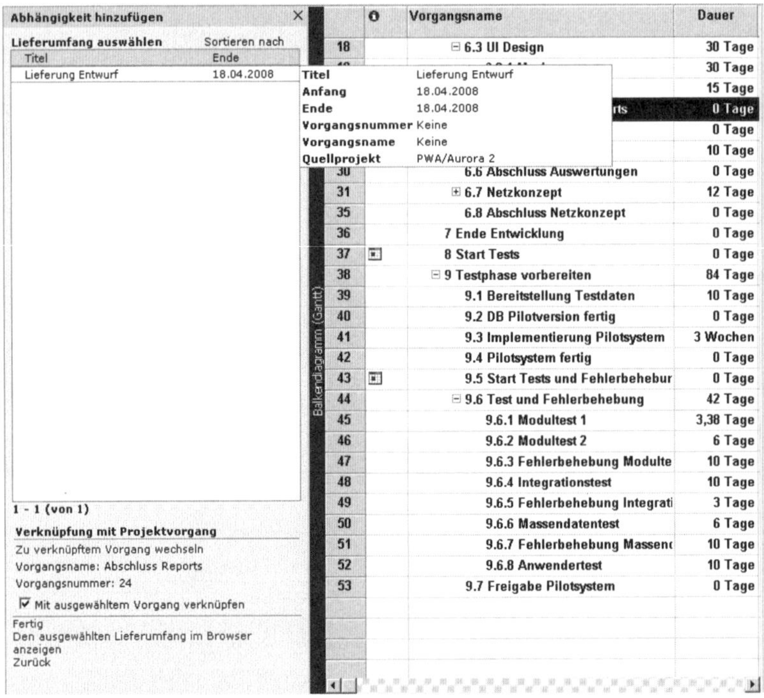

Abbildung 4.50 Verknüpfung der Lieferumfangsabhängigkeit

Oben werden die mit einem Vorgang verbundenen Lieferumfänge aus diesem Projekt eingeblendet, und bei mehreren müssen Sie den gewünschten Lieferumfang auswählen. Markieren Sie den Vorgang, in dem in diesem Projekt die Lieferumfangsabhängigkeit verknüpft werden soll (hier Vorgang Nr.24), und setzen Sie unten das entscheidende Häkchen:

☑ MIT AUSGEWÄHLTEM VORGANG VERKNÜPFEN

Jetzt wird der Lieferumfang auch mit Vorgangsname und Nummer aus dem Quellprojekt genannt. Sie beenden mit FERTIG und speichern das Enterprise-Projekt.

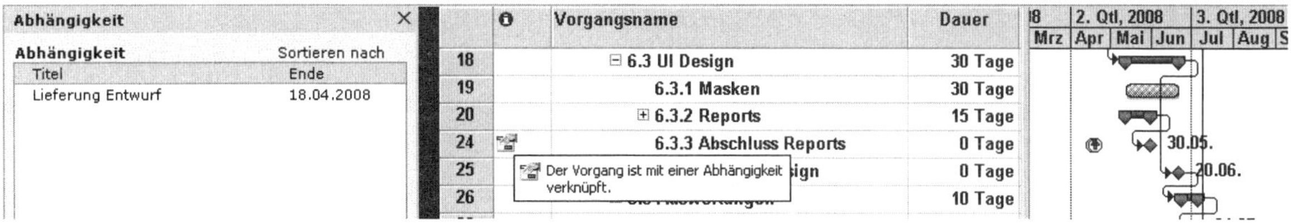

Abbildung 4.51 Die Abhängigkeit vom Lieferumfang ist eingefügt.

Der Indikator zeigt die Verknüpfung der Abhängigkeit von einem Lieferumfang („Deliverable Dependency) mit diesem Vorgang, im Balkendiagramm wird er im Standard mit einem gelben dünnen Unterstrich mit Spitzen nach oben am Anfang und am Ende dargestellt. Da man die Färbung kaum sieht, wechseln Sie die Darstellung im Balkendiagramm über FORMAT / BALKENARTEN (hier <Pfeil im Kreis nach unten> für die Anfangs- und <Pfeil im Kreis nach oben> für die Enddarstellung, Farbe Kastanienbraun, dargestellt.).

4.4.4 Lieferumfang aktualisieren

So weit, so schön. Man sieht die Darstellung des Lieferumfanges im Quellprojekt und die Darstellung der Abhängigkeit vom Lieferumfang im Zielprojekt.

Aber jetzt ändern sich einige Termine (das soll ja in Projekten vorkommen) im Quellprojekt, sodass der mit dem Lieferumfang verknüpfte Vorgang sich auch ändert:

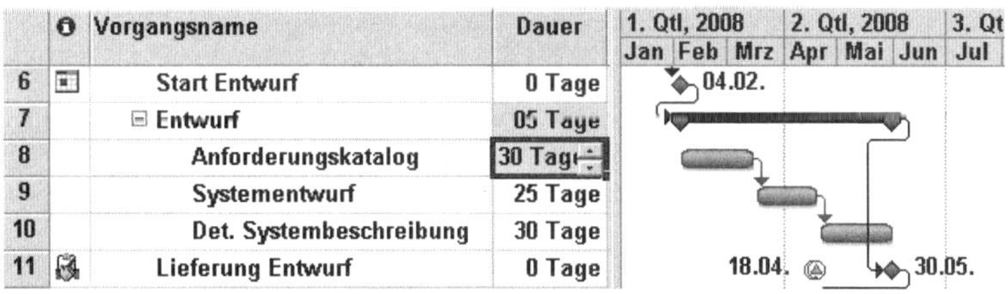

Abbildung 4.52 Neuberechnung des Vorgangstermins

Die Änderung, hier Neuberechnung, des Vorgangstermins (früherer Termin siehe Abbildung 4.45) führt nicht dazu, dass sich auch der Lieferumfang ändert. Daher ist es selbstverständlich, wenn man in das Zielprojekt schaut, dass sich dort die Anzeige des Termins in der Abhängigkeit vom Lieferumfang auch nicht ändert.

Der Lieferumfang wurde zwar in *Project* definiert, aber – wir wiederholen uns – ist ein *SharePoint*-Objekt und kann nur dort geändert werden.

Man hat die Wahl, den Lieferumfang in *SharePoint* zu ändern (siehe Abschnitt 4.4.2 und speziell Abbildung 4.43) oder direkt aus *Project* zu bearbeiten, sodass man *SharePoint* nicht öffnen muss.

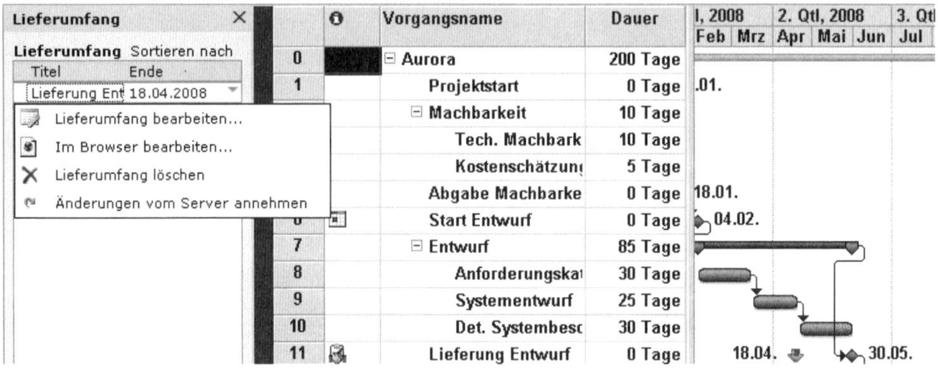

Abbildung 4.53 Auswahl zur Bearbeitung des Lieferumfanges

Die sekundäre Maustaste über dem Lieferumfang zeigt die Optionen zur Bearbeitung. Wir entscheiden uns hier – weil es etwas einfacher ist – für *Project*. Es erspart uns eine Aktualisierung, denn wenn man die Änderung in *SharePoint* vornimmt, muss man sowohl den Lieferumfang im Quellprojekt als auch die Abhängigkeit im Zielprojekt manuell aktualisieren (siehe Abbildung 4.55). Wenn man den Lieferumfang im Quellprojekt bearbeitet, muss man nur die Abhängigkeit im Zielprojekt anpassen. Mit LIEFERUMFANG BEARBEITEN... können Sie dies in *Project* tun:

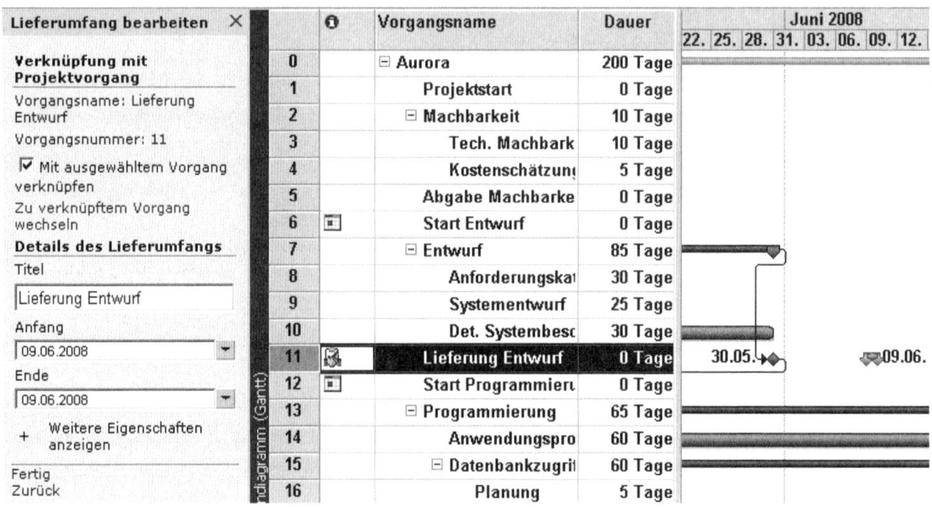

Abbildung 4.54 Bearbeitung des Lieferumfanges aus Project

Natürlich wähle ich einen neuen Termin für den Lieferumfang (09.06.) **nach** dem berechneten Termin (30.05.). Diese Differenz bildet eine Zeitreserve.

Mit FERTIG schließen Sie die Änderungen ab, und die Darstellung im Balkendiagramm zeigt den aktualisierten Termin des Lieferumfanges.

AKTUALISIERUNGEN ABRUFEN führt immer dazu, dass die Werte auf dem Server mit den Werten in *Project* abgeglichen werden und man in *Project* auf abweichende Daten hingewiesen wird.

Im Zielprojekt, also dem Projekt, in dem man die Abhängigkeit vom Lieferumfang eingefügt hat, muss man sich vergewissern, dass man die aktuellen Werte hat mit AKTUALISIERUNGEN ABRUFEN.

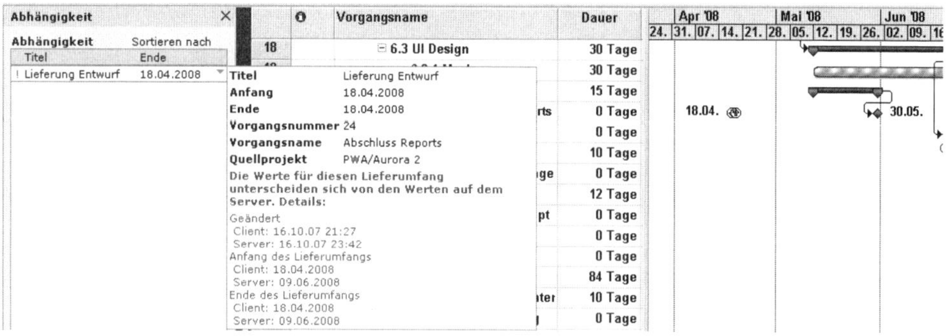

Abbildung 4.55 Meldung der Abweichung der Werte

Ein rotes Fragezeichen bei der Anzeige der ABHÄNGIGKEIT (auch des LIEFERUMFANGES, wenn man diesen in *SharePoint* bearbeitet hat) macht auf die Inkonsistenz der Daten auf dem Server und der Daten im Projekt aufmerksam

Durch ALLE ÄNDERUNGEN VOM SERVER ANNEHMEN, links unten im Arbeitsfenster der Abhängigkeiten, wird der Termin der Abhängigkeit des Lieferumfanges aktualisiert, nicht ohne vorher zu warnen:

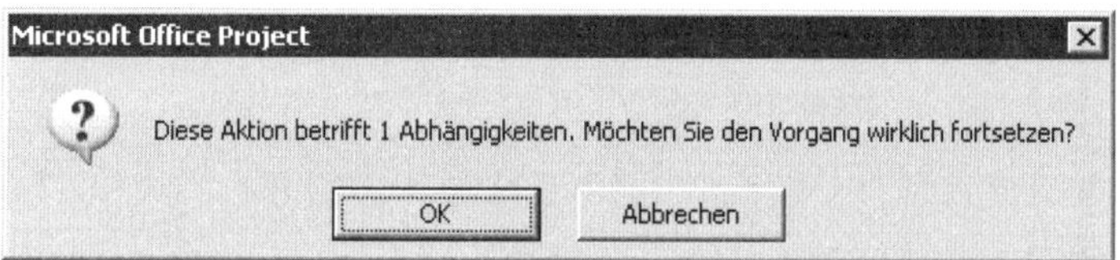

Abbildung 4.56 Warnung vor der Aktualisierung der Abhängigkeit

Da die ABHÄNGIGKEIT ja eine reine grafische Darstellung im Projektplan in *Project* ist, also keine Termine im Projektplan davon beeinflusst werden, ist dies m. E. unnötig. Aber wenn man das noch mit OK bestätigt, hat man tatsächlich den neuen Termin der Abhängigkeit vom Lieferumfang:

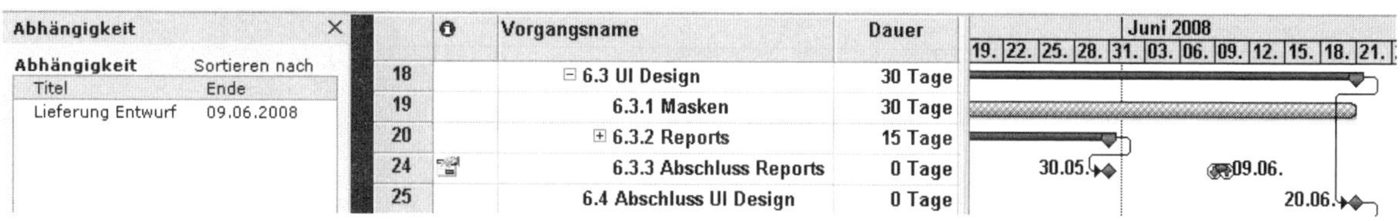

Abbildung 4.57 Aktualisierung wurde übernommen.

Ich sehe jetzt, dass der Lieferumfang (das „Deliverable“) später kommen wird als bisher geplant, und falls das ein notwendiger Input für den Vorgang ist, mit dem er verknüpft ist („Abschluss Reports“ am 30.05.), muss ich mir was überlegen. Ich kann meine Planung ändern oder auch nicht.

Beim Speichern des Basisplanes werden die geplanten Termine der Lieferumfänge im Basisplan festgehalten als GEPLANTER ANFANG DES LIEFERUMFANGES und GEPLANTES ENDE DES LIEFERUMFANGES.

Kommentar

Das Feature LIEFERUMFÄNGE ist m. E. nur wirklich von konsequenten *SharePoint*-Anwendern in der Praxis zu nutzen. In Unternehmen oder Organisationen, die mit *SharePoint* ihre Teamkommunikation organisieren und die Mitarbeiter deshalb gewohnt sind, in *SharePoint* wichtige Informationen zu hinterlegen und auch zu suchen (und sich E-Mail-Benachrichtigungen senden zu lassen bei Änderungen), können wichtige Lieferumfänge der Projekte zu bestimmten Terminen publiziert werden, unabhängig davon, ob das aus *Project* heraus vorgenommen wird oder direkt in *SharePoint* .

Als Darstellung eines „Deliverables“, eines Lieferumfanges aus einem Projekt, und der Verwendung als „Deliverable Dependency“, einer Abhängigkeit eines Vorganges von diesem Lieferumfang in einem anderen Projekt, ist dieses Feature in dieser Form problematisch. Aus der Arbeit mit *Projec*t wäre zu erwarten, dass Änderungen im Projekt auch zu einer Aktualisierung des Lieferumfanges führen. Dies ist nicht so, weder im Quell- noch im Zielprojekt, da der Lieferumfang gar kein Bestandteil von *Project*, sondern ein *SharePoint*-Objekt ist. Lediglich eine Änderung des *SharePoint*-Objektes führt zu einer Mitteilung in *Project,* die man auch noch manuell anfordern muss. Diese Änderung kann dann angenommen werden oder nicht. Aber die Nichtaktualisierung nach Neuberechnungen in *Project* stellt schon eine Falle dar. Deshalb ist es als Ersatz projektübergreifender Vorgangsverknüpfungen (natürlich mit Kapselungen) m. E. nur bedingt tauglich.

5

5 Ressourcen

Nachdem im Kapitel 3 die Entwicklung des Terminplanes auf Vorgangsebene für ein Projekt behandelt und im Kapitel 4 die Möglichkeiten der Steuerung der Terminpläne für mehrere verbundene Projekte gezeigt wurden, wenden wir uns nun der Planung der Ressourcen zu. Damit kommen wir zu der letzten der vier Grundfragen der Projektplanung, die wir ganz am Anfang genannt haben (1. Kapitel, S. 3): Was ist zu tun? Wie lange dauert das? Was ist zuvor zu tun? Wer oder was wird dazu benötigt?

Bevor Sie sich in das Wagnis der Planung des Ressourceneinsatzes stürzen, überlegen Sie sich gut, welche Erkenntnisse Sie damit erreichen wollen. Man kann den Einsatz der Ressourcen in den Projekten mit *Project* planen, man muss es nicht.

Mit der Einsatzplanung Ihrer Mitarbeiter – das sind sicherlich die wichtigsten Ressourcen – steigt der Planungsaufwand erheblich. Möchten Sie wirklich wissen, was Mitarbeiter Alfred E. Neumann am Dienstag, den 17. 06. 2008, von 9:00 bis 12:00 zu tun hat? Im Laufe der Zeit wird er oder eine andere Ressource, die in diesem Prozess etwas zu tun hat, krank, und alles ändert sich, und Sie müssen alles neu planen. Oder wollen Sie – wie es eigentlich der Führungskultur Ihres Unternehmens entspricht – nur sicherstellen, dass das Ergebnis des Prozesses am Freitag, den 20.06., fertig und in der erwarteten Qualität vorliegt?

Die meisten Ressourcen-Einsatzplanungen scheitern nach meiner Erfahrung an dem ungeklärten Ziel dieser Planung und dem sich daraus ergebenden – unrealistischen – Anspruch auf Genauigkeit. Man scheitert dann, weil der Aufwand der Planung und der permanent notwendigen Neuplanungen in keinem Verhältnis mehr steht zu dem praktisch verwertbaren Informationsgewinn. Kalkulieren Sie immer Aufwand und Ertrag.

Mit den Ressourcen wirkt ein weiterer Einflussfaktor auf die Terminberechnungen ein. Dadurch wird es nicht nur im rechnerischen Sinne komplexer, da dann die Arbeitszeiten und die Anzahl der Ressourcen die Terminberechnungen mit beeinflussen. Wir können mit dem Programm die Ressourcen so einplanen, dass es bei Einsatz von mehr Ressourcen schneller geht und beim Einsatz von weniger Ressourcen langsamer. Das erwartet man zwar, aber geht es wirklich immer schneller, wenn mehr Leute mitwirken? Sind die Mitarbeiter gleich qualifiziert, kann eine Ressource ohne Effektivitätsverlust in eine neue Arbeitsgruppe integriert werden? Wenn man zur Ressourcenplanung übergeht, „menschelt" es, da die Ressourcen meist die Mitarbeiter im Projekt sind. Menschen und Aufgaben sind unterschiedlich und passen manchmal besser und manchmal schlechter zusammen. Allein Sie kennen Ihre Mitarbeiter, und deshalb müssen Sie wissen, ob der Einsatz zusätzlicher Ressourcen beschleunigen kann oder nicht. Das kann das Programm nicht wissen.

Für die Programmanwendung heißt das, dass es verschiedene Möglichkeiten geben muss, die Ressourcen einzuplanen. Je nach Annahme über die Qualifikation der Ressourcen und ihrer Wirkung auf die Art der Vorgänge wird sich ein unterschiedliches Ergebnis für die Terminberechnung ergeben. *Project* bietet Ihnen viele alternative Möglichkeiten, Ressourcen einzuplanen und die Auswirkungen auf die Termine von verschiedenen Annahmen abhängig zu machen. Nur: Diese Annahmen kann das Programm nicht wissen, die machen Sie. **Wiederum: Sie müssen wissen, was Sie möchten!** Aber *Project* bietet Ihnen Möglichkeiten an, mit unterschiedlichen Annahmen zu rechnen und damit zu unterschiedlichen Ergebnissen zu kommen.

Lösen Sie sich von der Vorstellung, dass das Programm so denkt wie Sie, d. h., dass das Programm Ihre Vorstellungen direkt zu den von Ihnen erwarteten Ergebnissen verarbeitet. Das kann schon deshalb nicht sein, weil andere Menschen andere Vorstellungen haben und auch noch ganz andere Projekte planen (z. B. IT-Projekte, Bauprojekte, Konstruktionsplanungen, Organisationsprojekte). Auch die anderen Anwender wollen ihre Lösungen mit dem Programm erreichen. Vielleicht erweist es sich ja als ganz nützlich, die anderen Varianten vom Einsatz der Ressourcen und von ihren Auswirkungen auf die Termine kennenzulernen, um die vielfältige Realität besser abbilden zu können. Lassen Sie sich auf die Logik des Programms ein, das versucht, viele Kombinationen der Ressourcenplanung in Projekten zu ermöglichen; ich hoffe mit einer noch zumutbaren Komplexität für den Benutzer.

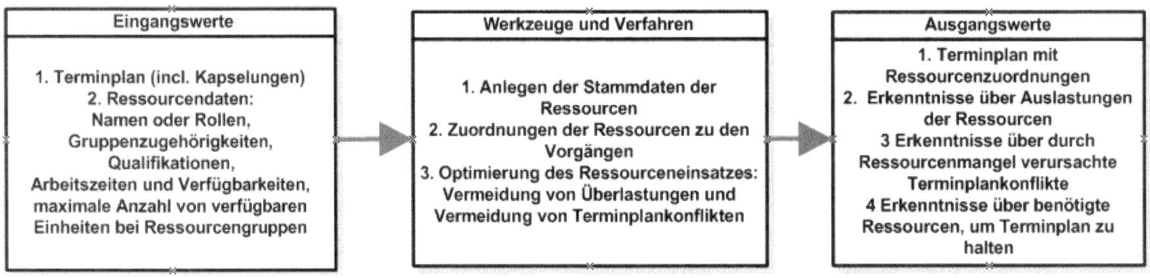

Abbildung 5.1 Prozess Ressourcenplanung

- **Eingangswerte der Ressourcenplanung:**
  Der Vorgangsterminplan, wie wir ihn bisher entwickelt haben, auf jeden Fall mit Meilensteinen als festes Termingerüst. Die Stammdaten der Ressourcen: Das sind die Namen bzw. die Gruppenbezeichnungen bei generischen Ressourcen (mit generischen Ressourcen werden Ressourcen bezeichnet, die keine wirklichen Individuen sind, sondern Gruppen oder Rollen wie z. B. Rohrleger, Programmierer oder Projektleiter), die Arbeitszeiten, evtl. Abteilungs- oder sonstige Gruppenzugehörigkeiten, evtl. Qualifikationen.
- **Werkzeuge und Verfahren:**
  Die Daten der Ressourcen müssen im System angelegt werden. Dann werden die Ressourcen den Vorgängen zugeordnet. Das Programm berechnet die Termine, die Arbeit und die Kosten der Ressourcen, d. h. den Ressourceneinsatz. Man kann auch den Aufwand, d. h. die Arbeit eingeben. Wenn Sie mehr oder weniger Ressourcen zuordnen, berechnet das Programm u. U. die Termine neu, abhängig von bestimmten Einstellungen.
- **Ausgangswerte (Ergebnisse):**
  Die Informationen über den Einsatz der Ressourcen, d. h. die Ressourcenauslastung. Wenn Überlastungen bzw. freie Kapazitäten existieren, können Sie die Einsatzplanung neu durchlaufen bis zur gewünschten Optimierung.

  Der berechnete Terminplan einschließlich der Terminpläne und Auslastungsgrade der Ressourcen, der jederzeit ohne Aufwand aktualisiert werden kann. Bei Ressourcenknappheiten können Terminplankonflikte entstehen und erkannt werden.

Natürlich kann der Prozess der Ressourcenplanung dazu führen, dass zu den bisher gesetzten festen Terminen Terminplankonflikte entstehen. Falls keine Verbesserungen auf der Seite der Ressourcenplanung mehr möglich sind, d. h., wenn Sie keine weiteren Kapazitäten mehr zur Verfügung haben, müssen Sie erneut den Prozess des Terminmanagements durchlaufen. Dies nennt der PMBOK Guide ja so schön „Wechselwirkungen“, die der Prozess der Einsatzmittelplanung zum Prozess der Terminplanung hat.

5.1 Die Stammdaten der Ressourcen

Vollkommen unabhängig von den Informationen zu den Vorgängen gibt es Informationen zu den Ressourcen. Diese werden in den Ressourcenfeldern gespeichert wie z. B. **Nr.**, **Name**, **Kürzel**, **Gruppe**, **Kostensätze**, **Basiskalender** usw. Die Ressourcenfelder haben oft den gleichen Namen wie Vorgangsfelder (was zur Verwirrung führen kann). Die Ressourcenfelder und die Vorgangsfelder haben aber nichts miteinander zu tun, sondern werden in jeweils separaten Tabellen bzw. Datenbanken gespeichert.

Erst wenn den Vorgängen Ressourcen zugeordnet werden, entsteht eine dritte Gruppe von Informationen, die Informationen zur Zuordnung. Diese werden in den Zuordnungsfeldern wie z. B. **Arbeit**, **Kosten**, **Anfang** und **Ende** der Ressourcentätigkeit usw. gespeichert.

Die zu den Ressourcen gehörenden Informationen, ihre Stammdaten, sollten systematisch angelegt und sorgfältig gepflegt werden. Sie finden die wichtigsten Ressourcenfelder in der ANSICHT / RESSOURCE: TABELLE.

Auch hier gibt es unter dem Menüpunkt ANSICHT / TABELLE verschiedene Tabellen. Die Voreinstellung ist – wie für die Vorgangstabelle – die TABELLE: EINGABE.

Hinweis

Die Auswahl der Ansichten ist meist mehrstufig:

1. Schritt: Was möchten Sie sehen, **Vorgänge** oder **Ressourcen**?

Wählen Sie eine **Vorgangsansicht** (meist Ansicht BALKENDIAGRAMM, jedenfalls eine Ansicht in der ersten „Abteilung" des Ansichtsmenüs) oder eine **Ressourcenansicht** (Auswahl in der zweiten „Abteilung" des Ansichtsmenüs) – hier RESSOURCE: TABELLE.

2. Schritt: Unter der im ersten Schritt getroffenen Auswahl können Sie dann aus dem Untermenü TABELLE: auswählen, was Sie sehen möchten, z. B. EINGABE, ARBEIT oder KOSTEN (der Vorgänge oder der Ressourcen, je nach Ihrer Auswahl im 1. Schritt). Voreinstellung ist meist die Tabelle EINGABE.

Die (Standard-)Felder der Ansicht RESSOURCE TABELLE: EINGABE

- **Nr.**
  Jede Ressource erhält eine einmalige Nummer.
- **Indikator**
  Wichtigster Indikator ist ein gelbes Ausrufezeichen zur Anzeige einer Ressourcenüberlastung, andere Indikatoren zeigen z. B. Notizen an.
- **Ressourcenname**
  ist einfach ein Textfeld, erwartet Ihre Eingabe. Nimmt auch NNs und Phantomressourcen.
- **Art**
  Arbeit (Voreinstellung) oder **Material** oder **Kosten**
- **Materialbeschriftung**
  Einheit oder Beschriftung der Materialressourcen

- **Kürzel**
  Initialen, die man auch zur Zuordnung der Ressourcen verwenden kann.
- **Gruppe**
  Über dieses Feld kann man gruppieren und filtern, z. B. sich die Summen der Arbeit oder der Kosten nach Gruppen anzeigen lassen.
- **Max. Einheiten**
  So viele Ressourcen dieser Kategorie stehen insgesamt höchstens zur Verfügung. Die Voreinstellung ist 100% oder 1 für eine Ressource. Werden mehr Einheiten zugewiesen, als hier maximale Einheiten eingetragen sind, wird die Ressource als überlastet gemeldet, d. h., sie wird über ihre Kapazität eingesetzt.
- **Standardsatz**
  der Betrag pro Zeiteinheit, wobei alle Zeiteinheiten möglich sind, also /m für pro Monat, /w pro Woche, /t pro Tag, /h pro Stunde. Dieser Kostensatz wird mit der Ressourcenarbeit multipliziert. Das Ergebnis von Arbeit x Kostensatz ergibt die Ressourcenkosten (gegebenenfalls plus Überstunden multipliziert mit dem Überstundensatz).
- **Überstd.-satz**
  gleiche Eingabemöglichkeiten wie beim Standardsatz. Dieser wird nur für die manuell eingetragene Überstundenzeit berechnet.
- **Kosten/Einsatz**
  werden einmalig pro Zuordnung (bei prozentualer Zuordnung entsprechend dem Anteil) der Ressource zu einem Vorgang, unabhängig von der Dauer des Vorganges, zu den Kosten hinzuaddiert (z. B. für Wegegeld, Rüstzeit, einmalige Ausrüstung).
- **Fällig am**
  legt fest, wann die Kosten für die Arbeit und Überstundenarbeit der Ressourcen berechnet werden: **Anteilig**, am **Anfang** oder am **Ende** des Vorganges. Die Kosten pro Einsatz werden am Anfang des Vorganges berechnet (bei **Anteilig** und **Anfang**), bei am **Ende** werden auch diese am Ende des Vorganges berechnet.
- **Basiskalender**
  ein Ressourcenkalender bezieht sich immer auf einen Basiskalender als Vorlage. Das ist zunächst immer der **Standard**kalender, auch wenn der in der Projektinfo eingetragene Projektkalender ein anderer ist. Wenn ein anderes Arbeitszeitmodell für eine oder mehrere Ressourcen gelten soll, muss man das hier eintragen. Dazu – so man ihn noch nicht hat (siehe 2. Kapitel, Abschnitt 2.2.3, „Projektkalender“) – muss man diesen Basiskalender schöpfen, z. B. Arbeitszeitmodelle wie „halbtags 1“, und diesen allen Ressourcen zuordnen, die nach diesem Arbeitszeitmodell arbeiten. Eine Änderung an einem Basiskalender wirkt sich auf alle Ressourcen aus, die diesen Basiskalender benutzen. Jeder Ressourcenkalender kann individuell bearbeitet werden, ohne Auswirkung auf andere Kalender.
- **Code**
  ist ein Feld zu Ihrer freien Verwendung. Sie können einen Kostenstellencode eintragen, es aber auch für andere, eigene Zweck verwenden.

5.2 Ressourcen anlegen

Dateibasiert

(Beginn der Übung ist die Datei Ressourcenplanung 01.mpp, Ergebnis ist die Datei Ressourcenplanung 02.mpp)

□ Übung

Legen Sie die Ressourcen mit diesen Informationen an: (Ausgangsdatei Terminmanagement 05.mpp oder Terminmanagement 04 aus dem 3. Kapitel, mit Ressourcen dann Ressourcenplanung 01.mpp)

Hier habe ich die Spalten **Materialbeschriftung** (wir haben bis jetzt nur **Arbeitsressourcen**), **Standard-Satz**, **Überstunden-Satz**, **Kosten pro Einsatz**, **Fällig am** und **Code** entfernt, da wir diese hier nicht benötigen. Die Kosten behandeln wir im nächsten Kapitel.

	❶	Ressourcenname	Art	Kürzel	Gruppe	Max. Einh.	Basiskalender
1		Adler	Arbeit	Ad	IT 1	100%	Standard
2		Bauer	Arbeit	Ba	IT 1	100%	Standard
3		Bluhm	Arbeit	Bu	IT 2	100%	Standard
4		Dorn	Arbeit	Do	IT 3	100%	halbtags 1
5		Freiberger	Arbeit	Fr	IT 1	100%	Standard
6		Greisinger	Arbeit	G	IT 1	100%	Standard
7		Lehmann	Arbeit	Lh	IT 2	100%	Standard
8		Ötztürk	Arbeit	Ö	IT 1	100%	Standard
9		Stein	Arbeit	St	IT 2	100%	halbtags 1
10		Wenig	Arbeit	We	IT 3	100%	Standard

Abbildung 5.2 Ressourcenstammdaten

Sie wechseln in die Ansicht RESSOURCE:TABELLE und können hier die Stammdaten der Ressourcen wie beschrieben eingeben.

Diese Ressourcen sind zunächst nur in dem Projekt verfügbar, in dem sie angelegt werden. Wenn Sie diese Ressourcen auch in anderen Projekten verwenden möchten, kann man den Ressourcenzugriff der anderen Project-Dateien auf diese Project-Datei lenken über den Befehl EXTRAS / RESSOURCEN GEMEINSAM NUTZEN / GEMEINSAME RESSOURCENNUTZUNG / BENUTZE RESSOURCEN VON: und dann in die vorher geöffnete Datei, die als Ressourcenpool dienen soll, hier hineinklicken. Besser ist es, eine eigene Datei als Ressourcenpool anzulegen und alle Projekte auf diese Ressourcenpool-Datei zugreifen zu lassen. Wir demonstrieren das ausführlich im Abschnitt „Ressourcenpool als Datei" (siehe Abschnitt 5.12).

Serverbasiert

Ressourcen für das eigene Projekt (lokale Ressourcen) kann jeder Anwender in seinem Projekt anlegen, Enterprise-Ressourcen müssen im Enterprise-Ressourcenpool mit entsprechender Berechtigung angelegt werden.

Im Prinzip wird der Enterprise-Ressourcenpool genauso angelegt, d. h., die Ressourcen haben die gleichen Stammdaten wie hier beschrieben. Auf dem Server können jedoch noch Enterprise-Ressourcenfelder dazukommen wie der Ressourcen-Strukturplan-Code (RSP), mit dem man eine Organisationshierarchie abbilden und damit Zugriffsrechte auf Objekte des Servers steuern kann. Dies behandeln wir im geplanten 2. Band „Project Server 2007 und Project Portfolio-Server 2007", denn dies betrifft die Administration des *Project Servers*.

Auch Benutzer, die ein Enterprise-Projekt bearbeiten, können in die Ansicht RESSOURCE: TABELLE wechseln und hier Ressourcen mit ihren Stammdaten anlegen. Das sind dann lokale Ressourcen, die nur für dieses Projekt zur Verfügung stehen und für die projektübergreifenden Einsätze vom Programm weder angezeigt noch berechnet werden können und die natürlich auch den *Web Access* nicht benutzen können (sie sind ja nicht als Server-Benutzer angelegt). Sie erkennen lokale Ressourcen an dem Symbol in der Indikator-Spalte:

	ⓘ	Ressourcenname	Art	Kürzel	Gruppe	Max. Einh.	Basiskalender
1		Ballhaus	Arbeit	B		100%	Standard
2		Brown	Arbeit	B		100%	Standard
3		Tiltschler	Arbeit	T		100%	Standard
4		Zerlett	Arbeit	Z		100%	Standard

Lokale Ressourcen

Abbildung 5.3 Lokale Ressourcen im Enterprise-Projekt

Jedoch spielen lokale Ressourcen in Enterprise-Projekten eigentlich nur eine Nebenrolle, der Kern der Server-Anwendung sind die Enterprise-Ressourcen. Diese stehen, wie der Name sagt, unternehmensweit zur Verfügung, haben im Standard einen Zugriff auf den *Web Access* (kann man unterbinden) und müssen im Enterprise-Ressourcenpool angelegt werden.

(Für die Durchführung der folgenden Übungen gehe ich davon aus, dass Sie die Ressourcen wie oben abgebildet (siehe Abbildung 5.2) zur Verfügung haben, entweder lokal oder im Enterprise-Ressourcenpool.)

5.3 Team bilden

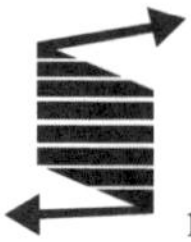

nur Serveranwender

Aus den im ENTERPRISE-RESSOURCENPOOL angelegten Ressourcen muss das Team für das Projekt zusammengestellt werden. Hierzu können auf dem Server rollenbasierte Berechtigungen vergeben werden. In den meisten Fällen wird der Projektleiter selbst sein Team zusammenstellen, aber dieser muss nicht unbedingt die Berechtigung dazu haben. Es kann auch die Rolle des Ressourcenmanagers geben, der den Einsatz der Mitarbeiter in den Projekten steuert.

EXTRAS / TEAM AUS ENTERPRISE ZUSAMMENSTELLEN…

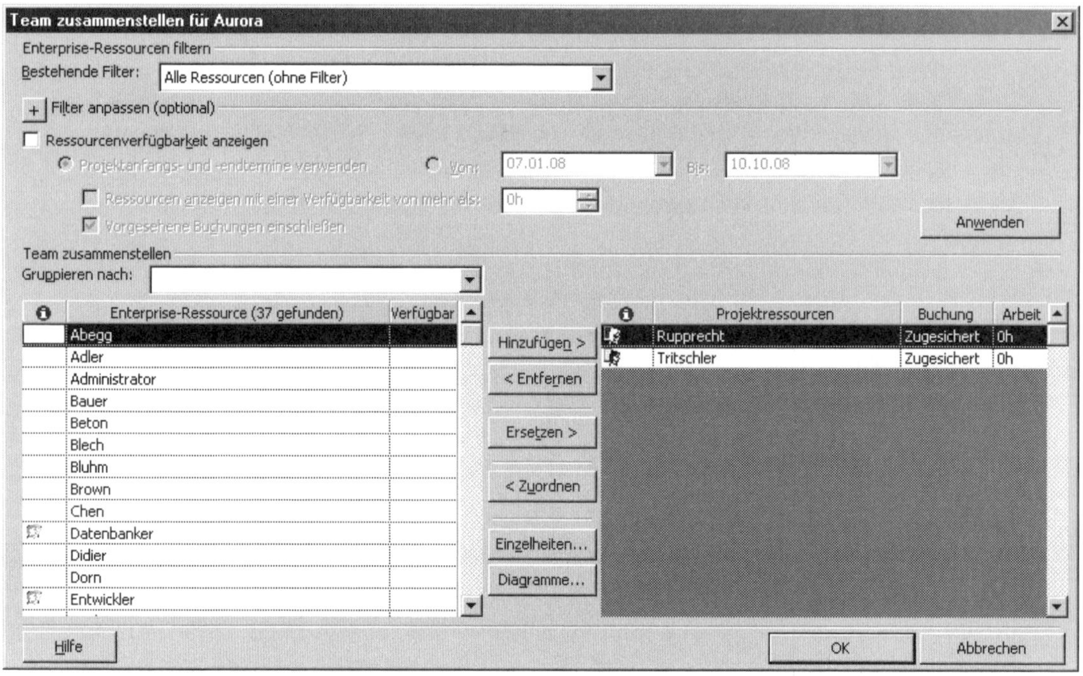

Abbildung 5.4 Team zusammenstellen im Teambuilder

Die oft in *Project* verwendete Zweifenstertechnik zeigt links alle zur Verfügung stehenden Enterprise-Ressourcen, rechts die Projektressourcen. Bisher befinden sich nur die lokalen Ressourcen im Projekt (an dem Kopf-Symbol zu erkennen). Aber wenn Sie im linken Fenster die gewünschte(n) Ressource(n) markieren und HINZUFÜGEN> klicken, stellen Sie diese Ressource in Ihr Team ein. Aus Ihrem Projektteam können Sie aus dem rechten Fenster Ressourcen <ENTFERNEN.

Nun sehen Sie oben, dass man, bevor man sich einen Mitarbeiter ins Boot holt, einen Filter setzen kann, sodass man z. B. nur die Ressourcen angezeigt bekommt, die eine bestimmte Mindestanzahl von Stunden entweder für die gesamte Projektlaufzeit oder für einen ausgewählten Zeitraum zur Verfügung stehen. Man kann auch einen Filter anwenden, der nach Gruppenmerkmal oder nach einer vorher definierten Qualifikation die Ressourcen herausfiltert. Bei größeren Ressourcenpools ist die Verwendung eines Filters unbedingt zu empfehlen, wobei durch den Filter **RSP (Ressourcenstrukturplan-Code)** die Auswahlmöglichkeit auf die jeweilige Organisationseinheit möglich wird.

Ich habe bei der Anlage der Ressourcen auf dem Server ein Gruppenmerkmal **EDV** bei ihrer Auswahl angelegt und wende diesen Filter an:

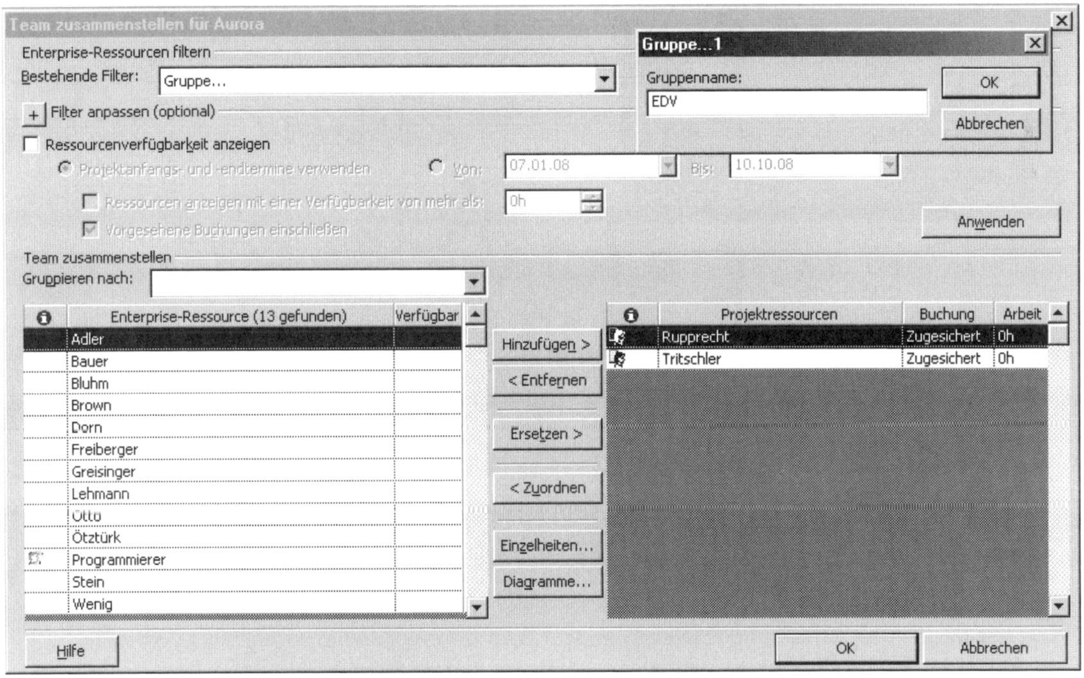

Abbildung 5.5 Auswahl mittels Filter

Da ich diese ganze Gruppe als Ressource in mein Projektteam nehmen will, kann ich im linken Fenster alle markieren und Hinzufügen> klicken (Abb. 5.6, nächste Seite).

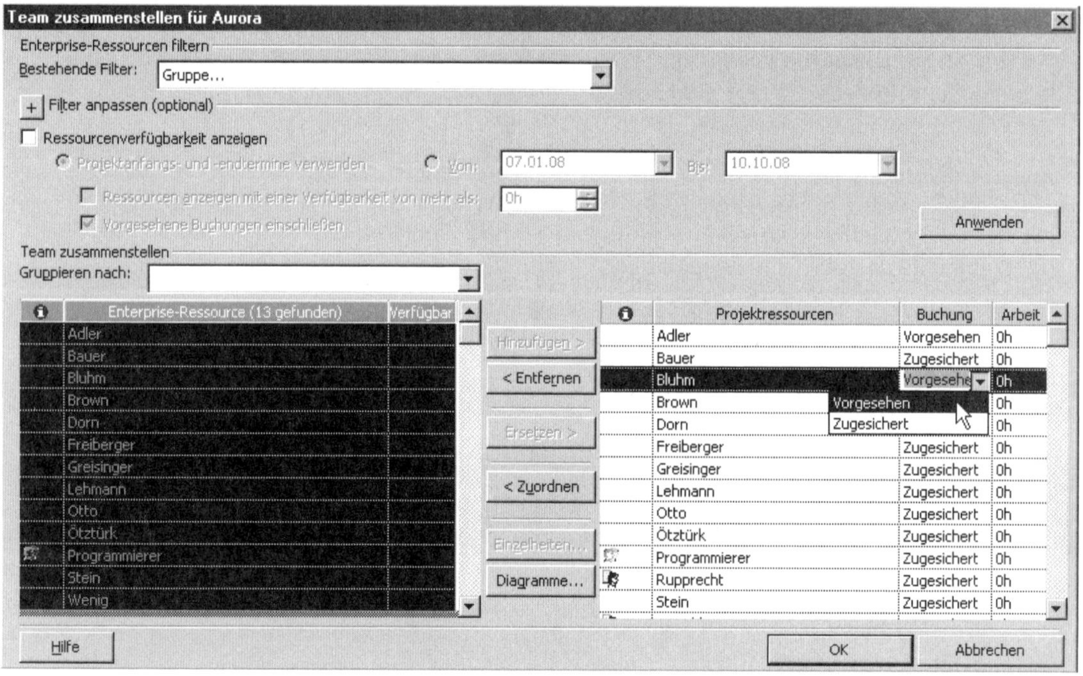

Abbildung 5.6 Das Projektteam ist zusammengestellt.

Die für das Projektteam ausgewählten Ressourcen werden jetzt – einschließlich der lokalen Ressourcen – natürlich in der Ansicht RESSOURCE: TABELLE dargestellt. Im Unterschied zu lokalen Ressourcen können diese jedoch nicht hier, sondern nur im ausgecheckten Enterprise-Ressourcenpool bearbeitet werden.

Zwei Schaltflächen im Fenster des Teambuilders sollten Sie beachten: EINZELHEITEN öffnet die Maske INFORMATION ZUR RESSOURCE, die weitere Daten zur Ressource anzeigt oder zur Bearbeitung freigibt (siehe nächsten Abschnitt) und DIAGRAMME...

Vielleicht wollen Sie, bevor Sie eine Ressource in Ihr Projektteam aufnehmen, etwas über deren schon existierende Belastungen aus anderen Projekten erfahren. Denn wenn die Ressource in anderen Projekten schon sehr viel eingesetzt wird, steht sie ja für Ihr Projekt nur noch wenig oder gar nicht mehr zur Verfügung – wenn der Ressourceneinsatz aus den anderen Projekten Vorrang hat vor dem in Ihrem Projekt, was ja nicht so sein muss. Jedenfalls würde, wenn Sie eine Ressource zu Vorgängen in Ihrem Projekt in den gleichen Zeiträumen zuordnen, in denen sie schon in anderen Projekten eingesetzt ist, und dies in der Summe die maximale Verfügbarkeit der Ressource übersteigt, dies zu einer Überlastung der Ressource führen.

Sie können hier im **Teambuilder** über die Schaltfläche DIAGRAMME... sich den zu diesem Zeitpunkt bestehenden Einsatz einer oder mehrerer ausgewählter Ressourcen anzeigen lassen:

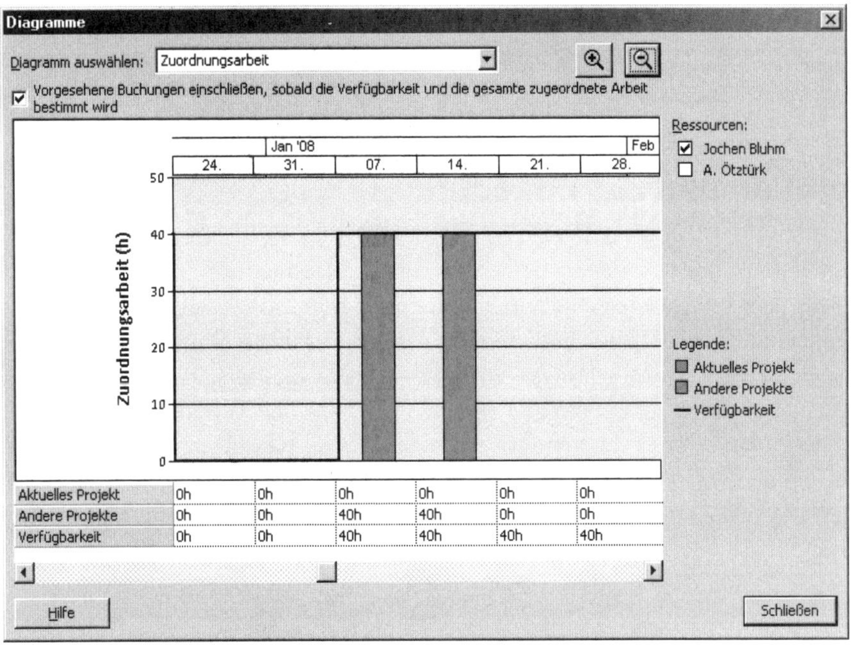

Abbildung 5.7 Einsatz der Ressource in anderen Projekte

DIAGRAMME zeigt die (ganz oben, DIAGRAMM AUSWÄHLEN:) ARBEIT, die RESTVERFÜGBARKEIT und die ZUORDNUNGSARBEIT der ausgewählten Ressourcen an.
Besonders die ZUORDNUNGSARBEIT ist ein sehr nützliches Diagramm, denn damit kann man die Auslastung der Ressource (mehrerer Ressourcen bei Mehrfachauswahl) prüfen, bevor man sie ins Projektteam holt oder auch – dann bei der Zuordnung – bevor man sie Vorgängen zuordnet.

Das Ressourcendiagramm können sich auch die Anwender ohne Server anzeigen lassen über Menü EXTRAS / RESSOURCEN ZUORDNEN (oder das Doppelkopf-Symbol in der Standard-Symbolleiste) und dann über die Schaltfläche DIAGRAMME…

Wir kommen im Abschnitt 5.5, „Ressourcen zuordnen“, darauf zurück.

Alle Anwender

5.4 Informationen zur Ressource

Weitere Informationen zu den Ressourcen erhalten Sie über die Maske INFORMATIONEN ZUR RESSOURCE, die Sie am einfachsten mit einem Doppelklick auf eine Ressource (auch im Teambuilder, siehe Abbildung 5.4) oder durch die sekundäre Maustaste über das Kontextmenü öffnen. Beim serverbasierten Arbeiten können die Daten der Enterprise-Ressourcen grundsätzlich nur im Enterprise-Ressourcenpool bearbeitet werden. Aber auch für den Projektleiter, der kein Recht zum Öffnen des Enterprise-Ressourcenpools und damit zum Bearbeiten der Ressourcendaten hat, kann diese Maske nützlich sein, z. B. um sich über Verfügbarkeiten, Arbeitszeiten und evtl. Abwesenheiten eines Mitarbeiters zu informieren.

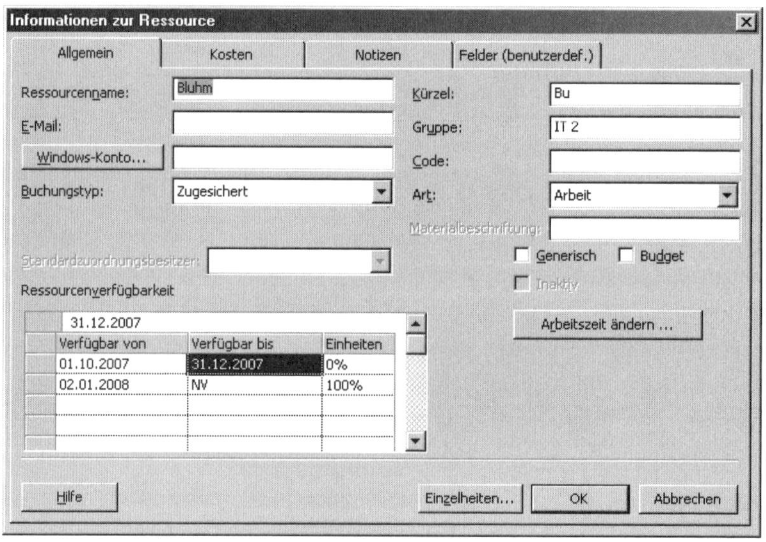

Abbildung 5.8 Informationen zur Ressource / Allgemein

5.4.1 Verfügbarkeit

Im Register ALLGEMEIN kann die Verfügbarkeit der Ressource für bestimmte Zeitabschnitte definiert werden. Eine Nichtverfügbarkeit einer Ressource führt **nicht** zu einer Terminverschiebung des Vorganges, hat also keine Auswirkung auf den berechneten Termin des oder der Vorgänge, denen die Ressource zugewiesen ist. Wird eine Ressource einem Vorgang zu einer Zeit zugeordnet, wo sie nicht (oder mit weniger Einheiten) verfügbar ist, wird diese Ressource für diesen Zeitraum als **überlastet** dargestellt.

Im Gegensatz dazu hat ein Eintrag einer arbeitsfreien Zeit oder einer anderen Arbeitszeit im Ressourcenkalender eine unmittelbare Auswirkung auf die Terminberechnung der Vorgänge. Ein Vorgang kann nur stattfinden, wenn die zugeordnete Ressource auch Arbeitszeit hat. Eine Abwesenheit, die sich auf die Termine der Vorgänge auswirken soll, müssen Sie als arbeitsfreie Zeit im Ressourcenkalender eintragen über die Schaltfläche ARBEITSZEIT ÄNDERN...

5.4.2 Ressourcenkalender

Jede Ressource bekommt automatisch einen eigenen Kalender in dem Moment, wo sie angelegt wird. Dieser Ressourcenkalender muss sich auf eine Basis beziehen, gleichsam als Vorlage. Diese Grundlage heißt deshalb **Basiskalender** und ist im Standard der STANDARD-Kalender. Aber man kann andere Kalender als Arbeitszeitmodelle anlegen (siehe Kapitel 2, Abschnitt 2.3.4, „Neuen Kalender erstellen“) und diese als Basiskalender den Ressourcen zuordnen. Man kann jeden Ressourcenkalender so bearbeiten wie jeden anderen Kalender, also bestimmte Tage oder Wochen über den Eintrag in AUSNAHMEN zur arbeitsfreien Zeit erklären oder dafür eine abweichende Arbeitszeit definieren über DETAILS. Generelle Änderungen der Arbeitszeit nehmen Sie unter ARBEITSWOCHEN vor und dann wieder DETAILS (siehe Kapitel 2, Abschnitt 2.3.3, „Projektkalender“).

An dieser Stelle können dies nur Anwender vornehmen, die mit Dateien arbeiten oder in Enterprise-Projekten für lokale Ressourcen. Für Enterprise-Ressourcen muss dies auf dem Server im Enterprise-Ressourcenpool eingerichtet werden.

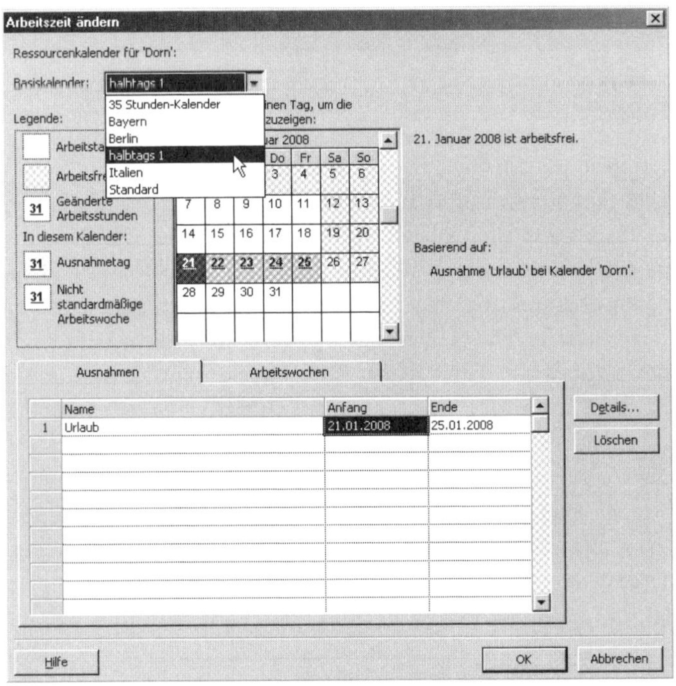

Abbildung 5.9
Ressourcenkalender bearbeiten

Über die Basiskalender kann man den Pflegeaufwand für die Ressourcenkalender reduzieren. Der Eintrag in einen Basiskalender, beispielsweise einen Feiertag, wird automatisch in alle Ressourcenkalender übernommen, die diesen Basiskalender verwenden.

Wenn man einen Ressourcenkalender bearbeitet, beispielsweise einen Urlaub einträgt, hat nur diese Ressource Urlaub, gilt also nur für diese Ressource.

Empfehlung:

Die VERFÜGBARKEIT einer Ressource und die ARBEITSZEIT im Ressourcenkalender sind in *Project* zwei unterschiedliche „Stellschrauben". Auch eine Ressource, die generell nur mit einem bestimmten Prozentsatz ihrer Arbeitszeit dem (den) Projekt(en) zur Verfügung steht, sollte immer mit **100%** bzw. **einer Einheit** maximal VERFÜGBAR sein, nicht mit z. B. 80% bzw. 0,8 Einheiten. Die generelle Minderung der zur Verfügung stehenden Arbeitszeit wird über den Ressourcenkalender gesteuert: z. B. sechs Stunden tägliche Arbeitszeit, welche die Ressource grundsätzlich für die Projektarbeit aufwenden kann. Eine natürliche Ressource steht immer zu 100% zur Verfügung, und diese 100% sind die Arbeitszeit der Ressource. Sie können dann diese Ressource einem Vorgang mit z. B. 50% zuweisen, und das sind dann 50% der Arbeitszeit, die im Ressourcenkalender definiert ist.

Ich empfehle dies deshalb, weil nur dann, wenn Sie einer Ressource eine abweichende Arbeitszeit in Ihrem Kalender geben, der Effekt eintritt, den Sie wahrscheinlich wünschen, dass nämlich ein Vorgang mit einem definierten Arbeitspaket länger dauert, wenn die Ressource weniger Arbeitszeit zur Verfügung hat, und kürzer dauert, wenn die Ressource mehr Arbeitszeit zur Verfügung hat.

Im Gegensatz dazu wirken sich die maximalen Einheiten bzw. die verfügbaren Einheiten (was das Gleiche ist) so aus, dass eine Ressource als überlastet angezeigt wird, wenn Sie mit mehr als ihrer maximalen Verfügbarkeit zugeordnet wird. Außerdem ordnet *Project* von sich aus nie eine Ressource mit mehr als ihrer maximalen Verfügbarkeit zu, d h., wenn eine Ressource zu 80% verfügbar ist, nimmt *Project* im Standard eine Zuordnung von 80% vor, wenn Sie nichts anderes eingeben.

5.4.3 Vorgesehen / Zugesichert

Bei zwei der Teamressourcen habe ich die Buchung mit dem Typ mit VORGESEHEN statt ZUGESICHERT qualifiziert (siehe Abbildung 5.6), d. h., hier bin ich noch nicht sicher, ob ich diese Mitarbeiter auch wirklich in mein Projektteam bekomme. Man kann mit der Verwendung der **Buchungstyps** (so heißt das Feld) VORGESEHEN statt ZUGESICHERT einen Workflow für die Zuordnung der Ressourcen darstellen. Zunächst ordne ich eine Ressource nur VORGESEHEN zu, und später kann ich (nach Absprache) oder ein anderer Berechtigter das auf ZUGESICHERT ändern (oder durch eine andere Ressource austauschen). Für die Berechnungen der Arbeit und der Verfügbarkeit kann man hier (siehe Abbildung 5.6) über VORGESEHENE BUCHUNGEN EINSCHLIESSEN entscheiden, ob diese mitberechnet werden sollen oder nicht. Veröffentlichte Vorgänge mit Zuordnungen von nur vorgesehenen Ressourcen werden im *Web Access* weder unter **Meine Aufgaben** noch in den **Arbeitszeittabellen** angezeigt. Der **Buchungstyp** ist eine Auswahloption in den OLAP-Cubes und kann in den DATENANALYSE-Ansichten dargestellt werden.

Auch in Projektdateien kann man mit dieser Unterscheidung arbeiten. In den INFORMATIONEN ZUR RESSOURCE ist diese Auswahl zu treffen:

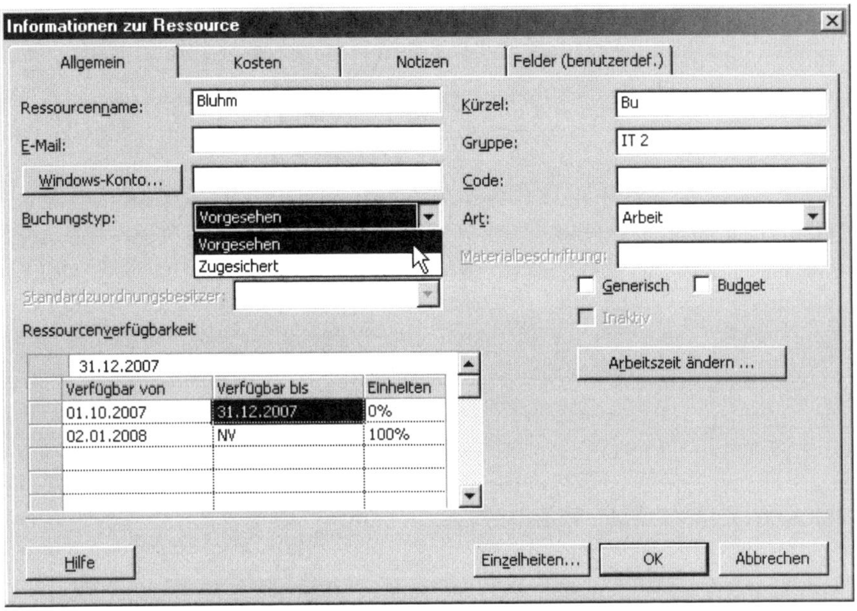

Abbildung 5.10 Die Ressource ist zugesichert oder (bis jetzt) nur vorgesehen.

In den Ressourcengrafiken werden die nur vorgesehenen Buchungen unterschiedlich dargestellt, und man kann nach dem **Buchungstyp** filtern, gruppieren und sortieren.

5.4.4 Generische Ressourcen

Es gibt Anwendungen der Ressourcenplanung mit *Project,* die keine Individuen in ihren Projekten einplanen wollen. Das würde keinen Sinn machen, denn es ist nur die Anzahl der Ressourcen von bestimmten Gruppen mit ihren Auswirkungen auf die Termine von Interesse. Den Kollegen S. interessiert bei seinem Groß-Raffinerieprojekt nur, wie viel z. B. Schlosser, Rohrleger und Betonbauer er benötigt, um einen vorgegebenen Termin halten zu können. In seinem Projektplan mit der Planung der generischen (lt. Wikipedia: Generisch ist abgeleitet von Gattung = Gruppe von Objekten oder Begriffen) Ressourcen kann er zeigen, welche Terminverzögerungen sich ergeben, wenn ihm nicht die ausreichende Anzahl der jeweiligen Kategorie von Fachkräften zur Verfügung gestellt wird.

Aber auch wenn das Ziel die Einsatzplanung von Individuen, d. h. also wirklichen Menschen, ist, geht man oft – aus verschiedenen Gründen – zweistufig vor: Im ersten Anlauf werden keine wirklichen Individuen, sondern Ressourcen zugewiesen, die ein bestimmtes Gruppenmerkmal erfüllen. Man benötigt z. B. einen Mitarbeiter mit einer bestimmten Qualifikation oder aus einer bestimmten Abteilung oder aus einer bestimmten Niederlassung, ohne genau den Namen des oder der Mitarbeiter in diesem Stadium der Planung schon angeben zu können.

Es kann durchaus sinnvoll sein, den Prozess der Einsatzmittelplanung (so das deutsche Wort für Ressourcenplanung) zweistufig durchzuführen: In einer ersten Planungsphase (vielleicht entsprechend der Phase der Terminplanung im 3. Kapitel) werden nur z. B. benötigte Qualifikationen mit der nötigen Anzahl den Vorgängen zugeordnet und damit von den Projektleitern angefordert (in einem Mehrprojektsystem mit Ressourcenpool ist eine Ressourcenzuordnung in einem *Project*-Plan immer zunächst eine Ressourcenanforderung). In einer konkreteren Phase der Planung (etwa der Phase des Terminmanagements im 3. Kapitel vergleichbar, wenn die Ecktermine als Fixtermine gesetzt werden) werden die Gruppen- oder Gattungsnamen (= Generic Names) ersetzt durch die wirklichen Individuen. Letzteres kann je nach Organisationsstruktur von einer anderen Ebene des (Gesamt-) Projektmanagements vorgenommen werden oder auch von den Projektleitern selbst.

Um eine Ressource zur generischen Ressource zu erklären, müssen Sie die Ressource anlegen – systematisch in der Ansicht Ressource: Tabelle, für Enterprise-Ressourcen muss das im geöffneten Enterprise-Ressourcenpool vorgenommen werden – und in den INFORMATIONEN ZUR RESSOURCE im Register ALLGEMEIN die gleichnamige Option aktivieren.

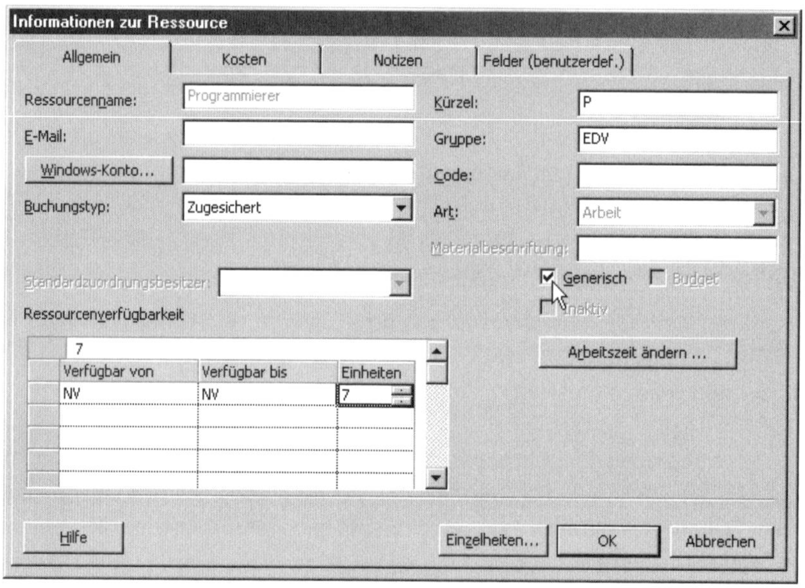

Abbildung 5.11 Checkbox generische Ressource

Generische Ressourcen erkennen Sie an dem Zwei-Köpfe-Symbol in der Indikatoren-Spalte:

	❶	Ressourcenname	Art	Kürzel	Gruppe	Max. Einh.	Basiskalender
7		Lehmann	Arbeit	Lh	IT 2	1	Standard
8		Stein	Arbeit	St	IT 2	1	Standard
9		Dorn	Arbeit	Do	IT 3	1	halbtags 1
10		Wenig	Arbeit	We	IT 3	1	Standard
11		Datenbanker	Arbeit	D		5	Standard
12		Entwickler	Arbeit	E		4	Standard
13		NN	Arbeit	NN		100	Standard
14		Programmierer	Arbeit	PG		7	Standard
15		Projektleiter	Arbeit	PL		2	Standard
16		Tester	Arbeit	T		3	Standard

Abbildung 5.12 Generische Ressourcen in der Datei

Eine natürliche Ressource – also ein Individuum – ist einmalig und gibt es deshalb nur einmal. Sie sollten den Eintrag in dem Feld **Max. Einheiten** deshalb bei natürlichen Ressourcen immer auf 100% (Prozentsatzdarstellung) oder 1 (als Dezimalwert) belassen und die Kapazität der Ressource über ihre Arbeitszeit steuern. Generische Ressourcen können per Definition mit mehr als einer Einheit vorhanden sein. Hier ist es sinnvoller zu sehen, wie viele Einheiten überhaupt maximal zur Verfügung stehen. Sie schalten die Anzeige der Zuordnungseinheiten von %- auf Dezimalschreibweise um (ist jeweils dividiert bzw. multipliziert mit 100): EXTRAS / OPTIONEN / TERMINPLAN / ZUORDNUNGSEINHEITEN ANZEIGEN ALS: PROZENTSATZ ODER DEZIMALWERT. (Leider kann man diese Anzeige nur für alle Ressourcen und nicht individuell oder gruppenspezifisch einstellen.)

Beim Zuordnen von generischen Ressourcen zu Vorgängen wird von *Project* – wenn Sie nichts anderes eingeben – immer eine Einheit (=100%) zugewiesen, auch wenn viele Einheiten verfügbar sind. Sie können natürlich in dem Feld **Einheiten** so viele zuordnen, wie Sie möchten.

Der Eintrag von Abwesenheiten, Urlaub, Kosten und aller weiteren Informationen zu den Ressourcen ist hier natürlich nur für die ganze Gattung möglich. Damit entfallen z. B. die Informationen über individuelle Urlaube etc.

Server

Die Definition einer Ressource als generische wird bei der Anlage der Ressource im Enterprise-Ressourcenpool vorgenommen. Im Teambuilder sehen Sie die generischen Ressourcen mit dem gleichen Zwei-Kopf-Symbol:

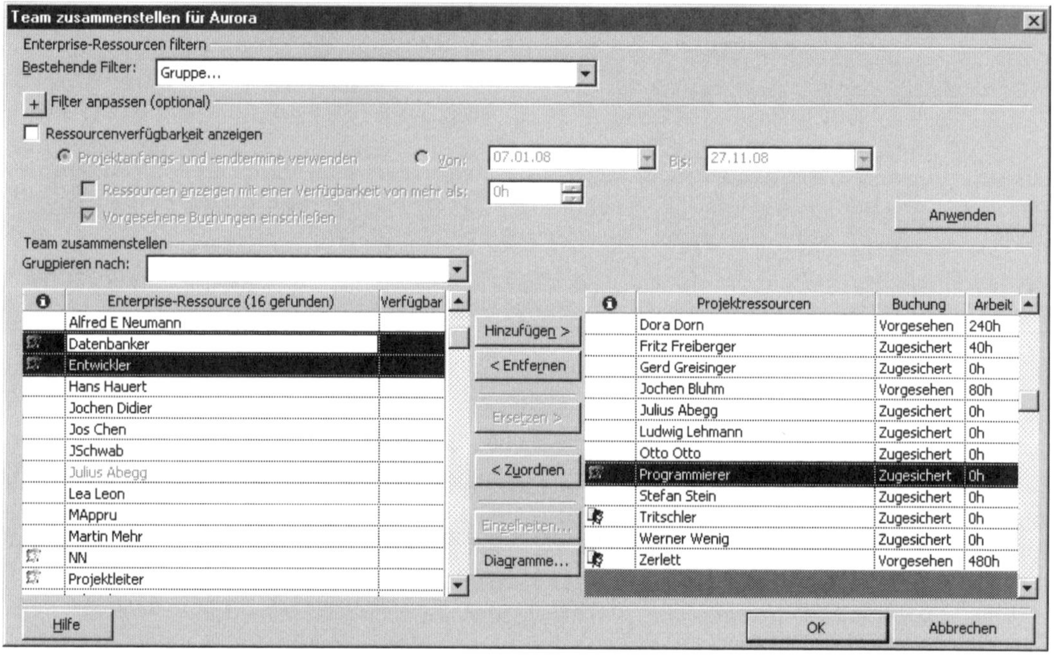

Abbildung 5.13 Generische Ressourcen im Teambuilder

Eine generische Ressource wird im *Web Access* nicht als Teammitglied aufgenommen und kann deshalb schon technisch nicht an der Teamkommunikation über den *Web Access* teilnehmen.

□ Übung

Legen Sie die oben abgebildeten generischen Ressourcen an.

Die Zuordnung und das Ersetzen von generischen Ressourcen durch individuelle Ressourcen zeigen wir im Abschnitt 5.10.1, „Arbeiten mit generischen Ressourcen".

5.4.5 Materialressourcen

Unter dem Ressourcenfeld **Art** gibt es die Auswahl zwischen **Arbeit** (Vorgabe), **Material** und **Kosten**. Letztere dienen der besseren Erfassung von Kosten, die wir im nächsten Kapitel behandeln (Kapitel 6).

Arbeitsressourcen werden grundsätzlich zeitabhängig berechnet, sowohl die Arbeit (Vorgangsdauer * Einheiten) als auch die Kosten (Arbeit * Kostensatz).

Materialressourcen werden im Standard nicht zeitbezogen berechnet, d. h., man kann die Menge des Materials, das für den Vorgang benötigt wird, einfach eingeben. Der Materialverbrauch ist unabhängig von der Dauer des Vorganges.

Beispiele:

Es werden 35 qm³ Beton benötigt, unabhängig von der Zeitdauer des Betonierens.

Man kann allerdings bei Materialressourcen auch einen Mengenverbrauch pro Zeiteinheit eingeben.

Materialressource Strom, bei der Zuordnung zu einem Vorgang kann man den Verbrauch pro Zeiteinheit angeben, z. B. 25 kW/h.

Für Materialressourcen ist zusätzlich das Feld **Materialbeschriftung** verfügbar; die Felder **Maximale Einheiten**, **Überstundensatz** und **Basiskalender** sind nicht verfügbar.

Da die Vorgabe **Max. Einheiten** nicht möglich ist, sind Materialressourcen im Prinzip unbegrenzt verfügbar und können nicht überlastet werden.

Als **Standard-Kostensatz** kann nur ein Betrag pro Mengeneinheit, nicht pro Zeiteinheit eingegeben werden. Dieser wird für die Kostenberechnung multipliziert mit dem Mengenverbrauch.

	❶	Ressourcenname	Art	Materialbeschriftung	Gruppe	Standardsatz	Max. Einh.	Basiskalender
17		Blech	Material	2mm		8,00 €		
18		Strom	Material	kw		0,18 €		
19		Leiterplatten	Material	L1		35,00 €		
20		Stoff	Material	m²		17,00 €		
21		Beton	Material	m³		0,00 €		

Abbildung 5.14 Materialressourcen

Die Zuordnung von Materialressourcen zu Vorgängen zeigen wir im Abschnitt 5.10.2

5.4.6 Ressourcen sortieren

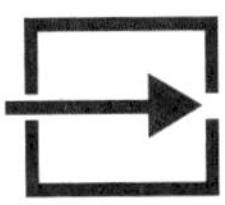

Dateibasiert

Die Ressourcenliste zu sortieren macht Sinn, um bei vielen Ressourcen die gewünschte Ressource schneller zu finden. Das Sortieren der Ressourcen macht nur bei dateibasiertem Arbeiten einen Sinn, denn der Enterprise-Ressourcenpool wird automatisch nach dem Namen der Ressourcen sortiert und bleibt gnadenlos dabei. Zwar kann man temporär neu sortieren, aber für die Reihenfolge im Teambuilder hat das keine Auswirkungen.

Wenn Sie Ressourcen den Vorgängen zuordnen möchten, werden in der Drop-down-Liste die Ressourcen in der Reihenfolge ihrer Nummerierung angezeigt. Es erleichtert die Suche, wenn man z. B. nach dem Anfangsbuchstaben des Namens sortiert. Sie finden das unter PROJEKT / SORTIEREN / SORTIEREN: NACH NAME

Aber im Standard wird damit die Nummerierung nicht neu vorgenommen – diese ist aber entscheidend für die Reihenfolge in den Listen –, und deshalb dürfen Sie beim SORTIEREN in der Dialogbox nicht vergessen, die Checkbox zu aktivieren für DAUERHAFTE NEUNUMMERIERUNG FÜR RESSOURCEN

Man kann nach bis zu drei Kriterien sortieren unter PROJEKT / SORTIEREN / SORTIEREN NACH: SORTIEREN NACH… z. B. nach: **Art** (Arbeit oder Material oder Kosten), dann **Generisch**, dann **Namen**.

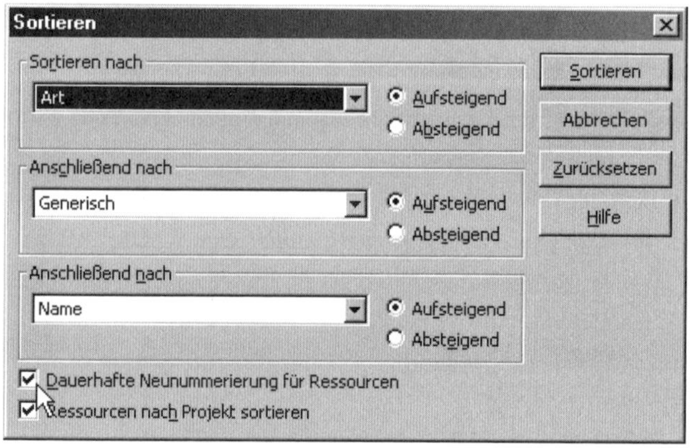

Abbildung 5.15
Sortieren der Ressourcenliste

		Ressourcenname	Art	Materialbeschriftung	Gruppe	Max. Einh.	Basiskalender
1		Adler	Arbeit		IT 1	1	Standard
2		Bauer	Arbeit		IT 1	1	Standard
3		Bluhm	Arbeit		IT 2	1	Standard
4		Dorn	Arbeit		IT 3	1	halbtags 1
5		Freiberger	Arbeit		IT 1	1	Standard
6		Greisinger	Arbeit		IT 1	1	Standard
7		Lehmann	Arbeit		IT 2	1	Standard
8		Ötztürk	Arbeit		IT 1	1	Standard
9		Stein	Arbeit		IT 2	1	halbtags 1
10		Wenig	Arbeit		IT 3	1	Standard
11		Datenbanker	Arbeit			5	Standard
12		Entwickler	Arbeit			4	Standard
13		NN	Arbeit			100	Standard
14		Programmierer	Arbeit			7	Standard
15		Projektleiter	Arbeit			2	Standard
16		Tester	Arbeit			3	Standard
17		Beton	Material	m^3			
18		Blech	Material	2mm			
19		Leiterplatten	Material	L1			
20		Stoff	Material	m^2			
21		Strom	Material	kw			

Abbildung 5.16 Die sortierte Ressourcentabelle

5.5 Ressourcen zuordnen

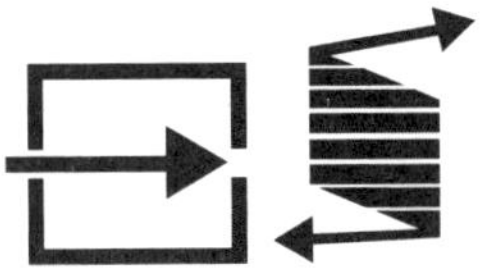

Alle Anwender

(Beginn der Übung ist die Datei Ressourcenplanung02.mpp, Ergebnis Ressourcenplanung03.mpp)

Die in einer Datei oder in einem Projekt angelegten Ressourcen stehen für dieses Projekt unmittelbar zur Verfügung.

Die im Enterprise-Ressourcenpool angelegten Ressourcen können mittels des Teambuilders in das Projektteam übernommen werden (siehe z. B. Abbildung 5.6).

Bei dateibasiertem Arbeiten können alle vorhandenen, bei serverbasiertem Arbeiten können die Ressourcen des Projektteams und die lokalen Ressourcen den Vorgängen zugewiesen werden.

In einer **Vorgangsansicht**, z. B. der Ansicht BALKENDIAGRAMM, können den Vorgängen Ressourcen zugeordnet werden. Dies kann man an vielen Stellen auf unterschiedliche Weise tun. Hier eine Auswahl der Möglichkeiten:

5.5.1 In der Spalte Ressourcennamen

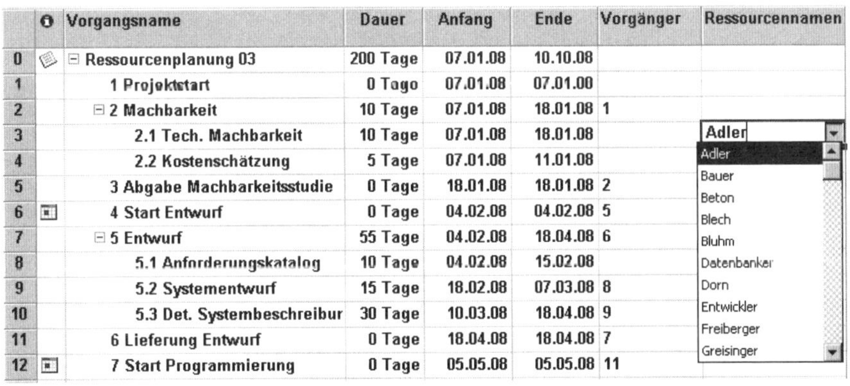

		Vorgangsname	Dauer	Anfang	Ende	Vorgänger	Ressourcennamen
0		⊟ Ressourcenplanung 03	200 Tage	07.01.08	10.10.08		
1		1 Projektstart	0 Tage	07.01.08	07.01.08		
2		⊟ 2 Machbarkeit	10 Tage	07.01.08	18.01.08	1	
3		2.1 Tech. Machbarkeit	10 Tage	07.01.08	18.01.08		Adler
4		2.2 Kostenschätzung	5 Tage	07.01.08	11.01.08		
5		3 Abgabe Machbarkeitsstudie	0 Tage	18.01.08	18.01.08	2	
6		4 Start Entwurf	0 Tage	04.02.08	04.02.08	5	
7		⊟ 5 Entwurf	55 Tage	04.02.08	18.04.08	6	
8		5.1 Anforderungskatalog	10 Tage	04.02.08	15.02.08		
9		5.2 Systementwurf	15 Tage	18.02.08	07.03.08	8	
10		5.3 Det. Systembeschreibur	30 Tage	10.03.08	18.04.08	9	
11		6 Lieferung Entwurf	0 Tage	18.04.08	18.04.08	7	
12		7 Start Programmierung	0 Tage	05.05.08	05.05.08	11	

Abbildung 5.17 Ressource zuweisen in der Vorgangstabelle

5.5.2 In den Informationen zum Vorgang

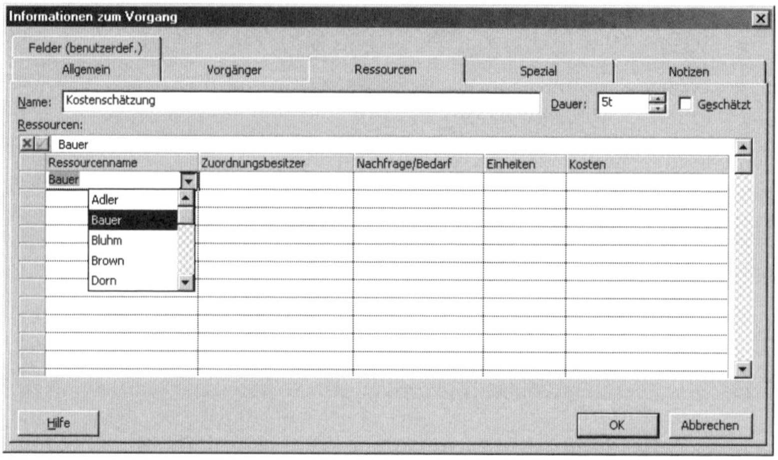

Abbildung 5.18 Register Ressourcen

5.5.3 Im Dialogfenster Ressourcen zuordnen

Dieses Tool öffnen Sie über die Menüauswahl EXTRAS / RESSOURCEN ZUORDNEN... oder das „DOPPELKOPF“-Symbol in der Standard-Symbolleiste: RESSOURCEN ZUORDNEN

Markieren Sie den Vorgang, dann die Ressource und führen die gewünschte Aktion aus, z. B. ZUORDNEN (oder ENTFERNEN oder ERSETZEN). Sie können auch mit Mehrfachauswahl sowohl der Vorgänge als auch der Ressourcen arbeiten.

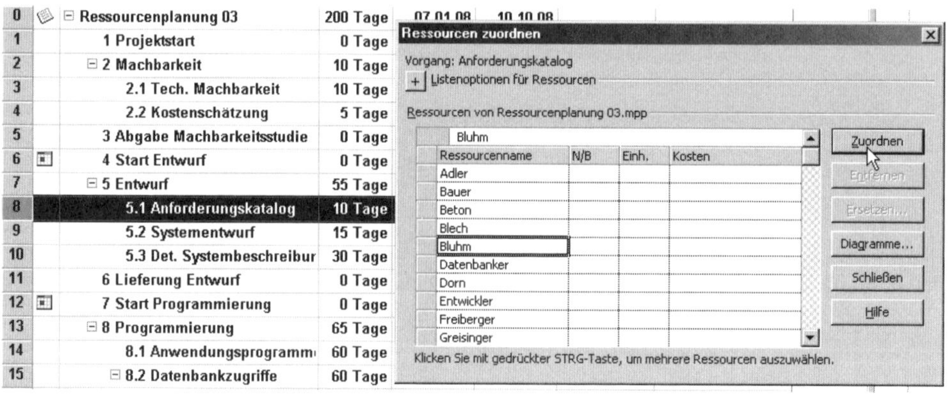

Abbildung 5.19 Ressourcen zuordnen – Dialog

Wenn Sie die + LISTENOPTIONEN FÜR RESSOURCEN öffnen, können Sie die Auswahl der Ressourcen filtern.

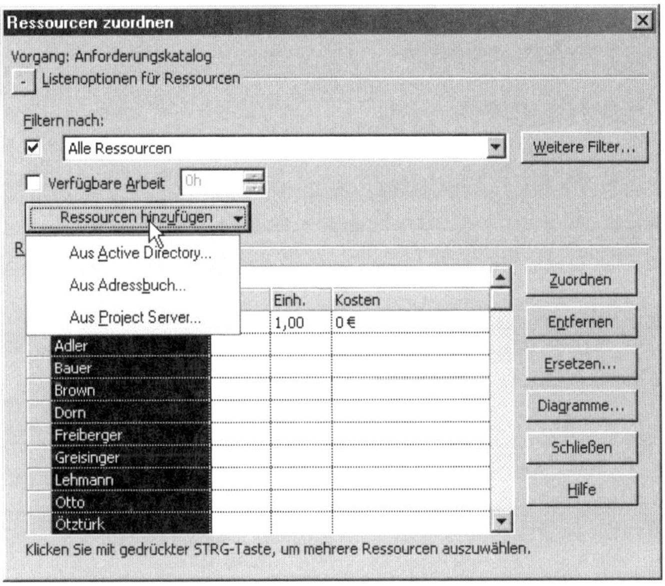

Abbildung 5.20 Geöffnete Listenoptionen im Ressourcen-zuordnen-Fenster

Tipp

Der Filter VERFÜGBARE ARBEIT in diesem Dialog berechnet diese für die Zeitdauer des Vorganges, der markiert ist. Wenn Sie einen Vorgang markieren, der eine Woche dauert, und Sie aktivieren den Filter VERFÜGBARE ARBEIT mit 40 h, werden nur noch die Ressourcen in der Liste angezeigt, die mindestens 40 Stunden während der Laufzeit des ausgewählten Vorganges verbleibende Verfügbarkeit haben. Die anderen Ressourcen werden ausgeblendet.

Mit RESSOURCEN HINZUFÜGEN können Sie aus Ihrem **Outlook-Adressbuch**, aus dem **Active Directory** (nur bei entsprechender Berechtigung) oder, wenn Sie mit dem *Project Server* verbunden sind, direkt in den **Teambuilder** wechseln.

Auch Anwendern ohne Server steht hier die Möglichkeit zur Verfügung, über die Schaltfläche DIAGRAMME... sich die Ressourcenauslastung anzuzeigen, auch der Ressourceneinsatz aus anderen Projekten (bei dateibasiertem Ressourcenpool, siehe Abschnitt 5.12), bevor oder nachdem man eine Zuordnung im eigenen Projekt vorgenommen hat.

Ganz oben kann man auswählen, was man sehen möchte, **Arbeit** oder **Restverfügbarkeit** ODER die m. E. sinnvollste Auswahl **Zuordnungsarbeit**:

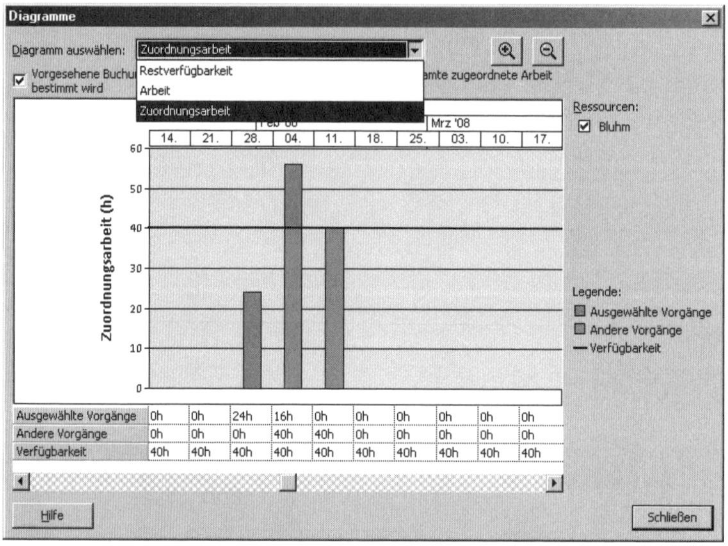

Abbildung 5.21 Diagramm Zuordnungsarbeit

5.5.4 In der Ansicht Vorgang: Maske im geteilten Bildschirm

Über FENSTER / TEILEN wird in einer Vorgangsansicht im Standard in der unteren Bildschirmhälfte die Maske zu dem Vorgang angezeigt, der in der oberen Bildschirmhälfte ausgewählt ist. Über Menü FORMAT / EINZELHEITEN oder einfacher über das KONTEXTMENÜ kann man die verschiedenen Anzeigeoptionen auswählen. Bei der Arbeit mit Ressourcen sind hier spannend die Formatierungen TERMINPLAN RESSOURCEN, ARBEIT RESSOURCEN und evtl. RESSOURCENKOSTEN.

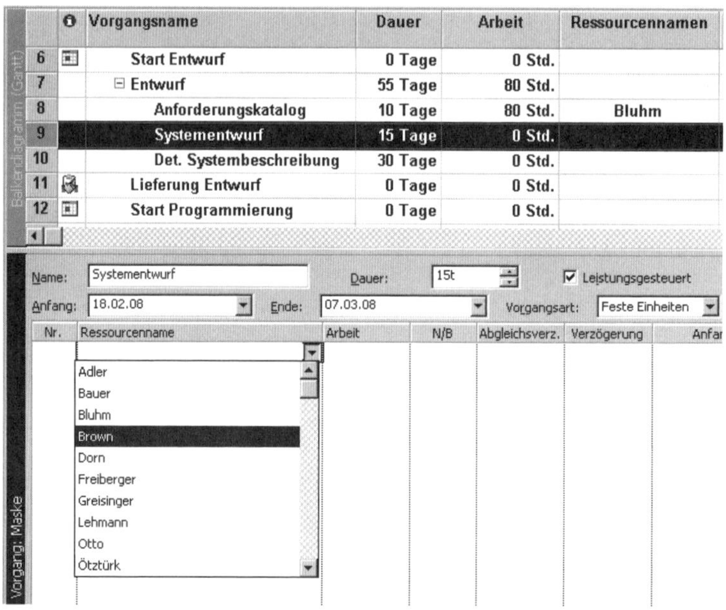

Abbildung 5.22 Im geteilten Bildschirm arbeiten

5.5.5 Den Bildschirm optimal einrichten

In der oberen Bildschirmhälfte, der ANSICHT BALKENDIAGRAMM mit der TABELLE: EINGABE, habe ich die Spalte **Arbeit** hinter die **Dauer** eingefügt, danach die Spalte **Ressourcenname** vorgezogen, um die wichtigsten Daten gut im Blick zu haben. (Die Anpassungen der Ansichten und Tabellen werden im Kapitel 7 systematisch behandelt.)

☐ Übung

Jeweils die Spalte rechts davon markieren, EINFÜGEN / SPALTE oder Kontextmenü SPALTE EINFÜGEN und aus der Spaltendefinitionsbox sich das gewünschte Feld aussuchen:

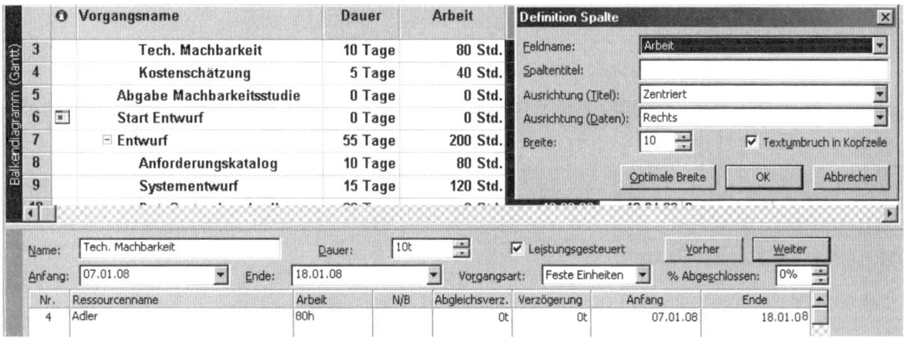

Abbildung 5.23 Spalte Arbeit einfügen

Ich bevorzuge bei Ressourcenzuordnungen diese Einrichtung des Bildschirms: Das Feld **Arbeit** oben zeigt mir das Arbeitspaket für den Vorgang, und unten bekomme ich nicht nur die Informationen zu den Ressourcen (TERMINPLAN RESSOURCEN: **Arbeit**, **Anfang**, **Ende**; ARBEIT RESSOURCEN: **Einheiten**, **Arbeit**, **Geplante**, **Aktuelle und Verbleibende Arbeit**), sondern in den Kopfangaben der Vorgangsmaske die Einstellungen für diesen Vorgang. Hier sieht man z. B. die **Vorgangsart** und ob die **Leistungssteuerung** aktiviert ist. Diese Einstellungen beeinflussen die Rechenmethode von *Project*, wenn die Einheiten der Ressourcen geändert werden. Dem wollen wir uns jetzt zuwenden.

5.6 Arbeitspaket

Es hilft bei der Arbeit mit Ressourcen in *MS Project*, wenn man das Prinzip bei der Zuordnung der Ressourcen zu Vorgängen versteht:

Grundsatz

Die Erstzuweisung der Ressource(n) zu einem Vorgang errechnet die Arbeit (das Arbeitspaket) für diesen Vorgang und für die Ressource!

Wenn Sie **Aufwandsgesteuert** vorgehen (siehe nächsten Abschnitt): **Aus der eingegebenen Arbeit errechnet das Programm die Dauer, wenn Sie das erste Mal eine Ressource zuweisen!**

Solange Sie keine Ressource einem Vorgang zugeordnet haben, kennt *Project* keine Arbeit, bzw. die Arbeit ist null. Ohne Ressourcen gibt es nur die Vorgangsdauer, aber noch keine Arbeit. Bei der **Erstzuweisung der Ressource(n) zu einem Vorgang wird das Arbeitspaket vom Programm errechnet! Oder Sie geben das Arbeitspaket vor, dann errechnet das Programm bei der ersten Ressourcenzuweisung die Dauer.**

Die **Formel (Dreisatz!)**, die das Verhältnis der drei Variablen Arbeit, Dauer und Anzahl (Einheiten) der Ressourcen darstellt, ist:

Arbeit(spaket) = Vorgangsdauer x Ressourceneinheiten

oder umgestellt:

Vorgangsdauer= Arbeit / Ressourceneinheiten

Ressourceneinheiten heißt, wie viele bzw. mit welchem Prozentsatz ihrer Kapazität die Ressource dem Vorgang zugewiesen wird. Die Arbeit ist der Aufwand.

Beispiel: 10 Tage Dauer x 1 Ressourceneinheit = 80 Stunden Aufwand (10 Tage x 8 Stunden)

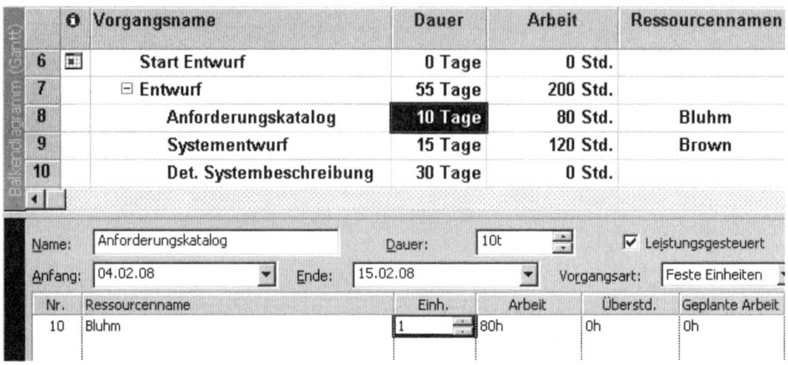

Abbildung 5.24 Arbeitspaket nach der Erstzuweisung

Die Einheiten, in denen die Arbeit angezeigt wird, wählen Sie aus unter EXTRAS / OPTIONEN / TERMINPLAN: ARBEIT WIRD EINGEGEBEN IN: STUNDEN oder TAGEN.

Wenn wir uns für TAGE entscheiden, ersparen wir uns die Kopfrechnung der Division durch den Umrechnungsfaktor von Stunden in Tage (im Standard sind acht Stunden ein Tag), den man hier einstellen kann: EXTRAS / OPTIONEN / KALENDER: STUNDEN PRO TAG

Erstzuweisung bedeutet, dass vorher noch keine Ressource zugeordnet ist. Sie können natürlich eine zugeordnete Ressource vorher wieder entfernen, dann geht die Arbeit wieder auf 0. Um die Konsequenz des Begriffes **Erstzuweisung** deutlich zu machen, zwei kleine Beispiele:

□ Übung

Nehmen wir den Vorgang 19, „Benutzerschnittstellen", denn seine Vorgangsdauer ist mit zehn Tagen leicht zu multiplizieren. Weisen Sie dem Vorgang die Ressource „Freiberger" zu, und schließen Sie die Eingabe ab.

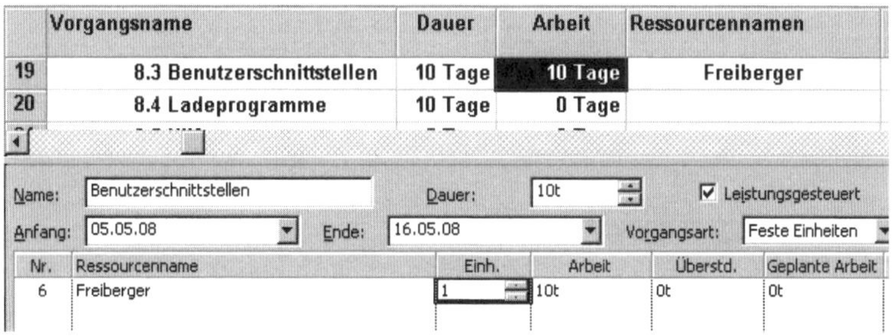

Abbildung 5.25 Erstzuweisung eine Ressource

Wenn Sie bei der Zuweisung der Ressource keine Einheit angeben, wird die Einheit 100% genommen (wenn keine geringere maximale Einheit angegeben wurde), und das ist in Dezimalschreibweise 1 oder eine Einheit, heißt ein Mensch oder ein Mitarbeiter, eben zu 100%. Schauen wir uns unsere Formel noch einmal an:

Vorgangsdauer x Ressourceneinheiten = Arbeit

10 Tage Dauer x 1 Einheit = 10 Tage Arbeit

(Bei Stundenanzeige: 80 Stunden = 10 Tage x 8 Stunden, wenn unter Extras / Optionen / Kalender der Umrechnungsfaktor 1 Tag = 8 Stunden eingestellt ist.)

Tipp

Wenn Sie die Vorgangsdauer schon als Aufwand für eine Ressource (= Personentage) geschätzt haben, sollten Sie als Erstzuweisung immer eine Ressource (Einheit = 1 oder 100%) einem Vorgang zuweisen. Dann wird die Vorgangsdauer mit 1 multipliziert, und das Arbeitspaket wird identisch mit der geschätzten Vorgangsdauer. So müssen Sie auch vorgehen, wenn Sie die PERT-Analyse, die Drei -Punkte-Schätzung, zur Ermittlung der Dauer angewendet haben (siehe Kapitel 3, Abschnitt 3.3.1). Dann wird, wenn Sie bei der Erstzuweisung immer eine Ressource zuordnen, aus der berechneten Dauer der mit dieser Methode berechnete Aufwand.

☐ Übung:

Nehmen wir den Vorgang 20, „Ladeprogramme“, denn seine Vorgangsdauer ist mit zehn Tagen die gleiche wie die des eben bearbeiteten Vorganges. Verstoßen Sie gegen den oben stehenden Tipp, und weisen Sie dem Vorgang die Ressource „Greisinger“ und „Lehmann“ zu (jedenfalls zwei Ressourcen mit Standardkalender 8 Stunden/Tag), und schließen Sie erst dann die Eingabe ab, wenn Sie beide Ressourcen zugeordnet haben. (Die Ressourcen ordnen Sie am einfachsten unten im geteilten Bildschirm zu, ohne dazwischen mit der Taste <EINGABE> den Rechner zum Rechnen zu bringen, oder in den INFORMATIONEN ZUM VORGANG.)

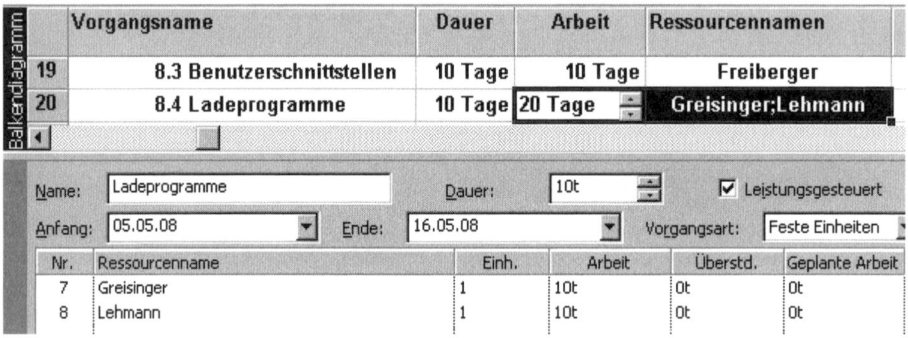

Abbildung 5.26 Erstzuweisung von zwei Ressourcen

Wie Sie sehen, stimmt unsere Formel, denn jetzt ergibt sich ein Arbeitspaket von 20 Tagen bzw. 160 Stunden:

Vorgangsdauer x Ressourceneinheiten = Arbeitspaket

10 Tage x 2 Ressourceneinheiten = 20 Tage Arbeitspaket

Es ist dabei unerheblich, ob es zwei Ressourcen der gleichen Gattung (Einheiten = 2 oder 200%) oder zwei individuelle Ressourcen mit verschiedenen Namen sind.

5.7 Aufwandsgesteuerte Planung

Nun haben manche Anwender etwas Probleme mit der Begrifflichkeit von Dauer und Arbeit (Aufwand), wie sie in *Project* verwendet wird. Mein Rat: Schätzen Sie die Dauer als Aufwand für eine Person, und ordnen Sie in der Erstzuweisung immer eine Ressourceneinheit zu. Zu den Änderungen der Ressourceneinheiten kommen wir noch, wenn mehr oder weniger als eine Ressource an einem Vorgang arbeitet.

Man kann jedoch auch direkt in das Feld **Arbeit** das Arbeitspaket eingeben, und manche bevorzugen die direkte Eingabe des geschätzten Aufwandes.

Dann ist es jedoch ungünstig, eine Dauer vorzugeben: Entweder man gibt die Dauer ein, ordnet die Ressourcen zu und das Programm errechnet den Aufwand, oder man gibt den Aufwand ein und ordnet die Ressourcen zu und das Programm errechnet die Dauer.

Wenn man einen Vorgang eingibt, hat dieser ja im Standard die Dauer von einem Tag (bei Einstellung unter EXTRAS / OPTIONEN / TERMINPLAN / DAUER WIRD EINGEGEBEN IN: TAGEN). Dies lassen Sie bei der Vorgehensweise aufwandsgesteuerte Terminplanung als Ausgangswert stehen und geben dann den geschätzten Aufwand in das Feld **Arbeit** ein und ordnen dann die Ressource zu. Sie können auch erst die Ressource zuordnen und dann den Aufwand eingeben.

□ Übung

Setzen Sie für die Vorgänge 16, 17 und 18 die Dauer auf 1 Tag zurück. Geben Sie dann den Aufwand für den Vorgang 16 mit fünf Tagen (= 40 Stunden) ein und ordnen Sie die Ressource „Otto" zu. (Falls Sie diese Ressource nicht zur Verfügung haben, können Sie sie einfach in das Feld Ressourcennamen eingeben. Bei dateibasiertem Arbeiten wird diese Ressource dann normal angelegt, bei serverbasiertem Arbeiten wird es eine lokale Ressource.)

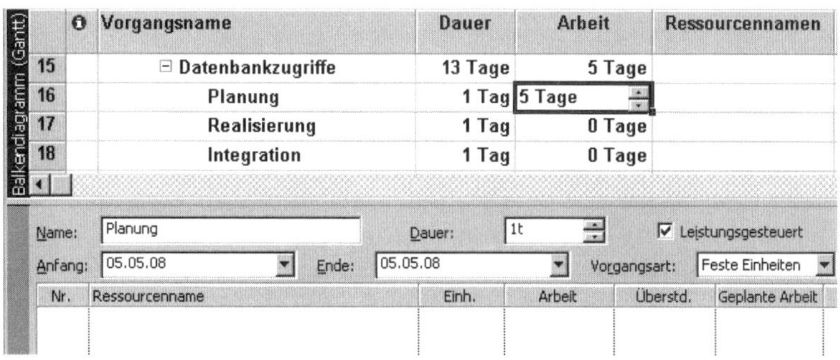

Abbildung 5.27 Vorgabe des Aufwandes

☐ Übung

Ordnen Sie dem Vorgang 17 erst die Ressource „Wenig“ zu und geben dann den Aufwand von 25 Tagen (= 200 Stunden) ein:

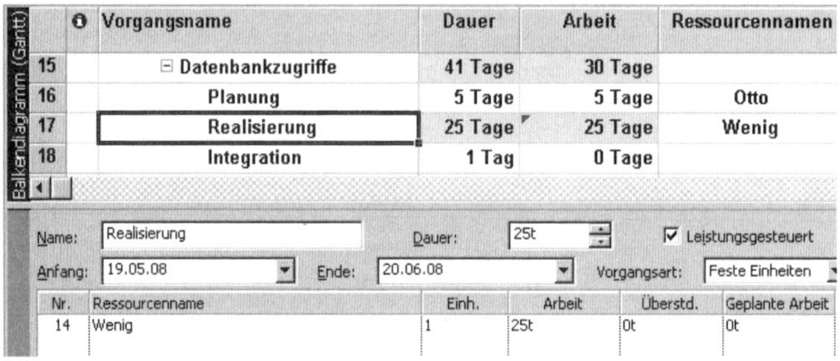

Abbildung 5.28 Ressourcenanzahl multipliziert mit der Arbeit ergibt die Dauer …

☐ Übung

Ordnen Sie dem Vorgang 18 zwei Ressourcen zu, z.B. „Otto“ und „Wenig“ (ohne dazwischen durch ein <Return> oder mit einer sonstige Aktion den Rechner zum Rechnen zu bringen) und geben dann den Aufwand von zehn Tagen (= 80 Stunden) ein:

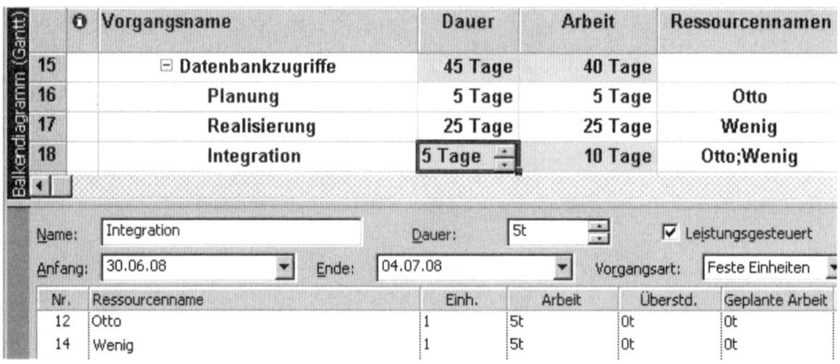

Abbildung 5.29 … Arbeit dividiert durch die Ressourcenanzahl ergibt die Dauer.

Es ist einfach der schon erwähnte Dreisatz, der bei der Vorgabe der Arbeit und der Ressourceneinheiten (auch hier empfehle ich, bei der Erstzuweisung nur eine Ressource zuzuordnen) die Dauer errechnet. Man kann den Dreisatz umstellen: 10 dividiert durch 2 ergibt 5. Oder?

Vorgangsdauer = Arbeitspaket / Ressourceneinheiten

5 Tage Dauer = 10 Tage Arbeit / 2 Ressourceneinheiten

5.8 Änderungen des Ressourceneinsatzes

Die drei Größen Vorgangsdauer, Arbeitspaket und Ressourceneinheiten stehen in der schon genannten rechnerischen Dreisatz-Beziehung:

Vorgangsdauer x Ressourceneinheiten = Arbeitspaket

Wenn Sie die Vorgangsdauer eingeben und Ressourcen erstmalig zuordnen, wird das Arbeitspaket errechnet. Wenn Sie das Arbeitspaket vorgeben und Ressourcen zum ersten Mal zuordnen, wird die Vorgangsdauer errechnet.

Nun muss man streng unterscheiden zwischen der Erstzuweisung und Änderungen: Bei Änderungen sind alle Größen einfach schon da. Diese kann man ändern, und Sie, die Anwenderin oder der Anwender, können immer alles ändern, bis es „passt“. Aber die Frage ist ja, wenn Sie eine Größe ändern, welche andere dann das Programm neu berechnet.

Hängen Sie die folgenden Ausführungen ganz tief: *Project* will Ihnen eine kleine Hilfe in Form eines eingebauten Taschenrechners geben, aber Sie kommen auch ohne das Verständnis dieses Taschenrechners aus. Allerdings machen Sie es sich es etwas einfacher, wenn Sie die Funktionsweise dieses Rechners verstehen.

Nun kann man bei drei Variablen immer eine der Größen ändern, und die zweite wird neu berechnet unter Konstanthaltung der dritten. Um nun zu bestimmen, welche Größe neu berechnet wird, kann der Benutzer eine der drei Variablen zur Konstanten, d. h. zur festen Größe, erklären. Ändert der Benutzer eine der Größen, kann das Programm die feste Größe nicht ändern und muss deshalb die dritte neu berechnen.

Die Möglichkeit, eine der Größen als **Fest** zu definieren, d.h. eine Neuberechnung dieser Größe durch den Rechner (!) auszuschließen, finden Sie am einfachsten im geteilten Bildschirm in der Vorgangsmaske unter **Vorgangsart**.

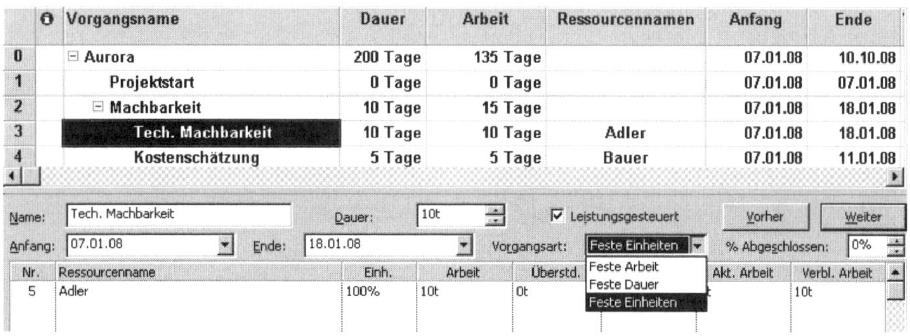

Abbildung 5.30 Vorgangsarten

Alternativ in den INFORMATIONEN ZUM VORGANG / SPEZIAL. Dies ist die Einstellung der (Vorgangs-)ART (so heißt dieses Feld intern) pro Vorgang.

Die generelle Voreinstellung für das Projekt wird vorgenommen unter EXTRAS / OPTIONEN / TERMINPLAN / STANDARDVORGANGSART.

Eine Änderung der Standardvorgangsart gilt immer nur **nach** der Änderung für **neu angelegte Vorgänge**. Für schon existierende Vorgänge gilt immer die Einstellung zum Zeitpunkt der Eingabe, und diese kann nachträglich nur manuell, nicht aber über die Änderung des Standards geändert werden (ist generell in *Project* so und macht Sinn).

5.8.1 Feste Einheiten

In der Vorgabe ist die Standardeinstellung **Feste Einheiten**, unter denen wir bisher gearbeitet haben. Hier ist die Anzahl der Ressourcen fest, d.h., das Programm darf die Ressourceneinheiten nicht neu berechnen. Deshalb führt eine Änderung der **Dauer** zur Neuberechnung der **Arbeit**, eine Änderung der **Arbeit** zur Neuberechnung der **Dauer**.

Allerdings ist dies nicht zwingend, sondern nur die Vorgabe, denn die *Microsoft XP*-Generation hat die **Smart-Tags**, d. h., bei einigen Punkten gibt es eine kontextabhängige Hilfe für den Benutzer. Der Smart-Tag (wörtliche Übersetzung etwa: der „clevere Aufkleber") macht Sie auf die Alternativen aufmerksam:

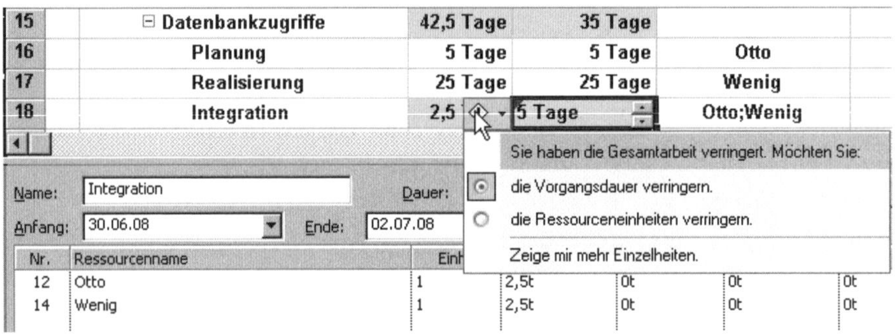

Abbildung 5.31 Der Smart-Tag zeigt die Alternativen auf.

Wenn Sie das Arbeitspaket reduzieren, kann das eine kürze Dauer bedeuten (Voreinstellung unter **Feste Einheiten**), oder es könnte heißen, dass die Ressource(n) die reduzierte Arbeit in der gleichen Zeitspanne (= gleiche Dauer) erledigen kann. Letzteres würde bedeuten, dass weniger Ressourceneinheiten an dem Vorgang arbeiten müssen. Sie können sich also immer entscheiden und immer alles ändern: Wichtig ist allein, dass Sie Ihre Vorgehensweise finden und dabei mit dem Programm zurechtkommen!

Meines Erachtens ist die Voreinstellung **Feste Einheiten** die, mit der die meisten Benutzer für die „normalen" Vorgänge bei der Ressourcenplanung am besten zurechtkommen. Eine Verlängerung der Dauer z. B. bedeutet im Regelfall mehr Arbeit und umgekehrt. Man muss allerdings wissen, dass *Project* sich immer so verhält, wie es ein richtiger Projektplaner erwartet: Nach der Erstzuweisung lässt es das damit **definierte Arbeitspaket konstant**, sodass diese Einstellung auch durchaus für eine aufwandsgesteuerte Planung geeignet ist. So bleibt auch unter **Feste Einheiten** die **Arbeit** konstant, wenn man die Anzahl der Ressourcen verändert.

☐ Übung

Ordnen Sie dem Vorgang 10, „Det. Systembeschreibung", die Ressource „Bluhm" zu, und schließen Sie die Eingabe ab, sodass das Arbeitspaket berechnet wird. Ändern Sie dann die Einheit der Ressource auf 50%. (Anzeige der Einheiten **Dezimal** oder **Prozentsatz** – dividiert oder multipliziert mit 100 – wählen Sie aus unter EXTRAS / OPTIONEN / TERMINPLAN / ZUORDNUNGSEINHEITEN ANZEIGEN ALS:)

Schon an der Meldung eines entstehenden Terminplankonfliktes erkennen Sie, dass dieser Vorgang jetzt wesentlich länger dauert. Nehmen Sie den Terminplankonflikt an:

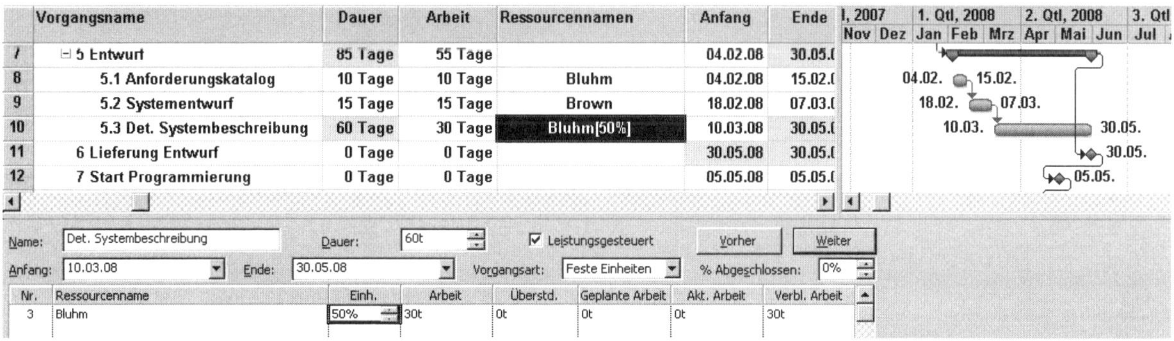

Vorgangsname | Dauer | Arbeit | Ressourcennamen | Anfang | Ende
7 5 Entwurf | 85 Tage | 55 Tage | | 04.02.08 | 30.05.
8 5.1 Anforderungskatalog | 10 Tage | 10 Tage | Bluhm | 04.02.08 | 15.02.
9 5.2 Systementwurf | 15 Tage | 15 Tage | Brown | 18.02.08 | 07.03.
10 5.3 Det. Systembeschreibung | 60 Tage | 30 Tage | Bluhm[50%] | 10.03.08 | 30.05.
11 6 Lieferung Entwurf | 0 Tage | 0 Tage | | 30.05.08 | 30.05.
12 7 Start Programmierung | 0 Tage | 0 Tage | | 05.05.08 | 05.05.
Name: Det. Systembeschreibung
Dauer: 60t
Leistungsgesteuert
Vorher
Weiter
Anfang: 10.03.08
Ende: 30.05.08
Vorgangsart: Feste Einheiten
% Abgeschlossen: 0%
Nr. | Ressourcenname | Einh. | Arbeit | Überstd. | Geplante Arbeit | Akt. Arbeit | Verbl. Arbeit
3 | Bluhm | 50% | 30t | 0t | 0t | 0t | 30t

Abbildung 5.32 Änderung der Ressourcenzuordnung auf 50%

Hier wurde das Arbeitspaket errechnet aus Vorgangsdauer 30 Tage multipliziert mit einer Ressourceneinheit, ergibt ein Arbeitspaket von 30 Tagen. Eine Änderung der Einheit von 100% (oder 1) auf 50% (oder 0,5) führt zu einer Neuberechnung der Dauer um den Faktor, um den die Ressourceneinheit geändert wurde. Da die Einheit halbiert wurde, dauert es jetzt doppelt so lange bei konstanter Arbeitsmenge.

Deshalb meine ich, dass die (Standard-)Vorgangsart **Feste Einheiten** der Logik der meisten Anwender entspricht, denn nach meiner Erfahrung erwarten diese doch, dass bei einer Reduzierung des Ressourceneinsatzes der Vorgang länger braucht, dass es bei einer Erhöhung des Ressourceneinsatzes schneller geht. Eine Veränderung der Dauer heißt eine Veränderung des Arbeitspakets. Und eine Veränderung des Arbeitsvolumens, führt, bei unverändertem Ressourceneinsatz, zu einer Veränderung der Dauer.

Eigenartigerweise wird in Diskussionsforen häufig die Frage gestellt, wie man einem Vorgang, der eine bestimmte Dauer hat, eine Ressource teilweise zuordnen kann, also mit nur teilweise Arbeit während der Zeit, ohne dass die Vorgangsdauer neu berechnet wird. Eine Möglichkeit wäre natürlich, die Vorgangsart auf **Feste Dauer** umzustellen (siehe unten), eine andere, sie schon bei der Erstzuweisung einer Ressource zu einem Vorgang nur mit einem Prozentsatz zuzuordnen. Um den Unterschied der Logik von **Änderungen** (siehe Abbildung 5.32) zur Logik der **Erstzuweisung** noch einmal zu verdeutlichen, hier das Beispiel:

☐ Übung

Ordnen Sie dem Vorgang 21, „Hilfsprogramme“, die Ressource „Adler“ schon in der Erstzuweisung mit 50 % zu. D. h., Sie geben die 50% unten in der Vorgangsmaske ein, bevor Sie OK klicken oder mit <EINGABE> abschließen. Alternativ können Sie die Einheiten 50% in der Maske INFORMATION ZUM VORGANG/RESSOURCEN eingeben oder über Menü EXTRAS / RESSOURCEN ZUORDNEN im Ressourcen-Zuordnungsfenster.

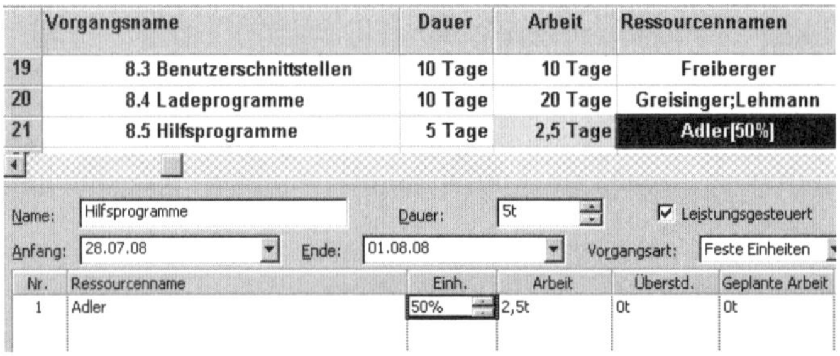

Abbildung 5.33
Erstzuweisung der Ressource mit 50%

Hier wird das Arbeitspaket (wie schon öfter ausgeführt) berechnet aus Vorgangsdauer 5 Tage x 0,5 Ressourceneinheiten, und das ergibt dann wohl 2,5 Tage Arbeit.

Das Problem für viele Anwender scheint mir, dass die Reihenfolge der Eingabe für das Ergebnis entscheidend ist (siehe Unterschied Abbildung 5.32 zu Abbildung 5.33), ohne dass man dem Ergebnis ansieht, in welcher Reihenfolge man die Eingaben vorgenommen hat. Aber wenn man den Unterschied zwischen **Erstzuweisung** und **Änderung** versteht, kommt man der Logik des Programms auf die Spur.

Lassen Sie sich nicht verwirren: Sie, der Anwender, können natürlich immer alles ändern! Sie können die **Dauer** ändern, die **Arbeit**smenge hoch oder herunter setzen und mehr oder weniger **Ressourcen** zuordnen. Machen Sie das so lange, bis Sie Ihr gewünschtes Ergebnis haben. Ob Sie dabei den eingebauten „Taschenrechner“ benutzen (der Ihnen helfen soll!) oder nicht, ist Ihre Sache.

5.8.2 Feste Arbeit

Die Einstellungen der Vorgangsarten sollen helfen, die Unterschiedlichkeit der Vorgänge in der Realität und unterschiedliche Fragestellungen der Anwender mit dem Programm abbilden zu können. Eine sicher nicht selten gestellte Frage ist doch, wie viele Ressourcen man braucht, um ein gegebenes Arbeitspaket in einer bestimmten Zeitdauer abarbeiten zu können. Die Vorgangsart **Feste Arbeit** dient dazu, das Arbeitspaket vorzugeben und sich für eine gewünschte oder erzwungene Dauer die Anzahl der Ressourcen errechnen zu lassen.

Unter der Einstellung **Feste Arbeit** führt eine Veränderung der **Dauer** zu einer Neuberechnung der **Ressourceneinheiten**, da ja die **Arbeit** vom Programm nicht neu berechnet werden darf.

Da das Programm nur multiplizieren oder dividieren kann, aber Ihre individuellen Ressourcen nicht persönlich kennt, also nicht sagen kann, wer jetzt noch zusätzlich an diesem Vorgang arbeiten soll (ich erhalte dann die Aussage, dass ich dann zu diesem Vorgang den Herrn Adler dreimal bräuchte), macht das nur Sinn mit generischen Ressourcen, wo einfach die Einheiten erhöht oder verringert werden können.

□ Übung

Ordnen Sie die Ressource „Programmierer“ dem Vorgang 14, „Anwendungsprogramme“, zu. Sie möchten für diesen Vorgang eine Dauer von 20 Tagen erreichen. Wie viele Programmierer benötigen Sie?

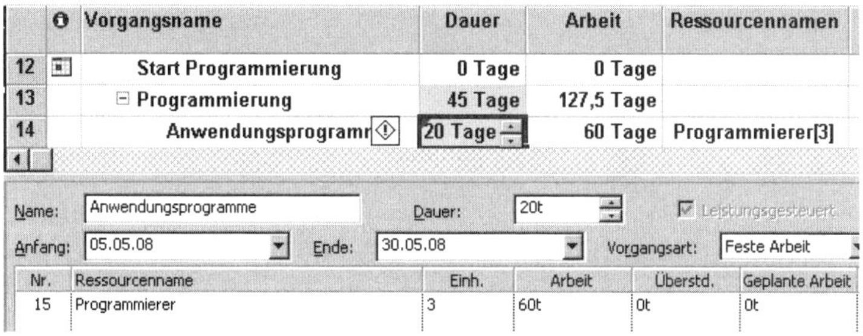

Abbildung 5.34 Errechnete Ressourceneinheiten bei fester Arbeit

Das geht natürlich auch in umgekehrter Richtung. In einer bestimmten Zeitspanne benötige ich nur ein bestimmtes Arbeitspaket. Dies können z. B. Kontrolltätigkeiten sein, die in einer bestimmten Zeit vorgenommen werden müssen, aber mit einem relativ geringen Anteil an Arbeit. Oder ich verlängere die Dauer nichtkritischer Vorgänge, um die Ressource zu entlasten (wenn sie sonst überlastet wäre).

□ Übung

Nehmen wir an, die nichtkritische Phase der Datenbankzugriffe soll verlängert werden, um die Ressourcen zu entlasten. Stellen Sie die Vorgangsart des Vorganges 17 auf **Feste Arbeit**, und ändern Sie dann die Dauer auf 50 Tage. Mit wie viel Prozent seiner Kapazität ist die Ressource jetzt hier eingesetzt?

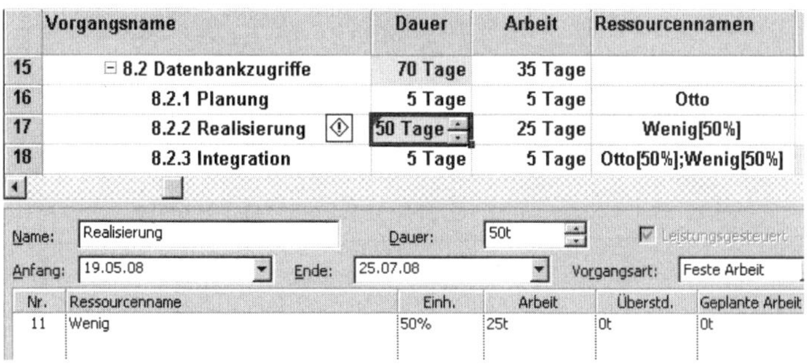

Abbildung 5.35 Die Ressource kann 50% in anderen Vorgängen eingesetzt werden.

Anmerkung:

Bei beiden hier dargestellten Beispielen hätten Sie wahrscheinlich keine Schwierigkeiten, das im Kopf auszurechen (mal drei, geteilt durch zwei). Es ist eine grundsätzlich Frage bei der Anwendung des Tools, wieweit Sie den in das Programm eingebauten (Rechen-)Automaten benutzen oder ob Sie selbst rechnen und das Ergebnis eingeben. Sie können den eingebauten Taschenrechner benutzen, Sie müssen es nicht. Aber vielleicht sind manche Berechnungen auch nicht ganz so einfach wir hier in den Beispielen.

5.8.3 Feste Dauer

Diese Einstellung wird von Anwendern bevorzugt, die dem eingebauten Rechenmechanismus von *Project* grundsätzlich misstrauen. Die Dauer bleibt so, wie der Projektleiter sie eingegeben hat, egal wie viele Ressourcen dazukommen oder wieder weggenommen werden. Der Projektleiter kann ja manuell die Dauer ändern. Er macht das lieber mit seinem Kopf, als es einem Rechenknecht zu überlassen.

Es gibt allerdings auch Gründe in der Realität der Vorgänge, für deren unterschiedliche Modellierung die **Vorgangsarten** in *Project* eine Hilfe darstellen sollen: Wird eine Programmierung wirklich schneller, wenn mehr Leute mitarbeiten, und zwar um den Faktor der Erhöhung der Anzahl? Zehnmal mehr Mitarbeiter schaffen den Vorgang in einem Zehntel der Zeit? Wird schneller gebaut, wenn mehr Baustellenwächter eingesetzt werden? Werden Besprechungen bei Ihnen kürzer, je mehr Leute daran teilnehmen?

Project ist ein Rechenprogramm, welches das kleine Einmaleins beherrscht. Es kennt weder Ihre Vorgänge noch Ihre Leute. Gerade bei der Ressourcenplanung ist ein gesundes Misstrauen gegenüber glatten Berechnungen angebracht.

☐ Übung

Der Vorgang 25, der Test von „Modul 1", soll auf jeden Fall 30 Tage dauern, unabhängig von der Anzahl der Ressourcen. Weisen Sie die Ressource „Bauer" zu.

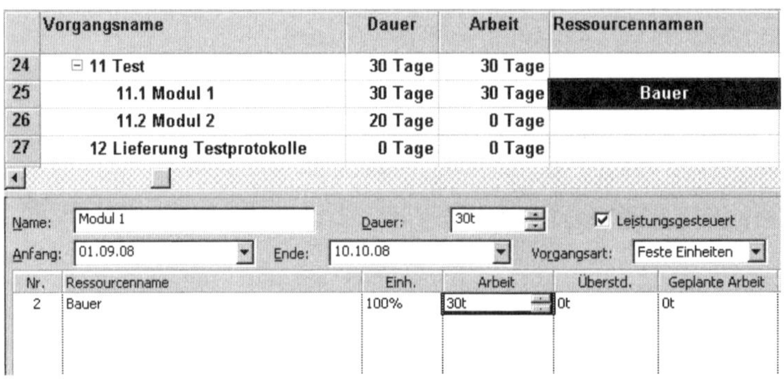

Abbildung 5.36 Definition des Arbeitspakets durch die erste Zuweisung

Die Erstzuweisung berechnet das Arbeitspaket, ganz unabhängig von der **Vorgangsart**. Das ergibt sich aus der Logik: Über die Vorgangsart wird eine von drei Variablen fixiert, um bei Änderungen bestimmen zu können, dass nicht diese, sondern die dritte Variable neu berechnet wird. Es ergibt sich von selbst, dass deshalb die Vorgangsart bei der Erstzuweisung keine Rolle spielt, sondern nur bei Änderungen.

□ Übung

Stellen Sie spätestens vor der Zuweisung einer weiteren Ressource die Vorgangsart auf **Feste Dauer**. Vergessen Sie nicht, diese Änderung mit OK oder mit der (wiederholten) Eingabetaste zu bestätigen, sonst gilt noch die vorherige Einstellung. Dass Sie die Eingabe in diese Maske beendet haben, sehen Sie an den Schaltflächen <VORHER> und <WEITER> (siehe Abbildung 5.38). Im Prinzip hätten Sie das natürlich auch gleich am Anfang umstellen können.

Nun wollen wir zu unserem Test von „Modul 1" noch einen weiteren Mitarbeiter, den Herrn „Adler", zuordnen.

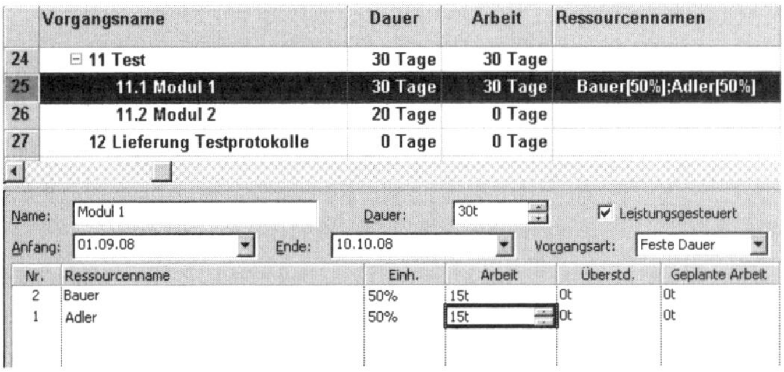

Abbildung 5.37 Feste Dauer: Änderung der Ressourceneinheiten

Da das Programm die Dauer nicht ändern darf, das Arbeitspaket nicht ohne Not ändert (es sei denn, die Vorgangsart ist Feste Einheiten, und Sie ändern die Dauer oder ohne Leistungssteuerung, siehe unten), muss es die Ressourceneinheiten neu berechnen. Dann wird das durch die Erstzuweisung definierte Arbeitspaket auf die Ressourcen aufgeteilt, und das heißt, jeder arbeitet die Hälfte bei zwei, ein Drittel bei drei und ein Viertel bei vier Ressourcen etc. Es spielt dabei auch keine Rolle, in welcher Reihenfolge die Zuordnungen vorgenommen werden.

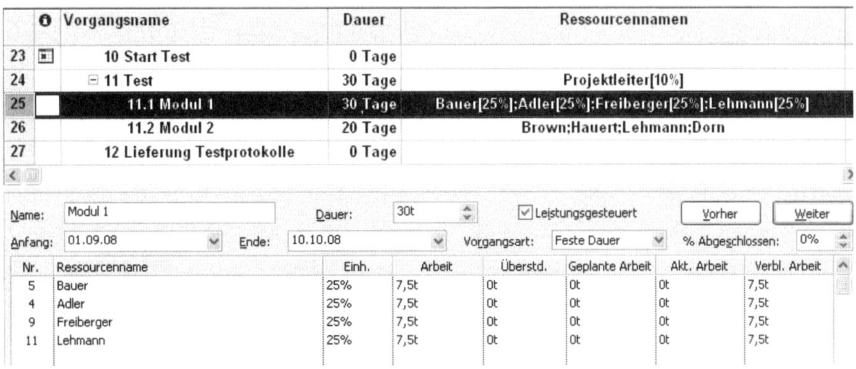

Abbildung 5.38 Aufteilung der Arbeit bei Fester Dauer und Leistungsgesteuert

5.8.4 Keine Leistungssteuerung

Bei allen unseren bisherigen Beispielen war **Leistungsgesteuert** aktiviert. Leistungsgesteuert bedeutet, dass die Ressourcen grundsätzlich Leistung erbringen in dem Sinne, dass sie die Leistungen der anderen Ressourcen übernehmen können, d.h., sie können sich die Arbeit teilen. Deshalb bleibt das **Arbeitspaket konstant**: Bei mehr Ressourcen geht es schneller (wenn die Dauer nicht fixiert ist), und wenn die Dauer fest ist, teilen sich die Ressourcen die Arbeit (siehe Abbildung 5.38). Oder, beim Entfernen von Ressourcen, wird die Arbeit der entfernten Ressource den verbleibenden Ressourcen wieder zugerechnet. Leistungsgesteuert heißt im Prinzip, die Ressourcen können sich die Arbeit teilen, deshalb bleibt das Arbeitspaket pro Vorgang konstant.

Es ist nun eine gewagte Annahme, dass die Ressourcen sich gegenseitig in ihren Leistungen ersetzen können, d. h., gleich qualifiziert sind. Kann jeder die Arbeit vom anderen übernehmen? Natürlich kann man dies immer manuell korrigieren, indem man das Arbeitspaket oder die Dauer wieder ändert, wenn man eine weitere Ressource zuordnet oder entfernt.

Das Problem kann – jedenfalls so – gar nicht entstehen, wenn Sie einem Vorgang immer nur eine Ressource zuordnen („Es kann nur einen geben!"), da dann ja die Art der Aufgabe und der Mitarbeiter immer in einer einwertigen Beziehung stehen.

Wenn Sie ausschalten möchten, dass eine weitere Ressource sich die Arbeit mit den bisher schon zugeordneten Ressourcen teilt, können Sie die **Leistungssteuerung** deaktivieren. Dann wird jede weitere Ressource für die gesamte Vorgangsdauer zugewiesen, ohne dass sich bei der Vorgangsdauer noch bei den anderen Ressourcen etwas ändert. Damit haben Sie fast jeden Rechenmechanismus in Zusammenhang mit der Ressourcenzuordnung in *Project* ausgeschaltet. Allerdings geht die Konstanz des Arbeitspakets verloren, denn dies muss dann für den Vorgang neu berechnet werden, je nachdem, wie viele Ressourcen mit diesem Vorgang beschäftigt sind.

Bei deaktivierter Leistungssteuerung ist es irrelevant, ob die Vorgangsart **Feste Einheiten** oder **Feste Dauer** eingestellt ist. Bei **Fester Arbeit** kann man die Leistungssteuerung nicht ausstellen, denn wenn unter dieser Einstellung die Dauer geändert wird, muss das Programm die Ressourceneinheiten neu berechnen unter der Annahme, dass mehr Ressourcen mehr Leistung erbringen als weniger Ressourcen und umgekehrt.

Aus systematischen Gründen empfehle ich, die Leistungssteuerung (keine Aufteilung der Arbeit) bei **Fester Dauer** auszustellen, da dies ja das reale Ergebnis ist: Die Anzahl der Ressourcen hat keinen Einfluss auf die Dauer.

□ Übung

Die Dauer des Vorganges 26, Test des „Modul 2", muss auf jeden Fall 20 Tage sein. Wenn hier zusätzliche Mitarbeiter tätig werden, führt das nicht zu einer Verringerung des Arbeitsumfanges der anderen Mitarbeiter.

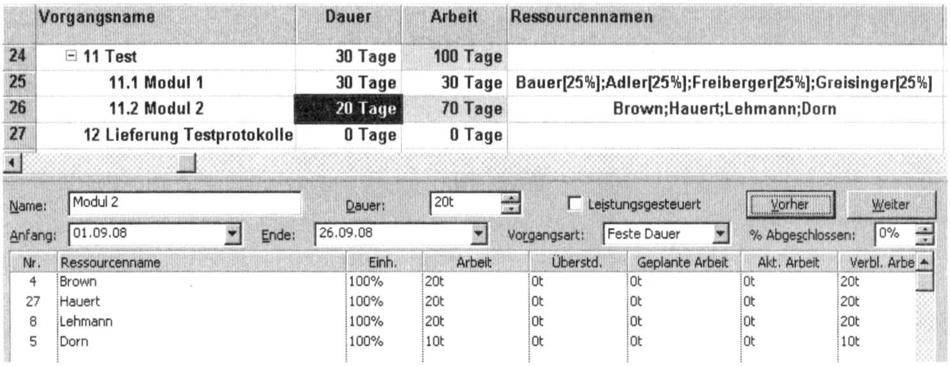

Abbildung 5.39 Keine Leistungssteuerung

Frage: Warum errechnet das Programm für die Ressource Dorn nur zehn Tage Arbeit, während die anderen Ressourcen im gleichen Zeitraum 20 Tage arbeiten müssen?
Antwort: Schauen Sie in die Abbildung 5.9.

Achtung Falle!

Die (De-)Aktivierung der **Leistungssteuerung** stellt jeweils einen Rechenmechanismus ein oder aus für die folgende(n) Aktionen. Die Leistungssteuerung ist ein Merkmal des Vorganges, nicht der Ressource (warum wohl?).

Das hat folgende Konsequenzen: Wenn Sie eine Ressource oder mehrere zuordnen unter der Ausschaltung von Leistungssteuerung, erhöht sich die Arbeit für den Vorgang entsprechend. Aber Sie sehen danach nicht mehr, welche Ressourcen unter aktiver Leistungssteuerung und welche unter deaktivierter Leistungssteuerung zugeordnet wurden. Wenn Sie nun die Leistungssteuerung wieder aktivieren und eine Ressource entfernen, die unter deaktivierter Leistungssteuerung zugeordnet wurde, wird die Arbeit dieser Ressource den anderen Ressourcen wieder zugerechnet, obwohl die vorher gar nicht abgezogen wurde.

Beispiel:
Ich ordne einen Azubi zusätzlich zu bei deaktivierter Leistungssteuerung:

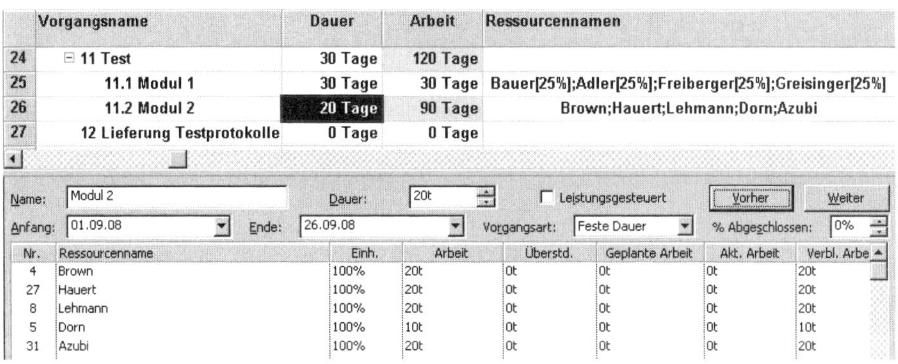

Abbildung 5.40 Arbeitspaket wird neu berechnet (keine Leistungssteuerung).

Ich aktiviere die Leistungssteuerung und entferne den Azubi:

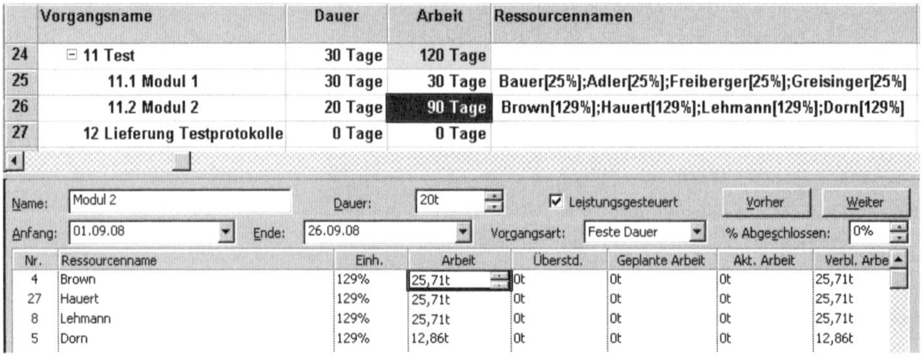

Abbildung 5.41 Arbeitspaket bleibt konstant (Leistungssteuerung).

Unter aktivierter Leistungssteuerung bleibt das Arbeitspaket für den Vorgang konstant. Wenn man jetzt Ressourcen entfernt, muss die Arbeit der entfernten Ressource(n) den verbliebenen Ressourcen wieder zugerechnet werden. Wenn diese aber vorher nicht abgezogen wurde wegen deaktivierter Leistungssteuerung, stimmt das wohl nicht.

Empfehlung:

Verzichten Sie auf den Einsatz der Deaktivierung der **Leistungssteuerung**. Sie wissen hinterher nicht mehr, welche Ressourcen wie zugeordnet wurden und was Sie als Arbeitspaket definiert haben.

Wenn Sie die Ressourcen schon alle bei der Erstzuweisung eingeben, erreichen Sie das gleiche Ergebnis: Alle Ressourcen werden (mit der gewünschten Einheit) für die gesamte Vorgangsdauer zugewiesen.

5.8.5 Überblick Vorgangsarten

Die Vorgangsarten sind m. E. das am meisten überschätzte Feature von *MS Project*, und deshalb werden die Schwierigkeiten damit zu wichtig genommen. Noch einmal: Ob Sie den Rechner benutzen oder selbst rechnen und selbst die gewünschten Eingaben machen, bleibt Ihnen überlassen. Sie können auch ändern, so oft Sie möchten: Ändern Sie die Dauer, ändern Sie die Einheiten der Ressourcen, ändern Sie das Arbeitspaket für den Vorgang und die zugeordneten Ressourcen, bis Sie das Ergebnis haben, das Sie wünschen. Jeder muss und kann hier seinen eigenen Weg gehen.

Vielleicht hilft es dabei, wenn man weiß, welche Logik in das Programm eingebaut ist. Hier eine Tabelle, die im Überblick zeigen soll, bei welcher Einstellung das Programm welche Größe neu berechnet, wenn Sie eine der Größen per Eingabe ändern.

Feste Einheiten:			
Vorgangsart	**Leistungsgesteuert**	**Sie ändern:**	**Das Programm berechnet:**
Feste Einheiten	Ja	Dauer	Arbeit
Feste Einheiten	Ja	Arbeit	Dauer
Feste Einheiten	Ja	Ressourceneinheiten	Dauer
Feste Einheiten	Nein	Dauer	Arbeit
Feste Einheiten	Nein	Arbeit	Dauer
Feste Einheiten	Nein	Ressourceneinheiten	Dauer
Feste Einheiten	Nein	Zusätzliche Ressourcen mit anderen Namen	Arbeit für den Vorgang
Feste Arbeit:			
Vorgangsart	**Leistungsgesteuert**	**Sie ändern:**	**Das Programm berechnet:**
Feste Arbeit	Entfällt	Dauer	Ressourceneinheiten
Feste Arbeit	Entfällt	Arbeit	Dauer
Feste Arbeit	Entfällt	Ressourceneinheiten	Dauer
Feste Arbeit	Entfällt	Zusätzliche Ressourcen mit anderen Namen	Dauer
Feste Dauer:			
Vorgangsart	**Leistungsgesteuert**	**Sie ändern:**	**Das Programm berechnet:**
Feste Dauer	Ja	Dauer	Arbeit
Feste Dauer	Ja	Arbeit	Dauer
Feste Dauer	Ja	Ressourceneinheiten	Arbeit
Feste Dauer	Ja	Zusätzliche Ressourcen mit anderen Namen	Ressourceneinheiten
Feste Dauer	Nein	Dauer	Arbeit
Feste Dauer	Nein	Arbeit	Ressourceneinheiten
Feste Dauer	Nein	Ressourceneinheiten	Arbeit für den Vorgang
Feste Dauer	Nein	Zusätzliche Ressourcen mit anderen Namen	Arbeit für den Vorgang

5.9 Schwierige Fälle und Fallen

Das Handling der Ressourcenzuordnungen in *Project* wird immer dann schwierig, wenn Sie mehrere Ressourcen einem Vorgang zuweisen und/oder wenn diese Ressourcen dann noch verschiedene Einsatzgrade oder Arbeitszeiten haben. Versuchen Sie deshalb das Prinzip „**Es kann nur einen geben!**" so weit wie möglich durchzuhalten. Daraus resultieren dann eben mehr Vorgänge, aber das sollte ja kein Problem sein, wenn Sie gut gliedern und die Gliederungsfunktion zum Ein- und Ausblenden konsequent benutzen (und/oder mit **Filtern** arbeiten). Es gibt durchaus *Project*-Dateien mit mehr als 5000 Vorgängen, und ich wundere mich, wie gut die Benutzer damit umgehen können. Auch wenn Sie mit den Rückmeldefunktionen des *Project Servers* mittels *Web Access* arbeiten und sich z. B. geleistete Arbeit rückmelden lassen wollen, erleichtert es sehr das Handling, wenn nur eine Ressource pro Vorgang rückmeldet.

Aber der Wunsch, mehrere Ressourcen einem Vorgang zuzuordnen, ist sicherlich auch durch die Realität unausrottbar. Grundsätzlich gebe ich den Rat, sich bei der Ressourcenplanung mit einem Genauigkeitsgrad zufriedenzugeben, der den Durchschnitt in einer sinnvollen Planungsperiode darstellt. Wenn Sie wirklich auf den Tag genau planen wollen, machen Sie sich viel Arbeit, und dann wird die ganze Planung wieder über den Haufen geworfen, weil eine wichtige Ressource für eine Woche ausfällt! Auch hier ist man gut beraten, sich Reservezeiten einzubauen und eine menschliche Ungenauigkeit hinzunehmen.

Hier einige Beispiele für schwierigere Fälle bei den Ressourcenzuordnungen und eine Falle. Ich benutze bei den folgenden Beispielen immer die Standardeinstellungen **Feste Einheiten** bei aktivierter **Leistungssteuerung**, soweit nicht ausdrücklich etwas anderes genannt wird.

5.9.1 Ressource verzögert zuordnen

Oft besteht der Wunsch, dass bei mehreren Ressourcen eine oder auch mehrere Ressourcen mit weniger Arbeit und auch nicht von Anfang an einem Vorgang zuzuordnen sind. Als Beispiele mögen kontrollierende oder einen Vorgang abschließende Arbeiten genannt sein.

☐ **Übung**

Der Vorgang 9, „Systementwurf", wird bisher von der Ressource „Brown" bearbeitet. Nun soll die Ressource „Bluhm", die schon den nachfolgenden Vorgang bearbeitet, für die letzten fünf Tage an diesem Vorgang mit 50% mitarbeiten, um einen nahtlosen inhaltlichen Übergang zwischen den beiden Vorgängen zu gewährleisten.

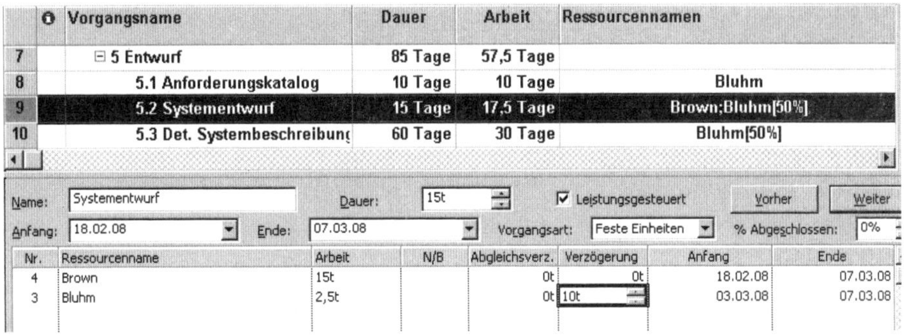

Abbildung 5.42 Verzögerung bei der Zuweisung

Hier gibt es mehrere Wege. Ich bevorzuge gleich die **Arbeit** mit 2,5 Tagen (5 Tage mit 50% Einsatz) eingeben und auch gleich die **Verzögerung** dieser Zuordnung. Dies geht in der Vorgangsmaske (FENSTER/TEILEN) im TERMINPLAN RESSOURCEN (Kontextmenü).

Leider kann ich in dieser Maske nicht den Einsatz auf 50% reduzieren, sodass ich über das Kontextmenü in die Formatierung ARBEIT RESSOURCEN der Maske wechseln muss oder kann in den INFORMATIONEN ZUM VORGANG arbeiten. Wenn ich jetzt dort den Einsatzgrad auf 50% reduziere, sehe ich im TERMINPLAN RESSOURCEN, dass ich mein Ziel erreicht habe.

Die Terminlage des Vorganges ist gleich geblieben, und die Ressource Bluhm arbeitet nur die letzten fünf Tage mit 50% mit. Was sich verändert hat, ist das Gesamtarbeitspaket für den Vorgang; es sind 2,5 Tage mehr Arbeit, welche die zusätzliche Ressource daran arbeitet.

Wenn ich das nicht will, könnte ich für das Gesamtarbeitspaket des Vorganges wieder 15 Tage eingeben, dann würde die Arbeit für die beiden Ressourcen anteilig reduziert und die Dauer verkürzt; die zweite Ressource nimmt der ersten Arbeit ab, und es geht schneller. Aber erstens will ich das nicht, weil ich die Arbeit der zweiten Ressource als wirklich notwendige zusätzliche Arbeit betrachte, und zweitens gibt es ein unrundes Ergebnis mit zwei Stellen hinter dem Komma, und mit einer solchen Scheingenauigkeit würde ich mich lächerlich machen.

5.9.2 Änderungen der Einheiten

Wenn Sie mehrere Ressourcen einem Vorgang zugeordnet haben, müssen Sie sehr aufpassen, nachträglich (nach der Erstzuweisung) die Einheiten einzelner Ressourcen zu ändern. Grundsätzlich besteht das Problem darin, dass mehrere Ressourcen ja nicht alle unbedingt gleich lange an dem Vorgang arbeiten müssen.

☐ Übung

Der Vorgang 10, „Det. Systembeschreibung“, wird bisher alleine von „Bluhm“ mit 50% ausgeführt. Die ursprüngliche Dauer von 30 Tagen ergab ein Arbeitspaket bei der

Erstzuweisung der Ressource mit 100%. Durch die Änderung des Einsatzgrades auf 50% hat sich die Vorgangsdauer verdoppelt, was zu einem Terminplankonflikt führte, da der Startmeilenstein für die Phase der „Programmierung“ dadurch in Gefahr gerät.

Ich suche eine weitere Ressource mit freien Kapazitäten in diesem Zeitraum (z. B. über die Anzeige der Restverfügbarkeit, siehe Abschnitt 5.9.2 xxx) und werde fündig, die Ressource „Zerlett“ hat hier noch nichts zu tun.

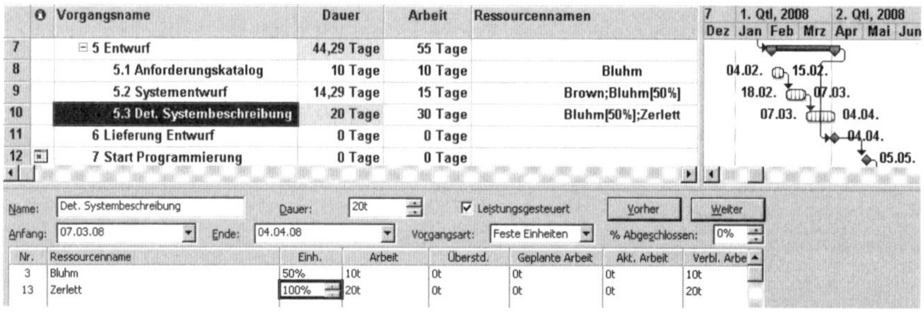

Abbildung 5.43 Aufteilung der Arbeit im Verhältnis des Einsatzgrades

Da ich keine Einheit eingegeben habe, nimmt das Programm diese zu 100% (oder 1) und teilt das Arbeitspaket auf im Verhältnis des Einsatzgrades, also hier im Verhältnis 2:1. Dies ergibt doppelt so viel Arbeit für die Ressource mit 100%, da die Ressource mit 50% ja in der gleichen Zeit nur halb so viel Arbeit erledigen kann. *Project* teilt die Arbeit vernünftigerweise so auf, dass die Ressourcen gleich lang an dem Vorgang arbeiten:

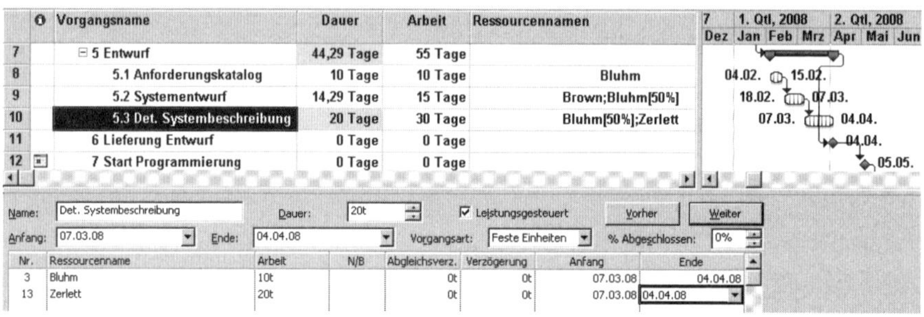

Abbildung 5.44 Terminplan der beiden Ressourcen

Die Dauer der Vorganges hat sich auf 20 Tage reduziert (20 Tage mal eine 100%-Ressource und zehn Tage für eine 50%-Ressource sind für beide je 20 Tage Dauer). Damit ist glücklicherweise auch der Terminplankonflikt beseitigt.

Nun teilt mir Herr Zerlett mit, dass er in diesem Zeitraum andere Aufgaben hat und an diesem Vorgang nur mit der Hälfte seiner Kapazität arbeiten kann. Ich trage das ein:

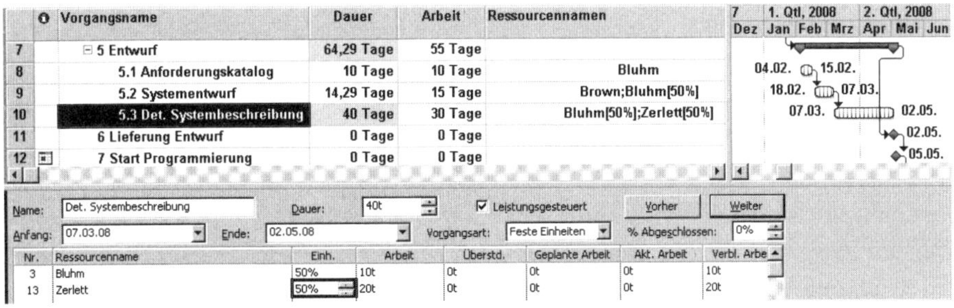

Abbildung 5.45 Änderung der Einheit der zweiten Ressource

Nun bin ich doch überrascht über die Neuberechnung der Dauer: Vorher benötigte ein Mitarbeiter mit 100% 30 Tage, um ein Arbeitspaket von 30 Tagen zu stemmen, nun sollen zwei Mitarbeiter mit je 50% Einsatz 40 Tage dazu benötigen? Was rechnet da das Programm?

Nun muss man sich die Arbeitspakete für die einzelnen Mitarbeiter anschauen: **Die Erstzuweisung definiert das Arbeitspaket, nicht nur für den Vorgang, sondern auch für jede Ressource**!

Wenn nach der Erstzuweisung, die das Arbeitspaket auch für die Ressource definiert hat, die Einheiten der Ressourcen geändert werden, bleibt das Arbeitspaket nicht nur für den Vorgang, sondern auch für die Ressource konstant, und es werden je nach Einsatzgrad die Termine neu berechnet.

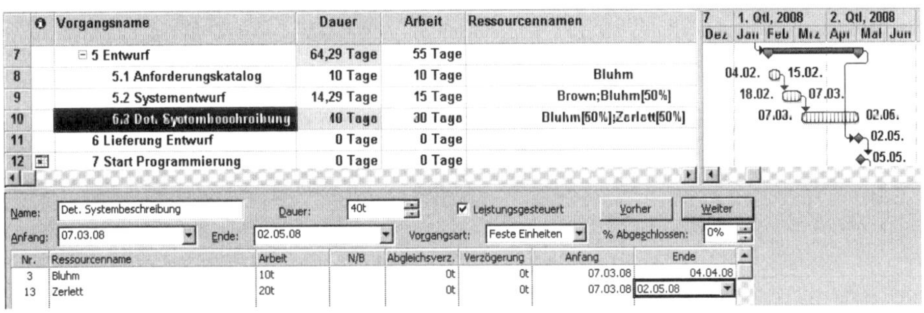

Abbildung 5.46 Unterschiedliche Termine der Ressourcen

Die Neuberechnung der Termine führt nun dazu, dass die Ressource mit dem größeren Arbeitspaket länger braucht als die mit dem kleineren Arbeitspaket, da ja nun beide mit 50% arbeiten. Da ein Vorgang immer so lange dauert wie die am längsten an diesem Vorgang beschäftigte Ressource, dauert der Vorgang jetzt 40 Tage, da das bei der Erstzuweisung definierte Arbeitspaket von 20 Tagen mit 50% Einsatz eben so lange braucht. Logisch ist es ja, aber erwünscht?

Wenn Sie nicht möchten, dass bei mehreren Ressourcen nach Änderungen der Einheiten die Ressourcen unterschiedlich lange an dem Vorgang arbeiten, dürfen Sie **nicht nach-**

träglich die Einheiten ändern, sondern müssen die Ressource von dem Vorgang entfernen und wieder **neu so zuweisen**, dass Sie von vornherein, also bevor Sie die Eingabe abschließen, die richtige Einheit eingeben.

☐ Übung

Ich entferne die Ressource „Zerlett" von diesem Vorgang. Da die Arbeit der verbleibenden Ressource wieder zugerechnet wird, muss ich vorübergehend mit einem Terminplankonflikt leben. Dann weise ich die Ressource erneut zu, indem ich die Einheit 50% eingebe, bevor ich die Eingabe mit OK oder <RETURN> abschließe (entweder unten in der Formatierung ARBEIT RESSOURCEN oder in den INFORMATIONEN ZUM VORGANG/RESSOURCEN).

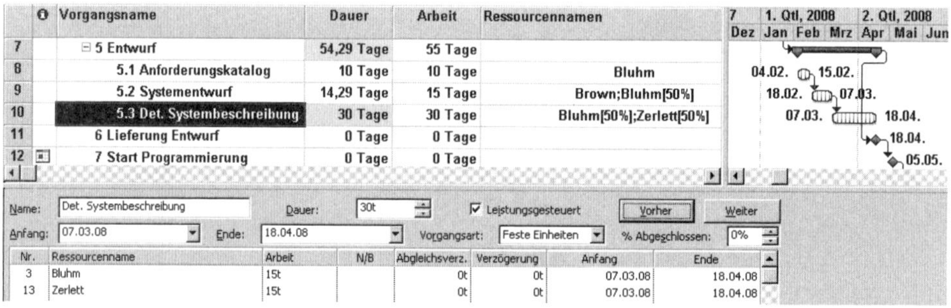

Abbildung 5.47 Neuberechnung der Arbeit bei Neuzuweisung

Diese Lösung können Sie nicht verwenden, wenn schon aktuelle, d. h. geleistete, Arbeit eingetragen ist. Dann müssen Sie die Arbeit manuell anpassen, also z. B. für beide Ressourcen jeweils die Hälfte der Arbeit eingeben, was ja auch eine Lösung ist.

5.9.3 Ganztagsressource halb und Halbtagsressource ganz

Jede Ressource hat ihren eigenen Arbeitszeitkalender. Arbeitszeitmodelle, nach denen mehrere Ressourcen arbeiten, kann man als Basiskalender einrichten und den Ressourcen zuweisen; dies erleichtert die Pflege (siehe Abschnitt 5.4.2). Es kann zur Verwirrung führen, wenn man Ressourcen prozentual einem Vorgang zuweist und Ressourcen mit verschiedenen Kalendern einsetzt.

☐ Übung

Nehmen wir den Vorgang 3, „Technische Machbarkeit", Dauer zehn Tage, bisher von einer Ressource ausgeführt mit zehn Tagen Arbeit:

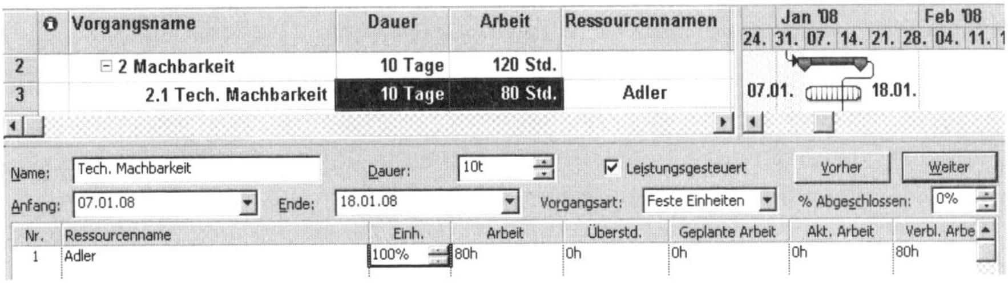

Abbildung 5.48 Eine Ressource ganztags mit 100%

Da man die Logik der folgenden Ausführungen m. E. besser verstehen kann, wenn man die **Arbeit** in der Einheit **Stunden** sieht, habe ich das unter EXTRAS / OPTIONEN / TERMINPLAN / ARBEIT WIRD ANGEZEIGT: STUNDEN geändert.

Wir können diese Ressource für diesen Zeitraum nur mit 50% zuweisen:

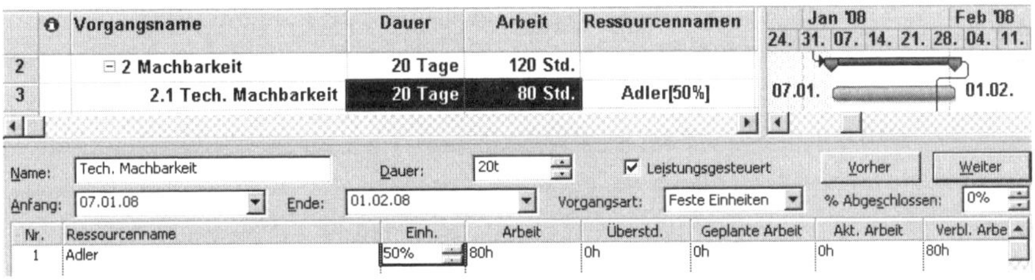

Abbildung 5.49 Ganztagsressource auf 50% Einsatz geändert

Erwartungsgemäß dauert es doppelt so lange, was auch eine neue Terminlage ergibt.

Nun wird Herr Adler den ganzen Januar krank, und wir müssen ihn ersetzen. Die Ressource „Dorn" ist eine Halbtagskraft und soll diese Aufgabe übernehmen (siehe Abbildung 5.50).

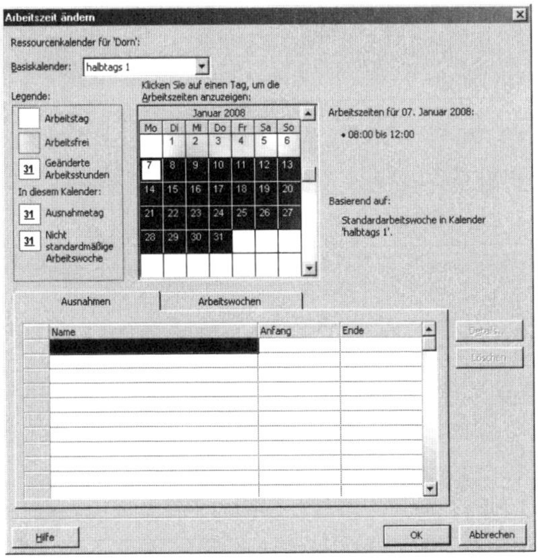

Abbildung 5.50 Arbeitszeitkalender der Halbtagsressource

Setzen Sie die bisherige Ressource wieder auf 100%, damit die Dauer wieder den Ausgangswert von zehn Tagen hat.

Nach Entfernen der bisherigen Ressource und Neuzuweisung der Ressource „Dorn“ (bei einer Dauer von zehn Tagen, ohne Eingabe von Einheiten, denn diese Ressource soll ja mit 100% ihrer Kapazität arbeiten) ergibt sich folgendes Bild:

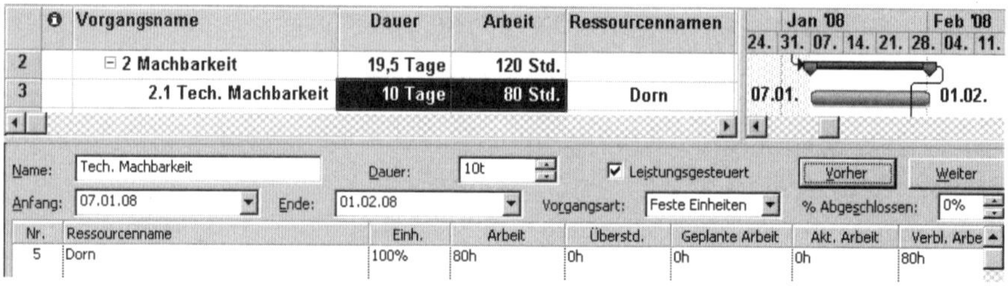

Abbildung 5.51 Halbtagsressource mit 100%

Erwartungsgemäß ist der Endtermin der gleiche (vergleiche mit Abbildung 5.49), denn ob eine Ganztagsressource mit 50% arbeitet (= 4h/Tag) oder eine Halbtagsressource mit 100% (= 4h/Tag) ist die gleiche Arbeitsleistung. Um das Arbeitspaket von 10 Tagen = 80 h zu schaffen, brauchen sie gleich lange.

Verwirrend ist allerdings der Ausweis der **Dauer**: Im ersten Fall will das Programm uns helfen und die Zeitstrecke im Feld **Dauer** zeigen: Das sind 20 (Werk-)Tage im Kalender vom 07. 01. bis zum 01. 02.

Im zweiten Fall drückt der Ausweis im Feld **Dauer** zehn „Standardarbeitstage“ aus, das sind, wie unter EXTRAS / OPTIONEN / KALENDER eingestellt, acht Stunden pro Tag. Im nächsten (internen Rechen-)Schritt wird dieser Aufwand in den gültigen Kalender für diesen Vorgang, hier den Ressourcenkalender, einberechnet, um die Termine zu errechnen. Zehn Tage Aufwand für eine Halbtagsressource sind 20 Arbeitstage, und diese Berechnung ergibt die Termine für diesen Vorgang.

Kann man den Algorithmus der Berechnung zwar noch nachvollziehen, ergibt sich doch eine begründete Unzufriedenheit mit der **nicht einheitlichen Verwendung des Feldes** DAUER: In einem, dem ersten, Fall zeigt es im Feld Dauer die **Zeitstrecke** an (und nicht den Aufwand), im anderen, dem zweiten, zeigt es den **Aufwand** an (wie er unter EXTRAS / OPTIONEN / KALENDER definiert ist) und nicht die Zeitstrecke.

Versuch einer Rettung:

Man kann das Verhalten von *Project* auch so erklären, dass der zugrunde liegende Dreisatz **Arbeit = Vorgangsdauer x Ressourceneinheiten** ja den Kalender nicht enthält. Wenn also der Benutzer eine der Größen des Dreisatzes, z. B. die Einheiten, ändert, wird eine andere Größe, im Normalfall die Dauer (mehr Ressourcen erledigen ein Arbeitspaket schneller, weniger Ressourcen brauchen für das gleiche Arbeitspaket länger) neu berechnet. Wenn Sie die Arbeitszeit einer Ressource ändern, die in der Formel ja nicht vorkommt, wird keine der anderen Variablen neu berechnet. Es wird dann das Arbeitsvolumen in die neue Arbeitszeit eingerechnet, und damit verändern sich die Termine, aber nicht der Aufwand.

5.9.4 Entfernen aller Ressourcen

Wie Sie gesehen haben, kann eine Änderung der Ressourceneinheiten die Vorgangsdauer verändern. Zwei Ressourcen arbeiten doppelt so schnell als eine, eine Ressource mit 50% braucht doppelt so lange als mit 100% etc. (wenn nicht **Feste Dauer** eingestellt ist).

Wenn Sie nun Änderungen bei den Ressourcenzuordnungen vorgenommen haben, ist zwar unter den Standardeinstellungen die Dauer neu berechnet, das Arbeitspaket ist jedoch das durch die Erstzuweisung definierte, so Sie es nicht verändert haben. D. h., wenn Sie die Ressourceneinheit wieder auf die ursprüngliche Eingabe (mein Rat: 1 Einheit) zurücksetzen, errechnet das Programm auch wieder die ursprünglich eingegebene Dauer.

Was Sie nicht tun sollten, ist, alle Ressourcen von einem Vorgang in einem Akt zu entfernen, wenn Sie mehrere Ressourcen bzw. eine Ressourceneinheit von ungleich 100% oder 1 haben.

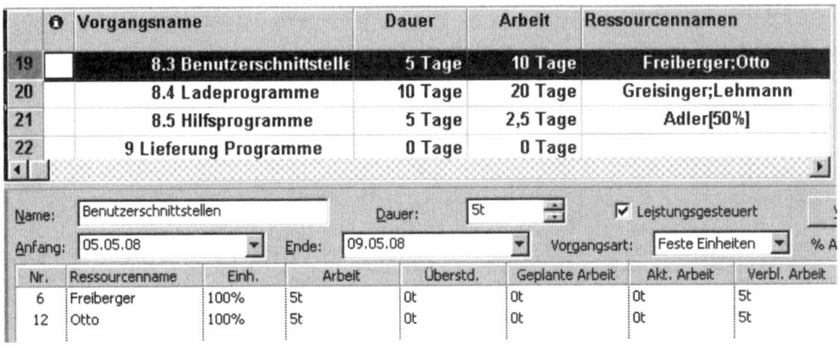

Abbildung 5.52
Eine weitere Ressource halbiert die Vorgangsdauer ...

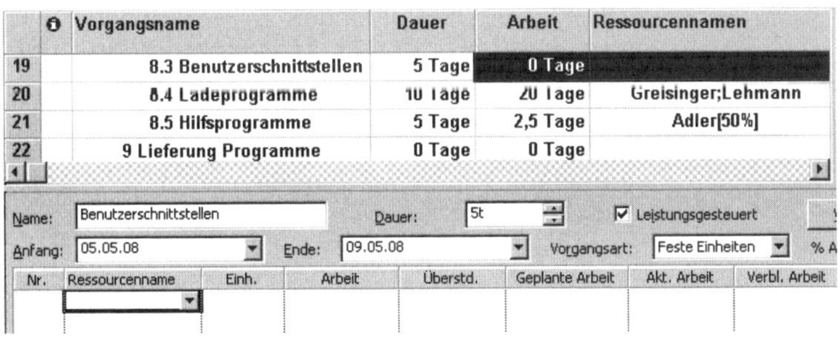

Abbildung 5.53
... und bei dieser Dauer bleibt es auch ohne Ressourcen.

Das Programm verfügt dann nicht mehr über den Inhalt des Feldes **Arbeit** und kann die Dauer nicht mehr zurückrechnen, sodass es bei der veränderten Dauer bleibt. Nur unter der Vorgangsart **Feste Arbeit** bleibt der Inhalt des Feldes **Arbeit** erhalten.

Tipp

Entfernen Sie nie alle Ressourcen auf einmal. Entfernen Sie die Ressourcen so, dass immer eine Einheit Ressourcen zugeordnet bleibt, und sei es die so beliebte Ressource NN.

(Eine Hilfe wäre natürlich der Rückgriff auf die **Geplante Dauer** und die **Geplante Arbeit** im Basisplan. Aber so weit sind wir hier noch nicht.)

5.10 Weitere Ressourcenzuordnungen

5.10.1 Arbeiten mit generischen Ressourcen

(Stand der Ressourcenzuordnungen ist die Datei Ressourcenplanung 03.mpp. Die Ergebnisse des nächsten Abschnittes, „Weitere Ressourcen", werden in der Datei Ressourcenplanung 04.mpp dokumentiert.)

Wir haben ja bei der systematischen Anlage der Ressourcen auch generische Ressourcen angelegt, d. h. Ressourcen, die eine Gattung darstellen, z. B. für eine Qualifikation oder eine Organisationseinheit oder Ähnliches (siehe Abschnitt 5.4.4).

Es gibt Projekte, wo den Projektsteuerer lediglich die Anzahl von Ressourcen einer bestimmten Qualifikation interessiert, bei Bauplanungen etwa die Gewerke. Jürgen S. stemmt als Projektmanager Neu- und Umbauprojekte in der petrochemischen Industrie von einigen 100 Millionen Auftragswert, und den Auftraggeber als Generalunternehmer interessiert nur die jeweilige Anzahl notwendiger Mitarbeiter (das sind bis zu 1 200 Einsatzkräfte, welche die Projektleitung von Subunternehmen anfordert), allein spezifiziert nach Gewerken, um die gesetzten Termine zu erreichen. Manchmal bin ich richtig erstaunt, was ein erfahrener Projektmanager, der sich hervorragend in das Tool eingearbeitet hat, damit zustande bringt.

Aber generische Ressourcen werden auch verwendet, um in einem durch die Organisation bedingten Ablauf den Ressourcenzuordnungsprozess in zwei Phasen auszuführen: In einer ersten Planungsphase (vielleicht entsprechend der Phase der Terminplanung im 3. Kapitel) werden benötigte Qualifikationen mit Mengenangaben den Vorgängen zugeordnet und damit von den Projektleitern angefordert. In einer konkreteren Phase der Planung (etwa der Phase des Terminmanagements vergleichbar: wenn dann die Ecktermine feststehen) werden die Gruppen- oder Gattungsressourcen ersetzt durch die wirklichen Individuen. So wollen wir hier vorgehen.

□ Übung

Wir haben mehrere generische Ressourcen angelegt (siehe Abbildung 5.12 und 5.13), darunter „Datenbanker", „Entwickler", „Programmierer", „Projektleiter", „Tester" und die immer notwendigen „NN"s. Serverbenutzer müssen diese in ihr Projektteam aufnehmen, entweder aus dem Enterprise-Ressourcenpool, oder als lokale Ressourcen anlegen.

Der Vorgang 8, „Anforderungskatalog", hat eine Dauer von zehn Tagen, und bis jetzt ist eine individuelle Ressource zugeordnet. Diese tauschen wir aus durch die generische Ressource „Projektleiter".

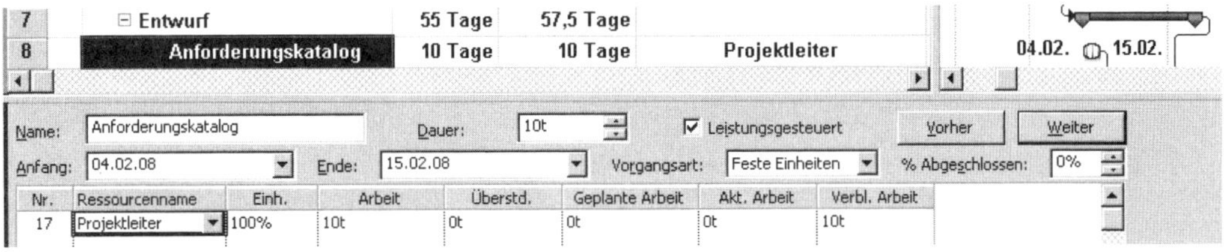

Abbildung 5.54 Generische Ressource zuweisen

Bei einer Ressource macht das keine Probleme, weder die Zuweisung noch die Ersetzung der generischen Ressource durch eine natürliche Ressource. Der Ressourcenname ist ein Textfeld für *Project*, und das Programm kann die Texte nicht inhaltlich interpretieren. Durch die Aktivierung der Option **Generisch** (siehe Abbildung 5.11) wird nur ein Symbol in den Indikator gesetzt, und selbstverständlich hat diese Ressource nur einen Datenstammsatz, z. B. nur einen Kalender, sodass individuelle Abwesenheiten nicht geführt werden können. Wenn im *Enterprise-Ressourcenpool* auf dem Server die Ressource als generische Ressource angelegt wird, kann sich diese nicht am *Project Server* anmelden und hat keinen Zugriff auf den *Web Access* oder die *Windows SharePoint Services* (*WSS*): An der Teamkommunikation können nur Individuen teilnehmen. Es ändert sich in dem Projektplan nichts, außer dass dieser Vorgang jetzt von einer anderen Ressource ausführt wird – gleiche Arbeitszeit vorausgesetzt.

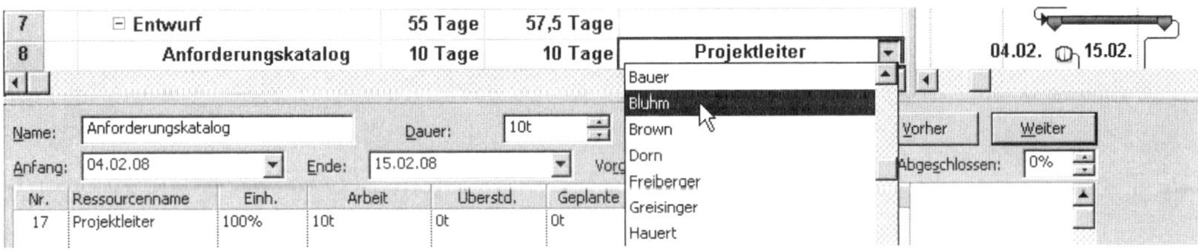

Abbildung 5.55 Generische Ressource ersetzen

Problematischer wird es, wenn mehr als eine generische Ressource zugeordnet wurde und durch Individuen ersetzt werden soll. In der Ansicht VORGANG: MASKE, die wir unten immer eingeblendet haben, sind ja die Angaben zu EINHEITEN und ARBEIT vorhanden, und das Problem ist, dass man diese Angaben jetzt manuell ändern muss, um zu einem nicht so guten Ergebnis zu kommen.

□ Übung

Dem Vorgang 14 „Anwendungsprogramme" sind bisher drei „Programmierer" (generische Ressource) zugeordnet.

Ich will diese durch die Mitarbeiter „Hauert", „Lehmann" und „Otto" ersetzen und gebe jeweils die Einheit 1 ein.

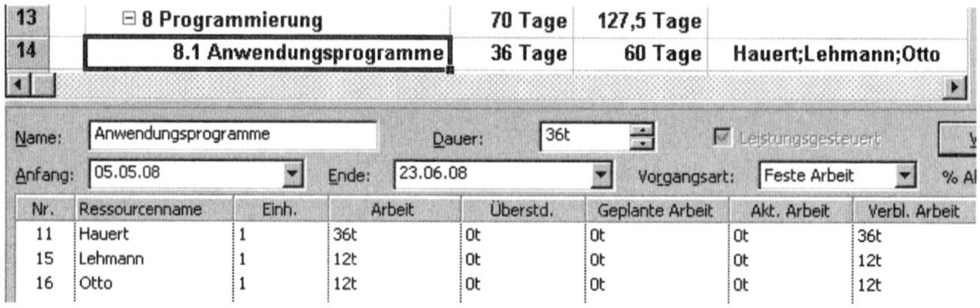

Abbildung 5.56 Ungleiche, nicht gewünschte Arbeitsverteilung

Dieses nicht gewünschte Ergebnis kommt dadurch zustande, dass die erste Ressource in der Liste die Stelle der bisherigen (generischen) Ressource übernommen hat und damit deren Arbeitspaket, reduziert um die Arbeitspakete der beiden (aus Sicht von *Project*) neu zugeordneten Ressourcen.

(In Enterprise-Projekten auf dem *Project Server* gibt es einen *Ressourcenersetzungs-Assistenten*, der helfen soll, Ressourcen und damit auch generische Ressourcen durch andere zu ersetzen. Dazu muss man den **Ressourcen-Strukturplan (RSP)** anlegen, und mittels dieser Organisationsgliederung können Ressourcen bestimmter Ebenen oder auch nach anderen Filterkriterien (selbst definierte, z. B. Qualifikationen) ausgesucht und ersetzt werden.[1]

Sie könnten natürlich die Arbeitspakete manuell ändern (jede Ressource ein Drittel Arbeit, also 20 Tage), aber es gibt auch einen Weg, das durch das Programm berechnen zu lassen, nämlich in den Informationen zum Vorgang/Ressourcen.

Diese von uns bisher sträflich vernachlässigte Möglichkeit will ich Ihnen hier ans Herz legen. Sie ist die Lösung für unser Problem, wenn Sie hier die drei Einheiten generische Ressource durch drei natürliche Ressourcen ersetzen wollen:

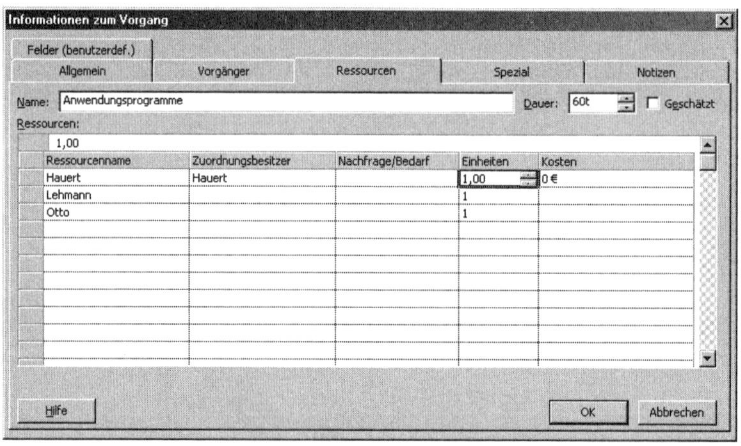

Abbildung 5.57 Ressourcen ersetzen in den Informationen zum Vorgang

---

1 Dies wird im 2. Band behandelt: „Microsoft Project Server 2007 und Portfolio-Server“, Hanser Verlag, München 2008

Hier müssen Sie nur bei der Eingabe der ersten Ressource die Einheiten auf 1 zurückstellen, und Sie erhalten das – denke ich – richtige Ergebnis. Warum das Programm hier anders und richtig rechnet, bleibt sein Geheimnis.

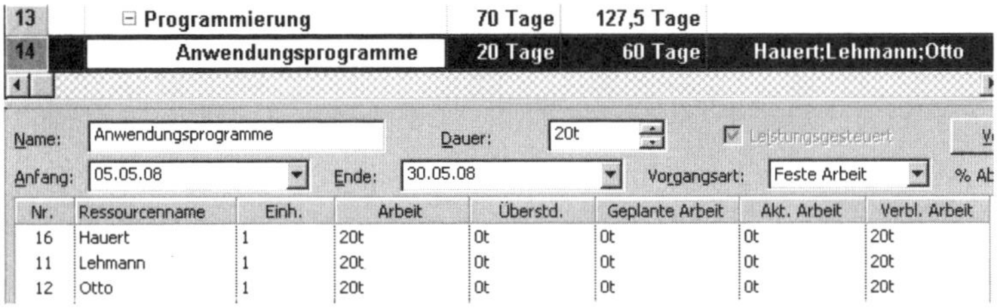

Abbildung 5.58 Drei Mitarbeiter statt drei Einheiten generische Ressource

5.10.2 Zuordnungen von Materialressourcen

Wir haben auch Ressourcen der Art **Material** angelegt (siehe Abschnitt 5.4.5). Materialressourcen können wie Arbeitsressourcen zugeordnet werden. Im Standard wird der Verbrauch von Materialressourcen von *Project* nicht zeitabhängig, sondern pro anzugebender Mengeneinheit berechnet. Dies macht eigentlich nur Sinn, wenn man eine detaillierte Kostenrechnung machen und den Materialverbrauch kostenseitig erfassen will.

Achtung

Die Planung von Raumbelegungen z. B. ist eine zeitbezogene Planung, insofern müssen die Räume, Hotelübernachtungen oder ähnliche Dinge, die zeitbezogen berechnet werden, Arbeitsressourcen bleiben. Nur weil ein Einsatzmittel kein Mensch ist, heißt das nicht, dass das in *Project* eine Materialressource sein muss. Die Frage ist allein die zeit**un**abhängige oder zeit**ab**hängige Einsatzplanung der Ressource.

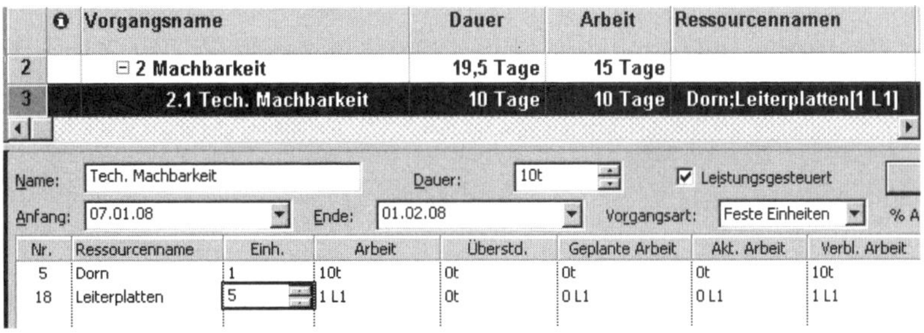

Abbildung 5.59 Materialressource mit Einheiten zuordnen

Die Zuordnung von Materialressourcen hat natürlich keinen Einfluss auf die Vorgangsdauer.

Im Standard wird immer eine (1) Einheit zugeordnet, in meinem Beispiel habe ich dies auf fünf Leiterplatten geändert (Materialbeschriftung L1), unabhängig von der Vorgangsdauer.

Nun kann man auch Materialressourcen zeitabhängig verbrauchen. Der Vorteil für die Verbrauchs- und damit Kostenrechnung ist, dass man mehrere Einheiten pro Zeiteinheit einsetzen kann.

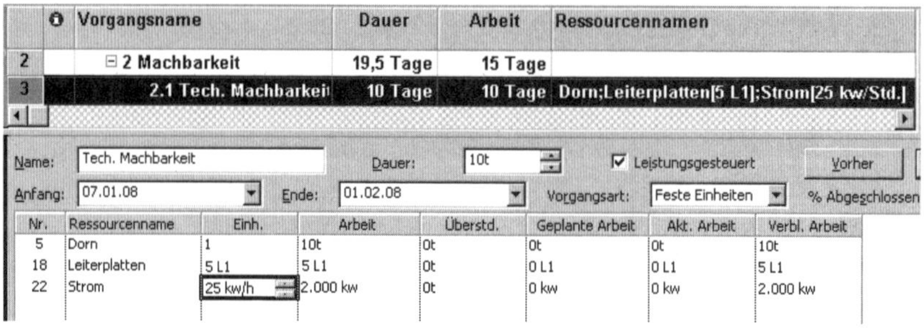

Abbildung 5.60 Materialverbrauch pro Zeiteinheit

Da diese Differenzierung eigentlich immer nur in Hinsicht auf die Kostenplanung einen Sinn ergibt, werden wir dies im nächsten Kapitel unter der Perspektive der Kosten behandeln. Ich kenne keine Anwendung, die mit *Project* einen Materialverbrauch planen und überwachen will.

5.10.3 Projektleitung einplanen

Projektleitung ist Arbeit, und als solche ist sie auch in einem Projektplan zu führen, besonders wenn Sie die Kosten berechnet haben wollen. Fragt sich nur, wie.

Natürlich kann man besondere Vorgänge eingeben wie „Projektsteuerung" oder Ähnliches und dort den Projektleiter zuordnen. Dies entspräche den Steuerungsprozessen im PMBOK Guide, die ja auch die „integrierte Änderungssteuerung über das ganze Projekt hinweg" und die „Steuerung des Terminplanes" umfassen.[2] Aber dann müsste man auch eine Dauer vorgeben, und die Projektleitung geht ja über die Dauer des Projektes, und das kann sich erfahrungsgemäß hinziehen.

Wenn man manuell einen Sammelvorgang über das ganze Projekt stellen würde, hätte man das Problem mit der Dauer gelöst, denn ein Sammelvorgang, auch der über alle Vorgänge, errechnet sich seine Dauer aus seinen Untervorgängen. Aber das würde zu Lasten der Gliederung und damit der Übersichtlichkeit gehen, da dann alle Projektphasen mit einer Gliederungsnummer 1 beginnen würden, da ja der erste Sammelvorgang als erste Ebene singulär die 1 in Anspruch nimmt. Aus diesem Grunde bevorzuge ich den systemseitig eingerichteten Projektsammelvorgang (EXTRAS/OPTIONEN / ANSICHT / GLIEDERUNGSOPTIONEN / PROJEKTSAMMELVORGANG), dem man allerdings keine Ressourcen zuordnen kann.

Als Lösung, welche die automatische Anpassung der Dauer der Sammelvorgänge benutzt und sich auch für die Praxis empfiehlt (da oft für verschiedene Projektphasen unterschied-

[2] PMBOK Guide, deutsche Übersetzung, S.37 ff.

liche Projektleiter verantwortlich sein mögen und der quantitative Einsatz pro Phase unterschiedlich sein kann), empfehle ich eine Zuordnung der Projektleiter zu den Sammelvorgängen für die jeweiligen Projektphasen.

Project weist als Dauer der Sammelvorgänge immer die Zeitstrecke aus, also mathematisch ausgedrückt die Differenz zwischen letztem und erstem Tag, in Arbeitstagen, die sich aus dem Projektkalender bestimmen. Bei Zuweisung eines Projektleiters zu einem Sammelvorgang mit z. B. 20% entsteht ein Aufwand für den Projektleiter von 20% der jeweiligen Dauer, die von dieser Zuweisung nicht beeinflusst wird. Den Aufwand einer Ressource, die man einem Sammelvorgang zugewiesen hat, sieht man nicht am Vorgang (dort nur die Summe aller Arbeitspakete inkl. der Arbeit am Sammelvorgang), sondern nur in einer Ansicht, welche die Ressourcenarbeit ausweist: hier z. B. in Vorgangsmaske ARBEIT RESSOURCEN.

		Vorgangsname	Dauer	Arbeit	Ressourcennamen
7		⊟ 5 Entwurf	55 Tage	68,5 Tage	Projektleiter[20%]
8		5.1 Anforderungskatal	10 Tage	10 Tage	Bluhm
9		5.2 Systementwurf	15 Tage	17,5 Tage	Brown;Bluhm[50%]
10		5.3 Det. Systembeschı	30 Tage	30 Tage	Bluhm[50%];Zerlett[50%]

Name: Entwurf Dauer: 55t Leistungsgesteuert Vorh
Anfang: 04.02.08 Ende: 18.04.08 Vorgangsart: Feste Dauer % Abge

Nr.	Ressourcenname	Einh.	Arbeit	Überstd.	Geplante Arbeit	Akt. Arbeit	Verbl. Arbeit
16	Projektleiter	20%	11t	0t	0t	0t	11t

Abbildung 5.61
Zuordnung zum Sammelvorgang mit 20%

Nur wenn Sie die Projektleitung durch Zuordnungen auch als Aufwand führen, kann *Project* diesen ausweisen und auch als Kosten berechnen.

Hier in der Sicht der GLIEDERUNGSEBENE 1 die Zuweisungen der Projektleitung:

		Vorgangsname	Dauer	Arbeit	Ressourcennamen
0		⊟ Aurora	200 Tage	329,95 Tage	
1		Projektstart	0 Tage	0 Tage	
2		⊞ Machbarkeit	19,5 Tage	16,95 Tage	Projektleiter[10%]
5		Abgabe Machbarkeitsstudie	0 Tage	0 Tage	
6		Start Entwurf	0 Tage	0 Tage	
7		⊞ Entwurf	55 Tage	68,5 Tage	Projektleiter[20%]
11		Lieferung Entwurf	0 Tage	0 Tage	
12		Start Programmierung	0 Tage	0 Tage	
13		⊞ Programmierung	70 Tage	141,5 Tage	Projektleiter[20%]
22		Lieferung Programme	0 Tage	0 Tage	
23		Start Test	0 Tage	0 Tage	
24		⊞ Test	30 Tage	103 Tage	Projektleiter[10%]
27		Lieferung Testprotokolle	0 Tage	0 Tage	

Abbildung 5.62
Zuordnung der Projektleitung zur Gliederungsebene 1

Hier die Darstellung des Enterprise-Projektes. Die Symbole im Indikator der Vorgänge 11 und 22 sind die Zeichen für die **Lieferumfänge (Deliverables)**, die wir in Kapitel 4 definiert haben.

Hier der Projektplan, zunächst die Ressourcenzuordnungen (Datei Ressourcenplanung 04.mpp) :

	ⓘ	Vorgangsname	Dauer	Arbeit	Ressourcennamen
0		⊟ Ressourcenplanung 04	200 Tage	329,95 Tage	
1		1 Projektstart	0 Tage	0 Tage	
2		⊟ 2 Machbarkeit	19,5 Tage	16,95 Tage	Projektleiter[10%]
3		2.1 Tech. Machbarkeit	10 Tage	10 Tage	Dorn;Leiterplatten[5 L1];Strom[25 kw/Std.]
4		2.2 Kostenschätzung	5 Tage	5 Tage	Bauer
5		3 Abgabe Machbarkeitsstudie	0 Tage	0 Tage	
6		4 Start Entwurf	0 Tage	0 Tage	
7		⊟ 5 Entwurf	55 Tage	68,5 Tage	Projektleiter[20%]
8		5.1 Anforderungskatalog	10 Tage	10 Tage	Bluhm
9		5.2 Systementwurf	15 Tage	17,5 Tage	Brown;Bluhm[50%]
10		5.3 Det. Systembeschreibun(	30 Tage	30 Tage	Bluhm[50%];Zerlett[50%]
11		6 Lieferung Entwurf	0 Tage	0 Tage	
12		7 Start Programmierung	0 Tage	0 Tage	
13		⊟ 8 Programmierung	70 Tage	141,5 Tage	Projektleiter[20%]
14		8.1 Anwendungsprogramme	20 Tage	60 Tage	Otto;Hauert;Lehmann
15		⊟ 8.2 Datenbankzugriffe	70 Tage	40 Tage	
16		8.2.1 Planung	5 Tage	5 Tage	Otto
17		8.2.2 Realisierung	50 Tage	25 Tage	Wenig[50%]
18		8.2.3 Integration	5 Tage	10 Tage	Otto;Wenig
19		8.3 Benutzerschnittstellen	5 Tage	5 Tage	Freiberger
20		8.4 Ladeprogramme	10 Tage	20 Tage	Greisinger;Lehmann
21		8.5 Hilfsprogramme	5 Tage	2,5 Tage	Adler[50%]
22		9 Lieferung Programme	0 Tage	0 Tage	
23		10 Start Test	0 Tage	0 Tage	
24		⊟ 11 Test	30 Tage	103 Tage	Projektleiter[10%]
25		11.1 Modul 1	30 Tage	30 Tage	Bauer[25%];Adler[25%];Freiberger[25%];Greisinger[25%]
26		11.2 Modul 2	20 Tage	70 Tage	Brown;Hauert;Lehmann;Dorn
27		12 Lieferung Testprotokolle	0 Tage	0 Tage	

Abbildung 5.63 Stand Ressourcenzuordnungen

Ergeben diesen Terminplan
(Datei Ressourcenplanung 04.mpp):

		Vorgangsname	Dauer	Anfang	Ende	Vorgänger
0		⊟ Ressourcenplanung 04	200 Tage	07.01.08	10.10.08	
1		1 Projektstart	0 Tage	07.01.08	07.01.08	
2		⊟ 2 Machbarkeit	19,5 Tage	07.01.08	01.02.08	1
3		2.1 Tech. Machbarkeit	10 Tage	07.01.08	01.02.08	
4		2.2 Kostenschätzung	5 Tage	07.01.08	11.01.08	
5		3 Abgabe Machbarkeitsstudie	0 Tage	01.02.08	01.02.08	2
6		4 Start Entwurf	0 Tage	04.02.08	04.02.08	5
7		⊟ 5 Entwurf	55 Tage	04.02.08	18.04.08	6
8		5.1 Anforderungskatalog	10 Tage	04.02.08	15.02.08	
9		5.2 Systementwurf	15 Tage	18.02.08	07.03.08	8
10		5.3 Det. Systembeschreibun(	30 Tage	10.03.08	18.04.08	9
11		6 Lieferung Entwurf	0 Tage	18.04.08	18.04.08	7
12		7 Start Programmierung	0 Tage	05.05.08	05.05.08	11
13		⊟ 8 Programmierung	70 Tage	05.05.08	08.08.08	12
14		8.1 Anwendungsprogramme	20 Tage	05.05.08	30.05.08	
15		⊟ 8.2 Datenbankzugriffe	70 Tage	05.05.08	08.08.08	
16		8.2.1 Planung	5 Tage	05.05.08	09.05.08	
17		8.2.2 Realisierung	50 Tage	19.05.08	25.07.08	16EA+5 Tage
18		8.2.3 Integration	5 Tage	04.08.08	08.08.08	17EA+5 Tage
19		8.3 Benutzerschnittstellen	5 Tage	05.05.08	09.05.08	
20		8.4 Ladeprogramme	10 Tage	05.05.08	16.05.08	19AA
21		8.5 Hilfsprogramme	5 Tage	02.06.08	06.06.08	14;20EE
22		9 Lieferung Programme	0 Tage	08.08.08	08.08.08	13
23		10 Start Test	0 Tage	01.09.08	01.09.08	22
24		⊟ 11 Test	30 Tage	01.09.08	10.10.08	23
25		11.1 Modul 1	30 Tage	01.09.08	10.10.08	
26		11.2 Modul 2	20 Tage	01.09.08	26.09.08	
27		12 Lieferung Testprotokolle	0 Tage	10.10.08	10.10.08	24

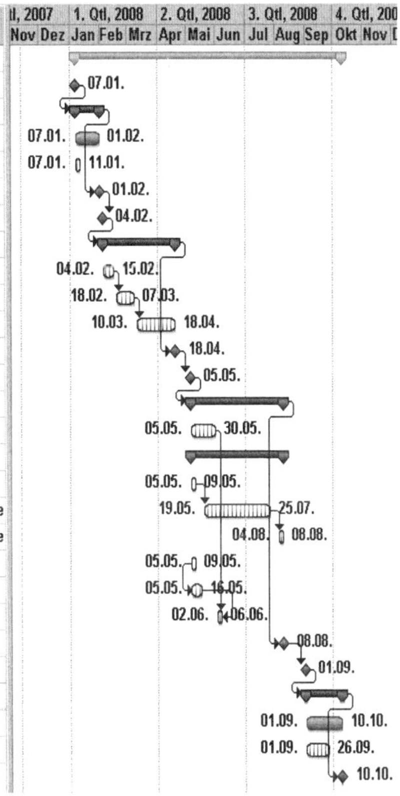

Abbildung 5.64 Stand Terminplan

5.11 Ressourcenpool

Nachdem wir die Ressourcen zugeordnet haben, wäre jetzt die nächste Aufgabe, die Auslastung der Ressourcen zu überprüfen und den Ressourceneinsatz zu optimieren: Überlastungen beseitigen, Leerlaufzeiten vermeiden. Dazu benutzt man günstigerweise die speziellen Ressourcenansichten. Ich will jedoch die Ressourcenansichten erst später (siehe Abschnitt 5.14) behandeln, da die Sicht auf die Auslastung der Ressourcen erst bei mehreren Projekten wirklich spannend wird. In einem – vielleicht nicht allzu großen – Projekt kann man ja noch relativ leicht erkennen, ob in zeitlich parallelen Vorgängen dieselbe Ressource eingesetzt wird. Eine Herausforderung an die Auswahl und Gestaltung der geeigneten Ansichten stellt die Optimierung des Ressourceneinsatzes bei mehreren Projekten dar.

Gleichwohl sind es die gleichen Techniken, ob in einem Projekt oder über mehrere Projekte, und Anwender, die nicht mit mehreren Projekten arbeiten, sei es dateibasiert oder auf dem Server, mögen gleich zum Abschnitt 5.14 „Ressourcenauslastungen analysieren" übergehen.

Wenn Sie mehrere Projekte gleichzeitig planen und durchführen und diese Projekte mindestens teilweise von den gleichen Mitarbeitern oder anderen Kräften, seien es Externe oder Auftragnehmer, durchgeführt werden, benötigen Sie für die Ressourcenplanung mit *Project* einen Ressourcenpool. Ein Ressourcenpool wird immer dann notwendig, wenn mehrere Projekte auf die gleichen Ressourcen zugreifen (siehe 1. Kapitel, Abschnitt 1.3.1, Schema 1).

Die einfache Form eines Ressourcenpools ist eine *Project*-Datei, in der die Stammdaten der Ressourcen stehen und auf die dann mehrere Projekte zugreifen. Der größte Nachteil dieser Lösung ist, dass man keinerlei differenzierte Zugriffsberechtigungen einrichten kann, sodass jeder Projektleiter alles machen kann. Die Abbildung von verschiedenen Rollen (z. B. Projektleiter unterschiedlich vom Ressourcenmanager) ist IT-technisch nicht möglich. Der Vorteil ist einfach der, dass man sich den Aufwand für einen *Project Server* spart.

Der *Project Server* hat einen *Enterprise-Ressourcenpool*, ja man kann sagen, das ist der Kern der Serveranwendung. Hier können über ein Berechtigungskonzept differenzierte Rollen im Projektmanagementprozess eingerichtet werden. Der Nachteil ist der nicht unerhebliche Aufwand für Einrichtung und Wartung des Servers. Ich habe ja Vor- und Nachteile der dateibasierten und der serverbasierten Arbeit mit *Project* ausführlich im 1. Kapitel diskutiert (siehe Abschnitte 1.3. und 1.4).

□ Übung

Wir benötigen dazu ja mehrere Projekte. Wer die Übungen hier aktiv nachvollziehen will, kann sich die Dateien „Schneeflocke.mpp" und „Digitaler Antrieb.mpp" öffnen, diese befinden sich im Ordner „Project-Dateien Kapitel 5". In diesen *Project*-Dateien sind schon Ressourcen zugeordnet, und mit diesen arbeite ich hier.

Für die Serverbenutzer entsteht bei der Verwendung dieser Dateien eine kleine Schwierigkeit, da, wenn Sie diese Dateien öffnen und auf den Server speichern wollen, das Programm natürlich die Namensgleichheit der Ressourcen erkennt, wenn Sie wie hier beschrieben diese Ressourcen schon im Enterprise-Ressourcenpool angelegt haben. Im einfachsten Fall klicken Sie „Ersetzen", um die lokale Ressource aus der Datei mit der gleichnamigen aus dem ERP einfach (in Zukunft verwende ich diese Abkürzung dann für ENTERPRISE RESSOURCENPOOL) zu ersetzen, oder Sie „übernehmen" die bisher noch nicht im ERP angelegten Ressourcen. Sie können auch den Ressourcen-Import-port-Assistenten benutzen (Menü EXTRAS / ENTERPRISE-OPTIONEN / RESSOURCEN IN ENTERPRISE IMPORTIEREN...) Nur für Enterprise-Ressourcen werden projektübergreifende Auslastungen berechnet, nicht für lokale Ressourcen.

Für Menschen, welche die Ressourcenzuordnungen selbst noch einmal üben möchten, habe ich auch die Dateien „Schneeflocke_ohne_Ressourcen.mpp" und „Digitaler Antrieb_ ohne_Ressourcen.mpp" hinterlegt. Die Verwendung dieser Dateien erspart den Servernutzern die Übernahmeprozedur, allerdings müssen Sie dann die Ressourcen selbst zuordnen (wie die anderen auch, die diese Dateien benutzen). Sie finden die Darstellung der beiden Projekte mit Ressourcenzuordnungen in den Abbildungen 5.73 und 5.74.

Zum Vorgehen bei den ***Übungen*** und zur ***Verwendung der bereitgestellten Dateien:*** Da wir jetzt wieder in einem neuen Abschnitt arbeiten, ist es sinnvoll, wenn Sie die bisherige Datei Ressourcenplanung 04.mpp unter einer neuen Versionsnummer, hier Ressourcenplanung 05.mpp, speichern. Mit der Datei „Ressourcenplanung 05.mpp" arbeite ich hier weiter, und diese steht zum Download bereit im Verzeichnis „Project-Dateien Kapitel 5". Die Datei „Ressourcenplanung 05.mpp" entspricht dem Enterprise-Projekt „Aurora", und ich werde beide Projekte in den Screenshots wahlweise verwenden, um Ihnen zu zeigen, dass es fast keine Unterschiede gibt.

Die Ergebnisse (nach dem Zugriff auf den gemeinsamen „Ressourcenpool Schwab") sind im Verzeichnis „Project-Dateien vor Ressourcenoptimierung" abgelegt. Dann werden hier im letzten Abschnitt ein paar Beispiele demonstriert, wie Ressourcenkonflikte in dem Tool behandelt werden können. Die Project-Dateien, die hiervon das Ergebnis dokumentieren, sind im Verzeichnis „Projekte nach Abgleich" gespeichert und stehen zum Download bereit.

Serverbenutzer sehen den projektübergreifenden Ressourceneinsatz nur für Enterprise-Ressourcen. D. h., Sie müssen die Ressourcen im Enterprise-Ressourcenpool anlegen oder aus meinem heruntergeladenen Projekt importieren. Einen Namens- bzw. Versionswechsel empfehle ich den Serverbenutzern nicht. Wenn, dann müssten Sie mit Administrationsrechten die alte Version vom Server löschen im *Web Access* unter SERVEREINSTELLUNGEN / DATENBANKVERWALTUNG / ENTERPRISE-OBJEKTE LÖSCHEN.

Dateibasiert

5.12 Ressourcenpool als Datei

5.12.1 Ressourcenpool anlegen

Zunächst benötigen wir eine neue *Project*-Datei, die uns als Ressourcenpool dienen soll. Wie gewohnt DATEI / NEU und ein leeres Projekt öffnen. Diese Datei soll keine Vorgänge enthalten, sondern nur Ressourcen. Deshalb gleich umschalten auf die Ansicht RESSOURCE: TABELLE. Geben Sie einige Ressourcen ein, die Sie bisher nicht in Ihrer Ressourcenliste führen.

	❶	Ressourcenname	Art	Materialbeschriftung	Kürzel	Gruppe	Max. Einh.	Basiskalender
1		Asterix	Arbeit		A		100%	Standard
2		Obelix	Arbeit		O		100%	Standard
3		Idefix	Arbeit		I		100%	Standard

Abbildung 5.65 Ressourcenpool mit neuen Ressourcen

Speichern Sie diese Datei unter einem Namen, der Sie erkennen lässt, dass es sich um einen Ressourcenpool handelt. (Mein Ressourcenpool heißt „Ressourcenpool Schwab.mpp“, den Sie aber nicht benötigen, da Sie sich soeben einen eigenen Ressourcenpool geschaffen haben.)

5.12.2 Ressourcenverwendung definieren

Aus jeder *Project*-Datei kann der Zugriff auf die Ressourcen einer anderen Datei definiert werden. Eine Datei kann entweder die eigenen Ressourcen benutzen oder die Ressourcen einer anderen Datei; eine Mischung aus eigenen Ressourcen (auf welche die anderen Projekte dann keinen Zugriff hätten!) **und** den Ressourcen einer anderen Datei **ist nicht möglich**. (Bei Arbeiten auf dem Server können **lokale** und **Enterprise**-Ressourcen parallel benutzt werden.)

Aus einer Projektdatei definieren Sie den Ressourcenzugriff auf eine andere Datei über Menü EXTRAS / RESSOURCEN GEMEINSAM NUTZEN / GEMEINSAME RESSOURCENNUTZUNG...

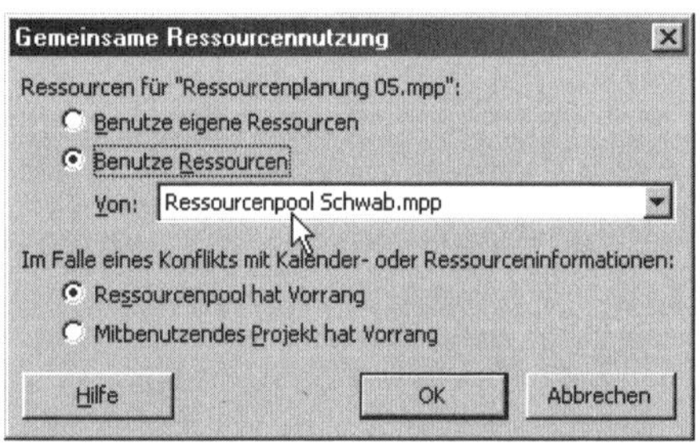

Abbildung 5.66 Ressourcenzugriff auf eine andere Datei definieren

□ Übung

Richten Sie in unserem bisherigen Projektplan „Ressourcenplanung 05.mpp“ den Ressourcenzugriff auf die angelegte Ressourcenpool-Datei (die mit Asterix usw.) ein.

Die Datei, die als Ressourcenpool dienen soll, **muss geöffnet sein!**. Der Name der Datei ist gleichgültig, und es ist auch ohne Belang, wo diese steht. Ob diese sich auf Ihrem eigenen Computer oder auf einem weit entfernten Server befindet, ist im Prinzip gleichgültig. Entscheidend ist, dass Sie sie öffnen können und dass Sie ein unbeschränktes Zugriffsrecht, also auch ein Schreibrecht, auf diese Datei haben.

Die Datei, auf die Sie den Ressourcenzugriff lenken, die also als Ressourcenpool dient, ist eine ganz normale *Project*-Datei. Sie könnten auch eine Projektdatei nehmen, in der Vorgänge stehen, sodass eine Projektdatei die Ressourcen der anderen Datei mitbenutzt. Das ist vielleicht für kleine Systeme eine Lösung, die Ressourcen gemeinsam benutzen, also wenn man z. B. zwei Teilprojekte führt und diese die gleichen Ressourcen benutzen. Dann kann man das eine Teilprojekt die Ressourcen des anderen Teilprojektes mitbenutzen lassen und sieht den Ressourceneinsatz über die beiden Teilprojekte hinweg. Dies bringt den Vorteil, dass die Ressourcendaten, z. B. die Kalender mit Urlauben etc., nicht mehrmals gepflegt werden müssen. Von Nachteil ist, dass die Pflege der Ressourcendaten nicht in einer von der Pflege der Vorgänge unterschiedlichen Datei vorgenommen wird.

Wenn Sie aus einer Datei den Ressourcenzugriff auf eine andere Datei definieren, könnte es sein, dass sich in beiden Dateien identische Ressourcen befinden, wobei identisch meint, dass der Ressourcenname gleich geschrieben ist. Wie Sie in Abbildung 5.66 sehen, können Sie für diesen Fall entscheiden, ob die Kalender- und andere Ressourceninformationen, z. B. die Kostensätze, aus dem Projekt oder aus der Ressourcenpooldatei übernommen werden sollen.

Nachdem Sie den Ressourcenzugriff definiert haben, stehen alle Ressourcen mit ihren Ressourceninformationen in der Datei, die als Ressourcenpool dient. Zwar sehen Sie alle Ressourceninformationen aus allen Projekten, die auf diesen Ressourcenpool zugreifen, physikalisch gibt es jedoch nur einen identischen Satz von Informationen zu den Ressourcen, und der steht im Ressourcenpool.

Hinweis

Der erste Vorteil bei der Verwendung eines Ressourcenpools besteht darin, dass die Stammdaten der Ressourcen, wie z. B. die Ressourcenkalender, einheitlich sind und nur an einer Stelle gepflegt werden müssen. Unterstützen Sie das organisatorisch, indem Sie sicherstellen, dass diese Daten auch nur von einer Stelle verantwortlich gepflegt werden. Wahrscheinlich entsteht ein Chaos, wenn jetzt jeder jedem Urlaub geben darf.

Durch die Aktion der Definition des Ressourcenzugriffs auf den Ressourcenpool zieht sich das Programm alle Ressourcen mit allen Ressourceninformationen in die Datei, die den Ressourcenpool bildet.

		Ressourcenname	Art	Materialbeschriftung	Kürzel	Gruppe	Max. Einh.
4		Adler	Arbeit		Ad	IT 1	100%
5		Bauer	Arbeit		Ba	IT 1	100%
6		Bluhm	Arbeit		Bu	IT 2	100%
7		Brown	Arbeit		B		100%
8		Dorn	Arbeit		Do	IT 3	100%
9		Freiberger	Arbeit		Fr	IT 1	100%
10		Greisinger	Arbeit		G	IT 1	100%
11		Lehmann	Arbeit		Lh	IT 2	100%
12		Ötztürk	Arbeit		Ö	IT 1	100%
13		Stein	Arbeit		St	IT 2	100%
14		Wenig	Arbeit		We	IT 3	100%
15		Programmierer	Arbeit		PG		700%
16		Tester	Arbeit		T		300%
17		Entwickler	Arbeit		E		400%
18		Beton	Material	m³	B		
19		Projektleiter	Arbeit		PL		200%
20		Blech	Material	2mm	B		
21		Leiterplatten	Material	L1	L		
22		Datenbanker	Arbeit		D		500%
23		Stoff	Material	m²	S		
24		NN	Arbeit		NN		10.000%

Abbildung 5.67
Ressourcen im Ressourcenpool (Ausschnitt)

Hinweis

Ein Projektportfolio, das auf einen gemeinsamen Ressourcenpool zugreift, ist, zusammen mit dem Ressourcenpool, ein Mehrprojektsystem, das der Pflege bedarf. Das bedeutet Aufmerksamkeit und Arbeit! Wichtig sind die **gleichen Einstellungen** z. B. für OPTIONEN / KALENDER etc. Es führt zu nur schwer nachvollziehbaren Berechnungen, wenn unterschiedliche (Standard-)Kalender benutzt werden. Für alle **Ressourcen gelten die Kalender in der Ressourcenpooldatei** – auch die dortigen Basiskalender, also im Regelfall der Standardkalender des Ressourcenpools und nicht der Kalender in der jeweiligen Projektdatei.!

Im Ressourcenpool stehen alle Ressourceninformationen, und wenn Sie in der Datei, die der Ressourcenpool ist, den Befehl EXTRAS / RESSOURCEN GEMEINSAM NUTZEN / GEMEINSAME RESSOURCENNUTZUNG… ausführen, sehen Sie ein anderes Fenster als in einem Projekt, das darauf zugreift. Hier sehen Sie die Liste aller Projekte, die auf den Ressourcenpool zugreifen, d. h. in meiner Terminologie das Projektportfolio (bisher nur ein Projekt):

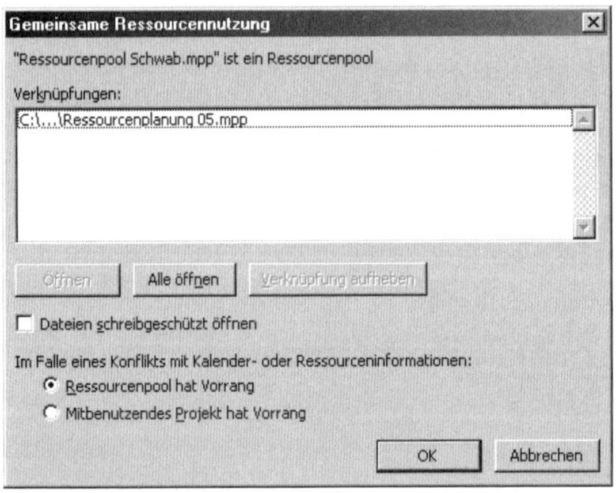

Abbildung 5.68
Im Ressourcenpool sieht man die Projekte, die darauf zugreifen.

Nach Herstellerangaben können je nach Betriebssystem zwischen 760 und 999 Projekte auf den Ressourcenpool zugreifen, aber das ist natürlich ein rein theoretischer Wert. Vom Handling und von der Übersicht sind m. E. bis zu 20 durchschnittlich große Projekte mit bis zu 120 Ressourcen im Pool unproblematisch. Darüber hinaus ist es mit Können und zunehmender Erfahrung auch noch möglich, aber bei mehr als 40 Projekten mit über 200 Ressourcen wird es schwierig, die Übersicht zu behalten. Es ist dann sicherlich sinnvoll, den Servereinsatz zu prüfen.

5.12.3 Ressourcenpool mit Schreibschutz

Nun muss man die beiden Dateien, die Projektdatei und die Ressourcenpool-Datei, speichern, um auch die eingestellte Ressourcenverwendung mitzuspeichern.

☐ **Übung**

Speichern Sie beide Dateien, und schließen Sie sie. Öffnen Sie dann wieder die Projektdatei:

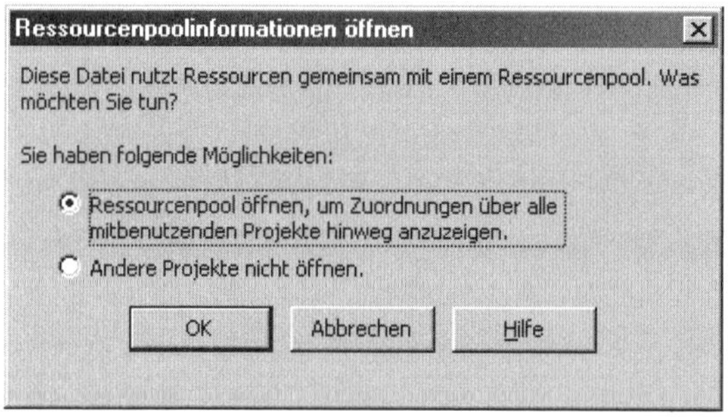

Abbildung 5.69
Abfrage beim Öffnen des Projektes

Ein Projektleiter arbeitet in seinem Projekt. In dieser Projektdatei ist definiert, dass die Ressourcen des Ressourcenpools verwendet werden. Wenn er diese öffnet, muss er entscheiden, ob er weiter mit dem Ressourcenpool arbeiten will. Im Normalfall sollte er das tun, d. h. den Ressourcenpool mitöffnen. Wenn er die zweite Option ANDERE PROJEKTE NICHT ÖFFNEN wählt, wird der Ressourcenzugriff auf den Ressourcenpool ausgeschaltet, und das Projekt verwendet wieder die eigenen Ressourcen. In diesem Fall zieht es sich die in diesem Projekt zugeordneten Ressourcen wieder in die eigene Ressourcenliste. Die Zuordnungen der Ressourcen zu den Vorgängen stehen ja in der Projektdatei. Das Gleiche geschieht, wenn Sie manuell die Ressourcennutzung wieder über EXTRAS / RESSOURCEN GEMEINSAM NUTZEN / GEMEINSAME RESSOURCENNUTZUNG... / BENUTZE EIGENE RESSOURCEN umstellen, also ein Projekt aus dem Projektportfolio, das auf den Ressourcenpool zugreift, nehmen. Dies muss man machen, wenn das Projekt abgeschlossen ist oder nicht mehr weiterverfolgt wird und man deshalb keine gemeinsamen Ressourcen mehr benötigt.

Wenn man temporär keinen Zugriff auf den Ressourcenpool hat, z. B. unterwegs mit dem Laptop arbeitet und die Ressourcenpool-Datei nicht verfügbar ist, verwendet das Projekt automatisch wieder die eigenen Ressourcen (die im Projekt bisher zugeordnet sind). Später kann man dann die aktuellen Daten wieder in den Ressourcenpool schreiben, indem man die Option der gemeinsamen Ressourcenverwendung wieder aktiviert und das Projekt speichert.

Bei der Auswahl **Ressourcenpool-Datei öffnen, um Zuordnungen über alle mitbenutzenden Projekte anzuzeigen** und damit das Programm Zugriff auf die Ressourcenpool-Datei hat, wird diese **schreibgeschützt** mit geöffnet. Da ja im Netzwerk des Unternehmens einige Projektleiter auch gleichzeitig an ihren Projekten mit dem Ressourcenpool arbeiten können, kann nicht der Original-Ressourcenpool zur Verfügung gestellt werden (mit einer Datei können niemals mehrere Benutzer gleichzeitig arbeiten), sondern es bekommt jeder Projektleiter eine temporäre Kopie des Ressourcenpools zur Verfügung gestellt. Nun kann er in seinem Projekt Ressourcenzuordnungen ändern und neu vornehmen, und er sieht in seinem Projekt (über den Ressourcenpool) die Ressourcenbelastungen aus den anderen Projekten immer auf dem Stand, zu dem er den Ressourcenpool (mit seiner Projektdatei) geöffnet oder erneut geladen hat.

Erst wenn er seine Datei speichert, werden seine aktuellen Ressourcenzuordnungen in den Ressourcenpool geschrieben und damit für die anderen Mitbenutzer des Ressourcenpools sichtbar.

□ Übung

Der Vorgang 4, „Kostenschätzung“, soll nicht mehr von der Ressource „Bauer“, sondern von der Ressource „Asterix“ aus dem Ressourcenpool erledigt werden. Danach speichere ich die Datei.

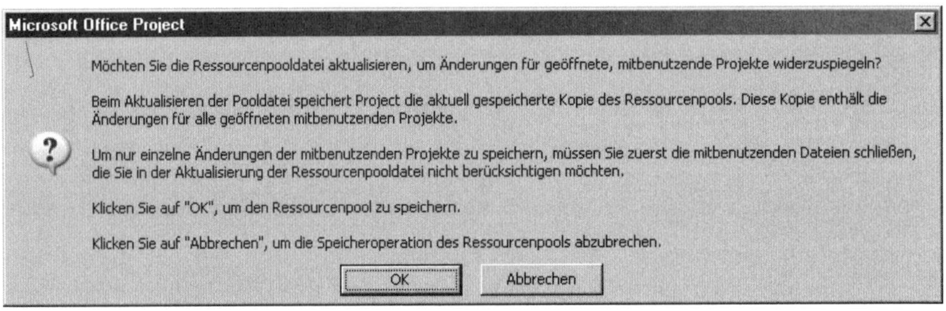

Abbildung 5.70 Aktuelle Zuordnungen in den Ressourcenpool schreiben

Erst wenn ich dies bestätige, werden die vorgenommenen Änderungen in den Ressourcenpool übernommen und damit für die anderen Mitbenutzer des Ressourcenpools sichtbar, wenn Sie danach den Ressourcenpool laden. Die jeweils aktuelle Version des Ressourcenpools wird geladen durch EXTRAS / RESSOURCEN GEMEINSAM NUTZEN / RESSOURCENPOOL ERNEUT LADEN.

Der andere hier verfügbare Befehl RESSOURCENPOOL AKTUALISIEREN schreibt die aktuellen Ressourcenbelastungsdaten in den Ressourcenpool, ohne die Datei zu speichern.

Lassen Sie sich von dem angeblich schreibgeschützten Öffnen des Ressourcenpools nicht irritieren. *Project* versucht hier, eine Rollenaufteilung zu simulieren: Der normale Projektleiter arbeitet mit seinem Projekt und schreibt, wenn er sein Projekt speichert, die aktuellen Ressourcenzuordnungsdaten in den Ressourcenpool. Über diese Option kann er die Stammdaten der Ressourcen wie Arbeitszeiten oder Kostensätze nicht bearbeiten, er kann auch keine Ressourcen löschen.

Beim Speichern seines Projektes werden seine Ressourceneinsätze in den Ressourcenpool geschrieben, wenn er das in Abbildung 5.70 abgebildete Abfrage mit OK bestätigt.

5.12.4 Ressourcenpool bearbeiten

Der für die Pflege der Ressourcenstammdaten (Arbeitszeiten, Urlaube, Kostensätze, Namensänderungen, Aufnahme neuer Ressourcen, Löschen von Ressourcen etc.) Verantwortliche muss, um diese Daten bearbeiten zu können, den Ressourcenpool direkt öffnen.

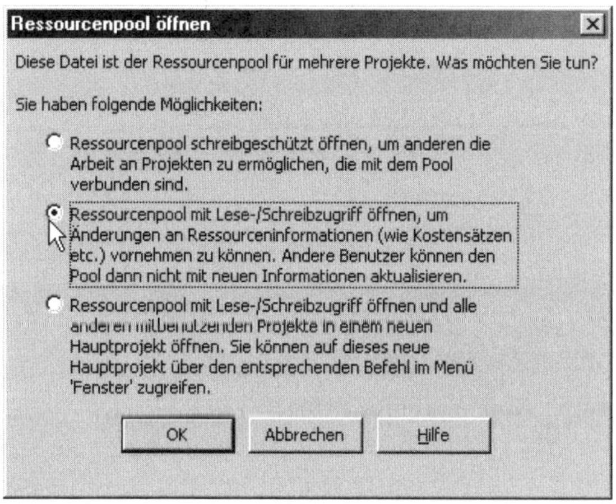

Abbildung 5.71
Optionen beim Öffnen des Ressourcenpools

Leider ist diese Option **mit Schreibzugriff** nicht an bestimmte Rechte zu binden, wobei ja ein Passwort genügen würde. Für die Mehrprojekttechnik ist es doch typisch, dass mehrere Benutzer mit unterschiedlichen Rollen daran arbeiten, und das sollte man bei den Zugriffsrechten auf die Stammdaten der Ressourcen berücksichtigen können. Entweder man hilft sich mit administrativen Regeln und Verhaltensweisen, oder man benötigt den *Project Server*.

Die dritte Option der Abfrage erstellt eine neue Datei, die alle Projekte des Portfolios zusammenführt und somit einen Masterplan schafft, der hier **Hauptprojekt** genannt wird. Dies haben wir im 4. Kapitel im Abschnitt 4.1, „Teilprojekte und Masterplan“, behandelt.

Hinweis

Die Verwendung eines gemeinsamen Ressourcenpools für mehrere Projekte hat für *Microsoft Project* nichts mit einem Masterplan und umgekehrt zu tun. Wenn Sie den Wunsch haben, Ihre Projekte, die auf einen gemeinsamen Ressourcenpool zugreifen, in einem zusammengefassten

Plan zu sehen, müssen Sie einen Masterplan erstellen. Für die gemeinsame Ressourcenverwendung ist ein Ressourcenpool die Lösung. Beides hat – jedenfalls in *Project* – nichts miteinander zu tun.

□ Übung

Öffnen Sie die Dateien „Schneeflocke.mpp“ und „Digitaler Antrieb.mpp“, und lassen Sie diese auf den Ressourcenpool zugreifen. Speichern Sie dann alle Dateien.

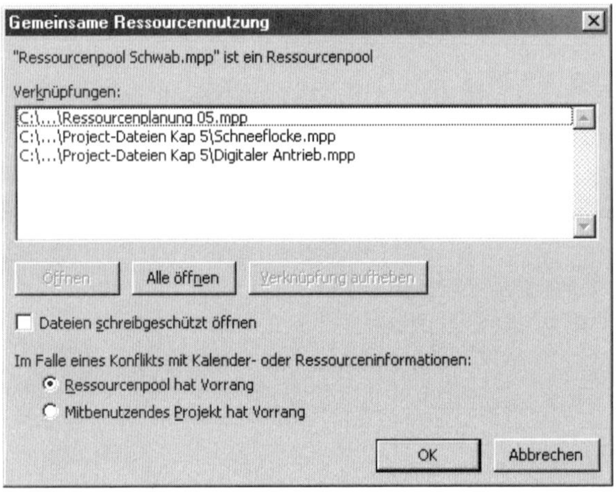

Abbildung 5.72
Der Blick aus dem Ressourcenpool auf die zugreifenden Projekte

5.13 Der Enterprise-Ressourcenpool

Serverbasiert

Wenn Sie ein Projekt auf dem Server anlegen oder speichern, greift dies automatisch auf den Enterprise-Ressourcenpool zu. Die Anlage des Enterprise-Ressourcenpools ist eine genuine Aufgabe der Administration des *Project Servers* und dies behandeln wir in Band 2, „Microsoft Project Server 2007 und der Portfolio-Server 2007“.[3]

Wir haben am Anfang dieses Kapitels (siehe Abschnitt 5.2) behandelt, wie Sie aus den Enterprise-Ressourcen mittels des Teambuilders das jeweilige Projektteam zusammenstellen.

Hier nur kurz zur Wiederholung: Mit EXTRAS / TEAM AUS DER ENTERPRISE ZUSAMMENSTELLEN… können Sie das Projektteam zusammenstellen. Beachten Sie die Schaltfläche DIAGRAMME, mit der Sie die ARBEIT, die RESTVERFÜGBARKEIT, aber am informativsten die Zusammenfassung von beidem, die ZUORDNUNGSARBEIT (siehe Abbildung 5.7 und 5.21) ausgewählter Ressourcen (Mehrfachauswahl möglich), sich anzeigen lassen können.

☐ Übung

Öffnen Sie die Dateien „Schneeflocke.mpp“ und „Digitaler Antrieb.mpp“, und speichern Sie diese als Projekte auf dem Server. Bestätigen Sie die Ersetzung lokaler Ressourcen, oder übernehmen Sie lokale Ressourcen in den Enterprise-Ressourcenpool.

Oder übernehmen Sie vorher die Ressourcen der beiden Dateien mithilfe des Ressourcenimport-Assistenten EXTRAS / ENTERPRISE-OPTIONEN / RESSOURCEN IN ENTERPRISE IMPORTIEREN.

Wenn Sie die beiden Project-Dateien ohne Ressourcen öffnen und speichern, haben Sie keinen Stress mit der Ressourcenübernahme, müssen allerdings die Projektteams erst zusammenstellen und dann die entsprechenden Zuordnungen vornehmen.

Alle Anwender

[3] Hanser Verlag, München 2008

Projekt Schneeflocke:

Nr.		Vorgangsname	Dauer	Ressourcennamen	Anfang	Ende
0		Schneeflocke	129,5 Tage		07.01.08	04.07.08
1		1 Bedarfsanalyse	21 Tage	Projektleiter[10%]	07.01.08	04.02.08
2		1.1 Konzept erstellen	3 Tage	Bluhm	07.01.08	09.01.08
3		1.2 Systemumgebung	8 Tage	Bluhm	10.01.08	21.01.08
4		1.3 Mitarbeiterbefragung	10 Tage	Adler	10.01.08	23.01.08
5		1.4 Basisversion	4 Tage	Bluhm	24.01.08	29.01.08
6		1.5 Durchsprache Basisversion	1 Tag	Adler;Bluhm;Projektleiter	30.01.08	30.01.08
7		1.6 Endgültige Fassung	3 Tage	Bluhm;Projektleiter[50%]	31.01.08	04.02.08
8		2 Abnahme Bedarfsanalyse	0 Tage		04.02.08	04.02.08
9		3 Angebotserstellung	10 Tage	Bluhm;Dorn	05.02.08	18.02.08
10		4 Auftrag	0 Tage		03.03.08	03.03.08
11		5 Start Entwicklung	0 Tage		10.03.08	10.03.08
12		6 Entwicklung	84,5 Tage	Projektleiter[20%]	10.03.08	04.07.08
13		6.1 Datenbankdesign	25 Tage		10.03.08	11.04.08
14		6.1.1 Datenkatalog	10 Tage	Freiberger	10.03.08	21.03.08
15		6.1.2 Normalisierung	5 Tage	Greisinger	24.03.08	28.03.08
16		6.1.3 Schnittstellendefinition	25 Tage	Hauert	10.03.08	11.04.08
17		6.2 Abnahme Datenbankentwurf	0 Tage		11.04.08	11.04.08
18		6.3 UI Design	30 Tage		14.04.08	23.05.08
19		6.3.1 Masken	30 Tage	Zerlett	14.04.08	23.05.08
20		6.3.2 Reports	15 Tage		14.04.08	02.05.08
21		6.3.2.1 Report 1	10 Tage	Freiberger	14.04.08	25.04.08
22		6.3.2.2 Report 2	10 Tage	Greisinger	14.04.08	25.04.08
23		6.3.2.3 Report 3	15 Tage	Hauert	14.04.08	02.05.08
24		6.3.3 Abschluss Reports	0 Tage		02.05.08	02.05.08
25		6.4 Abschluss UI Design	0 Tage		23.05.08	23.05.08
26		6.5 Auswertungen	10 Tage		26.05.08	06.06.08
27		6.5.1 Auswertung 1	5 Tage	Freiberger	26.05.08	30.05.08
28		6.5.2 Auswertung 2	10 Tage	Greisinger	26.05.08	06.06.08
29		6.5.3 Auswertung 3	5 Tage	Hauert	26.05.08	30.05.08
30		6.6 Abschluss Auswertungen	0 Tage		06.06.08	06.06.08
31		6.7 Netzkonzept	19,5 Tage		09.06.08	04.07.08
32		6.7.1 Zugriffsberechtigungen	2 Tage	Bluhm	09.06.08	10.06.08
33		6.7.2 Intranetanbindung	12 Tage	Adler	09.06.08	24.06.08
34		6.7.3 Optimierung Datentransfer	10 Tage	Dorn	09.06.08	04.07.08
35		6.8 Abschluss Netzkonzept	0 Tage		04.07.08	04.07.08
36		7 Ende Entwicklung	0 Tage		04.07.08	04.07.08

Abbildung 5.73
Projekt Schneeflocke: Ressourcenzuordnungen

Projekt Digitaler Antrieb:

Nr.		Vorgangsname	Dauer	Ressourcennamen	Anfang	Ende
0		Digitaler Antrieb	95 Tage		07.01.08	16.05.08
1		Start	0 Tage		07.01.08	07.01.08
2		Schnittstelle	27 Tage		07.01.08	12.02.08
3		Schnittstelle spezifizieren	2 Tage	Bauer	07.01.08	08.01.08
4		Schnittstelle CC programmieren	20 Tage	Bauer	09.01.08	05.02.08
5		Schnittstelle im Antrieb implementieren	5 Tage	Abegg	09.01.08	15.01.08
6		Schnittstelle testen	5 Tage	Bauer;Abegg	06.02.08	12.02.08
7		Auslieferung Schnittstelle	0 Tage		12.02.08	12.02.08
8		Parametrierung	15 Tage		07.01.08	25.01.08
9		Software Download	5 Tage	Didier	07.01.08	11.01.08
10		Laufzeitparameter	5 Tage	Didier	14.01.08	18.01.08
11		Parameter Download	5 Tage	Didier	21.01.08	25.01.08
12		Ende Parametrierung	0 Tage		25.01.08	25.01.08
13		Lageregelung	24 Tage		07.01.08	07.02.08
14		Sollwert-Generator	2 Tage	Meier	07.01.08	08.01.08
15		Stützstellen-Interpolation	10 Tage	Meier	16.01.08	29.01.08
16		Messsystemauswertung	5 Tage	Meier	30.01.08	05.02.08
17		Lageregler	2 Tage	Meier	06.02.08	07.02.08
18		Ende Lageregelung	0 Tage		07.02.08	07.02.08
19		Start Integration	0 Tage		03.03.08	03.03.08
20		Integration	20 Tage	Zerlett	03.03.08	28.03.08
21		Start Gesamtsystem testen	0 Tage		14.04.08	14.04.08
22		Gesamtsystem testen	25 Tage		14.04.08	16.05.08
23		Funktionstest	20 Tage	Ötztürk	14.04.08	09.05.08
24		Performancetest	5 Tage	Ötztürk	12.05.08	16.05.08
25		Ende Test	0 Tage		16.05.08	16.05.08
26		Dokumentation	10 Tage	Stein	03.03.08	28.03.08
27		Freigabe	0 Tage		16.05.08	16.05.08

Abbildung 5.74
Projekt Digitaler Antrieb: Ressourcenzuordnungen

5.14 Ressourcenauslastung analysieren

Um die Auslastungen der Ressourcen zu analysieren, gibt es in *Project* eine Anzahl von Ressourcenansichten, die man jeweils noch anpassen kann, und für die Verwender des Servers auch noch das Ressourcencenter im *Web Access* (behandeln wir nicht hier, sondern im Folgeband zum *Project Server*). Hier zunächst die wichtigsten Ressourcenansichten in *Project*. Dann unternehme ich einige Überlegungen zu den Handlungsmöglichkeiten der Projektleitung bei Ressourcenkonflikten. und anschließend lösen wir dann konkret einige der hier in unsere Übungsdateien eingebauten Ressourcenkonflikte.

5.14.1 Ansicht Ressource: Einsatz

Die Ansicht, die dazu da ist, den Ressourceneinsatz darzustellen, heißt auch so: ANSICHT RESSOURCE: EINSATZ

Diese Ansicht besteht aus zwei Teilen – Sie erkennen dies immer an dem vertikalen Trennbalken, den Sie verschieben können – links eine Tabelle, rechts die Zeitphasenwerte, d. h. Werte in einer Zeitskala. Die Zeitskala können Sie verändern wie im Balkendiagramm. Mit dem Symbol der Lupe – oder Lupe + verkleinern oder vergrößern Sie die Zeiteinheiten, und vergessen Sie nicht das Symbol rechts davon (Finger, der auf den Balken zeigt), GEHE ZU AUSGEWÄHLTEM VORGANG: Damit springen Sie in der Zeitskala immer an den Anfang der Werte der ausgewählten Ressource bzw. des ausgewählten Vorganges.

Links in der Tabelle EINSATZ stehen die **Ressourcen** mit ihren **zugeordneten Vorgängen** und rechts in den Zeitphasenfeldern Werte, in der Voreinstellung die **Arbeit** (Einheit der Darstellung der Arbeit unter EXTRAS / OPTIONEN / TERMINPLAN / ARBEIT WIRD EINGEGEBEN: STUNDEN oder TAGE).

Leider kommt immer oben erst eine Reihe von Vorgängen, denen keine Ressourcen zugeordnet sind: – NICHT ZUGEORDNET. Diese können Sie wie gewohnt mit dem –Zeichen zuklappen.

Diese Ansicht zeigt die Ressourcen mit den Vorgängen, denen sie jeweils zugeordnet sind. Wenn Sie mit mehreren Projekten arbeiten, interessieren Sie jedoch nicht nur die Vorgänge, denen die Ressourcen zugeordnet sind, sondern auch die Projekte, aus denen diese Vorgänge kommen. Dies können wir uns in einer weiteren Spalte anzeigen lassen. Die Spalte, vor die Sie eine weitere einfügen möchten, markieren und das gleichnamige Feld einfügen: EINFÜGEN / SPALTE EINFÜGEN (oder Kontextmenü): **Projekt**

Hinweis

Immer wenn Sie in *Project* ein weiteres Informationsbedürfnis haben, müssen Sie die Felder mit diesen Informationen finden. In einer Tabelle können Sie es immer über das EINFÜGEN einer Spalte versuchen, und Sie bekommen die Liste der Vorgangsfelder (in einer Vorgangsansicht), der Ressourcenfelder (in einer Ressourcenansicht) oder der Zuordnungsfelder (in einer Einsatzansicht).

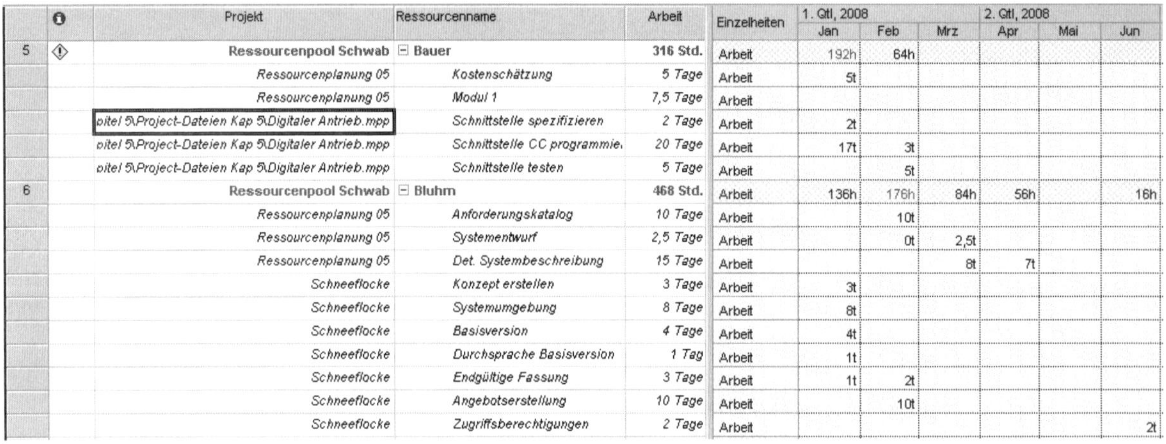

		Projekt	Ressourcenname	Arbeit	Einzelheiten	1. Qtl, 2008 Jan	Feb	Mrz	2. Qtl, 2008 Apr	Mai	Jun
5		Ressourcenpool Schwab	Bauer	316 Std.	Arbeit	192h	64h				
		Ressourcenplanung 05	Kostenschätzung	5 Tage	Arbeit	5t					
		Ressourcenplanung 05	Modul 1	7,5 Tage	Arbeit						
		pitel 5\Project-Dateien Kap 5\Digitaler Antrieb.mpp	Schnittstelle spezifizieren	2 Tage	Arbeit	2t					
		pitel 5\Project-Dateien Kap 5\Digitaler Antrieb.mpp	Schnittstelle CC programmie	20 Tage	Arbeit	17t	3t				
		pitel 5\Project-Dateien Kap 5\Digitaler Antrieb.mpp	Schnittstelle testen	5 Tage	Arbeit		5t				
6		Ressourcenpool Schwab	Bluhm	468 Std.	Arbeit	136h	176h	84h	56h		16h
		Ressourcenplanung 05	Anforderungskatalog	10 Tage	Arbeit		10t				
		Ressourcenplanung 05	Systementwurf	2,5 Tage	Arbeit		0t	2,5t			
		Ressourcenplanung 05	Det. Systembeschreibung	15 Tage	Arbeit			8t	7t		
		Schneeflocke	Konzept erstellen	3 Tage	Arbeit	3t					
		Schneeflocke	Systemumgebung	8 Tage	Arbeit	8t					
		Schneeflocke	Basisversion	4 Tage	Arbeit	4t					
		Schneeflocke	Durchsprache Basisversion	1 Tag	Arbeit	1t					
		Schneeflocke	Endgültige Fassung	3 Tage	Arbeit	1t	2t				
		Schneeflocke	Angebotserstellung	10 Tage	Arbeit		10t				
		Schneeflocke	Zugriffsberechtigungen	2 Tage	Arbeit						2t

Abbildung 5.75 Ressource Einsatz mit Spalte Projekt (dateibasiert)

Gehen Sie bei der Analyse des Ressourceneinsatzes immer erst von größeren Zeiteinheiten aus, z. B. Monaten, dann haben Sie einen besseren Überblick; detaillierter können Sie es bei Bedarf immer noch sehen.

Die rot dargestellten Ressourcen sind überlastet und haben in der Indikator-Spalte ein gelbes Ausrufezeichen, das Sie zum Kapazitätsabgleich auffordert.

In der dateibasierten Ansicht werden die geöffneten Dateien in der Spalte **Projekt** mit dem Namen angezeigt („Ressourcenplanung05“ und „Schneeflocke“), bei den geschlossenen Dateien der ganze Pfad („Digitaler Antrieb“).

In der Voreinstellung der Ansicht RESSOURCE: EINSATZ werden rechts in den Zeitphasen nur die Werte für die **Arbeit** angezeigt. Aber man kann sich alles anzeigen lassen (selbst das, was Sie nie zu fragen wagten) über Menü FORMAT / EINZELHEITENARTEN… oder das Kontextmenü im Bereich der Zeitphasenwerte:

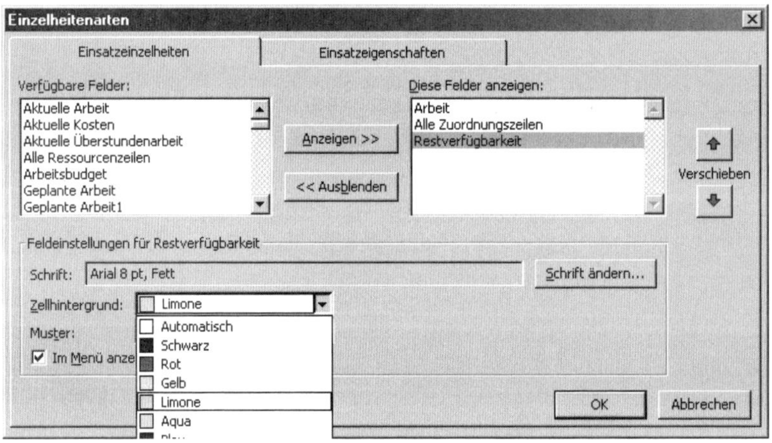

Abbildung 5.76 Was möchten Sie wie sehen?

Die übliche Zweifenstertechnik in *Project*: Eine Seite enthält die Felder, die zur Verfügung stehen, die andere Seite zeigt die Liste der ausgewählten Felder an. Diese kann man noch mit SCHRIFT ÄNDERN… oder dem ZELLHINTERGRUND gestalten: mit einer Farbe hinterlegen.

☐ Übung

Lassen Sie sich das Feld RESTVERFÜGBARKEIT anzeigen, und hinterlegen Sie es mit einem hellgrünen Hintergrund, LIMONE genannt. (Das Feld RESTVERFÜGBARKEIT hieß früher VERBLEIBENDE VERFÜGBARKEIT, und in der ersten Spalte in der rechten Ansicht ist es dabei geblieben.)

	❶	Projekt	Ressourcenname	Arbeit	Einzelheiten	Hälfte 1, 2008					
						Jan	Feb	Mrz	Apr	Mai	Jun
3	◈		⊟ Bauer	316 Std.	Arbeit	192h	64h				
					Verbl. Verfgb.	0h	184h	168h	176h	176h	168h
		Digitaler Antrieb_S	Schnittstelle spezifizieren	2 Tage	Arbeit	2t					
					Verbl. Verfgb.						
		Digitaler Antrieb_S	Schnittstelle CC programn	20 Tage	Arbeit	17t	3t				
					Verbl. Verfgb.						
		Digitaler Antrieb_S	Schnittstelle testen	5 Tage	Arbeit		5t				
					Verbl. Verfgb.						
		Aurora	Kostenschätzung	5 Tage	Arbeit	5t					
					Verbl. Verfgb.						
		Aurora	Modul 1	7,5 Tage	Arbeit						
					Verbl. Verfgb.						
4			⊟ Dorn	280 Std.	Arbeit	76h	44h				64h
					Verbl. Verfgb.	16h	40h	84h	88h	88h	20h
		Schneeflocke_S	Optimierung Datentransfe	10 Tage	Arbeit						8t
					Verbl. Verfgb.						
		Schneeflocke_S	Angebotserstellung	5 Tage	Arbeit		5t				
					Verbl. Verfgb.						
		Aurora	Tech. Machbarkeit	10 Tage	Arbeit	9,5t	0,5t				
					Verbl. Verfgb.						
		Aurora	Modul 2	10 Tage	Arbeit						
					Verbl. Verfgb.						
5			⊟ Freiberger	340 Std.	Arbeit			80h	80h	120h	
					Verbl. Verfgb.	152h	168h	88h	96h	56h	168h
		Schneeflocke_S	Report 1	10 Tage	Arbeit				10t		
					Verbl. Verfgb.						
		Schneeflocke_S	Auswertung 1	5 Tage	Arbeit					5t	
					Verbl. Verfgb.						
		Schneeflocke_S	Datenkatalog	10 Tage	Arbeit			10t			
					Verbl. Verfgb.						
		Aurora	Benutzerschnittstellen	10 Tage	Arbeit					10t	
					Verbl. Verfgb.						
		Aurora	Modul 1	7,5 Tage	Arbeit						
					Verbl. Verfgb.						

Abbildung 5.77 Ressourceneinsatz mit Restverfügbarkeit auf dem Server

Wenn ich am Anfang dieses Abschnittes nicht differenziert habe zwischen Anwendern, die mit Dateien arbeiten, und den Serveranwendern, dann deshalb, weil ich meine, dass die Unterschiede bei diesen Ansichten in *Project* minimal sind. Die Abbildung 5.75 zeigt die Ansicht, wenn man mit Dateien arbeitet, die Abbildung 5.77 zeigt die Ansicht, wenn die Projekte auf dem Server liegen. (Das _S nach dem Projektnamen ist mein Zeichen für „Server".)

5.14.2 Ressourcenzuteilung und Auslastungsdiagramm

Wenn man sich in dem Arbeitsgang der Ressourcenzuordnungen oder auch bei der Überwachung des Ressourceneinsatzes befindet, ist es nützlich, sich die Symbolleiste Ressourcenmanagement einzublenden. Entweder Sie rufen das Kontextmenü im Bereich der Symbolleisten auf und klicken auf die gewünschte Symbolleiste (Ein- bzw. Ausschalter) oder gehen über das Menü ANSICHT / SYMBOLLEISTEN > RESSOURCENMANAGEMENT.

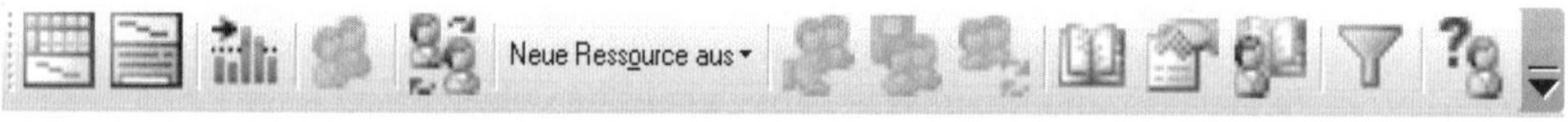

Abbildung 5.78 Symbolleiste Ressourcenmanagement

Das dritte Symbol, GEHE ZUR NÄCHSTEN RESSOURCENÜBERLASTUNG, springt in den Zeitphasenwerten eben dahin; das zweite Symbol ist eine Ansichtskombination (so wird eine Ansicht mit einem geteilten Bildschirm genannt), VORGANG EINGABE, und diese beseht in der oberen Hälfte aus dem Balkendiagramm und unten aus der Vorgangsmaske. Mit dieser Ansicht haben wir bei den Ressourcenzuordnungen hier grundsätzlich gearbeitet.

Das erste Symbol ruft auch eine Ansichtskombination auf, die RESSOURCE: ZUTEILUNG genannt wird. Diese besteht oben aus der eben bearbeiteten RESSOURCE: EINSATZ, und in der unteren Hälfte wird eine bestimmte Art des Balkendiagramms angezeigt, BALKENDIAGRAMM ABGLEICH (die eingeblendete Tabelle enthält das Feld **Abgleichsverzögerung**, die man dann auch grafisch dargestellt bekommt), gefiltert über die oben ausgewählte Ressource.

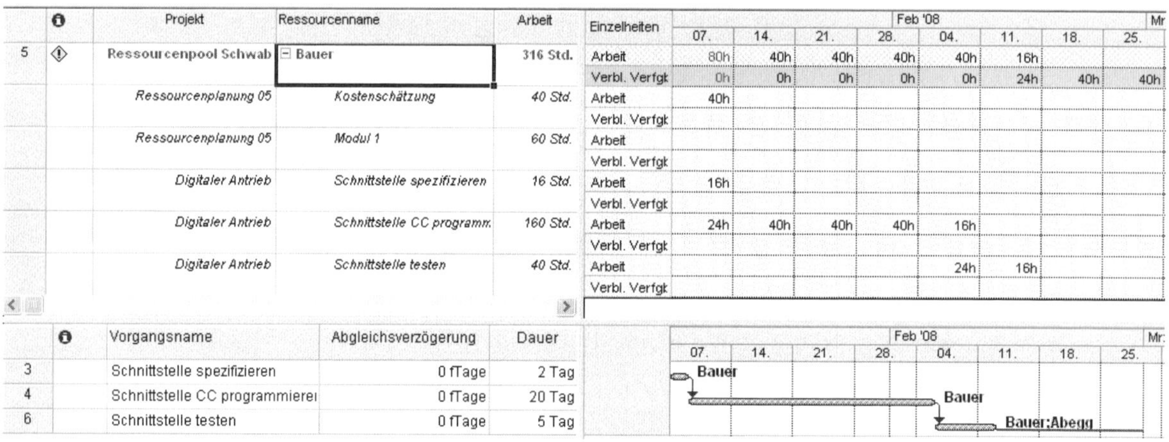

Abbildung 5.79 Ansicht Ressource: Zuteilung

Nun mag diese Ansicht verwirren (für rot angezeigte, also überlastete Zeitphasen können unten keine entsprechenden Vorgänge erkannt werden), aber **unten werden nur die Vorgänge des Projektes angezeigt, aus dem man diese Ansicht aufruft**, und das ist ja das eigene Projekt. In einer Ansicht werden **nie** Vorgänge aus anderen Projekten angezeigt (unabhängig von Datei- oder Serverbasierung), denn diese könnte man ja bearbeiten. Diese Ansicht unten (BALKENDIAGRAMM: ABGLEICH) ist eine Vorgangsansicht, und hier man kann die Vorgänge bearbeiten; z. B. mit einem Doppelklick die INFORMATIONEN ZUM VORGANG aufrufen und im Register RESSOURCEN die Zuordnungen ändern.

Ich bevorzuge zum Bearbeiten von Ressourcenüberlastungen diese kombinierte Ansicht, da ich oben die Ressourcenüberlastungen bzw. die zusätzlich einzublendende RESTVERFÜGBARKEIT sehe (siehe Abbildung 5.77) und unten die Ressourcenzuordnungen zu den Vorgängen ändern kann.

Tipp

Beim Arbeiten mit Ressourcen, insbesondere beim Analysieren der Ressourceneinsätze, ist der „Trick“ der, mit einem geteilten Bildschirm zu arbeiten und in einer Hälfte eine Vorgangsansicht, in der anderen Hälfte eine Ressourcenansicht einzublenden. Man hat so den kombinierten Blick auf beides und kann das jeweils Gewünschte mit einem Doppelklick bearbeiten.

In einer Vorgangsansicht kann man ja Ressourcen zuordnen, und deshalb kann man in der Ansicht BALKENDIAGRAMM: ABGLEICH, also in der unteren Ansicht, das Ressourcenzuordnungsfenster mit dem Doppelkopf-Symbol in der Standard-Symbolleiste einblenden oder über das Menü EXTRAS / RESSOURCEN ZUORDNEN (ALT F10) erhalten Sie dieses ja schon genannte Tool (Abbildung 5.19).

Wenn Sie in der unteren Ansicht einen Vorgang markieren, werden Ihnen im geöffneten RESSOURCEN ZUORDNEN-Dialog die zugeordneten Ressourcen mit Einheiten angezeigt. Was Sie ja auch schon wissen (siehe Abbildung 5.19 und 5.21): Über die Schaltfläche DIAGRAMME erhalten Sie das oder die Ressourcenauslastungsdiagramme, in der Auswahl ZUORDNUNGSARBEIT sehen Sie die Arbeit aus dem **Ausgewählten Vorgang**, aus **Anderen Vorgängen** (bedeutet hier auch aus anderen Projekten) und die **Verfügbarkeitslinie** in den gewünschten Zeiteinheiten, die Sie wie gewohnt durch die Symbole **Lupe +** oder **Lupe –** ändern können.

In dieser Abbildung sehen Sie im Hintergrund die Ansicht RESSOURCE ZUTEILUNG (auf dem Server, aber kein Unterschied zur Dateiansicht). Die untere Bildschirmhälfte ist aktiviert, und über RESSOURCEN ZUORDNEN wird das DIAGRAMM ZUORDNUNGSARBEIT für die Ressource „Bluhm“ angezeigt. In dem Ressourcenzuordnungsfenster kann man auch mehrere Ressourcen markieren, bekommt das Diagramm für die markierten Ressourcen und kann die angezeigte Zuordnungsarbeit über die De- bzw. Aktivierung jeder einzelnen Ressource steuern.

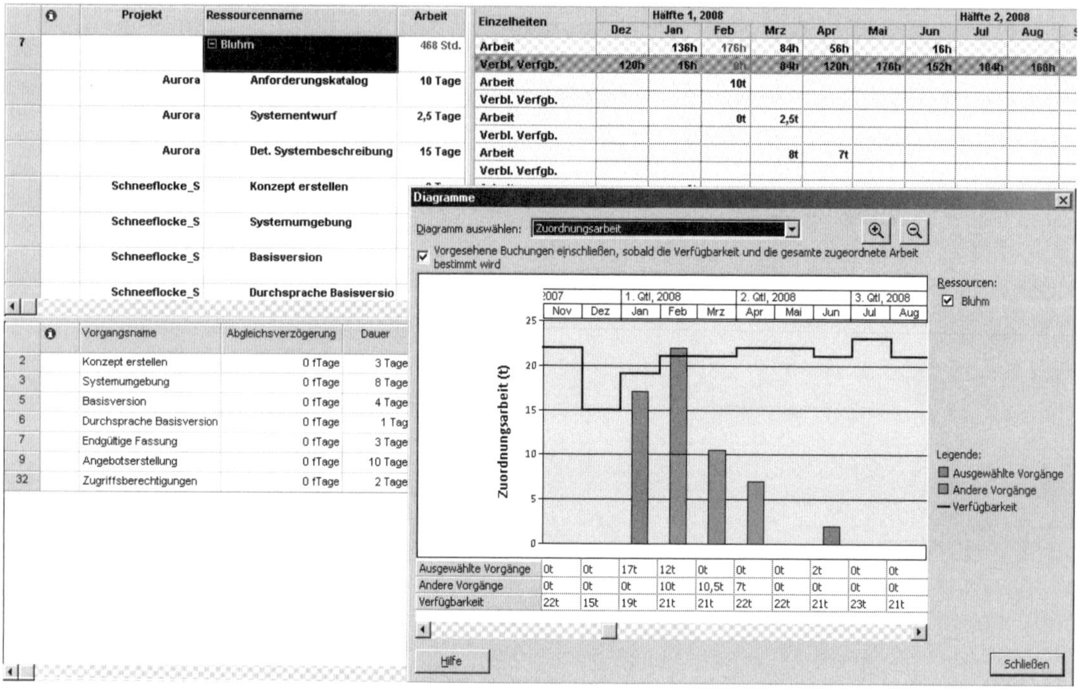

Abbildung 5.80 Zuordnungsarbeit ausgewählter Ressourcen

5.14.3 Ansicht Ressource: Grafik

Nun sind wir schon dabei, trockene Zahlen schön eindrucksvoll grafisch darzustellen. Dafür gibt es die Ansicht RESSOURCE: GRAFIK.

Ich bevorzuge diese Ansicht – jedenfalls zunächst einmal – in einer Ansichtskombination in der unteren Bildschirmhälfte. Also FENSTER / TEILEN und, wenn man einen geteilten Bildschirm hat, die untere Ansicht aktivieren („reinklicken“) und auswählen über das Menü ANSICHT RESSOURCE: GRAFIK:

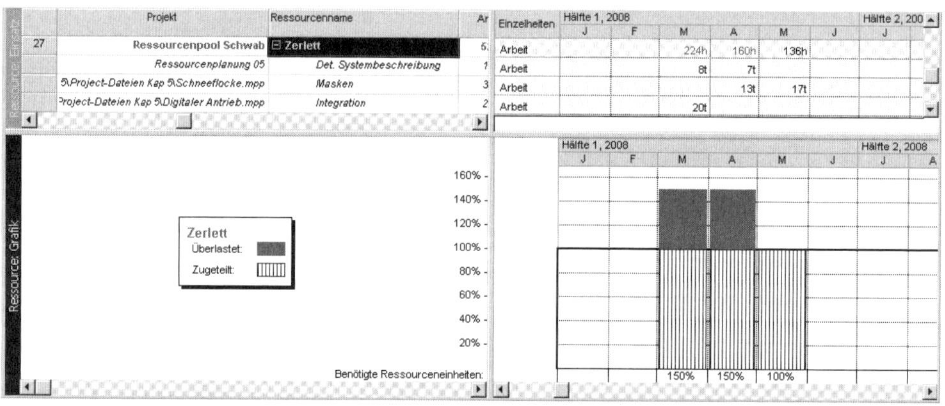

Abbildung 5.81 Ressource: Grafik in Kombination mit Ressource: Einsatz

Denn hier sehe ich die Werte in der Zeitphase und parallel die Grafik. Nun kann man wieder über das **Kontextmenü** diese Ansicht formatieren (oder untere Ansicht auswählen und dann über Menü FORMAT / EINZELHEITEN), d. h. bestimmen, welche Informationen man sehen will.

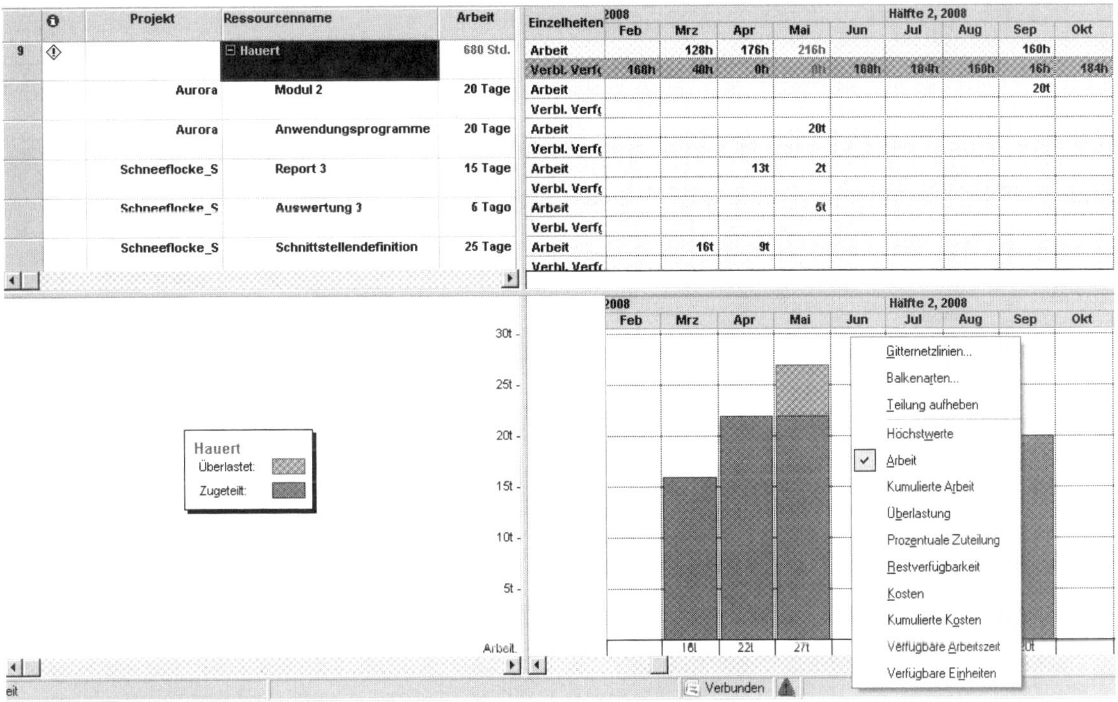

Abbildung 5.82 Auswahl der Anzeigeoptionen für die Ressourcengrafik

Im Standard sind das die **Höchstwerte** (siehe Abbildung 5.81), das ist der Wert, mit dem die Ressource im angezeigten Zeitraum als Spitzenwert („Peak Units“) zugeordnet ist. Ganz interessant ist sicher auch die Anzeige der **Arbeit** (siehe Abbildung 5.82), der **Überlastung** und auch die **Prozentuale Zuteilung**.

Über FORMAT / BALKENARTEN (oder Kontextmenü) können Sie die Darstellung der Balken ändern oder sich – wie hier eingeblendet – die WERTE ANZEIGEN und die VERFÜGBARKEITSLINIE ANZEIGEN lassen. Man kann auch eine differenzierte Darstellung der Arbeit einer Ressource, die ZUGESICHERT ist, von der Arbeit einer VORGESEHENEN Ressource einstellen (siehe Abschnitt 5.4.3, „Vorgesehen/Zugesichert“).

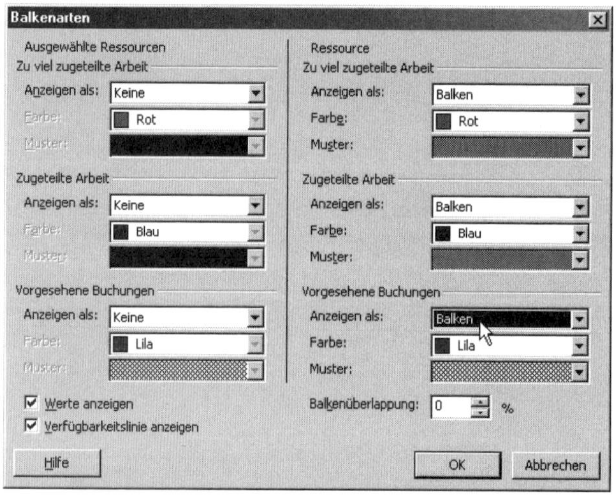

Abbildung 5.83
Anzeige auch der vorgesehenen Buchungen

Nur dann sieht man in der Ansicht RESSOURCE: GRAFIK einen Unterschied zwischen den Werten, die von ZUGESICHERTEN Ressourcen berechnet werden, und solchen, die von VORGESEHENEN Ressourcen berechnet werden.

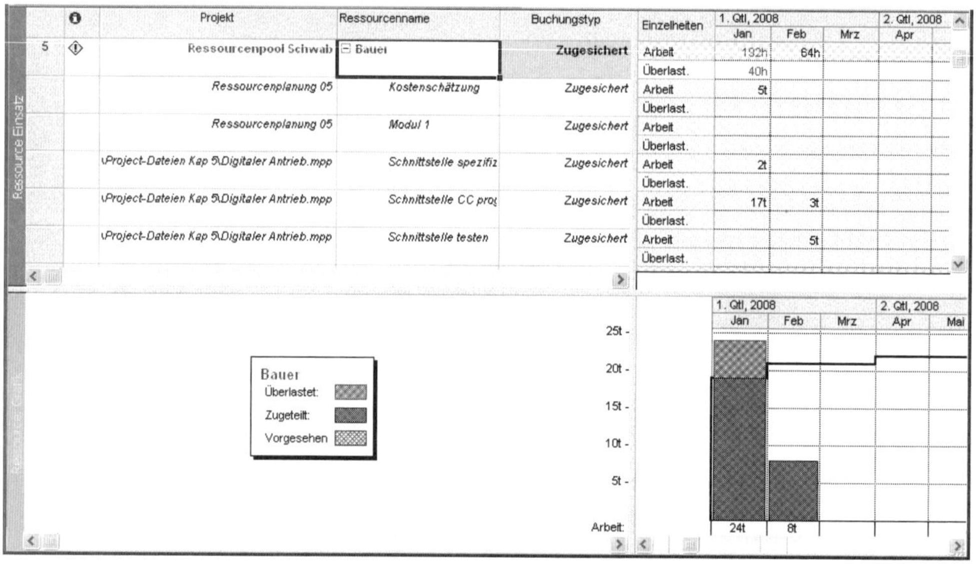

Abbildung 5.84 Darstellung des Einsatzes einer zugesicherten Ressource (dateibasiert)

Erinnern Sie sich – schauen Sie im Teambuilder (siehe Abbildung 5.6) nach –, die Ressourcen „Adler“ und „Bluhm“ haben wir bei der Aufnahme aus dem Enterprise-Ressourcenpool in das Projektteam bei der **Buchung** nur VORGESEHEN statt der Standardvorgabe ZUGESICHERT. Dateibasiert haben Sie diese Option in den INFORMATIONEN ZUR RESSOURCE (siehe Abbildung 5.10), allerdings kann man aus einem unerklärlichen Grund (in der mir zur Verfügung stehenden Version) bei der Arbeit mit Dateien nicht den **Buchungstyp**, so heißt das Feld intern, pro Projekt umstellen. Hier gibt es nur VORGESEHEN

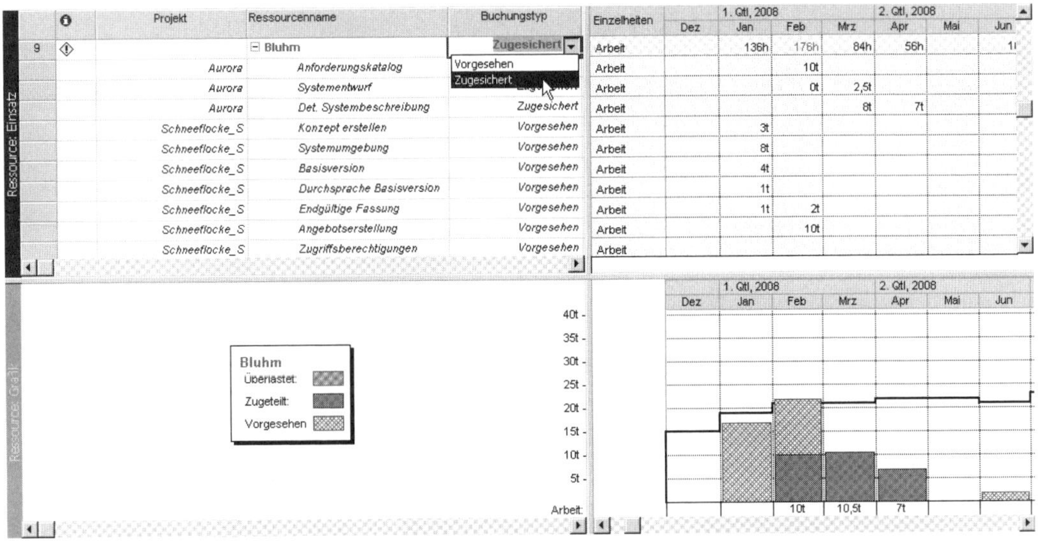

Abbildung 5.85 Differenzierte Darstellung von zugesicherten und vorgesehenen Buchungen (Server)

bzw. ZUGESICHERT für die Ressource überhaupt. Auf dem *Server* kann man den Buchungstyp pro Projekt einstellen:

Hier ist die Ressource „Bluhm" im Projekt Aurora ZUGESICHERT, im Projekt Schneeflocke nur VORGESEHEN. In der Grafik wird das unterschiedlich dargestellt, wenn Sie dies einrichten wie in Abbildung 5.83 dargestellt. Außerdem kann man im TEAMBUILDER (siehe Abbildung 5.4, 5.5 und 5.6) einstellen, ob bei der Berechnung der Arbeit die vorgesehenen Buchungen mitberechnet werden sollen.

Nun kann man im geteilten Bildschirm immer eine Vorgangsansicht mit einer Ressourcenansicht kombinieren, und manche dieser Kombinationen machen sogar Sinn. Eine andere Kombination ist **oben** die ganz normale Ansicht BALKENDIAGRAMM und (FENSTER / TEILEN) und **unten** die Ansicht RESSOURCE: GRAFIK. Hier kann man jetzt oben einen Vorgang markieren und sieht unten die Grafik(en) zu den Ressourcen, die diesem Vorgang zugeordnet sind. Wenn mehrere Ressourcen dem Vorgang zugeordnet sind, muss man mit den Pfeilen in der Bildlaufleiste im linken Fenster, das den Ressourcennamen anzeigt, klicken, um die weiteren Ressourcen anzuzeigen. Leider zeigt die Ressourcengrafik nach wie vor im Standard immer nur eine Ressource an.

Wenn man die Bildschirmteilung aufhebt und die Ansicht RESSOURCE: GRAFIK auswählt, kann man über den Pfeil in der Bildschirmlaufleise links unten die Ressourcen nacheinander einblenden, denn nach wie vor funktioniert die Ansicht RESSOURCE: GRAFIK im Standard immer nur für eine ausgewählte Ressource. Außerdem gibt es in dieser Ansicht auch keine Funktion GEHE ZU AUSGEWÄHLTEM VORGANG, d.h., man muss den Zeitraum, wo man etwas sieht, mühselig suchen (in die Bildlaufleiste unterhalb der Grafik klicken).

Im übernächsten Kapitel beschäftigen wir uns mit Anpassungen des Programms, und in dem Beispiel **Ansicht Personeneinsatzgebirge** zeige ich, wie man diese Ansicht auch für eine gefilterte Gruppe oder für die Anzeige der Auslastung aller Ressourcen benutzen kann.

5.14.4 Informationen zur Zuordnung

Man sollte wissen, dass *Project* mehrere unabhängige Mengen von Informationen in seiner Datenbank speichert. Es gibt eine kleinere Menge von Informationen zu dem **Projekt** insgesamt, eine große Menge von Informationen zu den **Vorgängen** (werden in den Vorgangsfeldern angezeigt) und eine davon vollkommen unabhängige Menge von Informationen zu den **Ressourcen** (werden in den Ressourcenfeldern angezeigt). Deshalb können diese unabhängig im Ressourcenpool gepflegt werden. Erst wenn man einem Vorgang eine Ressource zuweist, entsteht eine weitere, unabhängige Menge von Informationen, die der **Zuordnungen** („Assignments"), und diese werden in den Zuordnungsfeldern angezeigt. Die für uns wichtigste davon ist die **Arbeit**, die erst errechnet wird, wenn man eine Ressource einem Vorgang zuweist.

Die INFORMATIONEN ZUR ZUORDNUNG werden in den EINSATZ-Ansichten dargestellt. Außer der schon dargestellten Ansicht RESSOURCE: EINSATZ gibt es auch die Ansicht VORGANG: EINSATZ unter den Vorgangsansichten.

Wenn Sie in einer Einsatzansicht auf das zugeordnete Element doppelklicken, bekommen Sie die **Informationen zur Zuordnung**.

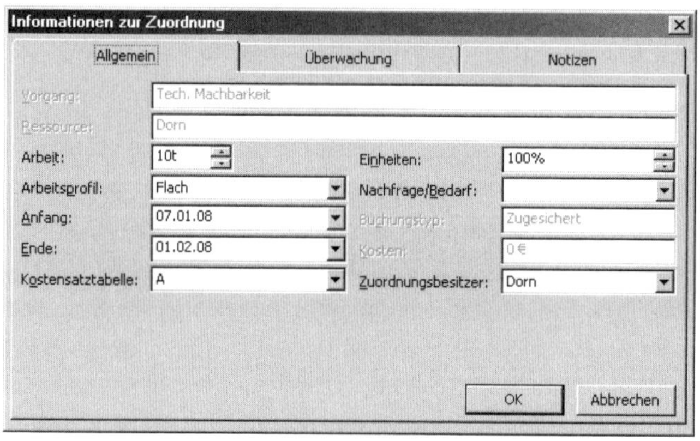

Abbildung 5.86
Informationen zur Zuordnung

Im eigenen Projekt können Sie hier die **Arbeit ändern** und die zugeordneten **Einheiten**. Das **Arbeitsprofil** ist im Standard **Flach**, das ist gleichmäßig verteilt über die Vorgangsdauer, und dabei sollten Sie es auch belassen. Wenn Sie unbedingt spielen wollen, können Sie verschiedene Arten von Verteilungsgebirgen auswählen, aber:

Achtung:

Wenn eine Ressource dem Vorgang zu 100% zugewiesen ist, verlängert ein anderes Arbeitsprofil als FLACH die Vorgangsdauer, da *Project* von sich aus eine Ressource zu nicht mehr als mit der maximalen Verfügbarkeit (im Standard 100%), also nicht mit mehr als 100% zuordnet. Wenn es also z.B. bei ENDLASTIG am Anfang des Vorganges weniger Arbeit zuordnet, kann es – bei Konstanz des Arbeitspaketes – diese Arbeit nur durch Verlängerung der Vorgangsdauer wieder hinzugewinnen. *Project* lässt unter den Standardeinstellungen das Arbeitspaket konstant.

Die **Kostensatztabelle:** ermöglicht für diese Zuordnung der Ressource die Auswahl einer anderen Kostensatztabelle als die Standardvorgabe A. Voraussetzung ist natürlich, dass in den **Informationen zur Ressource/Kosten** in den anderen Kostensatztabellen B bis E entsprechende Eintragungen gemacht werden. Das behandeln wir in Kapitel 6, „Kosten".

Im Register **Überwachung** finden Sie die Möglichkeit, einige aktuelle Werte (das sind in *Project* Istwerte) wie z. B. Aktuelle Arbeit, Aktueller Anfang, Aktuelles Ende einzugeben. Das behandeln wir in Kapitel 8, „Projektüberwachung".

5.15 Ressourcenkonflikte und ihre Lösungen

Nun haben wir in den Ressourcenansichten schon mehrmals überlastete Ressourcen angezeigt bekommen (siehe z. B. Abbildung 5.79 und 5.81). Man erkennt das sofort an der roten Schrift für die überlasteten Ressourcen (in allen Ressourcenansichten) und dem gelben Rhombus mit Ausrufezeichen im Indikatorfeld. Wenn Sie den Mauszeiger auf den Indikator stellen, erhalten Sie die QuickInfo, dass diese Ressource basierend auf einer bestimmten Zeiteinheit, meist auf einer Tagesbasis, abgeglichen werden sollte.

Project zeigt immer dann eine Ressource als überlastet an, wenn sie über ihre Kapazität zugeordnet wurde. Die Arbeitskapazität ergibt sich aus den maximalen Einheiten der Ressource multipliziert mit ihrer Arbeitszeit. Wenn man sich in den Zeitphasen der Ansicht RESSOURCE: EINSATZ das Feld **Überlastung** anzeigen lässt, sieht man die Arbeitsstunden, welche die Ressource in der eingestellten Zeiteinheit über ihre Kapazität zugeteilt ist.

Hinweis

Es kann durchaus sein, dass eine Ressource zwar rot dargestellt wird und auch einen entsprechenden Indikator hat, trotzdem in der Zeile **Überlastung** keine Angabe steht. Die Ressource ist dann in der gewählten Zeiteinheit nicht überlastet: Z. B. sind 24 Stunden Arbeit in (der Zeiteinheit) einer **Woche** unterhalb der (Standard-)Kapazität, also zu schaffen, aber **an einem Tag entschieden darüber** und deshalb nicht zu schaffen. Wählen Sie also die Zeiteinheit in der Zeitskala, in der Sie die Überlastung sehen.

Nun kann eine Überlastung verschiedene Ursachen haben, denen man konkret nachgehen muss (was wir gleich tun), aber zuvor einige grundsätzliche Überlegungen hierzu. Im Regelfall entsteht eine Ressourcenüberlastung daraus, dass eine Ressource zwei oder mehreren Vorgängen zugeordnet ist, die zeitlich parallel laufen, sei es in einem Projekt oder in mehreren. In solch einem Fall haben Sie im Prinzip folgende Möglichkeiten zu reagieren:

5.15.1 Lösungen, die weder Zeit noch Geld kosten

1. Überprüfen Sie zunächst, wie die Belastung der Ressource in einem größeren Zeitraum ist (hier ist das Feld **Prozentuale Zuteilung**, in der Zeiteinheit pro Woche oder pro Monat, nützlich). Wenn die Überlastung darin besteht, dass die Ressource an einem

Tag drei Vorgänge hat, also mit 24 Stunden belastet ist, aber in dieser Woche nichts anderes zu tun hat, ist das eine prozentuale Zuteilung in dieser Woche von 60%. Wir haben kein Problem, wenn die Ressource die drei Vorgänge in Eigenregie auf drei Tage verteilen kann. Warum liegen die drei Vorgänge am gleichen Tag? Wenn es keinen zwingenden Grund gibt, liegt es an unserer Planung, die sich aber auch nicht mit jedem Detail belasten muss. Sie müssen nicht bei jeder gemeldeten Ressourcenüberlastung reagieren und können es der Ressource überlassen, wann sie was erledigt. Schon schwieriger wird es, zwei Vorgänge an einem Tag zu erledigen, wenn der eine Vorgang z. B. in München und der andere in Berlin stattfindet und jeweils Verabredungen bestehen. Aber auch Letzteres wird die Ressource wissen (aus Ihrer persönlichen Terminplanung) und reagieren, und das ist wichtiger, als in dem Tool alles zu pflegen. Wenn Sie diese Verabredungen genau pflegen wollen, müssen Sie die unterschiedlichen Termine eingeben und damit festlegen, was ja bei Verabredungen sinnvoll ist.

2. Kann die überlastete Ressource bei einem parallelen Vorgang durch eine andere ersetzt werden? Haben Sie Ressourcen, die in diesem Zeitraum noch nicht ausgelastet sind? (Hierzu ist das Feld **Restverfügbarkeit** = **Verbleibende Verfügbarkeit** nützlich.) Wenn die weniger belastete Ressource, die Sie stattdessen einsetzen, sowieso schon auf der Gehaltsliste steht, kostet das nichts zusätzlich (außer der Notwendigkeit, diese Änderungen den Ressourcen mitzuteilen).
3. Falls es sich um eine nur kurzfristige Überlastung handelt, kann man die überlastete Ressource einem Vorgang verzögert zuweisen (Feld **Zuordnungsverzögerung**) und die Arbeit dieser Ressource im gleichen Maß reduzieren, wenn der Vorgang nicht länger dauern darf. Unter der Annahme der Konstanz des Arbeitspaketes müssen Sie dann allerdings eine andere, noch nicht ausgelastete Ressource als Ersatz für die Arbeitsreduktion der bisher überlasteten Ressource finden.
4. Schauen Sie, welche Vorgänge kritisch und welche Vorgänge nicht kritisch sind. Wenn Sie nichtkritische Vorgänge um weniger als die **gesamte Pufferzeit** verzögern (hierzu gibt es das Feld **Abgleichsverzögerung**), ergibt sich keine Änderung des Endtermins. Überlegen Sie einen Mindereinsatz der überlasteten Ressource bei dem nichtkritischen Vorgang, was in der Regel die Dauer des Vorganges verlängert. Natürlich kann sich durch die Verlängerung oder Verzögerung eines nichtkritischen Vorganges ein Nachfolger verschieben, was wiederum zu neuen Überlastungen (von evtl. anderen Ressourcen) führen kann.
5. Im Prinzip das Gleiche: Legen Sie einen der nichtkritischen Vorgänge, der zu einer Ressourcenüberlastung beiträgt, **so spät wie möglich**. Wenn es hilft, haben Sie allerdings einen Vorgang, der bisher einen zeitlichen Spielraum, einen Puffer hatte, zu einem kritischen Vorgang gemacht. Wenn der dann länger dauert oder verzögert wird, schlägt das auf den Endtermin durch.

5.15.2 Lösungen, die Geld kosten

1. Arbeitszeit der Ressourcen verlängern (**Arbeitszeitkalender** verändern). Mehrkosten entstehen in der Realität nur dann, wenn diese verlängerte Arbeitszeit teurer ist (was in *Project* nicht so ist).
2. Weitere Schichten, evtl. Samstagsschichten einführen (wenn diese mehr als die Standardarbeitszeit kosten, was in *Project* nicht so ist).
3. Überstunden eintragen (nur manuell eingetragene Überstunden werden von *Project* mit dem Kostensatz für Überstunden berechnet).
4. Zusätzliche Kapazitäten bereitstellen: neue, weitere Ressourcen einsetzen (wenn diese teurer als die bisherigen sind).

5.15.3 Lösungen, die Zeit kosten

1. Kritische Vorgänge dadurch verlängern, dass die überlastete Ressource nur mit einem geringeren Prozentsatz ihrer Kapazität eingesetzt wird.
2. Vorgänge verzögern (**Abgleichsverzögerung**), die kritisch sind.
3. Kritische Vorgänge unterbrechen.
4. Termine von kritischen Vorgängen nach hinten verschieben mit **Anfang nicht früher als**... etc.

5.16 Ressourcen abgleichen

Das Umgehen mit Ressourcenkonflikten in *Project* erfordert immer erst eine sorgfältige Analyse der Situation. Nehmen wir uns die einzelnen Fälle nacheinander vor.

Ausgehend vom Projektanfang, können Sie durch Klicken des Symbols

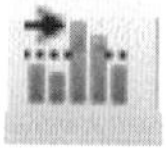

GEHE ZUR NÄCHSTEN RESSOURCENÜBERLASTUNG

zur jeweils nächsten überlasteten Ressource springen bzw. zum nächsten Zeitpunkt einer Ressourcenüberlastung, vorausgesetzt, Sie sind in einer Ansicht mit Zeitskala, z. B. der Ansicht RESSOURCE: ZUTEILUNG (erstes Symbol der Ressourcenmanagement-Symbolleiste, siehe Abbildung 5.78 und 5.79).

Wenn eine Meldung kommt: „**Es liegen keine Überlastungen nach dem Soundsovielten vor**", haben Sie **nach** dem genannten Termin keine Ressourcenüberlastungen. Zurück auf Anfang!

Sie können auch den Filter ÜBERLASTETE RESSOURCEN wählen, dann sehen Sie nur noch die Ressourcen, die überlastet sind. Entweder über Menü PROJEKT / FILTER: ÜBERLASTETE RESSOURCEN oder in der Format-Symbolleiste die Drop-down-Liste der Filter aufklappen (Schaltfläche mit Vorgabe**:** ALLE VORGÄNGE oder ALLE RESSOURCEN). Einen Filter, hier ÜBERLASTETE RESSOURCEN, schalten Sie wieder durch die Auswahl ALLE RESSOURCEN (bzw. bei Vorgangsfiltern ALLE VORGÄNGE) aus.

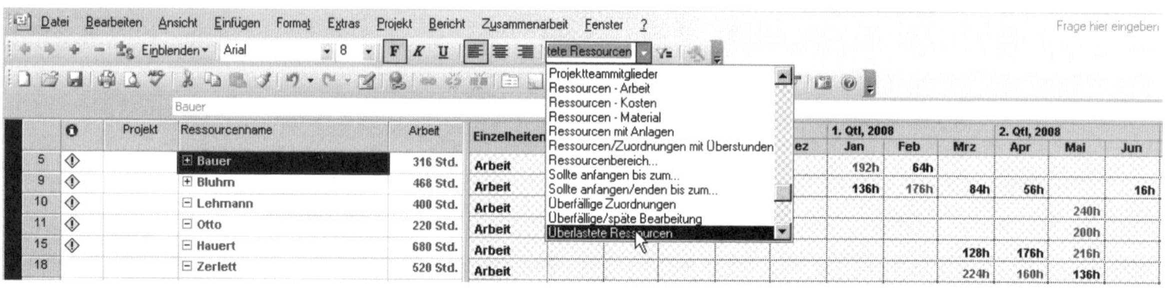

Abbildung 5.87 Filter Überlastete Ressourcen

5.16.1 Ressource austauschen

Nehmen Sie die folgenden Aktionen wirklich nur als Beispiele. Es mag in jedem Einzelfall bessere Lösungen geben. Außerdem spielt dann ja manchmal auch die wirkliche Wirklichkeit eine Rolle. Hier dreht es sich auch darum, Ihnen ein paar Ansichten und Features für das Ressourcenhandling zu zeigen.

Die Ressource „Bauer" ist im Januar mit 192 Stunden eingesetzt, ergibt eine Überlastung von 40 Stunden in diesem Monat. Als Projektleiter des Projektes „Aurora" (entspricht

„Ressourcenplanung 05.mpp“) sehe ich, dass er in diesem Monat im Projekt „Digitaler Antrieb“ mit 19 Tagen eingesetzt ist.

Auf das Projekt „Digitaler Antrieb“ haben wir keinen Zugriff, und wir wissen, dass da nichts zu machen ist: Das Projekt „Digitaler Antrieb“ geht immer vor. Es bleibt uns nichts anderes übrig, als für diesen Zeitraum die Ressource „Bauer“ durch eine andere Ressource zu ersetzen. Nun kann man sich ja die **(Verbleibende) Restverfügbarkeit** auch in den Zeitphasen anzeigen lassen (siehe Abbildung 5.77), aber man kann auch einfach im Überblick schauen, welche Ressource in diesem Zeitraum noch keine Arbeit hat, da sie dann ja verfügbar ist (Verbleibende Verfügbarkeit = Kapazität – Arbeit). Diese Übersicht reicht vielleicht bei einer Ressourcenplanung mit nicht zu vielen Ressourcen.

Ich markiere **alle** Ressourcen, indem ich in die Spaltenüberschrift klicke, und bediene in der Format-Symbolleiste

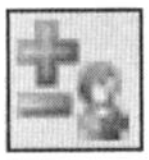 ZUORDNUNGEN AUS-/EINBLENDEN

	❶	Projekt	Ressourcenname	Arbeit	Einzelheiten	1. Qtl, 2008 Jan	Feb	Mrz	2. Qtl, 2008 Apr	Mai	Jun
4			⊞ Adler	264 Std.	Arbeit	88h					116h
5	◈		⊞ Bauer	316 Std.	Arbeit	192h	64h				
6			⊞ Dorn	280 Std.	Arbeit	76h	44h				64h
7			⊞ Freiberger	340 Std.	Arbeit			80h	80h	120h	
8			⊞ Greisinger	340 Std.	Arbeit			40h	80h	120h	40h
9	◈		⊞ Bluhm	468 Std.	Arbeit	136h	176h	84h	56h		16h
10	◈		⊞ Lehmann	400 Std.	Arbeit					240h	
11	◈		⊞ Otto	220 Std.	Arbeit	[illegible]				200h	
12			⊞ Stein	80 Std.	Arbeit			80h			
13			⊞ Wenig	220 Std.	Arbeit					40h	84h

Abbildung 5.88 Ressourcenarbeit im Überblick

Die Ressource „Otto“ ist ähnlich qualifiziert und hat im Januar bisher noch keine Zuordnung. Ich tausche für den Vorgang „Kostenschätzung“ die Ressource „Bauer“ durch die Ressource „Otto“ aus, indem ich in der Ansicht **Ressource Zuteilung**, die ja in der unteren Bildschirmhälfte eine Vorgangsansicht enthält, einen Doppelklick auf den Vorgang mache und im REGISTER RESSOURCEN eben die eine durch die andere Ressource ersetze (Abbildung 5.89, nächste Seite).

Das gewünschte Ergebnis: Weder „Bauer“ noch „Otto“ sind im Dezember überlastet.

Tipp

Bei der Arbeit mit Ressourcen ist es günstig, mit einem geteilten Bildschirm zu arbeiten, in dem in der einen Hälfte eine **Ressourcenansicht** und in der anderen Hälfte eine **Vorgangsansicht** eingeblendet ist. Die Ansicht RESSOURCE: ZUTEILUNG (siehe Abbildung 5.89 und 5.90) eignet sich dazu sehr gut, aber es gibt auch andere Kombinationsmöglichkeiten. Man kann in einer so kombinierten Ansicht entweder eine Ressource editieren (Doppelklick) und bearbeiten oder in der anderen Bildschirmhälfte einen Vorgang editieren (Doppelklick) und bearbeiten, ohne die Ansicht wechseln zu müssen.

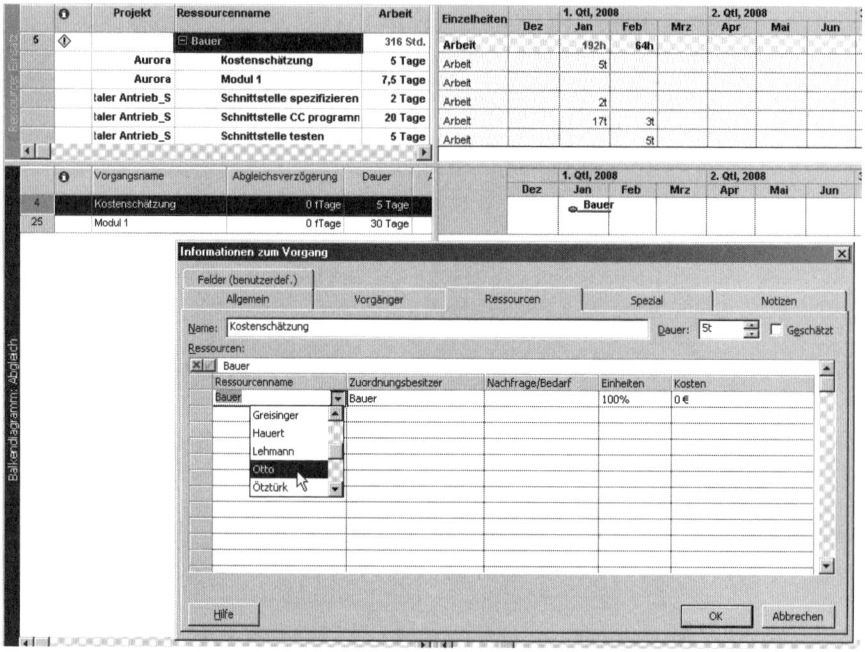

Abbildung 5.89 Ressourcenaustausch vornehmen

5.16.2 Ressourceneinsatz ändern bei mehreren Ressourcen

Eine Analyse der Ressource „Bluhm“ ergibt im Februar eine Überlastung, da sie im Projekt „Ressourcenplanung 05.mpp“ (entspricht „Aurora“ auf dem Server) dem Vorgang „Anforderungskatalog“ mit 80 Stunden und in meinem Projekt „Schneeflocke“ dem Vorgang „Angebotserstellung“ ebenfalls mit 80 Stunden zugeordnet ist und gleichzeitig noch ein paar kleinere Aufgaben in beiden Projekten zu erledigen hat.

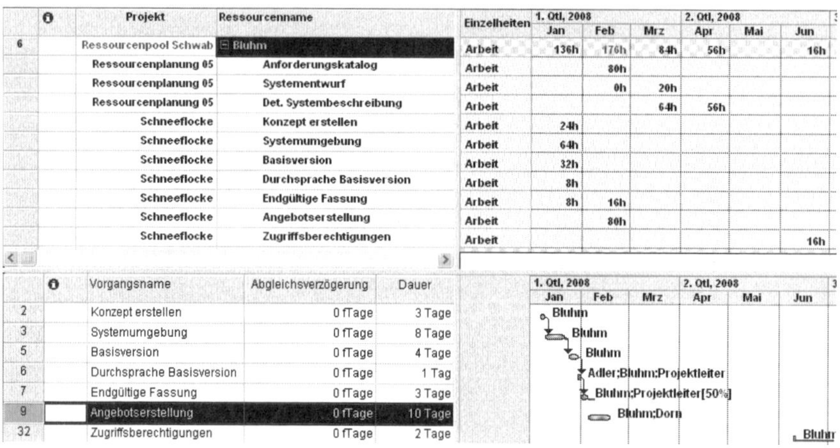

Abbildung 5.90 Analyse des Ressourceneinsatzes in der Ansicht RESSOURCE: ZUORDNUNG (dateibasiert)

„Schneeflocke“ ist mein Projekt, und leider hat die Besprechung der Projektleiter beschlossen, dass das Projekt „Ressourcenplanung 05“ („= Aurora“) eine höhere Priorität hat als mein Projekt. Ich muss deshalb die Ressource an dem Vorgang in meinem Projekt entfernen:

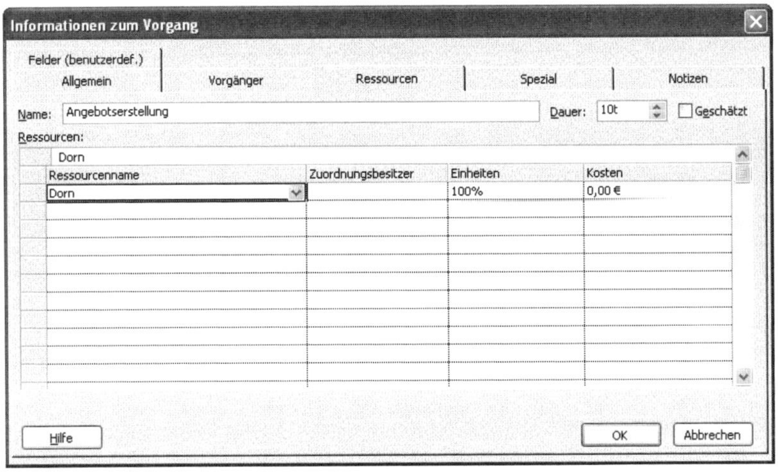

Abbildung 5.91
Statt zwei nur noch eine Ressource ...

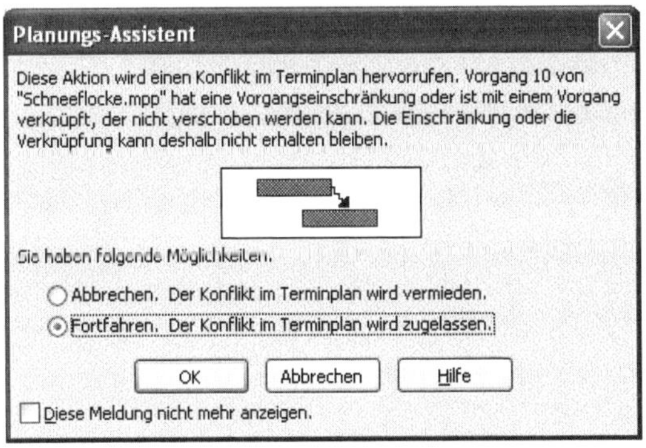

Abbildung 5.92
... führt zum Terminplankonflikt.

Wie gut, dass wir uns feste Meilensteine in unseren Projektplan eingebaut haben! An der Meldung des entstehenden Terminplankonfliktes erkennen wir, dass diese Lösung keine ist, denn diese Aktion würde einen wichtigen Meilenstein verschieben.

Also müssen wir die Vorgangsdauer wieder auf den vorherigen Wert bringen, indem wir eine andere Ressource wieder zuordnen. Das definierte Arbeitspaket für diesen Vorgang ist in der vorgegebenen Zeit eben nur mit zwei Ressourcen zu schaffen. Eine Analyse des Ressourceneinsatzes (Überblick siehe Abbildung 5.88) ergibt, dass die Ressource „Freiberger“ im Februar noch freie Kapazitäten hat. Es entsteht kein Problem, wenn mehrere Ressourcen an diesem Vorgang arbeiten, solange ich die Einheiten, sowohl insgesamt als auch für die ersetzte Ressource, nicht ändere.

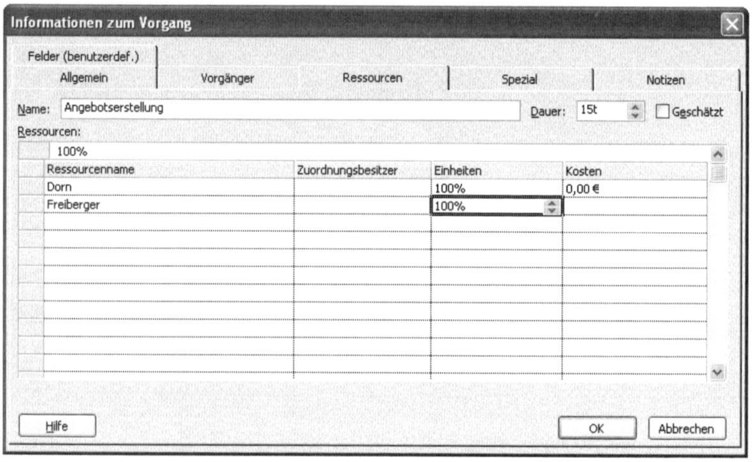

Abbildung 5.93 Wieder zwei Ressourcen, aber jetzt eine mit freien Kapazitäten

5.16.3 Gleichzeitiger Einsatz mit je 50%

Die Analyse der Überlastung der Ressource „Lehmann" ergibt folgendes Bild:

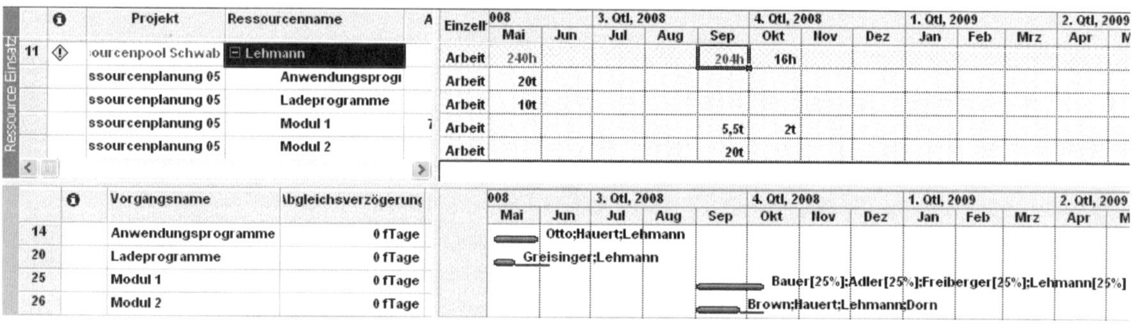

Abbildung 5.94 Vorgänge liegen jeweils parallel.

Wenden wir uns erst dem parallelen Einsatz bei den beiden Testmodulen im Project „Aurora" (Datei „Ressourcenplanung 05") zu. Dies ergibt eine Überlastung im September. Hier haben wir die Ressource einmal mit 25% (siehe Abbildung 5.38, bedingt durch die Aufteilung der Arbeit auf mehrere Ressourcen bei aktiver Leistungssteuerung) und einmal mit 100% zugeordnet (siehe Abbildung 4.39, keine Leistungssteuerung). Aber zusammen sind das 125 Prozent, und das ist eben zu viel.

Beide Vorgänge haben die Vorgangsart **Feste Dauer**, und d. h., die Dauer kann das Programm nicht neu berechnen, wenn der Ressourceneinsatz sich ändert. Insofern können wir hier ziemlich bedenkenlos die prozentuale Zuteilung der Ressourcen ändern. Ich entscheide mich für einen jeweiligen 50%-Einsatz.

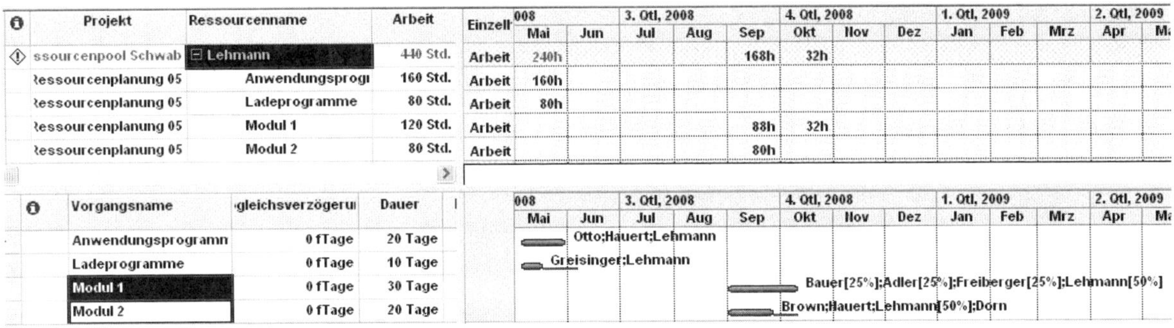

Abbildung 5.95 Zwei Vorgänge mit 50% sind keine Überlastung.

5.16.4 Ressource mit Verzögerung zuweisen

Die Analyse des Ressourceneinsatzes „Lehmann“ ergibt eine Überlastung im Mai durch zwei parallele Vorgänge. Dabei ist der Vorgang „Anwendungsprogramme“ ein längerer Vorgang, an dem auch andere Ressourcen beteiligt sind, und der parallele Vorgang „Planung“ ist recht kurz. Auch hier wird eine andere Ressource zugewiesen.

Ich entschließe mich, die Ressource „Lehmann“ dem Vorgang „Anwendungsprogramme“ mit einer Verzögerung zuzuweisen, sodass an diesem Vorgang die anderen Ressourcen durchaus schon vorarbeiten können (siehe Abschnitt 5.9.1, Abbildung 5.42). Wenn man einem Vorgang mit mehreren Ressourcen eine Ressource mit Verzögerung zuweist, würde diese Ressource natürlich an dem Vorgang entsprechend länger arbeiten. (Ansicht BALKENDIAGRAMM, FENSTER TEILEN, Kontextmenü in der unteren Ansicht TERMINPLAN RESSOURCEN oder zweites Symbol – nennt sich Ansicht VORGANG EINGABE – der Ressourcenmanagement-Leiste. Dazu muss das Makro allerdings funktionieren.)

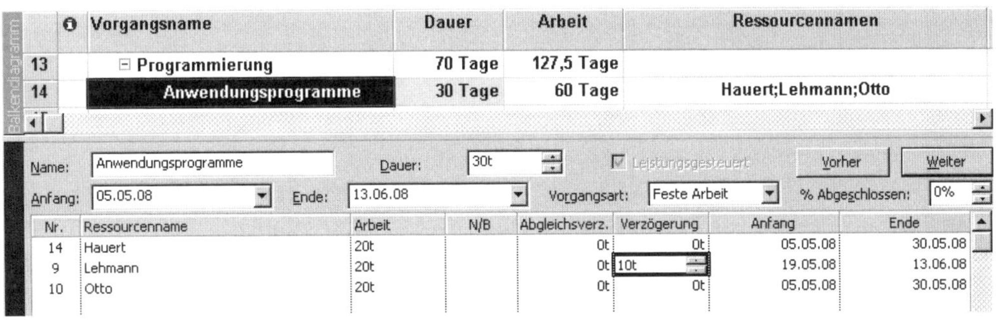

Abbildung 5.96 Ressourcenzuweisung mit Verzögerung

Man muss sich nun entscheiden: Soll man die Ressourcen wirklich länger als die anderen Ressourcen an dem Vorgang arbeiten lassen, bei Konstanz des Arbeitspaketes für den Vorgang, allerdings mit einer entsprechenden Terminverzögerung, oder reduziert man das Arbeitspakete für die Ressource, sodass sie zum gleichen Termin wie die anderen Ressourcen ihre Tätigkeit an diesem Vorgang beenden kann? Die zweite Variante reduziert zwar das Arbeitspaket für den Vorgang insgesamt, hat aber den Vorteil, keine Termine zu verzögern. Ich entscheide mich für die zweite Variante und reduziere den Betrag der Arbeit für diese Ressource, sodass die Verzögerung ihrer Zuweisung keinen Einfluss auf den Endtermin für diesen Vorgang hat.

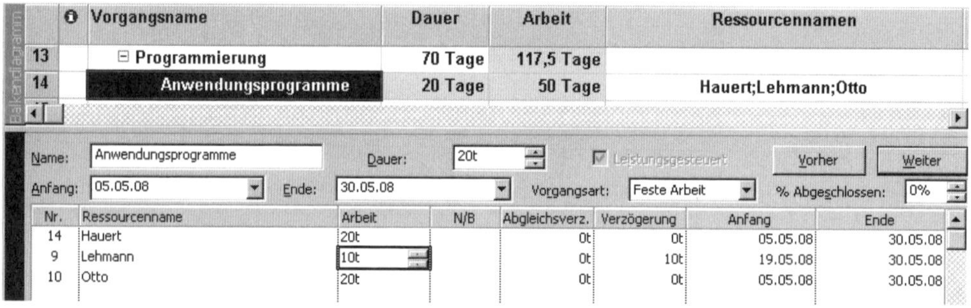

Abbildung 5.97 Gleicher Endtermin durch Änderung der Arbeit

☐ Übung

Bei der Ressource „Otto" liegt der gleiche Fall von Überlastung im Mai vor. Weisen Sie die Ressource „Otto" dem Vorgang „Anwendungsprogramme" mit einer Verzögerung von fünf Tagen zu.

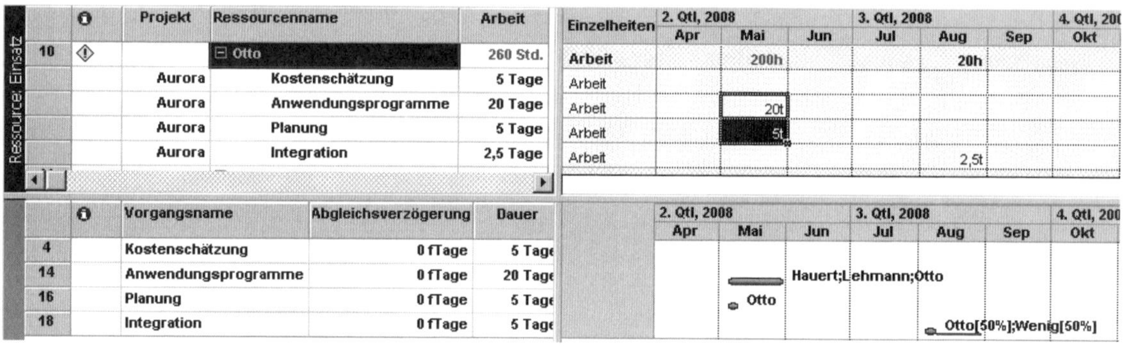

Abbildung 5.98 Ein weiterer Fall für eine Zuordnung mit Verzögerung

5.16.5 Vorgänge verzögern

Die Ressource „Hauert" ist ebenfalls im Mai überlastet, aber verursacht durch zwei Vorgänge aus verschiedenen Projekten. In der unteren Ansicht, diese nennt sich BALKENDIAGRAMM: ABGLEICH (weil diese eben sehr gut geeignet ist zum Abgleich von Ressourcenüberlastungen), habe ich zusätzlich die Spalte **Gesamte Pufferzeit** eingefügt (Spalte markieren, Kontextmenü SPALTE EINFÜGEN), um mögliche Handlungsalternativen zu erkennen.

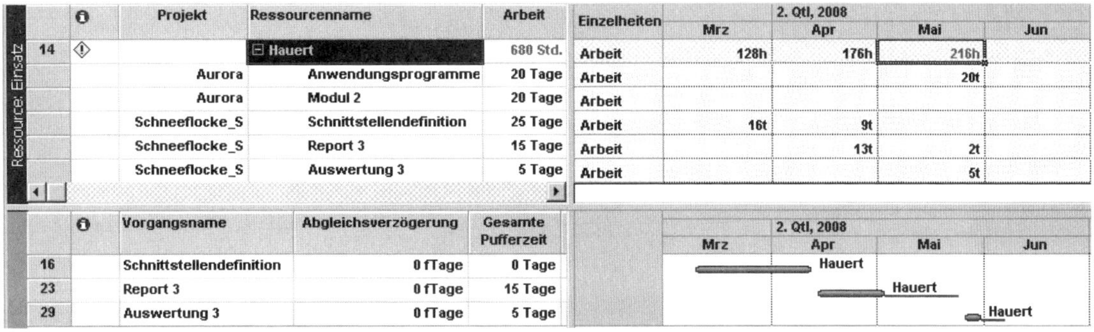

Abbildung 5.99 Überlastung aus Vorgängen verschiedener Projekte

Im Projekt „Aurora" (Datei Ressourcenplanung 05) hat sie im Mai 20 Tage zu tun und in meinem Projekt, „Schneeflocke", noch einmal sieben Tage. Mein Vorgang 29, „Auswertung 3", hat eine **Gesamte Pufferzeit** von fünf Tagen Dies sieht man auch an dem blaugrünen Unterstrich hinter dem Vorgangsende. Ich kann diesen Vorgang mittels des Feldes **Abgleichverzögerung** um fünf Tage verzögern. Die **Abgleichsverzögerung** wird mit einem olivgrünen Unterstrich vor dem Vorgangsbalken dargestellt. Gewünschtes Ergebnis: Die Ressource Hauert ist nicht mehr überlastet.

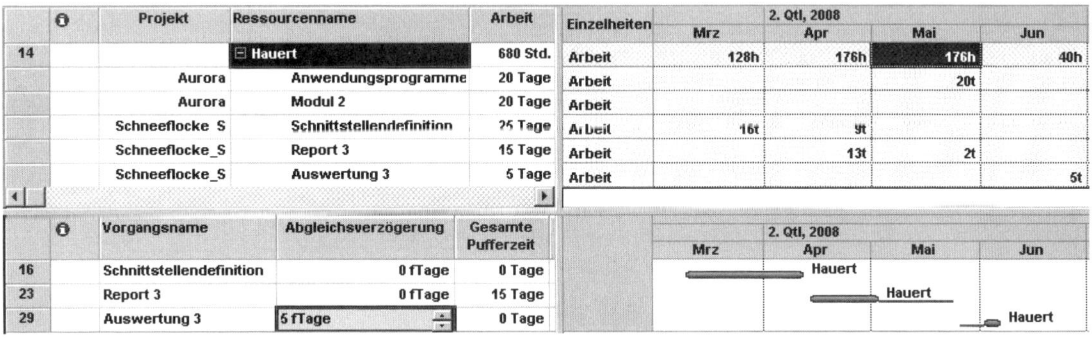

Abbildung 5.100 Vorgang verzögert

Um Vorgänge relativ zu Ihrem Anfangstermin zu verschieben, ohne einen festen Anfangstermin einzugeben, ist das Feld **Abgleichsverzögerung** da, das ja in der unteren Ansicht, BALKENDIAGRAMM: ABGLEICH, automatisch angezeigt wird. Das Feld arbeitet mit f = fortlaufende Tage, das sind 24 Stunden pro Tag ohne Berücksichtigung der Arbeitszeit, also reine Kalendertage.

Das Feld **Abgleichsverzögerung** ist dazu da, aus Gründen des Ressourcenabgleichs Vorgänge relativ zu ihrem errechneten Anfang zu verzögern. D. h., wenn sich aus den Vorgangsbeziehungen ein anderer errechneter Anfangstermin ergibt, wird dieser neu berechnet und die Verzögerung wieder hinzuaddiert. Die Verzögerung hängt flexibel an dem errechneten Anfangstermin. Es ist also keine Eingabe eines Fixtermins.

Das Feld **Abgleichsverzögerung** können Sie sich in allen Vorgangsansichten (d. h. in allen Vorgangstabellen) anzeigen lassen. Das Feld **Gesamte Pufferzeit** können Sie sich auch in allen Vorgangstabellen anzeigen lassen. Sie können Vorgänge mit überlasteten Ressourcen um die Zeit verzögern, wie der Vorgang Pufferzeit hat, ohne den Projektendtermin zu gefährden. Aber erstens kann es durch Verzögerungen von Vorgängen neue Ressourcenüberlastungen geben (durch dann parallel liegende Vorgänge), auch wenn es sich nicht um den kritischen Weg handelt. Zweitens – wenn Sie durch Verzögerungen die Pufferzeit sehr verkleinern oder auf null reduzieren – entsteht vielleicht doch wieder schnell ein Problem mit dem kritischen Weg zum Projektende.

Der Kapazitätsabgleich durch das Programm arbeitet mit der **Abgleichsverzögerung**, wobei das Problem entsteht, welche Vorgänge verzögert werden und welche nicht. Aber das behandeln wir gleich, im Abschnitt 6.16.9.

Hinweis:

Sie sollten aus Gründen der Vermeidung von Ressourcenüberlastungen **keine** Vorgangsverknüpfungen vornehmen. Obwohl das von der Anwendung her vielleicht das Einfachste wäre, sollen Anordnungsbeziehungen der Darstellung des technischen oder organisatorischen Ablaufes vorbehalten bleiben. Wenn Sie mit Vorgangsverknüpfungen arbeiten, um Ressourcenüberlastungen zu vermeiden, entstehen Probleme bei möglichen Änderungen: Wenn Sie die Ressourcenzuordnungen wieder ändern, z. B. eine Ressource durch eine andere ersetzen, haben Sie Vorgangsbeziehungen, welche die Projektlaufzeit verlängern, ohne dass der Grund, die Ressourcenüberlastung, noch besteht.

Ich muss gestehen, dass ich gegen diese Regel „ausnahmsweise" verstoße, nämlich dann, wenn ich mir ganz sicher bin, dass diese Vorgänge nur von dieser einen Ressource erledigt werden können. Das ist dann eigentlich wie ein Vorgang, der nur durch Detaillierung aufgeteilt wurde, aber einer Ressource vorbehalten bleibt. In diesem Fall kann man die Teilvorgänge verknüpfen.

5.16.6 So spät wie möglich

Eine Sonderform, Pufferzeiten auszunutzen, um Ressourcenüberlastungen zu beseitigen, ist die Option der Terminberechnung **So spät wie möglich**. Hier wird der Vorgang automatisch auf die späteste Lage terminiert und alle Pufferzeit ausgenutzt.

Im Beispiel oben (siehe Abbildung 5.99) könnten wir es uns einfach machen und den Vorgang „Auswertung 3" in seine späteste Terminlage, **So spät wie möglich** (Abbildung 5.101), legen (statt, wie als Standard eingestellt, „So früh wie möglich").

Man muss sich vergegenwärtigen, dass jetzt die gesamte Pufferzeit für diesen Vorgang (und evtl. vorhandene Nachfolger!) gleich null ist, also eine weitere Verschiebung oder Verlängerung der beiden Vorgänge den festen Endtermin dieser Phase bzw. den Projektendtermin gefährdet.

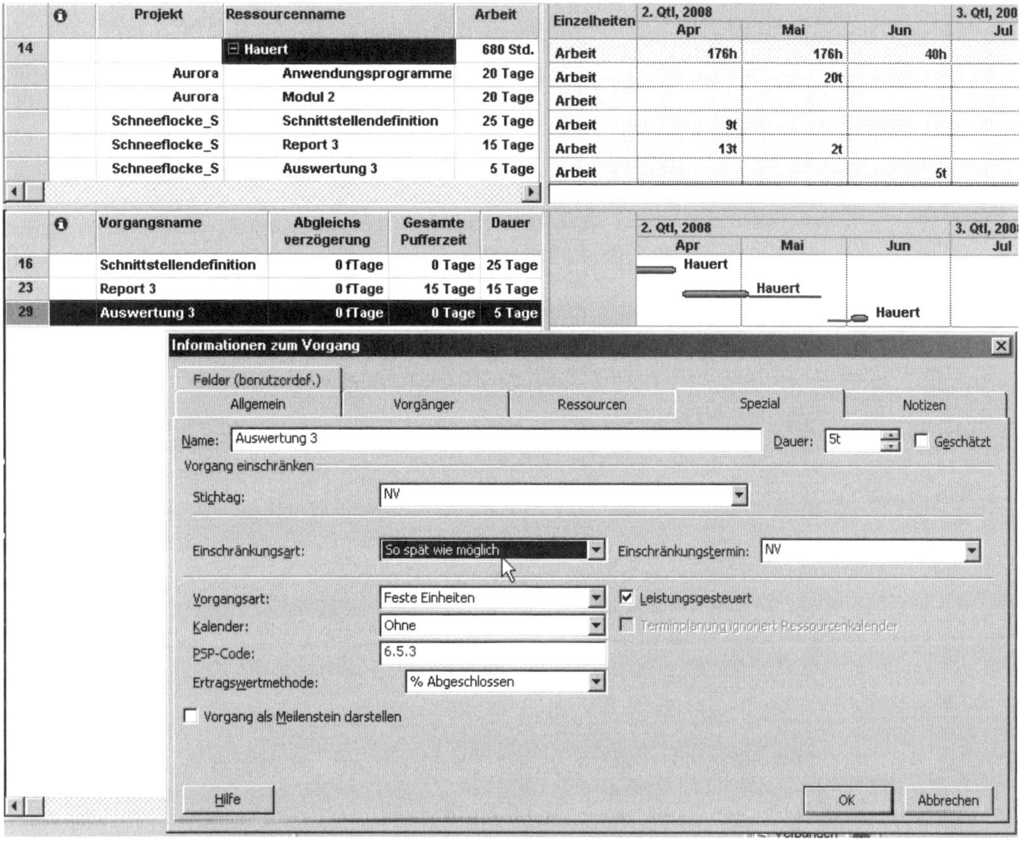

Abbildung 5.101 Vorgang so spät wie möglich legen

Der Vorteil gegenüber der manuellen Eingabe der **Abgleichsverzögerung** liegt genau darin, nichts im Kopf berechnen und eingeben zu müssen. Der Nachteil liegt darin, dass die **Gesamte Pufferzeit** immer vollkommen aufgebraucht, d. h. null, und der Vorgang auf jeden Fall kritisch wird. Bei der Eingabe der Abgleichsverzögerung reicht ja vielleicht ein Teil der Pufferzeit aus, um den Vorgang so zu verzögern, dass keine Ressourcenüberlastung mehr vorliegt. Man kann die Pufferzeit gezielt abbauen, man muss nicht alle Pufferzeit automatisch verschenken.

5.16.7 Nicht abgleichen, nichts tun

Die Ressource „Bluhm" ist nach wie vor überlastet. Die Anzeige für den Februar meldet rot 96 Stunden.

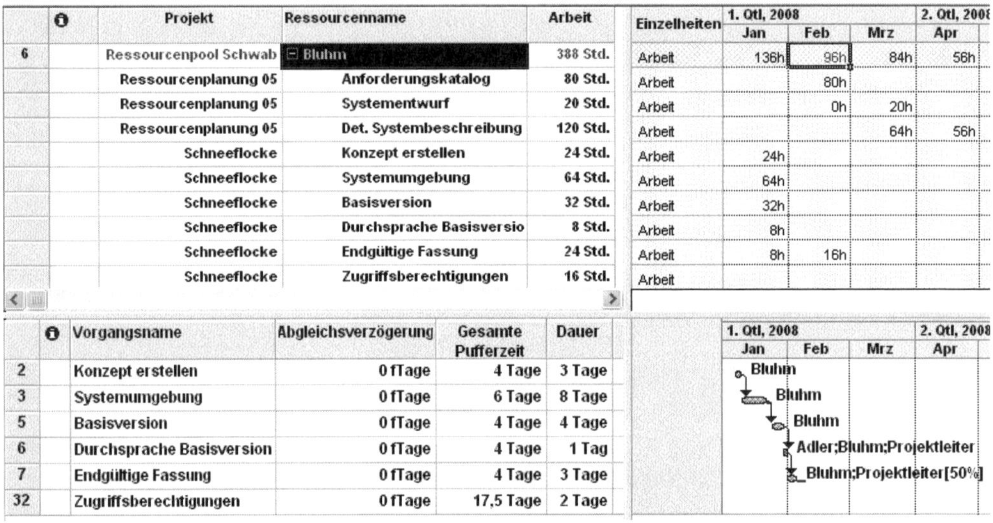

	Projekt	Ressourcenname	Arbeit	Einzelheiten	Jan	Feb	Mrz	Apr
6	Ressourcenpool Schwab	⊟ Bluhm	388 Std.	Arbeit	136h	96h	84h	56h
	Ressourcenplanung 05	Anforderungskatalog	80 Std.	Arbeit		80h		
	Ressourcenplanung 05	Systementwurf	20 Std.	Arbeit		0h	20h	
	Ressourcenplanung 05	Det. Systembeschreibung	120 Std.	Arbeit			64h	56h
	Schneeflocke	Konzept erstellen	24 Std.	Arbeit	24h			
	Schneeflocke	Systemumgebung	64 Std.	Arbeit	64h			
	Schneeflocke	Basisversion	32 Std.	Arbeit	32h			
	Schneeflocke	Durchsprache Basisversio	8 Std.	Arbeit	8h			
	Schneeflocke	Endgültige Fassung	24 Std.	Arbeit	8h	16h		
	Schneeflocke	Zugriffsberechtigungen	16 Std.	Arbeit				

	Vorgangsname	Abgleichsverzögerung	Gesamte Pufferzeit	Dauer
2	Konzept erstellen	0 fTage	4 Tage	3 Tage
3	Systemumgebung	0 fTage	6 Tage	8 Tage
5	Basisversion	0 fTage	4 Tage	4 Tage
6	Durchsprache Basisversion	0 fTage	4 Tage	1 Tag
7	Endgültige Fassung	0 fTage	4 Tage	3 Tage
32	Zugriffsberechtigungen	0 fTage	17,5 Tage	2 Tage

Abbildung 5.102 Überlastung pro Monat?

96 Stunden im Monat sind ja eigentlich keine Überlastung, aber 48 Stunden in der Woche schon:

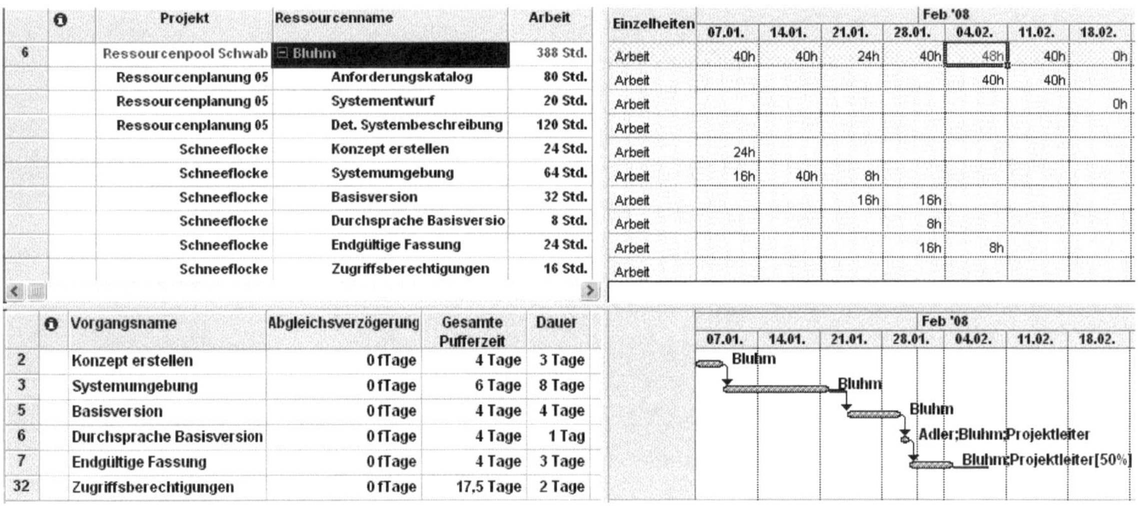

	Projekt	Ressourcenname	Arbeit	Einzelheiten	07.01.	14.01.	21.01.	28.01.	04.02.	11.02.	18.02.
6	Ressourcenpool Schwab	⊟ Bluhm	388 Std.	Arbeit	40h	40h	24h	40h	48h	40h	0h
	Ressourcenplanung 05	Anforderungskatalog	80 Std.	Arbeit					40h	40h	
	Ressourcenplanung 05	Systementwurf	20 Std.	Arbeit							0h
	Ressourcenplanung 05	Det. Systembeschreibung	120 Std.	Arbeit							
	Schneeflocke	Konzept erstellen	24 Std.	Arbeit	24h						
	Schneeflocke	Systemumgebung	64 Std.	Arbeit	16h	40h	8h				
	Schneeflocke	Basisversion	32 Std.	Arbeit			16h	16h			
	Schneeflocke	Durchsprache Basisversio	8 Std.	Arbeit				8h			
	Schneeflocke	Endgültige Fassung	24 Std.	Arbeit				16h	8h		
	Schneeflocke	Zugriffsberechtigungen	16 Std.	Arbeit							

	Vorgangsname	Abgleichsverzögerung	Gesamte Pufferzeit	Dauer
2	Konzept erstellen	0 fTage	4 Tage	3 Tage
3	Systemumgebung	0 fTage	6 Tage	8 Tage
5	Basisversion	0 fTage	4 Tage	4 Tage
6	Durchsprache Basisversion	0 fTage	4 Tage	1 Tag
7	Endgültige Fassung	0 fTage	4 Tage	3 Tage
32	Zugriffsberechtigungen	0 fTage	17,5 Tage	2 Tage

Abbildung 5.103 Überlastung pro Woche!

Nun könnte ich den Vorgang „Endgültige Fassung“ aus meinem Projekt „Schneeflocke“, der in der Woche ab dem 04. 02. die acht Stunden Überlastung erzeugt (neben dem Vorgang aus dem anderen Projekt, das ich jedoch nicht bearbeiten kann), um vier Tage verzögern, denn so viel Pufferzeit hat dieser Vorgang. Das würde jedoch nicht reichen, denn die Ressource hat in der darauffolgenden Woche auch schon 40 Stunden Arbeit. Eine größere Verzögerung führt zu einem Terminplankonflikt (ausprobieren!).

Ich könnte einfach die Dauer des Vorganges „Endgültige Fassung“ um einen Tag kürzen. Falls das sachlich gerechtfertigt ist, können wir das tun.

Aber nun müssen wir klären, über was wir hier sprechen. Wir sprechen über eine Überlastung einer Ressource in der Planung von einem Tag! Ich nehme an, die Ressource „Bluhm“ ist ein erfahrener Mitarbeiter; er wird das Problem selbst in den Griff bekommen! Entweder die Erarbeitung der „Endgültige Fassung“ mit dem Projektleiter kann in der Tat um einen Tag verkürzt werden (wie sicher war meine Planungsannahme von drei Tagen?), oder er kann bei dem Vorgang im anderen Projekt einen Tag später anfangen und dies wieder aufholen: Er kann das alleine regeln. Ich teile meine Mitarbeiter auch ansonsten nicht taggenau ein, wenn es nicht sein muss. Ich gebe die Verantwortung an die Mitarbeiter ab, und deshalb pflege ich mich nicht in *Project* zu Tode! Wie war das mit der Einschätzung des notwendigen Aufwandes (der steigt bei taggenauer Ressourcenplanung mindestens quadratisch mit der Anzahl der Mitarbeiter) und dem Ertrag, dem Nutzen für diesen Aufwand? Die Ressourcen machen immer sehr viel mehr selbstständig, als Sie glauben, lassen sich nicht einfach in eine Schreibtischplanung einzwängen und machen sowieso das, was sie wollen und richtig finden. Das ist der beste Beitrag zum Gelingen des Projektes.

5.16.8 Mehrarbeit und Überstunden

Wir haben bei der Anlage der Stammdaten der Ressourcen (siehe Abschnitt 5.1) gesehen, dass jede Ressource ihren eigenen Arbeitszeitkalender hat. Dieser Ressourcenkalender nimmt als Vorlage den STANDARDKALENDER; die Vorlage für einen Ressourcenkalender wird als Basiskalender bezeichnet.

Bei dateibasiertem Arbeiten können Sie unmittelbar die Arbeitszeit der Ressourcen ändern (in der Ressourcenpool-Datei), bei serverbasiertem Arbeiten müssen Sie für Enterprise-Ressourcen den Enterprise-Ressourcenpool öffnen können.

Wenn man nun die Arbeitszeit für eine Ressource entweder generell oder für einen bestimmten Zeitraum erhöht, verkürzt sich die berechnete Terminlage für die Vorgänge (ohne Änderung im Feld **Dauer**, dort wird der Standardaufwand aus EXTRAS / OPTIONEN / KALENDER ausgewiesen), denen die Ressource zugeordnet ist. Aber nur, wenn keine weiteren Ressourcen diesem Vorgang zugeordnet sind. Wenn Sie bei den anderen Ressourcen nicht die Arbeitszeit ändern, brauchen diese unverändert lange und bestimmen damit die Vorgangsdauer.

Hinweis:

Wenn Sie mehrere Ressourcen einem Vorgang zugeordnet haben, führt eine Änderung der Arbeitszeit oder des Einsatzgrades bei einer Ressource nur zur Neuberechnung der Termine dieser einen Ressource, die Termine der anderen Ressourcen bleiben davon unberührt.
Die Terminlage des Vorganges richtet sich dann nach der Ressource, die am längsten braucht!

Falls eine Ressource zu einem Vorgang mit 100% und einem zweiten Vorgang mit 50% zugewiesen ist, ergibt das bei einer täglichen Arbeitszeit von acht Stunden eben zwölf Stunden. Wenn Sie jetzt für diesen Zeitraum die Arbeitszeit der Ressource auf 12 h/Tag erhöhen, haben Sie die Anzeige einer Überlastung für diesen Zeitraum ausgeschaltet. Sinnvoll ist das nicht.

Achtung: Die vier Stunden rechnerische Mehrarbeit über den Standard von acht Stunden hinaus wären für *Project* **Reguläre Arbeit** und keine **Überstunden**. Sie haben für diese Zeit – für *Project* jedenfalls – nur die Standardarbeitszeit für diese Ressource erhöht. Falls Sie mit Kosten arbeiten, wird diese Arbeitszeit nur mit dem **Standardkostensatz** berechnet, nicht mit dem **Überstundensatz**.

Wenn Sie eine Ressource mit Überstunden an einem Vorgang arbeiten lassen wollen, müssen Sie dies manuell in das Feld **Überstunden** eingeben. Dies finden Sie z. B. in der Ansicht BALKENDIAGRAMM, FENSTER TEILEN, Kontextmenü ARBEIT RESSOURCEN.

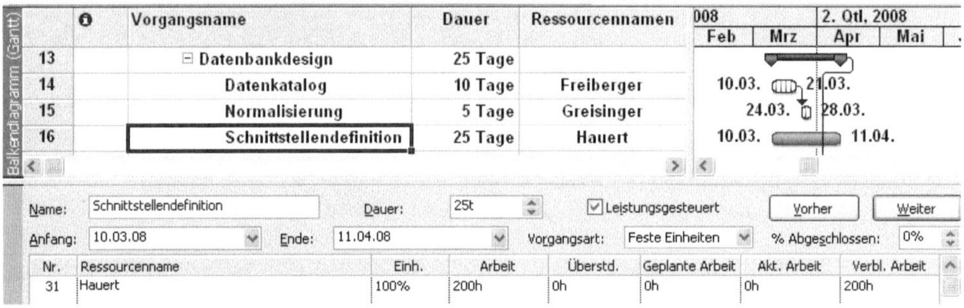

Abbildung 5.104 Dauer und Arbeit ohne Überstunden

Nun kann die Ressource doch ohne Probleme pro Tag eine Überstunde leisten:

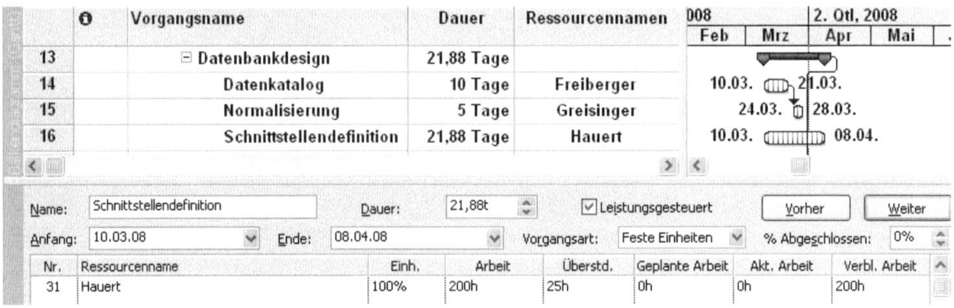

Abbildung 5.105 Dauer und Arbeit mit Überstunden

Beachten Sie, dass es durch die Verkürzung der Vorgangsdauer jetzt rechnerisch mehr als eine Überstunde pro Tag ist.

Wenn Sie eine richtige Planung und Überwachung der Arbeit vornehmen wollen, empfiehlt sich die Ansicht RESSOURCE: EINSATZ, dann aber im Untermenü Tabelle die TABEL-

LE: ARBEIT auswählen. Im rechten Teil der Ansicht, in den Zeitphasenwerten, können Sie sich über das KONTEXTMENÜ (bzw. FORMAT / EINZELHEITENARTEN) die ÜBERSTUNDEN, hier auch die REGULÄRE ARBEIT (Arbeit ohne Überstunden), oder weitere gewünschte Informationen zur Arbeit (z. B GEPLANTE ARBEIT, AKTUELLE ARBEIT) anzeigen lassen.

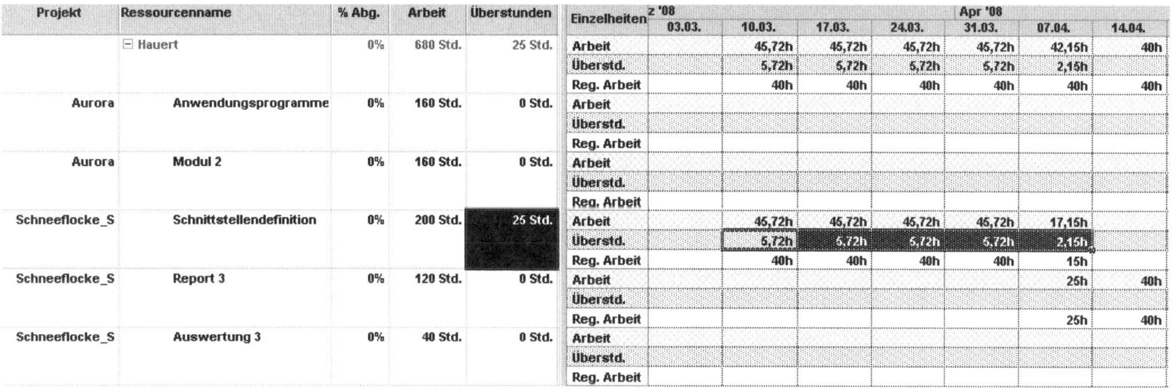

Projekt	Ressourcenname	% Abg.	Arbeit	Überstunden	Einzelheiten	z '08 03.03.	10.03.	17.03.	24.03.	Apr '08 31.03.	07.04.	14.04.
	⊟ Hauert	0%	680 Std.	25 Std.	Arbeit		45,72h	45,72h	45,72h	45,72h	42,15h	40h
					Überstd.		5,72h	5,72h	5,72h	5,72h	2,15h	
					Reg. Arbeit		40h	40h	40h	40h	40h	40h
Aurora	Anwendungsprogramme	0%	160 Std.	0 Std.	Arbeit							
					Überstd.							
					Reg. Arbeit							
Aurora	Modul 2	0%	160 Std.	0 Std.	Arbeit							
					Überstd.							
					Reg. Arbeit							
Schneeflocke_S	Schnittstellendefinition	0%	200 Std.	25 Std.	Arbeit		45,72h	45,72h	45,72h	45,72h	17,15h	
					Überstd.		5,72h	5,72h	5,72h	5,72h	2,15h	
					Reg. Arbeit		40h	40h	40h	40h	15h	
Schneeflocke_S	Report 3	0%	120 Std.	0 Std.	Arbeit						25h	40h
					Überstd.							
					Reg. Arbeit						25h	40h
Schneeflocke_S	Auswertung 3	0%	40 Std.	0 Std.	Arbeit							
					Überstd.							
					Reg. Arbeit							

Abbildung 5.106 Anzeige der Überstunden in der Ansicht Ressource: Einsatz

Ich lasse hier aus Demonstrationsgründen die 25 Überstunden der Ressource „Hauert" beim Vorgang „Schnittstellendefinition", obwohl ich Ihnen für die praktische Arbeit rate, auf Überstunden – auch und gerade hier in *Project* – zu verzichten. Nur wenn Sie eine genaue Kostenplanung und -überwachung betreiben wollen und Überstunden hierbei eine Rolle spielen, sollten Sie damit arbeiten.

Die Ergebnisse der bisherigen Aktionen sind in den Dateien „Ressourcenplanung 05 nach Abgleich", „Schneeflocke nach Abgleich" und „Digitaler Antrieb nach Abgleich" zum Download dokumentiert.

5.16.9 Der programmierte Kapazitätsabgleich

Sehr viele Anwender erhoffen sich gerade zu dem Thema Kapazitätsabgleich von überlasteten Ressourcen eine Hilfe von dem Programm, weil es ja zugegebenermaßen recht schwierig sein kann, wie einige der oben gezeigten Beispiele zeigen. Denn es kann natürlich zu Kettenreaktionen kommen: Durch das Verzögern eines Vorganges z. B. kann ich zwar die Ressourcenüberlastung in diesem Zeitraum beseitigen, fange mir dafür aber wieder Überlastungen in einem anderen Zeitraum ein, die u. U. schwieriger zu beseitigen sind. Es ist also verständlich, dass man sich durch ein Programm eine automatische Lösung wünscht. Aber diese Hilfe, die sich ganz viele Anwender ersehnen, gibt es m. E. nicht.

Das Programm zeigt – die Projekte richtig gepflegt – immer die aktuelle Datenlage. Das ist eine sehr wichtige, kaum zu überschätzende Hilfe bei der Fülle von Informationen, die es in Projekten gibt – und noch mehr Daten in mehreren Projekten. Aufgrund der aktuellen Datenlage muss die Projektleitung entscheiden, was zu tun ist, z. B. bei Terminplankonflikten (siehe Kapitel 3, Abschnitt 3.5. und 3.6). Welche Vorgänge können verkürzt werden, welche können ganz oder teilweise parallel abgearbeitet werden, bei welchen Vorgängen können mit Erfolg mehr Ressourcen eingesetzt werden, und sind diese verfügbar etc. etc. ? Auch hier liefert das Programm nur die aktuelle Datenlage, entscheiden müssen die Menschen.

Der Wunsch nach einer Hilfe, den Ressourcenabgleich automatisch berechnen zu lassen, beruht auf einer Fehleinschätzung der Fähigkeiten und des Nutzens des Programms: Es liefert die akturlle Datenlage, es kann keine inhaltlichen Entscheidungen treffen! Diese kann Ihnen das Programm nicht abnehmen.

Bei Ressourcenüberlastungen rate ich Ihnen, immer **selbst** zu überlegen, was **Sie** tun können, z. B.:

1. Welche Ressource ist noch relativ wenig belastet **und** fachlich in der Lage, die Arbeit einer überlasteten Ressource zu übernehmen? Das Programm kennt keinen automatischen Austausch von Ressourcen, da es nichts über die Qualifikation der Ressourcen weiß!
2. Woher können Sie weitere, zusätzliche Ressourcen bekommen? Das Programm kann nicht wissen, ob und woher Sie weitere Ressourcen rekrutieren können. Ressourcenzuordnungen in *Project* sind in der Planungsphase **Ressourcenanforderungen!** Der Einsatz eines Projektplanungsprogramms sollte schon bei der Planung ein Kommunikationsinstrument sein: K**ommunizieren Sie Ihren Bedarf!** Ohne ausreichende Ressourcen können keine Termine gehalten werden!
3. Welche Mitarbeiter sind bereit, mehr zu leisten? Das Programm kann nicht wissen, welche Ressourcen Mehrarbeit oder Überstunden leisten wollen oder können. Das Programm kann nicht wissen, wie Sie **die Mitarbeiter zu Mehrleistungen motivieren** können.

Wahrscheinlich fallen Ihnen noch ein paar Sachen ein, die das Programm nicht „wissen" kann. So nützlich und sinnvoll ich den Einsatz des Programms zur Berechnung der Termine, zum Erkennen von Terminplankonflikten, zum Überprüfen des Ressourceneinsatzes und zum Erkennen von Ressourcenkonflikten finde, ganz zu schweigen von dem Nutzen für die Kommunikation, nicht nur die Pläne auszudrucken, sie auf den Server stellen zu können und auf elektronischem Wege Rückmeldungen zu erhalten, so **skeptisch** bin ich gegenüber **dem praktischen Nutzen des Kapazitätsabgleichs durch das Programm**. Selbst wenn der Kapazitätsabgleich die Ressourcenkonflikte beseitigen kann, die z. Z. in einem Plan vorhanden sind, ist noch lange nicht gesagt, dass Sie mit den dann errechneten Terminen zufrieden sein können, wahrscheinlich eher das Gegenteil. (Ich habe noch keinen in der Praxis erfolgreichen Einsatz des automatischen Kapazitätsabgleichs gesehen. Wer einen solchen kennt, bitte bei mir melden!)

Benutzen Sie also den Kapazitätsabgleich durch das Programm als eine Möglichkeit zu schauen, was das Programm so rechnen würde. Eventuell können Sie das Ergebnis verwenden, um es mit Ihrem Kopf (und manuellen Einträgen) in ein praxisgerechtes Ergebnis weiterzuentwickeln. Vielleicht ist man gut beraten, wenn man weiß, dass der Abgleich überlasteter Ressourcen oft nur in mehreren Schritten ein gutes Ergebnis zeigt.

Das Programm kann eigentlich nur drei Dinge tun, wenn Ressourcenüberlastungen vorliegen: Es kann die Vorgänge verzögern (deshalb heißt das Feld **Abgleichsverzögerung**), es kann Vorgänge unterbrechen (sofern Sie es ihm erlauben), und es kann individuelle Ressourcenzuordnungen verzögern (sofern Sie es ihm erlauben), also es hat die Möglichkeiten, die wir oben manuell ausgeführt haben.

Wenn Sie dies dem programmierten Kapazitätsabgleich überlassen, hat das zwar den Vorteil, dass nicht Sie selbst es tun müssen, hat aber den Nachteil, dass Sie nicht genau wissen können, was das Programm denn da so macht. Den Kapazitätsabgleich finden Sie unter dem Menü EXTRAS / KAPAZITÄTSABGLEICH…

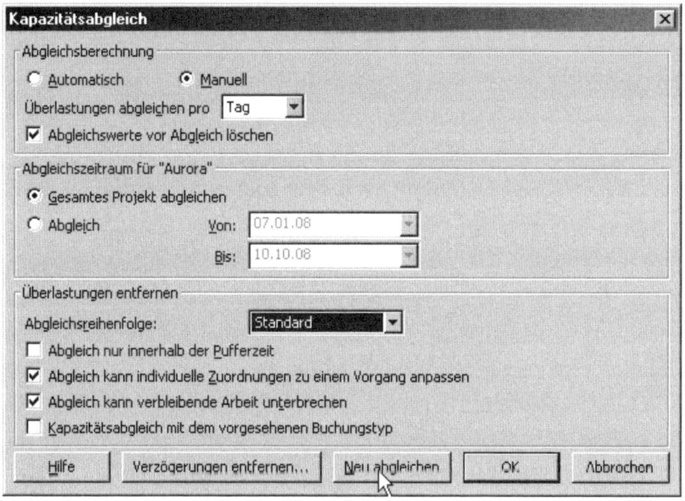

Abbildung 5.107
Die Einstellungen zum Kapazitätsabgleich

- **Abgleichsberechnung**
  Automatisch oder **Manuell**
  Wenn Sie hier auf **Automatisch** stellen, wird nie eine Ressourcenüberlastung entstehen. Bei der Zuweisung einer Ressource, die für diesen Zeitraum schon einem anderen Vorgang zugewiesen ist, wird der Vorgang automatisch verzögert! Der Nachteil ist nur der, dass Sie das überhaupt nicht merken und sich wundern, wo die Termine liegen! Also immer auf **Manuell** einstellen, denn dann wird der Abgleich durchgeführt, wenn Sie unten die Schaltfläche **Neu abgleichen** klicken.
- **Abgleichswerte vor Abgleich löschen**
  Es empfiehlt sich, dies eingestellt zu lassen, da sonst über die Ergebnisse eines Abgleichs eine neue Abgleichsrechnung gemacht und das noch weniger nachvollziehbar wird. Nur wenn man für die mehreren Ressourcen nacheinander den Abgleich durchführt und die Ergebnisse des/der vorherigen Abgleichsrechnungen stehen lassen will, hier deaktivieren.
- **Überlastungen abgleichen pro Tag (Minute/Stunde/Tag/Woche/Monat)**
  Dies stellt die Zeitspanne ein, für die eine Ressource überlastet sein muss, um die Abgleichsrechnung für diese Ressource überhaupt zu aktivieren. Eigentlich empfiehlt sich

hier, eine größere „Granulation“ einzugeben, denn auf Überlastungen in kleinen Zeitbereichen muss man am wenigsten reagieren, das schaffen die Ressourcen alleine.

- **Abgleichszeitraum**
  Gesamtes Projekt oder nur für einen ausgewählten Zeitraum.
- **Abgleichsreihenfolge**
  Legt fest, welche Vorgänge verzögert werden und welche Vorgänge Vorrang haben, also nicht verzögert werden.
- **Standard**
  Das Programm versucht, aus den Vorgangsbeziehungen, den Pufferzeiten (größere Pufferzeiten führen zu Verzögerungen), den Anfangsterminen (späterer Anfangstermin wird verzögert) und den Termineinschränkungen eine sinnvolle Reihenfolge zu bestimmen.
- **Nr.**
  Lediglich die Nummerierung wird als Kriterium der Vorrangigkeit berücksichtigt. Die Vorgänge mit kleinerer Nummer werden nicht verzögert, die mit jeweils größerer Nummer werden verzögert. (Unter dieser Einstellung weiß man jedenfalls genau, wie das Programm arbeitet.)
- **Priorität, Standard**
  Gleicht nach Prioritäten ab, dann wie Standard. Über die Prioritäten können Sie die Vorrangigkeit von Vorgängen bzw. eines Projektes bestimmen. Die **Priorität** pro Vorgang wird eingegeben in den INFORMATIONEN ZUM VORGANG / ALLGEMEIN. Die Voreinstellung ist 500, die Skala geht von 1000 („Nicht abgleichen“) bis 1 („Am niedrigsten“). Oder Sie blenden sich die Spalte Priorität ein (siehe Abb. 5.118).

  Die **Projektpriorität** für das ganze Projekt (macht nur dann Sinn, wenn mehrere Projekte auf den gleichen Ressourcenpool zugreifen) wird eingestellt in der PROJEKTINFO, gleiche Voreinstellung und Skala wie bei den Vorgangsprioritäten.
- **Abgleich nur innerhalb der Pufferzeit**
  Würde nur nichtkritische Vorgänge verzögern. Dies hätte sicherlich den Vorteil, dass der Projektendtermin nicht verschoben würde, könnte aber eine Ressourcenüberlastung bei kritischen Vorgängen nicht beseitigen.
- **Abgleich kann individuelle Zuordnungen zu einem Vorgang anpassen**
  Hiermit erlauben Sie dem Programm, einzelne Ressourcen auch verzögert Vorgängen zuzuweisen. Hier ist die Voreinstellung für das ganze Projekt, über das Feld **Abgleichszuordnungen** (das in eine Vorgangstabelle eingefügt werden kann) kann es pro Vorgang auf JA oder NEIN gestellt werden.
- **Abgleich kann verbleibende Arbeit unterbrechen**
  Ist eine interessante Option, wenn kürzere Vorgänge mit Fixterminen (Besprechungen, Seminare) oder mit höherer Priorität länger dauernde Vorgänge unterbrechen sollen. Hier nehmen Sie generelle Voreinstellungen vor, bei den einzelnen Vorgängen können Sie sich das Feld **Abgleich kann unterbrechen** in einer Vorgangstabelle hinzufügen und dort pro Vorgang auf **Ja/Nein** stellen.

Wenn Sie sich in einer Ressourcenansicht befinden, können Sie bei der Durchführung in einer Abfrage noch entscheiden, ob der Kapazitätsabgleich für alle Ressourcen oder nur für die ausgewählte Ressource durchgeführt werden soll.

□ Übung

Ich verlängere die Dauer des Vorganges 20 „Ladeprogramme“ im Projekt „Aurora“ („Ressourcenplanung 05“) auf 15 Tage. Dadurch wird die Ressource „Greisinger“ für eine Woche zu 163% eingesetzt, da sie in dieser Woche einem anderen Vorgang aus dem Projekt „Schneeflocke_S“ mit 25 Stunden zugeteilt ist.

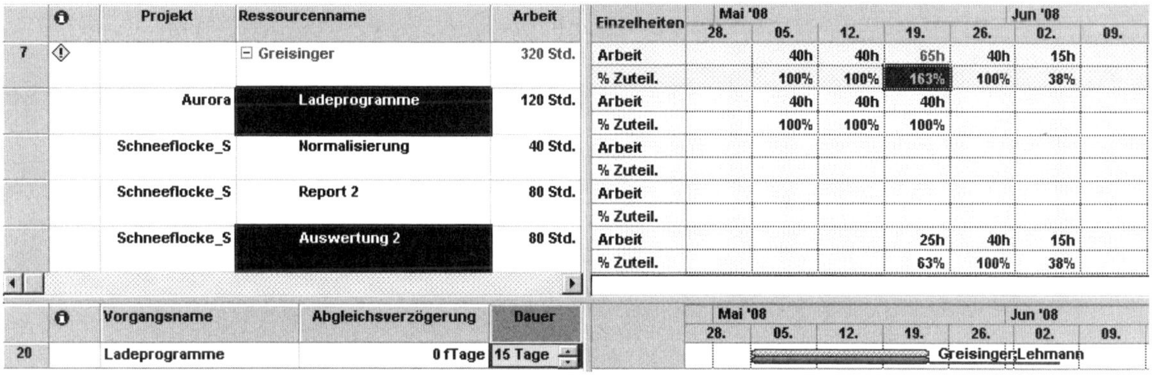

Abbildung 5.108 Ressource ist zu 163 % zugeteilt.

Ich führe den automatischen Kapazitätsabgleich mit den Einstellungen durch, die in Abbildung 5.107 dargestellt sind.

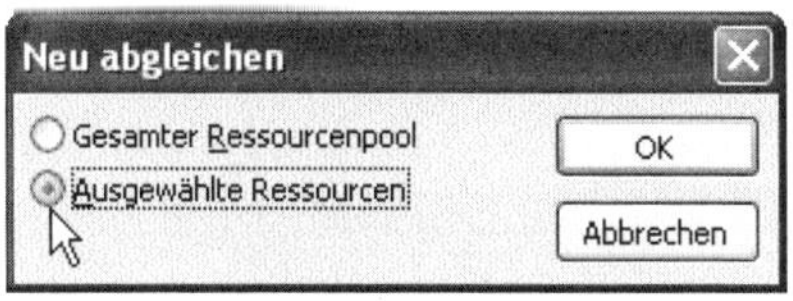

Abbildung 5.109
Zum Nachvollziehen bitte nur die ausgewählte Ressource nehmen.

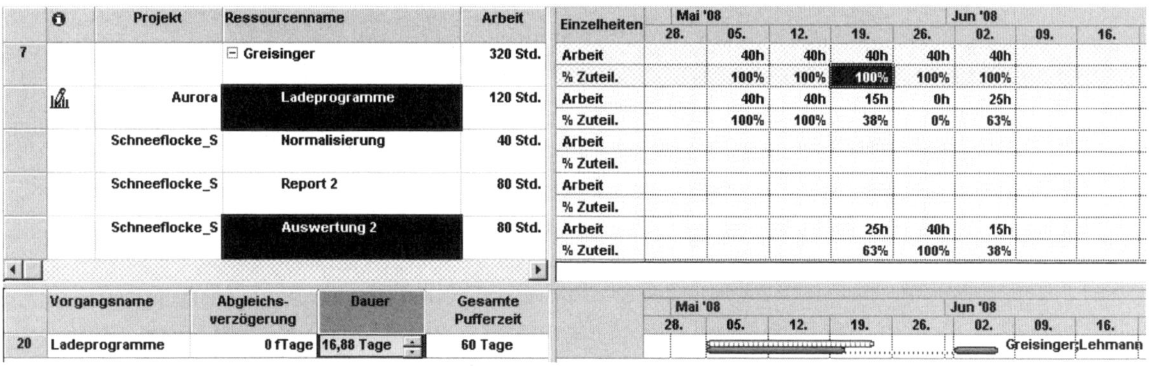

Abbildung 5.110 Nach dem Kapazitätsabgleich durch das Programm

Das Programm hat den Vorgang so lange unterbrochen, wie die Ressource an anderen Vorgängen (hier aus anderen Projekten) zu tun hat. In der unteren Ansicht, BALKENDIAGRAMM ABGLEICH, stellt der obere grüne, hier gestrichelt dargestellte Balken die Lage des Vorganges vor dem Abgleich dar (unter FORMAT BALKENARTEN finden Sie die Erläuterungen eben zu den einzelnen Balkenarten), die untere hier dunkle Linie stellt die Lage des Vorganges nach dem Abgleich dar. Der Indikator zeigt an, dass die Arbeit in der Zeitstrecke bearbeitet wurde, d.h. nicht mehr gleich verteilt ist.

Dadurch ergibt sich eine 100%ige Auslastung über die Zeit dieser Vorgänge. Das war ein einfacher Fall und ergibt eine akzeptable Lösung. Diese kann man sich anschauen und entscheiden, ob man den Vorgang so unterbrechen will. Immerhin kam keine Warnung vor einem Terminplankonflikt, der Vorgang hat noch genügend Pufferzeit.

Nun ist ja an dem Vorgang „Ladeprogramme" auch noch eine zweite Ressource zugeordnet. Was macht „Lehmann" in der Zwischenzeit?

Um das zu sehen, richte ich den Bildschirm neu ein: oben Ansicht BALKENDIAGRAMM, unten die Ansicht RESSOURCE: EINSATZ. Jetzt kann man einen Vorgang auswählen und sieht unten den Einsatz der zugeordneten Ressourcen in der gewünschten Zeitskala.

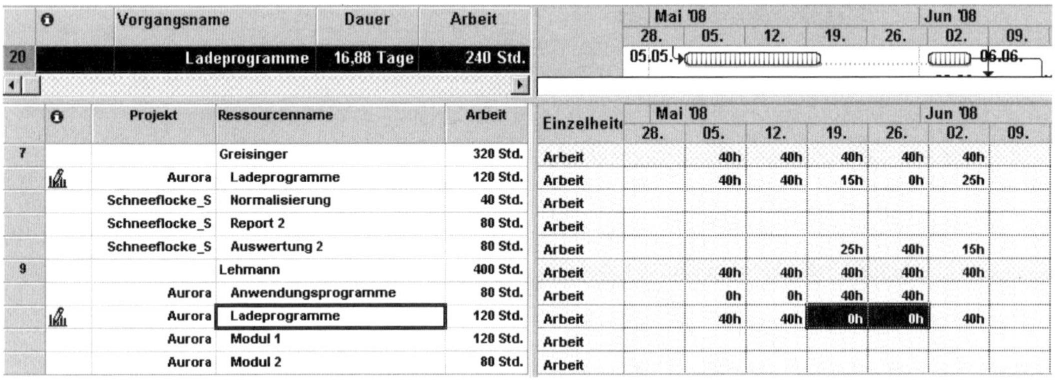

	Vorgangsname	Dauer	Arbeit
20	Ladeprogramme	16,88 Tage	240 Std.

	Projekt	Ressourcenname	Arbeit	Einzelheit	28.	05.	12.	19.	26.	02.	09.
7		Greisinger	320 Std.	Arbeit		40h	40h	40h	40h	40h	
	Aurora	Ladeprogramme	120 Std.	Arbeit		40h	40h	15h	0h	25h	
	Schneeflocke_S	Normalisierung	40 Std.	Arbeit							
	Schneeflocke_S	Report 2	80 Std.	Arbeit							
	Schneeflocke_S	Auswertung 2	80 Std.	Arbeit				25h	40h	15h	
9		Lehmann	400 Std.	Arbeit		40h	40h	40h	40h	40h	
	Aurora	Anwendungsprogramme	80 Std.	Arbeit		0h	0h	40h	40h		
	Aurora	Ladeprogramme	120 Std.	Arbeit		40h	40h	0h	0h	40h	
	Aurora	Modul 1	120 Std.	Arbeit							
	Aurora	Modul 2	80 Std.	Arbeit							

Abbildung 5.111 Zwangspause für die zweite Ressource an diesem Vorgang

- **Kapazitätsabgleich rückgängig machen**:
  Bei der Durchführung des programmierten Kapazitätsabgleichs ist einfach die Frage, ob Sie die durch das Programm geschaffene Lage akzeptieren und damit weiterarbeiten können oder ob Sie das Ergebnis nicht übernehmen wollen. Wenn Sie es nicht übernehmen wollen, können Sie einfach mit BEARBEITEN / RÜCKGÄNGIG bzw. dem RÜCKGÄNGIG-SYMBOL so viele Schritte rückgängig machen, wie notwendig sind. Wenn Sie es systematisch machen wollen, können Sie mit EXTRAS / KAPAZITÄTSABGLEICH... / VERZÖGERUNGEN ENTFERNEN... (siehe Abbildung 5.107) alle Auswirkungen des Kapazitätsabgleichs rückgängig machen, entweder für den ausgewählten Vorgang oder für das ganze Projekt. Sie müssen sich dazu in einer Vorgangsansicht befinden, denn der Kapazitätsabgleich arbeitet mit dem **Vorgangsfeld Abgleichsverzögerung** und kann diese eben nur in einer Vorgangsansicht entfernen. In einer Ressourcenansicht ist diese Schaltfläche blind.

- **Kapazitätsabgleich mit Prioritäten**

  Nun kann man versuchen, dem programmierten Kapazitätsabgleich eindeutigere Ausgangsdaten zu geben, um das Ergebnis zu beeinflussen. Man kann mit Prioritäten arbeiten, sowohl auf Vorgangs- als auch auf Projektebene

  Die Skala der Prioritäten geht von 1000, das ist die höchste Priorität und bedeutet, dass dieser Vorgang bzw. Vorgänge in diesem Projekt nicht verzögert werden, bis zu 1, das ist die niedrigste Priorität. Die Voreinstellung ist die mittlere Priorität von 500.

  Die Vorgangspriorität wird in den INFORMATIONEN ZUM VORGANG / ALLGEMEIN eingestellt.

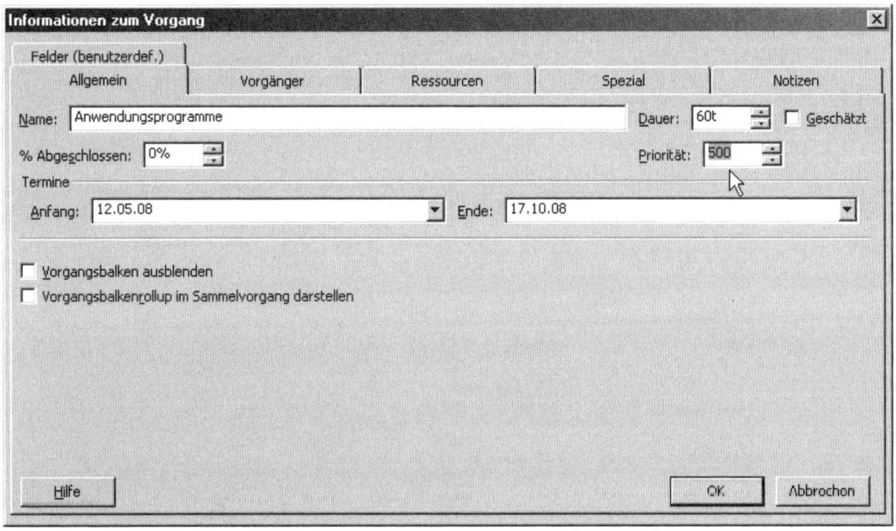

Abbildung 5.112 Einstellung der Vorgangspriorität

Die Projektpriorität wird in der PROJEKTINFO eingestellt.

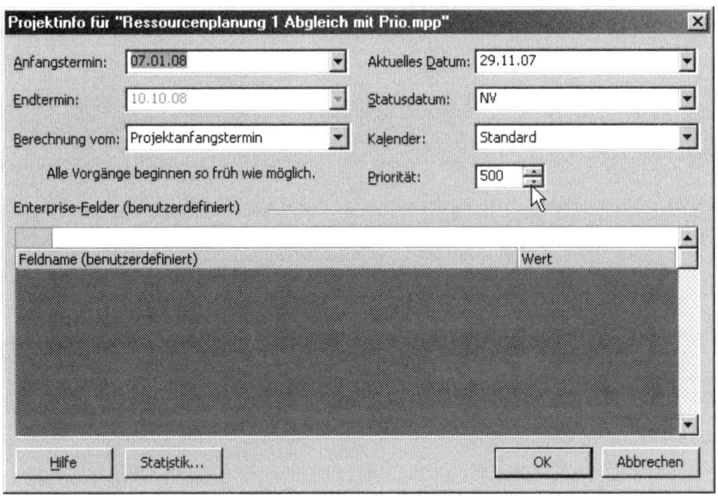

Abbildung 5.113 Priorität für das ganze Projekt

□ Übung

Zur Demonstration nehme ich die Datei „Ressourcenplanung 04.mpp“, das ist der Stand der Ressourcenplanung mit der Verwendung eigener Ressourcen, bevor wir einen gemeinsamen Ressourcenpool verwendet haben. Das Gleiche geht natürlich auch mit dateibasiertem oder serverbasiertem Ressourcenpool. Ich will aber hier den Kapazitätsabgleich in einem Projekt demonstrieren.

(Die Datei steht zum Download im Verzeichnis „Projekte für Abgleich“ bereit, die Ausgangslage ist die Datei „Ressourcenplanung 1 Abgleich mit Prio.mpp“, das Ergebnis ist festgehalten in der Datei „Ergebnis Ressourcenplanung 1 Abgleich mit Prio.mpp“. Weiter unten nehme ich eine Umplanung vor, die Ausgangslage ist „Ressourcenplanung 2 Abgleich mit Prio.mpp“, das Ergebnis ist in der Datei „Ergebnis Ressourcenplanung 2 Abgleich mit Prio.mpp“ festgehalten.)

Der Vorgang 14 liegt mit der Vorgangsfolge 16, 17 und 18 zeitlich parallel. Ich habe allen Vorgängen die Ressource „Otto“ zugeordnet, bei Vorgang 14 alleine mit 100% ebenso wie beim Vorgang 16. Beim Vorgang 17 mit 50%, beim Vorgang 18 mit 100%, aber zusammen mit der Ressource „Wenig“ ebenfalls mit 100%. Ergibt folgende Überlastung der Ressource „Otto“:

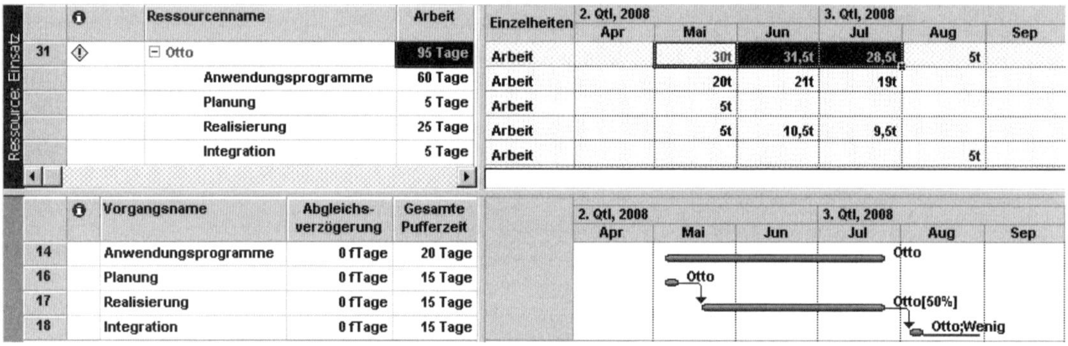

Abbildung 5.114 Die Ausgangslage der Überlastung

Nun nehme ich den Kapazitätsabgleich mit der **Abgleichsreihenfolge** STANDARD vor, d. h. ohne Priorität. Ich habe ja noch keine Prioritäten vergeben.

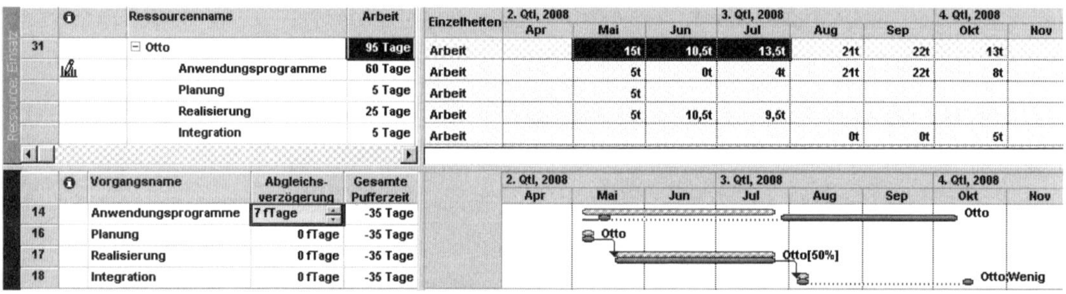

Abbildung 5.115 Kapazitätsabgleich ohne Prioritäten

Ich überlasse die Interpretation des Ergebnisses dem geneigten Leser und weise nur darauf hin, dass sich der Endtermin dieser Vorgangskette von ca. Mitte August auf ca. Mitte Oktober verschoben hat, was man an der **Gesamten Pufferzeit** gut sehen kann: Vor dem Abgleich positiv 15 Tage, nach dem Abgleich minus 35 Tage. Ich mache dieses Ergebnis sofort rückgängig.

Die Vorgangskette Nr. 16 bis 18 soll eindeutigen Vorrang haben vor dem Vorgang 14. Ich markiere die drei Vorgänge und ediere die „Informationen zu mehreren Vorgängen" (in der Vorgangsansicht unten entweder über das Kontextmenü oder das Masken-Symbol ungefähr in der Mitte der Standard-Symbolleiste):

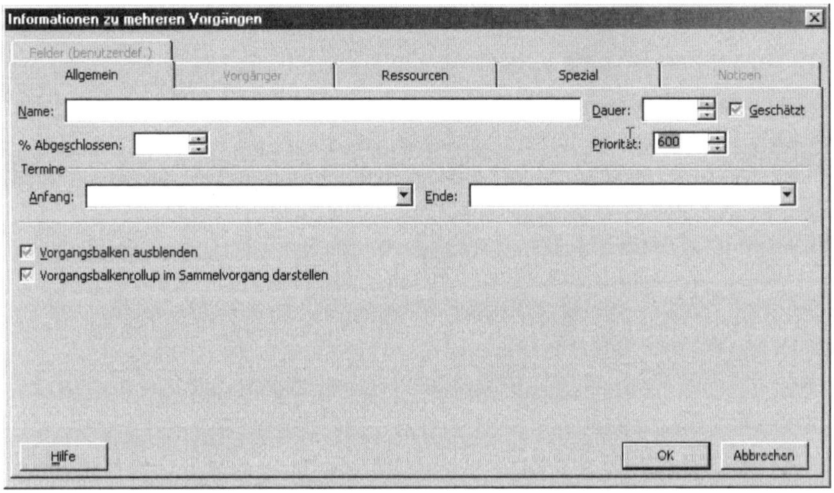

Abbildung 5.116
Priorität in den Informationen zum Vorgang

Ich nehme einfach 600, das ist ja mehr als die Vorgabe 500 (diese hat der andere Vorgang), und führe dann den Kapazitätsabgleich durch. Allerdings darf man dann nicht vergessen, die **Abgleichsreihenfolge** auf PRIORITÄT, STANDARD einzustellen:

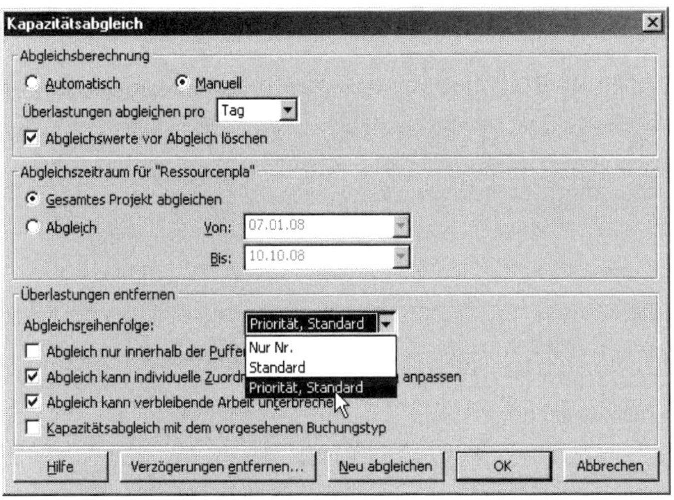

Abbildung 5.117
Abgleichsreihenfolge nach Priorität

Das ergibt folgendes Ergebnis:

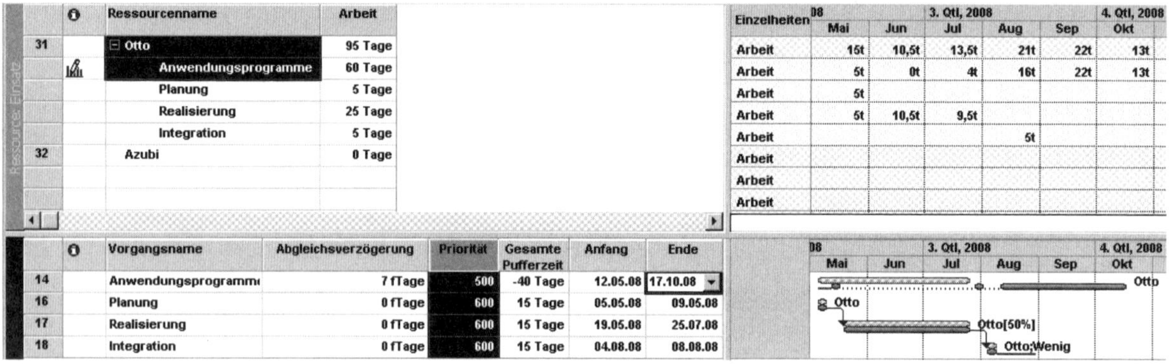

Abbildung 5.118 Kapazitätsabgleich mit Prioritäten

Zwar hat sich der Endtermin für alle Vorgänge ähnlich verschoben wie im Abgleich ohne Prioritäten (wo eine Ressourcenknappheit existiert und man nur Vorgänge verzögert, ist es für den Endtermin gleich, welche Vorgänge man verzögert – rein rechnerisch ist jetzt der Endtermin sogar sieben Kalendertage später als nach dem Abgleich ohne Prioritäten), aber die von mir priorisierte Vorgangskette 16–18 ist nicht verzögert worden (hat sogar noch Pufferzeit).

Für den anderen, verzögerten Vorgang, der einen Terminplankonflikt erzeugt (**Gesamte Pufferzeit** minus 40 Tage), muss ich mir noch etwas einfallen lassen. Man könnte überlegen, ihn in dem Zeitraum, wo er mit 50% am Vorgang „Realisierung" arbeitet, mit 50% am Vorgang „Anwendungsprogramme" arbeiten zu lassen. Das macht der programmierte Kapazitätsabgleich schon deshalb nicht, weil es in *Project* unmöglich ist, eine Ressource an einem Vorgang für ausgewählte Zeiten mit unterschiedlichen Prozentsätzen arbeiten zu lassen. Der programmierte Kapazitätsabgleich verändert grundsätzlich nicht die zugewiesenen Einheiten, also die prozentuale Zuordnung, und vergibt damit für die Praxis oft entscheidende Möglichkeiten.

Um das hier zu nutzen, müsste ich mindestens den Vorgang „Anwendungsprogramme" in zwei Vorgänge splitten, diese entsprechend verknüpfen und dem einen Vorgang die Ressource nur mit 50% zuweisen, bei Konstanz des Arbeitspaketes für den Vorgang insgesamt. (Die Ausgangslage steht als Datei „Ressourcenplanung 2 Abgleich mit Prio.mpp", das Ergebnis als „Ergebnis Ressourcenplanung 2 Abgleich mit Prio.mpp" zum Download von meiner Homepage bereit.) Das Ergebnis zeigt Abbildung 5.119.

Beachten Sie, dass durch das Splitten des Vorganges in zwei Teilvorgänge mit unterschiedlicher prozentualer Zuordnung (1. Teil: 50%, 2. Teil: 100%) und anschließendem Durchführen des programmierten Kapazitätsabgleichs ca. ein Monat gewonnen wurde: Der Endtermin liegt jetzt beim 19.09. (vorher 17.10., siehe Abbildung 5.118), die negative **Gesamte Pufferzeit** beträgt nur 20 Tage gegenüber vorher 40 Tagen.

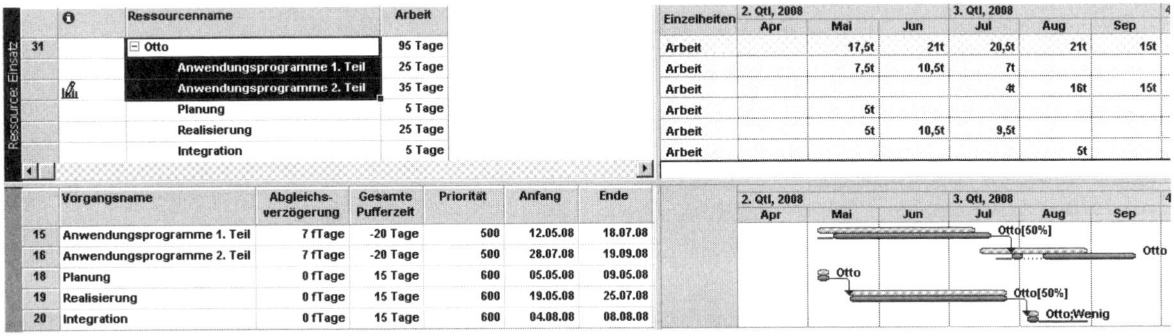

Abbildung 5.119 Optimierung des Abgleichs durch Splitten und Änderung der Einheiten

Vielleicht fallen uns ja noch andere Dinge ein, die das Programm nicht wissen kann, z. B. eine andere Ressource suchen, die bei diesem Vorgang helfen oder ihn sogar ganz alleine erledigen kann etc.

Hinweis

Der Prozess der Optimierung des Ressourceneinsatzes ist ein Prozess: D. h., er wird oft aus mehreren Schritten bestehen. Dabei kann man durchaus kombiniert so arbeiten, dass man erst selbst überlegt, wie man eine Überlastung beseitigen kann, dann gezielt für diese Ressource den automatischen Ressourcenabgleich durchführt, das Ergebnis bewertet und evtl. ganz rückgängig macht oder mit diesem Ergebnis weiterarbeitet, aber es wieder manuell und mit eigenem Kopf umarbeitet.

Prozess auch in diesem Sinne: Die erste Aktion, die einen Ressourcenengpass beseitigt, kann oft zu einem Ressourcenengpass an einer anderen Stelle führen. Das kann sogar ein Zirkel werden, und zum Schluss haben Sie die gleiche Überlastung wie am Anfang. Spätestens dann sollten Sie sich Ihre Planung der Vorgänge vornehmen: Wie oben z. B. Vorgänge splitten, um unterschiedliche Einheiten zuordnen zu können für die Zeitstrecken, in denen es knapp ist. Man kann versuchen, ganze Projektphasen aufgrund der Erkenntnisse aus der bisherigen Ressourcenplanung einer neuen Planungsschleife zu unterwerfen: Alles, was die Termine und den Ressourceneinsatz angeht, muss einer Prüfung unterzogen werden. Vielleicht müssen Sie auch Ihre ehrgeizigen Terminziele („Feste Termine“) revidieren, da diese mit der vorhandenen Ressourcendecke einfach nicht zu realisieren sind. Das wäre ja auch eine Erkenntnis. Eskalieren Sie das Problem an die Entscheidungsträger: Entweder **mehr Ressourcen** oder **spätere Termine** oder **schlechtere Qualität**! (Gab es da mal ein magisches Dreieck in der Theorie?) *Project* liefert für diese Meetings eine ausgezeichnete Diskussionsgrundlage, liefert harte Fakten, die nachvollziehbar sein müssen. Nur eines kann es nicht: Ihnen automatisch mehr Ressourcen verschaffen!

5.17 Ressourcen verursachen Terminplankonflikte

Wir sprachen in den Abschnitten 5.15 und 5.16 von Ressourcenkonflikten, ihren Ursachen und Lösungen. Ressourcenkonflikt bedeutet, dass Ressourcen über ihre Kapazitäten eingeplant werden, also überlastet sind, und die Projektleitung in der einen oder anderen Art darauf reagiert.

Terminplankonflikte in einem Projekt haben wir in Kapitel 3 behandelt, in Kapitel 4 haben wir das auf die Planung mehrerer verbundener Projekte erweitert. Terminplankonflikte entstehen, wenn Sie z. B. schätzen, dass Sie für die Erstellung bis zur Auslieferung eines Projektteiles drei Monate bräuchten, man Ihnen aber den Abgabetermin in zwei Monaten vorschreibt. Dann haben Sie einen Terminplankonflikt. In *Project* wird das dadurch abgebildet, dass die berechneten Termine gegen die vorgegebenen Fixtermine verstoßen.

Jetzt – wenn Sie zusätzlich zu der in den Kapiteln 3 und 4 entwickelten Vorgangsplanung auch den Ressourceneinsatz planen – haben wir einen weiteren Einflussfaktor auf die berechneten Termine, nämlich die Ressourcen. Auch der Ressourceneinsatz bestimmt jetzt die Termine (mit) und kann der Auslöser von Terminplankonflikten sein. Alles, was wir über dieses Thema im 3. und 4. Kapitel geschrieben haben, gilt auch jetzt unter dem Einfluss der Ressourcen.

Nun wird sich in Projekten immer etwas ändern, schon bei der (wiederholt zu durchlaufenden) Planung, aber wahrscheinlich viel schlimmer dann in der Projektdurchführung. Man wird vielleicht nicht immer in der glücklichen Lage sein, Termine so zu vereinbaren, dass man sich und den Ressourcen eine gut bemessene Zeitreserve zubilligen kann. Oder die Zeitreserve wird schneller aufgebraucht, als man denkt.

Ganz kurz soll hier – sozusagen als Erinnerungsschleife – die Verbindung von Ressourcenkonflikt zu den Terminplankonflikten hergestellt werden. Dazu verändern wir einen Ressourceneinsatz so, dass ein Terminplankonflikt entsteht. Wie ein Terminplankonflikt entsteht, wie Sie ihn feststellen und auch wie Sie darauf reagieren, all das, was wir am Ende des 3. Kapitels ab dem Abschnitt 3.4.3 „Konfliktanalyse“ dazu ausgeführt haben, gilt hier natürlich auch noch!

□ Übung

Projekt Aurora (Ressourcenplanung 04.mpp oder Ressourcenplanung 05.mpp): Beim Vorgang 10, „Det. Systembeschreibung“, sind zwei Ressourcen mit 50% zugeordnet. Hier die Ausgangslage zeigt Abbildung 5.120.

Die Ressource „Bluhm“ muss noch in einem anderen Projekt mitarbeiten, das sich unplanmäßig verzögert hat. Wir müssen auf die Ressource bei diesem Vorgang verzichten. Es sind die Standardvorgaben Vorgangsart auf **Feste Einheiten** und **Leistungsgesteuert** eingestellt.

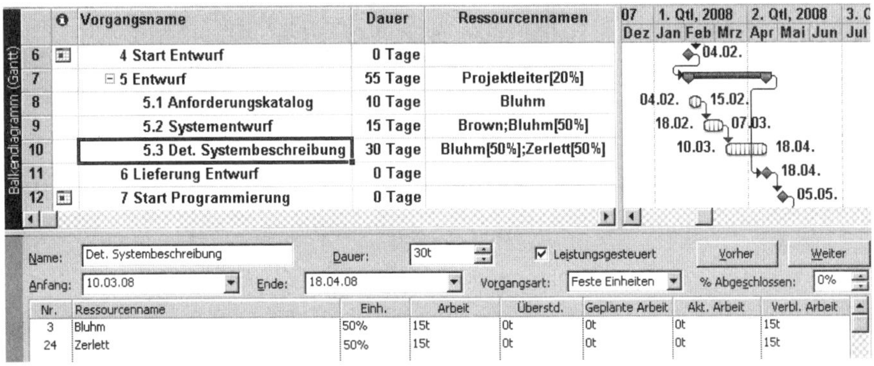

Abbildung 5.120 Zwei Ressourcen mit 50%, genügend Zeitreserve

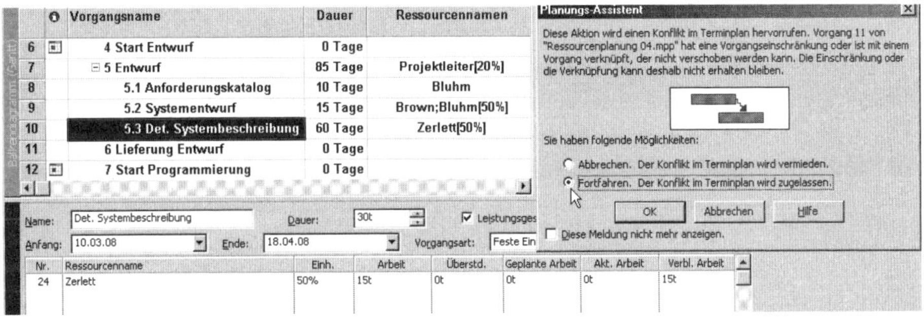

Abbildung 5.121 Das Entfernen einer Ressource führt zum Terminplankonflikt.

Die Änderung des Ressourceneinsatzes erzeugt einen Terminplankonflikt. Durch die Entfernung (Verringerung des Einsatzgrades) der Ressource verlängert sich die Dauer, und wenn die eingebaute Zeitreserve aufgebraucht ist, kollidiert der errechnete Endtermin dieser Vorgangskette mit dem festgelegten Meilenstein (**Muss anfangen am**), der den Start der nächsten Phase festlegt. Als Ergebnis haben Sie einen Terminplankonflikt mit negativen **Gesamten Pufferzeiten**.

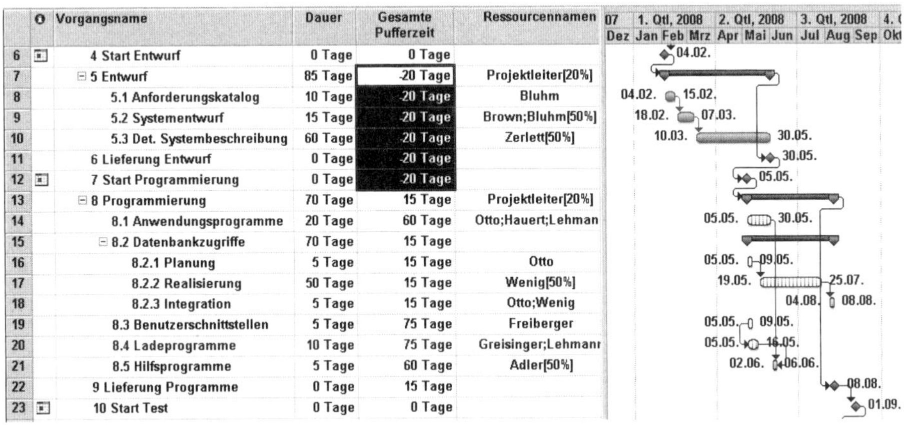

Abbildung 5.122 Terminlage mit Konflikt

Nun müssten wir alles versuchen, den Fixtermin für den Anfang der nächsten Phase zu verteidigen. D. h., wir müssten den Konflikt in der Entwurfsphase beseitigen, indem wir dort bei einem relevanten Vorgang, das könnte im Prinzip bei jedem kritischen Vorgang dieser Phase sein, mehr Ressourcen einsetzen oder den Einsatzgrad erhöhen. Das wäre eine Lösung mithilfe der Ressourcenplanung.

Nehmen wir an, es gibt keine weiteren Ressourcen und die bisher eingesetzten sind bis zur Oberkante der Belastbarkeit eingesetzt. Dann bleibt uns nichts anderes übrig, als den festgesetzten Termin für den Beginn der nächsten Phase zu verschieben. Wir – **die Projektleitung** – verschieben den Termin dieses entscheidenden Meilensteines, **nicht der** in das Programm eingebaute **Rechenmechanismus**! Und ganz hilfreich ist sicherlich, das ausreichend vor und nach der Änderung zu kommunizieren, d. h., allen Beteiligten und Interessierten dies mitzuteilen.

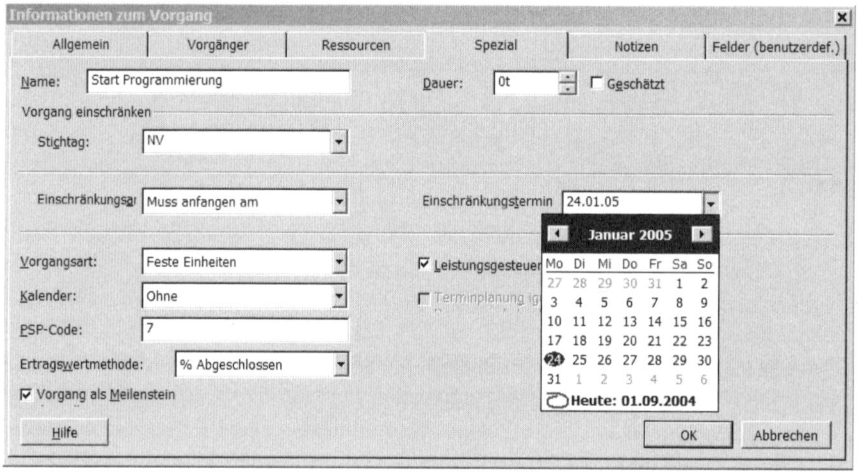

Abbildung 5.123 Änderung des festen Starttermins ...

		Vorgangsname	Dauer	Gesamte Pufferzeit	Ressourcennamen
6	▣	4 Start Entwurf	0 Tage	0 Tage	
7		⊟ 5 Entwurf	85 Tage	0 Tage	Projektleiter[20%]
8		5.1 Anforderungskatalog	10 Tage	0 Tage	Bluhm
9		5.2 Systementwurf	15 Tage	0 Tage	Brown;Bluhm[50%]
10		5.3 Det. Systembeschreibung	60 Tage	0 Tage	Zerlett[50%]
11		6 Lieferung Entwurf	0 Tage	0 Tage	
12	▣	7 Start Programmierung	0 Tage	0 Tage	
13		⊟ 8 Programmierung	70 Tage	-5 Tage	Projektleiter[20%]
14		8.1 Anwendungsprogramme	20 Tage	40 Tage	Otto;Hauert;Lehman
15		⊟ 8.2 Datenbankzugriffe	70 Tage	-5 Tage	
16		8.2.1 Planung	5 Tage	-5 Tage	Otto
17		8.2.2 Realisierung	50 Tage	-5 Tage	Wenig[50%]
18		8.2.3 Integration	5 Tage	-5 Tage	Otto;Wenig
19		8.3 Benutzerschnittstellen	5 Tage	55 Tage	Freiberger
20		8.4 Ladeprogramme	10 Tage	55 Tage	Greisinger;Lehmann
21		8.5 Hilfsprogramme	5 Tage	40 Tage	Adler[50%]
22		9 Lieferung Programme	0 Tage	-5 Tage	
23	▣	10 Start Test	0 Tage	-5 Tage	
24		⊟ 11 Test	30 Tage	0 Tage	Projektleiter[10%]

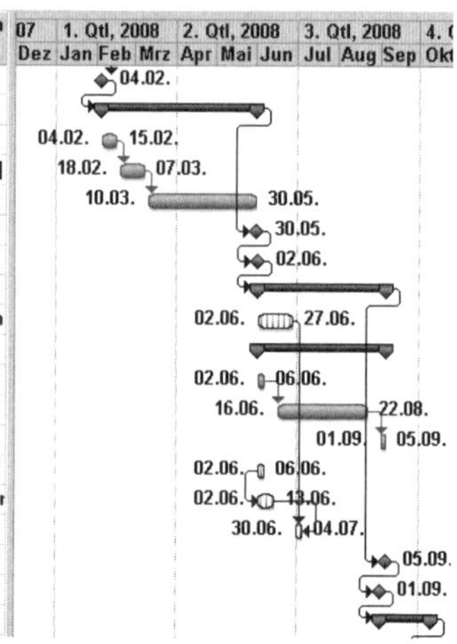

Abbildung 5.124 ... führt leider zu einem Konflikt in der nächsten Phase.

Zwar ist durch das Aufbrauchen der eingebauten Zeitreserve der nächsten Phase der Konflikt rechnerisch kleiner geworden, jetzt haben wir nur noch fünf Tage negative Pufferzeit, aber schön ist das ja auch nicht. Müssten wir wieder was tun!

So schließt sich der Kreis von der Vorgangsplanung zur Ressourcenplanung: **Verteidigen Sie Ihre Pufferzeiten**!

Wenn Sie sich in der Vorgangsplanung schön Pufferzeiten eingebaut haben, aber in der Einsatzplanung der Ressourcen (oder in der Projektdurchführung) Terminänderungen hinnehmen, haben Sie bald keine Pufferzeiten mehr! **Puffermanagement ist angesagt!**

Zwar haben Sie durch den hier entwickelten Aufbau pro Projektphase eine (Sammel-)Pufferzeit für die Vorgänge dieser Phase, und wenn dieser Puffer für eine Phase aufgebraucht ist, können Sie an die Pufferzeit der nächsten Phase gehen, indem Sie die festgelegten Anfangsmeilensteine verschieben. Und vielleicht waren Sie so clever, auch noch ganz am Ende eine Pufferzeit für das gesamte Projekt einzubauen, indem Sie einen errechneten Endmeilenstein haben, der früher liegt als das vereinbarte Projektende, aber Verspätung ist Verspätung, und bald laufen Sie Gefahr, alle Pufferzeiten aufgebraucht zu haben! Was Sie dagegen tun können, kann Ihnen das Programm nicht sagen, aber es kann Ihnen den drohenden **Verlust der Pufferzeiten anzeigen** und Ihnen dadurch einen **Handlungsbedarf signalisieren**.

6 Kosten

Der PMBOK Guide[1] entwickelt das Kostenmanagement als eigenes Wissensgebiet im Kapitel 7, das allerdings vom Umfang her recht kurz ist. Das Kapitel 7 zum Kostenmanagement folgt logischerweise dem Kapitel 6, welches das Terminmanagement einschließlich der Einsatzmittelbedarfsschätzung (Ressourcenplanung) behandelt. Diese wird also im Prinzip als Voraussetzung des Kostenmanagements betrachtet.

Für das Kostenmanagement werden drei Prozesse unterschieden, die **Kostenschätzung**, die **Kostenplanung** und die **Steuerung der Kosten**.

Für den Prozess der **Kostenschätzung** ist die Einsatzmittelbedarfsplanung (in *MS Project* Ressourcenplanung) die Grundlage. Der ermittelte Bedarf der Einsatzmittel (= Ressourcen) wird in der Kostenschätzung mit Kostenfaktoren versehen. Dies liefert die Detailinformationen für die Kosten der Vorgänge (und der Ressourcen.)

Der Prozess der **Kostenplanung** fasst die geschätzten Kosten einzelner Vorgänge bzw. Arbeitspakete zusammen mit dem Ergebnis eines Kostenbasisplanes. Daraus werden die Finanzierungsanforderungen für das Projekt abgeleitet und – so Änderungsanträge im Projektverlauf notwendig werden – ergibt sich der je aktualisierte Kostenmanagementplan.

Die **Steuerung der Kosten** erfordert die aktuelle Messung des Fortschritts (Fortschrittsberichte). Die Differenzen von aktuellen Werten zu den geplanten Werten ermöglichen eine Analyse der Abweichungen. Daraus ergeben sich Änderungsanträge, aktualisierte Kostenschätzungen und ein jeweils aktualisierter Kostenbasisplan. Daraus können Empfehlungen für Korrekturmaßnahmen, ein aktualisierter Projektmanagementplan und ein neuer prognostizierter Fertigstellungstermin folgen.

Wir werden zunächst den Prozess der **Kostenschätzung** in *Project* entwickeln. Dann kann die **Kostenplanung** auch mittels der Budgetkosten vorgenommen werden. Die **Steuerung der Kosten** bleibt dem Kapitel 8, „Projektüberwachung", vorbehalten. Erst bei Kenntnis der tatsächlichen Kosten kann die Differenz sowohl zu den geplanten als auch zu den bud-

[1] A Guide to the Project Management Body of Knowledge, kurz PMBOK Guide, Dritte Ausgabe, deutsche Übersetzung, Project Management Institut, Newton Square, Pennsylvania, 2004

getierten Kosten ermittelt werden. Diese stellt dann die Kostenabweichungen dar. Die mit der Messung des Fertigstellungsgrades arbeitende **Ertragswertmethode** (Earned-Value-Analyse) werden wir separat als eine fortgeschrittene Methode der Projektüberwachung im abschließenden 9. Kapitel entwickeln und ausführlich zeigen, wie diese mit *Project* durchgeführt wird.

6.1 Kostenschätzung

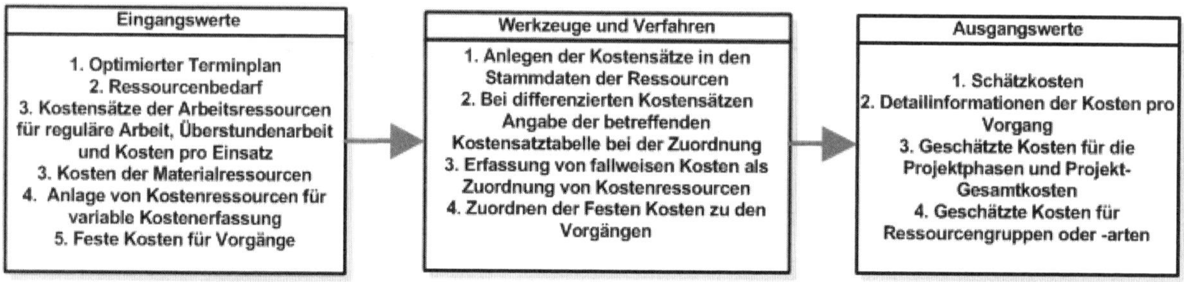

Abbildung 6.1 Prozess Kostenschätzung

- **Eingangswerte:**
  Optimierter Terminplan, Ressourcenbedarfsschätzung, Standard- und Überstundensätze und Kosten pro Einsatz der Ressourcen, Materialkosten, Mieten, Erfassung weiterer Kosten wie Reisekosten, Mieten, Finanzierungskosten und andere Sonderkosten, feste Kosten pro Vorgang.
- **Werkzeuge und Verfahren:**
  Kostensätze in den Stammdaten der Ressourcen pflegen, Angabe unterschiedlicher Kostensatztabellen (soweit gegeben und angelegt) in den Zuordnungen, Kosten für Materialressourcen und Anlage von Kostenressourcen als Option, variable Kostenbeträge fallweise zuordnen zu können. Eingabe der festen Kosten pro Vorgang, Zuordnung von Kostenressourcen.
- **Ausgangswerte:**
  Geschätzte Kosten pro Vorgang, pro Projektphase und Projektgesamtkosten, Kosten pro Ressource, Summen für die Ressourcengruppen oder andere gewünschte Gruppierungen. Alle diese Informationen auch im Zeitablauf und damit Informationen über die Fälligkeiten.

„Art und Menge der Einsatzmittel und die Menge an Zeit, für die diese Einsatzmittel zur Fertigstellung der Arbeit dieses Projektes eingesetzt werden, sind ein wesentlicher Faktor beim Bestimmen der Projektkosten."[2]

Da in *Project* die Einsatzmittel Ressourcen heißen, bildet auch in *Project* die in Kapitel 5 entwickelte Ressourcenplanung die Grundlage der Kostenschätzung. Die Kosten entstehen in *Project* mit der Zuordnung von Ressourcen, die etwas kosten, zu Vorgängen.

Die Arbeit bei **Arbeitsressourcen** wird multipliziert mit den Kostensätzen, sowohl für die reguläre Arbeit als auch für die Überstunden. Falls Kosten für die Ressourcen entstehen, die unabhängig von der Arbeitsmenge sind, werden diese als Kosten pro Einsatz, d. h. pro Zuordnungen, hinzuaddiert.

Bei der Zuordnung von **Materialressourcen** werden die Mengen mit den Kosten bewertet und daraus die Kosten des Materials berechnet.

Bei der Zuordnung von **Kostenressourcen** können die Kosten jeweils fallweise eingegeben werden. Diese werden zu den Gesamtkosten hinzuaddiert.

Im Vorgangsfeld **Feste Kosten** können Kosten pro Vorgang eingegeben werden, die unabhängig von den Ressourcenkosten sind und unabhängig von der Dauer des Vorganges. Dieses Feld eignet sich auch, Werte aus anderen Programmen, z. B. aus *Excel*, zu übernehmen.

Weitere Wünsche, z. B. nach einem Gemeinkostenzuschlag oder andere Berechnungen, können über benutzerdefinierte Felder und darin einzugebende Formeln gelöst werden. Dies behandeln wir hier nicht, zeigen jedoch im 7. Kapitel, im gleichnamigen Abschnitt 7.5.2, wie man mit Formeln in benutzerdefinierten Feldern rechnen kann.

6.1.1 Kostenarten werden angelegt

Dateibasiert

In einem Projekt können Sie in die genannten Ressourcenansichten wechseln und die Daten für die Ressourcen dort eingeben. Wenn Sie mit einem Ressourcenpool für mehrere Projekte arbeiten, können Sie die Daten sowohl in den Einzelprojekten oder – vielleicht systematischer – im Ressourcenpool anlegen.

Serverbasiert

Für lokale Ressourcen können Sie in jedem Projekt alle dazugehörigen Daten eingeben, auch die Kostensätze. Die Daten für Enterprise-Ressourcen müssen im Enterprise-Ressourcenpool angelegt werden, den man – entsprechende Berechtigung vorausgesetzt – über EXTRAS / ENTERPRISE OPTIONEN / ENTERPRISE-RESSOURCENPOOL ÖFFNEN eben öffnen kann.

---

[2] Siehe Fußnote 1, S. 164

Im dann angezeigten **Ressourcencenter** kann man über Neu> neue Ressourcen anlegen, über Aktionen> kann man z. B. Details bearbeiten und andere schöne Dinge machen. Dies ermöglicht die webbasierte Pflege der Ressourcendaten, die hier jedoch nicht unser Thema ist. Aus dem Ressourcencenter im *Web Access* kann man mit Geöffnet... jedoch den Enterprise-Ressourcenpool auschecken, d.h. zum Bearbeiten öffnen, und hat dann die Ansicht Ressource: Tabelle und kann die Ressourcendaten so eingeben und bearbeiten, wie wir jetzt folgend beschreiben. Dies sind dann die Daten der Enterprise-Ressourcen.

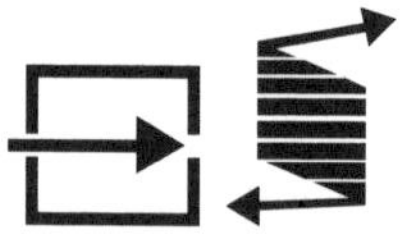

Alle

(Ausgang ist die Datei „Ressourcenplanung 05.mpp“ aus dem Kapitel 5. Diese enthält noch keine Kostensätze für die Ressourcen. Die Datei „Kostenplanung 01.mpp“ enthält die Kostensätze der Ressourcen. Die Datei „Kostenplanung 02.mpp“ stellt das Ergebnis aller Übungen dieses Kapitels dar.)

In der Ansicht Ressource: Tabelle werden die Stammdaten der Ressourcen gepflegt, darunter auch die Kostensätze. Sie können sich in der Ansicht Ressource: Tabelle über das Untermenü Tabelle / Weitere Tabellen die Auswahl aus allen Tabellen anzeigen lassen. Die Tabelle: Eingabe ist der Standard und enthält die Felder, von denen der Hersteller glaubt, dass sie für alle Ressourcenarten wichtig sind. Es gibt aber auch die Tabellen: Eingabe – Arbeitsressourcen und Eingabe – Materialressourcen.

6.1.1.1 Arbeitsressourcen kosten pro Zeiteinheit

In der Tabelle Eingabe (oder Eingabe – Arbeitsressourcen) werden der **Standardsatz**, der **Überstundensatz**, die **Kosten pro Einsatz** und **Fällig am** eingegeben, sowohl für die individuellen als auch für generische Arbeitsressourcen.

Die Fälligkeitsmethode legt fest, wann die Standard-, Überstunden- und Ist-Kosten berechnet werden: Anteilig (Voreinstellung), am Anfang oder am Ende. Hier können alle Zeiteinheiten verwendet werden: Betrag /h = pro Stunde, /t = pro Tag, /w = pro Woche oder /m= pro Monat (Abbildung 6.2).

Die Abbildung 6.2 zeigt die Ansicht Ressource: Tabelle, über das Untermenü Tabelle / Weitere Tabellen... die Tabelle Eingabe – Arbeitsressourcen. Das Feld **Kürzel** sowie **Basiskalender** und **Code** sind ausgeblendet, da sie in diesem Zusammenhang (für die Kosten!) unwichtig sind.

Dafür wurde das Feld **Kostenstelle** eingeblendet. Nach der **Kostenstelle** kann man die Kosten auswerten, also filtern, gruppieren und sortieren. Wir werden die Auswertungen nach Kostenstellen später behandeln, siehe Abbildung 6.22.

	Ressourcenname	Art	Gruppe	Max. Einh.	Standardsatz	Überstd.-Satz	Kosten/Einsatz	Fällig am	Kostenstelle
1	Adler	Arbeit	IT 1	1	100 €/h	0 €/h	0 €	Anteilig	1100
2	Azubi	Arbeit		1	400 €/Monat	0 €/h	40 €	Anteilig	3000
3	Bauer	Arbeit	IT 1	1	100 €/h	0 €/h	0 €	Anteilig	1100
4	Bluhm	Arbeit	IT 2	1	150 €/h	0 €/h	0 €	Anteilig	1200
5	Brown	Arbeit	Extern	1	120 €/h	180 €/h	300 €	Ende	2000
6	Didier	Arbeit	PL	1	1.500 €/Tag	0 €/h	0 €	Anteilig	1000
7	Dorn	Arbeit	IT 3	1	100 €/h	0 €/h	0 €	Anteilig	1300
8	Freiberger	Arbeit	IT 1	1	150 €/h	0 €/h	0 €	Anteilig	1100
9	Greisinger	Arbeit	IT 1	1	100 €/h	0 €/h	0 €	Anteilig	1100
10	Hauert	Arbeit	IT 2	1	100 €/h	0 €/h	0 €	Anteilig	1200
11	Hirn	Arbeit	Extern	1	120 €/h	180 €/h	300 €	Ende	2000
12	Jonas	Arbeit	IT 2	1	100 €/h	0 €/h	0 €	Anteilig	1200
13	Lehmann	Arbeit	IT 2	1	70 €/h	0 €/h	0 €	Anteilig	1200
14	Otto	Arbeit	Extern	1	120 €/h	180 €/h	0 €	Ende	2000
15	Ötztürk	Arbeit	IT 1	1	100 €/h	0 €/h	0 €	Anteilig	1100
16	Stein	Arbeit	IT 2	1	100 €/h	0 €/h	0 €	Anteilig	1200
17	Wenig	Arbeit	IT 3	1	100 €/h	0 €/h	0 €	Anteilig	1300
18	Zerlett	Arbeit	Extern	1	120 €/h	180 €/h	300 €	Ende	2000
19	Datenbanker	Arbeit		5	120 €/h	0 €/h	0 €	Anteilig	
20	Entwickler	Arbeit		4	120 €/h	0 €/h	0 €	Anteilig	
21	NN	Arbeit		100	120 €/h	0 €/h	0 €	Anteilig	
22	Programmierer	Arbeit		7	120 €/h	0 €/h	0 €	Anteilig	
23	Projektleiter	Arbeit		2	12.000 €/Monat	0 €/h	0 €	Anteilig	
24	Tester	Arbeit		3	2.000 €/Woche	0 €/h	0 €	Anteilig	

Abbildung 6.2 Kosteninformationen der Arbeitsressourcen

Teilweise andere und differenzierte Möglichkeiten, Kosten anzulegen, haben Sie in den **Informationen zur Ressource/Kosten**, da Sie dort die **Kostensätze** im Zeitablauf variieren können und fünf **Kostensatztabellen** zur Verfügung haben.

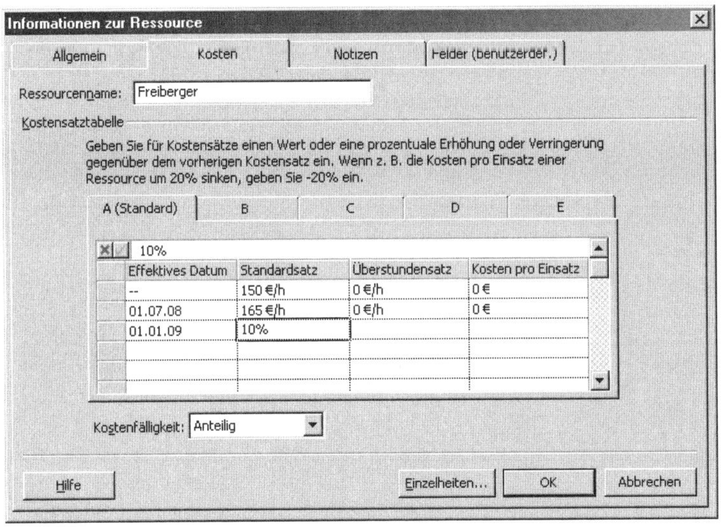

Abbildung 6.3 Kosten ändern sich im Zeitablauf.

Hier kann man ab einem bestimmten Datum andere Kosten festlegen, entweder als absoluten Betrag oder als prozentuale Änderung zu den vorherigen Kosten, als Steigerung oder mit dem Minuszeichen (–) davor als Reduzierung.

Wenn eine Ressource in verschiedenen Projekten mit verschiedenen Funktionen arbeitet, die unterschiedlich bezahlt werden (in einem Projekt Programmierer, im anderen schon Projektleiter), oder an verschiedenen Aufgaben eingesetzt wird, die unterschiedlich bezahlt werden (bestimmte Vorgänge finden im Ausland statt, dies erfordert eine höhere Bezahlung), kann man mit den **Kostensatztabellen** arbeiten. Kostensatztabelle A ist der Standard, die anderen stehen zur freien Verfügung. Leider kann man die verschiedenen Kostensatztabellen nicht nach Verwendung bzw. eigenem Wunsch benennen.

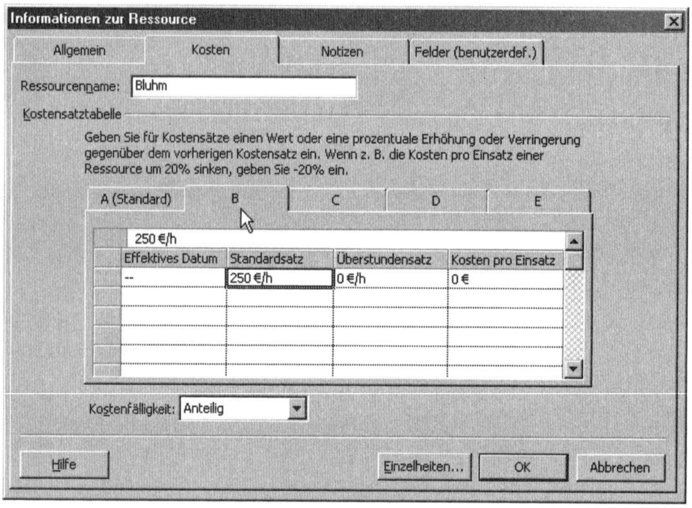

Abbildung 6.4
Für bestimmte Aufgaben steht dann die Kostensatztabelle B zur Verfügung.

In einer Einsatzansicht (**Vorgang: Einsatz** oder **Ressource: Einsatz**) kann man in den **Informationen zur Zuordnung** (DOPPELKLICK AUF DIE ZUORDNUNG) auswählen, welche Kostensatztabelle für die jeweilige Zuordnung gelten soll, Vorgabe ist die **Kostensatztabelle A**.

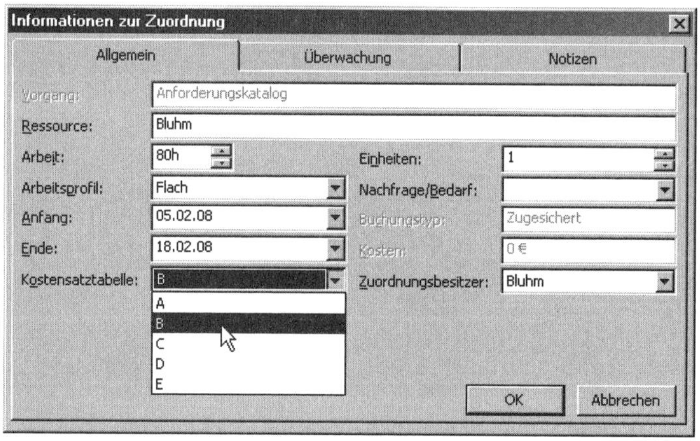

Abbildung 6.5
Für diese Zuordnung gilt die Kostensatztabelle B.

6.1.1.2 Materialressourcen kosten pro Stück

Arbeitsressourcen sind nicht zwangsläufig nur Mitarbeiter oder andere im Projekt tätige Menschen. Als Arbeitsressourcen sollten Sie in *Project* alle Einsatzmittel führen, deren Kosten zeitabhängig berechnet werden, also auch Ausrüstungen wie z. B. Maschinen, Fahrzeuge, Gerüste oder, wenn Sie eine Raumplanung vornehmen, die Räume. Der Einsatz all dieser Ressourcen soll in der Zeit geplant und überwacht werden. Im Gegensatz dazu werden **Materialressourcen** nicht zeit-, sondern mengenabhängig geplant.

In der Ansicht RESSOURCE: TABELLE haben Sie als Option unter WEITERE TABELLEN die Tabelle EINGABE – MATERIALRESSOURCEN und können die Daten zu den **Materialressourcen** eingeben:

	❶	Ressourcenname	Art	Material-beschriftung	Gruppe	Standardsatz	Kosten/Einsatz	Fällig am
33		Beton	Material	m³		35,00 €	0,00 €	Anteilig
34		Blech	Material	2mm		8,00 €	0,00 €	Anteilig
35		Leiterplatten	Material	L1		24,00 €	0,00 €	Anteilig
36		Miete Testanlage	Material			1.000,00 €	0,00 €	Anfang
37		Stoff	Material	m²		1,70 €	0,00 €	Anteilig
38		Strom	Material	kw		0,45 €	0,00 €	Anteilig

Abbildung 6.6 Materialressourcen in der Ressourcentabelle

Für Materialressourcen gibt es keine Angabe zu den maximalen Einheiten. Materialressourcen stehen, für *Project* jedenfalls, unbeschränkt zur Verfügung.

Eine Festlegung der Kosten für eine Zeiteinheit, also z. B. pro Tag, ist nicht möglich, da die Materialkosten pro Einheit berechnet werden. Man kann allerdings bei der Zuordnung der Materialressourcen zu einem Vorgang den Mengenverbrauch auch zeitabhängig definieren, also z. B. für den „Strom" 10 kW/h oder für „Miete Testanlage" einmal die Kosten pro Tag = 1/t (siehe Abbildung 6.14).

Unter EXTRAS / OPTIONEN / ANSICHT können Sie die Anzahl der angezeigten (und für die Rechnung verwendeten) Dezimalstellen einstellen, leider nur für alle Ressourcen einheitlich. Bei Materialressourcen kann es ja eher notwendig sein, die Kosten auch mit Nachkommastellen festzulegen.

6.1.1.3 Kostenressourcen kosten pro Fall

Um Kosten der Projekte besser und einfacher erfassen zu können, kann man in *Project 2007* **Kostenressourcen** anlegen. Diese kann man den Vorgängen zuordnen und den jeweiligen Betrag fallweise bestimmen.

	Ressourcenname	Art	Gruppe	Max. Einh.	Standardsatz	Überstd.-Satz	Kosten/Einsatz	Fällig am	Kostenstelle
25	Finanzierungskosten	Kosten						Anteilig	4000
26	Flugkosten	Kosten						Anteilig	
27	Hotel	Kosten						Anteilig	
28	Leihwagen	Kosten						Anteilig	
29	Reisespesen	Kosten						Anteilig	
30	Tagungsgebühren	Kosten						Anteilig	

Abbildung 6.7 Kostenressourcen

Hier kann es keine maximalen Einheiten geben. Es gibt auch keine vorgegebenen Kostensätze, sondern bei der Zuordnung einer Kostenressource zu einem Vorgang kann man den jeweiligen Betrag eingeben. Diese Kosten werden sowohl zu den Gesamtkosten des Vorganges als auch zu den Projektkosten hinzuaddiert, und man kann Auswertungen über die Kostenressourcen machen, d.h. filtern, gruppieren und sortieren.

Serveranwender

Zur Erinnerung: Wenn **Materialressourcen** und **Kostenressourcen** (oder neue **Arbeitsressourcen**) im Enterprise-Ressourcenpool angelegt sind und Sie möchten diese im eigenen Projekt verwenden, müssen Sie diese über den TEAMBUILDER zu Ihren **Projektressourcen** hinzufügen: EXTRAS / TEAM AUS DER ENTERPRISE ZUSAMMENSTELLEN. Man kann den Filter RESSOURCEN-MATERIAL oder RESSOURCEN-KOSTEN setzen:

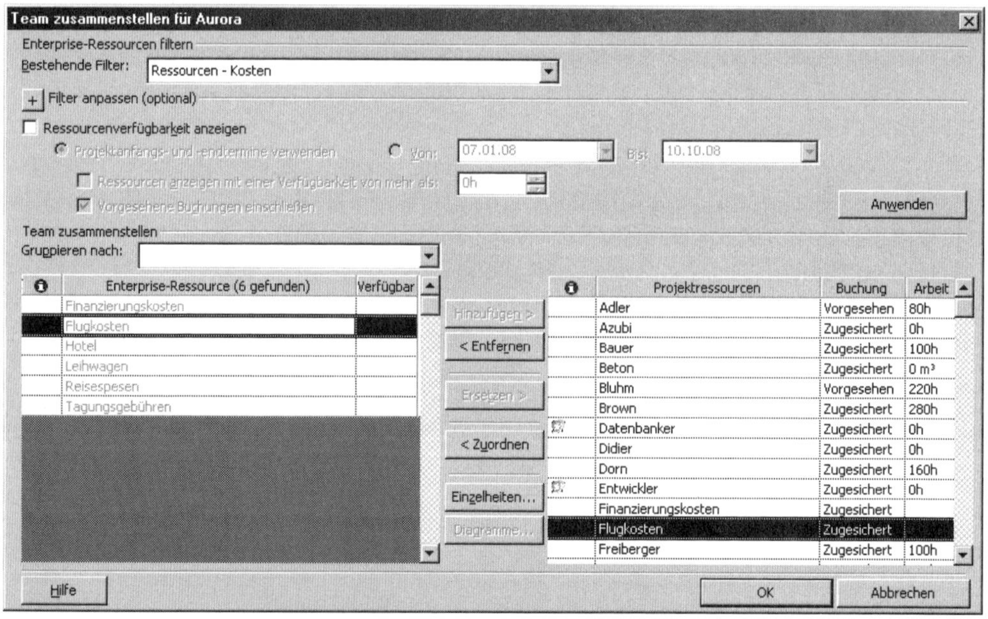

Abbildung 6.8 Kostenressourcen zu den Projektressourcen hinzufügen

6.1.2 Kosten werden berechnet …

6.1.2.1 Kosten der Arbeitsressourcen

Kosten der regulären Arbeit …

Aus der **Regulären Arbeit** der Ressourcen, also alle Arbeit, die nicht explizit als Überstundenarbeit eingegeben wurde, multipliziert mit dem Standardsatz der Ressourcen werden zunächst die Ressourcenkosten berechnet.

Ansicht RESSOURCE EINSATZ / TABELLE KOSTEN, die Felder **Reguläre Arbeit** und **Standardsatz** einfügen:

	Ressourcenname	Kosten	Reguläre Arbeit	Standardsatz
14	⊟ Otto	28.800 €	240 h	120 €/h
	Anwendungsprogramme	19.200 €	160 h	
	Planung	4.800 €	40 h	
	Integration	4.800 €	40 h	

Abbildung 6.9
Kosten der regulären Arbeit

Diese Rechnung (z. B. 120 € Standardsatz x 40 Stunden = 4 800 €) sieht man nur so lange ungestört, bis keine anderen Kosten, also für Überstunden oder Kosten pro Einsatz, hinzukommen. Diese werden immer zu den Gesamtkosten des Vorganges und den Kosten (in einer Vorgangsansicht) und für die Ressource (in einer Ressourcenansicht) hinzuaddiert. Leider gibt es kein Feld „Kosten der regulären Arbeit“, was diese Kosten abzüglich der anderen Kosten ausweisen würde. Die Kosten für Material- und Kostenressourcen werden den Vorgangskosten hinzuaddiert und als Kosten dieser Ressourcen ausgewiesen.

Durch die Verwendung der **Kostensatztabellen** (siehe Abbildung 6.4) können Sie den **Standardsatz**, der für die **reguläre Arbeit** berechnet wird, pro Zuordnung einer Ressource zu einem Vorgang ändern, und zwar in einer Einsatzansicht, also entweder in der Ansicht VORGANG: EINSATZ oder RESSOURCE: EINSATZ, mit einem Doppelklick auf die Zuordnung:

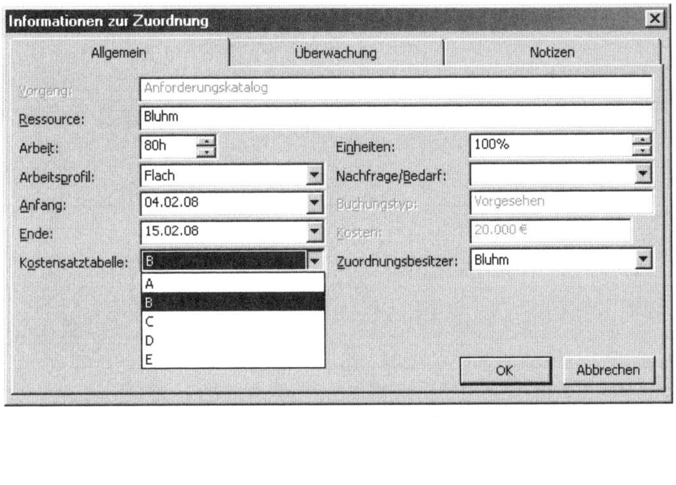

Abbildung 6.10
Für die Zuordnung gilt die Kostensatztabelle B.

… plus Kosten der Überstundenarbeit

Die als **Überstunden** eingegebene Arbeit multipliziert mit dem **Überstundensatz**.

Ansicht wie oben, die weiteren Felder **Überstundenarbeit**, **Überstundensatz** und **Überstundenkosten** sind eingeblendet:

	Ressourcenname	Kosten	Reguläre Arbeit	Standardsatz	Überstundenarbeit	Überstundensatz	Überstundenkosten
14	⊟ Otto	29.400 €	230 h	120 €/h	10 h	180 €/h	1.800 €
	Anwendungsprogramme	19.200 €	160 h		0 h		0 €
	Planung	5.400 €	30 h		10 h		1.800 €
	Integration	4.800 €	40 h		0 h		0 €

Abbildung 6.11 Kosten der Überstunden

Die Vorgangskosten für die Planung haben sich um 600 Euro (siehe Abbildung 6.9) erhöht, da die Differenz des Überstundensatzes (180 €) zum Standardsatz (120 €) eben 60 Euro sind und ich 10 Überstundenarbeit eingegeben habe.

Überstunden, die mit dem Überstundensatz berechnet werden, sind für *Project* nur die in das Feld **Überstunden** manuell eingetragenen Überstunden, nicht etwa automatisch alle Arbeitstunden jenseits der Grenze, die als normaler Arbeitstag gilt (etwa alles, was mehr als acht Stunden pro Tag oder 40 Stunden pro Woche ist). Eine Ressource arbeitet ja immer maximal so viel, wie ihr Arbeitszeitkalender zulässt, und wenn der Arbeitszeitkalender zehn Arbeitstunden pro Tag umfasst, dann arbeitet sie eben zehn Stunden am Tag regulär, die, multipliziert mit dem Standardsatz, die Kosten der regulären Arbeit ergeben.

Das Feld **Überstundenkosten** kann man sich in allen Ressourcenansichten einfügen. Die Kosten für die Überstunden werden zur Berechnung der Vorgangskosten den Kosten für die reguläre Arbeitszeit hinzuaddiert.

Achtung

Bei der manuellen Eingabe von **Überstunden** reduziert das Programm die reguläre Arbeit um eben diese Anzahl von Stunden, um das Arbeitspaket konstant zu halten. Die eingegebenen Überstunden werden pro Tag zusätzlich zu den sich aus dem Arbeitszeitkalender ergebenden regulären Arbeitsstunden geleistet, und das verkürzt die Vorgangsdauer, was ja ein erwünschter Effekt sein kann.

Wenn ich jedoch die Überstunden als zusätzliche Arbeit an diesem Vorgang eingeben will, weil sich das zunächst geschätzte Arbeitspaket als zu niedrig herausgestellt hat, aber die Vorgangsdauer nicht erhöht werden soll, muss ich die regulären Arbeitsstunden wieder manuell um diesen Betrag erhöhen.

Ich habe im obigen Beispiel (siehe Abbildung 6.11) darauf verzichtet, um den Rechenmechanismus zu zeigen.

… plus die Kosten pro Einsatz

Unabhängig von der Dauer einer Tätigkeit einer Ressource an einem Vorgang können Kosten entstehen, denkbar als Vorbereitungs- oder Rüstzeiten, als Kalkulation für pauschale Reisekosten oder Ähnliches.

Wenn bei den Kostensätzen in dem Feld **Kosten pro Einsatz** ein Betrag eingegeben wird, führt dies zu einer einmaligen Berechnung dieses Betrages pro Zuweisung der Ressource. Bei anteiligen Zuweisungen wird der jeweilige Anteil der **Kosten pro Einsatz** berechnet; hier im Beispiel beim Vorgang „Integration" 50% von 300 €. Bei Zuweisungen mit mehr als einer Einheit werden die Kosten pro Einsatz mit der Anzahl der Einheiten multipliziert (Ansicht wie oben, zusätzliche Felder eingefügt **Kosten pro Einsatz, Zuordnungseinheiten**).

	Ressourcenname	Kosten	Reguläre Arbeit	Standardsatz	Überstundenarbeit	Überstundensatz	Kosten pro Einsatz	Zuordnungseinheiten
14	⊟ Otto	30.150 €	230 h	120 €/h	10 h	180 €/h	300 €	
	Anwendungsprogramr	19.500 €	160 h		0 h			100%
	Planung	5.700 €	30 h		10 h			100%
	Integration	4.950 €	40 h		0 h			50%

Abbildung 6.12 Kosten pro Einsatz

6.1.2.2 Kosten der Materialressourcen

Bei der Zuordnung von Materialressourcen können bzw. müssen Sie die Anzahl des benötigten Materials eingeben, ansonsten wird eine Einheit zugeordnet.

Hier eine Zuordnung über das Ressourcen-Zuordnungstool (EXTRAS / RESSOURCEN ZUORDNEN), da man hier mit den Filtern RESSOURCEN-MATERIAL, RESSOURCEN-KOSTEN oder RESSOURCEN-ARBEIT arbeiten kann.

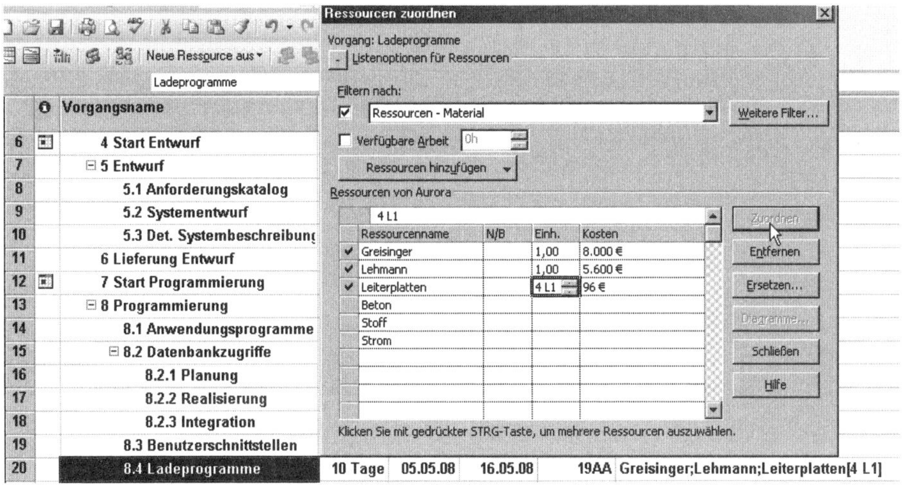

Abbildung 6.13 Materialressourcen mit Einheiten zuordnen

Die Kosten für die Materialressource werden berechnet aus den Einheiten (hier 4) multipliziert mit dem eingegebenen Kostensatz (hier 24 €) für die Ressource.

Die Zuordnung von Materialressourcen hat natürlich keinerlei Einfluss auf die Dauer des Vorganges, und der so eingegebene Mengenverbrauch ist auch zeitunabhängig. Ganz unabhängig von der Dauer des Vorganges werden immer so viele Einheiten des Materials benötigt wie angegeben.

Man kann allerdings auch den Verbrauch pro Zeiteinheit angeben, also z. B. kostet die Miete für die Testanlage 1000 € pro Tag = /t. (ANSICHT BALKENDIAGRAMM, FENSTER TEILEN, in der unteren Bildschirmhälfte über das Kontextmenü RESSOURCENKOSTEN)

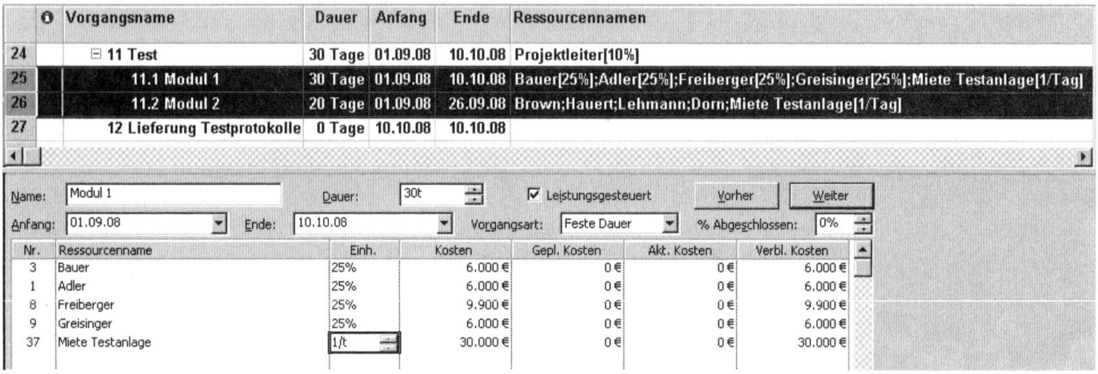

	Vorgangsname	Dauer	Anfang	Ende	Ressourcennamen
24	⊟ 11 Test	30 Tage	01.09.08	10.10.08	Projektleiter[10%]
25	11.1 Modul 1	30 Tage	01.09.08	10.10.08	Bauer[25%];Adler[25%];Freiberger[25%];Greisinger[25%];Miete Testanlage[1/Tag]
26	11.2 Modul 2	20 Tage	01.09.08	26.09.08	Brown;Hauert;Lehmann;Dorn;Miete Testanlage[1/Tag]
27	12 Lieferung Testprotokolle	0 Tage	10.10.08	10.10.08	

Nr.	Ressourcenname	Einh.	Kosten	Gepl. Kosten	Akt. Kosten	Verbl. Kosten
3	Bauer	25%	6.000 €	0 €	0 €	6.000 €
1	Adler	25%	6.000 €	0 €	0 €	6.000 €
8	Freiberger	25%	9.900 €	0 €	0 €	9.900 €
9	Greisinger	25%	6.000 €	0 €	0 €	6.000 €
37	Miete Testanlage	1/t	30.000 €	0 €	0 €	30.000 €

Abbildung 6.14 Verbrauch der Materialressource ist zeitabhängig.

Selbstverständlich hat auch diese Zuordnung des Materials keinen Einfluss auf die Vorgangsdauer (bei keiner Vorgangsart). Allerdings bestimmt die Vorgangsdauer den Materialverbrauch und damit die Kosten.

□ Übung

Wenn Sie die gleichen Kosten wie hier haben möchten, ordnen Sie den beiden Testvorgängen „Modul 1" und „Modul 2" jeweils die Materialressource „Miete Testanlage" (diese haben wir in Abbildung 6.6 angelegt) zu mit einen Verbrauch von einer Einheit pro Tag = 1/t. Dies gilt natürlich auch für die anderen hier gezeigten Zuordnungen.

6.1.2.3 Kosten der Kostenressourcen

Auch die Zuordnung von Kostenressourcen hat keinen Einfluss auf die Vorgangsdauern. Mit Kostenressourcen kann man sehr flexibel fallweise den Vorgängen Kosten zuordnen, da die Beträge für die Kosten der Kostenressourcen bei jeder Zuordnung zu einem Vorgang manuell eingegeben werden.

Beispiel: Herr Freiberger muss reisen, um den Vorgang „Benutzerschnittstellen" zu erledigen. Für diesen Vorgang fallen an Hotelkosten 400 €, für den Leihwagen 270 € und Reisespesen 300 € an.

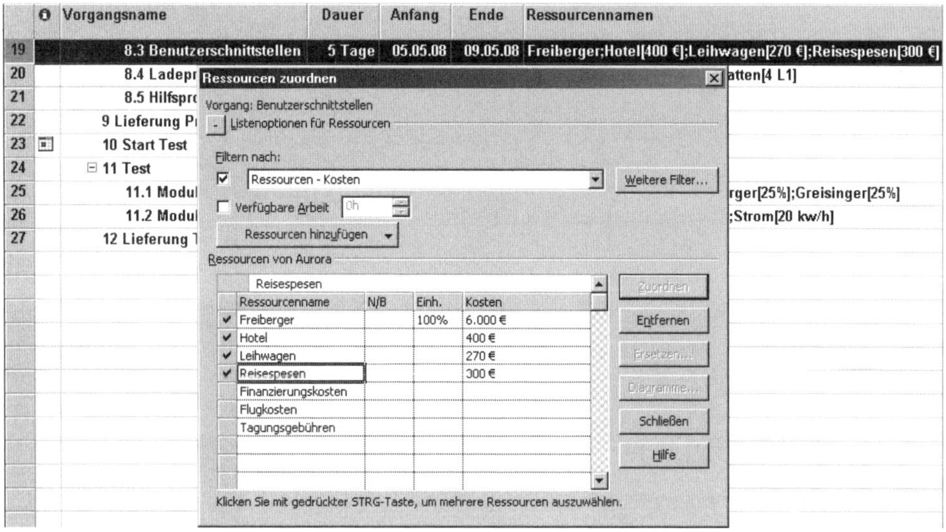

Abbildung 6.15 Kosten zuordnen mit Kostenressourcen

Selbstverständlich können diese Kosten bei jeder Reise, und das heißt bei jedem Vorgang, anders sein.

6.1.2.4 Feste Kosten pro Vorgang

Für *Project* ergeben sich im Prinzip die Vorgangskosten aus den Ressourcenkosten, so wie wir hier die Berechnung entwickelt haben. Für die Vorgänge werden die Kosten aus den Ressourcenkosten der diesem Vorgang zugewiesenen Ressourcen errechnet. Es gibt noch eine weitere Möglichkeit, Vorgangskosten einzugeben, und das ist in einer Vorgangstabelle in dem Feld **Feste Kosten**. Die Vorgangskosten sehen Sie z. B. in der **Ansicht Balkendiagramm, Tabelle: Kosten**.

Die **Festen Kosten** können Sie hier eingeben, was immer das sein mag: Mieten, Material, Kopierkosten, Spesen pro Vorgang etc., und Sie sehen an dieser Aufzählung, dass sich das

	Vorgangsname	Feste Kosten	Fälligkeit fester Kosten	Gesamtkosten
0	⊟ Aurora	0 €	Anteilig	292.382 €
1	1 Projektstart	0 €	Anteilig	0 €
2	⊟ 2 Machbarkeit	0 €	Anteilig	13.970 €
3	2.1 Tech. Machbarkeit	800 €	Anteilig	8.800 €
4	2.2 Kostenschätzung	0 €	Anteilig	4.000 €
5	3 Abgabe Machbarkeitsstudie	0 €	Anteilig	0 €
6	4 Start Entwurf	0 €	Anteilig	0 €
7	⊟ 5 Entwurf	0 €	Anteilig	80.550 €
8	5.1 Anforderungskatalog	0 €	Anteilig	20.000 €
9	5.2 Systementwurf	0 €	Anteilig	17.400 €
10	5.3 Det. Systembeschreibung	4.000 €	Anteilig	36.550 €
11	6 Lieferung Entwurf	0 €	Anteilig	0 €

Abbildung 6.16 Feste Kosten pro Vorgang werden hinzuaddiert.

sachlich mit den Materialressourcen und den Kostenressourcen oft überschneidet. Von Nachteil ist, dass man diese festen Kosten nicht mit einem Text versehen kann (außer man würde das in die Notiz des Vorganges schreiben), sodass man nicht den Grund dieser festen Kosten erkennen kann.

Hinweis

Statt mit den **Festen Kosten** arbeiten Sie m. E. besser mit den in *Project 2007* neu geschaffenen **Kostenressourcen**, wo man ja auch pro Vorgang einfach einen oder mehrere Kostenbeträge zuordnen kann, aber den Anlass für diese Kosten sieht (Kostenressource: „Weihnachtsfeier") und nach diesen Kostenressourcen auch durch **Filtern** und **Gruppieren** auswerten kann.

Die **Festen Kosten** werden zu den **Gesamtkosten** (interner Feldname: **Kosten**) pro Vorgang hinzuaddiert, damit ebenso zu den Gesamtkosten in den Sammelvorgängen, welche die Summen der Kosten der Untervorgänge errechnen. Die festen Kosten werden nicht in der eigenen Spalte summiert, da diese Spalte auch zum Datenimport (oder -export), z. B. von oder nach *MS Excel*, geeignet ist. Dabei wäre die Summierung in der eigenen Spalte von Nachteil.

6.1.3 Kosten werden angezeigt ...

6.1.3.1 Für die Vorgänge

Wir haben in der ANSICHT BALKENDIAGRAMM in der TABELLE: KOSTEN die **Festen Kosten** pro Vorgang eingegeben. Die ganze Vorgangstabelle KOSTEN sieht so aus:

	Vorgangsname	Feste Kosten	Fälligkeit fester Kosten	Gesamtkosten	Geplant	Abweichung	Aktuell	Verbleibend
0	⊟ Aurora	0 €	Anteilig	341.990 €	0 €	341.990 €	0 €	341.990 €
1	1 Projektstart	0 €	Anteilig	0 €	0 €	0 €	0 €	0 €
2	⊟ 2 Machbarkeit	0 €	Anteilig	13.970 €	0 €	13.970 €	0 €	13.970 €
3	2.1 Tech. Machbarkeit	800 €	Anteilig	8.800 €	0 €	8.800 €	0 €	8.800 €
4	2.2 Kostenschätzung	0 €	Anteilig	4.000 €	0 €	4.000 €	0 €	4.000 €
5	3 Abgabe Machbarkeitsstudie	0 €	Anteilig	0 €	0 €	0 €	0 €	0 €
6	4 Start Entwurf	0 €	Anteilig	0 €	0 €	0 €	0 €	0 €
7	⊟ 5 Entwurf	0 €	Anteilig	80.850 €	0 €	80.850 €	0 €	80.850 €
8	5.1 Anforderungskatalog	0 €	Anteilig	20.000 €	0 €	20.000 €	0 €	20.000 €
9	5.2 Systementwurf	0 €	Anteilig	17.700 €	0 €	17.700 €	0 €	17.700 €
10	5.3 Det. Systembeschreibung	4.000 €	Anteilig	36.550 €	0 €	36.550 €	0 €	36.550 €
11	6 Lieferung Entwurf	0 €	Anteilig	0 €	0 €	0 €	0 €	0 €
12	7 Start Programmierung	0 €	Anteilig	0 €	0 €	0 €	0 €	0 €
13	⊟ 8 Programmierung	0 €	Anteilig	112.770 €	0 €	112.770 €	0 €	112.770 €
14	8.1 Anwendungsprogramme	0 €	Anteilig	46.700 €	0 €	46.700 €	0 €	46.700 €
15	⊟ 8.2 Datenbankzugriffe	0 €	Anteilig	34.650 €	0 €	34.650 €	0 €	34.650 €
16	8.2.1 Planung	0 €	Anteilig	5.700 €	0 €	5.700 €	0 €	5.700 €
17	8.2.2 Realisierung	0 €	Anteilig	20.000 €	0 €	20.000 €	0 €	20.000 €
18	8.2.3 Integration	0 €	Anteilig	8.950 €	0 €	8.950 €	0 €	8.950 €
19	8.3 Benutzerschnittstellen	0 €	Anteilig	6.970 €	0 €	6.970 €	0 €	6.970 €
20	8.4 Ladeprogramme	0 €	Anteilig	13.600 €	0 €	13.600 €	0 €	13.600 €
21	8.5 Hilfsprogramme	0 €	Anteilig	2.000 €	0 €	2.000 €	0 €	2.000 €
22	9 Lieferung Programme	0 €	Anteilig	0 €	0 €	0 €	0 €	0 €
23	10 Start Test	0 €	Anteilig	0 €	0 €	0 €	0 €	0 €
24	⊟ 11 Test	0 €	Anteilig	134.400 €	0 €	134.400 €	0 €	134.400 €
25	11.1 Modul 1	0 €	Anteilig	57.900 €	0 €	57.900 €	0 €	57.900 €
26	11.2 Modul 2	0 €	Anteilig	74.700 €	0 €	74.700 €	0 €	74.700 €
27	12 Lieferung Testprotokolle	0 €	Anteilig	0 €	0 €	0 €	0 €	0 €

Abbildung 6.17 Vorgangstabelle Kosten

Die **Fälligkeit fester Kosten** legt fest, wann die festen Kosten berechnet werden sollen, am **Anfang, Anteilig, oder am Ende**. Falls Sie dies nicht benötigen (und ich kenne niemanden, der damit arbeitet), Spalte ausblenden.

Die **Geplanten Kosten** sind die des **Basisplanes**, die **Aktuellen Kosten** sind die Istkosten (die tatsächlich angefallenen Kosten), die **Abweichung** ist die Differenz zwischen Istkosten und geplanten Kosten, die **Verbleibenden Kosten** sind die Differenz zwischen Gesamtkosten und aktuellen (bisher angefallenen) Kosten. Dies werden wir in Kapitel 8, „Projektüberwachung", Abschnitt „Kosten überwachen", ausführlich behandeln.

Auch hier können Sie den Bildschirm teilen mit FENSTER / TEILEN und die unten eingeblendete Ansicht VORGANG: MASKE (Kontextmenü) mit RESSOURCENKOSTEN formatieren.

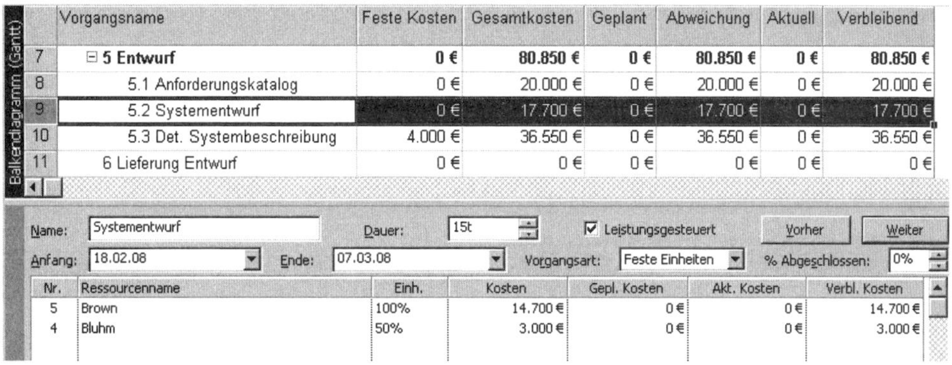

	Vorgangsname	Feste Kosten	Gesamtkosten	Geplant	Abweichung	Aktuell	Verbleibend
7	**5 Entwurf**	**0 €**	**80.850 €**	**0 €**	**80.850 €**	**0 €**	**80.850 €**
8	5.1 Anforderungskatalog	0 €	20.000 €	0 €	20.000 €	0 €	20.000 €
9	5.2 Systementwurf	0 €	17.700 €	0 €	17.700 €	0 €	17.700 €
10	5.3 Det. Systembeschreibung	4.000 €	36.550 €	0 €	36.550 €	0 €	36.550 €
11	6 Lieferung Entwurf	0 €	0 €	0 €	0 €	0 €	0 €

Nr.	Ressourcenname	Einh.	Kosten	Gepl. Kosten	Akt. Kosten	Verbl. Kosten
5	Brown	100%	14.700 €	0 €	0 €	14.700 €
4	Bluhm	50%	3.000 €	0 €	0 €	3.000 €

Abbildung 6.18 Vorgangstabelle Kosten mit Vorgangsmaske Ressourcenkosten

Im geteilten Bildschirm werden in der Ansicht in der unteren Bildschirmhälfte immer die Informationen zu der oben getroffenen Auswahl angezeigt; hier also die Ressourcenkosten zu dem oben markierten Vorgang. Die Felder der Tabelle oben (Kosten) kann man sich frei über SPALTE EINFÜGEN... bzw. SPALTE AUSBLENDEN zusammenstellen, die Ansicht VORGANG: MASKE, die unten eingeblendet ist, kann man leider nicht verändern.

Tabellen und Masken zeigen immer nur die Werte insgesamt, für den einzelnen Vorgang, am Sammelvorgang die Summe der Kosten der Untervorgänge (und der eigenen Kosten des Sammelvorganges), am Projektsammelvorgang der Summe Projektkosten insgesamt.

Nun interessieren die Stakeholder und die Finanzabteilung besonders die anfallenden Kosten in der Zeit. Ansichten, die Werte im Zeitverlauf anzeigen, sind in *Project* die Einsatzansichten, hier die Ansicht VORGANG EINSATZ.

Auch die Einsatzansichten sind vertikal geteilt (analog der Ansicht Balkendiagramm) in die Zeitphasenwerte rechts vom Trennbalken (erkennbar an der Zeitskala darüber), und links ist eine Tabelle eingeblendet, im Standard die TABELLE: EINSATZ. Bei der Arbeit mit Kosten ist es sinnvoll, sich die TABELLE: KOSTEN einzublenden.

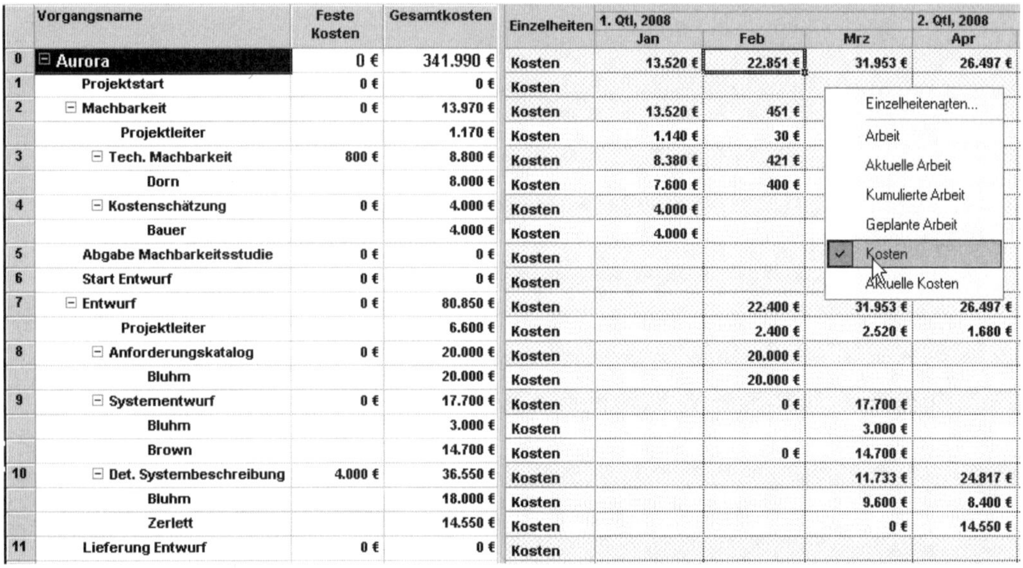

	Vorgangsname	Feste Kosten	Gesamtkosten	Einzelheiten	1. Qtl, 2008 Jan	Feb	Mrz	2. Qtl, 2008 Apr
0	⊟ Aurora	0 €	341.990 €	Kosten	13.520 €	22.851 €	31.953 €	26.497 €
1	Projektstart	0 €	0 €	Kosten				
2	⊟ Machbarkeit	0 €	13.970 €	Kosten	13.520 €	451 €		
	Projektleiter		1.170 €	Kosten	1.140 €	30 €		
3	⊟ Tech. Machbarkeit	800 €	8.800 €	Kosten	8.380 €	421 €		
	Dorn		8.000 €	Kosten	7.600 €	400 €		
4	⊟ Kostenschätzung	0 €	4.000 €	Kosten	4.000 €			
	Bauer		4.000 €	Kosten	4.000 €			
5	Abgabe Machbarkeitsstudie	0 €	0 €	Kosten				
6	Start Entwurf	0 €	0 €	Kosten				
7	⊟ Entwurf	0 €	80.850 €	Kosten		22.400 €	31.953 €	26.497 €
	Projektleiter		6.600 €	Kosten		2.400 €	2.520 €	1.680 €
8	⊟ Anforderungskatalog	0 €	20.000 €	Kosten		20.000 €		
	Bluhm		20.000 €	Kosten		20.000 €		
9	⊟ Systementwurf	0 €	17.700 €	Kosten		0 €	17.700 €	
	Bluhm		3.000 €	Kosten			3.000 €	
	Brown		14.700 €	Kosten		0 €	14.700 €	
10	⊟ Det. Systembeschreibung	4.000 €	36.550 €	Kosten			11.733 €	24.817 €
	Bluhm		18.000 €	Kosten			9.600 €	8.400 €
	Zerlett		14.550 €	Kosten			0 €	14.550 €
11	Lieferung Entwurf	0 €	0 €	Kosten				

Abbildung 6.19 Ansicht Vorgang: Einsatz mit Kostentabelle und Kosten

Im Raster der Zeitphasenwerte kann über das Kontextmenü oder über Menu FORMAT / EINZELHEITEN... oder umfassender über FORMAT / EINZELHEITARTEN... (siehe Abbildung 5.76 in Kapitel 5) ausgewählt werden, was man sehen möchte. Bei den Kosten sieht man dann den Kostenverlauf in den ausgewählten Zeiteinheiten und links in der Tabelle die Gesamtkosten.

6.1.3.2 Für die Ressourcen

Wir haben die Kosten für die Ressourcen angelegt in der Ansicht RESSOURCEN: TABELLE (s. Abbildung 6.2). Für Serverbenutzer: Ressourcen werden dort angezeigt, bearbeitet werden können sie nur in der gleichen Ansicht im ausgecheckten Enterprise-Ressourcenpool.

Zwar kann man sich in der Ressourcentabelle über Ansicht TABELLE: KOSTEN die Kosten pro Ressource anzeigen lassen, aber Tabellen zeigen eben immer nur die Summen und nicht den Zeitverlauf. Wiederum ist es die Einsatzansicht, hier Ansicht RESSOURCE EINSATZ, welche die Werte im Zeitablauf zeigt.

Also Ansicht RESSOURCEN: TABELLE / TABELLE: KOSTEN und in dieser Ansicht immer gleich oben die Anzeige der Vorgänge ohne Zuordnungen (z. B. Meilensteine) durch Klicken auf das Minuszeichen ausblenden (s. Abbildung 6.20).

Während in einer Vorgangsansicht, wie z. B. in der Abbildung 6.19, immer nur die Werte aus dem aktiven Projekt angezeigt werden, werden in einer Ressourcenansicht die Werte aus allen Enterprise-Projekten angezeigt bzw. bei Verwendung eines dateibasierten Ressourcenpools die Werte aller Projekte, welche die Ressourcen dieses Pools (mit-)verwenden. Um dies zu sehen, habe ich die Spalte **Projekt** vorne eingefügt. Bei großen Projekten und besonders wenn man gleiche Vorgangsnamen verwendet (z. B. weil man sie in einer Phase kopiert und in einer anderen Phase wieder einfügt, wovon ich abrate), kann die Spalte

	Projekt	Sammelvorgangsname	Ressourcenname	Kosten	Einzelheiten	1. Qtl, 2008 Jan	Feb	Mrz
			⊞ Nicht zugeordnet	0 €	Kost.			
1			⊟ Adler	26.400 €	Kost.	8.800 €		
	Schneeflocke_S	Bedarfsanalyse	Mitarbeiterbefragung	8.000,00 €	Kost.	8.000,00 €		
	Schneeflocke_S	Bedarfsanalyse	Durchsprache Basisversion	800,00 €	Kost.	800,00 €		
	Schneeflocke_S	Netzkonzept	Intranetanbindung	9.600,00 €	Kost.			
	Aurora	Programmierung	Hilfsprogramme	2.000 €	Kost.			
	Aurora	Test	Modul 1	6.000 €	Kost.			
2			⊟ Bauer	31.600 €	Kost.	19.200 €	6.400 €	
	Digitaler Antrieb_S	Schnittstelle	Schnittstelle spezifizieren	1.600 €	Kost.	1.600 €		
	Digitaler Antrieb_S	Schnittstelle	Schnittstelle CC programm	16.000 €	Kost.	13.600 €	2.400 €	
	Digitaler Antrieb_S	Schnittstelle	Schnittstelle testen	4.000 €	Kost.		4.000 €	
	Aurora	Machbarkeit	Kostenschätzung	4.000 €	Kost.	4.000 €		
	Aurora	Test	Modul 1	6.000 €	Kost.			
3			⊟ Bluhm	66.200 €	Kost.	20.400 €	22.400 €	12.600 €
	Schneeflocke_S	Bedarfsanalyse	Konzept erstellen	3.600,00 €	Kost.	3.600,00 €		
	Schneeflocke_S	Bedarfsanalyse	Systemumgebung	9.600,00 €	Kost.	9.600,00 €		
	Schneeflocke_S	Bedarfsanalyse	Basisversion	4.800,00 €	Kost.	4.800,00 €		
	Schneeflocke_S	Bedarfsanalyse	Durchsprache Basisversion	1.200,00 €	Kost.	1.200,00 €		
	Schneeflocke_S	Bedarfsanalyse	Endgültige Fassung	3.600,00 €	Kost.	1.200,00 €	2.400,00 €	
	Schneeflocke_S	Netzkonzept	Zugriffsberechtigungen	2.400,00 €	Kost.			
	Aurora	Entwurf	Anforderungskatalog	20.000 €	Kost.		20.000 €	
	Aurora	Entwurf	Systementwurf	3.000 €	Kost.			3.000 €
	Aurora	Entwurf	Det. Systembeschreibung	18.000 €	Kost.			9.600 €

Abbildung 6.20 Die Kosten der Ressourcen im Zeitablauf (auf dem Server)

Sammelvorgangsname hilfreich sein, da man dann die Projektphase erkennen kann, aus welcher der Vorgang stammt.

Um die Summenwerte, z. B. der Kosten oder auch der Arbeit, für selbst definierte Gruppen sehen zu können, kann man Vorgangs- als auch Ressourcenansichten nach vorgegebenen oder selbst angelegten Kriterien GRUPPIEREN (Auswahlfeld in der Format-Symbolleiste oder über Menü PROJEKT / GRUPPIEREN NACH: >). Die Gruppierung ist eine Sortierung eben nach diesem Kriterium, wobei in den Kopfzeilen für die Gruppen die jeweiligen Summen ausgewiesen werden (siehe Kapitel 7, Abschnitt „Eigene Gruppen").

In Abbildung 6.21 auf der nächsten Seite sehen Sie die Ansicht Ressource: Einsatz mit der GRUPPIERUNG nach **Ressourcenart**.

Bei den Kostensätzen für die Ressourcen haben wir Informationen in ein Feld **Kostenstelle** eingegeben (siehe Abbildung 6.2). Abbildung 6.22 zeigt die GRUPPIERUNG nach der Kostenstelle. Hier sieht man neben den Kosten für die Ressourcen die Summen für die jeweiligen Kostenstellen, nicht nur insgesamt, sondern in den Kopfzeilen der Gruppierungen auch die Summen in der ausgewählten Zeiteinheit.

Tipp

Wenn Sie die Summe bestimmter Vorgänge sehen wollen, müssen Sie einen Sammelvorgang über diese Vorgänge einbauen. Dies geht jedoch nur bei zusammenhängenden Vorgängen. Wenn dies nicht zusammenhängende Vorgänge sind, weil sie z. B. in verschiedenen Projektphasen stehen, müssen Sie mit Gruppierungen nach bestimmten Merkmalen arbeiten, um die Summen zu sehen. Entweder Sie können schon mit dem vorgegebenen Feld **Ressourcengruppe** arbeiten, wenn Sie dies entsprechend angelegt haben, oder Sie nehmen ein benutzerdefiniertes Feld, z. B. Text 10, legen dies z. B. als „Gewerke" an (siehe Kapitel 7, Abschnitt 7.5, „Eigene Felder") und können dann nach diesem Feld GRUPPIEREN. In den Kopfzeilen der Gruppierungen sehen Sie dann die Summen der Vorgänge, denen Ressourcen zugeordnet sind, bei denen in diesem Feld ein entsprechender Eintrag vorgenommen wurde.

	Ressourcenname	Kosten	Einzell	2008 Q1	Q2	Q3	Q4
	⊟ Art: Material	50.000,00 €	Kost.			50.000,00 €	0,00 €
30	Leiterplatten	0,00 €	Kost.				
31	⊞ Miete Testanlage	50.000,00 €	Kost.			50.000,00 €	0,00 €
32	Strom	0,00 €	Kost.				
	⊟ Art: Kosten	970,00 €	Kost.		970,00 €		
25	Flugkosten	0,00 €	Kost.				
26	⊞ Hotel	400,00 €	Kost.		400,00 €		
27	⊞ Leihwagen	270,00 €	Kost.		270,00 €		
28	⊞ Reisekosten	300,00 €	Kost.		300,00 €		
29	Tagungsgebühren	0,00 €	Kost.				
	⊟ Art: Arbeit	286.220,00 €	Kost.	65.390,00 €	116.450,00 €	96.460,00 €	7.920,00 €
	⊞ Nicht zugeordnet	0,00 €	Kost.				
1	⊞ Adler	8.000,00 €	Kost.		2.000,00 €	4.400,00 €	1.600,00 €
2	Azubi	0,00 €	Kost.				
3	⊞ Bauer	10.000,00 €	Kost.	4.000,00 €		4.400,00 €	1.600,00 €
4	⊞ Bluhm	41.000,00 €	Kost.	32.600,00 €	8.400,00 €		
5	⊞ Brown	34.200,00 €	Kost.	14.700,00 €		19.500,00 €	
6	Datenbanker	0,00 €	Kost.				
7	Didier	0,00 €	Kost.				
8	⊞ Dorn	16.000,00 €	Kost.	8.000,00 €		8.000,00 €	
9	Entwickler	0,00 €	Kost.				
10	⊞ Freiberger	15.900,00 €	Kost.		6.000,00 €	7.260,00 €	2.640,00 €
11	⊞ Greisinger	14.000,00 €	Kost.		8.000,00 €	4.400,00 €	1.600,00 €
12	⊞ Hauert	32.000,00 €	Kost.		16.000,00 €	16.000,00 €	
13	Hirn	0,00 €	Kost.				
14	Jonas	0,00 €	Kost.				
15	⊞ Lehmann	28.000,00 €	Kost.		16.800,00 €	11.200,00 €	
16	NN	0,00 €	Kost.				
17	⊞ Otto	30.150,00 €	Kost.		25.200,00 €	4.950,00 €	

Abbildung 6.21 Auswertung nach Kostenarten (in einer Projektdatei)

	Ressourcenname	Kosten	Einzell	2008 Q1	Q2	Q3	Q4
	⊞ Kostenstelle: Ohne Wert	81.930 €	Kost.	10.770 €	15.370 €	55.310 €	480 €
	⊟ Kostenstelle: 1000	34.500 €	Kost.	34.500 €			
4	⊞ Didier	22.500 €	Kost.	22.500 €			
36	⊞ Abegg	12.000 €	Kost.	12.000 €			
	⊟ Kostenstelle: 1100	180.540 €	Kost.	73.040 €	79.600 €	20.460 €	7.440 €
1	⊞ Adler	26.400 €	Kost.	8.800 €	11.600 €	4.400 €	1.600 €
2	⊞ Bauer	31.600 €	Kost.	25.600 €		4.400 €	1.600 €
6	⊞ Freiberger	57.900 €	Kost.	24.000 €	24.000 €	7.260 €	2.640 €
7	⊞ Greisinger	34.000 €	Kost.	4.000 €	24.000 €	4.400 €	1.600 €
9	⊞ Ötztürk	20.000 €	Kost.		20.000 €		
37	⊞ Meier	10.640 €	Kost.	10.640 €			
	⊟ Kostenstelle: 1200	167.700 €	Kost.	76.200 €	64.300 €	27.200 €	
3	⊞ Bluhm	66.200 €	Kost.	55.400 €	10.800 €		
8	⊞ Hauert	65.500 €	Kost.	12.800 €	36.700 €	16.000 €	
10	⊞ Stein	8.000 €	Kost.	8.000 €			
17	Jonas	0 €	Kost.				
18	⊞ Lehmann	28.000 €	Kost.		16.800 €	11.200 €	
	⊟ Kostenstelle: 1300	52.000 €	Kost.	12.000 €	20.500 €	19.500 €	
5	⊞ Dorn	28.000 €	Kost.	12.000 €	7.600 €	8.400 €	
20	⊞ Wenig	24.000 €	Kost.		12.900 €	11.100 €	
	⊟ Kostenstelle: 2000	127.500 €	Kost.	34.200 €	68.850 €	24.450 €	
11	⊞ Zerlett	63.150 €	Kost.	19.500 €	43.650 €		
15	⊞ Brown	34.200 €	Kost.	14.700 €		19.500 €	
16	Hirn	0 €	Kost.				
19	⊞ Otto	30.150 €	Kost.		25.200 €	4.950 €	

Abbildung 6.22 Auswertung nach Kostenstellen

6.2 Kostenplanung

Bis jetzt haben wir alle Möglichkeiten gezeigt, mit denen man in dem Programm die Entstehung von Kosten abbilden kann: durch die Berechnung der Kosten der Arbeitsressourcen, der Materialressourcen und die Erfassung weiterer, fallweise zu bestimmender Kosten durch die Kostenressourcen. Hinzu kommen die festen Kosten pro Vorgang, die aber m. E. besser durch Kostenressourcen erfasst werden sollten, weil man dann weiß, woher diese Kosten kommen, und man nach diesen Kosten auch auswerten kann.

Damit ist der Prozess der Kostenschätzung erledigt. Nun kann man die geschätzten Kosten in die geplanten Kosten, den Kostenplan, überführen. Das ist auf jeden Fall notwendig, wenn man während der Projektdurchführung die Kosten überwachen und das heißt die Kostenabweichungen erkennen will. Zwar werden wir uns erst im Kapitel 8 mit der Projektüberwachung beschäftigen und dabei ausführlich den Basisplan behandeln, aber die Grundlage ist doch einfach nach dem gesunden Menschenverstand logisch: Ohne die Kenntnis der **Geplanten Kosten** („Soll“) kann man keine Abweichungen der **Istkosten** zu eben den geplanten Kosten feststellen. Dies behandeln wir gleich im nächsten Abschnitt 6.3.1, „Kostenbasisplan“.

Aber zunächst wollen wir uns dem **Projektbudget** zuwenden. In *Project 2007* gibt es die Möglichkeit, das Budget für **Kosten**, **Arbeit** und **Material** festzulegen, wenn gewünscht jeweils unterteilt in mehrere Kategorien. Diese Budgetbestimmung, auch die des Kostenbudgets, ist – jedenfalls für das Programm – vollkommen unabhängig von der Kostenschätzung, wie wir sie bisher vorgenommen haben, und mancher mag sich den Umweg der Kostenschätzung sparen wollen und gleich das Budget festlegen. Ich weiß zwar nicht, wie man das Budget für das Projekt festlegen will, ohne eine vorherige sorgfältige Kostenschätzung vorgenommen zu haben, aber es ist ja alles möglich. Es gibt ja auch Menschen, die legen den Endtermin fest, ohne auch nur den Ansatz einer Projektplanung durchgeführt zu haben.

Wie für die Terminplanung gilt auch für die Kostenplanung das Prinzip der Abfolge der Prozesse im Projekt: Erst die Planung liefert die Werte, die das Management als Grundlage für Absprachen, Vereinbarungen und Verträge benötigt. Für das Terminmanagement liefert die Projektplanung die möglichen Termine, für das Kostenmanagement liefert die Kostenschätzung die Grundlage für das Budget. Dem vereinbarten Abgabetermin liegt die Terminplanung, dem festgelegten Kostenbudget liegt die Kostenschätzung zugrunde.

Das Terminmanagement wird natürlich die berechneten, sich aus der Planung ergebenden Termine mit den (extern) vorgegebenen Terminen vergleichen, seien es Wünsche (oder Vorgaben) des Kunden oder die eigenen Terminziele, und daraus entsprechende Schlüsse und gegebenenfalls Maßnahmen treffen. Das Kostenmanagement wird natürlich die Ergebnisse der berechneten Kosten, der Kostenschätzung, einem Vergleich unterziehen mit dem extern vorgegebenen Kostenbudget oder mit den eigenen Vorstellungen über ein maximales Budget, zu dem das Projekt noch wirtschaftlich ist. Auch hier werden Maßnahmen unausweichlich, wenn das Budget die geschätzten Kosten nicht deckt.

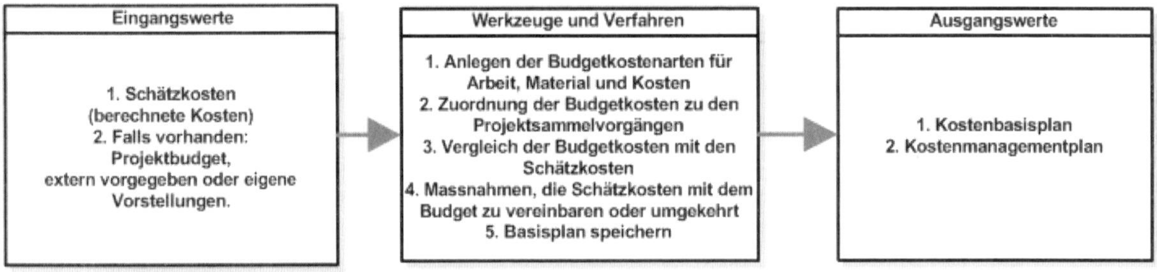

Abbildung 6.23 Prozess Kostenplanung

- **Eingangswerte:**
  Die **Schätzkosten** als Ausgangswert des Schätzprozesses, falls vorhanden ein extern vorgegebenes **Projektbudget** oder falls vorhanden eigene Berechnungen oder Vorstellungen über die maximalen Kosten, die das Projekt noch wirtschaftlich bleiben lassen.
- **Werkzeuge und Verfahren:**
  Anlegen der **Budgetressourcen** für (gewünschte) Kostenkategorien, **Zuordnung** dieser Budgetressourcen zu dem Projektsammelvorgang (zu den Projektsammelvorgängen bei Masterplan und Teilprojekten). Idealerweise wird das Projektbudget aus den Schätzkosten generiert, sodass keine Kostenkonflikte entstehen. Bei extern vorgegebenem Budget oder einer eigenen Maximalgrenze müssen bei Überschreitungen der Schätzkosten gegenüber dem Budget Maßnahmen ergriffen werden, die eine Übereinstimmung von Schätzkosten (berechneten Kosten) und Budgetkosten zum Ergebnis haben.

  Als Abschluss der Kostenplanung wird dieser Plan als **Basisplan** gespeichert.
- **Ausgangswerte:**
  Der **Kostenbasisplan** stellt die **geplanten Werte** dar. Diese sind die Vergleichsbasis zur Ermittlung der Abweichungen der **Istkosten**, die in der Projektüberwachung ermittelt werden, gegenüber den **geplanten Kosten**. Aufgrund dieser Abweichungen können Änderungsanträge gestellt werden, deren Einarbeitung in den Projektplan den jeweils aktuellen **Kostenmanagementplan** liefert.

6.2.1 Budget erstellen

6.2.1.1 Budgetressourcen anlegen

Budgetressourcen werden auf die gleiche Art und Weise wie die anderen Ressourcen angelegt, können dann aber nur dem Projektsammelvorgang zugeordnet werden.

In der Ansicht RESSOURCE-TABELLE können einfach die Ressourcen angelegt werden, die als Budgetressourcen definiert werden. Auch in Enterprise-Projekten auf dem Server kann man das tun, dann sind es allerdings lokale Budgetressourcen (die nur für dieses Projekt gelten und auf dem Server nicht ausgewertet werden können), oder sie müssen als Enterprise-Ressourcen im ausgecheckten Enterprise-Ressourcenpool angelegt werden. Wenn die Budgetressourcen als Enterprise-Ressourcen angelegt sind, müssen sie, um im Projekt zuge-

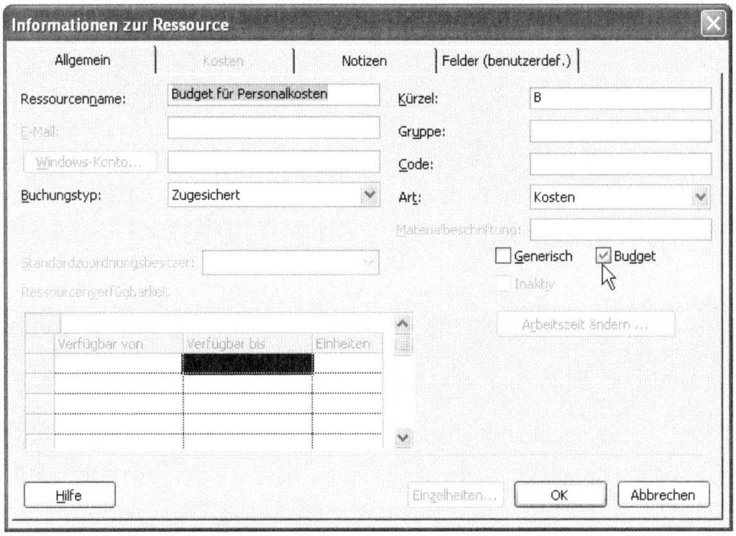

Abbildung 6.24 Checkbox für die Definition einer Budgetressource

ordnet werden zu können, mittels EXTRAS / TEAM AUS DER ENTERPRISE ZUSAMMENSTELLEN... den Teamressourcen hinzugefügt werden.

Es gibt bei den Budgetressourcen drei Arten: **Kosten, Arbeit** und **Material**. Für die Budgetressource(n) der Art **Arbeit** werden die Werte in Arbeit (Stunden, Tage, Wochen etc.) eingegeben und angezeigt, für die Budgetressource(n) der Art **Material** werden die Werte in den Einheiten eingegeben und angezeigt, die in dem Feld „Materialbeschriftung“ in der Ressourcentabelle eingegeben wurden. In der Projektüberwachung kann man auch oder statt der Kosten die eingesetzten Arbeitsmengen (den Istaufwand) oder auch den Materialverbrauch überwachen, und für jede dieser Ressourcenarten kann man ein Budget festlegen. Nun ist der Begriff Budget ja eng mit dem Kostenbudget verbunden, und wir sind hier im Kapitel „Kosten“, deshalb werden wir uns hier vornehmlich mit dem Kostenbudget beschäftigen. Ich werde im nächsten Abschnitt je ein Beispiel für ein Arbeitsbudget und ein Materialbudget behandeln, einmal weil ich meine, dass dies zum Verständnis der Budgetierung in *Project* überhaupt beiträgt, und dann als Vorbereitung der Arbeits- bzw. Materialüberwachung im 8. Kapitel, „Projektüberwachung“.

Man kann so viele Budgetressourcen von jeder Art anlegen, wie man möchte. Aber bedenken Sie, dass Sie für Budgetressourcen die Beträge manuell eingeben müssen, also je mehr, desto mehr muss man tippen. Außerdem wird es durch viele Budgetressourcen nicht gerade übersichtlicher, aber Sie müssen entscheiden, wie viele Budgetressourcen Sie benötigen. Ich beschränke mich hier auf drei Budget-Kostenressourcen:

	❶	Ressourcenname	Budget	Art	Gruppe	Kostenstelle	Fällig am
37		Budget für Material und Mieten	Ja	Kosten			Anteilig
38		Budget für Personalkosten	Ja	Kosten			Anteilig
39		Budget für Sonstige Kosten	Ja	Kosten			Anteilig

Abbildung 6.25 Budget-Kostenressourcen in der Ressourcentabelle

Hier ist die Spalte **Budget** zur Veranschaulichung (und Auswahlmöglichkeit) eingefügt. Die **Art** kann ausgewählt werden, das ist das gleiche Feld wie in den **Informationen zur Ressource** (siehe Abbildung 6.24). Man könnte selbst definierte **Gruppen** führen (nach denen man auswerten kann) oder auch die Budget-Kostenressourcen einer **Kostenstelle** (siehe Abbildung 6.2, Feld wurde hier eingefügt) zuordnen. **Standardsatz** und **Kosten pro Einsatz** sind nicht verfügbar, deshalb sind sie hier aus der Tabelle ausgeblendet. **Fällig am** steht auf der Vorgabe und kann nicht geändert werden.

6.2.1.2 Budgetressourcen zuordnen

Nur **Projektsammelvorgängen** (Zeile 0) können Budgetressourcen zugeordnet werden. Den Projektsammelvorgang sehen Sie in allen Vorgangsansichten, wenn die Anzeige aktiviert ist, unter EXTRAS / OPTIONEN… / ANSICHT / x PROJEKTSAMMELVORGANG ANZEIGEN.

Wenn Sie versuchen, eine Budgetressource einem anderen Vorgang zuzuordnen (kann man z. B. in der Maske Informationen zum Vorgang versuchen), klärt Sie das Programm darüber auf:

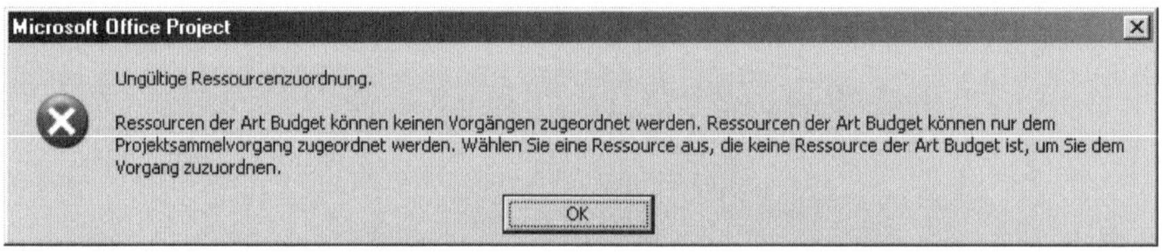

Abbildung 6.26 Budgetressourcen können nur einem Projektsammelvorgang zugeordnet werden …

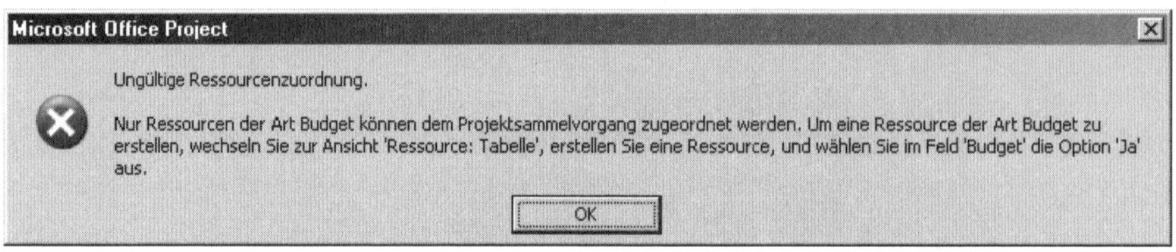

Abbildung 6.27 … und umgekehrt können andere Ressourcen nicht einem Projektsammelvorgang zugewiesen werden.

Wie immer kann man Ressourcen auf verschiedenen Wegen den Vorgängen zuordnen (z. B. mit dem Doppelklick auf den Projektsammelvorgang im Register **Ressourcen**). Um Fehler zu vermeiden und um mit einem Filter arbeiten zu können, markiere ich den Projektsammelvorgang (in der Ansicht VORGANG: EINSATZ) und öffne das Ressourcenzuordnungsfenster EXTRAS / RESSOURCEN ZUORDNEN… und setze den Filter **Budgetressourcen**.

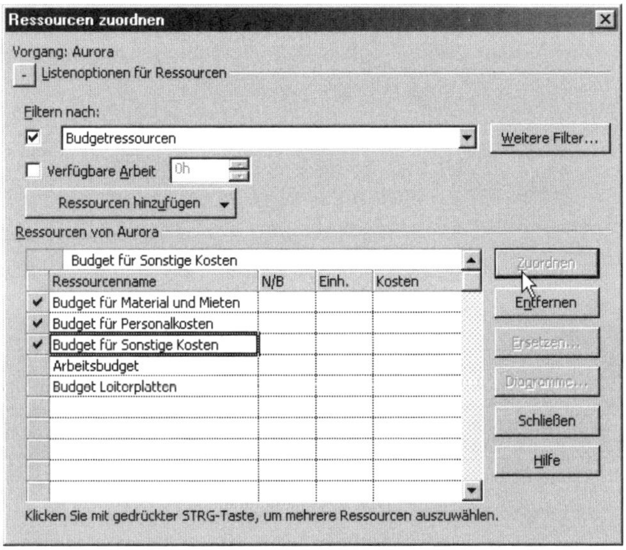

Abbildung 6.28
Budgetressourcen zuordnen

Man kann weder Einheiten noch Kosten eingeben. Letzteres muss man in der Tabelle vornehmen. Bevorzugt in der Ansicht VORGANG: EINSATZ / TABELLE: KOSTEN, hier mit dem Feld **Kostenbudget** gleich zwischen den **Vorgangsnamen** und den **Gesamtkosten** eingefügt.

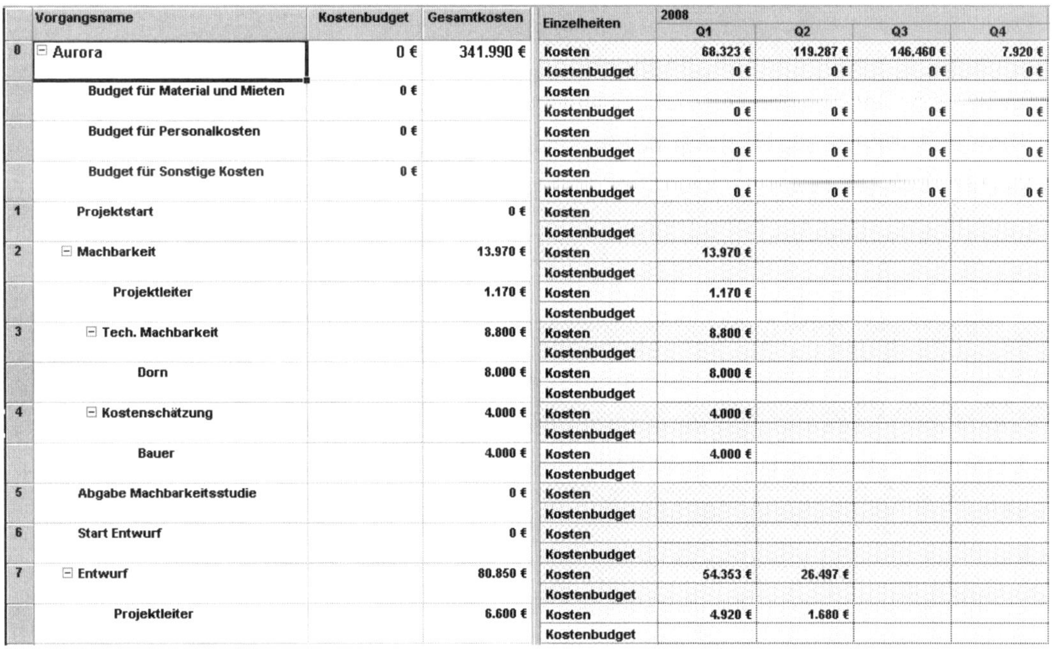

	Vorgangsname	Kostenbudget	Gesamtkosten	Einzelheiten	2008 Q1	Q2	Q3	Q4
0	⊟ Aurora	0 €	341.990 €	Kosten	68.323 €	119.287 €	146.460 €	7.920 €
				Kostenbudget	0 €	0 €	0 €	0 €
	Budget für Material und Mieten	0 €		Kosten				
				Kostenbudget	0 €	0 €	0 €	0 €
	Budget für Personalkosten	0 €		Kosten				
				Kostenbudget	0 €	0 €	0 €	0 €
	Budget für Sonstige Kosten	0 €		Kosten				
				Kostenbudget	0 €	0 €	0 €	0 €
1	Projektstart		0 €	Kosten				
				Kostenbudget				
2	⊟ Machbarkeit		13.970 €	Kosten	13.970 €			
				Kostenbudget				
	Projektleiter		1.170 €	Kosten	1.170 €			
				Kostenbudget				
3	⊟ Tech. Machbarkeit		8.800 €	Kosten	8.800 €			
				Kostenbudget				
	Dorn		8.000 €	Kosten	8.000 €			
				Kostenbudget				
4	⊟ Kostenschätzung		4.000 €	Kosten	4.000 €			
				Kostenbudget				
	Bauer		4.000 €	Kosten	4.000 €			
				Kostenbudget				
5	Abgabe Machbarkeitsstudie		0 €	Kosten				
				Kostenbudget				
6	Start Entwurf		0 €	Kosten				
				Kostenbudget				
7	⊟ Entwurf		80.850 €	Kosten	54.353 €	26.497 €		
				Kostenbudget				
	Projektleiter		6.600 €	Kosten	4.920 €	1.680 €		
				Kostenbudget				

Abbildung 6.29 Projektsammelvorgang mit zugeordneten Budget-Kostenressourcen

Rechts in den Zeitphasenwerten habe ich über FORMAT: EINZELHEITEN die Felder **Kosten** und **Kostenbudget** mir anzeigen lassen und alle anderen Felder ausgeblendet.

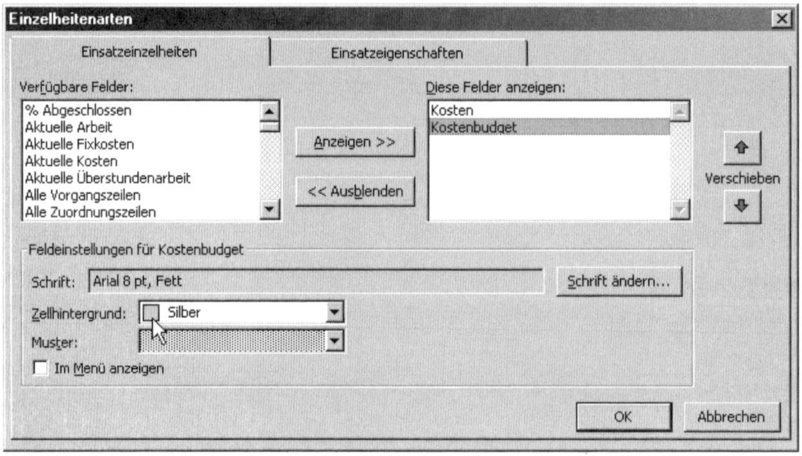

Abbildung 6.30 Kostenbudget in den Zeitphasenwerten anzeigen

Nun haben wir alle Vorbereitungen getroffen, das Kostenbudget festzulegen. Sie können den Wert für jede Budgetressource in das Feld in der Tabelle eingeben. Dann haben Sie nur einen Wert einzugeben, und das Programm verteilt die Kostenfälligkeit gleichmäßig über die Projektlaufzeit (Sie sehen die Werte in jeder ausgewählten Zeiteinheit).

	Vorgangsname	Kostenbudget	Gesamtkosten	Einzelheiten	2008 Q1	Q2	Q3	Q4
0	⊟ Aurora	370.000 €	341.990 €	Kosten	68.323 €	119.287 €	146.460 €	7.920 €
				Kostenbudget	112.850 €	120.250 €	122.100 €	14.800 €
	Budget für Material und Mieten	60.000 €		Kosten				
				Kostenbudget	18.300 €	19.500 €	19.800 €	2.400 €
	Budget für Personalkosten	300.000 €		Kosten				
				Kostenbudget	91.500 €	97.500 €	99.000 €	12.000 €
	Budget für Sonstige Kosten	10.000 €		Kosten				
				Kostenbudget	3.050 €	3.250 €	3.300 €	400 €

Abbildung 6.31 Werte für das Kostenbudget festlegen

Da ich eine sorgfältige Kostenschätzung vorgenommen habe, liefert mir das Feld **Gesamtkosten** bzw. **Kosten** die Vorgabe für meine Werte des Kostenbudgets. Wer keine Kostenschätzung vorgenommen hat, hat diese Vorgaben nicht.

Als vorsichtiger Projektplaner habe ich mir einen Kostenpuffer eingebaut, d. h., ich habe hier knapp 10% mehr als die Schätzkosten als Budget festgelegt.

Nun wird der Kostenverlauf nicht so gleichmäßig in der Zeit sein. Am Anfang werden vielleicht mehr Kosten anfallen, am Schluss weniger, oder Sie haben so eine s-förmige Kostenverlaufskurve, von der besonders die Berater so gerne sprechen. Dann nützt Ihnen beim Controlling der Kosten ein errechneter gleichmäßiger Kostenverlauf in der Zeit nichts, sondern Sie möchten die budgetierten Kosten echt in den unterschiedlichen Zeitabschnitten wissen, um die Frage des „in Budget“ periodisch überprüfen zu können.

Man kann rechts in den Zeitphasenwerten das Kostenbudget im Zeitverlauf eingeben, pro ausgewählter Zeiteinheit. Die Frage ist, woher man die Daten bekommt. Wenn Sie nur ein

Kostenbudget zuordnen, ist das ganz einfach: Dann haben Sie ja in den Zeitphasen in der Zeile **Kosten** den errechneten (geschätzten) Kostenverlauf und können ihn – wenn möglich mit einem Kostenpuffer – übernehmen. Wenn Sie mit mehreren Kostenbudgetarten arbeiten wollen, bringen Sie sich in ähnliche Schwierigkeiten wie ich mich oben.

Um einen geschätzten Kostenverlauf in der Zeit für verschiedene Kostenarten ermitteln zu können, muss ich im Prinzip nach diesen Kostenarten GRUPPIEREN können, um die Summen für diese Gruppen im Zeitverlauf zu sehen. In der Abbildung 6.21 („Auswertung nach Kostenarten)" ist eine solche Gruppierung nach Kostenarten vorgenommen, deren Werte ich jetzt eingebe – aufgerundet nach oben als kleiner Kostenpuffer.

	Vorgangsname	Kostenbudget	Gesamtkosten	Einzelheiten	2008 Q1	Q2	Q3	Q4
0	⊟ Aurora	370.000 €	341.990 €	Kosten	68.323 €	119.287 €	146.460 €	7.920 €
				Kostenbudget	72.000 €	123.300 €	152.300 €	22.400 €
	Budget für Material und Mieten	60.000 €		Kosten				
				Kostenbudget	0 €	0 €	50.000 €	10.000 €
	Budget für Personalkosten	302.000 €		Kosten				
				Kostenbudget	70.000 €	120.000 €	100.000 €	12.000 €
	Budget für Sonstige Kosten	8.000 €		Kosten				
				Kostenbudget	2.000 €	3.300 €	2.300 €	400 €

Abbildung 6.32 Kostenbudget im Zeitverlauf vorgeben

Achtung Serveranwender und Anwender eines dateibasierten Ressourcenpools

Die Abbildung 6.20 zeigt eine Ressourcen-Kostenauswertung auf dem Server, Abbildung 6.21 und 6.22 zeigen die gruppierten Ressourcenkosten in einer Projektdatei. Dies ergibt unterschiedliche Werte, da bei Verwendung des Enterprise-Ressourcenpools oder eines dateibasierten Ressourcenpools die Kosten der Ressourcen aus allen Projekten, entweder aus allen Enterprise-Projekten bzw. aus allen Projekten, die auf die Datei des Ressourcenpools zugreifen, angezeigt werden. So erwünscht das für andere Zwecke sein mag, so ist das für die Erstellung eines **Budgets für ein Projekt** eine Schwierigkeit, da die Kosten der Ressourcen (und -arten und -gruppen) aus diesem **einen** Projekt nicht unmittelbar zur Verfügung stehen. Man muss sich dann behelfen, indem man das Enterprise-Projekt als Datei speichert bzw. eine Project-Datei vorübergehend die eigenen Ressourcen benutzen lässt, um die Ressourcenkosten (gruppiert z.B. nach Ressourcenarten) für dieses **eine** Projekt zu erhalten. Der Nachteil, dass diese Kosten dann statisch einen Projektstand widerspiegeln, scheint mir nicht so gravierend zu sein, da die Festlegung für ein Projektbudget immer einen bestimmten Stand der Planung des Projektes fixiert. Man muss nur daran denken, wenn aufgrund von Änderungen ein neues Budget festgelegt werden soll: Dann muss man wieder das Projekt aus seiner Einbindung auf dem Projekt Server oder aus der Verwendung gemeinsamer Ressourcen mit anderen Projekten lösen, um die Summen der Kosten der Ressourcenarten in den gruppierten Ressourcenansichten aus diesem singulären Projekt ermitteln zu können, denn nur diese können ja die Grundlage für das Budget dieses Projektes sein.

6.2.1.3 Budget für Arbeit und Material

In der Projektüberwachung kann man auch die eingesetzte Arbeit (den Istaufwand) oder den Materialverbrauch überwachen Für jede dieser Ressourcenarten kann man Budgetressourcen definieren.

Ich lege noch eine **Budget-Arbeitsressource** und eine **Budget-Materialressource** an, entweder in der Maske **Informationen zur Ressource** oder in der Ansicht RESSOURCE: TABELLE. Alle meine Budgetressourcen sind in der Ressourcen-Tabelle:

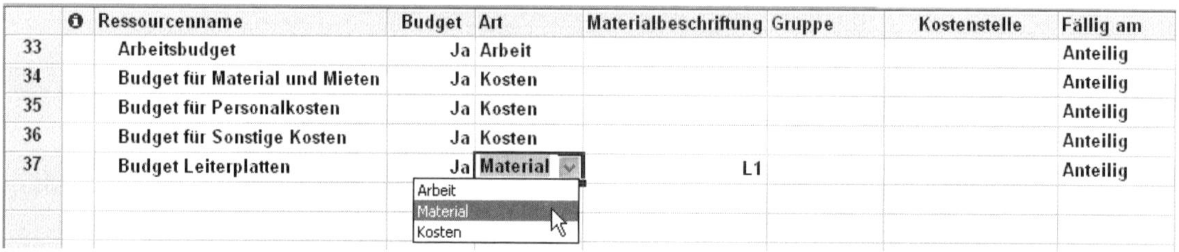

		Ressourcenname	Budget	Art	Materialbeschriftung	Gruppe	Kostenstelle	Fällig am
33		Arbeitsbudget	Ja	Arbeit				Anteilig
34		Budget für Material und Mieten	Ja	Kosten				Anteilig
35		Budget für Personalkosten	Ja	Kosten				Anteilig
36		Budget für Sonstige Kosten	Ja	Kosten				Anteilig
37		Budget Leiterplatten	Ja	Material	L1			Anteilig

Abbildung 6.33 Budgetressourcen der Art Arbeit, Kosten und Material

> **Achtung**
> Eine **Budgetressource** darf nicht einen identischen Namen haben wie eine andere Ressource (was sich bei Materialressourcen anbietet). Es genügt nicht, sie durch Auswahl im Feld oder durch Aktivierung mittels Checkbox (siehe Abbildung 6.24) zur Budgetressource zu erklären. Falls es eine gleich geschriebene Ressource gibt, die keine Budgetressource ist, weigert sich das Programm, diese einem Projekt-Sammelvorgang zuzuordnen.

Budgetressource Arbeit

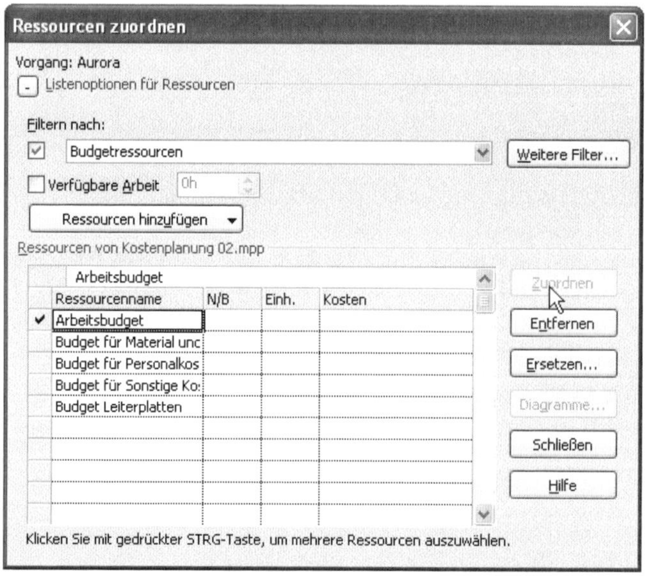

Abbildung 6.34 Zuordnung der Budget-Arbeitsressource „Arbeitsbudget“

(In Enterprise-Projekten: Neue Ressourcen müssen dem Projektteam hinzugefügt werden, bevor man sie zuordnen kann.)

Die Arbeit wird in *Project* analog zu den Kosten (und umgekehrt) behandelt. Sie hätten das Ergebnis, wenn Sie im bisherigen Abschnitt über das Kostenbudget jedes Mal das Wort „Kosten" durch das Wort „Arbeit" ersetzten und die Einheiten von € (Euro oder Währungseinheit) in h = Stunden oder t = Tage oder eine andere eingestellte Zeiteinheit ersetzen.

In der Ansicht VORGANG: EINSATZ ist es jetzt sinnvoll, die TABELLE: ARBEIT auszuwählen und sich darin die Spalte **Arbeitsbudget** einzublenden.

	Vorgangsname	Arbeitsbudget	Arbeit	Einzelheiten	2008 Q1	Q2	Q3	Q4
0	⊟ Aurora	0 h	2.645,6 h	Arbeit	549,2h	1.069h	957h	70,4h
				Arbeitsbudget	0h	0h	0h	0h
	Arbeitsbudget	0 h		Arbeit				
				Arbeitsbudget	0h	0h	0h	0h

Abbildung 6.35 Projektsammelvorgang mit zugeordnetem Arbeitsbudget

Es versteht sich von selbst, dass rechts in dem Raster der Zeitphasenwerte die Felder **Arbeit** und **Arbeitsbudget** angezeigt werden sollen (über FORMAT / EINZELHEITENARTEN), analog den Feldern Kosten und Kostenbudget (siehe Abbildung 6.30).

	Vorgangsname	Arbeitsbudget	Arbeit	Einzelheiten	2008 Q1	Q2	Q3	Q4
0	⊟ Aurora	3.000 h	2.645,6 h	Arbeit	549,2h	1.069h	957h	70,4h
				Arbeitsbudget	915h	975h	990h	120h
	Arbeitsbudget	3.000 h		Arbeit				
				Arbeitsbudget	915h	975h	990h	120h

Abbildung 6.36 Arbeitsbudget insgesamt vorgeben …

	Vorgangsname	Arbeitsbudget	Arbeit	Einzelheiten	2008 Q1	Q2	Q3	Q4
0	⊟ Aurora	3.000 h	2.645,6 h	Arbeit	549,2h	1.069h	957h	70,4h
				Arbeitsbudget	600h	1.200h	1.100h	100h
	Arbeitsbudget	3.000 h		Arbeit				
				Arbeitsbudget	600h	1.200h	1.100h	100h

Abbildung 6.37 … oder im Zeitablauf eingeben

Ich wiederhole mich: Wiederum sind die Werte der errechneten Arbeit, also die Werte aus dem Planungsprozess, die Grundlage für die Festlegung des Budgets, hier des Arbeitsbudgets. Ich habe mir erlaubt, einen kleinen Arbeitspuffer einzurechnen für Dinge, die ich nicht vorhersehen kann.

Budgetressource Material

Man könnte auch je ein Budget für Material definieren. Dazu müsste man für jedes Material eine Budgetressource erstellen und zuordnen, da sich bekanntlich Äpfel und Birnen nicht vergleichen lassen.

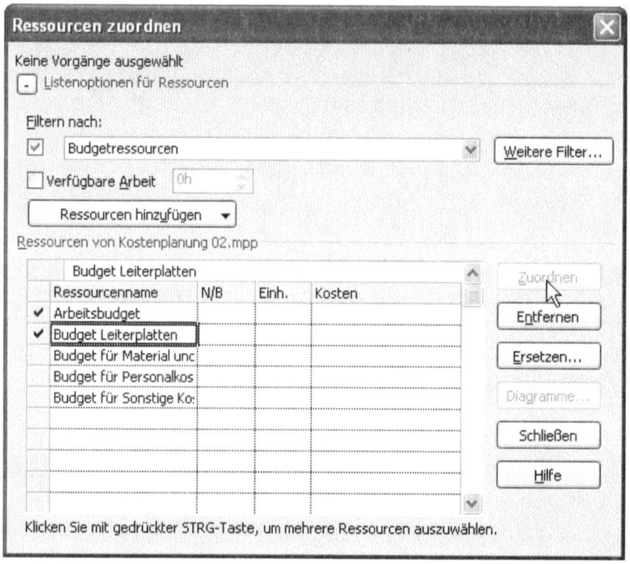

Abbildung 6.38 Budget-Materialressource zuordnen

	Vorgangsname	Arbeitsbudget	Arbeit	Einzelheiten	2008			
					Q1	Q2	Q3	Q4
0	⊟ Aurora	0 h	2.645,6 h	Arbeit	549,2h	1.069h	957h	70,4h
				Arbeitsbudget	0h	0h	0h	0h
	Arbeitsbudget	0 h		Arbeit				
				Arbeitsbudget	0h	0h	0h	0h
	Budget Leiterplatten	0 L1		Arbeit (L1)				
				Arbeitsbudget (L1)	0	0	0	0

Abbildung 6.39 Projektsammelvorgang mit zugeordneter Budget-Materialressource

Es gibt kein Feld „Materialbudget“, sodass Sie es weder in die Tabellen einfügen noch in den Zeitphasenwerten sich anzeigen lassen können. Auch die Materialressource wird als Arbeitsbudget geführt, allerdings wird als Einheit die **Materialbeschriftung** in der Tabelle aufgeführt, und im Zeitraster werden einfach Zahlen ohne Einheit, also Stücke, angezeigt.

	Vorgangsname	Arbeitsbudget	Arbeit	Einzelheiten	2008			
					Q1	Q2	Q3	Q4
0	⊟ Aurora	0 h	2.645,6 h	Arbeit	549,2h	1.069h	957h	70,4h
				Arbeitsbudget	0h	0h	0h	0h
	Arbeitsbudget	0 h		Arbeit				
				Arbeitsbudget	0h	0h	0h	0h
	Budget Leiterplatten	1.200 L1		Arbeit (L1)				
				Arbeitsbudget (L1)	366	390	396	48

Abbildung 6.40 Materialbudget in der Summe festlegen …

	Vorgangsname	Arbeitsbudget	Arbeit	Einzelheiten	2008			
					Q1	Q2	Q3	Q4
0	⊟ Aurora	0 h	2.645,6 h	Arbeit	549,2h	1.069h	957h	70,4h
				Arbeitsbudget	0h	0h	0h	0h
	Arbeitsbudget	0 h		Arbeit				
				Arbeitsbudget	0h	0h	0h	0h
	Budget Leiterplatten	1.200 L1		Arbeit (L1)				
				Arbeitsbudget (L1)	0	300	700	200

Abbildung 6.41 … oder im Zeitablauf ändern.

6.2.1.4 Budgets für Masterplan und Teilprojekte

Die Budgetressourcen kann man immer nur einem Projektsammelvorgang zuordnen und damit nur Budgets für das ganze Projekt festlegen. Aber vielleicht wünsche ich Budgets für einzelne Projektphasen, entweder weil die Budgetierung für das ganze Projekt zu unscharf ist, das Controlling es fordert oder weil eine Phase von einem Subunternehmen durchgeführt wird oder bei Ihnen noch andere Gründe existieren.

Nun kann man Projektphasen auch als Teilprojekte betrachten und diese in *MS Project* als Teilprojekte führen und die Teilprojekte in einem Masterplan als Gesamtprojektplan zusammenführen. Falls man die Budgets für Projektphasen respektive Teilprojekte benötigt, muss man den Projektplan in Teilprojekte aufsplitten. Dies haben wir Im Kapitel 4, Abschnitt 4.1, „Teilprojekte und Masterplan“, ausführlich gezeigt. Deshalb beschränke ich mich hier auf die Demonstration, wie sich dann die Zuordnung von Budgetressourcen auswirkt.

Wir haben im 4. Kapitel die drei Projekte „Aurora“, „Schneeflocke“ und „Digitaler Antrieb“ in einen Masterplan eingefügt. Lassen Sie uns diese Projektpläne als Phasen eines großen Projektes betrachten. (Diese Dateien stehen hier im Kapitel 6 zur Verfügung, im Ordner Download, Kapitel 6, im Unterordner „Multiprojekte“.)

Wir wollen sowohl für die Teilprojekte als auch das Gesamtprojekt ein Kostenbudget erstellen. Dazu müssen wir in jedem Teilprojekt (oder in dem Ressourcenpool, auf den diese Teilprojekte zugreifen, die Verwendung eines gemeinsamen Ressourcenpools ist jedoch nicht notwendig, oder auf dem Server als Enterprise-Ressourcen, auch das ist nicht zwingend, da Budgetressourcen sehr wohl auch lokale Ressourcen sein können) je eine Budget-Kostenressource anlegen. Also, es genügt, wenn wir in jedem Teilprojekt eine eigene Budget-Kostenressource zur Verfügung haben und dem jeweiligen Projekt-Sammelvorgang zuordnen können. Hier die drei Projekt-Sammelvorgänge mit den zugeordneten Budgetressourcen:

	Vorgangsname	Kostenbudget	Gesamtkosten	Einzelheit	2008 Q1	Q2	Q3	Q4
0	⊟ Aurora	320.000 €	284.694 €	Kosten	66.114 €	114.600 €	96.060 €	7.920 €
				Kostenbudç	70.000 €	130.000 €	100.000 €	20.000 €
	Kostenbudget Aurora	*320.000 €*		Kosten				
				Kostenbudç	70.000 €	130.000 €	100.000 €	20.000 €

Abbildung 6.42 Kostenbudget Aurora

	Vorgangsname	Kostenbudget	Gesamtkosten	Einzelheiten	2008 Q1	Q2	Q3	Q4
0	⊟ Schneeflocke	255.000,00 €	195.300,00 €	Kosten	81.080,00 €	112.200,00 €	2.020,00 €	
				Kostenbudget	100.000,00 €	150.000,00 €	5.000,00 €	
	Kostenbudget Schneeflocke	*255.000,00 €*		Kosten				
				Kostenbudget	100.000,00 €	150.000,00 €	5.000,00 €	

Abbildung 6.43 Kostenbudget Schneeflocke

	Vorgangsname	Kostenbudget	Gesamtkosten	Einzelheiten	2008 Q1	Q2	Q3	Q4
0	⊟ Digitaler Antrieb	80.000 €	92.200 €	Kosten	72.200 €	20.000 €		
				Kostenbudget	60.000 €	20.000 €		
	Kostenbudget Digitaler Antrieb	*80.000 €*		Kosten				
				Kostenbudget	60.000 €	20.000 €		

Abbildung 6.44 Kostenbudget Digitaler Antrieb

Im Übrigen habe ich im Projekt „Digitaler Antrieb“ bewusst das Kostenbudget (= 80 000) geringer angesetzt als die (berechneten) Kosten (= 92 000). Hier müsste man noch was tun? Oder gibt die Sicht auf das Gesamtprojekt eine mildere Aussage:

		Vorgangsname	Kostenbudget	Gesamtkosten	Einzelheiten	2008 Q1	2008 Q2	2008 Q3	2008 Q4
0		Gesamt-Projektplan	655.000 €	572.194 €	Kosten	219.394 €	246.800 €	98.080 €	7.920 €
					Kostenbudget	230.000 €	300.000 €	105.000 €	20.000 €
1		Start		0 €	Kosten				
					Kostenbudget				
2		Aurora	320.000 €	284.694 €	Kosten	66.114 €	114.600 €	96.060 €	7.920 €
					Kostenbudget	70.000 €	130.000 €	100.000 €	20.000 €
3		Ende Aurora		0 €	Kosten				
					Kostenbudget				
4		Schneeflocke	255.000 €	195.300 €	Kosten	81.080 €	112.200 €	2.020 €	
					Kostenbudget	100.000 €	150.000 €	5.000 €	
5		Ende Schneeflocke		0 €	Kosten				
					Kostenbudget				
6		Digitaler Antrieb	80.000 €	92.200 €	Kosten	72.200 €	20.000 €		
					Kostenbudget	60.000 €	20.000 €		
7		Ende Digitaler Antrieb		0 €	Kosten				
					Kostenbudget				

Abbildung 6.45 Das Kostenbudget für das gesamte Projekt

Die (drei) Teilprojekte müssen in einen Masterplan eingefügt werden. Die Anzeige des Projektsammelvorganges im Masterplan addiert nun automatisch nicht nur die Gesamtkosten der eingefügten Teilprojekte, sondern auch die Kostenbudgets der Teilprojekte. Dies wird nicht nur in der Tabelle, sondern auch in den Zeitphasenwerten angezeigt.

Im Übrigen wird die Unterdeckung des einen Teilprojektes mehr als kompensiert durch die Kostenpuffer, die in den anderen Teilprojekten eingebaut sind.

6.2.2 Kostenbasisplan

Nun müssen wir noch das Ergebnis der Kostenplanung festhalten, das ist der Kostenbasisplan. In der Projektüberwachung werden die Istwerte eingegeben, und man kann logischerweise nur Abweichungen gegenüber dem Plan erkennen, wenn man diesen als Basisplan gespeichert hat. Deshalb behandeln wir ausführlich das Herstellen des Basisplanes und seine Funktion im Verlauf der Projektüberwachung erst in dem Kapitel, das auch so heißt, und das ist das 8. Kapitel.

Da ich jedoch nicht das Kapitel zu den Kosten abschließen kann, ohne einen Kostenbasisplan zu behandeln, sollen hier kurz das Herstellen des Basisplanes und seine Funktion als Grundlage der Kostenkontrolle in der Projektüberwachung dargestellt werden. Unerfahreneren Anwendern empfehle ich, sich vielleicht erst den Abschnitt 8.1 des Kapitels „Projektüberwachung“ anzuschauen.

Am Ende des Planungsprozesses hat man einen Projektplan erstellt, der zustimmungsfähig ist: Alle Stakeholder wie die Projektleitung, der oder die (externen oder internen) Kunden, die Ressourcen, die Geschäftsführung und wer auch immer signalisieren ihre Zustimmung, unter Umständen durch eine Unterschrift unter einen Vertrag. Wenn nicht, dürfen Sie in eine neue Schleife der Planung gehen und es noch einmal versuchen, so lange, bis alle zustimmen. Erst dann haben Sie das Ergebnis des Planungsprozesses erreicht.

Wenn jetzt die Realisierung des Projektes beginnt und die Projektleitung die Istwerte in den *Project*-Plan einträgt, berechnet das Programm aufgrund der neuen (Ist-)Werte alles neu: die Termine, den Ressourceneinsatz, den Arbeitseinsatz und dann natürlich auch die davon abhängigen Kosten. Die Folge wäre, man wüsste gar nicht mehr, wie denn der ursprüngliche Plan war, weder was die Termine, noch die Arbeit und die Kosten betrifft.

Deshalb muss man das Ergebnis des Planungsprozesses festhalten: Das ist der **Basisplan**. Darin werden die geplanten Werte gespeichert und damit festgehalten, auch die geplanten Kosten und das geplante Budget. Diese **geplanten Werte** werden vom Programm nicht verändert und dienen als Vergleich zu den jeweiligen **Istwerten** und den aufgrund der Istwerte neu berechneten Werten, um Abweichungen errechnen und anzeigen zu können. Kurz: Der Basisplan ist das Soll, das dann mit den Istwerten überhaupt einen Soll-Ist-Vergleich ermöglicht. Gerade für die Kosten ist ein Soll-Ist-Vergleich besonders interessant.

6.2.2.1 Basisplan herstellen

Wir haben also das Ergebnis des Planungsprozesses mit unserem Plan in *Project* erreicht. Alle Stakeholder haben unserem Projektplan „Aurora" zugestimmt, auch das Budget wurde genehmigt.

Bisher – ein Blick z. B. in jede Kostentabelle zeigt Ihnen das – haben wir noch keine **geplanten** Werte, hier noch keine **geplanten Kosten** (auch keine geplanten Anfangstermine, Endtermine, geplante Dauer und geplante Arbeit). Wir haben auch noch keine **aktuellen Kosten**, so werden in Project die Istkosten bezeichnet, da wir noch keine Projektüberwachung betrieben, d. h. noch keinen Fortschritt eingetragen haben und damit Istkosten weder errechnet sein können noch eingegeben wurden. Ansicht VORGANG: EINSATZ / TABELLE: KOSTEN mit eingefügtem Feld **Geplantes Kostenbudget**:

	Vorgangsname	Kostenbudget	Geplantes Kostenbudget	Gesamtkosten	Geplante Kosten	Abweichung	Aktuell	Verbleibend
0	⊟ Aurora	370.000 €	0 €	341.990 €	0 €	341.990 €	0 €	341.990 €
	Budget für Material und Mieten	60.000 €	0 €					
	Budget für Personalkosten	302.000 €	0 €					
	Budget für Sonstige Kosten	8.000 €	0 €					
2	⊟ Machbarkeit			13.970 €	0 €	13.970 €	0 €	13.970 €
	Projektleiter			1.170 €	0 €	1.170 €	0 €	1.170 €
3	⊟ Tech. Machbarkeit			8.800 €	0 €	8.800 €	0 €	8.800 €
	Dorn			8.000 €	0 €	8.000 €	0 €	8.000 €
4	⊟ Kostenschätzung			4.000 €	0 €	4.000 €	0 €	4.000 €
	Bauer			4.000 €	0 €	4.000 €	0 €	4.000 €
7	⊟ Entwurf			80.850 €	0 €	80.850 €	0 €	80.850 €
	Projektleiter			6.600 €	0 €	6.600 €	0 €	6.600 €
8	⊟ Anforderungskatalog			20.000 €	0 €	20.000 €	0 €	20.000 €
	Bluhm			20.000 €	0 €	20.000 €	0 €	20.000 €

Abbildung 6.46 Kostentabelle ohne geplanten Werte

Nun stellen wir den Basisplan für das ganze Projekt her über Menü EXTRAS / ÜBERWACHUNG / BASISPLAN FESTLEGEN...

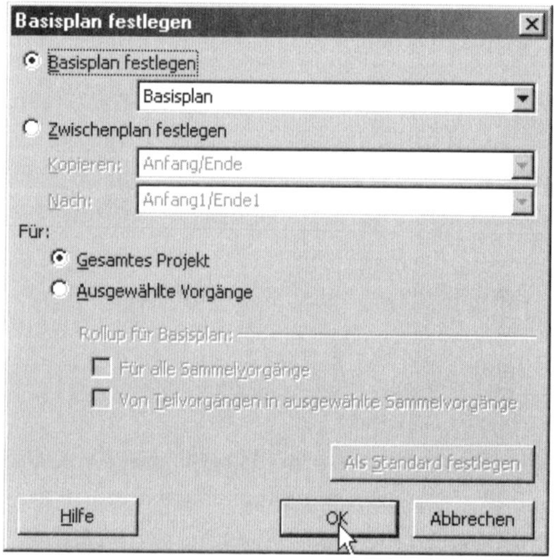

Abbildung 6.47
Geplante Werte für das ganze Projekt festlegen

... und die gleiche Kostentabelle enthält das **geplante Kostenbudget** und die **geplanten Kosten**.

	Vorgangsname	Kostenbudget	Geplantes Kostenbudget	Gesamtkosten	Geplante Kosten	Abweichung	Aktuell	Verbleibend
0	⊟ Aurora	370.000 €	370.000 €	341.990 €	341.990 €	0 €	0 €	341.990 €
	Budget für Material und Mieten	60.000 €	60.000 €					
	Budget für Personalkosten	302.000 €	302.000 €					
	Budget für Sonstige Kosten	8.000 €	8.000 €					
2	⊟ Machbarkeit			13.970 €	13.970 €	0 €	0 €	13.970 €
	Projektleiter			1.170 €	1.170 €	0 €	0 €	1.170 €
3	⊟ Tech. Machbarkeit			8.800 €	8.800 €	0 €	0 €	8.800 €
	Dorn			8.000 €	8.000 €	0 €	0 €	8.000 €
4	⊟ Kostenschätzung			4.000 €	4.000 €	0 €	0 €	4.000 €
	Bauer			4.000 €	4.000 €	0 €	0 €	4.000 €
7	⊟ Entwurf			80.850 €	80.850 €	0 €	0 €	80.850 €
	Projektleiter			6.600 €	6.600 €	0 €	0 €	6.600 €
8	⊟ Anforderungskatalog			20.000 €	20.000 €	0 €	0 €	20.000 €
	Bluhm			20.000 €	20.000 €	0 €	0 €	20.000 €

Abbildung 6.48 Kostentabelle mit geplanten Werten insgesamt ...

	Vorgangsname	Kostenbudget	Geplantes Kostenbudget	Einzelheiten	2008 Q1	2008 Q2	2008 Q3	2008 Q4
0	⊟ Aurora	370.000 €	370.000 €	Kosten	68.323 €	119.287 €	146.460 €	7.920 €
				Gepl. Kost.	68.323 €	119.287 €	146.460 €	7.920 €
				Kostenbudget	72.000 €	123.300 €	152.300 €	22.400 €
				Gepl. Kostenbgt.	72.000 €	123.300 €	152.300 €	22.400 €
	Budget für Material und Mieten	60.000 €	60.000 €	Kosten				
				Gepl. Kost.				
				Kostenbudget	0 €	0 €	50.000 €	10.000 €
				Gepl. Kostenbgt.	0 €	0 €	50.000 €	10.000 €
	Budget für Personalkosten	302.000 €	302.000 €	Kosten				
				Gepl. Kost.				
				Kostenbudget	70.000 €	120.000 €	100.000 €	12.000 €
				Gepl. Kostenbgt.	70.000 €	120.000 €	100.000 €	12.000 €
	Budget für Sonstige Kosten	8.000 €	8.000 €	Kosten				
				Gepl. Kost.				
				Kostenbudget	2.000 €	3.300 €	2.300 €	400 €
				Gepl. Kostenbgt.	2.000 €	3.300 €	2.300 €	400 €

Abbildung 6.49 … und den geplanten Werten im Zeitablauf

In den Zeitphasenwerten sind hier die Felder **Kosten**, **Geplante Kosten**, **Kostenbudget** und **Geplantes Kostenbudget** angezeigt.

Hinweis

Wenn Sie mit Teilprojekten und einem Masterplan arbeiten, müssen Sie diese Aktion BASISPLAN FESTLEGEN in **jedem** der Projektpläne machen (unabhängig von Enterprise-Projekt oder Project-Datei). Es genügt nicht, dies im Masterplan zu tun, da die Teilprojekte sich physikalisch nicht im Masterplan befinden, sondern dort nur der Link auf das Teilprojekt eingefügt ist. Der Basisplan muss in jedem Projekt für sich, auch für Teilprojekte, erstellt werden.

6.2.2.2 Die Felder des Kostenbasisplanes

Die Aktion BASISPLAN FESTLEGEN ist kein Speichervorgang (deshalb müssen Sie danach das Projekt wie gewohnt speichern), sondern ein Kopiervorgang: Es werden die Felder mit den Werten, wie sie zu diesem Zeitpunkt sind, also z. B. die Kosten, kopiert in die geplanten Kosten, das Kostenbudget kopiert in das geplante Kostenbudget etc.

Insgesamt werden folgende Felder „hergestellt", d. h. mit Inhalten gefüllt, indem die berechneten (oder eingegebenen) Werte in die geplanten Werte kopiert werden. Da man insgesamt elf Basispläne (einen ohne Nummer und solche jeweils mit Nr. 1–10, siehe Kapitel 8, Abschnitt 8.1.1 „Mehrere Basispläne") speichern kann, hat man die Möglichkeit, bis zu elf „Kostenbasispläne" zu führen.

(Gesamt-)**Kosten** > **Geplante Kosten** (ohne Nummer und 1–10)

Kostenbudget > **Geplantes Kostenbudget** (ohne Nummer und 1–10)

Feste Kosten > **Geplante Fixkosten** (ohne Nummer und 1–10)

Fälligkeit fester Kosten > **Geplante Fälligkeit von Fixkosten** (ohne Nummer und 1–10)

Falls Sie ein Arbeits- und/oder Materialbudget festlegen wollen:

Arbeitsbudget > **Geplantes Arbeitsbudget** (ohne Nummer und 1–10)

Betrachten Sie alle **geplanten Kostenfelder** als den **Kostenbasisplan**, den Sie in elf Versionen (für Planänderungen) führen können. Das dürfte doch reichen.

6.2.3 Der Kostenmanagementplan (Zusammenfassung)

Der **Kostenmanagementplan** ist der *Project*-Plan mit allen Möglichkeiten, zunächst das Entstehen von Kosten zu erfassen. Dies sind die zeitabhängigen Ressourcenkosten, die einsatzabhängigen Ressourcenkosten, die mengenabhängigen Materialkosten, die durch spezielle Kostenressourcen fallweise zu erfassenden Kosten und die festen Kosten pro Vorgang.

Dann können Budgets (wenn möglich mit einer Sicherheitsspanne nach oben) sowohl für das ganze Projekt und nach Kostenarten festgelegt werden, die Sie selbst definieren können (z. B. Personalkosten, Materialkosten etc. oder auch Ressourcengruppen wie Gewerke oder Ähnliches). Daraus können die Finanzierungsanforderungen für das Projekt insgesamt oder für Zeitperioden abgeleitet werden, denn diese Kosteninformationen sehen Sie in den Tabellen als Summen und in den Einsatzansichten als Werte in den ausgewählten Zeitphasen.

Alle diese Daten können und müssen Sie, wenn Sie eine Kostenüberwachung im Projektablauf vornehmen wollen, zum gegebenen Zeitpunkt als Kostenbasisplan festhalten. Für Änderungen im Projektverlauf stehen bis zu elf Basispläne zur Verfügung.

Man hat dann gleichsam drei „Schichten", die man miteinander vergleichen kann: die jeweils aktuellen bzw. aufgrund neuer Informationen neu berechneten **Kosten**, das **Budget** und die **geplanten Kosten**. Konnte man in früheren Versionen nur die aktuellen (bzw. neu berechneten Kosten) mit den Plankosten vergleichen, hat man jetzt die Budgetgrößen als weiteren Maßstab für die gesetzten Grenzen der Kosten. Mit dem Budget kann man externe Vorgaben oder eigene Kostengrenzen, unabhängig von den errechneten Kosten, abbilden. Aufgrund von Änderungen kann es im Projektverlauf zu so gravierenden Abweichungen kommen, dass über **Änderungsanträge** das Budget neu fixiert werden muss. Im Reporting können die Abweichungen des neuen **Budgets** gegenüber den **geplanten Budgetwerten**, die das ursprüngliche Budget darstellen, herausgearbeitet werden.

In der Projektüberwachung werden die Istkosten (**Aktuelle Kosten**) mit den Sollkosten (bei den Vorgängen mit den **geplanten Kosten**, für das Projekt zusätzlich mit den **Budgetwerten**) verglichen, um gegebenenfalls **Abweichungen** festzustellen.

Die Maßnahmen, die Sie bei gravierenden Abweichungen treffen müssen und die in Ihrem Umfeld möglich sind, müssen Sie selbst konzipieren, da kann Ihnen das Programm nicht mehr helfen. Wie immer kann Ihnen das Programm nur die aktuelle Datenlage zeigen und Sie damit über die Probleme informieren. Lösungswege müssen Sie selbst finden.

6.2.4 Das Kostenbudget als grafischer Bericht

Nun will man das ja immer alles auch grafisch sehen. Für Auswertungen gibt es in Project 2007 die **grafischen Berichte**. Damit kann man Auswertungen der Daten aus *Project* weitgehend nach eigenen Wünschen gestalten und automatisch nach *Excel* oder *Visio* exportieren und dort grafisch darstellen. Die grafischen Berichte werden wir systematisch behandeln in Kapitel 7, „Die richtigen Informationen: auswählen, gestalten, mitteilen".

Aber ich will die Menschen, die sich intensiv um die Projektkosten kümmern, hier bevorzugen und kurz den grafischen Bericht **Kostenbudget** vorstellen. Wenn Sie damit arbeiten wollen und diesen oder andere grafische Berichte nach eigenen Vorstellungen bearbeiten oder eigene grafische Berichte erstellen möchten, sind Sie gut beraten, sich den entsprechenden Abschnitt im nächsten Kapitel anzuschauen.

Die grafischen Berichte finden Sie über Menü BERICHT / GRAFISCHE BERICHTE…

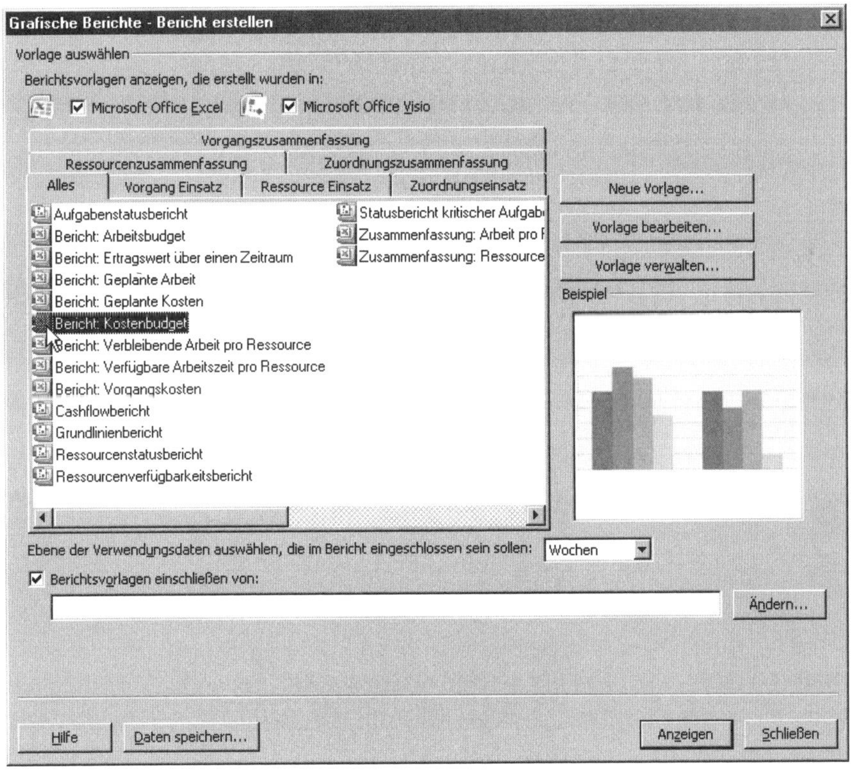

Abbildung 6.50 Auswahl der grafischen Berichte

Nun nehme ich nichts weiter vor, als den Bericht **Kostenbudget** auszuwählen und mir mit ANZEIGEN erstellen zu lassen.

Dieser grafische Bericht ist ein Pivot-Chart in *Excel*, das man jetzt noch bearbeiten könnte. Nur zwei Kleinigkeiten richte ich ein:

1. Legende markieren, über das Kontextmenü die Schrift vergrößern und fett
2. In der Symbolleiste Pivot-Tabelle, die automatisch im geöffneten *Excel* eingeblendet wird, die Auswahl PIVOT-CHART öffnen und PIVOT-CHART-FELD-SCHALTFLÄCHEN AUSBLENDEN.

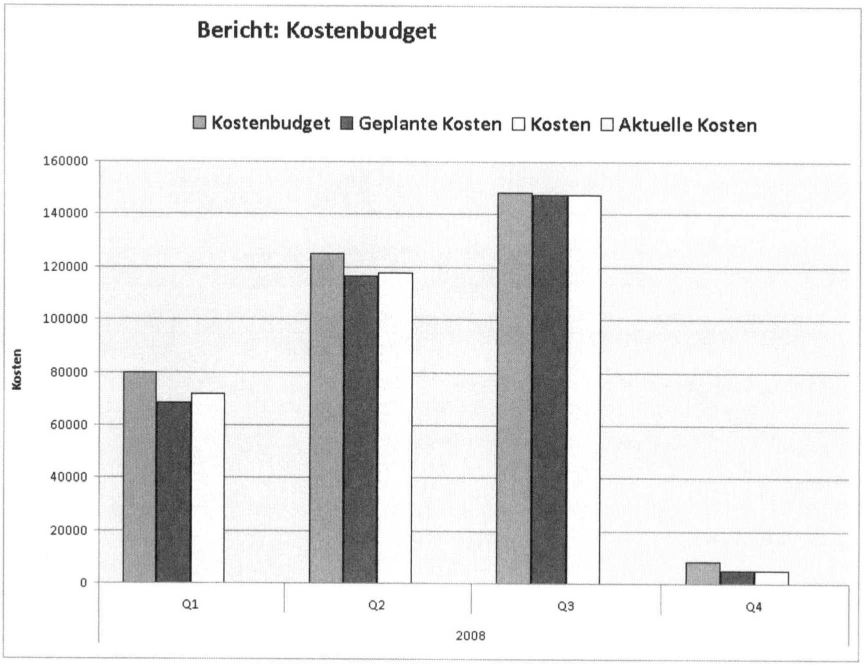

Abbildung 6.51 Grafischer Bericht Kostenbudget

- *Zur Darstellung*:
  Es werden pro Quartal (Zeiteinheit) nur drei Säulen dargestellt, linke Säule **Kostenbudget**, mittlere Säule **Geplante Kosten**, rechte Säule **Kosten**. Rechts davon glänzt eine Säule durch Nichtdarstellung: Wir haben noch keine Werte für **Aktuelle Kosten**, deshalb können die nicht dargestellt werden. Die aktuellen Werte kommen erst in der Projektüberwachung.
- *Zum Inhalt:*
  Da ich gerade den Basisplan hergestellt habe, müssten die **geplanten Kosten** den **Kosten** entsprechen. Die (minimalen) Unterschiede in Q1 und Q2 sind nicht erklärbar.

Das **Kostenbudget** ist immer etwas höher als die anderen Säulen. Das ist richtig so, denn ich habe bei der Festlegung des Budgets einen kleinen Kostenpuffer eingebaut. Wenn ich es jetzt grafisch sehe, halte ich diesen Kostenpuffer für zu gering. Man kann in der Projektplanung nie alles im Voraus wissen, da kommen immer noch Dinge hinzu, die man nicht wissen kann. Und es geht immer etwas schief. Also ebenso wie in der Terminplanung in der Kostenplanung: Ausreichend Puffer einbauen!

7

7 Die richtigen Informationen: Auswählen, gestalten, mitteilen

7.1 Warum Anpassungen?

Wir mussten uns hier schön öfter angepasster Tabellen und Ansichten bedienen, um die Informationen zu bekommen, die wir benötigten. Bei der Vorgangsplanung haben wir uns z. B. den **Kritischen Weg** anzeigen lassen und in den Tabellen die **Gesamte Pufferzeit** eingeblendet. Wir haben in der Ressourcenplanung das Feld **Arbeit** und beim Bearbeiten von Überlastungen das Feld **Abgleichsverzögerung** eingefügt, da diese Felder in den Standardtabellen nicht enthalten waren. Gerade in den Ressourcenansichten musste ich so viele Anpassungen vornehmen (mit schlechtem Gewissen, weil das Kapitel Anpassungen erst später, jetzt, kommt), dass ich zwar versuchte, das jeweils im Einzelfall zu erläutern – aber notwendigerweise knapp, vielleicht zu knapp, bleiben musste. Soll also heißen, dass wir bisher schon das Programm an unsere Bedürfnisse anpassen mussten, um alle Informationen an der richtigen Stelle zu haben. Es wird also Zeit, sich systematisch damit zu beschäftigen.

Ansichten und **Tabellen** – auch Tabellen sind Ansichten – stellen immer eine Auswahl der zur Verfügung stehenden Informationen dar: Betrachten Sie die mitgelieferten Standardansichten als einen Vorschlag des Herstellers einer möglichen Auswahl der Informationen und ihrer Darstellung. Aber es ist eben nur ein Vorschlag, und ich kenne keinen einzigen Anwender, der nicht das Programm an seine Bedürfnisse anpassen muss, um vernünftig damit arbeiten zu können.

Project führt in seiner Datenbank so viele Informationen, dass es weder möglich ist noch sinnvoll wäre, diese alle zusammen etwa am Bildschirm sehen zu können. Man muss eine Auswahl treffen: Der Hersteller hat mit seinen Ansichten eine gewisse Auswahl getroffen, aber es ist sicher eine der Stärken von *Project*, dass der Benutzer das Programm sehr flexibel an seine **eigenen** Bedürfnissen anpassen kann. Sie können sich **eigene Tabellen** und **eigene Ansichten** schöpfen, die genau die Informationen so darstellen, wie Sie es wünschen. Sie können aus der unübersichtlichen Menge aller Vorgänge bzw. aller Ressourcen einen Sie interessierenden Teil (heraus-)**filtern** nach bestimmten Kriterien, z. B. sich nur die kritischen Vorgänge anzeigen lassen oder nur die, die in einem bestimmten Zeitraum stattfinden. Sie können die Anzeige der Vorgänge und Ressourcen nach **Gruppen** sortieren, um dann z. B. die Summe der Arbeit oder der Kosten pro Ressourcen**gruppe** zu sehen.

7.2 Grundsätzliches zu Feldern

Informationen werden intern in *Project* in Felder gespeichert. Es ist nützlich zu wissen, dass diese Felder streng in vier Objektgruppen aufgeteilt sind:

1. Informationen zum **Projekt**:
   Den **Projektnamen**, den **Projektanfangstermin**, den **Projektkalender** etc. Diese Informationen sehen Sie z. B. in der **Projektinfo** und in der **Projektstatistik**.
2. Informationen zu den **Vorgängen**:
   Nr., Indikator, Name, Anfang, Ende, Frühester Anfang, Frühestes Ende, Spätester Anfang, Spätestes Ende, Freie Pufferzeit, Gesamte Pufferzeit, Notizen etc.
3. Informationen zu den **Ressourcen:**
   Nr., Indikator, Name, Kürzel, Gruppe, Maximale Einheiten, Standardsatz, Überstundensatz, Basiskalender, E-Mail-Adresse, Notizen etc.
4. Informationen zu den **Zuordnungen**:
   Arbeit, Kosten, Anfang und **Ende** und das **Arbeitsprofil** der Ressourcentätigkeit, (Zuordnungs-)**Einheiten**, **Kostensatztabelle**, **Notizen** etc.

Das ist deshalb nützlich zu wissen, weil dies auch eine Begrenzung darstellt: In einer **Vorgangsansicht können nur Vorgangsfelder**, in einer **Ressourcenansicht nur Ressourcenfelder** und in einer **Einsatzansicht nur Zuordnungsfelder** angezeigt werden.

Zur Verwirrung trägt mit Sicherheit bei, dass diese Felder dann auch noch in vielen Fällen gleiche Namen haben: So hat das Feld **Notizen** in einer **Vorgangsansicht** natürlich nichts zu tun mit dem (gleichnamigen) Feld **Notizen** in einer **Ressourcenansicht** oder gar in einer **Einsatzansicht**. Man muss im Zweifelsfall immer überprüfen, in welcher Ansicht man ist oder in welcher Ansicht man ein entsprechendes Feld angepasst hat.

Es gibt vom Programm vorgegebene Felder, und es gibt **benutzerdefinierte Felder** (diese haben in der Regel in den Feldlisten eine Nr. hinter dem Namen, z.B. **Text1 – Text30)**, und das bedeutet, dass diese Felder frei sind für Ihre, vom Benutzer, definierte Verwendung („Custom Fields"). Diese Felder können Sie nicht nur dauerhaft umbenennen, sondern diesen Feldern können Sie einen eigenen Inhalt geben. Sie können für die Eingabe in benutzerdefinierte Felder eine Nachschlagetabelle („Lookup Table") vorgeben, sodass der Benutzer nur diese vorgegebenen Eintragungen in dieses Feld vornehmen darf: z. B. Qualifikationsangaben für die Ressourcen. Sie können in diese benutzerdefinierten Felder auch **Formeln** eintragen und so eigene Berechnungen durchführen. Das Ergebnis dieser Berechnung kann man sich als Werte, aber auch als ins Auge springende **grafische Signale** (rote, gelbe, grüne Ampeln oder Smileys) darstellen lassen.

7.3 Geltung der Anpassungen

Es gibt benutzerdefinierte Elemente (Felder, Ansichten, Tabellen etc.) in den Dateien. In den Enterprise-Projekten auf dem Server gibt es benutzerdefinierte Felder in den Projekten und insofern keinen Unterschied zum dateibasierten Vorgehen.

Zunächst ist jede Anpassung nur in dem Projekt gültig, in dem Sie die Anpassung vornehmen (Ausnahmen: angepasste **Symbolleisten**, **Menüs, Makros** und **Import-Exportschemen**). Es gibt Felder, die nur auf dem Server eingerichtet werden können, **Enterprise-Felder**. Damit kann man unternehmensweite Verwendungen standardisieren, z. B. eine Projektnummer definieren. Da dies eine Administrationstätigkeit auf dem *Project Server* ist, behandeln wir dies in Band 2, „Project Server 2007 und Project Portfolio Server 2007: Lösungen für unternehmensweites Projektmanagement“.

Aber die Anpassung der Elemente selbst, seien es Felder, Ansichten, Tabellen etc., ist von der Art und Weise, wie man vorgeht, im Prinzip das Gleiche, unabhängig, ob Sie es in einer Datei oder auf dem Server in der unternehmensweiten Vorlagendatei vornehmen. Unterschiedlich ist nur die Geltung der Anpassung: Zunächst ist jede Anpassung nur in dem Projekt gültig, in dem sie vorgenommen wurde, dann kann der Benutzer sie in seine eigene Vorlagendatei kopieren (dies machen wir in Abschnitt 7.13.2, „Vorlagen für den Benutzer: die Global.MPT“). Dann können diese Anpassungen in die unternehmensweite Vorlagendatei („Enterprise Global“) kopiert oder dort erstellt werden, dann sind sie für alle Enterprise-Projekte verfügbar, wenn man will, verbindlich.

Wer mit Enterprise-Projekten arbeitet und jetzt bei der Einrichtung von benutzerdefinierten Elementen schwer verstehbare Meldungen bekommt, muss sich klarmachen, dass es nicht zwei Objekte mit gleichem Namen geben kann. Wenn er also z. B. seine Ansicht Balkendiagramm nach eigenen Wünschen gestaltet hat und auf dem Server in der unternehmensweiten Vorlagendatei ist auch eine Gestaltung des Balkendiagramms mit dem gleichen Namen angelegt, kann das nicht zusammengehen. Da die Vorlagen auf dem Server deshalb Vorrang haben müssen, um unternehmensweite Einheitlichkeit herstellen zu können, bekommt er nun Warnhinweise und kann sich in der Regel entscheiden, ob die Serveransicht seine eigene Ansicht überschreiben darf oder ob er vorher seine eigene Ansicht umbenennen will, dann ist der Namenskonflikt ausgeräumt.

Wer dies jetzt schon vertiefen will (oder wer die Hinweise dann verstehen will, wenn sie kommen), kann sich den Abschnitt 7.13.4, „Anpassungen unter der Herrschaft der Enterprise Global“, anschauen und wird dann verstehen, dass er vom *Project Server* definierte Elemente weder ändern noch die gleichen Namen geben darf.

Aber ich denke, dass man erst einige Anpassungen vorgenommen haben sollte, bevor man die Übertragung dieser Anpassungen auf andere Projekte erörtert bzw. sich überlegt, wie man diese anderen Benutzern zur Verfügung stellen kann. Deshalb behandeln wir hier erst die benutzerdefinierten Anpassungen im Einzelprojekt und zeigen dann, wie diese Anpassungen generell benutzt werden können und was sich dann dabei evtl. für Schwierigkeiten ergeben.

7.4 Eigene Tabellen

Tabellen sind selbstständige Ansichten. Sie treten uns in den vom Hersteller standardmäßig zur Verfügung gestellten Ansichten oft nur als Teil einer Ansicht entgegen. So hat die ANSICHT BALKENDIAGRAMM zwei Teile: links eine Tabelle, rechts das Balkendiagramm. Die Einsatzansichten VORGANG: EINSATZ und RESSOURCE: EINSATZ sind ebenfalls zweigeteilt, links eine Tabelle und rechts die Zeitphasenwerte.

Tabellen sind wahrscheinlich die häufigste Ansichtsart, in der uns die Informationen in *Project* entgegentreten, und wie bei den Feldern oder anderen Elementen (z. B. Filter, Gruppen etc.) gibt es sowohl Vorgangs- als auch Ressourcentabellen.

Eine Tabelle wählen Sie aus unter ANSICHT / TABELLE: AUSGEWÄHLTE TABELLE > und kommen in das Untermenü der Tabellenauswahl.

Nun hängt es davon ab, ob die davor ausgewählte Ansicht eine Vorgangsansicht – dann erhalten Sie die Vorgangstabellen – oder eine Ressourcenansicht ist – dann erhalten Sie die Auswahl der Ressourcentabellen.

Die Voreinstellung sowohl in einer Vorgangs- als auch in einer Ressourcenansicht ist die TABELLE: EINGABE.

Sie haben in den bisherigen Übungen schon viele andere Tabellen gesehen, z. B. die Vorgangstabelle BERECHNETE TERMINE mit den **Pufferzeiten**, die Tabelle KOSTEN für die Ressourcen und die Vorgänge. In den Einsatzansichten ist die Tabelle EINSATZ voreingestellt, aber auch hier ist z. B. die Tabelle ARBEIT oft sehr viel nützlicher.

Immer wenn in *Project* es einen Menüpunkt WEITERE… (Objekte) gibt, sind die im Menü aufgeführten Objekte nur eine Auswahl, und über diese Menüoption erhält man alle Objekte dieser Kategorie. Über WEITERE TABELLEN… aus dem Tabellen-Untermenü erreicht man die Liste aller Tabellen und kann sich (je nach vorher ausgewählter Ansicht) eine Vorgangs- oder Ressourcentabelle aus der Liste auswählen. Die jeweils aktive Tabelle ist markiert.

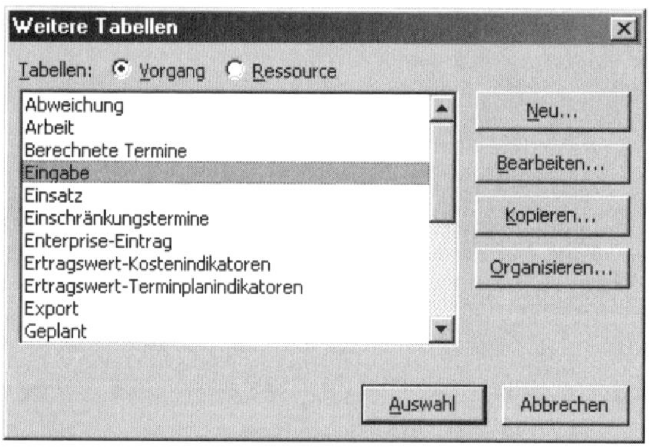

Abbildung 7.1
Alle Vorgangstabellen

7.4.1 Spalten einfügen und ausblenden

Eine Tabelle ist eine bestimmte Auswahl von **Feldern**, und der Hersteller hat eine ganze Reihe von Tabellen zusammengestellt, um dem Benutzer eine große Auswahl anzubieten. Wenn man z. B. die Informationen zur Arbeit sehen will, kann man sich die Tabelle **Arbeit** anzeigen lassen. Je nach Vorauswahl sieht man dann die Arbeitsinformationen (**Arbeit, Geplante Arbeit, Aktuelle Arbeit, Abweichung Arbeit** usw.) zu den Vorgängen **oder** zu den Ressourcen. Man muss diese Zusammenstellungen nicht so hinnehmen, sondern kann jederzeit in jeder Tabelle Felder einfügen, wenn man weitere Informationen benötigt, oder nicht gewünschte Felder ausblenden. Über Menü EINFÜGEN / SPALTE... oder, wenn eine Spalte markiert ist, über das Kontextmenü SPALTE EINFÜGEN... oder die Taste EINFÜGEN bekommt man das Dialogfenster **Spalte einfügen**. Bei Auswahl einer Vorgangstabelle sind in der alphabetischen Liste alle Vorgangsfelder, bei Auswahl einer Ressourcentabelle alle Ressourcenfelder enthalten, und der Benutzer kann sich eines aussuchen. Dieses wird immer links von der markierten Spalte eingefügt.

Tipp

Wenn Sie in einer Tabelle rechts von bestehenden Spalten weitere Spalten einrichten möchten, müssen Sie im ersten Schritt die äußere rechte Spalte markieren und über das Menü EINFÜGEN / SPALTE... am besten das gleiche Feld noch einmal einfügen – so man es beibehalten will. Jetzt hat man rechts eine Dummy-Spalte, vor der man immer links vor der markierten Spalte eine weitere Spalte einfügen kann. Zum Schluss die Dummy-Spalte umdefinieren oder BEARBEITEN / SPALTE AUSBLENDEN wählen.

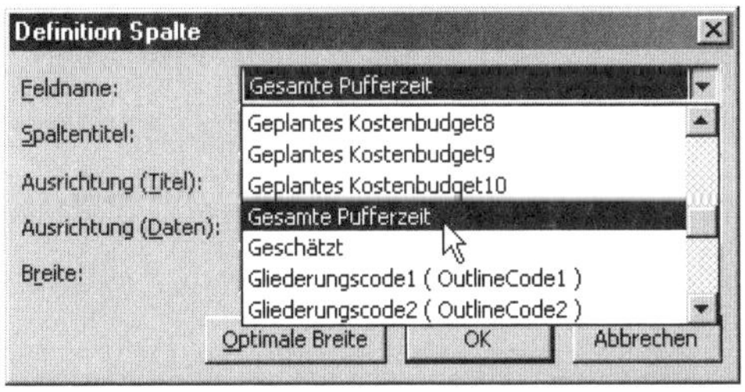

Abbildung 7.2
Spalten-Definitionsbox

Von **% abgeschlossen** bis **Zuordnungsverzögerung** geht die Liste der Vorgangsfelder, und Sie können ja einmal durchgehen, welche Felder es gibt.

Der praktische Nutzen ist der, dass ich nicht immer die Tabelle wechseln muss, wenn ich eine Information benötige, die in der gerade ausgewählten Tabelle nicht vorhanden ist. Praktisches Beispiel: z. B. fehlt in der Tabelle BERECHNETE TERMINE, in der die Pufferzeiten stehen, das Feld **Dauer**. Also füge ich es ein. Oder umgekehrt, wenn ich in der Tabelle EINGABE das Feld **Gesamte Pufferzeit** sehen möchte, füge ich es dort ein.

Solange man in der Spalten-Definitionsbox keinen eigenen **Spaltentitel** eingibt, wird der **Feldname** als Spaltentitel genommen. Man kann einen eigenen Spaltentitel eingeben, das ist allerdings eine nur temporäre Umbenennung, denn wenn man die Spalte ausblendet und wieder einblendet, kennt das Programm den vom Benutzer eingegebenen Spaltentitel nicht mehr. Dauerhaft umbenennen kann man – allerdings nur benutzerdefinierte Felder – über EXTRAS / ANPASSEN/FELDER... (siehe nächsten Abschnitt „Eigene Felder“).

Man kann eine markierte Spalte ausblenden über Menü BEARBEITEN / SPALTE AUSBLENDEN oder über das Kontextmenü.

SPALTE EINFÜGEN… und SPALTE AUSBLENDEN betrifft nur die Darstellung am Bildschirm. Wenn man eine Spalte ausblendet, existiert dieses Feld noch, und auch die Inhalte sind in der Datenbank gespeichert. Über SPALTE EINFÜGEN… wird das Feld mit seinen Feldinhalten wieder eingeblendet. Nur der eigene Spaltentitel geht verloren, diesen kennt das Programm nicht mehr. Man muss also den internen Feldnamen wissen.

7.4.2 Eigene Tabelle erstellen

Solange man die gewünschten Informationen nur temporär benötigt oder nur in diesem Projekt, kann man immer Spalten einfügen und bei Nichtbedarf wieder ausblenden. Wenn durch mehrere eingefügte Spalten (und vielleicht auch mehrere ausgeblendete) die so umgestaltete Tabelle eine ganz andere geworden ist als die ursprüngliche, wird das schon etwas problematisch, da man dann erstens über die ursprüngliche Tabelle nicht mehr verfügt (welche Felder waren in der **Tabelle Eingabe**?) und zweitens vielleicht doch eher die Orientierung verliert, wenn **gleichnamige** Tabellen in verschiedenen Dateien ganz **anders aussehen**. Spätestens wenn man diese selbst definierte Zusammenstellung auch in anderen Projekten benötigt, sollte man daraus eine eigene Tabelle mit eigenem Namen machen, da man sonst, wenn man diese Tabelle in ein anderes Projekt kopiert (siehe Abschnitt „Anpassungen organisieren"), die dortige Tabelle mit dem gleichen Namen überschreiben würde.

Sie schöpfen eigene Elemente, seien es Kalender, Tabellen, Ansichten, Filter etc., immer durch die Namensgebung: Einen eigenen Namen können Sie vergeben, wenn Sie ein Element kopieren oder neu anlegen, und das nennt sich dann ein benutzerdefiniertes Element. Eine eigene Tabelle schöpfen Sie über ANSICHT / TABELLE / WEITERE TABELLEN… und dann entweder die Schaltfläche NEU… klicken, und Sie werden in der Dialogbox **Tabellendefinition** aufgefordert, einen eigenen Namen zu geben, und müssen bzw. können sich dann die gewünschten Felder in der Liste zusammenstellen oder – was ich einfacher finde und deshalb bevorzuge – die ausgewählte Tabelle KOPIEREN… und einen neuen Namen geben.

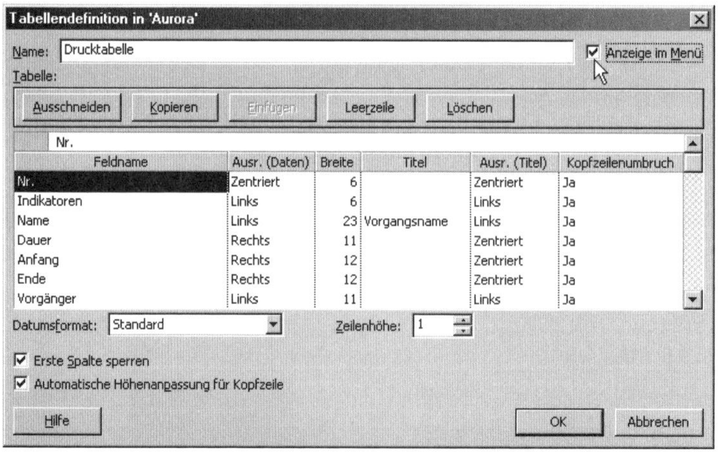

Abbildung 7.3
Definition einer eigenen Tabelle

Der Weg über KOPIEREN… hat den Vorteil, bei der Zusammenstellung der Felder nicht mit einer leeren Liste beginnen zu müssen, sondern die Vorgaben der ausgewählten Tabelle bearbeiten zu können. Nach der Namenseingabe und dem Häkchen bei **Anzeige im Menü** bestätige ich die Schaltfläche OK.

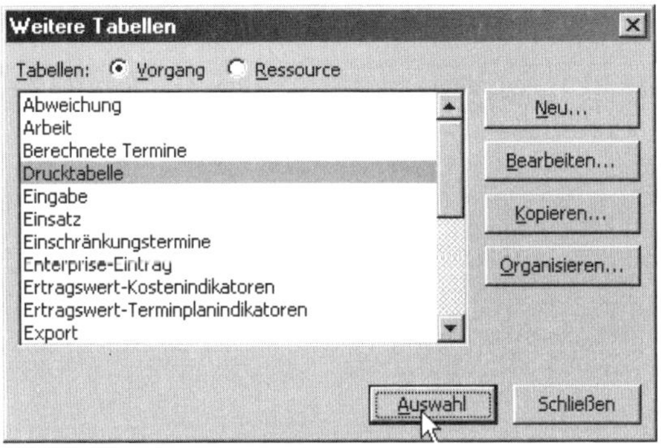

Abbildung 7.4
Auswahl der eigenen Tabelle

Mit der Schaltfläche AUSWAHL wird diese Tabelle in die aktive Ansicht eingeblendet und ist dann die aktive Tabelle.

In *Project* arbeitet man stets in der aktiven Ansicht, d. h., alle Änderungen, die Sie vornehmen (natürlich nur an den Formatierungen, nicht an den Inhalten), betreffen nur die ausgewählte Ansicht. Jede Ansicht hat ihre eigenen Formatierungen, die Sie jeweils in dieser Ansicht vornehmen müssen. Wenn Sie sich z. B. eine eigene Tabelle mit dem Namen „Drucktabelle“ schaffen, in der Sie nur die Felder darstellen, die Sie drucken möchten (und die Sie entsprechend gestalten mit Schriftarten und -größen), hat das den Vorteil, dass Sie die anderen Tabellen, also z. B. die Tabelle EINGABE als Standardtabelle, unverändert weiterhin zur Verfügung haben. Es hat zunächst den Nachteil, dass Sie diese eigene Tabelle nur in diesem Projekt zur Verfügung haben. Wenn Sie sie in einem anderen Projekt verwenden möchten, müssen Sie diese Tabelle ORGANISIEREN… (siehe die Schaltfläche in Abbildung 7.4 und den kommenden Abschnitt „Ansichten organisieren“). Dies wiederum hat den Vorteil, dass Sie in dem anderen Projekt die dortigen Tabellen nicht überschreiben, sofern dort nicht schon eine gleichnamige Tabelle existiert (und dann könnten Sie diese vor dem KOPIEREN... noch UMBENENNEN).

☐ Übung

(Ausgangspunkt ist die Datei Anpassungen 01.mpp, alle Ergebnisse der Übungen dieses Kapitels sind in der Datei Anpassungen 02.mpp)

Erstellen Sie eine eigene Tabelle mit dem Namen „Drucktabelle“, und stellen Sie in dieser Tabelle die Spalten in der Reihenfolge ein, wie Sie sie normalerweise drucken möchten.

7.5 Eigene Felder

In jede Vorgangstabelle kann man jedes Vorgangsfeld einfügen, in jede Ressourcentabelle jedes Ressourcenfeld. Nun gibt es für die Benutzer die sogenannten benutzerdefinierten Felder, die Sie für Ihre ureigensten Zwecke gebrauchen (oder missbrauchen) dürfen. Wenn Sie sich die Liste der Felder in der **Spalten-Definitionsbox** anschauen, sind das auf jeden Fall die Felder mit einer Zahl hinter dem Namen, also **Anfang 1–10, Ende 1–10, Attribut 1–20, Datum 1–10, Dauer 1–10, Gliederungscode 1–10, Kosten 1–10, Text 1–30, Zahl 1–20.**

Zur Aufnahme von weiteren Informationen wie z. B. Ort, Straße, Gebäudeteil oder Ansprechpartner (es gibt allerdings das Feld **Kontaktperson**) oder bei den Ressourcen Qualifikation, Basis oder auch nur Telefonnummer können Sie diese Felder benutzen. Sie können ja einen entsprechenden Spaltentitel eingeben. In Datumsfelder können nur Eingaben mit einem Datumsformat gemacht werden, und in Zahlenfelder können Sie nur Eingaben im Zahlenformat machen, und die Gliederungscodefelder sind eben nur mit einem von Ihnen zu definierenden Gliederungsformat nutzbar.

Manche der benutzerdefinierten Felder sind zwar frei, sind aber doch für bestimmte Verwendungen standardmäßig vorgesehen, so die Felder für die zehn Varianten der Basispläne: **Geplante Arbeit 1–10, Geplanter Anfang 1–10, Geplante Dauer 1–10, Geplantes Ende 1–10** und **Geplante Kosten 1–10** und die **Geplanten Kostenbudgetfelder 1–10**. Dies sind Felder für die Projektüberwachung, und wir kommen in Kapitel 8 beim Speichern des Basisplanes darauf zurück.

☐ **Übung**

Das Vorgangsfeld **Text 1** soll zu „Standort“ werden. Geben Sie dem Feld einen entsprechenden Spaltentitel.

Das Ressourcenfeld **Text 1** soll zu „Qualifikation“ werden. Geben Sie dem Feld einen entsprechenden Spaltentitel.

7.5.1 Nachschlagetabelle vorgeben

Wenn Sie z. B. jetzt das Feld **Text 1** in eine Vorgangstabelle einfügen und **Standort** als eigenen Spaltentitel nehmen, können Sie hier eingeben, was Sie möchten. Dies ist eine zusätzliche Information, die man in allen Medien mitteilen kann, die aus *Project* heraus möglich sind (Ausdruck, Web Access, E-Mail). Nun mag es in vielen Fällen erwünscht oder notwendig sein, die Eingaben in dieses Feld vorzugeben oder gar auf diese Vorgaben zu beschränken. Anpassungen der benutzerdefinierten Felder nehmen Sie vor über Menü EXTRAS / ANPASSEN / FELDER... oder bei markierter Spalte über das Kontextmenü FELDER ANPASSEN...

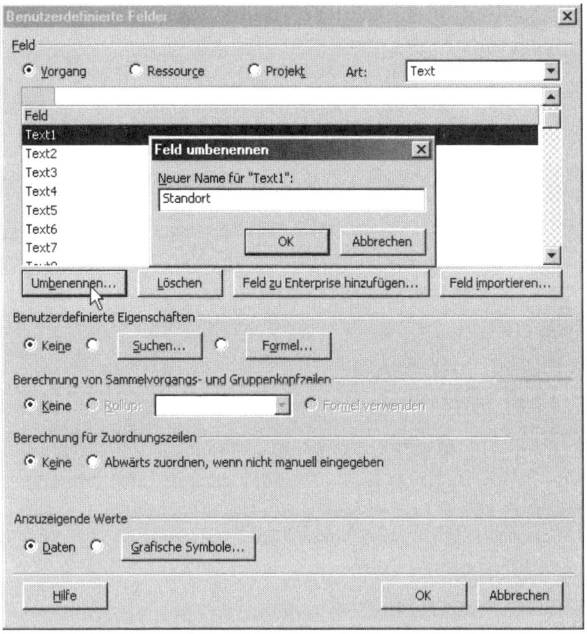

Abbildung 7.5
Benutzerdefiniertes Feld anpassen

Als Erstes wird das benutzerdefinierte Feld mit dem neuen Namen dauerhaft versehen. UMBENENNEN… Das Feld wird jetzt in der Liste der Felder mit dem eigenen Namen aufgeführt, der interne (ursprüngliche) Name wird in Klammern aufgeführt. Nun kann man diesem Feld KEINE besonderen Eigenschaften eingeben, dann kann man es verwenden, wie man will. Mit FORMEL… arbeiten wir gleich, siehe nächsten Abschnitt. Über SUCHEN… kommen Sie in die Maske zur Erstellung einer **Nachschlagetabelle** („Look-up Table").

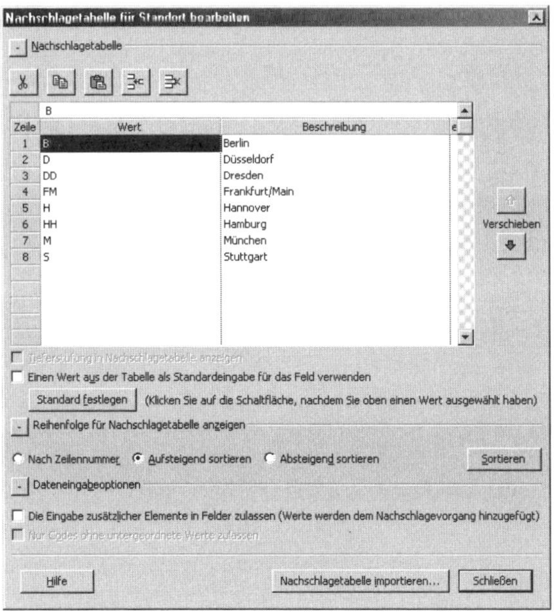

Abbildung 7.6
Einrichten einer Nachschlagetabelle

Der Eintrag im Feld **Wert** erscheint in der Tabelle und kann auch zu einer schnellen Eingabe benutzt werden. Mittels Drop-down-Auswahl sieht man in der Tabelle sowohl **Wert** als auch die **Beschreibung**.

Die weiteren Optionen:

- **Einen Wert aus der Tabelle als Standardeingabe für das Feld verwenden**
  Der ausgewählte Wert wird hier hervorgehoben und in der Tabelle als Voreinstellung eingetragen.
- **Reihenfolge für Nachschlagetabelle anzeigen**
  Damit können Sie die Einträge sortieren.
- **Die Eingabe zusätzlicher Elemente in Felder zulassen**
  Damit ermöglichen Sie den Benutzern, andere, bisher nicht in der Liste stehende Eingaben zu machen. Diese neuen Einträge werden dann in die Liste aufgenommen.

Wenn man schon eine Nachschlagetabelle in einem anderen Projekt erstellt hat, kann man über NACHSCHLAGETABELLE IMPORTIEREN... diese hier einfügen. Voraussetzung ist, dass das andere Projekt geöffnet ist.

☐ Übung

Erstellen Sie eine Werteliste für das benutzerdefinierte Vorgangsfeld **Standort** mit den abgebildeten Werten, und ordnen Sie die Standorte den Vorgängen wie abgebildet zu:

0	⊟ Aurora	200 Tage	
1	1 Projektstart	0 Tage	
2	⊟ 2 Machbarkeit	19,5 Tage	B
3	2.1 Tech. Machbarkeit	10 Tage	B
4	2.2 Kostenschätzung	5 Tage	B
5	3 Abgabe Machbarkeitsstudie	0 Tage	B
6	4 Start Entwurf	0 Tage	FM
7	⊟ 5 Entwurf	55 Tage	FM
8	5.1 Anforderungskatalog	10 Tage	FM
9	5.2 Systementwurf	15 Tage	FM
10	5.3 Det. Systembeschreibung	30 Tage	FM
11	6 Lieferung Entwurf	0 Tage	FM
12	7 Start Programmierung	0 Tage	M
13	⊟ 8 Programmierung	75 Tage	M
14	8.1 Anwendungsprogramme	20 Tage	M
15	⊟ 8.2 Datenbankzugriffe	75 Tage	M
16	8.2.1 Planung	5 Tage	M
17	8.2.2 Realisierung	50 Tage	M
18	8.2.3 Integration	10 Tage	M
19	8.3 Benutzerschnittstellen	5 Tage	DD
20	8.4 Ladeprogramme	10 Tage	DD
21	8.5 Hilfsprogramme	5 Tage	DD
22	9 Lieferung Programme	0 Tage	DD
23	10 Start Test	0 Tage	B
24	⊟ 11 Test	30 Tage	B
25	11.1 Modul 1	30 Tage	B
26	11.2 Modul 2	20 Tage	B
27	12 Lieferung Testprotokolle	0 Tage	B

Abbildung 7.7
Eingaben aus der Nachschlagetabelle in das Feld Standort

7.5.2 Mit Formeln rechnen

Noch interessanter dürfte sein, in benutzerdefinierten Feldern eigene Formeln einzugeben und damit eigene Berechnungen durchzuführen. Sie sahen eben schon in dem Dialogfenster **Benutzerdefinierte Felder** (s. Abb. 7.5) die Schaltfläche FORMEL... Diese öffnet den Formeleditor, aber bevor das geschieht, werden Sie (beim ersten Zugriff auf dieses Feld) gewarnt, dass damit alle bestehenden Daten in diesem Feld gelöscht werden. Das kann man getrost ignorieren, besonders wenn man keine Daten in diesem Feld hat.

Im Formeleditor haben Sie über die Schaltfläche FELD zunächst Zugriff über die Arten der Felder, also z. B. Datums- oder Kostenfelder, dann auf die Felder selbst. Die Felder werden in der Formel in eckiger Klammer notiert. Man kann zwar die Rechenzeichen tippen, diese stehen aber auch als Symbole direkt unter dem Eingabefenster.

7.5.2.1 Beispiel: Dauer in Kalendertagen

Da das Feld **Dauer** in *Project* – besonders wenn man mit Ressourcen mit unterschiedlichen Ressourcenkalendern arbeitet – sagen wir manchmal etwas verwirrende Werte anzeigt (siehe Kap. 5, Abschnitt „Ganztagsressource halb und Halbtagsressource ganz"), kann es hilfreich sein, die Dauer in reinen Kalendertagen zu sehen.

□ Übung

Benennen Sie das Vorgangsfeld **Zahl1** um in „Kalenderdauer", und öffnen Sie dann den Formeleditor:

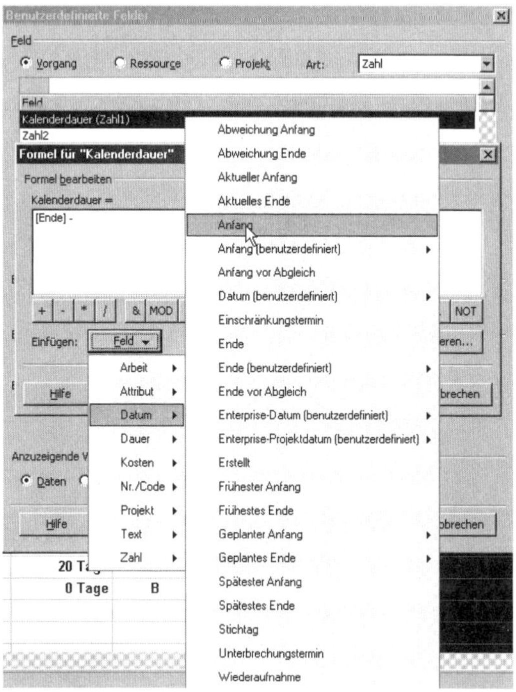

Abbildung 7.8
Felder in Formel eingeben

Die Dauer in Kalendertagen ist einfach **Ende** minus **Anfang**.

Unschön am Ergebnis sind die Nachkommastellen, die aus der minutengenauen Berechnung von *Project* kommen. Über den Aufruf der mathematischen Funktionen kann man z. B. die Funktion **Integer** aufrufen, die gebrochene Zahlen als Ganzzahlen zurückgibt, und die Formel in die runde Klammer für die Funktion einschließen.

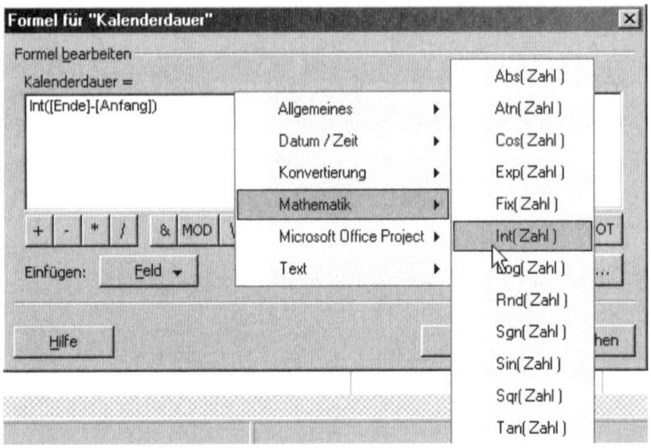

Abbildung 7.9
Funktionen in Formel verwenden

Nun rundet die Funktion **Integer** einfach ab, und als Ergebnis hätte man u. U. fast einen Tag zu wenig. Dem könnte man abhelfen, indem man wieder einen Tag hinzuaddiert, also hinter unseren Ausdruck +1 schreibt. Das hätte wieder den unerwünschten Effekt, dass die Meilensteine eine Kalenderdauer von 1 bekämen. Mit einer IIF-Abfrage kann man das abfangen:

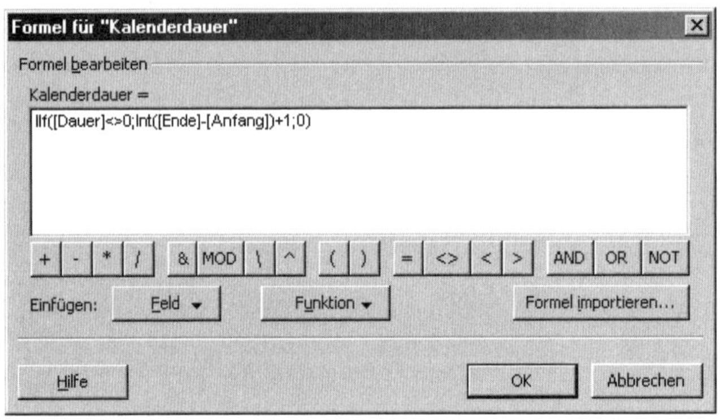

Abbildung 7.10
Formel für die Dauer in Kalendertagen

Hier der Text der Formel:

IIf([Dauer]<>0;Int([Ende]-[Anfang])+1;0)

(Alle hier vorgenommenen Anpassungen sind in der Datei „Anpassungen02.mpp" enthalten.)

Wundern Sie sich nicht, wenn bei den Sammelvorgängen eine Null als Ergebnis herauskommt. Sie haben dann nur vergessen (oder wollen es nicht), die Option **Berechnung von**

Sammelvorgangs- oder Gruppenkopfzeilen von **Keine** auf **Formel** im Dialog **Benutzerdefinierte Felder** (s. Abb. 7.5) umzustellen.

7.5.2.2 Beispiel: Relative Pufferzeit

Pufferzeiten sind ja ganz schön, sagen aber als absolute Werte nicht viel aus. Für einen Vorgang mit einer Dauer von fünf Tagen sind fünf Tage **Gesamte Pufferzeit** ganz ordentlich, für einen Vorgang mit 50 Tagen Dauer schon nicht mehr so viel. Es ist also sinnvoll, die **Gesamte Pufferzeit** prozentual zur **Dauer** anzeigen zu lassen. Die Formel ist **Gesamte Pufferzeit/Dauer**, wobei man die Ausgabe mit % formatieren kann. Formatieren kann man aber nur Textfelder, deshalb bietet sich hier an, z. B. das Feld **Text 2** in **Puffer in %** umzubenennen und folgende Formel einzugeben:

Format ([Gesamte Pufferzeit]/[Dauer];"0%;-0%")

Jetzt muss man noch die Berechnung von Meilensteinen ausschließen, da sonst eine Fehlermeldung kommt, weil es dem Programm immer noch nicht gelungen ist, durch null (= die Dauer der Meilensteine) zu dividieren. Hier die richtige Formel, die eben bei Meilensteinen die Berechnung ausschließt:

IIf([Dauer]<>0;Format([Gesamte Pufferzeit]/[Dauer];"0%;-0%");IIf([Dauer]=0;""))

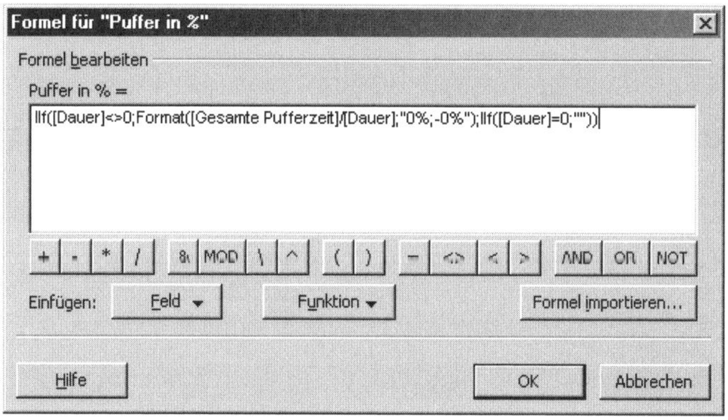

Abbildung 7.11
Die Formel zur Pufferzeit in % der Dauer

Wenn man schon eine Formel in einem anderen Projekt erstellt hat, kann man über FORMEL IMPORTIEREN… dies tun. Voraussetzung ist, dass das andere Projekt geöffnet ist.

7.6 Eigene Signale

Ein Programm zum Projektmanagement ist wesentlich auch eine Hilfe zur Kommunikation über den Stand der Vorgänge und der Projekte. Die Daten nützen nicht viel, wenn sie nicht verständlich und eingängig mitgeteilt werden können. Kommunizieren heißt: den Stand der Dinge, Erreichtes und Gefahren, rechtzeitig zu erkennen. Neue Termine sind nicht nur mitzuteilen, sondern es sind die richtigen Schlüsse daraus zu ziehen. Schließlich ist zu motivieren, den Dingen nicht den Lauf zu lassen, sondern sie wieder so in den Griff zu bekommen, dass der Projektverlauf der Planung entspricht. Wenn das nicht möglich ist, beginnt das Spiel wieder von vorn: Neue Planung, neue Abstimmungen der Termine („Integrierte Änderungssteuerung") etc.

Das Programm an die eigenen Bedürfnisse anzupassen, heißt auch und gerade, es an seine **Kommunikationsbedürfnisse** anzupassen! Hier haben erfahrene Projektmanager immer die „Zahlenfriedhöfe" der Programme kritisiert, soll heißen, Zahlen allein sind keine guten Signale: „Warum gibt es keine Warnung, wenn möglich als Blaulicht mit Sirene an, wenn ich eine Ressourcenüberlastung habe?" Nun, mit einer Sirene können wir nicht dienen, aber mit roten, gelben und grünen Ampeln schon.

Im Formeleditor von *Project* gibt es die Option, wie die **Anzuzeigende Werte** dargestellt werden sollen, als **Daten** oder als **Grafische Symbole**:

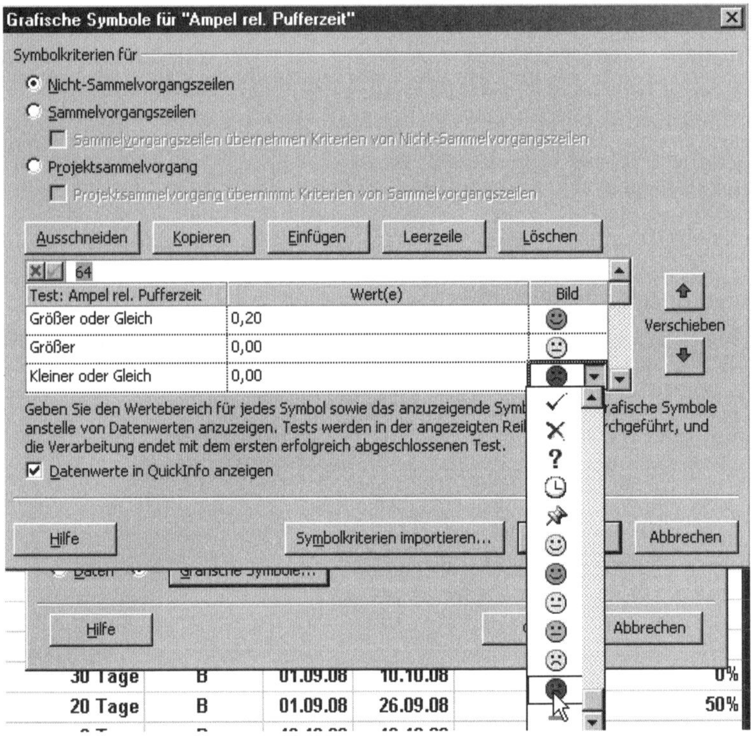

Abbildung 7.12 Werte als grafische Symbole ausgeben

Bei der Voreinstellung **Daten** werden die Inhalte des definierten Feldes als Zahlen dargestellt, die Option **Grafische Symbole** öffnet das gleichnamige Dialogfenster.

Die Tabelle in diesem Dialogfenster gibt die Testbedingungen an, mit denen die Inhalte des benutzerdefinierten Feldes verglichen werden. Wenn ein Feldinhalt den Test besteht, wird das ausgewählte grafische Symbol angezeigt und der Test für dieses Feld beendet. Trifft die Testbedingung nicht zu, wird der nächste Test in der Tabelle durchgeführt, in der Reihenfolge von oben nach unten. Die Prüfbedingungen sind die bekannten Operatoren **Gleich, Ungleich, Größer, Größer oder gleich, Kleiner, Kleiner oder gleich** etc. Interessant zur Abfrage von Textinhalten ist die Abfrage **Enthält genau**, denn hier kann nach einem **Vorgänger** oder einem **Ressourcennamen** abgefragt werden. Über die Abfrage **Beliebiger Wert**, die man natürlich als letzte Abfrage in der Liste unten platzieren muss, kann man z. B. eine Nichtanzeige, also eben **kein** grafisches Signal, für alle übrigen Werte setzen, für welche die bisherigen, in der Liste weiter oben stehenden, Tests kein positives Ergebnis gebracht haben.

Die **Werte** können Zahlen, Texte oder Termine sein, wobei es natürlich auf die Art des zu prüfenden Feldinhaltes ankommt. Wenn Sie ein Kostenfeld prüfen, kann das Prüfkriterium kein Termin sein. Für die Operatoren **Innerhalb** und **Nicht innerhalb** trennen Sie die beiden Werte, zwischen denen der Operator prüfen soll, durch das Listentrennungszeichen, und das ist in *Project* im Standard das Semikolon in der deutschen Version, in der englischen das Komma. Wenn Sie z. B. Vorgänge nach Terminen prüfen wollen, können Sie **Innerhalb** prüfen und dann die beiden Termine, getrennt durch Semikolon, angeben: **1.1.08;30.04.08**

Ebenso können die Platzhaltersymbole ***** (für beliebig viele Zeichen) und **?** (für genau ein Zeichen) verwendet werden. Wollen Sie sich in der Abfrage auf ein Platzhaltersymbol beziehen, müssen Sie ein „Dach" **^**, ein Caretzeichen, davor setzen, z. B. wenn Sie nach Vorgangs- oder Ressourcenmerkmalen prüfen wollen, die einen Platzhalter im Feld verwenden, z. B. die (Ressourcen-)Gruppen mit einem *****.

Als Bilder können Sie die vorhandenen Symbole benutzen (für einen Nichteintrag: Der erste Eintrag in der Liste ist leer, also kein Symbol) oder Symbole aus anderen Projektdateien importieren.

☐ **Übung**

Bevor wir die grafischen Symbole eingeben, müssen wir ein neues Zahlenfeld umbenennen, bei mir ist es **Zahl2**, und ich nenne es „**Ampel rel. Pufferzeit**". Dies hat den zusätzlichen Vorteil, dass ich mir die relative Pufferzeit in zwei Spalten zeigen lassen kann, einmal als Prozentwert (hatten wir oben) und eine weitere Spalte mit dem grafischen Symbol. Da in den Tests für die Werte die Formatierung mit % stört bzw. sogar falsche Ergebnisse bringt, nehmen wir hier die reine Rechenformel ohne Formatierung.

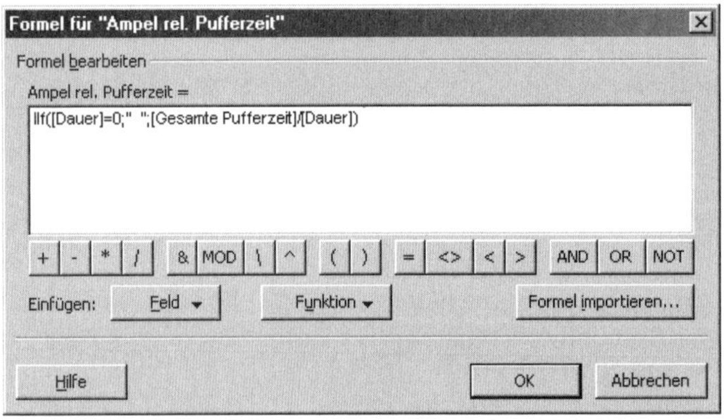

Abbildung 7.13
Berechnung der relativen Pufferzeit ohne Formatierung

Nun können wir für die Ergebnisse die gewünschten grafischen Symbole bestimmen über **Anzuzeigende Werte als grafische Symbole**. Wir wollen uns warnen lassen, wenn die Pufferzeit in % unter 20% der Dauer kommt (gelber neutraler Smiley; wenn sie unter 0% kommt, roter negativer Smiley; bei über 20% grüner positiver Smiley; Letzteres ganz oben in der Abfrageliste (s. Abb. 7.12).

Diese werden in der Voreinstellung nur angezeigt für die **Nicht-Sammelvorgangszeilen**, wie im Kopf des Dialogfensters unter **Symbolkriterien für** zu sehen. Man kann für die Sammelvorgangszeilen diese Darstellung übernehmen oder eigene Symbolausgaben für die Sammelvorgänge definieren. Wenn man keine Symbole für die Sammelvorgänge wünscht (Option aktivieren), muss man die Übernahme ausschalten und die Symbole in der Liste löschen. Ebenso kann man für den Projektsammelvorgang die Darstellung der Sammelvorgangszeilen übernehmen oder eigene Symbolausgaben dafür definieren. Wenn man keine Symboldarstellung am Projektsammelvorgang wünscht (Option aktivieren), muss man die Übernahme ausschalten und die Symbole in der Liste löschen.

Die Option **Datenwerte in QuickInfo anzeigen** ist sehr nützlich (wenn man nicht den direkten Zahlenvergleich in einer Spalte daneben hat), denn man sieht zu jedem Symbol, wenn man den Mauszeiger darauf stellt, den Wert in der Sprechblase der QuickInfos.

Ich habe mir eine Tabelle „Puffer“ angelegt, in der ich die bisher angepassten Felder anzeige (einige Dauern wurden zu Testzwecken geändert):

		Vorgangsname	Dauer	Gesamte Pufferzeit	Puffer in %	Ampel rel. Pufferzeit
0		Aurora	200 Tage	0 Tage	0%	
1		1 Projektstart	0 Tage	0 Tage		
2		2 Machbarkeit	19,5 Tage	0 Tage	0%	☹
3		2.1 Tech. Machbarkeit	10 Tage	0 Tage	0%	☹
4		2.2 Kostenschätzung	5 Tage	15 Tage	300%	☺
5		3 Abgabe Machbarkeitsstudie	0 Tage	0,5 Tage		
6		4 Start Entwurf	0 Tage	0 Tage		
7		5 Entwurf	60 Tage	5 Tage	8%	😐
8		5.1 Anforderungskatalog	15 Tage	5 Tage	33%	☺
9		5.2 Systementwurf	15 Tage	5 Tage	33%	☺
10		5.3 Det. Systembeschreibung	30 Tage	5 Tage	17%	😐
11		6 Lieferung Entwurf	0 Tage	5 Tage		
12		7 Start Programmierung	0 Tage	0 Tage		
13		8 Programmierung	90 Tage	-5 Tage	-6%	☹
14		8.1 Anwendungsprogramme	85 Tage	-5 Tage	-6%	☹
15		8.2 Datenbankzugriffe	80 Tage	5 Tage	6%	😐
16		8.2.1 Planung	10 Tage	5 Tage	50%	☺
17		8.2.2 Realisierung	50 Tage	5 Tage	10%	😐
18		8.2.3 Integration	10 Tage	5 Tage	50%	☺
19		8.3 Benutzerschnittstellen	5 Tage	75 Tage	1500%	☺
20		8.4 Ladeprogramme	10 Tage	75 Tage	750%	☺
21		8.5 Hilfsprogramme	5 Tage	-5 Tage	-100%	☹
22		9 Lieferung Programme	0 Tage	-5 Tage		
23		10 Start Test	0 Tage	-5 Tage		
24		11 Test	30 Tage	0 Tage	0%	☹
25		11.1 Modul 1	30 Tage	0 Tage	0%	☹
26		11.2 Modul 2	20 Tage	10 Tage	50%	☺
27		12 Lieferung Testprotokolle	0 Tage	0 Tage		

Abbildung 7.14 Tabelle Puffer mit angepassten Feldern

7.6.1 Beispiel: Ampel-Überwachung

Das ist jetzt etwas nur für Fortgeschrittene. Diese Ampel ist als Anzeige über den Stand der Vorgänge in der Projektüberwachung bei Projektleitern sehr beliebt.[1]

Wir haben das Thema Projektüberwachung noch nicht behandelt (dies kommt erst im nächsten Kapitel), aber wer es kennt und ein bisschen tiefer in die Möglichkeiten der Formelberechnungen in *Project* einsteigen mag, kann versuchen, dies anzuwenden.

In der Projektüberwachung geht es ja auch darum, schnell zu erkennen, ob Vorgänge, deren berechnetes Enddatum vor dem aktuellen Datum liegt, schon abgeschlossen sind oder nicht. Wenn diese abgeschlossen sind, ist ja wunderbar, also grünes Zeichen. Wenn nicht, ist es Matthäi am Letzten, also rotes Zeichen. Dann interessieren besonders die Vorgänge, die gerade laufen, d. h. deren Anfang in der Vergangenheit liegt, die aber noch nicht abgeschlossen sind. Diese Vorgänge bedürfen der begleitenden Aufmerksamkeit, gelbes Zeichen. Vorgänge in der Zukunft, d. h. deren Anfang später als das aktuelle Datum liegt, bekommen keines oder ein graues Symbol, wie Sie möchten.

Der Vergleich mit dem aktuellen Datum wird durch die Datums-/Zeitfunktion **Date()** vorgenommen, die das Systemdatum wiedergibt. Die Ausgabe wird mit der **Switch**-Funktion erzeugt, die deshalb interessant ist, weil man damit Textausgaben in ein benutzerdefiniertes Feld bewirken kann (und dies dann für gewünschte Zwecke, z. B. für die Beschriftung der Balken, benutzen kann).

---

[1] Für dieses schöne Ampel-Beispiel bedanke ich mich bei Frau Eva Gwosdz, tecmata GmbH, Wiesbaden.

Switch hat die Syntax

Switch(*Ausdruck-1*, *Wert-1*[, *Ausdruck-2*, *Wert-2*, ... [, *Ausdruck-n*,*Wert-n*]])

und wird für unsere Abfrage so verwendet

Switch([% Abgeschlossen]=100;'GREEN';[% Abgeschlossen]<100 And Date()>[Ende],"RED",[% Abgeschlossen]<100 And Date()>[Anfang],"YELLOW",1,'GREY')

Das bedeutet:

- Wenn **% Abgeschlossen = 100** dann Ausgabe **'GREEN',** (= Vorgang ist erledigt.)
- Wenn **% Abgeschlossen** kleiner **100** und das **aktuelle Datum** später liegt (größer ist) als das **Enddatum** (des Vorganges), dann Ausgabe **'RED',**
(= Vorgang endet in der Vergangenheit und ist nicht zu 100% abgeschlossen.)
- Wenn **% Abgeschlossen** kleiner **100** und das **aktuelle Datum** später liegt (größer ist) als der **Anfangstermin** (des Vorganges), dann Ausgabe **'YELLOW',**
(= Vorgangsanfang liegt in der Vergangenheit und ist nicht zu 100% abgeschlossen.)
- Wenn keine der oben definierten Bedingungen zutrifft: **„GREY“**
(Trifft auf alle Vorgänge zu, deren Anfang in der Zukunft liegt.)

Hier die Formel im Formeleditor:

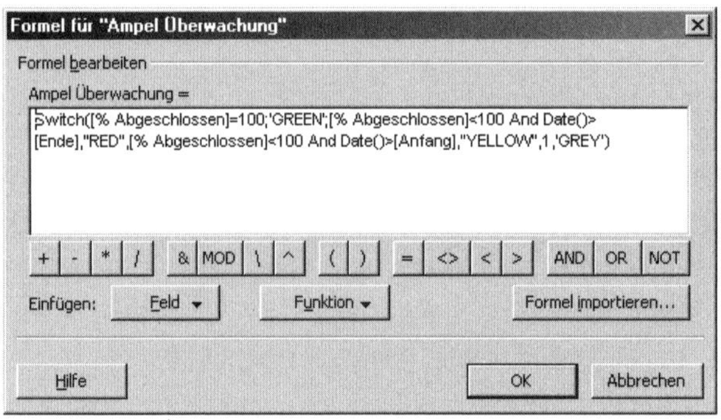

Abbildung 7.15
Formel für das Überwachungssignal

Und die Darstellung als grafische Symbole (Vorschlag):

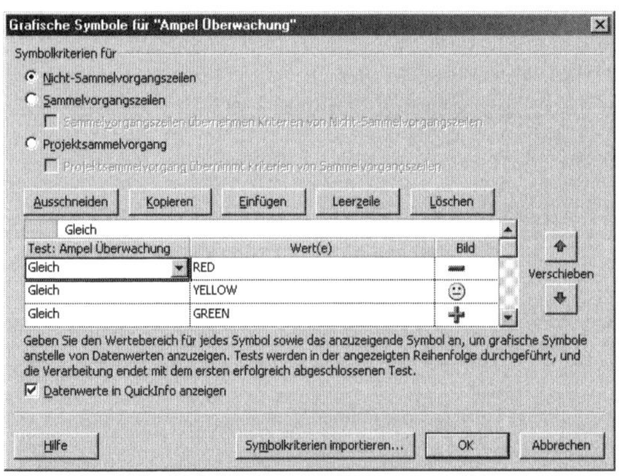

Abbildung 7.16
Vielleicht auch mal unterschiedliche Symbole

Ergibt folgendes Ergebnis:

(Für „GREY“ habe ich eine Nichtdarstellung, erster Eintrag in der Liste der Symbole, ausgewählt. Aktuelle Datumslinie ist der 07. Februar 08.)

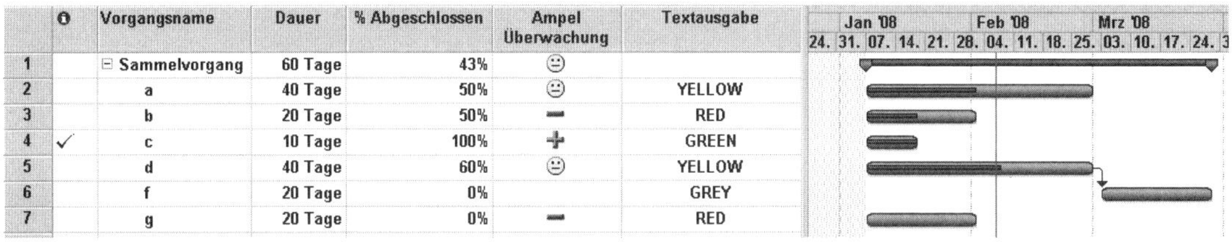

	❶	Vorgangsname	Dauer	% Abgeschlossen	Ampel Überwachung	Textausgabe
1		⊟ Sammelvorgang	60 Tage	43%	☺	
2		a	40 Tage	50%	☺	YELLOW
3		b	20 Tage	50%	−	RED
4	✓	c	10 Tage	100%	+	GREEN
5		d	40 Tage	60%	☺	YELLOW
6		f	20 Tage	0%		GREY
7		g	20 Tage	0%	−	RED

Abbildung 7.17 So wirkt die Ampel.

Kurzes Fazit: Vorgänge mit dem grünen Plus sind abgeschlossen, Vorgänge ohne Symbol beginnen erst in der Zukunft. Um beide muss ich mich aktuell nicht kümmern. Vorgänge mit dem roten Minus bedürfen eines Feuerwehreinsatzes, Vorgänge mit gelbem Smiley laufen gerade und bedürfen der begleitenden Aufmerksamkeit.

7.7 Eigene Filter

Nun wird ein Projekt ab 90 oder 120 oder mehr Vorgängen langsam unübersichtlich oder auch ab 30 oder 50 Ressourcen. Eine wichtige und oft unterschätzte Möglichkeit, sich aus der Vielfalt der vorhandenen Informationen die richtigen herauszufiltern, sind die **Filter**.

Grundsätzlich haben Sie zwei Filtermöglichkeiten: Fest **definierte Filter** (vorgegebene oder eigene, vom Benutzer definierte) und (temporäre) **AutoFilter**.

Über Menü PROJEKT / FILTER oder über die Schaltflächen in der **Format**-Symbolleiste finden Sie beide Filterarten:

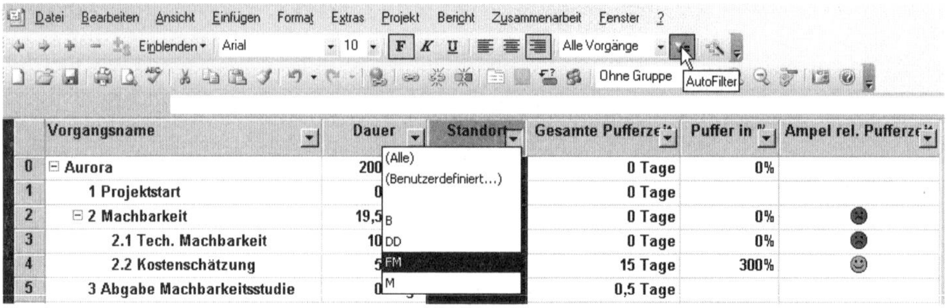

Abbildung 7.18 AutoFilter ein- oder ausstellen

Über die **AutoFilter**-Funktion (dem *MS Excel*-Anwender wohlbekannt) können Sie für vorübergehende Zwecke Spalten nach vom Spalteninhalt vorgegebenen Kriterien filtern. Das **AutoFilter**-Symbol oder der Menüpunkt unter PROJEKT / FILTER ist ein Ein-/Ausschalter. Wenn Sie den **AutoFilter** aktivieren, erscheint ein kleiner Pfeil in den Spaltenüberschriften. Mit einem Klick auf diesen Pfeil öffnet sich die Liste der Kriterien, nach denen sich der Inhalt dieser Spalte filtern lässt. Wenn Sie einen **AutoFilter** angewendet haben, erscheint sowohl die Spaltenüberschrift als auch der **AutoFilter-Pfeil** blau. Natürlich kann man mehrere **AutoFilter** kombinieren, z. B. **Dauer > 1 Woche** und **Standort = FM**. Man stellt einen Filter wieder aus über ALLE, dann sieht man wieder alle Vorgänge oder Ressourcen. Ein Ausschalten der AutoFilter-Funktion stellt alle eingerichteten AutoFilter aus, man sieht dann wieder alle in dieser Ansicht verfügbaren Objekte.

Kann man über den **AutoFilter** bei der Arbeit einfach und schnell eine temporäre Auswahl treffen, dienen die vor- und selbst definierten Filter dazu, öfter nach den gleichen Kriterien zu selektieren. Man kann sich diese Filter auch in Ansichten einbauen, dann erhält man durch den Aufruf der Ansicht diese gewünschte Gestaltung mit der Auswahl, die der Filter trifft (siehe Abschnitt 7.9, „Eigene Ansichten“).

Die Liste der vordefinierten Filter finden Sie über die Schaltfläche **Filter** in der Format-Symbolleiste oder über das Menü PROJEKT / FILTER. Dabei erkennen Sie, dass diese Liste nur eine Auswahl ist, da Sie sich über WEITERE FILTER... alle mitgelieferten Filter anzeigen lassen können, jeweils für die Vorgänge oder für die Ressourcen:

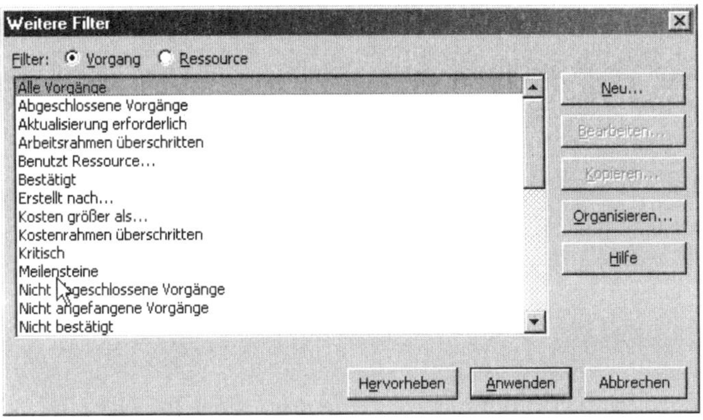

Abbildung 7.19
Liste aller Vorgangsfilter

Wenn Sie einen Filter ANWENDEN..., sehen Sie in der Ansicht nur die Vorgänge oder Ressourcen, auf die das Filterkriterium zutrifft. Über Filter HERVORHEBEN... sehen Sie in der Ansicht alle Vorgänge oder Ressourcen, wobei in der Tabelle diejenigen, auf die das Filterkriterium zutrifft, **hervorgehoben** dargestellt werden, das ist in der Voreinstellung der Text mit blauer Farbe (zu ändern über Menü FORMAT / TEXTARTEN / HERVORGEHOBENE VORGÄNGE).

Über BEARBEITEN... kommen Sie in das Fenster **Filterdefinition** (s. Abb. 7.20), das noch weitere Optionen enthält, z. B. ob Sie die Anzeige im Menü wünschen oder die **Anzeige von zugehörigen Sammelvorgangszeilen** ausstellen möchten.

Hier die Beschreibung einiger der wichtigsten Filter:

Benutzt Ressource.... wählt die Vorgänge der gewünschten Ressource aus.

Kritisch zeigt nur die kritischen Vorgänge.

Ressourcengruppe filtert über das Kriterium **Gruppe** des Ressourcenfeldes (es fehlt leider die Auswahlmöglichkeit über den Drop-down-Pfeil, sodass man die Ressourcengruppe wissen muss).

Terminbereich filtert die Vorgänge zwischen dem dann einzugebenden Anfangs- und Endtermin, wobei der zuerst abgefragte Termin den Beginn des Zeitintervalls abfragt („ANFANG ODER ENDE NACH..“), der zweite abgefragte Termin ist das Ende des Zeitintervalls. Gefiltert werden damit alle Vorgänge, die in diesem Zeitintervall enden oder anfangen, d. h., die während dieses Terminbereichs laufen.

Vorgangsbereich filtert die Vorgänge über die Vorgangsnummer.

Vorgänge mit festen Terminen zeigt Ihnen alle Vorgänge mit Termineinschränkungen.

Über NEU... können Sie einen Filter neu anlegen ohne jede Vorgaben. Hier zwei Beispiele für benutzerdefinierte Filter, ein vergleichender und ein interaktiver Filter.

7.7.1.1 Vergleichende Filter

Hier werden Felder aus *Projekt* durch die logischen Operatoren (Gleich, Größer gleich etc.) verglichen und über diesen Vergleich gefiltert:

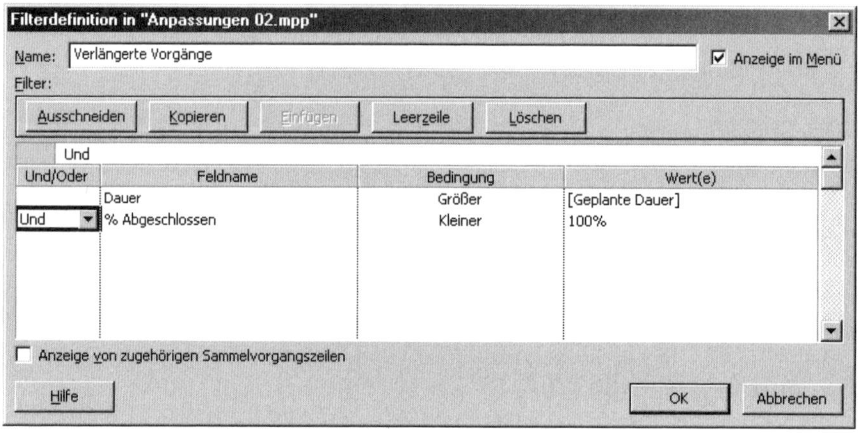

Abbildung 7.20 Filter verlängerte Vorgänge

Ein **Verlängerter Vorgang** liegt dann vor, wenn die **Dauer größer** als die **Geplante Dauer** ist. Nur Vorgänge, die noch nicht abgeschlossen sind, sollen angezeigt werden (% **Abgeschlossen kleiner 100%**).

7.7.1.2 Interaktive Filter

Hier kann der Anwender ein oder mehrere Kriterien eingeben, nach denen gefiltert werden soll. Bei Abfragen nach Terminen oder Namen (z.B. von Ressourcen) nutzt man besser einen interaktiven Filter, in den der Anwender das gewünschte Kriterium beim Ausführen eingeben kann bzw. muss.

Der Text der Abfrage muss mit Anführungszeichen eingeschlossen sein, innerhalb der Anführungszeichen dient das Fragezeichen lediglich als Text, den der Anwender sieht.

Das Programm erkennt die interaktive Abfrage an dem hinter der „Abfrage“ folgenden Fragezeichen.

Inhaltlich zu dem folgenden Filter: Da eine Ressource ausgefallen ist und sich dadurch einige Termine verschoben haben, muss ich einige in der Zukunft liegende Vorgänge verkürzen, um einen festen Termin halten zu können. Ich will mir die Vorgänge filtern, die eine Pufferzeit von mehr als 10% ihrer Dauer (selbstverständlich kann man auch nach eigenen, benutzerdefinierten Feldern filtern) haben und in der Zukunft liegen:

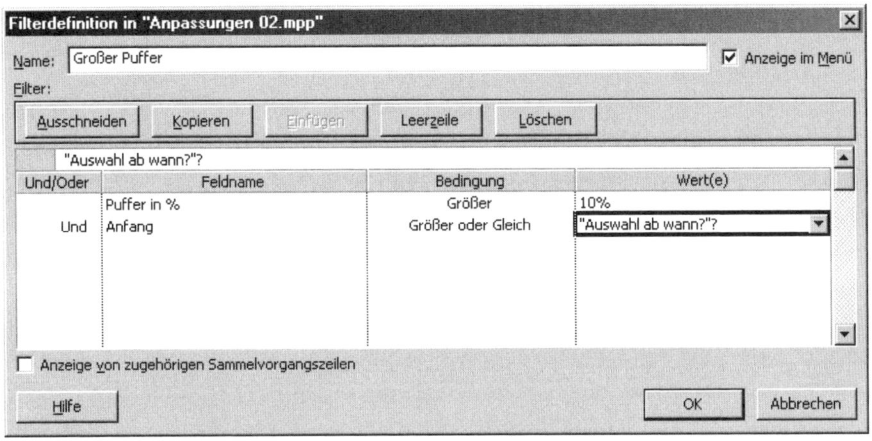

Abbildung 7.21 Interaktiver Filter

Wenn man diesen Filter ausführt, kommt die Abfrage:

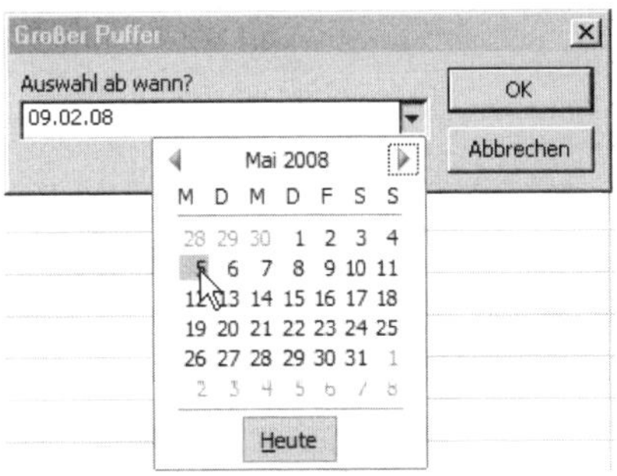

Abbildung 7.22
Interaktive Abfrage durch den Filter

Ein Filter geht die Objekte (Vorgänge oder Ressourcen) der aktiven Ansicht durch und sucht die Objekte, die seinen Kriterien entsprechen. Dies ist ein **einmaliger Vorgang**, den der Benutzer durch die Ausführung des Filters auslöst. Wenn man danach etwas ändert, hat der Filter nicht die neuen Daten, sondern nur die Daten gefiltert, die zu dem Zeitpunkt aktuell waren, als er ausgeführt wurde. Beispiel: Der Filter **Vorgänge mit festen Terminen** zeigt mir die Vorgänge mit Termineinschränkungen. Wenn ich nach dem Durchführen des Filters nun einen gefilterten Vorgang auf **So früh wie möglich** setze, d. h. seine Termineinschränkung wegnehme, bleibt er so lange in der Liste der gefilterten Vorgänge stehen, bis der Filter wieder ausgeführt wird. Filtern ist ein einmaliger Vorgang, Filter sind nicht dynamisch. Man erleichtert sich die Anwendung etwas, wenn man sich den Filter in eine **Ansicht** fest einbaut (siehe Abschnitt „Eigene Ansichten"), dann wird der Filter bei jedem Aufruf dieser **Ansicht** durchgeführt.

Hinweis

Wenn Sie bestimmte Vorgänge in Vorgangsansichten oder bestimmte Ressourcen in Ressourcenansichten nicht sehen, könnte das daran liegen, dass Sie einen Filter gesetzt haben. Schauen Sie sicherheitshalber in die Format-Symbolleiste, ob dort **Alle Vorgänge** oder **Alle Ressourcen** eingeblendet ist.

7.8 Eigene Gruppen

Sie können die Informationen nach **Gruppen** darstellen. Dann werden die Vorgänge oder Ressourcen nach den vorgegebenen oder selbst eingerichteten Gruppen zusammengefasst, insofern ist dies analog zur Sortierfunktion. Es ist jedoch mehr, denn über die **Gruppen** hinweg werden vom Programm berechnet: Z. B. die Summen, Durchschnitte, Minima, Maxima. Es können **Gruppen** kombiniert und **Gruppen** mit **Filtern** in Ansichten zusammen angewendet werden.

Da die Summenbildungen für die **Gruppen** besonders für die **Arbeit** oder die **Kosten** einen Informationsgewinn bringen, ist dies für diese Tabellen angeraten.

Über Menü PROJEKT / GRUPPIEREN NACH: oder über die Schaltfläche rechts in der Standard-Symbolleiste (in der Voreinstellung **Ohne Gruppe**) finden Sie eine Auswahl der Gruppen, über WEITERE GRUPPEN... (wie schon gewohnt) die Liste aller (Vorgangs- bzw. Ressourcen-)Gruppen:

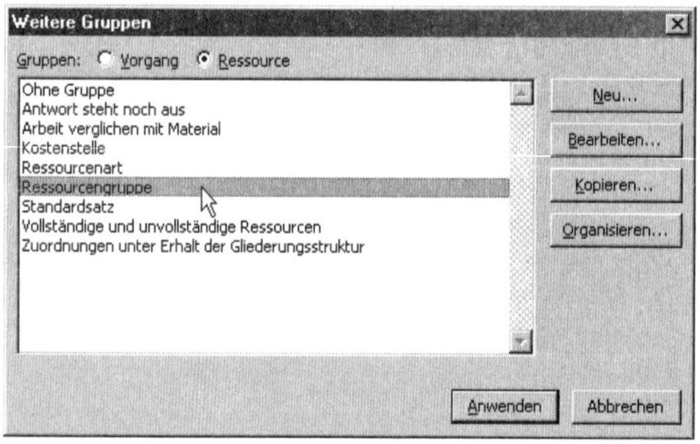

Abbildung 7.23
Alle Gruppierungen für Ressourcenansichten

	Ressourcenname	Kosten	Einzelhei	2008 Q1	Q2	Q3	Q4
	⊞ Gruppe: Ohne Wert	70.740 €	Kost.	6.090 €	8.170 €	56.000 €	480 €
	⊟ Gruppe: Extern	84.700 €	Kost.	14.700 €	26.250 €	43.750 €	
4	⊞ Brown	34.200 €	Kost.	14.700 €		19.500 €	
22	⊞ Zerlett	14.550 €	Kost.	0 €	14.550 €		
29	Hirn	0 €	Kost.				
34	⊟ Otto	35.950 €	Kost.		11.700 €	24.250 €	
	Anwendungsprogramme	19.300 €	Kost.		0 €	19.300 €	
	Planung	11.700 €	Kost.		11.700 €		
	Integration	4.950 €	Kost.			4.950 €	
	⊟ Gruppe: IT 1	47.900 €	Kost.	4.000 €	14.000 €	22.460 €	7.440 €
1	⊞ Adler	8.000 €	Kost.			6.400 €	1.600 €
2	⊞ Bauer	10.000 €	Kost.	4.000 €		4.400 €	1.600 €
6	⊞ Freiberger	15.900 €	Kost.		6.000 €	7.260 €	2.640 €
7	⊞ Greisinger	14.000 €	Kost.		8.000 €	4.400 €	1.600 €
9	Ötztürk	0 €	Kost.				
	⊟ Gruppe: IT 2	111.000 €	Kost.	39.600 €	35.587 €	35.813 €	
3	⊞ Bluhm	51.000 €	Kost.	39.600 €	11.400 €		
8	⊟ Lehmann	28.000 €	Kost.		13.253 €	14.747 €	
	Anwendungsprogramme	11.200 €	Kost.		7.653 €	3.547 €	
	Ladeprogramme	5.600 €	Kost.		5.600 €		
	Modul 2	11.200 €	Kost.			11.200 €	
10	Stein	0 €	Kost.				
27	Jonas	0 €	Kost.				
30	⊞ Hauert	32.000 €	Kost.		10.933 €	21.067 €	
	⊟ Gruppe: IT 3	40.000 €	Kost.	8.000 €	10.400 €	21.600 €	
5	⊞ Dorn	16.000 €	Kost.	8.000 €		8.000 €	
11	⊞ Wenig	24.000 €	Kost.		10.400 €	13.600 €	

Abbildung 7.24
Gruppierte Darstellung nach Ressourcengruppen

Hier die Ansicht RESSOURCE: EINSATZ, TABELLE KOSTEN, gruppiert nach der RESSOURCENGRUPPE. Bei zwei Ressourcen – diese sind überlastet – habe ich die Zuordnungen aufgeklappt.

In Kapitel 6, „Kosten“, haben wir diese Ansicht (siehe Kapitel 6, Abb. 6.21) gruppiert nach der RESSOURCENART, entwickelt und dargestellt.

Hinweis

Die Darstellung mit einer Gruppierung heben Sie wieder auf, indem Sie aus der Drop-down-Liste der Gruppen (in der Standard-Symbolleiste) auswählen: **Ohne Gruppe.**

Wenn Sie eine Ansicht mit Gruppen als dauerhafte Ansicht wünschen, müssen Sie diese als Ansicht definieren über ANSICHT / WEITERE ANSICHTEN / KOPIEREN... und einen eigenen Namen für diese Ansicht geben (kommt gleich im nächsten Abschnitt).

Aus dem Dialogfeld WEITERE GRUPPEN über KOPIEREN... oder NEU... oder über Menü PROJEKT / GRUPPIEREN NACH... /BENUTZERDEFINIERTE GRUPPIERUNG...erreichen Sie das gleichnamige Dialogfenster (s. Abb. 7.25). Von einfachen Dingen wie Schriftart, Größe, anderem Farbhintergrund und Muster können Sie hier auch Gruppierungen nach mehreren Feldern kombinieren, wobei auch benutzerdefinierte Felder eingesetzt werden können. Bei kombinierten Gruppierungen spielt dann eine gut unterschiedliche Gestaltung der ZELLHINTERGRÜNDE in Farbe und Muster für die optisch gute Unterscheidbarkeit eine Rolle.

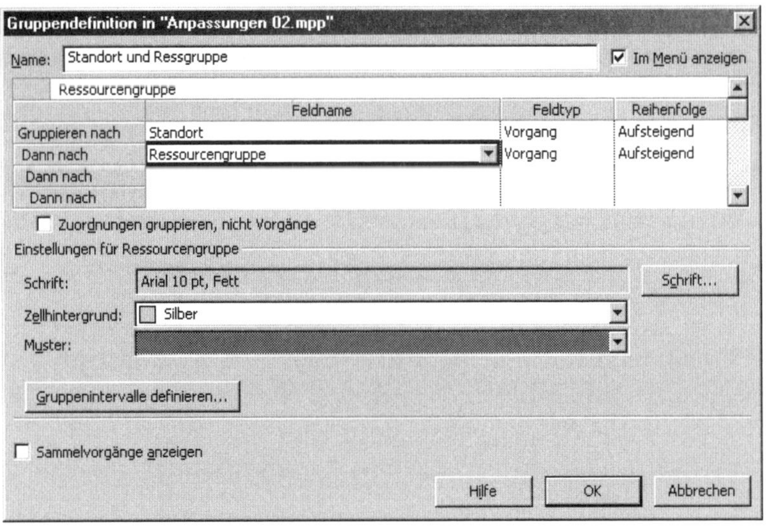

Abbildung 7.25
Gruppierung einer Vorgangsansicht nach zwei Kriterien

7.8.1.1 Beispiel: Standort mit Ressourcengruppe

In der Abb. 7.25 wird nach dem benutzerdefinierten Feld **Standort** gruppiert (s. Abb. 7.6), dann nach der **Ressourcengruppe**. Die ausgewählte Ansicht ist die Ansicht Balkendiagramm, denn das Feld Standort ist ein Vorgangsfeld und deshalb nur in einer Vorgangsansicht und in einer Gruppierung für Vorgänge anzuwenden, mit der Vorgangstabelle ARBEIT.

Will man die so zusammengestellte Gruppierung festhalten, kann man sie aus der Dialogbox BENUTZERDEFINIERTE GRUPPIERUNG... dann SPEICHERN... Mit einem eigenen Namen versehen (hier „Standort und Ressourcengruppe“) kann man sie in Ansichten einbauen und auch anderen Projekten zur Verfügung stellen über ORGANISIEREN..., was wir in Abschnitt 7.13, „Anpassungen organisieren“, behandeln.

	Vorgangsname	Arbeit	Geplant	Abweichung	Aktuell	Verbleibend
	⊟ B	920 h	920 h	0 h	0 h	920 h
	⊟ Ressourcengruppe: Extern;IT 2;IT 3	560 h	560 h	0 h	0 h	560 h
26	11.2 Modul 2	560 h	560 h	0 h	0 h	560 h
	⊞ Ressourcengruppe: IT 1	280 h	280 h	0 h	0 h	280 h
	⊞ Ressourcengruppe: IT 3	80 h	80 h	0 h	0 h	80 h
	⊟ DD	220 h	220 h	0 h	0 h	220 h
	⊞ Ressourcengruppe: IT 1	60 h	60 h	0 h	0 h	60 h
	⊟ Ressourcengruppe: IT 1;IT 2	160 h	160 h	0 h	0 h	160 h
20	8.4 Ladeprogramme	160 h	160 h	0 h	0 h	160 h
	⊟ FM	500 h	460 h	40 h	0 h	500 h
	⊟ Ressourcengruppe: Extern;IT 2	140 h	140 h	0 h	0 h	140 h
9	5.2 Systementwurf	140 h	140 h	0 h	0 h	140 h
	⊞ Ressourcengruppe: IT 2	120 h	80 h	40 h	0 h	120 h
	⊟ Ressourcengruppe: IT 2;Extern	240 h	240 h	0 h	0 h	240 h
10	5.3 Det. Systembeschreibung	240 h	240 h	0 h	0 h	240 h
	⊟ M	850 h	800 h	50 h	0 h	850 h
	⊞ Ressourcengruppe: Extern	90 h	40 h	50 h	0 h	90 h
	⊟ Ressourcengruppe: Extern;IT 2	480 h	480 h	0 h	0 h	480 h
14	8.1 Anwendungsprogramme	480 h	480 h	0 h	0 h	480 h
	⊟ Ressourcengruppe: Extern;IT 3	80 h	80 h	0 h	0 h	80 h
18	8.2.3 Integration	80 h	80 h	0 h	0 h	80 h
	⊞ Ressourcengruppe: IT 3	200 h	200 h	0 h	0 h	200 h

Abbildung 7.26
Vorgangsgruppierung nach Standort und Ressourcengruppe

Die Zeilen, die mehrere Ressourcengruppen zusammenfassen, habe ich aufgeklappt. Diesen sind Vorgänge mit eben diesen mehreren Ressourcen zugeordnet. Wenn man alles markiert, kann man über – (Minuszeichen bei den Gliederungssymbolen) die unteren Ebenen ausblenden und über + (Pluszeichen bei den Gliederungssymbolen) eine Ebene wieder einblenden.

Tipp

Die Anzeige der Zeilen mit **Ohne Wert** habe ich unterdrückt durch diesen Filter:

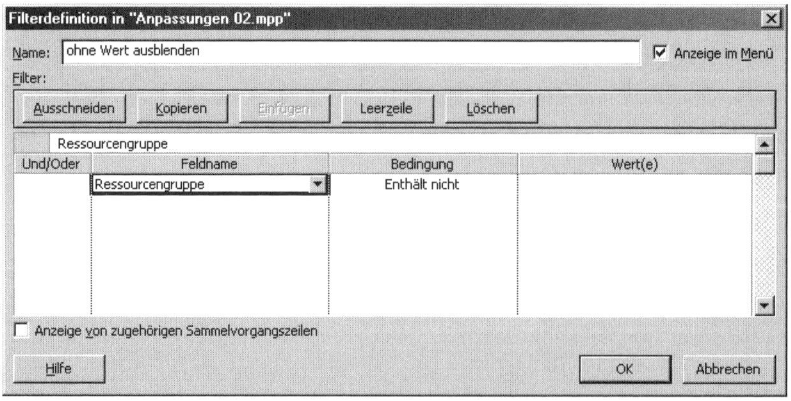

Abbildung 7.27
Filter: „Ohne Wert“ – Zeilen werden ausgeblendet.

Alle Anpassungen, die Sie bisher vorgenommen haben (benutzerdefinierte Felder, eigene Tabellen, eigene Signale und angepasste Filter und Gruppierungen), können Sie in den Ansichten, in denen sie erstellt bzw. eingefügt wurden, als benutzerdefinierte Ansichten speichern über Menü ANSICHTEN / WEITERE ANSICHTEN / KOPIEREN... und einen eigenen Namen geben. Was, das hatten wir noch nicht? Dann wird es aber Zeit!

7.9 Eigene Ansichten

Sie können immer eine bestehende Ansicht bearbeiten, d. h. an Ihre Wünsche anpassen oder sich eine neue, eigene **Ansicht** definieren. Letzteres ist dann sinnvoll, wenn es grundsätzliche Änderungen sind (dies hilft bei der Orientierung), wenn Sie diese Ansicht auch in anderen Projekten benutzen und wenn Sie die Ansicht gemeinsam mit anderen Benutzern verwenden möchten.

Benutzern, die mit Enterprise-Projekten auf dem Server arbeiten, seien kurz an den einleitenden Abschnitt "Geltung der Anpassungen“ erinnert: Sie können auch alle Anpassungen, wie hier beschrieben, vornehmen. Sie haben nur Pech, wenn auf dem Server sich angepasste Elemente mit gleichen Namen befinden. Dann können Sie Ihre Anpassungen nicht speichern, da die Servervorgaben immer vorgehen, oder Sie müssen Ihre lokalen Elemente umbenennen. Ausführlich wird das behandelt im Abschnitt 7.13.4, „Anpassungen unter der Herrschaft der Enterprise Global“.

Alle im obigen Abschnitt **Eigene Tabellen** gemachten Ausführungen können Sie analog auf die **Eigenen Ansichten** anwenden, da eine **Tabelle** eine Ansichtsart ist.

Sie erstellen eine eigene Ansicht über das Menü ANSICHT / WEITERE ANSICHTEN...

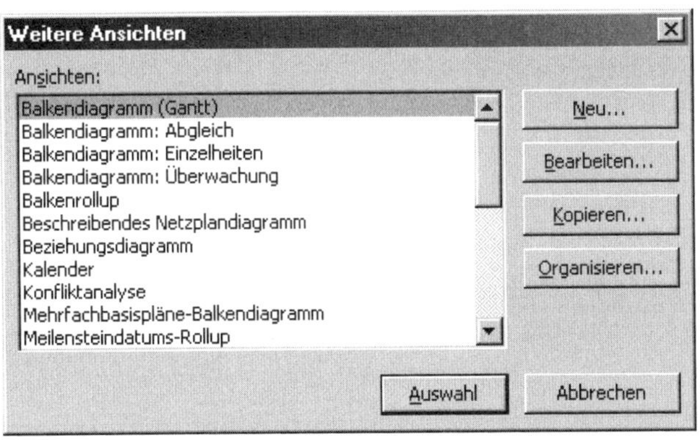

Abbildung 7.28
Liste aller Ansichten

Über NEU... können Sie eine neue Ansicht schöpfen und werden gleich zu einer schwierigen Auswahl gezwungen:

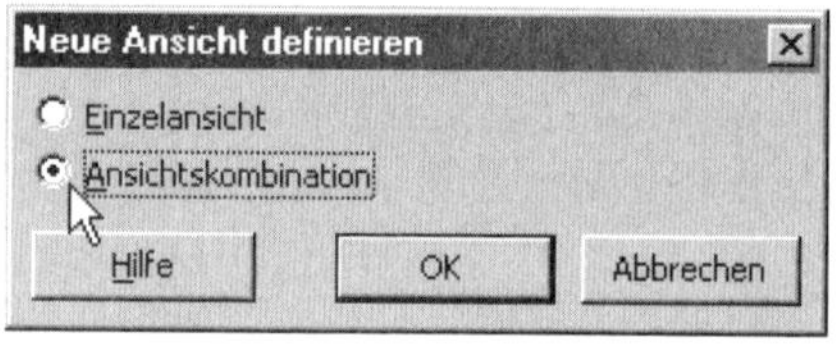

Abbildung 7.29
Neue Ansicht ohne oder mit geteiltem Bildschirm

Eine **Ansichtskombination** besteht aus einem geteilten Bildschirm, in dem jeweils oben und unten eine spezielle Ansicht definierbar ist (entspricht einer Ansicht, nachdem man FENSTER / TEILEN ausgeführt hat):

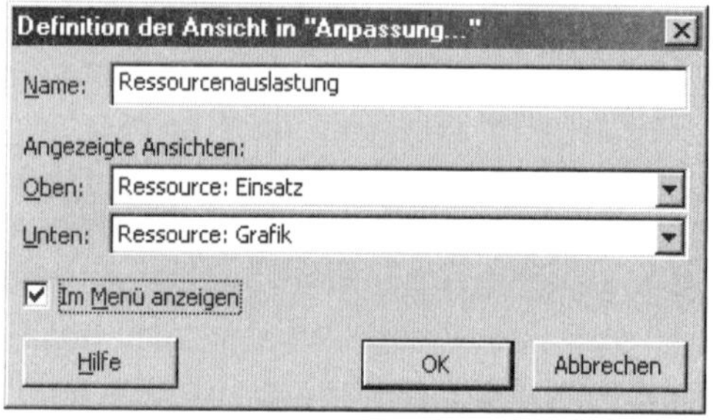

Abbildung 7.30
Definition einer kombinierten Ansicht

In einer **Ansichtskombination** kann man **Oben:** und **Unten:** jeweils eine Ansicht einstellen.

Eine **Einzelansicht** ist so etwas Banales wie die **Ansicht Balkendiagramm**, die ja nur aus zwei Teilen besteht, einer **Tabelle** und dem **Balkendiagramm**.

Ich mache es mir gern einfacher. Ich wähle eine gewünschte Ansicht aus und dann KOPIEREN... Dann habe ich alle Voreinstellungen der ausgewählten Ansicht schon in der Definitionsbox und kann einfach einen neuen Namen vergeben. Die Namensgebung schöpft in *Project* das neue Objekt. Wenn ich dies mit OK bestätige, steht es in der Liste aller meiner Ansichten, und mit AUSWAHL kann ich diese Ansicht zur aktiven Ansicht machen. Diese aktive Ansicht kann man dann natürlich weiter bearbeiten.

So kann man jede Ansicht – denken Sie an die bisher bearbeiteten Ansichten mit eigenen Feldern, Tabellen, Gruppierungen und Filter – als Ansicht speichern mit dem Vorteil, dass man:

1. die originale Ansicht aus *Project* nicht überschreibt.
2. diese eigene Ansicht in anderen Projekten benutzen kann (wenn man sie organisiert, siehe Abschnitt 7.13), ohne dort die originale Ansicht zu überschreiben.
3. diese Ansicht anderen Benutzern zur Verfügung stellen kann, ohne diese zu verwirren, dass jetzt eine Ansicht ganz anders aussieht. Vielleicht sollte man den Grundsatz beherzigen, dass das, was gleich ist, auch einen identischen Namen hat, und dass das, was ungleich ist, auch einen anderen Namen hat.

□ Übung

Wir erstellen eine eigene Ansicht mit dem Namen „Druckbalken“, die aus einem Balkendiagramm und unserer eigenen Drucktabelle bestehen soll.

1. ANSICHT / WEITERE ANSICHTEN...
2. Wählen Sie die Ansicht BALKENDIAGRAMM aus, KOPIEREN...
3. Vergeben Sie einen Namen, und wählen Sie die gewünschte Tabelle, die in der Ansicht eingeblendet sein soll, aus.

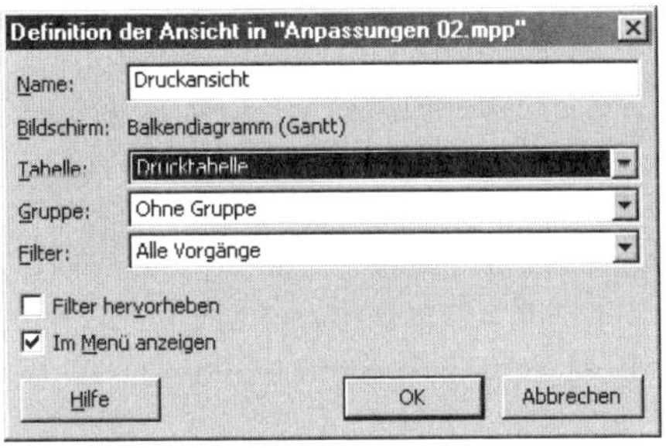

Abbildung 7.31
Definition der eigenen Ansicht „Druckansicht“

4. Bestätigen Sie mit OK.

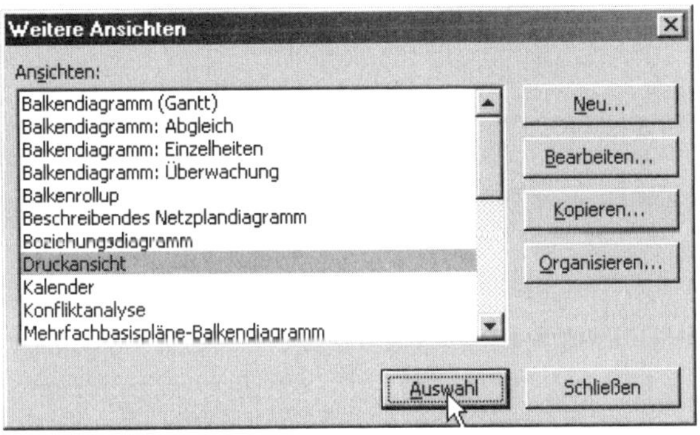

Abbildung 7.32
Die neue Liste Ihrer Ansichten

5. Die definierte Ansicht ist in Ihrer Ansichtsliste, und mit AUSWAHL wird diese Ihre aktive Ansicht.

Wir haben die eigene Tabelle („Drucktabelle“) schon aus den von uns gewünschten Feldern zusammengestellt (siehe Abschnitt 7.4.2, „Eigene Tabelle erstellen“). Jetzt wollen wir noch das Balkenplandiagramm gestalten. Im Prinzip sind zwei Wege möglich: einmal sozusagen für den täglichen Gebrauch schnell mit dem Balkenplan-Assistenten, zum anderen grundsätzlich über die FORMAT-Menüpunkte.

Achtung

Wenn Sie schon ein angepasstes Balkendiagramm haben, dürfen Sie den Assistenten **nicht mehr benutzen**: Der Assistent übernimmt keine der bisherigen Einstellungen und setzt alle Formatierungen wieder auf den Standard zurück, wenn Sie keine Einstellungen vornehmen. Das hat zum Ergebnis, dass alle individuellen Anpassungen verloren gehen. Also **entweder** schnell mit dem Assistenten arbeiten **oder** die Einzelheiten gestalten über die FORMAT-Menüpunkte. Wenn Sie Letzteres getan haben, dürfen Sie den Assistenten nicht mehr benutzen!

7.9.1 Der Balkenplan-Assistent

Wenn Sie in einem schnellen Durchlauf Ihren Balkenplan gestalten wollen, können Sie dies tun über FORMAT / BALKENPLAN-ASSISTENT... oder über das dort angezeigte Symbol, das letzte in der Format-Symbolleiste.

Eigentlich erklärt sich der Balkenplan-Assistent von alleine. Ich will hier nur zwei vielleicht etwas schwierigere Masken erläutern. Der Assistent begrüßt Sie freundlich, und Sie können durch Klicken der Schaltfläche WEITER > immer zum nächsten Schritt gelangen.

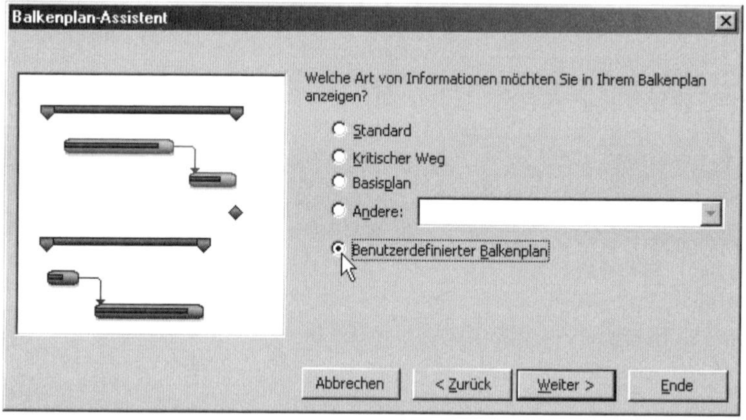

Abbildung 7.33
Kritischer Weg oder benutzerdefiniert

Schon im 2. Schritt können Sie die von mir bevorzugte Darstellung des **kritischen Weges** auswählen. Dies ist jedoch eine „Abkürzung", Sie durchlaufen dann einige Schritte nicht. Wenn Sie alle Schritte durchlaufen wollen, d. h., hier die Farben und die Schraffur der Balken etc. selbst bestimmen wollen, müssen Sie immer die Option **Benutzerdefinierter Balkenplan** auswählen.

Sie können sich allerdings die Optionen in den Masken auch nur anschauen und immer die Vorgaben mit WEITER > übernehmen: Weichen Sie nicht ohne Grund vom Standard ab. Auf jeden Fall müssen Sie diesen Schritt durchlaufen:

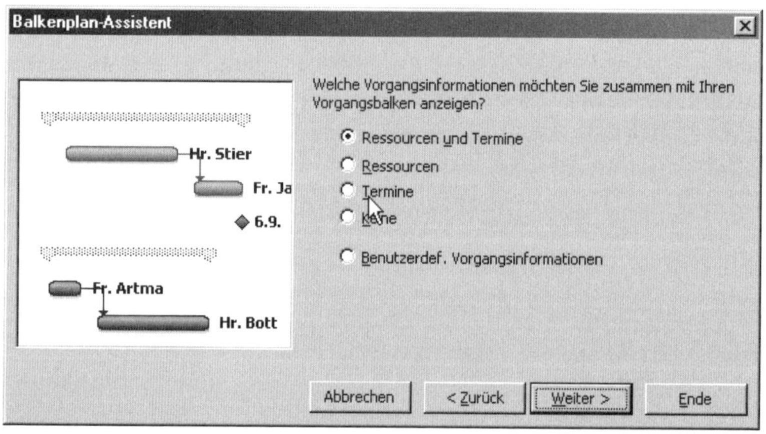

Abbildung 7.34
Auswahl der Beschriftung der Balken

Die Voreinstellung **Ressourcen und Termine** bedeutet, wie das Beispiel links zeigt, dass die **Ressourcen** an die normalen Vorgangsbalken und die **Termine** an die Meilensteine geschrieben werden. Wenn Sie das nicht möchten, müssen Sie z. B. **Termine** auswählen, wenn Sie nur und ausschließlich die Termine an den Balken sehen möchten.

Zum Schluss erhalten Sie einen **Herzlichen Glückwunsch!** vom Assistenten, und Sie müssen ihn auch noch mit einem Klick verabschieden, aber dann haben Sie es geschafft.

Wie gesagt: Wenn Sie jetzt den Balkenplan-Assistenten wieder aufrufen, steht er mit **allen Voreinstellungen wieder auf dem Standard**, und Sie müssen alle gewünschten Einstellungen wieder vornehmen oder abbrechen.

7.9.2 Ansichten formatieren

Jetzt eine kurze Darstellung der FORMAT-Menüoptionen in der Anwendung auf die Ansicht BALKENDIAGRAMM (die wir zur Ansicht DRUCKBALKEN kopiert haben), mit denen Sie aber in analoger Anwendung jede Ansicht gestalten können.

7.9.2.1 Schrift... und Balken...

Die ersten beiden Unterpunkte aus dem FORMAT-Menü sind SCHRIFT**...** und BALKEN..., und ich rate Ihnen ab, diese zu benutzen. Dies sind **Einzelformatierungen**, die Sie jeweils für die markierten Objekte vornehmen. Der Nachteil ist der, dass Sie bei einer Änderung wieder die Objekte aussuchen müssen, die Sie zurückändern möchten, und dann die Operation wiederholen müssen.

Sie sollten die Einzelformatierungen SCHRIFT... und BALKEN**...** nur dann benutzen, wenn Sie bewusst einzelne Vorgänge oder Ressourcen aus den anderen hervorheben wollen. Formatieren Sie zunächst immer **generell** über FORMAT / TEXTARTEN und FORMAT / BALKENARTEN.

7.9.2.2 Textarten...

Über Menü FORMAT / TEXTARTEN gestalten Sie die Schrift, -art, -größe und -farbe und auch die Hintergrundfarbe und -muster für die jeweils oben aus der Liste ausgewählten Vorgangsarten und damit generell die Darstellung aller **Sammelvorgänge**, aller **Meilensteine** etc. (unabhängig von Ihrer aktuellen Cursorposition, also dem, was Sie gerade ausgewählt haben, aber nur für die ausgewählte Ansicht). Dies ist die generelle Formatierung der Texte je nach Vorgangsart.

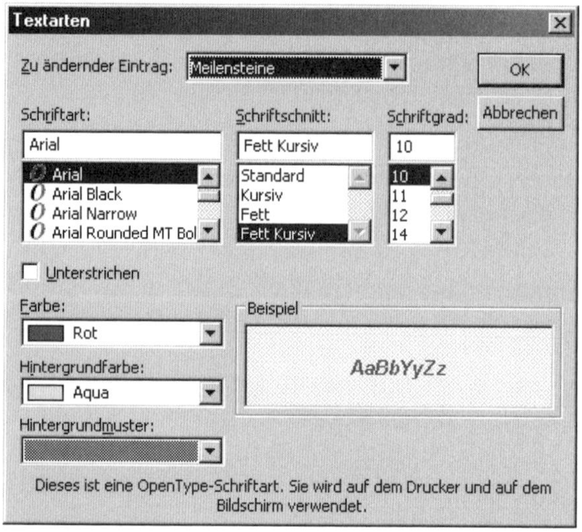

Abbildung 7.35
Format Textarten: generelle Formatierung für die ausgewählte Vorgangsart

Kritik

Leider, leider kann man die Schriftgröße etc. zwar nach jeder Balkenart, aber nicht nach der Stellung der Vorgänge in der **Gliederung**, also im Prinzip nach der **Gliederungsebene**, bestimmen. Man kann zwar für alle Sammelvorgänge die Schrift vergrößern, aber Sammelvorgänge gibt es meist auf mehreren Gliederungsebenen. Es würde die Übersichtlichkeit der Darstellung wesentlich verbessern, wenn man die Gliederungsebene 2 größer als die Ebene 3 machen könnte etc.

7.9.2.3 Balkenarten...

Menü FORMAT / BALKENARTEN... steht Ihnen ein mächtiges Tool zur Gestaltung der Balken zur Verfügung, mit dem Sie nicht nur die Art der Darstellung und die Beschriftung für jede einzelne Balkenart bearbeiten können, sondern mit dem Sie auch eigene Balken zeichnen können (siehe 7.10, Beispiel Ansicht Konfliktanalyse).

Hier können Sie für jede **Balkenart** die **Form**, die **Schraffur** und die **Farbe** bearbeiten. Wenn Sie möchten, können Sie Sternchen, Spitzen oder Ähnliches an den **Anfang** und an das **Ende** des Balkens malen. Unter dem Register TEXT (in der Mitte neben BALKEN) können Sie dann – müssen das dann aber auch bei jeder gewünschter **Balkenart** tun – **Text oben, unten, rechts, links** oder **innerhalb** des Balkens positionieren. Bei eigenem Text müssen Sie benutzerdefinierte Felder, z. B. **Text 1–30**, benutzen.

Im Übrigen werden beim Druck des Balkendiagramms die hier eingetragenen Balkenarten mit ihrem **Namen** in der **Legende** aufgeführt. In das Feld **Namen** können Sie frei alles eingeben, also z. B. die englischen oder sonstigen gewünschten Ausdrücke.

Tipp

Entfernen Sie hier alle Zeilen für **Balkenarten**, die Sie nicht benötigen oder die Sie in Ihrem Balkendiagramm gar nicht haben. Die Legende beim Ausdruck wird damit schlanker und aussagekräftiger. Wenn Sie vorher eine eigene Ansicht definiert haben und in dieser Ansicht arbeiten, hat das keine Auswirkungen auf die anderen Ansichten.

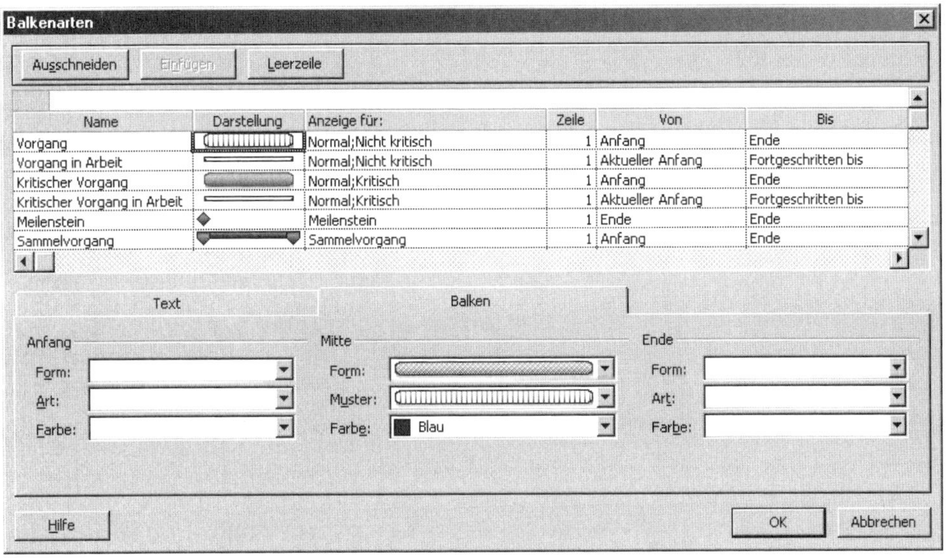

Abbildung 7.36 Format Balkenarten: Generelle Darstellung der Balken

7.9.2.4 Zeitskala...

Mit den beiden „Lupen" in der **Standard**-Symbolleiste können Sie die ZEITSKALA vergrößern bzw. verkleinern, aber über Menü FORMAT / ZEITSKALA (oder Doppelklick in die ZEITSKALA oder Kontextmenü) finden Sie weitere Möglichkeiten, die Zeitskala anzupassen. So könnten Sie z. B. die Darstellung von drei Zeitleisten statt zwei wünschen.

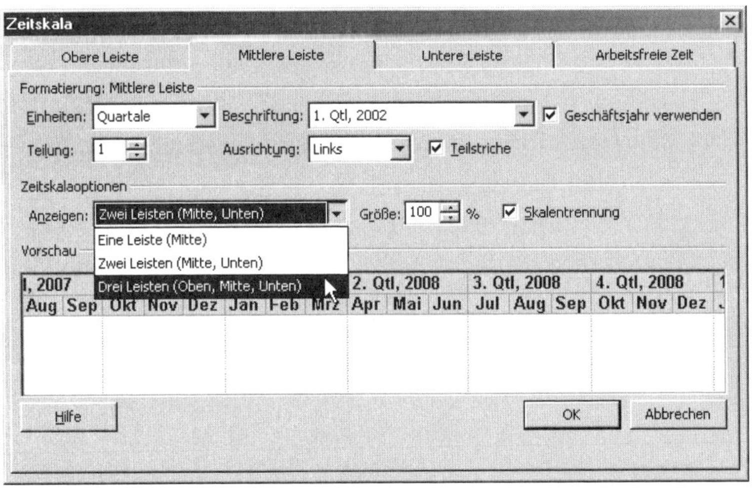

Abbildung 7.37 Format Zeitskala

Dann kann man die **Einheiten** bestimmen und die jeweilige **Beschriftung** und, ganz wichtig für den Ausdruck, die **Größe** der Balken bis auf 25% verkleinern oder auf 1000% vergrößern, **ohne** die Schriftgröße anzupassen. Wenn man dann keine Schrift mehr lesen kann, muss man die Schriftgröße der **Zeitskalenleisten** unter FORMAT / TEXTARTEN... wieder anpassen.

Unter dem Register **Arbeitsfreie Zeit** können Sie die Darstellung eben dieser ändern, aber es ist immer nur die Darstellung der arbeitsfreien Zeit für **einen** Kalender möglich, nicht für mehrere gleichzeitig. Im Übrigen hängt diese Darstellung von der gewählten **Zeitskala** ab, und wenn diese zu klein ist, sehen Sie eben keine arbeitsfreie Zeit.

Sie finden unter der Vorauswahl der Einheiten **Wochen** die Kalenderwoche **KW** – Schreibweise. **Teilung:** 1 heißt, dass jede Woche dargestellt wird, mit **Teilung:** 2 würde z. B. nur jede zweite Woche in der Zeitskala angezeigt werden. Wenn vorher hier – von der Einheit Tage kommend – **Teilung: 7** steht, müssen Sie sich über einen Protest des Programms nicht wundern, da es bei der Einsstellung für die oberen Einheiten **Monate** eben nicht jede siebte Woche darstellen kann.

Sie sehen ja in der Dialogbox in der Mitte eine Vorausschau Ihrer Auswahl.

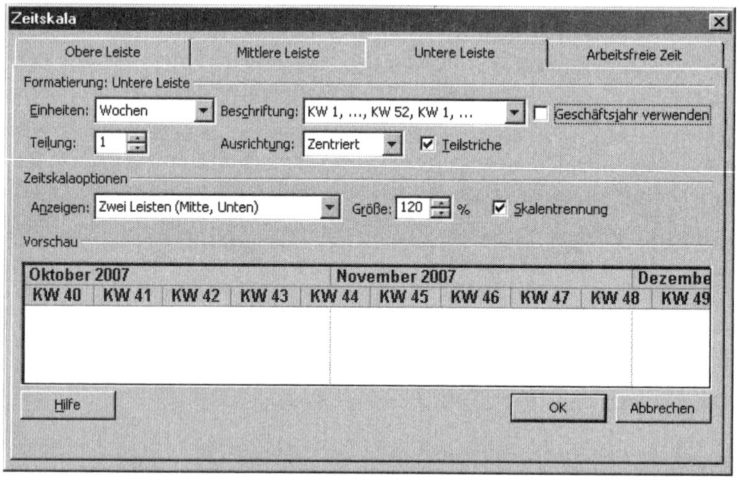

Abbildung 7.38
Zeitskala mit Kalenderwochen

7.9.2.5 Gitternetzlinien...

Gitternetzlinien sind nützlich bei großen Plänen, denn z. B. die **Diagrammzeilen** verlängern die Zeilen der Tabelle in das Balkenplan-Diagramm hinein, sodass man besser erkennen kann, zu welchem Vorgang der Balken gehört. Dies ist besonders nützlich, wenn man mehrere Balken zu einem Vorgang hat (durch Angabe der Zeilennummer 2–4 in FORMAT / BALKENARTEN unter **Zeile**, s. Abb. 7.36).

Die **Hauptspalten** sind die EINHEITEN der **Oberen Zeitskala**, die **Unterspalten** sind die EINHEITEN der **unteren Zeitskala**. Auch hier gilt wieder, dass die Anzeige abhängig ist von der gewählten Zeitskala, sodass oft nicht beide Zeitspalten als Linien angezeigt werden. Testen Sie die Darstellung der Linien in der **Seitenansicht**, da beim Ausdruck oft mehr Platz zur Verfügung steht als am Bildschirm.

Von den Gitternetzlinien ist eine für mich besonders wichtig – und das werden Sie im Kapitel „Projektüberwachung“ sehen: die Linie für das **Aktuelle Datum**. Diese bitte rot und als Strich darstellen.

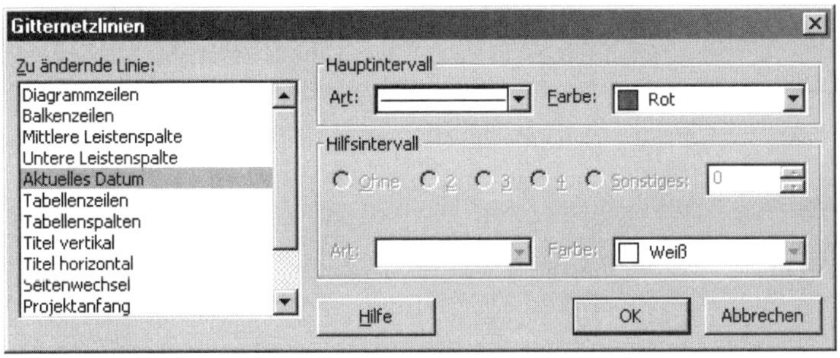

Abbildung 7.39
Format Gitternetzlinien

7.9.2.6 Layout...

Unter FORMAT / LAYOUT... können Sie eine andere Zeichnungsart für die **Verknüpfungslinien** einstellen oder diese nicht darstellen lassen. Hier wird das **Datumsformat** für die Beschriftung der Balken ausgewählt (sofern man Termine an den Balken darstellen lässt) und, hier das Wichtigste für mich, die **Balkenhöhe** in Punkt-Schriftgröße. Es reicht also nicht, unter FORMAT / TEXTARTEN die Schriftgröße für **Alles** sehr klein zu machen, um möglichst viele Vorgänge auf eine Seite zu bringen, man muss dann auch die **Balkenhöhe** verkleinern (Voreinstellung 12 Punkt). Hier vergrößere ich die Balkenhöhe auf 18 Punkt.

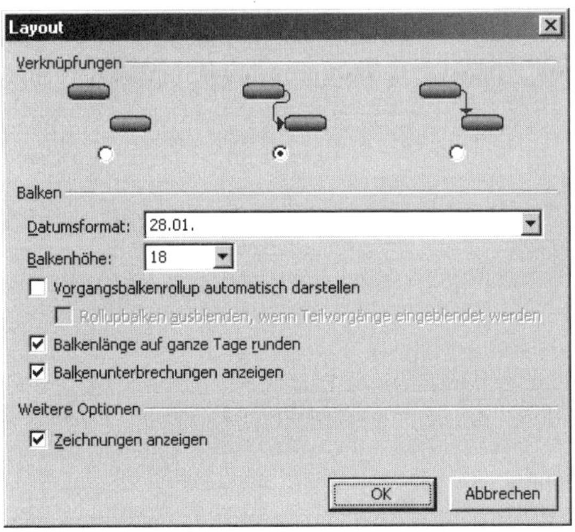

Abbildung 7.40
Format Layout mit Balkenhöhe

7.9.2.7 Zeichnung

Manche Anwender möchten gerne auch im Balkendiagramm noch etwas grafisch erläutern, fügen deshalb noch eine Zeichnung ein: EINFÜGEN / ZEICHNUNG und können dann zeichnen und/oder auch ein Textfeld mit freier Texteingabe gestalten. Andere möchten gerne ihr Logo im Balkendiagramm sehen: EINFÜGEN / OBJEKT / AUS DATEI ERSTELLEN.

Dann ist diese Zeichnung oder die Grafik irgendwo in der Fläche des Balkendiagramms positioniert, und man kann sie dahin ziehen, wo man sie haben möchte. Wenn sich jetzt jedoch etwas verändert – Balken werden länger oder kürzer –, ist die vorherige Position gar nicht mehr schön. Wenn die Zeichnung oder das Objekt markiert ist, kann man über

FORMAT / ZEICHNUNG > EIGENSCHAFTEN / GRÖSSE / POSITION die Position dauerhaft festlegen, entweder mit einem Zeitpunkt in der Zeitskala oder – meistens ist dies der Fall – mit einem bestimmten Vorgang verbinden.

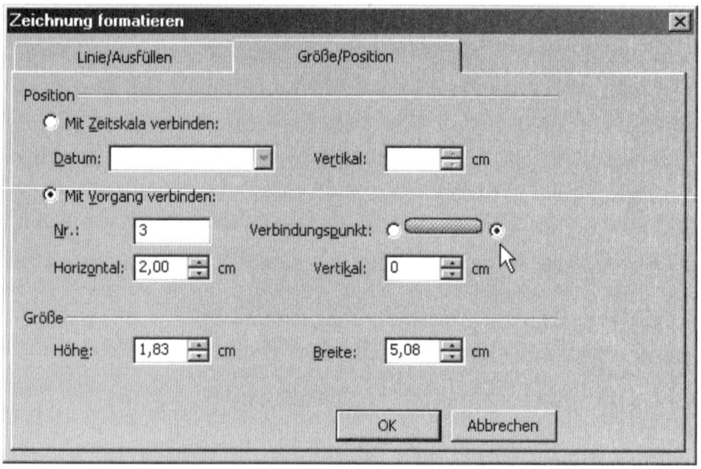

Abbildung 7.41 Position einer Zeichnung oder Grafik im Balkendiagramm festlegen

7.9.3 Ansichten drucken

Nun will man die schön gestalteten Ansichten auch drucken. Im Prinzip sind die Druck-Optionen ähnlich denen in den anderen Office-Produkten, die hier im Wesentlichen als bekannt vorausgesetzt werden. Hier sollen nur *Project*-spezifische Optionen behandelt werden.

Mein **wichtigster Ratschlag** ist in den Übungen zur eigenen Tabellengestaltung und zur Gestaltung von eigenen Ansichten schon enthalten: Schaffen Sie sich spezifische Tabellen (z. B. **Tabelle Druck**) und spezifische Ansichten (z. B. **Druck-Balkendiagramm**), wenn Sie wiederkehrende Ausdrucke erstellen wollen. Gestalten Sie diese Ansichten mit den bisher dargestellten Möglichkeiten des Programms, denn dies ist die Grundlage von guten Ausdrucken. Beim Drucken auf Papier kommen noch einige Features dazu, die Sie auch mit der speziellen Ansicht speichern und damit auch in anderen Projekten benutzen können (über **Organisieren**, siehe Abschnitt unten).

Mit Menü DATEI / SEITENANSICHT oder über das SEITENANSICHT-Symbol (in der Standard-Symbolleiste rechts neben dem Drucker) drucken Sie quasi auf den Bildschirm. In der SEITENANSICHT können Sie in *Project* keine Bearbeitungen vornehmen, dazu müssen Sie über SCHLIESSEN die Seitenansicht verlassen. *Project* greift auf den unter dem Betriebssystem als Standarddrucker eingestellten Druckertreiber zu. Unter DATEI / DRUCKEN steht gleich der Name des ausgewählten Druckers, und dort können Sie den gewünschten Drucker oder Plotter auswählen.

Sie sollten jedoch zunächst die SEITENANSICHT auf den Bildschirm wählen, um die Druckausgabe zu prüfen in Hinsicht auf Seitenzahl, Anpassungen auf die Seite, Kopfzeilen, Fußzeilen und Legenden etc. Diese Einstellungen erreichen Sie über die Schaltfläche SEITE EINRICHTEN... aus der SEITENANSICHT (meine Wahl) oder über Menü DATEI / SEITE EINRICHTEN...

Das erste Register SEITE gibt Ihnen außer der Wahlmöglichkeit zum HOCH- oder QUERFORMAT die Möglichkeit der SKALIERUNG, insgesamt VERKLEINERN / VERGRÖSSERN auf x % oder ANPASSEN auf X SEITEN HOCH und X SEITEN QUER. Die automatische Skalierung arbeitet jedoch proportional. Wenn das Balkendiagramm horizontal sehr groß ist gegenüber seiner vertikalen Dimension wird dann der Ausdruck ganz schmal und zu klein.

Im zweiten Register RÄNDER ist nur interessant, dass man die Ränder auch ausschalten kann. Bei manchen Ansichten besteht die Option, die Ränder nur um die äußeren Seiten zeichnen zu lassen.

Im dritten Register KOPFZEILE können Sie jeweils fünf Kopfzeilen links, zentriert oder rechts eingeben. Sie können hier Text eingeben oder systematisch den Druck für diese Ansicht gestalten, sodass automatisch immer z. B. der PROJEKTNAME in der ersten Kopfzeile zentriert steht. Zu diesem Zweck haben Sie im Dialogfenster unten über ALLGEMEIN: den Zugriff auf die Eintragungen, die Sie unter DATEI / EIGENSCHAFTEN gemacht haben (wie FIRMENNAME, MANAGER, PROJEKTNAME), oder auch auf die internen Daten wie ANSICHTSNAME, FILTERNAME, DATEINAME oder LETZTES SPEICHERDATUM (s. Abb. 7.42).

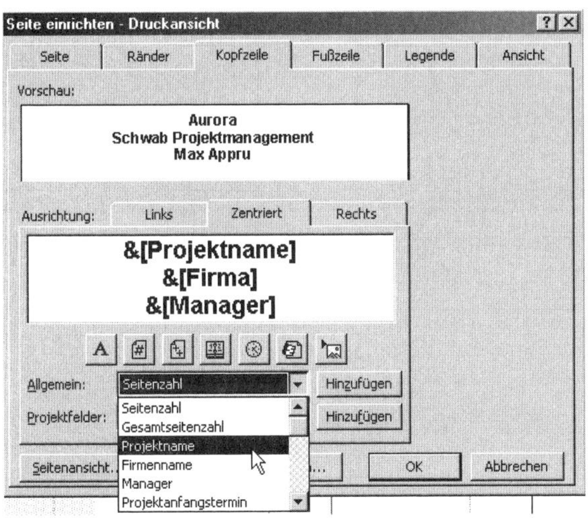

Abbildung 7.42
Seite einrichten: Kopfzeilen

Unter PROJEKTFELDER: haben Sie Zugriff auf alle internen Felder von *Project* und können diese Felder nicht nur hier, sondern auch in die FUßZEILE und in die LEGENDE automatisch einfügen lassen.

Über das SCHRIFT-FORMATIEREN-Symbol (das A) gestalten Sie die Schrift für die markierte Zeile. Das Symbol äußerst rechts in der gleichen Symbolleiste ist das Symbol BILD EINFÜGEN, und damit können Sie in die Kopfzeilen oder in die Legende eine Grafik – gedacht ist natürlich an Ihr unvermeidliches Logo – einfügen.

Im vierten Register FUSSZEILE haben Sie die gleichen Optionen, nur dass es maximal drei Fußzeilen gibt.

Im fünften Register LEGENDE haben Sie die gleichen Optionen, auch mit drei Legendenzeilen. Was hier als Legende bezeichnet wird, ist nur das linke Kästchen beim Ausdruck des Balkendiagramms. Die Legende, in der die Balkenarten beschrieben werden, übernimmt die Eintragungen aus FORMAT / BALKENARTEN... (bei Ausdruck einer Tabelle pur gibt es deshalb keine Legende, beim Drucken von EINSATZANSICHTEN ist das Register blind). Sie können rechts im Register LEGENDE die Breite des Kästchens in cm angeben, maximal 10 cm. Wenn Sie jedoch ein Bild einfügen, etwa ein breites *Logo*, macht das Programm entweder die Legende breit genug, um das Logo abbilden zu können, oder es gibt eine Fehlermeldung, dass der verfügbare Druckbereich zu klein ist.

Unter DATEI / SEITE EINRICHTEN können Sie dann unter dem entsprechenden Register das Bild markieren und mit der ENTFERNEN-Taste löschen.

Im Übrigen können Sie hier die Darstellung der Legende ganz ausschalten oder die Legende auf eine zusätzliche Seite verbannen.

Nur Angaben für die LEGENDE LINKS sind sinnvoll. Selbst bei der Einstellung der Legendenbreite auf die maximalen 10 cm werden bei Eingaben für LEGENDE ZENTRIERT und LEGENDE RECHTS die Objekte übereinandergeschoben.

Schließlich haben Sie im sechsten Register ANSICHT noch einige wichtige Einstellungen:

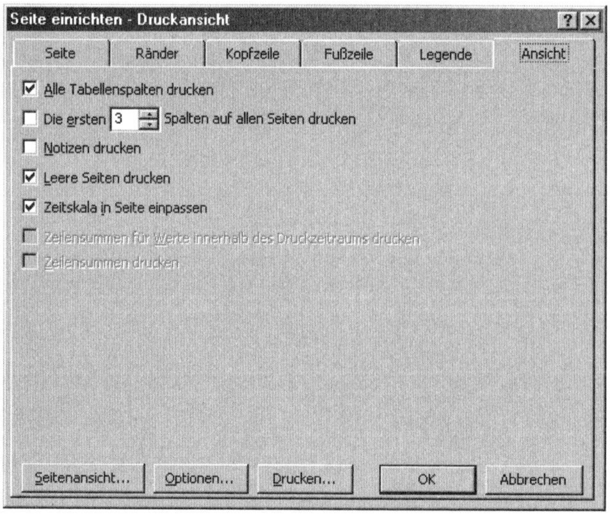

Abbildung 7.43
Seite einrichten: Alle Tabellenspalten drucken

ALLE TABELLENSPALTEN DRUCKEN sollten Sie aktivieren, wenn Sie eine eigene **Drucktabelle** erstellt haben, die genau die Spalten enthält, die Sie drucken wollen. Sie haben dann keinen Ärger mehr mit der temporären Trennungslinie (am Bildschirm) zwischen Tabellenteil und Diagramm, die sonst den Ausdruck der Tabellenspalten begrenzt. Bei mehreren Seiten ist es sinnvoll, sozusagen eine Wiederholung einer bestimmten Anzahl von Spalten zu bestimmen. Also z. B. **Nr., Namen, Dauer** wären dann drei Spalten, die auf den Folgeseiten immer links vom Balkendiagramm gedruckt würden.

Will man nur die **Tabelle** drucken, kann man aus der **Ansicht Balkendiagramm** das Balkendiagramm entfernen, indem man den vertikalen Trennbalken aus dem rechten Bildschirmrand zieht (und ihn bei Bedarf von dort auch wieder ins Bild ziehen kann). In Tabellen kann man den horizontalen Seitenumbruch manuell bestimmen über EINFÜGEN / SEITENWECHSEL. Oberhalb der markierten Zeile wird eine gestrichelte Linie angezeigt, unterhalb dieser Linie beginnt beim Druck eine neue Seite, natürlich auch, wenn die Tabelle mit dem Balkendiagramm zusammen gedruckt wird. Das Zurücknehmen erfolgt über EINFÜGEN / SEITENWECHSEL AUFHEBEN.

Die jetzt behandelten Features zum Drucken wurden für die aktive Ansicht, die **Ansicht Balkendiagramm**, entwickelt, aber sind in anderen Ansichten ähnlich. Die Befehle und ihre Wirkungen sind analog, manches ist natürlich ansichtsspezifisch, so ist z. B. in den Einsatzansichten **Vorgang: Einsatz** und **Ressource: Einsatz** das Register LEGENDE blind. In der Ansicht **Kalender** ist die Voreinstellung **ohne Legende**, man kann sie aber einstellen. In der Ansicht **Netzplandiagramm** ist die Voreinstellung LEGENDE AUF ZUSÄTZLICHER SEITE, dies ist aber zu ändern.

Im Prinzip gelten diese Befehle analog für alle Ansichten, auch wenn sie jeweils ansichtsspezifische Auswirkungen haben.

7.10 Beispiel: Ansicht Konfliktanalyse

Es soll hier eine spezielle Ansicht als Beispiel entwickelt werden, welche die Situation hier am Ende des 3. („Terminmanagement“) und auch am Ende des 5. Kapitels („Ressourcen“) aufnimmt und die ich für die typische Situation eines Projektmanagers halte: Der geschätzte Zeitbedarf durch die benötigten Aktivitäten ist größer als die ihm zugestandene Zeit. Hier in *Project* stellt sich das bekanntlich so dar, dass die über die **Vorgänge**, die **Vorgangsdauern, Anordnungsbeziehungen** und die **Zeitkapazitäten der Ressourcen** berechneten Termine später liegen als die intern oder extern vorgegebenen **festen Termine** (siehe 3. Kapitel, Abschnitt „Konfliktanalyse“). Diese Situation soll die Ansicht „Konfliktanalyse“ grafisch auffälliger anzeigen.

□ Übung

Falls Sie im Abschnitt 7.6, „Eigene Signale“, eine eigene Tabelle **Puffer** erstellt haben, können Sie diese nehmen. Falls nicht, nehmen Sie die Tabelle **Berechnete Termine** – dort haben Sie hinten die Spalte **Gesamte Pufferzeit** – fügen aber gleich vorne, hinter der Spalte **Vorgangsname**, die Spalte **Dauer** ein.

Wenn Sie es sich so einfach wie ich jetzt machen wollen, bleiben Sie in der **Tabelle Eingabe**, fügen aber hinter der Spalte **Dauer** die Spalte **Gesamte Pufferzeit** ein. (Ich befinde mich in der Datei „Anpassungen 02.mpp“.)

Verlängern Sie die Dauer des Vorganges 8, „Anforderungskatalog“, auf 30 Tage. Die Konfliktmeldung des Assistenten muss mit FORTFAHREN bestätigt werden.

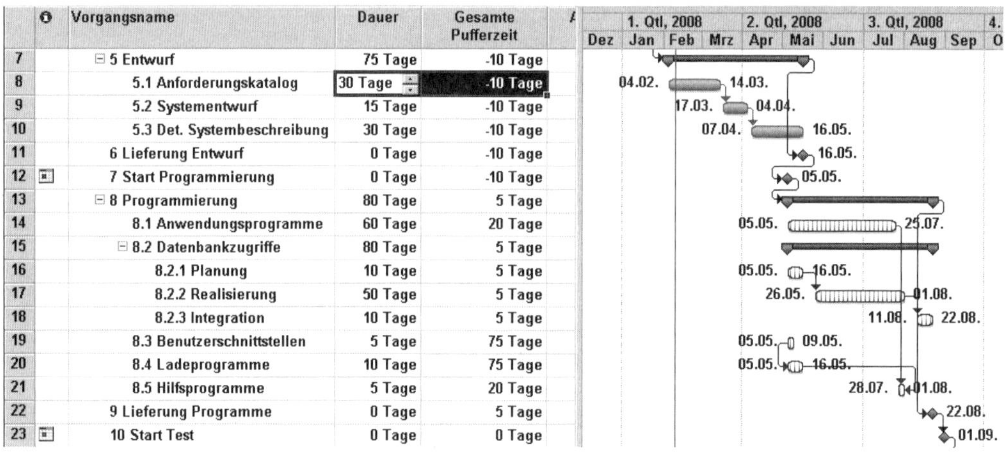

		Vorgangsname	Dauer	Gesamte Pufferzeit
7		5 Entwurf	75 Tage	-10 Tage
8		5.1 Anforderungskatalog	30 Tage	-10 Tage
9		5.2 Systementwurf	15 Tage	-10 Tage
10		5.3 Det. Systembeschreibung	30 Tage	-10 Tage
11		6 Lieferung Entwurf	0 Tage	-10 Tage
12		7 Start Programmierung	0 Tage	-10 Tage
13		8 Programmierung	80 Tage	5 Tage
14		8.1 Anwendungsprogramme	60 Tage	20 Tage
15		8.2 Datenbankzugriffe	80 Tage	5 Tage
16		8.2.1 Planung	10 Tage	5 Tage
17		8.2.2 Realisierung	50 Tage	5 Tage
18		8.2.3 Integration	10 Tage	5 Tage
19		8.3 Benutzerschnittstellen	5 Tage	75 Tage
20		8.4 Ladeprogramme	10 Tage	75 Tage
21		8.5 Hilfsprogramme	5 Tage	20 Tage
22		9 Lieferung Programme	0 Tage	5 Tage
23		10 Start Test	0 Tage	0 Tage

Abbildung 7.44 Konflikt mit negativer Pufferzeit

Wir haben einen Terminplankonflikt, da sich durch diese Verlängerung der berechnete Endmeilenstein dieser Phase auf den 16.05. verschiebt, wir aber unsere „Kapselung“ durch den Meilenstein „Start Programmierung“ auf den 05. 05. vorgenommen haben. Das sind zehn Arbeitstage früher, was uns die negative Pufferzeit anzeigt.

Nun wollen wir den Konflikt auch im Balkendiagramm sehen, d. h., wir wollen uns die negative **Gesamte Pufferzeit** als Balken anzeigen lassen. Und, da wir gerade dabei sind, auch die positiven Pufferzeiten, damit wir (für die anderen Projektphasen) auch optisch den zeitlichen Spielraum sehen. Zunächst erstellen wir dazu eine eigene Ansicht: ANSICHT / WEITERE ANSICHTEN / KOPIEREN…

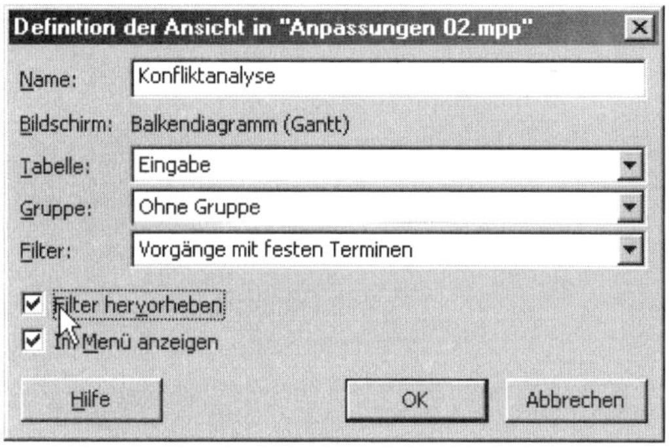

Abbildung 7.45
Definition Ansicht Konfliktanalyse

Sie können natürlich auch eine andere Tabelle wählen, aber es sollte eine sein, in der Sie die gesamte Pufferzeit sehen (oder dort nachträglich noch einfügen).

Der Filter VORGÄNGE MIT FESTEN TERMINEN wird hier in die Ansicht eingebaut, allerdings HERVORGEHOBEN, sodass die festen Termine in der Tabelle hervorgehoben werden.

Wir können alle Balkendarstellungen bearbeiten und uns (in eine leere Zeile unterhalb der bisherigen Einträge scrollen) neue Balken malen lassen mit FORMAT / BALKENARTEN…

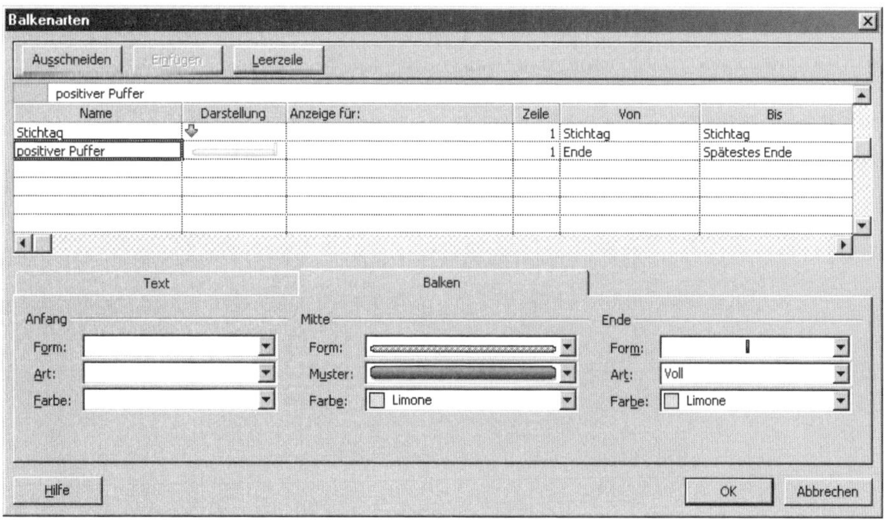

Abbildung 7.46 Darstellung der positiven Pufferzeit

Die **positive Pufferzeit** stelle ich grün dar (**Farbe: Limone**), als Form einen Halbbalken unten mit einem Strich am Ende, und sie soll gezeichnet werden vom **Ende** (des Vorganges) bis zu dessen **spätestem Ende**. (Erinnern Sie sich an das 1. Kapitel, „Netzplantechnik": Ein **kritischer** Vorgang hat **keine Pufferzeit**, weil sein **Ende** und sein **spätestes Ende** identisch sind!)

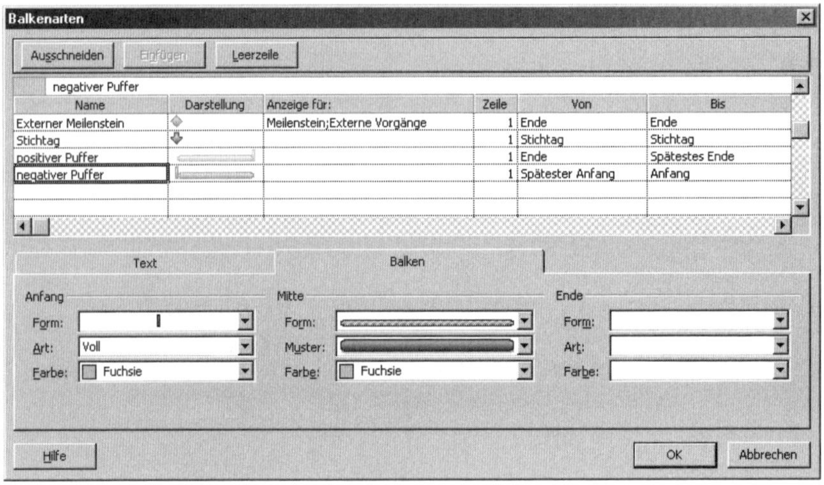

Abbildung 7.47 Darstellung negativer Puffer

Die **negative Pufferzeit** stelle ich als einen pinkfarbigen (**Farbe: Fuchsie**) Halbbalken dar mit einem Strich am Anfang, er soll gezeichnet werden vom **spätesten Anfang** (des Vorganges) bis zu dessen **Anfang**.

Zur Erklärung dieser Ansicht ein wenig Netzplantechnik. Am besten schauen Sie sich die Termine in der Tabelle BERECHNETE TERMINE an:

Die Vorwärtsrechnung beginnt beim Anfangstermin und addiert die Dauern der Vorgänge. Diese Termine sind dem Namen nach **Frühester Anfang** und **Frühestes Ende** und werden im Standard in den Feldern Anfang und Ende ausgewiesen. In unserem Beispiel kommt die Vorwärtsrechnung auf den16.05. als Endtermin dieser Phase.

Die Rückwärtsrechnung in *Project* nimmt jetzt nicht den aus der Vorwärtsrechnung ermittelten Endtermin, sondern den **Fixtermin** als Ausgangspunkt und subtrahiert die Dauern. Die Differenz zwischen den errechneten Terminen der Vorwärtsrechnung (**Frühester Anfang** und **Frühestes Ende**) und der Rückwärtsrechnung (**Spätester Anfang** und **Spätestes Ende**) ist die **Gesamte Pufferzeit**. Ist ein Fixtermin früher als der errechnete Termin, ergibt dies eine negative Pufferzeit. Der **späteste Anfang** ist der Termin, der – ausgehend vom **Fixtermin** – von der Rückwärtsrechnung errechnet wird und den wir halten müssten, um den Fixtermin zu halten.

Um die richtigen Termine an die richtigen Balken zu positionieren muss man unter FORMAT / BALKENARTEN im Register TEXT jeweils folgende Beschriftung pro Balkenart vornehmen:

Vorgang (blauer Balken)	**Links:**	**Anfang** (rechts Ende löschen)
Kritischer Vorgang (roter Balken)	**Rechts:**	**Ende** (links Anfang löschen)
Positive Pufferzeit (grün)	**Rechts:**	**Spätestes Ende**
Negative Pufferzeit (pink)	**Links:**	**Spätester Anfang**

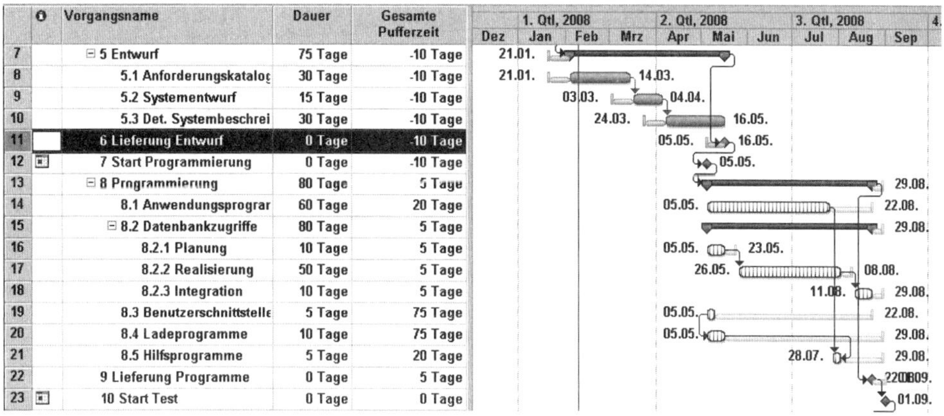

		Vorgangsname	Dauer	Gesamte Pufferzeit
7		⊟ 5 Entwurf	75 Tage	-10 Tage
8		5.1 Anforderungskataloc	30 Tage	-10 Tage
9		5.2 Systementwurf	15 Tage	-10 Tage
10		5.3 Det. Systembeschrei	30 Tage	-10 Tage
11		6 Lieferung Entwurf	0 Tage	-10 Tage
12		7 Start Programmierung	0 Tage	-10 Tage
13		⊟ 8 Programmierung	80 Tage	5 Tage
14		8.1 Anwendungsprograr	60 Tage	20 Tage
15		⊟ 8.2 Datenbankzugriffe	80 Tage	5 Tage
16		8.2.1 Planung	10 Tage	5 Tage
17		8.2.2 Realisierung	50 Tage	5 Tage
18		8.2.3 Integration	10 Tage	5 Tage
19		8.3 Benutzerschnittstelle	5 Tage	75 Tage
20		8.4 Ladeprogramme	10 Tage	75 Tage
21		8.5 Hilfsprogramme	5 Tage	20 Tage
22		9 Lieferung Programme	0 Tage	5 Tage
23		10 Start Test	0 Tage	0 Tage

Abbildung 7.48 Ansicht Konfliktanalyse

Die Logik dieser Ansicht erschließt sich am deutlichsten bei der Betrachtung des Vorganges 11, des Meilensteins „Lieferung Entwurf". Der aus der Vorwärtsrechnung errechnete Termin ist der 16. 05.

Der Meilenstein „Start Programmierung" ist festgelegt (**Muss anfangen am**) auf den 05. 05. und ist der Nachfolger. Folglich zeigt die Rückwärtsrechnung, die von diesem Fixtermin aus rückwärts rechnet, dass auch der Vorgänger, der Meilenstein „Lieferung Entwurf", auf dem 05. 05. liegen müsste. Er müsste um die negative Pufferzeit nach vorne verschoben werden. Davon ausgehend müsste die ganze Vorgangskette, also alle Vorgänger, jeweils um die negative Pufferzeit nach vorne verschoben werden, d. h. hier zehn Arbeitstage früher anfangen. Für Profis: Wir haben die Vorwärtsrechnung und die Rückwärtsterminierung in einer Ansicht.

7.11 Beispiel: Personeneinsatzgebirge

Wir haben bisher Tabellen und das Balkendiagramm gestaltet. Im 5. Kapitel haben wir uns intensiv mit den Ressourcenansichten **Ressource: Tabelle** und **Ressource: Einsatz** beschäftigt und für letztere die vielfältigen Gestaltungsmöglichkeiten aufgezeigt.

Wenig gearbeitet haben wir mit der Ansicht **Ressource: Grafik** (siehe Kapitel 5, Abschnitt „Ressourcenauslastungen analysieren"). Diese zeigt in einem geteilten Fenster in der unteren Bildschirmhälfte das Ressourcenauslastungsdiagramm der zugeordneten Ressourcen des in der oberen Ansicht ausgewählten Vorganges. Bei mehreren Ressourcen pro Vorgang können Sie sich mit der Bildlaufleiste unter dem Ressourcennamen immer die nächste/vorhergehende Ressource anzeigen lassen. Über das Kontextmenü oder Menü FORMAT / EINZELHEITEN können Sie auswählen, welche Größen das Auslastungsdiagramm anzeigen soll. Die Voreinstellung ist **Höchstwerte** (das ist die Zahl der eingesetzten Ressourcen), aber es gibt z. B. die **Arbeit** oder **Prozentuale Zuteilung** oder **Kosten** oder **Verfügbare Arbeitszeit** oder …

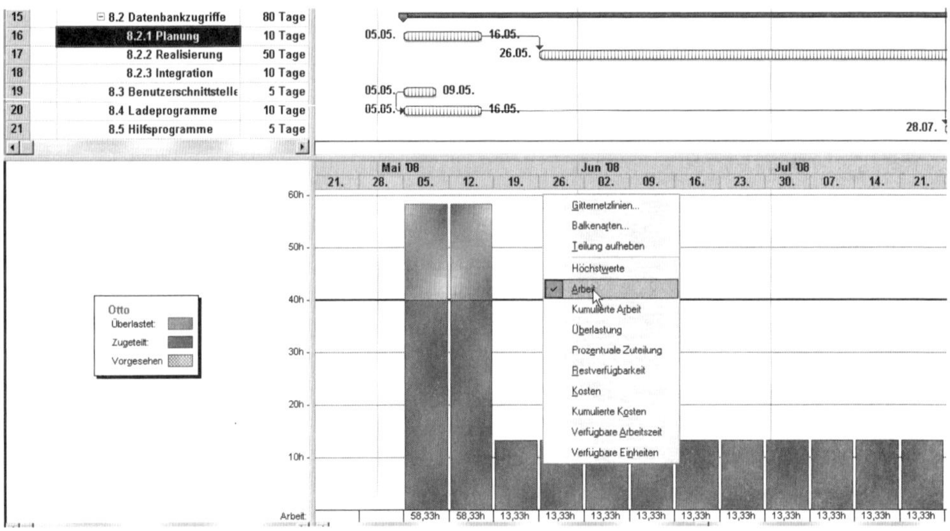

Abbildung 7.49 Auswahlmöglichkeiten für das Auslastungsdiagramm

Natürlich kann man die Ansicht **Ressource: Grafik** als ungeteilte Ansicht wählen. Mit der Bildlaufleiste unterhalb des Ressourcennamens können Sie jeweils zur nächsten/vorherigen Ressource wechseln. Auch hier können Sie über das Kontextmenü auswählen, welche Informationen Sie sehen wollen. In jedem Falle – ob in einer geteilten oder ungeteilten Ansicht – zeigt die Grafik immer nur die Informationen zu **einer ausgewählten Ressource** an.

Nun besteht oft der Wunsch, diese **Auslastung für alle Ressourcen insgesamt** oder auch **für eine gefilterte Gruppe von Ressourcen** (auch benutzerdefinierte Merkmale wie Abteilungen oder Skills) grafisch darzustellen, manchmal **Manngebirge** oder hier neutraler **Personeneinsatzgebirge** genannt.

Diese Ansicht funktioniert auch und macht Sinn mit einem dateibasierten Ressourcenpool und zeigt dann die Auslastung über alle Projekte, die auf den Ressourcenpool zugreifen. Diese Ansicht geht auch in Enterprise-Projekten und ist – trotz Serveransichten – m. E. die einzige Möglichkeit, sich die Auslastung aller oder der gefilterten Ressourcen grafisch anzeigen zu lassen und drucken zu können. Die gesamte (für alle Ressourcen) Verfügbarkeit, die durch die Verfügbarkeitslinie (s. Abb. 7.53) angezeigt wird. Bei einem Enterprise Projekt macht es Sinn, sich für die Anzeige der Verfügbarkeit den Filter für das **Projektteam** zu setzen (s. Abb. 7.52). Bei einer Datei als Ressourcenpool wird die Verfügbarkeit aus allen Ressourcen berechnet. Auch hier bietet sich an, über eine Ressourcengruppe zu filtern.

Diese Ansicht ist keine Standardansicht, sondern eine selbst“ gebastelte“ Ansicht und ist deshalb nicht ganz so komfortabel anzuwenden. Wir zeigen den Weg schrittweise:

1. Wählen Sie als ungeteilte Ansicht **Ressource: Grafik**; die Anzeige aller Ressourcen funktioniert **nicht** im geteilten Bildschirm. Geben Sie der Ansicht einen eigenen Namen über Menü ANSICHT / WEITERE ANSICHTEN / KOPIEREN: „Personeneinsatzgebirge“.

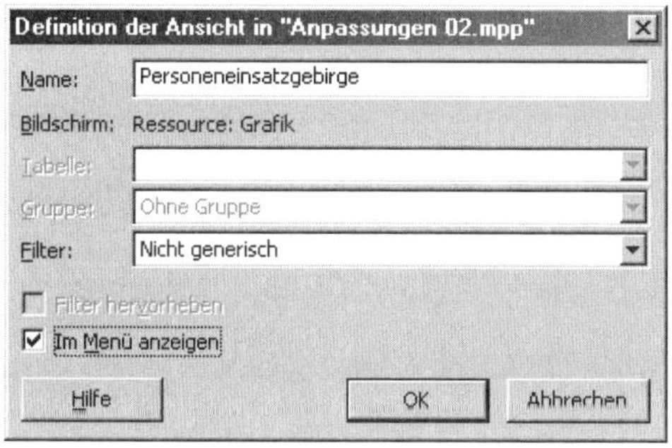

Abbildung 7.50
Definition Ansicht Personeneinsatzgebirge

Hier kann man in die Ansicht jeden Ressourcenfilter einbauen, die **Gruppe** natürlicherweise, aber auch selbst definierte Filter über benutzerdefinierte Merkmale. Ich will hier den eigenen Filter **Nicht generisch** benutzen, da ich viele generische Ressourcen mit vielen maximalen Einheiten in meiner Ressourcenliste habe (z. B. „NN“ = 100), und das macht natürlich die Verfügbarkeitslinie nicht brauchbar. Hier der Filter:

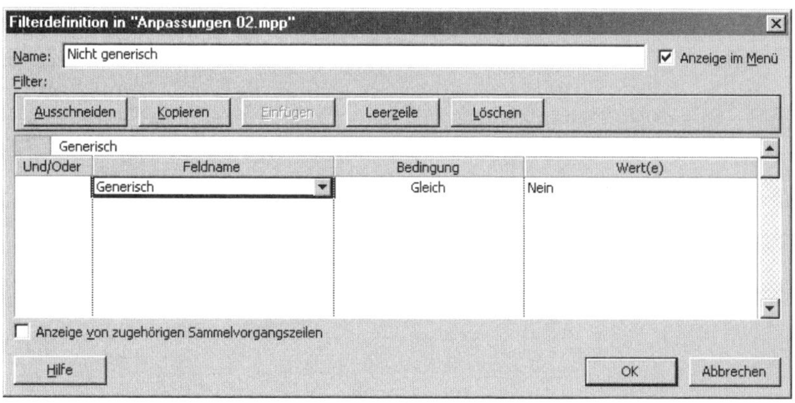

Abbildung 7.51
Filter, der die generischen Ressourcen ausschließt

In Enterprise-Projekten empfiehlt sich, den Filter **Projektteammitglieder** einzusetzen. Diesen muss man nicht selbst anlegen, der ist schon da.

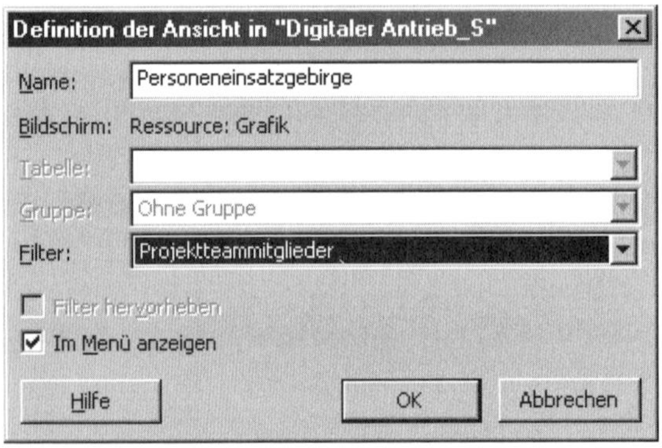

Abbildung 7.52
Filter Projektteammitglieder für Enterprise-Projekte

2. Bestätigen Sie mit OK, und mit AUSWAHL sind Sie in der Ansicht. Wählen Sie über das Kontextmenü oder über Menü FORMAT / EINZELHEITEN, was in der Grafik dargestellt werden soll (s. Abb. 7.49). Naheliegend ist die Darstellung der **Arbeit**, aber Sie könnten auch **Kosten** wählen, wenn Sie die Kostensummen, oder **Höchstwerte**, wenn Sie die Anzahl der eingesetzten Mitarbeiter sehen wollen. Sogar die Wahl **Prozentuale Zuteilung** macht Sinn.

Sie müssen die Ansicht **Personeneinsatzgebirge** für jede gewünschte Darstellung (z. B. **Höchstwerte**, **Arbeit** oder **Kosten**) neu herstellen, ein Wechsel der Auswahl innerhalb der Ansicht ist nicht möglich.

Da Sie wahrscheinlich die **Höchstwerte** nicht als **Prozentwerte** sehen wollen, müssen Sie die Darstellung von Dezimaleinheiten einstellen über EXTRAS / OPTIONEN / TERMINPLAN / ZUORDNUNGSEINHEITEN ANZEIGEN ALS: DEZIMALWERT

3. Nach diesen Vorarbeiten kommt die spezielle Einrichtung der Ansicht über das Menü FORMAT / BALKENARTEN oder das Kontextmenü im Bereich des Diagramms. Das Prinzip ist, dass Sie sich die **gefilterten Ressourcen** anzeigen lassen (linke Spalte), die **Ressource** (rechte Spalte) selbst nicht (Abb. 7.53).

Wenn Sie in der Ansicht das dargestellte Feld ändern möchten, z. B. sich die **Höchstwerte** darstellen lassen möchten, wird das Diagramm auf die Standardeinstellung der Darstellung einer einzelnen Ressource umgestellt. Sie müssen dann wieder über FORMAT / BALKENARTEN die Anzeige auf die **Gefilterten Ressourcen** umstellen. Wenn Sie allerdings in der Ansicht die Anzeige einer bzw. mehrerer Felder (z. B. Arbeit oder Höchstwerte oder Kosten) eingerichtet haben, können Sie innerhalb der Ansicht auf die eingerichteten Felder umstellen.

In der Maske unten links haben Sie noch die Optionen, die Werte unterhalb der Grafik anzuzeigen oder auszublenden und die **Verfügbarkeitslinie anzuzeigen**.

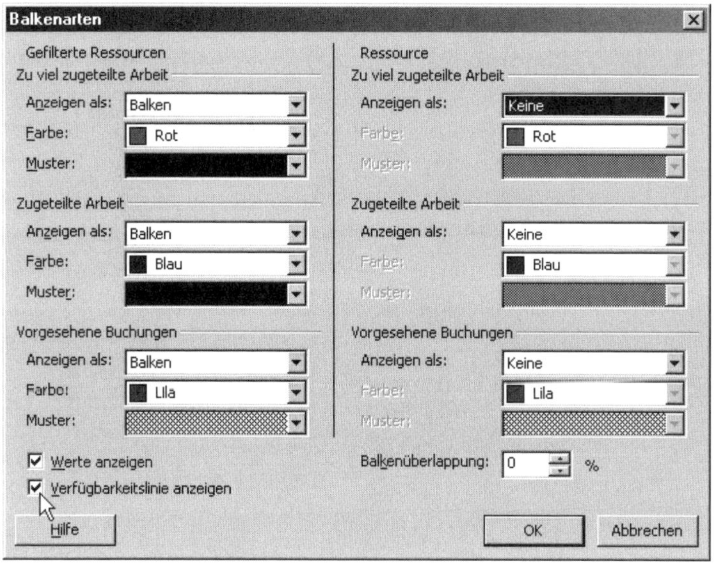

Abbildung 7.53 Format Balkenarten für die Ansicht Personeneinsatzgebirge

In der Abbildung 7.54 verwende ich einen Ressourcenpool, da für ein Projekt die eingesetzte Arbeit im Verhältnis zur Gesamtverfügbarkeit sehr klein wäre.

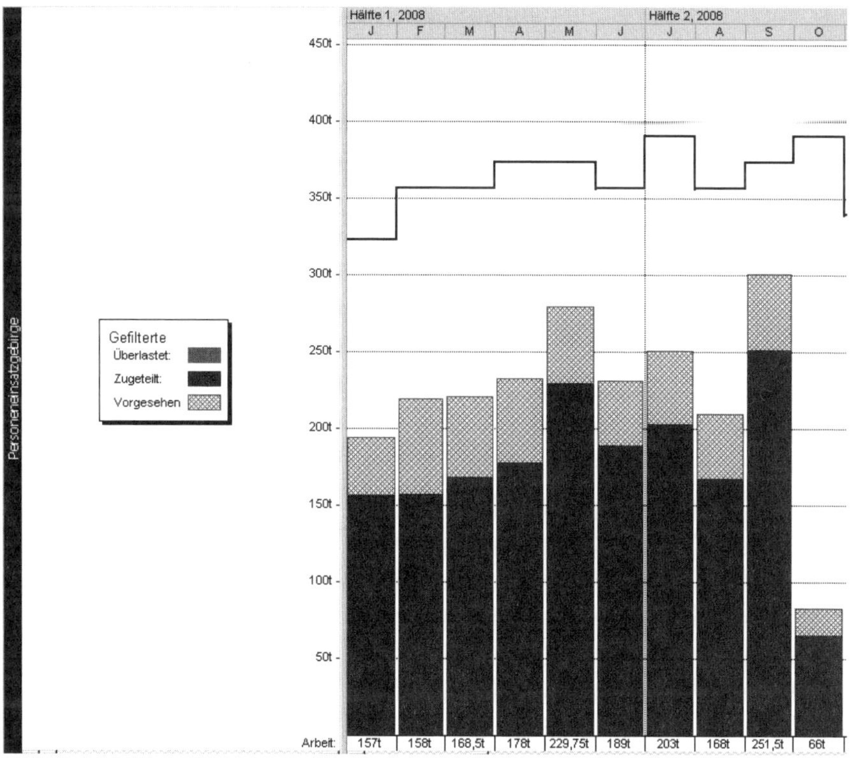

Abbildung 7.54 Personeneinsatzgebirge mit Arbeit und Verfügbarkeitslinie

Interessant an dieser Ansicht sind die schraffierten Balkenteile, welche die Arbeit darstellen, die nur Vorgesehene Buchungen sind. Die Serveranwender werden sich erinnern, dass es bei der Zusammenstellung des Projektteams im Team-Builder aus dem Enterprise-Ressourcenpool die Buchungsart Zugesichert gibt als Standard, aber dass man eine Ressource für das Projektteam auch nur Vorgesehen buchen kann. In *Project*-Dateien kann man den Buchungstyp in der Information zur Ressource sehen und ändern oder sich in der Ressourcentabelle das Feld **Buchungstyp** einfügen.

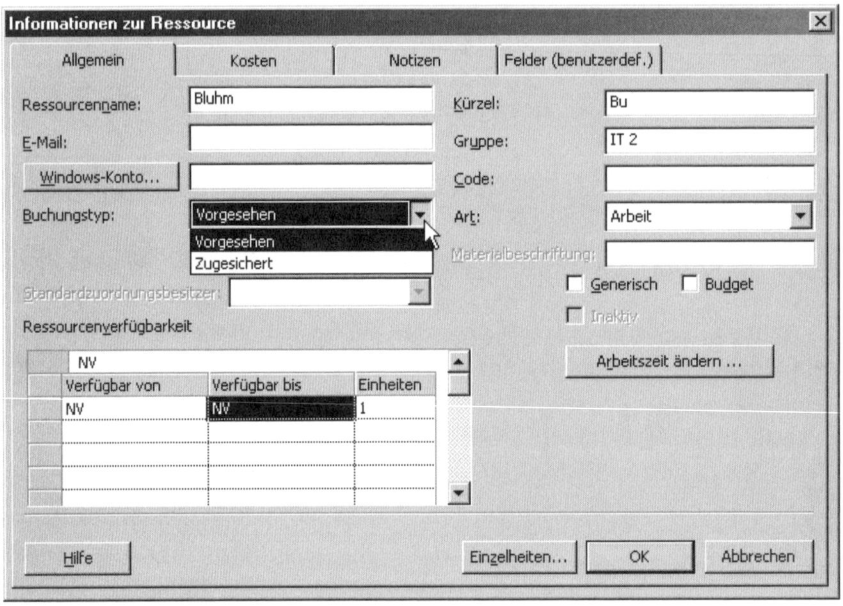

Abbildung 7.55 Buchungstyp

7.12 Eigene Symbolleisten und Menüs

Wir haben uns oben z. B. eine eigene Tabelle und auch eine eigene Ansicht geschaffen, indem wir aus den entsprechenden Menüs über WEITERE... (Ansichten, Tabellen, Filter / Gruppen) kopieren und dann einen eigenen Namen für das neue Objekt gegeben haben. Die Namensgebung schöpft in *Projec*t eigene Elemente. Dabei gibt es dann immer eine Checkbox, ob Sie dieses Element im Menü sehen möchten.

Bei den Objekten, in deren Untermenü Sie den Punkt WEITERE… finden, ist das Menü nur eine Auswahl, und über eben diesen Menüpunkt bekommen Sie die Liste aller Objekte dieser Kategorie angezeigt.

Wenn Sie ein Element aus der Liste der WEITEREN ANSICHTEN… (WEITERE TABELLEN…, WEITERE FILTER…, WEITERE GRUPPEN…), das nicht im Menü dargestellt wird, ins Menü stellen möchten, können Sie über ANSICHT / WEITERE ANSICHTEN / BEARBEITEN… die **Anzeige im Menü** aktivieren. Über den gleichen Weg kann man natürlich auch die Anzeige deaktivieren.

In der Voreinstellung sind zwei Symbolleisten eingeblendet: **Standard** und **Format**. Wenn Sie auf das letzte Symbol einer Symbolleiste klicken, ein Pfeil(chen) nach unten, können Sie direkt SCHALTFLÄCHEN HINZUFÜGEN ODER ENTFERNEN.

Über das Kontextmenü oder über Menü ANSICHT / SYMBOLLEISTEN > können Sie sich Symbolleisten ein- bzw. ausblenden. Die Anzeige der Symbolleisten ist ein Ein-/Ausschalter: Reinklicken, Rausklicken. Die Symbolleiste **Ressourcenmanagement** ist nützlich bei der intensiven Arbeit mit Ressourcen, die Symbolleiste **Überwachen** brauchen wir in der Phase der Projektüberwachung. Aber manchmal ist es auch nützlich, nicht eine ganze Symbolleiste ein- oder auszublenden, sondern eine bestehende Symbolleiste zu verändern: Man will einen bestimmten Befehl auf einer Symbolleiste zur Verfügung haben. Über beide Wege, mit denen Sie die Symbolleisten aufrufen, kommen Sie auch zu ANPASSEN, offiziell über Menü EXTRAS / ANPASSEN / SYMBOLLEISTEN…

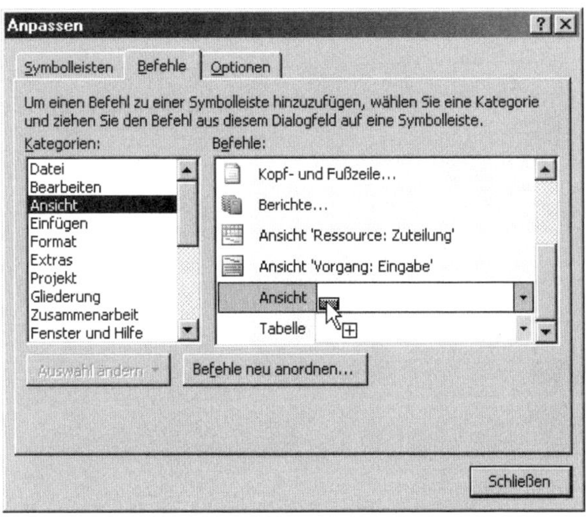

Abbildung 7.56
Symbolleisten anpassen

Das Register **Symbolleisten** listet alle Symbolleisten auf, und durch (De-)Aktivieren des Kontrollkästchen vor dem Namen wird die jeweilige Symbolleiste oder die Menüleiste (aus-) eingeblendet. Dann können Sie sich im Register **Befehle** über die verschiedenen **Befehlskategorien** (entsprechen teilweise den Menübefehlen) einen **Befehl** aussuchen und mittels Drag & Drop an eine gewünschte Stelle in einer eingeblendeten Symbolleiste ziehen.

Sie löschen ein Symbol aus einer Symbol- oder der Menüleiste, indem Sie bei geöffnetem Fenster ANPASSEN SYMBOLLEISTEN das Symbol oder den Befehl wieder mit Drag & Drop entfernen, also anklicken, Mauszeiger gedrückt lassen und außerhalb fallen lassen.

Sie können auch die **Menüleiste** oder eine **Symbolleiste** auswählen und ZURÜCKSETZEN..., dann wird die ganze Symbolleiste wieder in den ursprünglichen Zustand zurückgesetzt.

Mit BEFEHLE NEU ANORDNEN können Sie jedes Menü bearbeiten, d. h.: die Reihenfolge ändern, neue Befehle einfügen oder bisherige löschen etc... Machen Sie es nicht!

7.12.1 Beispiel: Symbolleiste Informationsmanagement

Wir wollen eine neue, benutzerdefinierte Symbolleiste anlegen, die es ermöglicht, die wichtigsten Befehle der Informationsauswahl und Darstellung aus einer Symbolleiste auszuwählen. Diese soll die Auswahlmöglichkeit der **Ansicht**, der **Tabelle**, des **Filters** und der **Gruppe** enthalten.

Über Menü EXTRAS / ANPASSEN / SYMBOLLEISTEN... öffnen Sie das Dialogfenster und wählen im Register SYMBOLLEISTEN die Schaltfläche NEU...

Benennen Sie die neue Symbolleiste **Informationsmanagement** oder **Info**. Es erscheint neben dem Dialogfenster eine graue Fläche mit dem Anfang des Namens im blauen Feld, dies ist die neue Symbolleiste.

Wechseln Sie in das Register **Befehle**, Kategorie **Ansicht**, und in der rechten Hälfte – unter den Befehlen mit der Bildlaufleiste nach unten – finden Sie eine Schaltfläche **Ansicht** mit einem leeren Drop-down-Feld dahinter. Ziehen Sie dieses Feld in die neue Symbolleiste (s. Abb. 7.56), ebenfalls die Schaltfläche **Tabelle**. Sie erkennen jetzt schon deutlicher die neue Symbolleiste mit den zwei Feldern.

Unter der Kategorie **Projekt** finden Sie unter den **Befehlen** die Schaltfläche **Filter** und **Gruppieren nach**. Ziehen Sie auch diese in die Symbolleiste. Wenn Sie die Reihenfolge ändern wollen, die Schaltfläche einfach an die gewünschte Stelle ziehen.

Ziehen Sie die neue Symbolleiste, indem Sie sie an der blauen Leiste anfassen, an eine gewünschte Stelle zu Ihren anderen Symbolleisten.

Selbstverständlich können Sie diese Symbolleiste genauso ein- bzw. ausblenden wie die anderen Symbolleisten.

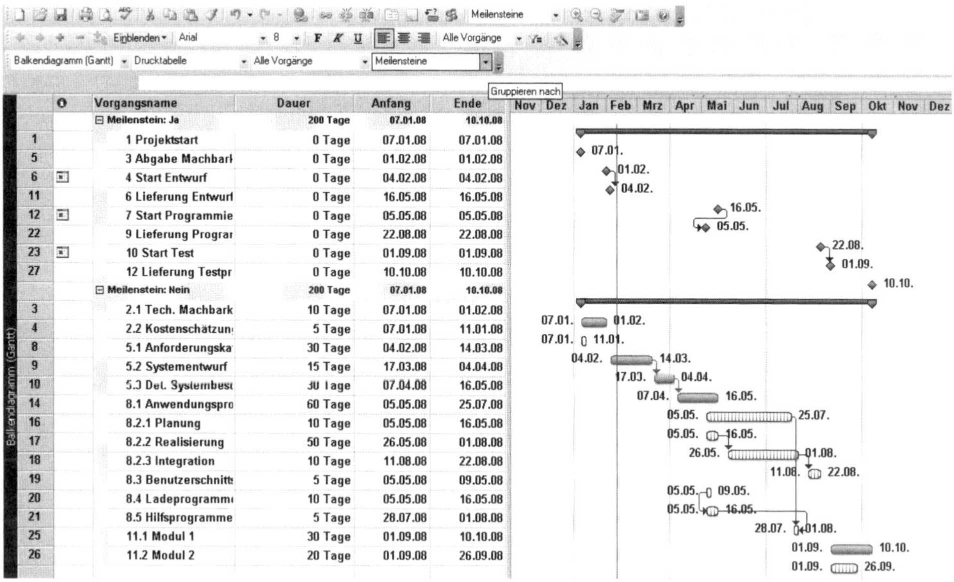

Abbildung 7.57 Eigene Symbolleiste Informationsmanagement

Hier die Ansicht Balkendiagramm, gruppiert nach Meilensteinen. Wenn man die Meilensteine oben sehen will, dann so. Verwechseln Sie nicht den Aufbau eines Projektplanes – der streng nach dem technischen bzw. organisatorischen Ablauf folgen muss (siehe 3. Kapitel) – mit dem Darstellungswunsch.

Um den Plan nach Ihren Wünschen dann darzustellen, haben Sie die eigenen Ansichten und Tabellen mit eigenen Feldern. Diese können Sie nach eigenen Wünschen sortieren, gruppieren und filtern. Dazu sind die Anpassungen da, die wir in diesem Kapitel behandelt haben.

7.13 Anpassungen organisieren

Jede „benutzerdefinierte" Anpassung gilt immer nur für das Projekt, in dem Sie die Anpassung vornehmen (Ausnahmen: angepasste SYMBOLLEISTEN, MENÜS, MAKROS und IMPORT-EXPORTSCHEMEN), und wird mit dieser Datei gespeichert bzw. mit diesem Projekt auf dem Server gespeichert. Das hat den Sinn, dass Sie in jedem Projekt unterschiedliche Elemente, seien es eigene Kalender, spezifische Ansichten, Tabellen, Filter etc., verwenden können. Es wäre aber sehr unkomfortabel und würde zu Fehlern führen, wenn Sie jede eigene Tabelle, jede eigene Ansicht, jeden Kalender etc. jedes Mal neu anlegen müssten.

Man kann die benutzerdefinierten Elemente zwischen den Projekten übertragen oder in einer globalen Vorlagendatei bereitstellen, sodass sie mit jedem neuen Projekt automatisch geladen werden. Das Stichwort heißt **Organisieren**.

7.13.1 Kopieren von Projekt zu Projekt

Alles, was Sie selbst definieren – das sind die benutzerdefinierten Elemente –, gilt nur für das Projekt (mit den oben genannten Ausnahmen). Besonders ärgerlich wäre z. B., wenn man jedes Mal in seinen Standardkalender die Feiertage wieder eintragen müsste, wo man das doch schon getan hat. Wenn Sie es auch in einem anderen Projekt verwenden möchten, müssen Sie dieses benutzerdefinierte Element von einem **geöffneten** Projekt in das andere **geöffnete** Projekt kopieren über EXTRAS / ORGANISIEREN...

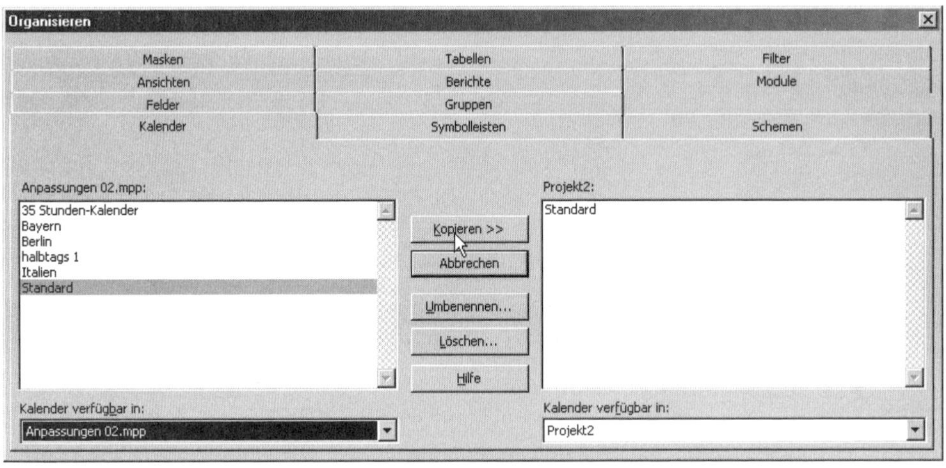

Abbildung 7.58 Organisieren von benutzerdefinierten Elementen

Hierbei ist es vollkommen gleichgültig, ob das Projekt als Enterprise-Projekt auf dem Server steht oder als Datei gespeichert ist. Sie müssen nur beide Projekte geöffnet haben.

In jedem der beiden Fenster werden die Elemente angezeigt aus den Projekten, die Sie jeweils unten links und unten rechts auswählen können: **Kalender verfügbar in**: Projektname (oder, je nach Auswahl, **Ansichten..., Tabellen..., Felder... etc. verfügbar in:)**

Man kann von links nach rechts kopieren oder umgekehrt, je nachdem, in welchem Fenster das Element markiert ist. Hier können Sie auch ausgewählte Elemente UMBENENNEN... oder LÖSCHEN..., jedenfalls die aus Ihrem Projekt.

Beim Anpassen an Ihre Bedürfnisse können Sie vorgegebene Elemente wie **Ansichten**, **Tabellen**, **Kalender**, **Filter** etc. einfach bearbeiten, d.h. anpassen, ohne den vorgegebenen Namen zu ändern. Das macht man automatisch bei kleineren Änderungen, wenn man z. B. eine aktive Ansicht ändert. Wenn man ein Element mit unverändertem Namen in ein anderes Projekt oder in die globale Vorlagendatei kopiert, überschreibt man das Originalelement, das sich dort befindet. Man wird allerdings vor dem Überschreiben gewarnt.

Bei wesentlichen Änderungen sollten Sie Ihrem neuen Element einen eigenen Namen geben, wie wir das in den Übungen getan haben. Das hat den Vorteil, dass Sie es von den Standardelementen unterscheiden können und beim Kopieren das Originalelement mit dem ursprünglichen Namen nicht überschrieben wird.

Hinweis

Lassen Sie sich nicht verwirren, wenn Elemente den gleichen Namen tragen: Das heißt nicht, dass sie identisch sind! In unserem Fall haben wir im Standardkalender die gesetzlichen Feiertage eingetragen im Projekt „Anpassungen 02.mpp“, das Projekt „Projekt2“ ist neu angelegt und hat noch keinen richtigen Namen. Ein neu angelegtes Projekt nimmt alle Elemente aus der globalen Vorlagendatei (siehe nächsten Abschnitt), so auch den Kalender mit dem Namen „**Standard**“. Hier sind keine Feiertage eingetragen, weil wir das noch nicht organisiert haben. Man muss also den Kalender **Standard** aus dem Projekt, in dem wir die Feiertage eingetragen haben, kopieren in das neue Projekt, wo der Kalender **Standard** noch keine Feiertage hat. Das Programm fragt noch sicherheitshalber, ob wir den existierenden Kalender überschreiben wollen. Genau das wollen wir.

7.13.2 Vorlagen für den Benutzer: die Global.MPT

Immer, wenn Sie über DATEI / NEU / LEERES PROJEKT ein neues Projekt anlegen, werden alle Vorlagen aus der globalen Vorlagendatei geladen, der Datei **Global.MPT** (T = Template). Wenn Sie also z. B. den Standardkalender mit Feiertagen immer haben wollen (oder eigene Ansichten, Tabellen etc.), müssen Sie es von dem Projekt, in dem Sie das Element angelegt haben, in die globale Vorlagendatei Global.MPT kopieren.

Bei der Installation von *Project* wird für diesen Benutzer eine lokale **Global.MPT** auf dem Client installiert, und diese befindet sich im Standard auf

C:\Programme\Microsoft Office\Office12\1031

(deutsche Sprachversion; englische Sprachversion in \1033).

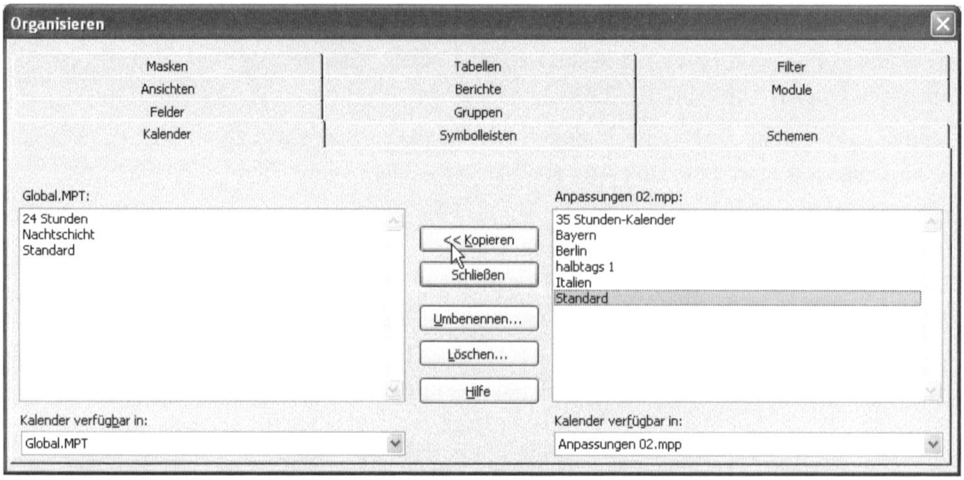

Abbildung 7.59 Kopieren in die Global.MPT

Auf dem Server ist es das Gleiche, nur heißt sie dort nicht .MPT, sondern einfach **Global (+ nicht zwischengespeicherte Enterprise)**.

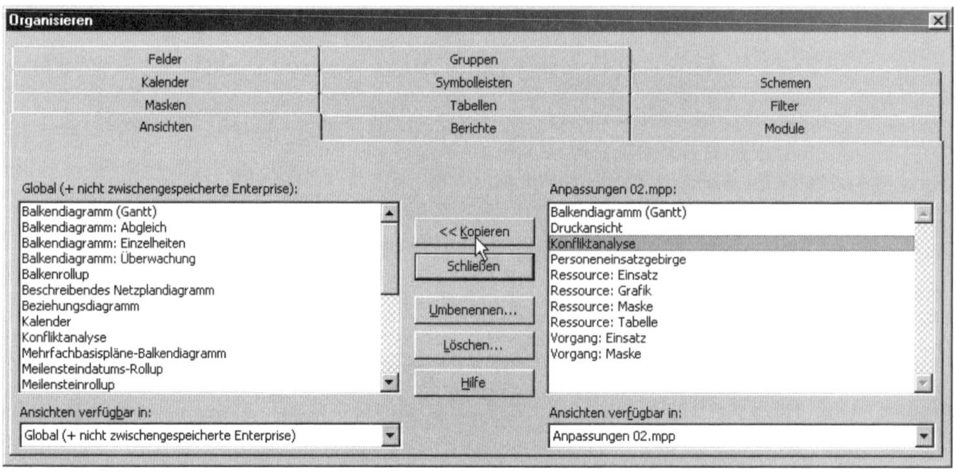

Abbildung 7.60 Ansicht kopieren in die Global des Serverbenutzers

Alle benutzerdefinierten Elemente, die Sie immer verwenden möchten, sollten Sie in Ihre globale Vorlagendatei **Global** speichern. Der Zusatz **+ nicht zwischengespeicherte Enterprise** soll Sie darauf aufmerksam machen, dass hier die Elemente der **Enterprise Global** des Servers übernommen werden (und hier keine gleichen Namen mit den auf dem Server definierten Elementen in der Enterprise Global möglich sind, siehe Abschnitt „Anpassungen unter der Herrschaft der Enterprise Global).

7.13.3 Eigene Vorlagen speichern

Die Global.MPT oder die lokale Global wird immer geladen, wenn Sie über DATEI / NEU / LEERES PROJEKT ein neues Projekt anlegen. Dieses leere Projekt enthält dann alle Vorlagen aus der Global, aber – wie die Bezeichnung Vorlage sagt – keine Vorgänge, Ressourcen etc., also keinen Inhalt.

Nun werden Sie u. U. doch immer ähnliche Projekte haben und müssen ja nicht immer bei Adam und Eva anfangen. Sie können eine für Sie typische Anlage eines Projektplanes als eigene Vorlage speichern. Stellen Sie den Projektplan so her, wie Sie ihn als Vorlage speichern möchten. Ein Template dient ja zur Anlage eines neuen Projektes, und ein anderes Projekt findet zu einem anderen Zeitpunkt mit anderen Terminen statt: Deshalb haben feste Termine, also Vorgänge mit Termineinschränkungen, in einer Vorlage nichts zu suchen. Entfernen Sie alle **Termineinschränkungen**!

Wenn Sie sich an 3. Kapitel erinnern: Wir setzen unseren Plan zurück in den (reinen) Zustand der Planung. So kann er als Vorlage geöffnet werden, für das neue Projekt umgearbeitet werden, und der Prozess des **Terminmanagements** mit dem Einarbeiten von festen Terminen, der Steuerung von Terminplankonflikten etc. muss dann ja in dem neuen Projekt neu durchlaufen werden.

Über Menü DATEI / SPEICHERN UNTER... den DATEITYP auswählen:

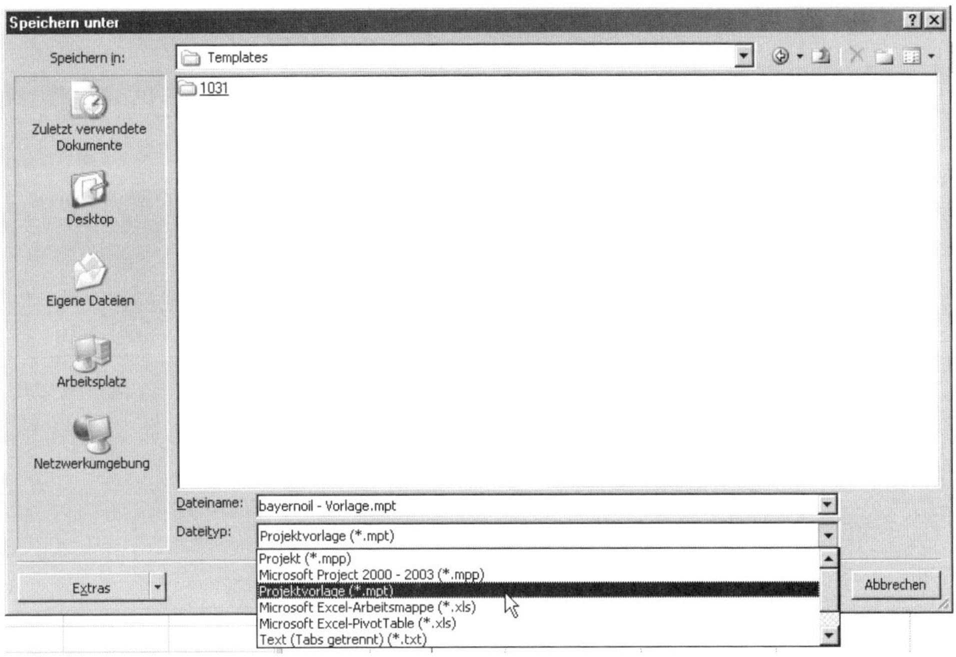

Abbildung 7.61 Speichern als Projektvorlage

Da das Programm weiß, dass in einer Projektvorlage Termine, die mit dem konkreten Projekt verbunden sind, nichts zu suchen haben, gibt es dem Benutzer noch einmal die Gelegenheit zu entscheiden, bestimmte Informationen **nicht** zu speichern. Die Werte der **Basispläne** ebenso wie **Aktuelle Werte** (Istdaten) haben mit Sicherheit in einer Vorlage nichts zu suchen.

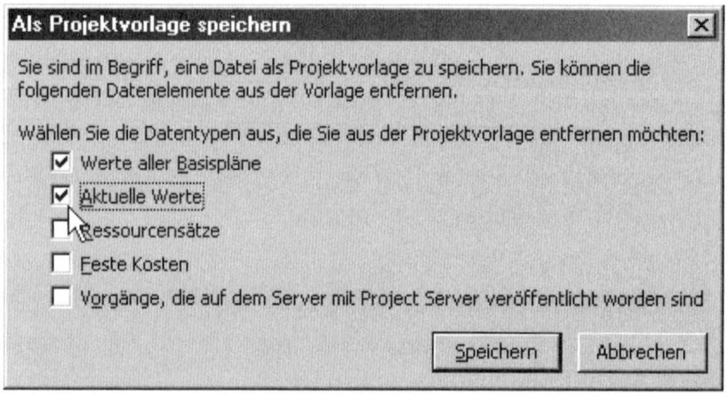

Abbildung 7.62 Wirkliche Termine haben in einer Vorlage nichts zu suchen.

Auch auf dem Server gibt es die Enterprise-Vorlagen. Diese stellt man her, indem man den **Typ: Vorlage** auswählt.

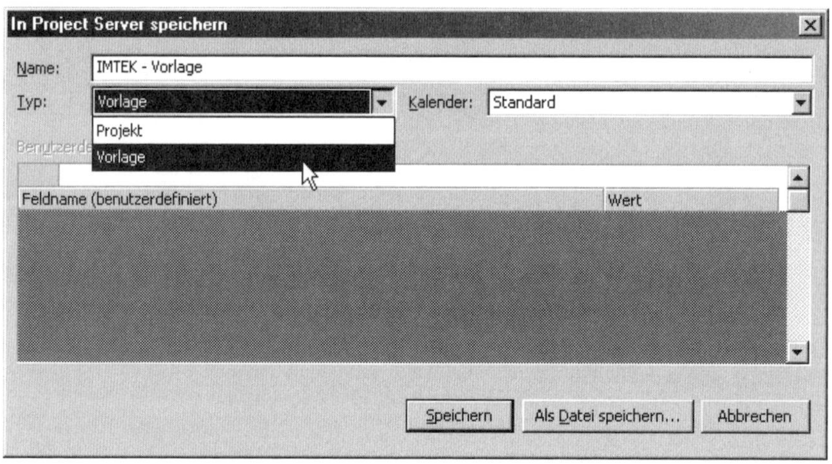

Abbildung 7.63 Speichern als Enterprise-Vorlage

Alle Vorlagen stehen zur Verfügung, wenn Sie ein neues Projekt anlegen wollen: DATEI / NEU / VORLAGEN / AUF MEINEM COMPUTER

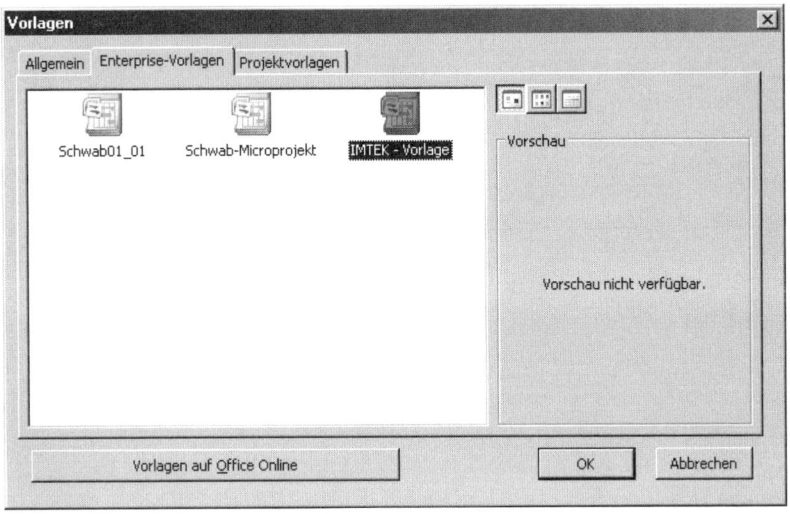

Abbildung 7.64
Öffnen von Vorlagen

Mit einer Vorlage werden auch alle benutzerdefinierten Elemente gespeichert – und geladen. Man kann also aus einem Projekt jeden Inhalt, alle Vorgänge etc. löschen und das als eigene Vorlage speichern. Das macht insofern Sinn, als man alle Kalender, Ansichten und alle benutzerdefinierten Elemente speichert.

7.13.4 Anpassungen unter der Herrschaft der Enterprise Global

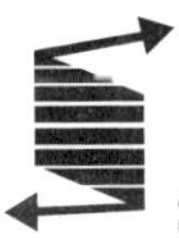

Serverbasiert

Zu Beginn dieses Kapitels, in Abschnitt 7.3, machte ich Serverbenutzer schon darauf aufmerksam, dass sie zwar alle beschriebenen Anpassungen genauso vornehmen können, dass sie aber etwas zusätzlich zu beachten haben.

Für Enterprise-Projekte gibt es eine globale Vorlagendatei auf dem Server, die Enterprise Global. Immer wenn man ein neues Projekt auf dem Server anlegt oder eine bisherige Datei auf den Server speichert, werden die Elemente der Enterprise Global geladen. Und – jetzt kommt das Problem – die Vorlagen auf dem Server, also die Elemente der Enterprise Global, haben immer Vorrang vor den lokalen Elementen. Es ist ja eine Funktion des Servers, die Anwendung von *Project* unternehmensweit zu vereinheitlichen, und dazu mag ja gehören, dass man z. B. die gleichen Kalender, Ansichten und Enterprise-Felder (z. B. eine Projektnummer) benutzt. Wenn man eine bisherige *Project*-Datei auf dem Server speichert, kommt deshalb folgende Meldung:

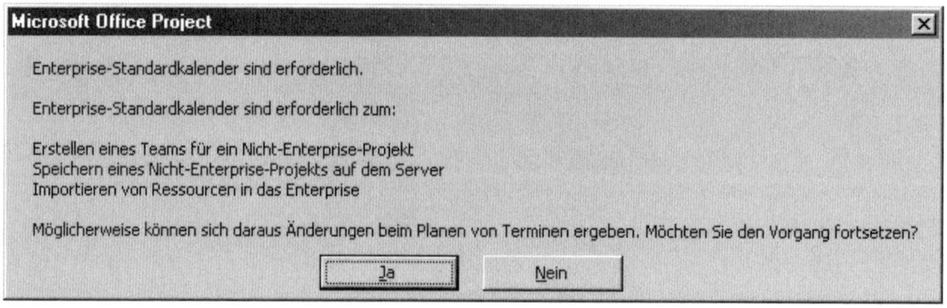

Abbildung 7.65 Enterprise-Projekte verwenden Enterprise-Vorlagen.

☐ **Lösung:**

Sie können es ja trotzdem speichern. Allerdings ist es ratsam, wenn man Projekte oder Ressourcen aus Dateien auf den *Project Server* übertragen will – besonders wenn Sie viele Anpassungen haben –, besser die Funktionen PROJEKT IN ENTERPRISE IMPORTIEREN und RESSOURCEN IN ENTERPRISE IMPORTIEREN (siehe 2. Kapitel, Abschnitt 2.4. „Arbeiten mit dem Project Server“), zu verwenden, da Sie dort, geführt durch einen Assistenten, die angepassten Elemente Schritt für Schritt übernehmen können.

Wenn Sie in einem Enterprise-Projekt etwas verändern, z. B. in einer Tabelle ein Feld einfügen möchten, könnten Sie folgende Meldung erhalten:

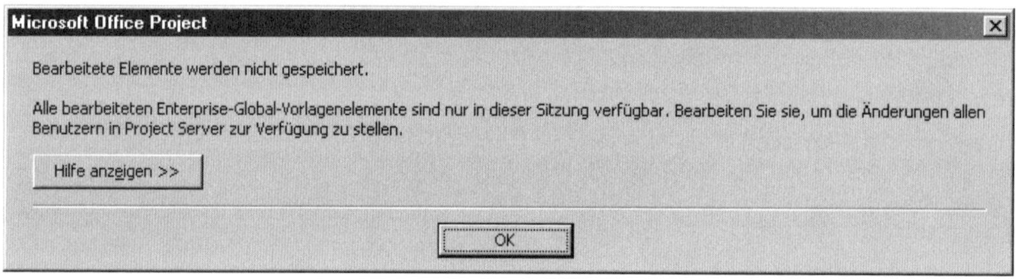

Abbildung 7.66 Dieses Element ist auf dem Server angelegt

Sie können in einem in der Enterprise Global definierten Element, einer Ansicht, Tabelle oder was auch immer, nur eine temporäre Änderung machen. Gespeichert werden kann diese Änderung nicht, da dieses Element durch den Server vorgegeben ist. Das dürfen Sie nicht überschreiben, was Sie ja tun würden, wenn Sie das Projekt mit diesem geänderten Element speichern könnten.

☐ **Lösung:**

Geben Sie dem Element, das Sie dauerhaft ändern möchten, einen andern Namen, z. B. über ANSICHT / TABELLE / WEITERE TABELLEN / KOPIEREN…, und einen eigenen Namen.

Es kann natürlich nicht sein, dass es unterschiedliche Elemente mit gleichem Namen gibt. Wenn ein angepasstes Element auf dem Server in der Enterprise Global angelegt ist und dort einen Namen hat (das wird oft der Standardnamen sein, wie er auch bei Ihnen verwendet wird), würde die Vorgabe des Servers Ihr lokales Element überschreiben. Deshalb kommt dann die Warnung:

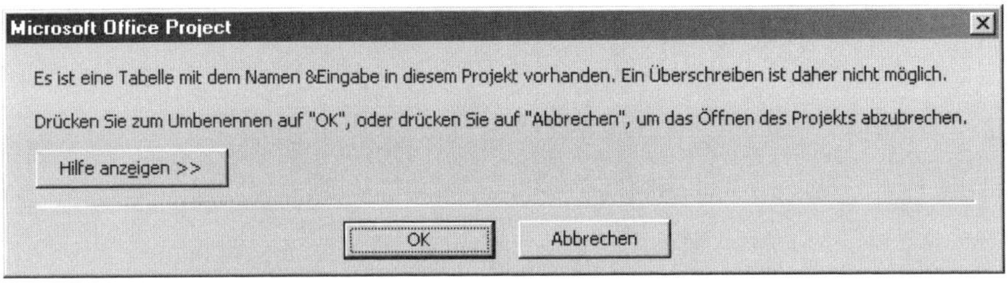

Abbildung 7.67 Namenskonkurrenz unterschiedlicher Elemente

Hier werden Sie darauf aufmerksam gemacht, dass in der Enterprise Global ein Element existiert, das den gleichen Namen hat wie ein Element in Ihrem Projekt.

□ **Lösung:**

Nennen Sie Ihr Element um:

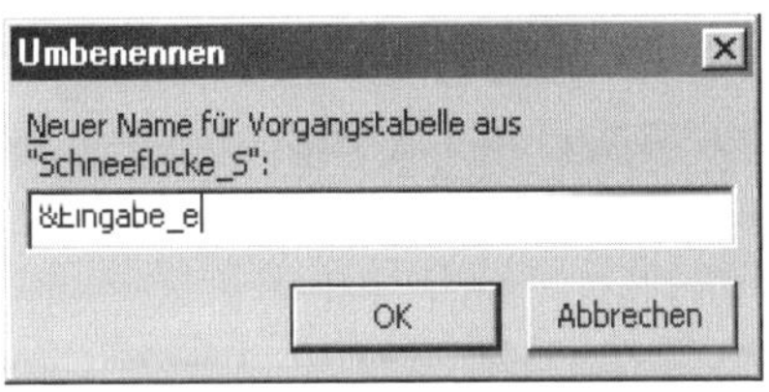

Abbildung 7.68
So einfach ist die Umbenennung.

Wenn man ein benutzerdefiniertes Element anlegt, muss das ja als Erstes einen Namen erhalten. Man ist dabei gut beraten, wenn man einen Namen vergibt, der nicht schon auf dem Server verwendet wird, d. h. keinen Standardnamen.

Nun habe ich in einem Enterprise-Projekt meine Ansicht „Konfliktanalyse" verändert. Das Projekt lässt sich auch ohne weitere Meldungen speichern, mit meiner Version der Ansicht. Ich beende auch *Project*. Wenn ich das Enterprise-Projekt wieder öffne, kommt folgende Meldung:

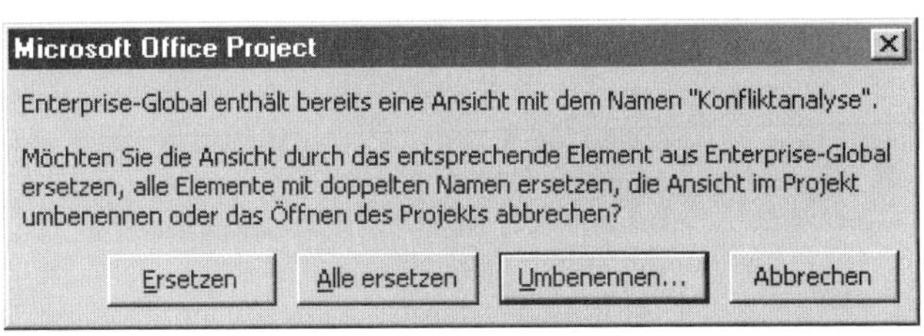

Abbildung 7.69
Erneut eine Namenskonkurrenz

Da habe ich Pech, dass auf dem Server eine Ansicht mit dem gleichen Namen angelegt ist. Ich kann mich ja entscheiden, ob ich meine eigene Ansicht beibehalten will. Dazu muss ich Sie allerdings umbenennen. (z. B. „Konfliktanalyse_e“) oder ersetzen lassen durch die Version, die in der Enterprise Global angelegt ist.

Die Enterprise Global wird immer dann geladen, wenn man sich auf dem *Project Server* anmeldet. Nun kann man ja mit *Project* in einer Sitzung arbeiten und ein weiteres Projekt öffnen. Wenn während der Sitzung die Enterprise Global verändert wurde, erhält der Benutzer diese Meldung:

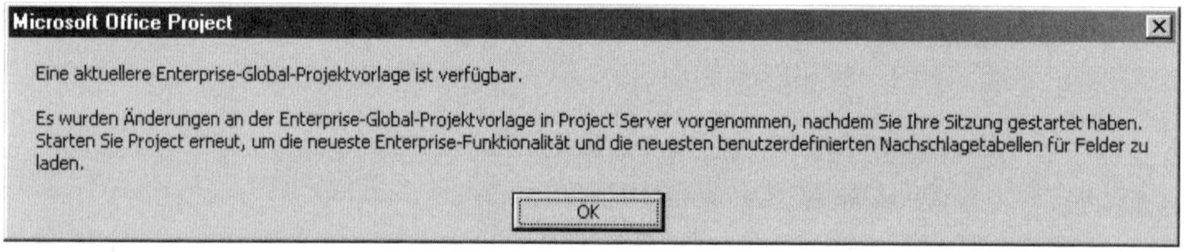
Microsoft Office Project
Eine aktuellere Enterprise-Global-Projektvorlage ist verfügbar.
Es wurden Änderungen an der Enterprise-Global-Projektvorlage in Project Server vorgenommen, nachdem Sie Ihre Sitzung gestartet haben. Starten Sie Project erneut, um die neueste Enterprise-Funktionalität und die neuesten benutzerdefinierten Nachschlagetabellen für Felder zu laden.
OK

Abbildung 7.70 Hinweis auf eine veränderte Enterprise Global

Wir sind ja oben darauf eingegangen, dass man auch aus einem Enterprise-Projekt ein angepasstes Element in seine (benutzerspezifische) Global organisieren kann (s. Abb. 7.60).

Obwohl es eigentlich nicht hierher gehört, denn es ist eine Tätigkeit der Administration des *Project Servers*, will ich noch zeigen, auch um das grundlegende Verständnis des Arbeitens mit den Vorlagendateien zu fördern, wie man ein benutzerdefiniertes Element, das man in einem Projekt erstellt hat (unabhängig ob Datei oder Enterprise-Projekt, allerdings muss man natürlich auf dem *Project Server* angemeldet sein), in die Enterprise Global kopieren kann. Man muss die Berechtigung haben, die Enterprise Global zu bearbeiten, und kann diese öffnen über EXTRAS / ENTERPRISE-OPTIONEN / ENTERPRISE GLOBAL ÖFFNEN.

In der ausgecheckten Enterprise Global gehen Sie wie gewohnt vor: EXTRAS / ORGANISIEREN.

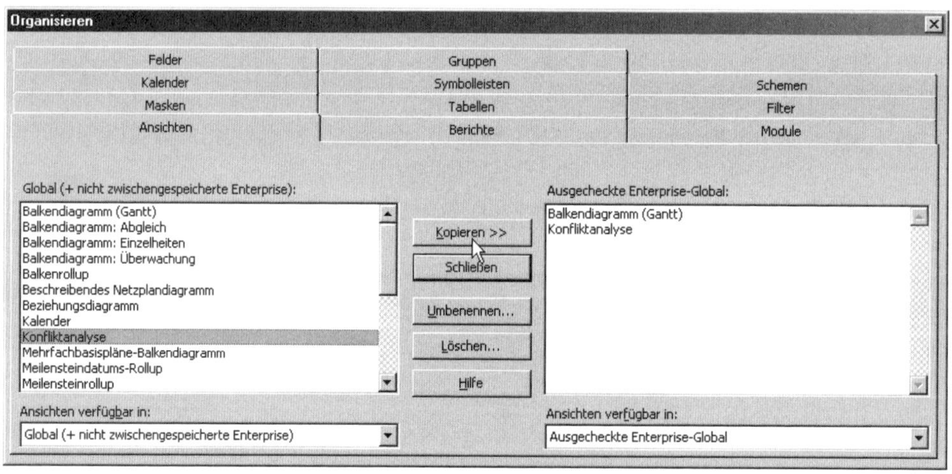

Abbildung 7.71 Elemente in der Enterprise Global organisieren

Ab jetzt steht diese Ansicht in allen Enterprise-Projekten zur Verfügung. Die Benutzer können aber diese Ansicht nur temporär in einer Sitzung ändern, überschreiben können Sie sie nicht. Wenn ein Benutzer eine bearbeitete Ansicht dauerhaft behalten möchte, muss er seine Ansicht umbenennen.

7.14 Grafische Berichte

Wenn man nach den Berichten in *Project* gefragt wurde, musste man bisher konstatieren, die gibt es eigentlich gar nicht, sondern das sind die vom Benutzer nach seinen Wünschen gestalteten **Tabellen**, **Diagramme** und **Ansichten**. Der Anwender stellt sich die Ansicht zusammen, die genau die Informationen in der Art enthält, wie er sie berichten will. Dann kann man diese Ansichten drucken. Mit dem Symbol der Kamera ganz rechts in der Standard-Symbolleiste oder BERICHT / BILD KOPIEREN können Sie das BILD KOPIEREN und damit z. B. eine Gif-Datei herstellen, die Sie in jede andere Anwendung einfügen können, sei es *Word*, *PowerPoint* oder auch in eine Webseite.

Über DATEI / SPEICHERN UNTER / DATEITYP: können Sie ausgewählte Daten exportieren in eine *Excel*-Arbeitsmappe oder eine *Excel*-Pivot-Tabelle, ebenso speichern in das XML-Format oder in Datenbankformate (und umgekehrt über DATEI / ÖFFNEN / DATEITYP: aus diesen Formaten importieren).

Denn das, was es unter BERICHTE… gab und gibt, war und ist doch sehr bescheiden. Diese vorgefertigten BERICHTE… sind vollkommen statisch, quasi nicht anpassbar (Sie müssen sich anstrengen, die Schriftgröße zu ändern!) und werten auch immer nur die Daten eines Projektes aus, sind also nicht multiprojektfähig. Klicken Sie ruhig einmal (erklären kann man da eigentlich nicht viel) einige Berichte unter BERICHT / BERICHTE… durch, und prüfen Sie, ob das für Ihre Zwecke etwas hergibt.

Dafür gibt es etwas ganz neues, die GRAFISCHEN BERICHTE. Damit werden ausgewählte Daten aus *Project* sehr einfach als fertige Berichte oder auch etwas komplexer durch angepasste oder selbst erstellte Berichte nach *Excel* oder *Visio* exportiert. Dort werden die Daten dann entsprechend den Möglichkeiten dieser Programme grafisch dargestellt, aber auch in den Programmen, in die exportiert wird, kann der Anwender seine eigenen Gestaltungswünsche einbringen.

BERICHT / GRAFISCHE BERICHTE… (Abb. 7.72): Gleich oben sehen Sie die Auswahl, ob Sie die Berichtsvorlagen für *Excel* oder *Visio* benutzen wollen. Im Standard werden alle Berichtvorlagen angezeigt. Darunter die Register, ALLES wird im Standard angezeigt. Die anderen Optionen sind die Informationen aus den Ansichten VORGANG EINSATZ, RESSOURCE EINSATZ oder ZUORDNUNGSEINSATZ (Informationen der Zuordnungen). Die Berichte, die eine EINSATZ-Endung haben, beinhalten immer die Zeitdimension aus den Zeitphasenwerten dieser Ansichten.

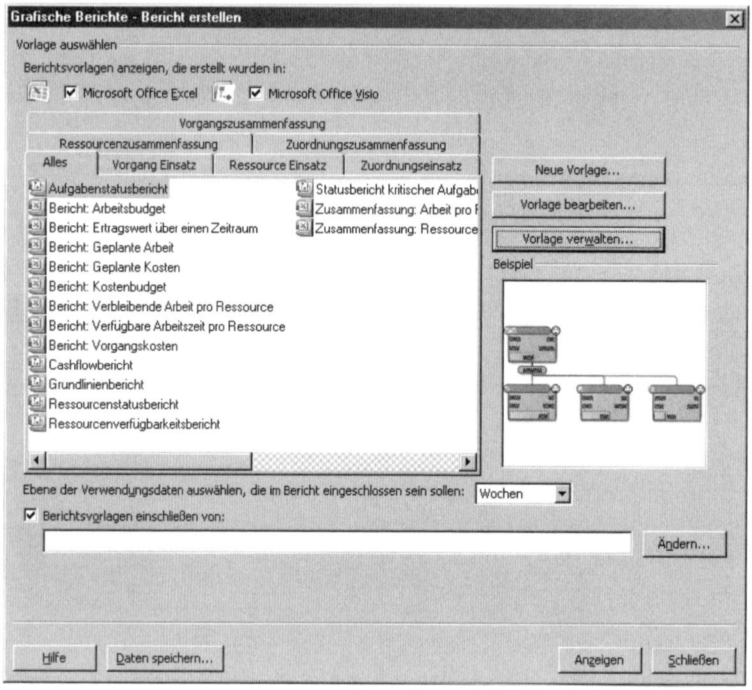

Abbildung 7.72
Auswahl Grafische Berichte

(Ich stelle Ihnen im Download zu diesem Kapitel die Datei „Aurora für Berichte.mpp“ bereit. Diese entspricht der Datei „Kostenüberwachung.mpp“ aus dem Kapitel 8 „Projektüberwachung“, das wir aber bisher – wenn man die Reihenfolge der Kapitel einhält – noch nicht hatten.)

7.14.1 Berichte nach Excel

Klicken wir doch gerade einmal in den ersten *Excel*-Bericht, BERICHT ARBEITSBUDGET (Abb. 7.73):

Zum Inhalt: Die Säulen für **Arbeitsbudget**, **Geplante Arbeit** und **Arbeit** werden für alle vier Quartale dargestellt, die **Aktuelle Arbeit** nur für die beiden ersten Quartale, da wir nur bis dahin Vorgänge und Arbeit abgeschlossen haben. D. h., im 3. und 4. Quartal haben wir noch keine **Aktuelle Arbeit**.

Nun können wir diesen Bericht gestalten und verändern, die Schriftgrößen z. B. und die Schaltflächen ausblenden, die zur Bearbeitung zur Verfügung gestellt werden. In Kapitel 6 habe ich zum Abschluss den grafischen Bericht **Kostenbudget** dargestellt, mit eben diesen minimalen Veränderungen und diese dort auch beschrieben.

Die **PivotTable-Feldliste** zeigt die Felder an, die man zusätzlich in diese Darstellung einbeziehen könnte, das machen wir gleich. Zum Schließen einfach in das x für FENSTER SCHLIESSEN klicken. Die Schaltflächen kann man über das Kontextmenü AUSBLENDEN oder mit dem X das Fenster schließen.

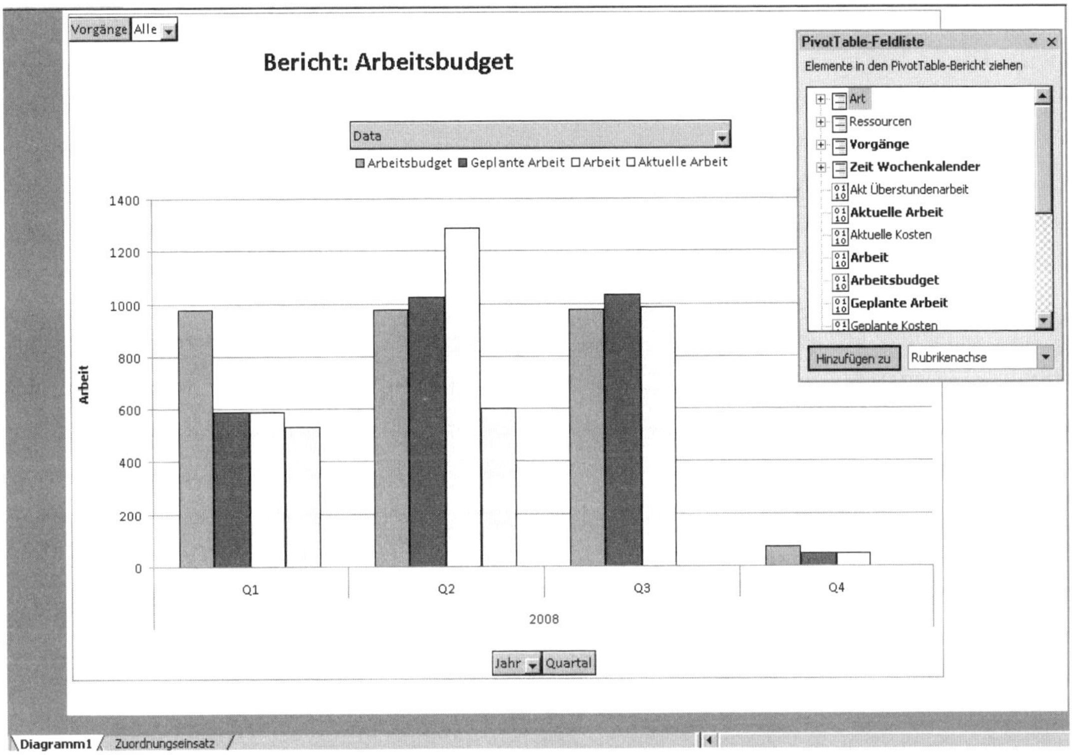

Abbildung 7.73 Der Bericht – unverändert

Wenn man aus *Project* einen grafischen Bericht startet, erstellt das Programm eine hierarchisch strukturierte Datenbank, einen OLAP-Cube („On-Line Analytical Processing"), also in diesem Moment werden online die Daten aus *Project* zusammengestellt. Hierarchische Struktur der Datenbank heißt, dass es mehrere Ebenen gibt oder geben kann, die in einer Gliederungshierarchie zur Verfügung gestellt werden, und die Darstellung kann deshalb je nach Wunsch des Benutzers „aufgeklappt" werden, also z. B. pro Jahr/pro Monat/pro Woche etc., oder in der Darstellung der Vorgänge erst nur die Gliederungsebene 1, dann je nach gewünschtem Sammelvorgang Ebene 2 usw. Das „Aufklappen" auf die darunter liegende Ebene wird in der Fachsprache „Drill-down" genannt, ein Drill-down auf die jeweils darunter liegende Ebene. Jedes Drill-down zeigt einen weiteren Detaillierungsgrad, durch das Zuklappen der unteren Ebene, mit „Drill-up" wird die Darstellung der Daten wieder reduziert und damit zusammengefasst auf der höheren Ebene.

In der Abbildung 7.73 befinden sich unten die Schaltflächen JAHR und QUARTAL. Damit kann man sich die gewünschten Zeiträume aussuchen und auf immer kleinere Zeiträume „zoomen" oder kann diese ausblenden, um die zusammengefassten Werte auf der höheren Ebene zu sehen:

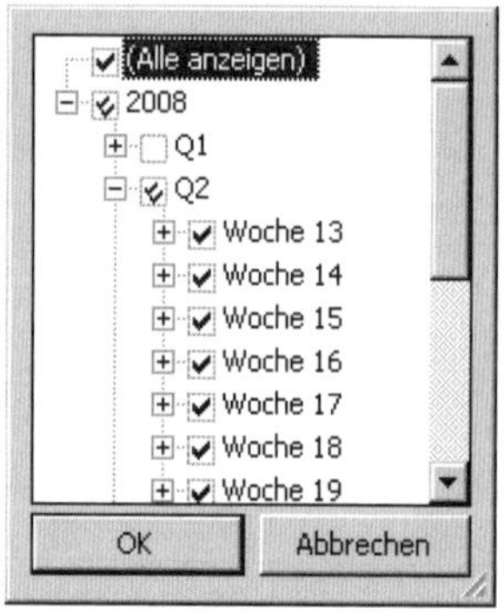

Abbildung 7.74
Auswahl der Zeiträume und der dargestellten Einheiten

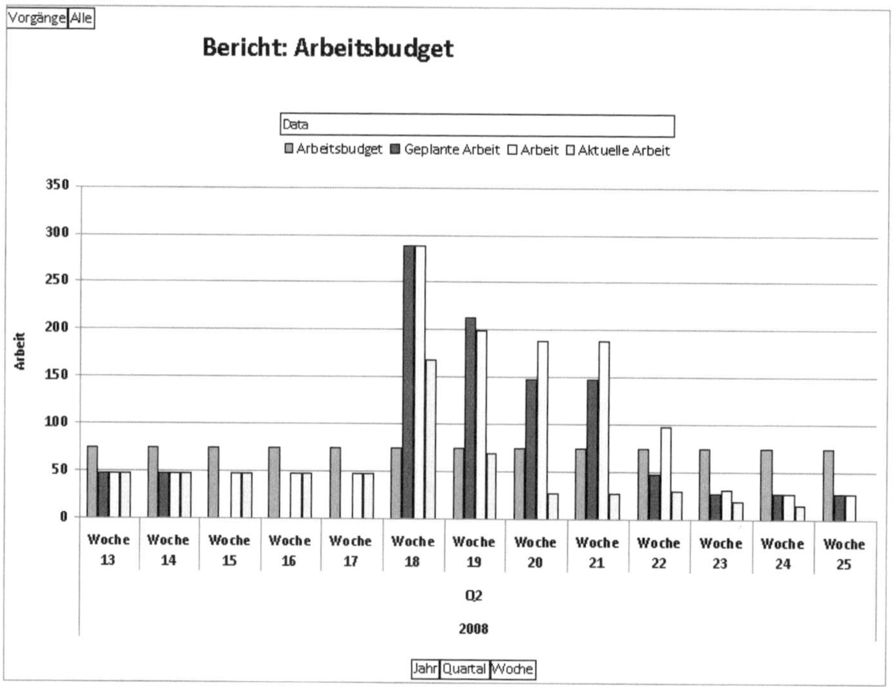

Abbildung 7.75 Der Bericht für das 2. Quartal pro Woche

Sie sehen jetzt – im Unterschied zur Abbildung 7.73 – unten bei der Schaltfläche die Zeiteinheit WOCHE eingeblendet, denn das wäre der nächste Detaillierungsgrad. Diese kann man hier allerdings nicht aufklappen, da die Erstellung der Datensammlung, des OLAP-Cubes, nur auf Wochenbasis vorgenommen wurde (s. Abb. 7.72). Wenn ich das auch noch auf einer kleineren Einheit, hier auf Tagesbasis, sehen wollte, müsste ich bei der Erstellung die **Ebene der Verwendungsdaten auswählen, die in den Bericht eingeschlossen werden sollen:** die Ebene **Tage** auswählen.

Zum Inhalt: In den Wochen 15, 16 und 17 haben wir keine **Geplante Arbeit**, aber einen gleich hohen Wert für die **Arbeit** und die **Aktuelle Arbeit**. In diesen Wochen ist offenbar **Arbeit** berechnet worden, nachdem wir den Basisplan gespeichert haben, entweder durch

Verschiebung der Arbeit aus den Vorwochen (Verlängerung der Vorgänge) oder durch neue Zuordnungen von Ressourcen. In den Wochen 18 und 19 entspricht die **Arbeit** der **geplanten Arbeit**, in den folgenden Wochen 20, 21 und 22 ist die (berechnete) **Arbeit** deutlich höher als die **Geplante Arbeit**. Auch hier muss es gegenüber dem Basisplan Änderungen an den Vorgängen mit Ressourcenzuordnungen gegeben haben.

Die Darstellung der **aktuellen Arbeit** ist hier noch wenig aussagefähig, da es ab der Woche 18 zwar eine Abweichung der **aktuellen Arbeit** von der **geplanten Arbeit** gibt, das liegt aber einfach daran, dass wir offensichtlich eine Reihe von Vorgängen noch nicht 100% abgeschlossen haben, sodass es eine Differenz von **Arbeit** (insgesamt berechnet für die Vorgänge) und der bis dahin geleisteten, der **aktuellen Arbeit** gibt. Jenseits der KW 25 haben wir noch keinerlei **Aktuelle Arbeit**, d. h., hier haben wir noch keinerlei aktuelle Werte eingetragen, entweder weil es in der Zukunft liegt oder wir aus anderen Gründen keine Informationen über den tatsächlichen Stand der Dinge haben.

Der erste, dunkle Balken für das **Arbeitsbudget** ist in der Zeit gleichverteilt, einfach weil ich das Arbeitsbudget nur als Summe und nicht differenziert im Zeitablauf angelegt habe (siehe Kapitel 6, Abschnitt „Budgetressourcen zuordnen"). Da dies im Zeitablauf hier keinen Sinn macht, will ich die Summen und überhaupt die Zahlen sehen.

Im zweiten, automatisch angelegten *Excel*-Register ZUORDNUNGSEINSATZ sind die Werte in einer Pivot-Tabelle dargestellt:

	A	B	C	D	E	F	G
1	Vorgänge	Alle					
2							
3				Data			
4	Jahr	Quartal	Woche	Arbeitsbudget	Geplante Arbei	Arbeit	Aktuelle Arbei
5	2008	Q2	Woche 13	75	48	48	48
6			Woche 14	75	48	48	48
7			Woche 15	75	0	48	48
8			Woche 16	75	0	48	48
9			Woche 17	75	0	48	48
10			Woche 18	75	288	288	168
11			Woche 19	75	213	199	69
12			Woche 20	75	148	188	28
13			Woche 21	75	148	188	28
14			Woche 22	75	48	98	31
15			Woche 23	75	28	31	20
16			Woche 24	75	28	28	15
17			Woche 25	75	28	28	0
18		Q2 Ergebnis		975	1025	1288	599
19	2008 Ergebnis			975	1025	1288	599
20	Gesamtergebnis			975	1025	1288	599

Abbildung 7.76 Die Werte im Register Zuordnungseinsatz

Hier kann man die Summen für das Quartal vergleichen: Das **Arbeitsbudget** war kleiner als die **Geplante Arbeit**. Obwohl ich das Arbeitsbudget insgesamt höher ansetzte als die **Geplante Arbeit** („auch Arbeitspuffer einbauen"), ergibt sich dies hier aus der Periodenbetrachtung: Für dieses Quartal ist das so, nicht für das ganze Projekt. Es wurde auch mehr **Arbeit** berechnet durch zusätzliche Arbeitstage (Dauern und/oder Ressourcenzuordnungen) als zu dem Planungsstand des Basisplanes, dadurch übersteigt die (berechnete) **Arbeit** die

Geplante Arbeit. **Aktuell** wurde nur etwa die Hälfte der Arbeit bisher geleistet, jedenfalls nach unseren Eintragungen.

Achtung

Beide Summenwerte in *Excel*, hier in den Zeilen 19 und 20, nennen die falschen Zeitangaben. Diese Summen sind nur für den dargestellten Zeitraum (hier für das 2. Quartal 2008), nicht für das Jahr 2008, wie in verwirrender Weise angezeigt.

Ich stelle um auf die Darstellung aller Quartale:

	A	B	C	D	E	F
1	Vorgänge	Alle				
2						
3			Data			
4	Jahr	Quartal	Arbeitsbudget	Geplante Arbeit	Arbeit	Aktuelle Arbeit
5	2008	Q1	975	588	587	531
6		Q2	975	1025	1288	599
7		Q3	975	1034	987	0
8		Q4	75	49	49	0
9	2008 Ergebnis		3000	2696	2911	1130
10	Gesamtergebnis		3000	2696	2911	1130

Abbildung 7.77 Das ergibt ein anderes (richtiges) Gesamtergebnis.

Nun gibt es noch mannigfache Gestaltungsmöglichkeiten für einen grafischen Bericht. Ich demonstriere einige Möglichkeiten, indem ich einen weiteren Bericht bearbeite.

BERICHTE / GRAFISCHE BERICHTE...

Und ich wähle den Bericht **Zusammenfassung: Arbeit pro Ressource** und VORLAGE BEARBEITEN...

Man kann natürlich auch eine NEUE VORLAGE ERSTELLEN..., aber das ist hier wie bei der Erstellung von Ansichten: Wenn man eine neue Vorlage erstellen will, muss man ganz von vorne beginnen; wenn man eine Vorlage bearbeitet, kann man die Vorgaben dieser Vorlage benutzen und nach eigenen Wünschen ändern.

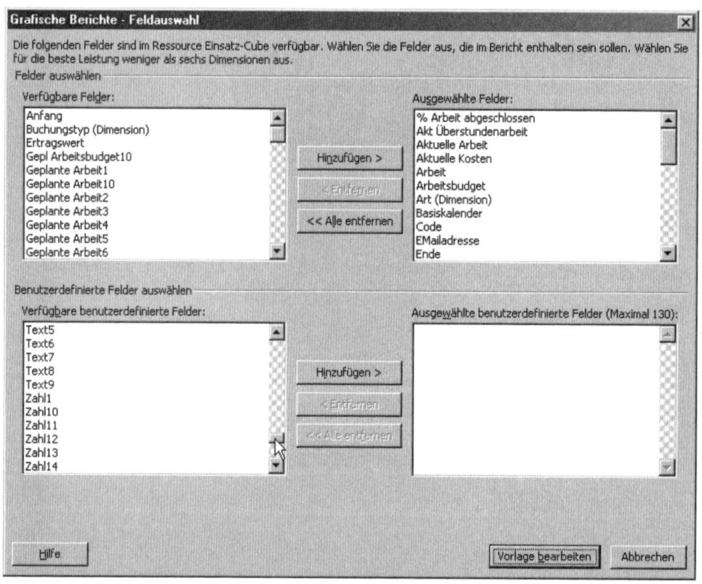

Abbildung 7.78 Die Feldauswahl für die Datensammlung für den OLAP-Cube

Oben links stehen die für diese Datenbankerstellung (der Ressource-Einsatz-Cube) verfügbaren Felder, rechts die Felder, die in der Voreinstellung in diesen OLAP-Cube kommen. Wohlbemerkt: Diese Felder werden in die Datenbank aus dem aktuellen Stand der *Project*-Datei in diese Datenbank online sozusagen „exportiert", aber diese Felder werden nicht angezeigt. Sie können später entscheiden, welche diese Felder angezeigt werden sollen. Unten links stehen die benutzerdefinierten Felder, die für diese Datenbankauswahl zur Verfügung stehen. Man kann hier z. B. auf die benutzerdefinierten Text-, Zahlen- oder Gliederungscodes zugreifen.

Mit VORLAGE BEARBEITEN... wird das Diagramm in einer unbearbeiteten Fassung erstellt.

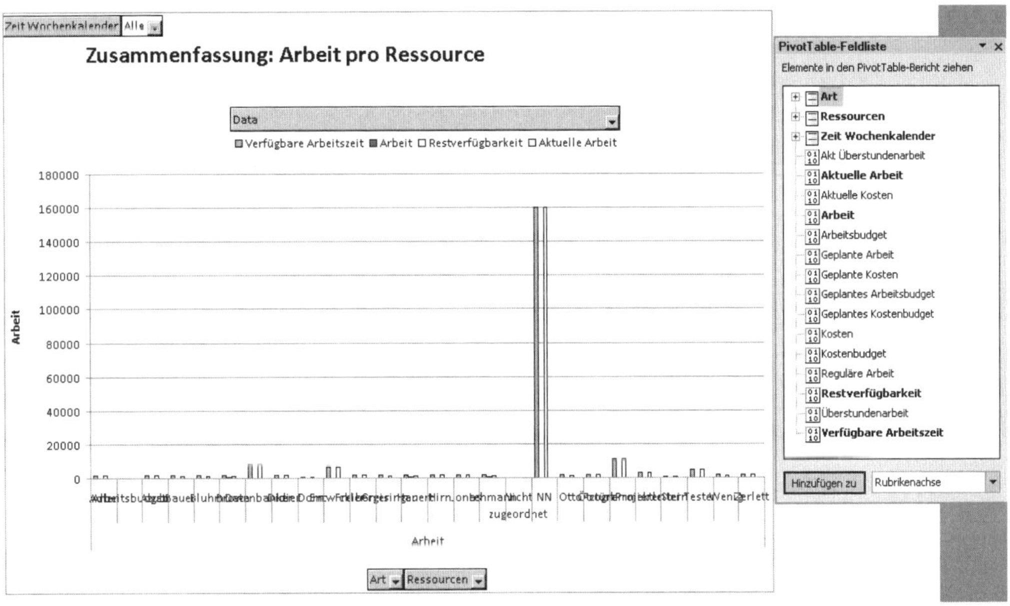

Abbildung 7.79 Der Bericht mit der Feldauswahl und den Bearbeitungs-Schaltflächen

In der eingeblendeten Feldliste sehen Sie die Felder, die jetzt zur Darstellung zur Verfügung stehen.

Aber die Darstellung ist mir zu unübersichtlich, da sind zu viele Ressourcen auf der horizontalen Achse, hier im Sprachgebrauch von *Excel*, angelegt in den Spaltenfeldern. Ich will mir nicht alle Ressourcen anzeigen lassen, sondern nur eine Auswahl. In der Schaltfläche RESSOURCEN ist der Pfeil aktiv und öffnet die Auswahlliste (Abb.7.80).

Leider kann man nur die ART vorauswählen, aber keinen Filter z. B. über die **Ressourcengruppe** setzen. In der Serverversion bei der Cube-Erstellung im Web Access – daher kommt ja die OLAP-Technik – könnte man den Ressourcenstrukturplan (RSP) als Feld mitnehmen und sich dann in der Hierarchie der Gliederung dieses Codes mit Drill-down und Drill-up bewegen. Aber hier – leider hat man die Filtertechnik vergessen – muss man manuell ausschließen (oder ALLE ANZEIGEN deaktivieren und dann manuell auswählen), welche Ressourcen man sehen will: Nicht dargestellt werden sollen die Budgetgrößen, die

Kostenressourcen und die generischen Ressourcen (meine 100 NNs vermasseln mir die ganze Darstellung, siehe Abb. 7.79).

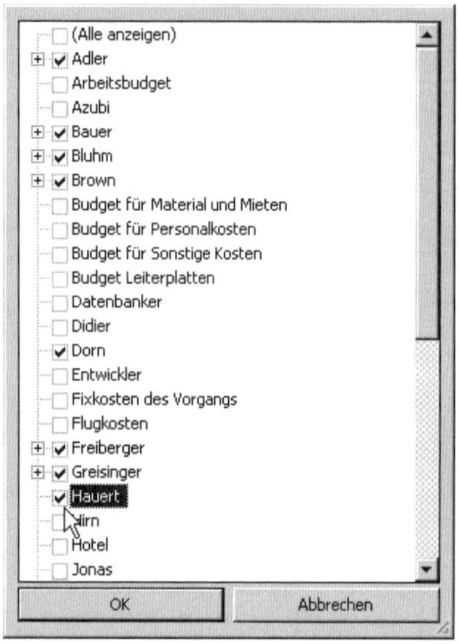

Abbildung 7.80
Auswahl der dargestellten Objekte

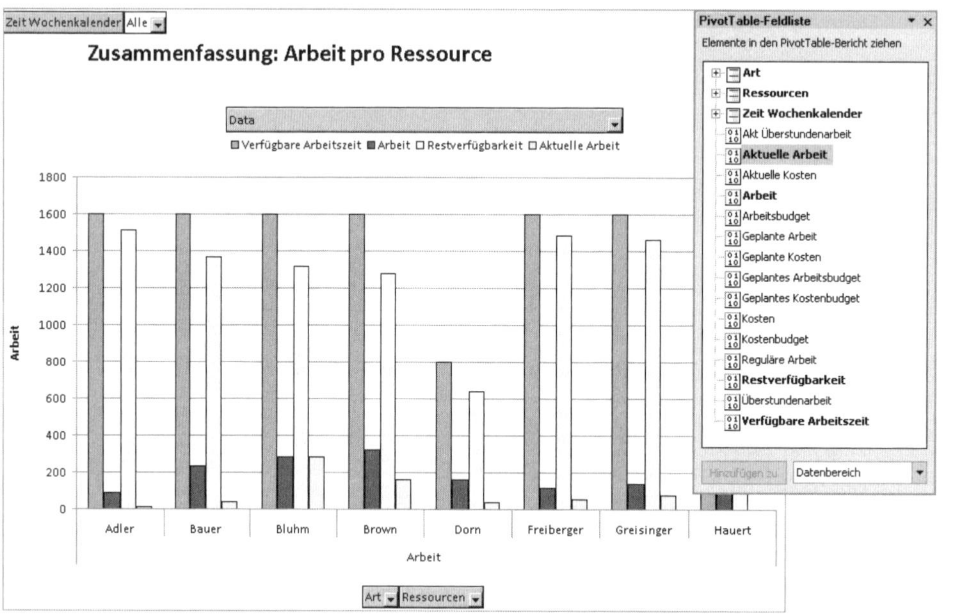

Abbildung 7.81 Die Darstellung der ausgewählten Ressourcen

Im Fenster der PivotTable-Feldliste sehen Sie die Felder, die grafisch (und in den Werten des Registers ZUORDNUNGSEINSATZ) dargestellt werden, fett hervorgehoben. Sie können einfach ein gewünschtes Feld mit der Maus in den Datenbereich der Grafik ziehen, dann wird es dargestellt. Bei dieser Auswahl fällt mir kein weiteres Feld ein, das ich einschließen möchte. Aber ich möchte eher weniger darstellen, z. B. die **Aktuelle Arbeit** interessiert mich nicht. Hier geht man über die Listenauswahl in der Schaltfläche **Data**.

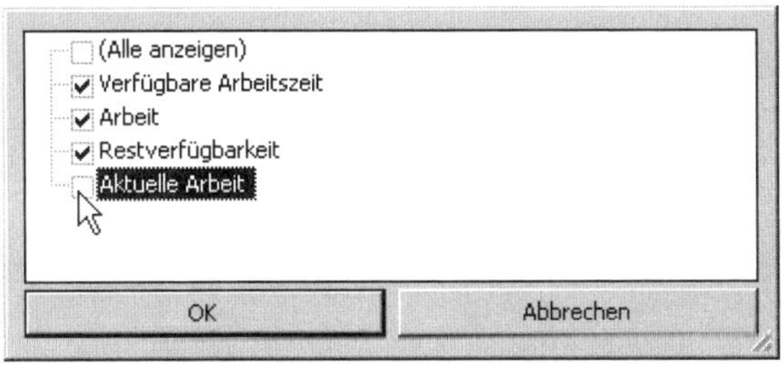

Abbildung 7.82
Auswahl der dargestellten Daten

Links oben haben Sie mit der Schaltfläche ZEIT WOCHENKALENDER / ALLE (s. Abb. 7.81) die Auswahl der Zeit vorgenommen, die erfasst bzw. dargestellt wird, aber das haben wir schon oben dargestellt.

Ansonsten haben Sie alle Gestaltungsmöglichkeiten, die in Excel ein PivotChart bietet, z. B. über die eingeblendete Symbolleiste.

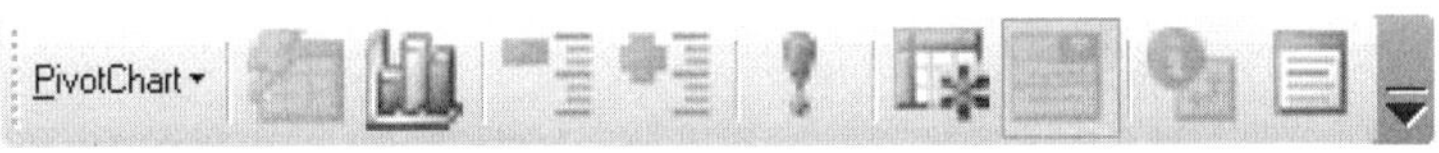

Abbildung 7.83 PivotChart-Symbolleiste

Gleich über das zweite Symbol können Sie den Diagrammtyp ändern bzw. bearbeiten. Das fünfte Symbol, das rote Ausrufezeichen, aktualisiert die Daten, d. h., es holt aus der Quelldatei, in diesem Falle aus *Project*, die aktuellen Daten. Das letzte Symbol blendet die **PivotTable-Feldliste** wieder ein/aus.

Die Schaltflächen insgesamt schalten Sie ein/aus über den Pfeil beim PIVOTCHART, PIVOTCHART-FELD-SCHALTFLÄCHEN AUSBLENDEN. Man kann auch einzelne Schaltflächen einfach aus dem Bild ziehen.

Wenn man dann noch die einzelnen Schriftfelder (Achsen, Titel, Legende) markiert und über FORMAT die SCHRIFT oder die PLATZIERUNG ändert, hat man das Ergebnis, das doch auf einen Blick pro Ressource die Differenz von verfügbarer Arbeitszeit, zugeteilter Arbeit und der Restverfügbarkeit erkennen lässt.

Wenn man das Ergebnis fixieren will, kann man diese Excel-Datei ja speichern. Dann sollte man beim späteren Öffnen allerdings die DATEN AKTUALISIEREN.

Wenn Sie „nur" die Gestaltung des Berichtes speichern wollen, sollten Sie es über DATEI / SPEICHERN UNTER als DATEITYP **Mustervorlage** speichern mit der Dateiendung **.xlt** in das Vorlagenverzeichnis. Dies ist das Verzeichnis, das Sie in *Project* in der Startmaske zur Erstellung grafischer Berichte unter VORLAGE VERWALTEN… finden.

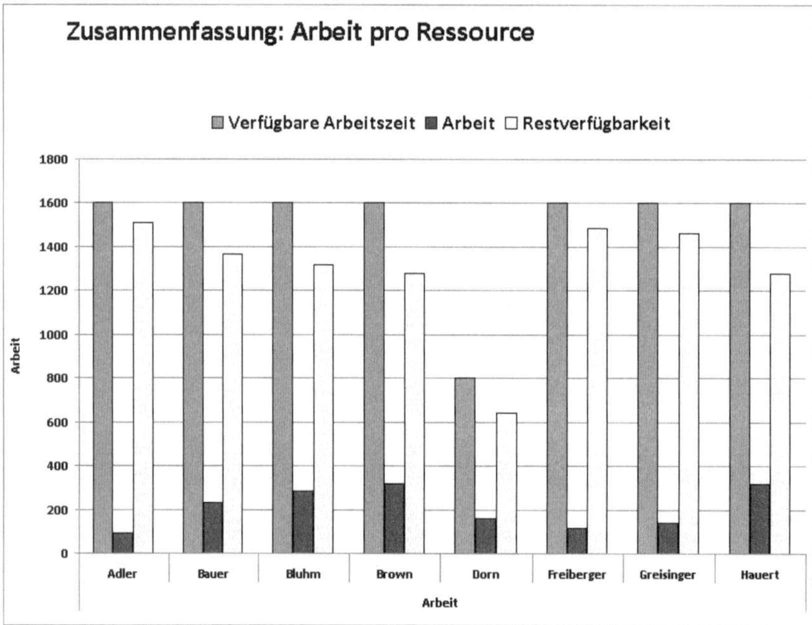

Abbildung 7.84 Gestalteter Bericht für Arbeit pro Ressource

Dem *Excel*-Spezialisten werden noch ein paar Dinge einfallen, die er mit der schönen PivotTabelle und dem PivotChart machen kann, aber für hier soll es ausreichen. Es ist schließlich ein Buch über *Project*, nicht über *Excel*.

7.14.2 Berichte nach Visio

Ein Teil der grafischen Berichte sind Berichte für *Visio*, d. h., die Daten werden nach *Microsoft Visio* exportiert und dort grafisch dargestellt. Wir müssen hier den Zweck und die Features dieses Programms nicht erklären, denn wenn Sie einen grafischen Bericht in *Visio* erstellen wollen, müssen Sie *Visio Professional* auf Ihrem Computer installiert haben, und wenn dies der Fall ist, müssten Sie eigentlich das Programm kennen.

Nur so viel: *Visio* stellt Sachverhalte grafisch mittels Symbolen und Verbindungen zwischen diesen dar. Die Symbole werden Shapes genannt, und an und in diesen Shapes kann man Werte als Daten darstellen. Es ist auch möglich, die bewerteten Ergebnisse (dies sind die Daten) durch Indikatoren (Ampeln, Smileys und Ähnliches) darzustellen.[2]

In *Project* werden die Sammelvorgänge und Untervorgänge ja in einer Gliederung – Gliederungsebene 1, 2, 3 etc. (beliebig viele) – darstellt durch das Einrücken der Vorgänge und der Gliederungsnummern bzw. den PSP = Projektstrukturplan-Code. *Project* verfügt aber selbst über keine grafische Darstellung des Projektstrukturplanes. Man müsste sich schon

[2] Siehe mehr dazu in meinen Artikel „Office Visio 2007 – neue Features zur Visualisierung von Projektdaten“ im „Projekt Magazin“, www.projektmagazin.de, Ausgabe 10/07

sehr anstrengen, die Ansicht NETZPLANDIAGRAMM so zu gestalten, dass es einigermaßen so aussieht.

Nun ist der Projektstrukturplan eine typische hierarchische Gliederung – es werden typischerweise die Ebenen untereinander in einer Baumstruktur dargestellt, und jede Ebene stellt einen weiteren Detaillierungsgrad dar – also wie geschaffen für die Erfassung in einer OLAP-Datenbankstruktur und für eine Darstellung, in der man durch den Drill-down auf der unteren Ebene mehr Details sehen kann, aber auch die Übersicht behalten will durch Drill-ups.

Man startet den grafischen Bericht wie beschrieben. BERICHTE / GRAFISCHE BERICHTE..., und ich wähle gleich den ersten *Visio*-Bericht: AUFGABENSTATUSBERICHT.

Man könnte in die Auswahl der Felder eingreifen über VORLAGE BEARBEITEN..., aber hier starte ich gleich den Bericht mit ANZEIGEN.

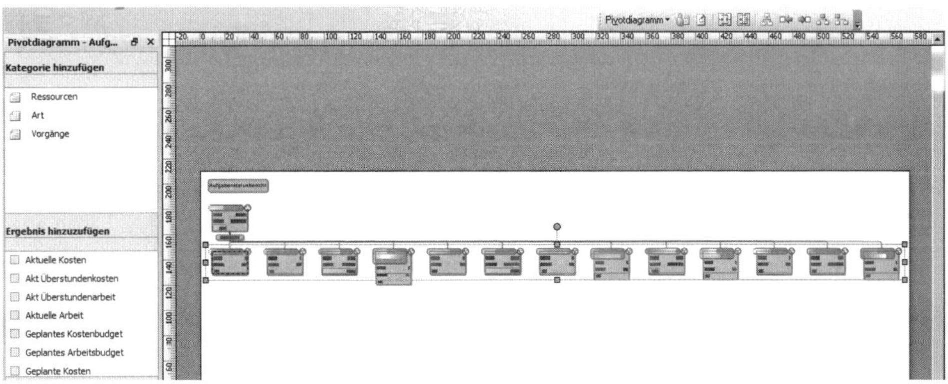

Abbildung 7.85 Der unbearbeitete Bericht in Visio

Zunächst werden nur die Vorgänge der ersten Gliederungsebene angezeigt. Links gibt es zwei Auswahlfenster. Über ERGEBNIS HINZUFÜGEN kann man weitere Felder in die Anzeige der Knoten aufnehmen (einfach Häkchen setzen), dies entspricht also der Feldliste in den *Excel*-Berichten.

Mit KATEGORIE HINZUFÜGEN werden zu dem oder den markierten Shapes die RESSOURCEN oder die VORGÄNGE der nächsten Ebene oder die KOSTENARTEN angezeigt.

Fangen wir mit den ARTEN an für das markierte Shape **Gesamt** ganz links oben (Darstellung in der Standard-Symbolleiste auf 100% vergrößert, damit man etwas erkennen kann):

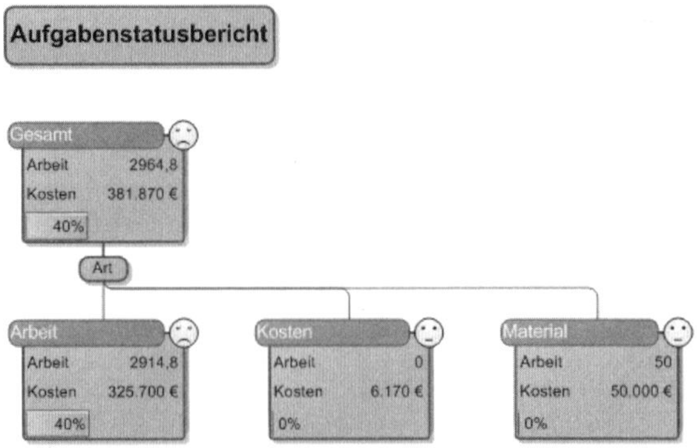

Abbildung 7.86
Die Kostenarten für Gesamt

Damit haben wir die Darstellung erweitert, und wenn Sie aufgepasst haben, zeigt *Visio* kurz einen neuen Datenimportvorgang an. Nun kann man die Erweiterung wieder zurücknehmen durch den Befehl REDUZIEREN, den Sie entweder – bei markiertem Shape – über das Kontextmenü erhalten oder über Menü PIVOT-DIAGRAMM / REDUZIEREN.

Hinweis

Am sichersten markieren Sie ein oder mehrere Shapes, indem Sie mit der Maus einen Punkt links oberhalb des (ersten) Shapes anklicken und mit gedrückter Maustaste über das Shape oder über die Shapes die ganze Fläche einschließen, in der das oder die Shapes sich befinden. Man sieht ja die grüne Linie mit den Eckpunkten.

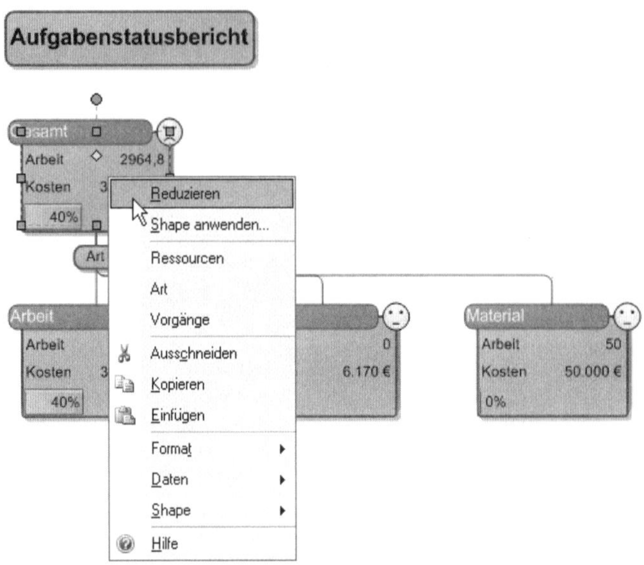

Abbildung 7.87
Reduzieren der dargestellten Ebenen

Im Übrigen haben Sie in diesem Kontextmenü auch die Möglichkeit, die Darstellung zu erweitern mit den RESSOURCEN, der ART oder den VORGÄNGEN.

Die Anzeige der RESSOURCEN, hier für den Vorgang „Entwurf“:

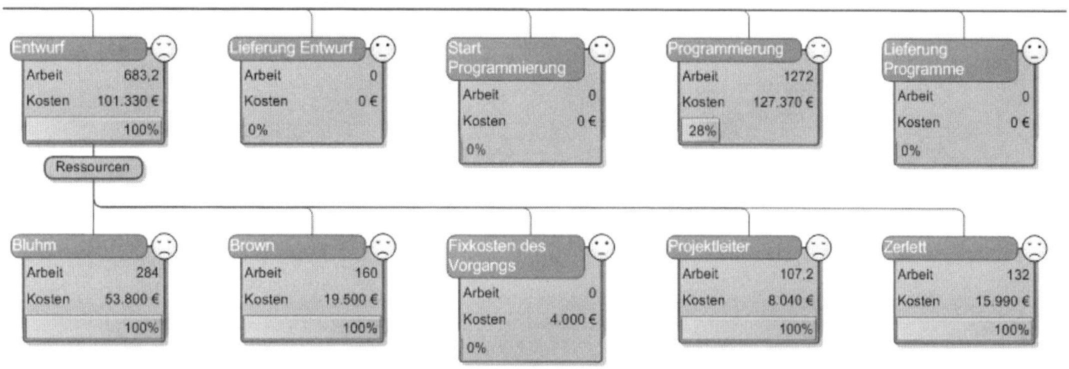

Abbildung 7.88 Darstellung der Ressourcen zum ausgewählten Vorgang

Interessant ist, dass die Fixkosten eines Vorganges auch als Ressource dargestellt werden, was in dem Sinne richtig ist, dass man sonst nicht die Zusammensetzung der Summe verstehen würde.

Jetzt kommen wir endlich zur Projektstruktur, d. h. der Darstellung der Ebenen der Vorgänge. Dies kann man pro Sammelvorgang aufklappen:

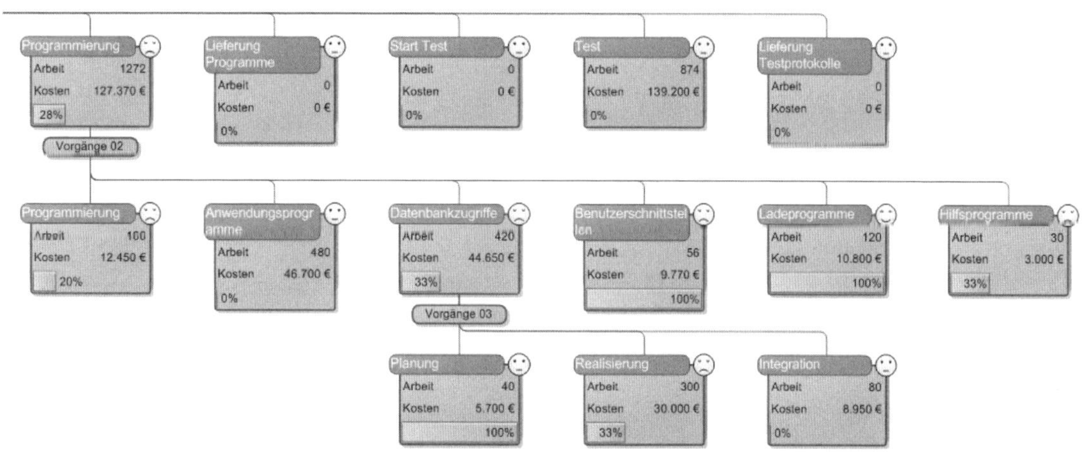

Abbildung 7.89 Anzeige der Vorgänge in der Gliederungsstruktur

Man kann auch auf alle Ebenen einen Drill-down machen. Das kann man auch drucken, wenn man es vorher noch etwas bearbeitet, Seitenumbrüche vornehmen etc. Wenn ich alle Vorgänge aller Ebenen anzeigen will, benötige ich jetzt drei Seiten (in der Seitenansicht):

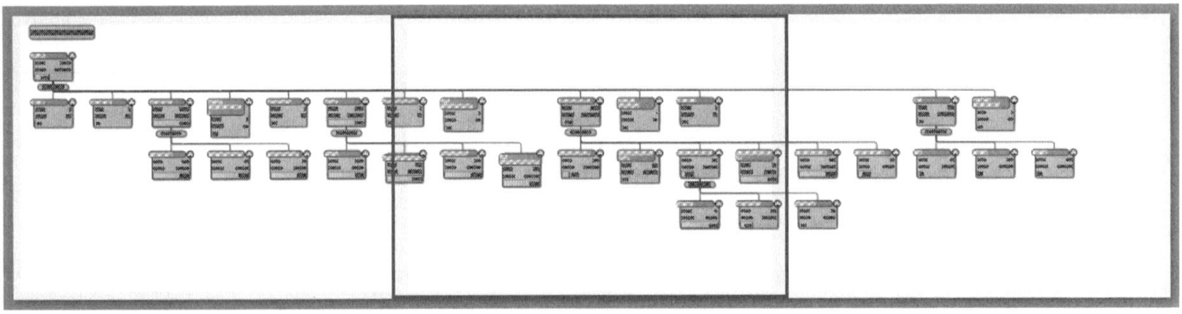

Abbildung 7.90 Die Druckausgabe der gesamten Projektstruktur

Als Schwäche bleibt anzumerken, dass man leider beim Erstellen der Berichte keinen Filter setzen kann. Filter könnten oft nützlich sein, z. B. wenn ich in den Shapes die Istwerte im Vergleich zu den Sollwerten darstellen will, um die Meilensteine vorher herauszufiltern, da diese ja keine betreffenden Daten haben. Sowohl bei der Erstellung der Berichte für *Excel* als auch für *Visio* sollte die Möglichkeit bestehen, die bekannten Filter in *Projekt* zu setzen und/oder nur das gefilterte Ergebnis zu exportieren. Leider hat ein in *Project* gesetzter Filter keine Auswirkung auf die Berichterstellung

Wenn man das Ergebnis fixieren will, kann man diese Visio-Datei speichern. Wenn Sie „nur" die Gestaltung des Berichtes speichern wollen, sollten Sie es über DATEI / SPEICHERN UNTER als DATEITYP **Vorlage** mit der Dateiendung **.vdt** in das Verzeichnis speichern, das Sie in *Project* in der Startmaske zur Erstellung grafischer Berichte unter VORLAGE VERWALTEN... finden.

Sicher kann der *Visio*-Experte hier noch vieles gestalten. Wir haben z. B. nicht erklärt, was die Smileys an den Vorgang-Shapes ausdrücken, und auch nicht die Datengrafik besprochen, die den Fortschrittsbalken an den Shapes darstellt (s. Abb. 7.88 und 7.89). Aber wir machen hier ein Buch über *Project*, und wir wollten zeigen, wie man aus *Project* die grafischen Berichte erstellt. Das Visio-Buch kommt später.

8 Projektüberwachung

Nach der Planung kommt die Durchführung. So die Theorie. Erst wird eine sorgfältige Projektplanung erstellt und diese mit allen Beteiligten und Interessenten, den Stakeholdern, abgestimmt. Das ist der Sinn der Planung: Viele Beteiligte aus verschiedenen Abteilungen, diversen Firmen etc. aufeinander abzustimmen, dass diese die Termine und Inhalte ihrer Beiträge zum Projekt frühzeitig wissen und wiederum ihre Pläne darauf abstimmen können. Dabei muss man evtl. mehrere Schleifen durch die Prozesse Terminplanung und Terminmanagement, d. h. die aus der Planung folgenden Terminfestlegungen, durchlaufen. Wenn die Einsatzmittelplanung, d. h. die Ressourcenplanung und evtl. die Kostenplanung, dazukommt, vervielfältigt sich der Kreis der Beteiligten, die sich aufeinander abstimmen müssen.

Gehen Sie **nie** in ein Projekt, in dem Sie schon in der Planung Terminplankonflikte haben! Im Gegenteil, planen Sie sich genügend Zeitreserven ein (siehe 3. Kapitel, Abschnitt 3.6, „Planungsqualität"). Gehen Sie **nie** in ein Projekt, in dem Sie schon in der Planung überlastete Ressourcen haben. Lösen Sie diese (siehe 5. Kapitel, Abschnitt 5.15, „Ressourcenkonflikte und Ihre Lösungen"), oder eskalieren Sie die Konflikte, bis Ihnen ausreichend Ressourcen (unter Einberechnung der normalen Ausfallzeiten wie Krankheitsquote etc.) oder andere Termine zugestanden werden. Gehen Sie **nie** in ein Projekt, in dem das Budget die geschätzten Kosten unterschreitet (siehe 6. Kapitel, Abschnitt 6.2, „Kostenplanung"). Entweder Sie müssen Inhalt, Umfang und/oder Qualität schon in der Projektplanung reduzieren, oder Sie erhalten ein Budget, das Ihnen auch noch einen Kostenpuffer zugesteht für Dinge, die man einfach nicht vorhersehen kann und die im täglichen Leben wie in jedem Projekt vorkommen.

In der Durchführung jedes Projektes passieren Dinge, die Sie vorher nicht wissen und deshalb nicht planen können. Jeder **gute** Projektplaner weiß, dass er nicht alles im Voraus wissen kann. Das macht die Projektarbeit so abwechslungsreich und interessant. Eine **gute** Planung versucht, den Teil des Unvorhersehbaren erstens zu verkleinern (deshalb eine sorgfältige Planung), vermeidet aber zweitens jede Hybris und weiß daher, dass es immer einen nicht vorhersehbaren Teil gibt (sonst wäre es kein Projekt), und baut sich deshalb Risikozuschläge als Zeitressourcen und Kostenreserven ein.

Also, erst eine sorgfältige Planung, danach kommt die Projektdurchführung. Das muss man streng trennen, auch wenn man eine „rollierende" Planung vornimmt, d. h., immer nur die unmittelbar bevorstehende Projektphase oder nur den nächsten, überschaubaren Zeitabschnitt genau plant und das, was noch weiter in der Zukunft liegt, nur als Grobplanung oder Merkposten notiert. Da bis dahin – bis die weiter in Zukunft liegenden Projektabschnitte zur Durchführung kommen – sich vieles ändern kann, wäre es unnötiger Aufwand, diese Phasen jetzt schon detailliert zu planen.

Denn in der Praxis wird es in fast jeder Realisierungsphase zu Änderungen kommen, die eine zumindest partielle Neuplanung erfordern, seien es Aktivitäten der laufenden Phase(n) oder für solche, die noch vor uns liegen.

Der PMBOK-Guide unterscheidet Initiierungsprozesse, Planungsprozesse, Steuerungsprozesse, Ausführungsprozesse und abschließende Prozesse. Im Zeitablauf einer Projektphase hat nach der Initiierung der Planungsprozess seinen höchsten Aktivitätsgrad, um dann kontinuierlich den Ausführungsprozessen und den Steuerungsprozessen im relativen Anteil zu weichen. Aber auch während der Ausführung, wenn die Steuerungsprozesse am aktivsten sind, gibt es einen (sinkenden) Anteil an (Neu-)Planung[1]. Das mag ein die Realität gut wiedergebendes Bild sein.

Während im Schema des PMBOK-Guides die **Ausführungsprozesse** die Tätigkeiten umfasst, die das Projektergebnis tatsächlich realisieren – von der Angebotseinholung über die Lieferantenauswahl bis zur Umsetzung der im Projektplan enthaltenen Vorgänge –, stellen die **Überwachungs-** und **Steuerungsprozesse** am ehesten dar, was wir hier Projektüberwachung nennen: „Die Überwachungs- und Steuerungsprozessgruppe besteht aus den Prozessen, die der Beobachtung der Ausführung des Projektes dienen, sodass potenzielle Probleme rechtzeitig festgestellt und bei Bedarf Korrekturmaßnahmen ergriffen werden können, um die Ausführung des Projektes zu steuern. Das Projektteam muss bestimmen, welche der Prozesse für das spezifische Projekt des Teams erforderlich sind. Der wesentliche Vorteil („Benefit" im Original, also besser übersetzt mit „Nutzen" oder „Gewinn", J. Sch.) dieser Prozessgruppe ist, dass die Projektleistung regelmäßig beobachtet und gemessen wird, um Abweichungen vom Projektmanagementplan zu identifizieren."[2]

Das 4. Kapitel des PMBOK, **Integrationsmanagement in Projekten**, stellt das übergreifende Projektmanagement dar und nennt u. a. die Prozesse **Entwickeln des Projektmanagementplanes, Lenken und Managen der Projektausführung, Überwachung und Steuern der Projektarbeit** und die **Integrierte Änderungssteuerung.** Letztere stellt sozusagen das Bindeglied dar zwischen der Planung, der Ausführung und der Überwachung. Die in der Überwachung der Projektausführung festgestellten Änderungen erfordern jeweils eine Aktualisierung der Planung. Die integrierte Änderungssteuerung beinhaltet die Koordination von Änderungen über das gesamte Projekt hinweg und das „Projektmanagement-Informationssystem, ein automatisiertes System …" ist das Werkzeug, „um einen Prozess

---

[1] PMBOK Guide, dritte Ausgabe 2004, Project Management Institute Inc., Pennsylvania, Abb. 3–11, S. 68

[2] a. a. O., S. 59

der integrierten Änderungssteuerung für das Projekt zu implementieren, Rückmeldungen für das Projekt zu erleichtern und Änderungen im gesamten Projekt zu steuern".[3]

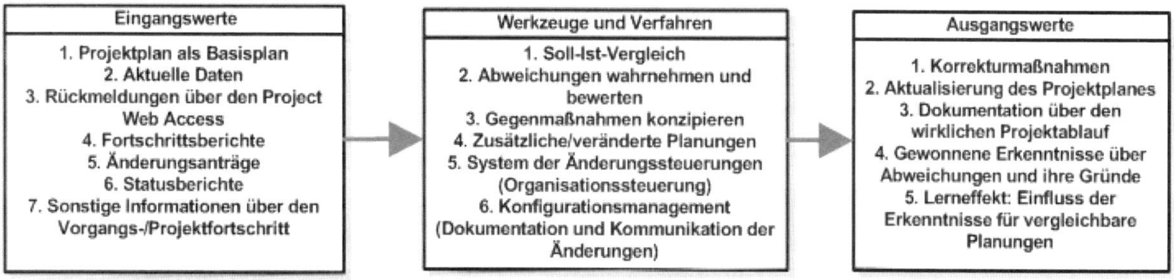

Abbildung 8.1 Prozess Projektüberwachung

- **Eingangswerte:**
  Der Projektplan, wie wir ihn entwickelt und kommuniziert haben. Dieser wird als **Basisplan** fixiert, um Veränderungen gegenüber der ursprünglichen Planung messen zu können. Weiter gibt es alle **aktuellen Daten** über den wirklichen Verlauf, wie immer diese uns erreichen oder wir uns diese beschaffen können. Das kann der Augenschein sein, dies können Mitteilungen jeder Art sein, seien es E-Mails oder Telefonate. Bei Einsatz des *Project Servers* können systematisch Statusberichte angefordert bzw. versandt werden, und über den *Web Access* können Rückmeldungen über den Fortschritt (geleistete Arbeit, verbleibende Arbeit, Fortschrittesgrade) kommuniziert sowie Änderungen vorgeschlagen (neue Vorgänge etc.) werden.
- **Werkzeuge und Verfahren:**
  Die **aktuellen Werte** werden den **geplanten Werten** gegenübergestellt, und daraus ergibt sich der **Soll-Ist-Vergleich**. **Abweichungen** können erkannt und bewertet werden. Maßnahmen zur **Korrektur der Abweichungen** müssen konzipiert werden. Abweichungen, die das Projektziel gefährden, erzwingen eine **Neuplanung**. Es muss in der Projektorganisation festgelegt werden, **wie Änderungsanträge gestellt werden und wer diese Änderungen genehmigt.** Es müssen Mitteilungswege der Änderungen festgelegt werden. Das Konfigurationsmanagement **dokumentiert die Änderungen** hinsichtlich Qualität, Inhalt und Umfang des Projektes und der Kostenverantwortlichkeit.
- **Ausgangswerte:**
  Gegenmaßnahmen, um Abweichungen zu minimieren. Abweichende Istwerte führen zur **Neuberechnung des Planes**, und bei entscheidenden Veränderungen muss eine **Aktualisierung des Terminmanagements** erfolgen. Die im Tool eingetragenen Istwerte stellen eine **Dokumentation des realisierten Projektverlaufes** dar. Daraus können Erkenntnisse gewonnen werden über Abweichungen, ihre Gründe und Konsequenzen für eine vergleichbare Projektplanung in der Zukunft. Außerdem könnte man aus Fehleinschätzungen etwas lernen für zukünftige, vergleichbare Planungen.

---

[3] a. a. O., S. 99

8.1 Basisplan festlegen

Bevor Sie Istdaten in der Projektüberwachung eingeben, müssen Sie Ihren Plan, den Sie inzwischen ohne Terminplankonflikte und ohne Ressourcenüberlastungen und ohne Budgetüberschreitungen perfekt ausgearbeitet und allen Stakeholdern mitgeteilt haben, als Basisplan fixieren. Wenn Sie keinen Basisplan festlegen, haben Sie kein Soll. Projektüberwachung heißt ja, dass Sie die Istdaten aus dem wirklichen Projektverlauf erfassen und eintragen. Der Plan wird aufgrund der Istdaten neu berechnet, und Sie hätten keinen Vergleichsmaßstab mehr, wie es ursprünglich geplant war. **Der Basisplan ermöglicht einen Soll-Ist-Vergleich: Das Soll sind die geplanten Daten** des **Basisplanes**, das **Ist** sind die **aktuellen Daten aus der Projektüberwachung**, und das Programm errechnet Ihnen die **Abweichungen** der **Istdaten** von den **Solldaten**:

Istwerte	**Sollwerte**	**Differenz (Ist–Soll)**
sind in ***Project:***	sind in ***Project:***	sind in ***Project:***
Aktuelle Werte	**Basisplan = Geplante Werte**	**Abweichungen**
Aktueller Anfang	**Geplanter Anfang**	**Abweichung Anfang**
Aktuelles Ende	**Geplantes Ende**	**Abweichung Ende**
Aktuelle Dauer	**Geplante Dauer**	**Abweichung Dauer**
Aktuelle Arbeit	**Geplante Arbeit**	**Abweichung Arbeit**
Aktuelle Kosten	**Geplante Kosten**	**Abweichung Kosten**

Schema 8.1

Bei einem Projektvorgehensmodell bzw. bei der Festlegung eines firmeninternen Projektprozesses ist es sinnvoll bzw. notwendig festzulegen, wann der Planungsprozess abgeschlossen und dieser Plan in seiner existierenden Form als Grundlage der Projektdurchführung verbindlich ist. Möglicherweise muss der Plan genehmigt oder beschlossen werden, das Budget für das Projekt muss genehmigt werden etc. Dies ist dann der organisatorische Zeitpunkt, an dem der Basisplan festgelegt werden muss. Bei weniger formalen Verfahren muss der Projektleiter oder das Team beschließen: Dieser Plan soll es sein, beschlossen und verkündet!

Der Basisplan ist keine eigene Datei, sondern er besteht aus den geplanten Feldern in dieser Datei (auf dem Server: in diesem Projekt) und ermöglicht damit dem Programm, die Soll-Ist-Abweichungen zu berechnen und anzuzeigen. Es bleibt dem Benutzer natürlich unbenommen, verschiedene Dateien (wirklich nur als Dateien, **nicht auf dem Server!**) zu verschiedenen Zeitpunkten zu speichern, um dann Unterschiede zwischen den Versionen selbst festzustellen. Das hat jedoch mit der Funktion des **Basisplanes** nichts zu tun.

Sie stellen den Basisplan her über die Auswahl aus dem Menü EXTRAS / ÜBERWACHUNG / BASISPLAN FESTLEGEN ...

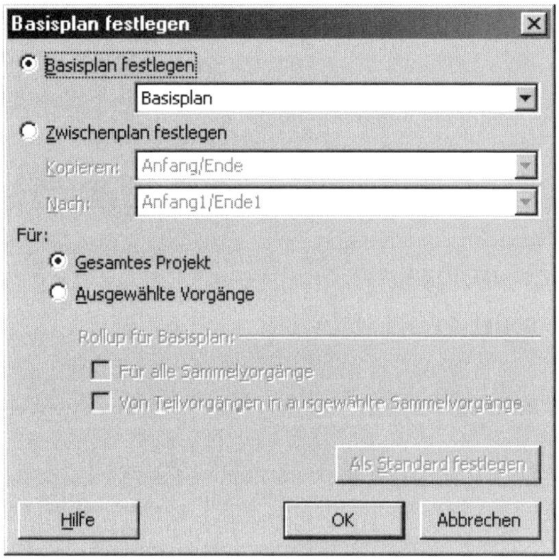

Abbildung 8.2
Basisplan festlegen für das gesamte Projekt

Dieser Vorgang ist ein **Kopiervorgang**: Immer wenn Sie diese Operation durchführen, werden die Felder kopiert:

Anfang	in	**Geplanter Anfang**
Ende	in	**Geplantes Ende**
Dauer	in	**Geplante Dauer**
Arbeit	in	**Geplante Arbeit**
Kosten	in	**Geplante Kosten**

Die Leser, die das Kostenkapitel (Kapitel 6) durchgearbeitet habe, wissen, dass auch die Kosten- und Budgetfelder in die geplanten Felder kopiert werden:

Kosten (Gesamtkosten)	in	**Geplante Kosten**
Feste Kosten	in	**Geplante Fixkosten**
Fälligkeit fester Kosten	in	**Geplante Fälligkeit von Fixkosten**
Kostenbudget	in	**Geplantes Kostenbudget**
Arbeitsbudget	in	**Geplantes Arbeitsbudget**

Die Option, den **Basisplan** nur für die **ausgewählten Vorgänge** festzulegen, ermöglicht, für später eingefügte Vorgänge (oder für Phasen bzw. Vorgänge, die man aufgrund von Veränderungen neu planen und deshalb den bisherigen Basisplan ändern muss), die ausgewählten Basisplanfelder zu überschreiben, ohne die Felder des Basisplanes für alle anderen Vorgänge zu überschreiben.

Vergessen Sie auf keinen Fall, das Projekt wie gewohnt zu speichern, denn erst dann haben Sie diese Datei bzw. dieses Projekt mit den Feldern des Basisplanes.

Wenn Sie Projektdateien mit einem gespeicherten Basisplan weitergeben oder keinen ausschließlichen Zugriff auf diese Projekte haben, können Sie nicht ausschließen, dass der bisherige Basisplan überschrieben oder bearbeitet wird. Die Operation ÜBERWACHEN / BA-

SISPLAN FESTLEGEN ... überschreibt immer die geplanten Felder mit den neuen, zu diesem Zeitpunkt berechneten Werten. Man kann nicht verhindern, dass der Basisplan überschrieben wird. Nur bei den Benutzerberechtigungen, die man auf dem *Project Server* einrichtet, kann man ausschließen, dass dieser Benutzer oder diese Benutzergruppe den Basisplan speichern und damit überschreiben darf. Dann muss allerdings das Festlegen des Basisplanes speziell von einer dazu berechtigten Rolle vorgenommen werden.

8.1.1 Mehrere Basispläne

Ein Problem entsteht, wenn sich im Projektablauf Veränderungen des Inhalts und/oder des Umfangs ergeben. Ist das Projekt noch das gleiche wie zu dem Zeitpunkt, als der ursprüngliche Basisplan hergestellt wurde? Oder hat sich so vieles geändert, dass der Vergleich zum bisherigen Plan ziemlich sinnlos und eigentlich ein neuer Vergleichsmaßstab notwendig ist? Was tun, wenn Pläne sich ändern?

Wenn der Inhalt und/oder Umfang eines Projektes sich wesentlich ändern, macht es keinen Sinn, die aktuellen Werte mit dem ursprünglichen Basisplan zu vergleichen, da es zwar Abweichungen der Termine, des Ressourceneinsatzes und der Kosten gibt, aber diese Abweichungen sind nicht im Verlauf der Realisierung des ursprünglichen Planes entstanden, sondern z. B. weil der Kunde nun etwas ganz anderes will oder eine neue Technik uns veranlasst, unseren Plan gravierend zu ändern oder ein geändertes Projektumfeld ganz andere Wege der Realisierung erfordert. Kurz, wenn Pläne sich ändern, brauchen wir einen neuen Basisplan.

In diesen Fällen mag es nützlich sein, die Basispläne 1-10 verwenden. Der Standardbasisplan ist der ohne Nummer, und die **Basispläne 1–10** benutzen die Felder **Geplanter Anfang 1–10, Geplantes Ende 1–10, Geplante Dauer 1–10, Geplante Arbeit 1–10, Geplante Kosten 1–10** usw.

Man kann damit insgesamt elf Planungsstände festhalten:

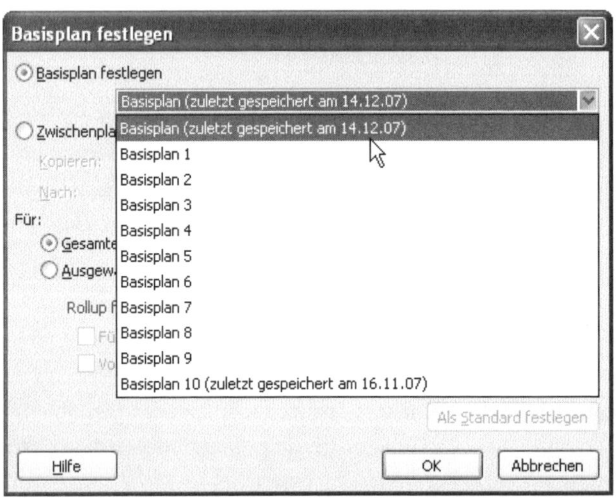

Abbildung 8.3
Basisplan 1–10 festlegen

Man kann die Felder der Basispläne (ohne Nummer und 1–10) in Tabellen einfügen, und man kann sich grafisch die Balkenpläne von **Geplanter Anfang** (ohne Nummer und 1–10) bis **Geplantes Ende** (ohne Nummer und 1–10) anzeigen lassen (FORMAT / BALKENARTEN).

Automatisch von *Project* berechnet werden jedoch nur die **Abweichungen** zwischen den aktuellen bzw. berechneten Werten **Anfang**, **Ende**, **Dauer**, **Arbeit** und **Kosten** zu den Werten des Standardbasisplanes, das ist der ohne Nummer mit dem **Geplanten Anfang**, dem **Geplanten Ende**, der **Geplanten Dauer**, der **Geplanten Arbeit** und der **Geplanten Kosten**, jeweils ohne Nummer.

Tipp

Verwenden Sie immer den Plan als Standardbasisplan (mit den geplanten Werten ohne Nummer), zu dem Sie die Abweichungen der Istwerte errechnen lassen und sehen möchten. Da es durch Änderungen im Projektverlauf vielleicht notwendig wird, zumindest für Phasen neu zu planen, dann einen neuen Basisplan festzulegen und damit den bisherigen zu überschreiben, rate ich Ihnen, gleich zu Anfang den ursprünglichen Basisplan als z. B. Basisplan 10 (s. Abb. 8.3) festzulegen, als Dokumentation für das Konfigurationsmanagement. Der gültige Basisplan (= Standardbasisplan ohne Nummer mit geplanten Werten ohne Nummer) sollte die zu diesem Zeitpunkt geltende Planungsgrundlage darstellen.

Es gibt auch noch die Möglichkeit, zehn **Zwischenpläne** festzulegen. Die Zwischenpläne speichern nur **Anfang1–10** und **Ende1–10**, sie speichern nicht die Felder Dauer, Arbeit und die Kosten- und Budgetfelder. Ich glaube, dass die Zwischenpläne mit der Existenz von zehn Basisplänen (früher gab es nur einen Basisplan) an Bedeutung verloren haben. Damit hat man die Möglichkeit, weitere zehn Anfangs- und Endtermine zu speichern.

Im Menü EXTRAS / ÜBERWACHUNG gibt es auch die Option BASISPLAN LÖSCHEN…, aber eigentlich kann man diese ja immer überschreiben. Das ist vielleicht dann nützlich, wenn man eine Datei weitergeben oder unter einem anderen Namen speichern will ohne die Werte des Basisplans. Beim Speichern von Templates kommt eine Abfrage, ob man die Basisplandaten löschen will, und das sollte man tun, da der Basisplan ja konkrete Termine für ein bestimmtes Projekt enthält, und diese haben in einer Projektvorlage nichts verloren.

8.2 Was wird wann und wie überwacht?

Bei der Projektüberwachung müssen Sie entscheiden, was, wann und wie Sie den Fortschritt des Projektes überwachen wollen (und können?). Auch hier müssen Sie Aufwand und Ertrag in Relation setzen. Vieles in der Projektarbeit sollten Sie auch unter dem ökonomischen Prinzip analysieren: welcher Aufwand wird betrieben mit welchem Nutzen?

Welche Informationen bekommen Sie ohne großen Aufwand, sozusagen nebenbei als Kuppelprodukt Ihrer „normalen" Tätigkeit, und welche Informationen müssen Sie mit wie viel Aufwand zusätzlich beschaffen? Schließlich: Lohnt sich der Aufwand zur Beschaffung der Rückmeldungen im Verhältnis zu dem Informations- und Steuerungsgewinn, den diese Rückmeldungen bringen? Sie sehen, dass das nicht ganz leichte Fragen sind, die gut zu überlegen sind, aber auch immer nur auf die konkreten Verhältnisse bezogen zu entscheiden sind.

Im Prinzip gibt es drei Schlüsselinformationsarten, die bei der Durchführung eines Projektes überwacht werden können:

- **1. Die Termine**
  Die Isttermine heißen in *Project* aktuelle Termine: **Aktueller Anfang**, **Aktuelles Ende**, **Aktuelle Dauer** und **Verbleibende Dauer**.
  Dazu gehört auch der Fortschrittsgrad **% Abgeschlossen**, dieser drückt das prozentuale Verhältnis von **Aktueller Dauer** zur **Dauer** insgesamt aus.
- **2. Die Arbeit**
  Die geleistete Arbeit ist die **Aktuelle Arbeit**, die **Verbleibende Arbeit** ist die Arbeit, die zur Fertigstellung des Vorganges noch notwendig ist. **% Arbeit abgeschlossen** ist das prozentuale Verhältnis von **Aktueller Arbeit** zur **Arbeit** insgesamt. Die Summe aus **Aktueller Arbeit** und **Verbleibender Arbeit** ist die **Arbeit**.
- **3. Die Kosten**
  Die bisher angefallenen Kosten sind die **Aktuellen Kosten**, die **Verbleibenden Kosten** sind die Kosten, die bis zur Fertigstellung des Vorganges (rechnerisch) noch anfallen werden. Die (Gesamt-)**Kosten** teilen sich auf in **Aktuelle Kosten** und **Verbleibende Kosten**.

Prüfen Sie den Stand der Dinge periodisch in einem Zeitintervall, das der Projektlaufzeit angemessen ist. Ziel der Projektüberwachung ist es, Fehlentwicklungen durch Korrekturmaßnahmen noch gegenzusteuern zu können. Das bedeutet, Sie müssen die Fehlentwicklung so zeitig erkennen, dass die Gegenmaßnahmen noch Wirkung zeitigen können. Wenn Ihre Vorgänge im Durchschnitt zwei Wochen dauern, ist eine wöchentliche Überprüfung ein zu langer Zeitraum, weil dann schon die Hälfte der Laufzeit eines Vorganges vorbei sein kann und Sie erst dann bemerken, dass sie noch gar nicht begonnen haben. Da wird es für Korrekturmaßnahmen eventuell zu spät sein! Wenn Ihre Vorgänge in der Regel einige Monate dauern, wird eine wöchentliche Überprüfung ausreichend sein.

Vermeiden Sie bei der Projektüberwachung eine zu große Belastung für die Menschen, die berichten sollen bzw. müssen, sondern minimieren Sie diesen Aufwand auf das unbedingt

Notwendige. Trotzdem wird es immer ein zusätzlicher Aufwand für die Beteiligten bleiben (es sei denn, andere Rückmeldewege können ersetzt werden), dessen Akzeptanz Sie durch Erklärung der Notwendigkeit und auch des zu erzielenden Nutzens für das Gesamtprojekt verbessern können. Optimieren Sie die Rückmeldewege und Rückmeldefristen in Abstimmung mit den Beteiligten: Nur so schaffen Sie eine vertrauensvolle Zusammenarbeit, die für Projekte nicht nur dienlich, sondern notwendig ist.

Wie die Informationen fließen, die der Projektkontrolle dienen, hängt von den konkreten Gegebenheiten ab. Es ist jeder Weg möglich, vom Augenschein, persönlichen Gespräch über standardisierte Rückmeldebogen, E-Mails und den Einsatz des Project Servers mit seinen Möglichkeiten der Teamkommunikation über den *Web Access*. Die Rückmeldungen und Statusberichte mittels *Web Access* sind eine Möglichkeit, den Aufwand der Projektüberwachung für die Projektleiter zu reduzieren und – auch durch die Features der *SharePoint Services* – den Informationsfluss für alle transparenter zu machen.

8.2.1 Geplant, Berechnet, Aktuell

Bei der Projektüberwachung hat man es mit sehr vielen Informationen zu tun, denn wir haben es mit Informationen auf drei Ebenen zu tun (siehe auch Schema 8.1):

Geplanten Werte = Werte des Basisplanes, z. B. **geplanter Anfang**, **geplantes Ende**, **geplante Dauer**, **geplante Arbeit**, **geplante Kosten**. Die geplanten Werte werden vom Programm nicht verändert, wenn Sie sie nicht überschreiben. Die **Abweichungen** werden berechnet aus der Differenz der **Berechneten Werten zu** den **Geplanten Werten.**

Berechnete Werte = Die letzte Eingabe eines Wertes führt zur Neuberechnung der rechnerisch davon abhängigen Werte, dies sind z. B. die Felder **Anfang**, **Ende**, **Dauer**, **Arbei**t und **Kosten**. Immer, wenn in Project kein anderer Zusatz dabei steht, handelt es sich um die Ebene der berechneten Werte; deshalb schreibe ich manchmal auch zur Verdeutlichung (Berechneter) **Anfang**, (Berechnetes) **Ende,** (Berechnete) **Dauer**, (Berechnete) **Arbeit**, (Berechnete) **Kosten**.

Aktuelle Werte = Dies sind die tatsächlichen, die Istwerte, z. B. **Aktueller Anfang**, **Aktuelles Ende**, **Aktuelle Dauer**, **Aktuelle Arbeit**, **Aktuelle Kosten**.

Diese überschreiben die bisher berechneten Werte, d. h., wenn es einen tatsächlichen, einen Istwert gibt, rechnet das Programm mit diesem und mit keinem anderen.

Die Eingabe eines **Aktuellen Anfangs** z. B. ist dann der **Anfang**, da das Programm den **Aktuellen Anfang** in das Feld **Anfang** kopiert und mit diesem Wert weiterrechnet. Natürlich führt die Eingabe eines Istwertes zur Neuberechnung aller abhängigen Werte, seien es Termine oder Arbeit oder Kosten. Ein **aktueller Wert** selbst wird und darf vom Programm **nie neu berechnet werden – er ist eine Information über die Wirklichkeit. So ist es und nicht anders.**

Bei der großen Anzahl von Feldern ist es schwierig, immer die richtigen Informationen zu finden. Es wird oft notwendig sein, Tabellen und Ansichten für die konkrete Aufgabe zu wechseln und anzupassen. Da das Umgehen mit dieser Informationsflut m. E. die größte Schwierigkeit bei der Projektüberwachung ist, werde ich Ihnen einen Vorschlag unterbreiten, wie man sich eine angepasste Tabelle für die Überwachung zusammenstellt. Sie wissen ja inzwischen, dass man sich eigene Tabellen mit einer eigenen Auswahl an Feldern zusammenstellen kann, und dies sollten Sie hier nutzen, um sich eine Tabelle zu erstellen, die genau die Informationen enthält, die Sie für Ihre Projektüberwachung benötigen.

8.2.2 Vorarbeiten

Hier zwei Vorarbeiten, welche die Projektüberwachung mit dem Tool erleichtern.

8.2.2.1 Aktuelle Datumslinie anzeigen

In der Projektüberwachung ist es äußerst hilfreich, sofort zu sehen, wo man heute eigentlich stehen müsste. Dazu ist die Anzeige einer vertikalen Linie für das aktuelle Datum in jeder Ausprägung des Balkendiagramms hilfreich. Wählen Sie im Menü FORMAT / GITTERNETZLINIEN, und lassen Sie sich eine Linie für das **Aktuelle Datum**, vielleicht in Rot, anzeigen:

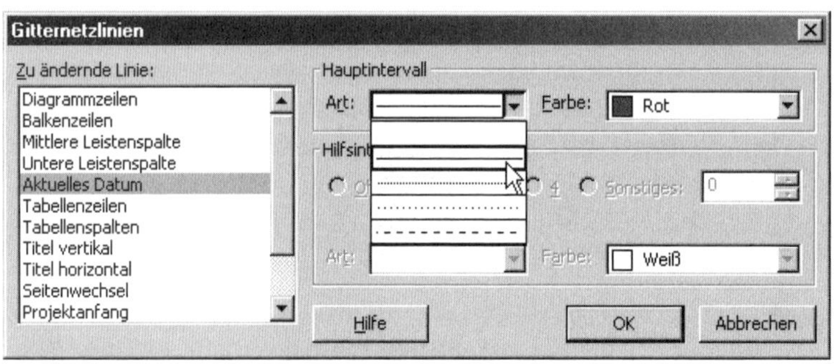

Abbildung 8.4
Linie für das aktuelle Datum einrichten

> **Tipp**
> Tragen Sie in der Projektüberwachung nur das ein, was Sie ganz sicher wissen! Ganz sicher wissen können Sie immer nur Daten, die in der Vergangenheit liegen. Wenn eine Ressource Ihnen mitteilt, morgen werde sie den Vorgang abschließen, mag das ein Alarmsignal sein, hat aber im Projektplan als Istwert nichts zu suchen. Wenn die Ressource Ihnen mitteilt, dass sie gestern den Vorgang abgeschlossen hat, können Sie ihr das glauben, weil es ein vertrauenswürdiger Mitarbeiter ist, oder sie können es nachprüfen. Also: In der Projektüberwachung nur Werte eintragen, die überprüfbar sind, das sind nur Dinge, die bisher passiert sind! Morgen kann uns allen der Himmel auf den Kopf fallen.

8.2.2.2 Symbolleiste Überwachen einblenden

Entweder über Menü ANSICHT / SYMBOLLEISTEN oder über das KONTEXTMENÜ im Bereich der Symbolleisten können Sie sich die Symbolleiste ÜBERWACHEN einblenden (Ein-/Ausschalter):

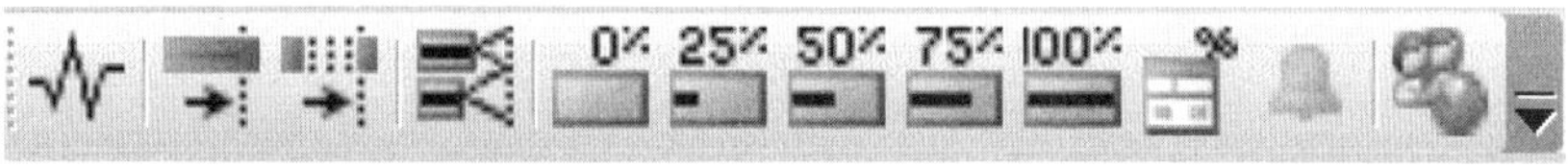

Abbildung 8.5 Symbolleiste Überwachen

Dic Symbole mit den 0%, 25%, 50% und 100%, welche die Angabe zu **% Abgeschlossen** betreffen, sind ja selbsterklärend. Die Maske rechts von dem 100%-Symbol heißt „Vorgänge aktualisieren“ und wird gleich in einer Übung erklärt; das Gleiche gilt für das zweite Symbol „Aktualisieren wie berechnet“ und das dritte Symbol „Arbeit neu berechnen“.

Zu den Dateien für die Übungen

- Die im Verzeichnis Kapitel 8 zum Download bereitstehende Datei „Überwachung 01.mpp“ ist ohne Basisplan. Wenn Sie die Übungen selbst machen möchten, nehmen Sie diese und legen den Basisplan fest.
- Die Datei „Überwachung 02.mpp“ ist mit Basisplan und entspricht dem letzten Stand aus dem Kapitel 6, der „Kostenplanung 02.mpp“. Von diesem Stand aus werden jetzt die Übungen der Terminüberwachung durchgeführt.
- Die Datei „Terminüberwachung.mpp“ stellt das Ergebnis der Terminüberwachung dar. Von diesem Stand aus werden dann die Übungen der Arbeitsüberwachung durchgeführt.
- Die Datei „Arbeitsüberwachung.mpp“ stellt das Ergebnis der Überwachung der Arbeit dar. Von diesem Stand aus werden dann die Übungen zum Kostencontrolling durchgeführt, die in der Datei „Kostenüberwachung.mpp“ dokumentiert wird.

8.3 Termine überwachen

Die Überwachung der Termine ist die genuine Aufgabe der Projektleitung. Auch wenn Sie eher an die Kontrolle der Arbeit oder der Kosten denken, ohne eine Überwachung der Termine werden Sie keine erfolgreichen Projekte abschließen. (Ausgangspunkt Datei „Überwachung 02.mpp“)

8.3.1 % Abgeschlossen

Die Eintragung der Istdaten während der Projektrealisierung findet ja immer zu einem bestimmten Zeitpunkt statt. Da ich Ihnen strengstens empfehle, nur Daten aus der Vergangenheit in der Projektüberwachung einzutragen (siehe vorherigen **Tipp**), werden wir jetzt jeweils vor den Übungen einen bestimmten Termin als aktuellen Termin in die **Projektinfo** eintragen, um damit zu simulieren, dass wir nur Werte aus der Vergangenheit eintragen.

Zeitsprung: Unser Projekt beginnt am 07. Januar 2008. Wir haben im Januar und Februar vergessen, den Fortschritt zu erfassen. Heute, am 03. März 08 (theoretisch), tragen wir zum ersten Mal Istdaten ein. Das ist für mich schon deshalb notwendig, um in den jeweils folgenden Übungen nicht gegen meinen Grundsatz zu verstoßen, immer nur Daten aus der (hier theoretischen) Vergangenheit einzutragen. Stellen Sie das **Aktuelle Datum** (bitte **nicht** links den **Anfangstermin** ändern!), den 03. März 08, im PROJEKT / PROJEKTINFO:

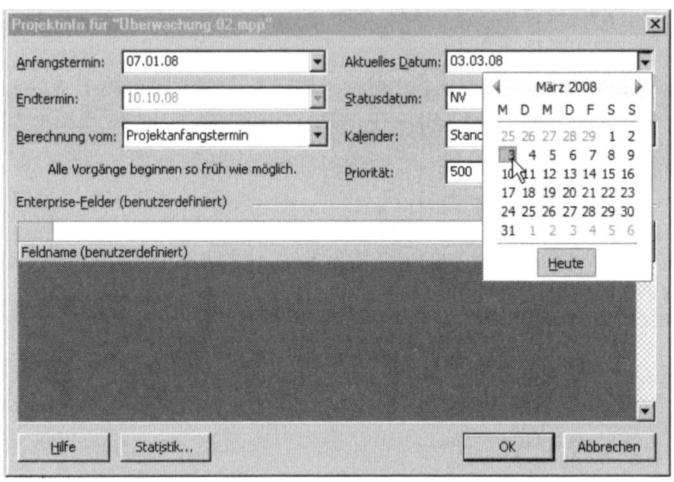

Abbildung 8.6
Das (theoretische) aktuelle Datum eintragen

Hier steht – wenn Sie es nicht ändern – das aktuelle Datum, welches das Programm aus der Systemzeit des Computers nimmt. Wenn Sie dann also „normal“ mit dem Programm arbeiten, steht hier immer das echte aktuelle Datum.

☐ Übungen

Schließen Sie den Vorgang 4 mit 100% ab.

Schließen Sie den Vorgang 3 mit 50% ab.

Ansicht BALKENDIAGRAMM / TABELLE ÜBERWACHUNG
Anpassung: ganz links ist die Spalte **Indikatoren** eingefügt.

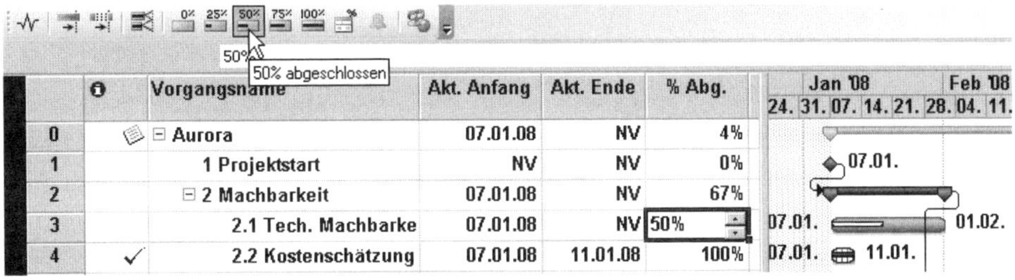

Abbildung 8.7 Anzeige für % abgeschlossen

% Abgeschlossen heißt, wie viel **Prozent der Dauer** des Vorganges abgeschlossen sind. Ist ein Vorgang zu 100% Dauer abgeschlossen, wird er in der Indikatorspalte „abgehackt", und der Fortschrittsbalken im Balkendiagramm geht durch den ganzen Balken. Bei einem geringeren Prozentsatz zeigt der Fortschrittsbalken eben optisch diesen Prozentsatz an.

Wenn Sie einen Vorgang mit einem Prozentsatz unter 100% abschließen, benötigt das Programm einen aktuellen Anfangstermin, denn es muss annehmen, dass der Vorgang begonnen wurde. Es kopiert den berechneten **Anfang**stermin in das Feld **Aktuellen Anfang**. Wenn Sie einen Vorgang mit 100% Prozent abschließen, benötigt das Programm auch einen aktuellen Endtermin, denn es muss annehmen, dass der Vorgang abgeschlossen wurde. Es kopiert den berechneten **End(e)**termin in das Feld **Aktuelles Ende**.

Hinweis

Wenn Sie mit **% abgeschlossen** arbeiten, werden immer die berechneten Termine in die aktuellen Termine kopiert. D. h., der Vorgang hat zu seinem berechneten Termin begonnen (bei Eingabe zwischen 1–99% abgeschlossen) und ist zu seinem berechneten Termin abgeschlossen geworden (bei Eingabe 100%). Wenn Sie andere wirkliche Anfangs- und Endtermine haben, müssen Sie diese in die Felder **Aktueller Anfang** bzw. **Aktuelles Ende** eingeben.

☐ Übung

Schließen Sie den Vorgang 2, das ist der Sammelvorgang „Machbarkeit", zu 100% ab.

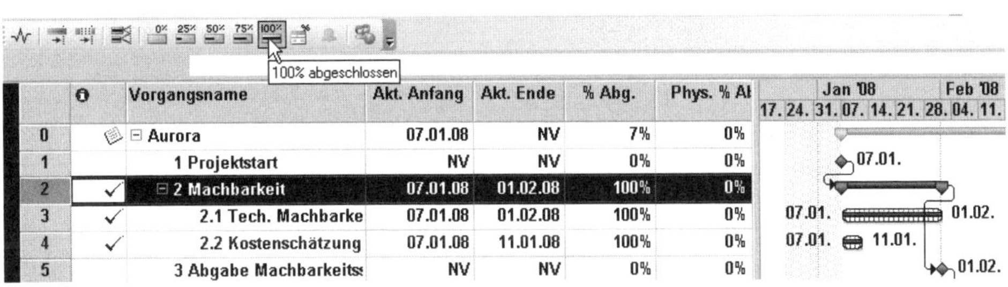

Abbildung 8.8 Sammelvorgang abschließen

Wenn ein Sammelvorgang mit 100% abgeschlossen wird, werden alle seine Untervorgänge auch mit 100% abgeschlossen.

☐ Übung

Schließen Sie der Vollständigkeit halber die Vorgänge 1, das ist der Meilenstein „Projektstart“, und Vorgang 5, Meilenstein „Abgabe Machbarkeitsstudie“, auch zu 100% ab.

8.3.2 Aktueller Anfang und Aktuelles Ende

Wenn Sie an einem **anderen Anfangstermin** als dem bisher berechneten mit dem Vorgang begonnen haben, müssen Sie den anderen Termin als **aktuellen Anfang** eingeben, schon deshalb, weil das Programm noch keine Sensoren hat, mit denen es andere Termine wahrnehmen kann.

Wenn Sie an einem **anderen Endtermin** als dem bisher berechneten den Vorgang beendet haben, müssen Sie den anderen Termin als **Aktuelles Ende** eingeben, weil das Programm nicht erkennen kann, dass der Vorgang an einem anderen Termin beendet wurde.

☐ Übung

Mit dem Vorgang 8, „Anforderungskatalog“, konnte nicht am 4.2. sondern erst am 7.2. begonnen werden.

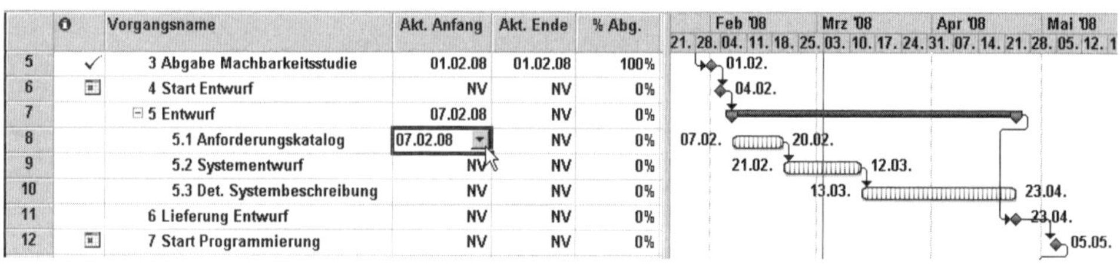

		Vorgangsname	Akt. Anfang	Akt. Ende	% Abg.
5	✓	3 Abgabe Machbarkeitsstudie	01.02.08	01.02.08	100%
6		4 Start Entwurf	NV	NV	0%
7		5 Entwurf	07.02.08	NV	0%
8		5.1 Anforderungskatalog	07.02.08	NV	0%
9		5.2 Systementwurf	NV	NV	0%
10		5.3 Det. Systembeschreibung	NV	NV	0%
11		6 Lieferung Entwurf	NV	NV	0%
12		7 Start Programmierung	NV	NV	0%

Abbildung 8.9 Aktuellen Anfangstermin eingeben

Natürlich wurden aufgrund dieser Verschiebung die Termine der abhängigen Vorgänge neu berechnet, d. h. auch verschoben.

☐ Übung

Der gleiche Vorgang, Vorgang 8, „Anforderungskatalog“, konnte erst am 26.2. beendet werden.

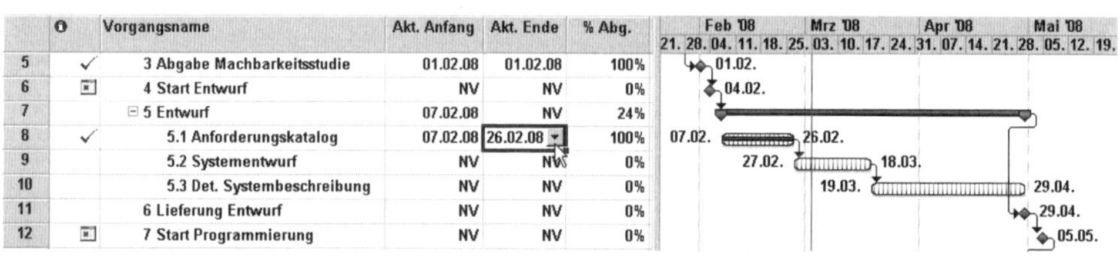

		Vorgangsname	Akt. Anfang	Akt. Ende	% Abg.
5	✓	3 Abgabe Machbarkeitsstudie	01.02.08	01.02.08	100%
6		4 Start Entwurf	NV	NV	0%
7		5 Entwurf	07.02.08	NV	24%
8	✓	5.1 Anforderungskatalog	07.02.08	26.02.08	100%
9		5.2 Systementwurf	NV	NV	0%
10		5.3 Det. Systembeschreibung	NV	NV	0%
11		6 Lieferung Entwurf	NV	NV	0%
12		7 Start Programmierung	NV	NV	0%

Abbildung 8.10 Aktuellen Endtermin eingeben

Bei einem Vorgang, der ein aktuelles Ende hat, nimmt das Programm wohl zu Recht an, dass er zu 100% abgeschlossen ist. Wiederum führt diese Verschiebung zu einer Neuberechnung der Termine der verknüpften Vorgänge. Aber noch reicht unsere eingebaute Pufferzeit, noch haben wir keinen Terminplankonflikt.

8.3.3 Abweichungen

Abweichungen können sich aus vielen Gründen ergeben. In der eben durchgeführten Übung haben wir sowohl einen Anfangs- als auch einen Endtermin eingegeben, der ein paar Tage später lag als der berechnete Termin, dadurch müsste sich eine Abweichung ergeben. Nur sehen wir in der gewählten Tabelle bzw. Ansicht diese Abweichung nicht.

Abweichung in der Tabelle

Im Tabellenmenü gibt es die TABELLE: ABWEICHUNG.

Anpassungen: eingefügte Felder **Dauer**, **Geplante Dauer** und wiederum die **Indikatoren**.

	❶	Vorgangsname	Dauer	Geplante Dauer	Anfang	Ende	Geplanter Anfang	Geplantes Ende	Abw. Anf.	Abw. Ende
0		⊟ Aurora	200 Tage	200 Tage	07.01.2008	10.10.2008	07.01.2008	10.10.2008	0 Tage	0 Tage
1	✓	1 Projektstart	0 Tage	0 Tage	07.01.2008	07.01.2008	07.01.2008	07.01.2008	0 Tage	0 Tage
2	✓	⊟ 2 Machbarkeit	19,5 Tage	19,5 Tage	07.01.2008	01.02.2008	07.01.2008	01.02.2008	0 Tage	0 Tage
3	✓	2.1 Tech. Machbarkeit	10 Tage	10 Tage	07.01.2008	01.02.2008	07.01.2008	01.02.2008	0 Tage	0 Tage
4	✓	2.2 Kostenschätzung	5 Tage	5 Tage	07.01.2008	11.01.2008	07.01.2008	11.01.2008	0 Tage	0 Tage
5	✓	3 Abgabe Machbarkeitsstudie	0 Tage	0 Tage	01.02.2008	01.02.2008	01.02.2008	01.02.2008	0 Tage	0 Tage
6	✓	4 Start Entwurf	0 Tage	0 Tage	04.02.2008	04.02.2008	04.02.2008	04.02.2008	0 Tage	0 Tage
7		⊟ 5 Entwurf	59 Tage	55 Tage	07.02.2008	29.04.2008	04.02.2008	18.04.2008	3 Tage	7 Tage
8	✓	5.1 Anforderungskatalog	14 Tage	10 Tage	07.02.2008	26.02.2008	04.02.2008	15.02.2008	3 Tage	7 Tage
9		5.2 Systementwurf	15 Tage	15 Tage	27.02.2008	18.03.2008	18.02.2008	07.03.2008	7 Tage	7 Tage
10		5.3 Det. Systembeschreibur	30 Tage	30 Tage	19.03.2008	29.04.2008	10.03.2008	18.04.2008	7 Tage	7 Tage
11		6 Lieferung Entwurf	0 Tage	0 Tage	29.04.2008	29.04.2008	18.04.2008	18.04.2008	7 Tage	7 Tage
12		7 Start Programmierung	0 Tage	0 Tage	05.05.2008	05.05.2008	05.05.2008	05.05.2008	0 Tage	0 Tage

Abbildung 8.11 Abweichungen in der angepassten Tabelle Abweichungen

Wir haben für den Vorgang 8 einen späteren Anfangstermin eingegeben. Dadurch ergab sich eine **Abweichung Anfang** von drei Tagen. Dann haben wir einen späteren Endtermin eingegeben. Daraus ergab sich eine **Abweichung Ende** von sieben Tagen. Dadurch hat sich die **Dauer** auf 14 Tage erhöht gegenüber der **Geplanten Dauer** von zehn Tagen. Wenn Sie sich auch die Abweichungen der Dauer anzeigen lassen möchten, fügen Sie sich das Feld **Abweichung Dauer** ein, vielleicht hinter der **Geplanten Dauer**.

Zeitsprung: Wir müssen ein späteres Datum simulieren, um nicht gegen meinen Grundsatz zu verstoßen, immer nur Daten aus der (hier theoretischen) Vergangenheit einzutragen. Es ist einige Zeit ins Land gegangen, sagen wir ca. ein Monat. Stellen Sie das **Aktuelle Datum** (bitte **nicht** links den **Anfangstermin** ändern!) auf Montag (ich sammle die Informationen und trage sie immer am Montag in das Tool ein, um dann evtl. Aktionen zu starten), den 14. April 08 im PROJEKT / PROJEKTINFO.

□ Übung

Der Vorgang 9, „Systementwurf", hat 20 Tage benötigt, stellen Sie die Dauer auf 20 Tage. Die geplante Dauer war und ist 15 Tage. Schließen Sie dann den Vorgang zu 100% ab.

Hinweis

Tragen Sie immer zuerst die veränderten Daten ein, und schließen Sie dann den oder die Vorgänge ab. Nie umgekehrt!

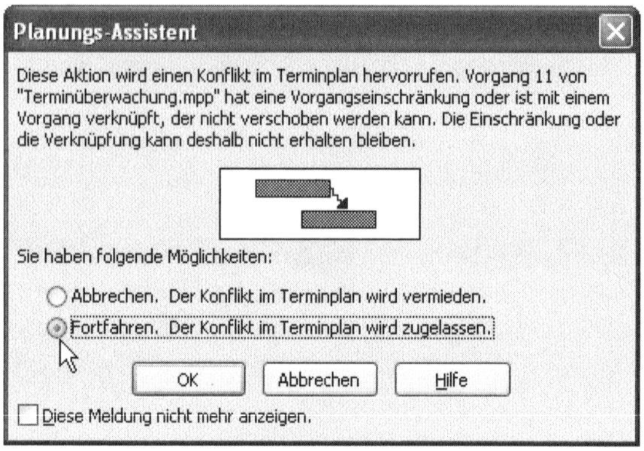

Abbildung 8.12
Die Verlängerung der Dauer führt zum Terminplankonflikt.

Zwar ist ein Terminplankonflikt nicht schön, aber die Meldung darüber hilfreich. Wir haben in dieser Projektphase die eingebaute Pufferzeit aufgebraucht, und der Starttermin, den wir für die nächste Phase festgelegt haben, gerät in Gefahr. Die Meldung über den entstehenden Terminplankonflikt ist eine Aufforderung an die Projektleitung, etwas zu tun. Aber zunächst lassen wir den Konflikt zu, da es ja der Realität entspricht, dass dieser Vorgang 20 Tage benötigt hat.

	ⓘ	Vorgangsname	Dauer	Geplante Dauer	Anfang	Ende	Geplanter Anfang	Geplantes Ende	Abw. Anf.	Abw. Ende
0		⊟ Aurora	200 Tage	200 Tage	07.01.08	10.10.08	07.01.08	10.10.08	0 Tage	0 Tage
1	✓	Projektstart	0 Tage	0 Tage	07.01.08	07.01.08	07.01.08	07.01.08	0 Tage	0 Tage
2	✓	⊟ Machbarkeit	19,5 Tage	19,5 Tage	07.01.08	01.02.08	07.01.08	01.02.08	0 Tage	0 Tage
3	✓	Tech. Machbarkeit	10 Tage	10 Tage	07.01.08	01.02.08	07.01.08	01.02.08	0 Tage	0 Tage
4	✓	Kostenschätzung	5 Tage	5 Tage	07.01.08	11.01.08	07.01.08	11.01.08	0 Tage	0 Tage
5	✓	Abgabe Machbarkeitsstudie	0 Tage	0 Tage	01.02.08	01.02.08	01.02.08	01.02.08	0 Tage	0 Tage
6	✓	Start Entwurf	0 Tage	0 Tage	04.02.08	04.02.08	04.02.08	04.02.08	0 Tage	0 Tage
7		⊟ Entwurf	64 Tage	55 Tage	07.02.08	06.05.08	04.02.08	18.04.08	3 Tage	12 Tage
8	✓	Anforderungskatalog	14 Tage	10 Tage	07.02.08	26.02.08	04.02.08	15.02.08	3 Tage	7 Tage
9	✓	Systementwurf	20 Tage	15 Tage	27.02.08	25.03.08	18.02.08	07.03.08	7 Tage	12 Tage
10		Det. Systembeschreibun	30 Tage	30 Tage	26.03.08	06.05.08	10.03.08	18.04.08	12 Tage	12 Tage
11		Lieferung Entwurf	0 Tage	0 Tage	06.05.08	06.05.08	18.04.08	18.04.08	12 Tage	12 Tage
12		Start Programmierung	0 Tage	0 Tage	05.05.08	05.05.08	05.05.08	05.05.08	0 Tage	0 Tage

Abbildung 8.13 Die aktuelle Terminlage mit Konflikt

Die **Abweichung Ende** hat sich auf zwölf Tage erhöht. Der jetzt berechnete Endtermin für den Abschlussmeilenstein dieser Phase, die „Lieferung Entwurf", ist der 06.05., der Meilenstein „Start Programmierung“ ist auf den 05.05. festgelegt. Aufgrund der Kapselung des Projektplanes mit festen Meilensteinen können die Veränderungen der bisherigen Phase nicht die Termine des gesamten Projektes über den Haufen werfen, d. h. neu berechnen. Der Hinweis auf den Terminplankonflikt sollte die Projektleitung wachrütteln.

Abweichungen im Balkendiagramm

Nun mussten Sie in der Tabelle sehr genau hinschauen, um die Abweichungen zu erkennen. Früher nannte man diese Tabellen „Zahlenfriedhöfe“, heute hat man Diagramme, um alles grafisch darzustellen und auf den ersten Blick das Wesentliche zu erkennen.

Ansicht BALKENDIAGRAMM ÜBERWACHUNG

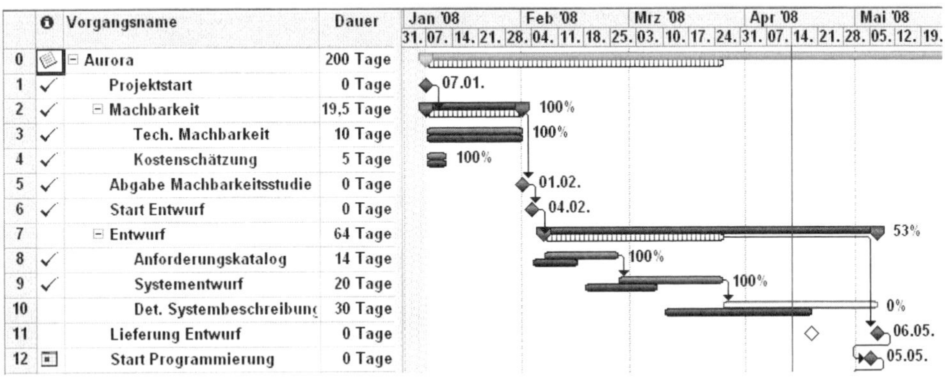

Abbildung 8.14 Vergleich mit den geplanten Werten im Balkendiagramm Überwachung

Die grauen, unteren Halbbalken sind die Darstellung der Werte des Basisplanes, hier von **Geplanter Anfang** bis **Geplantes Ende**. Die blauen bzw. roten oberen Halbbalken stellen die berechneten Werte dar, von **Anfang** bis **Ende**. Der helle, nur als Rahmen dargestellte Meilenstein ist der **geplante Meilenstein**, der dunkle, voll gezeichnete Meilenstein ist der jetzt berechnete **Meilenstein**. (Wenn Sie Erklärungen zu Balkendarstellungen benötigen, können Sie unter FORMAT / BALKENARTEN nachschauen.)

Man sieht hier sofort, dass die Verschiebung der Termine mit dem verspäteten Beginn des Vorganges 8 losgeht. Dieser braucht auch länger als geplant, dadurch verschieben sich die Termine der verknüpften Vorgänge 9, 10 und 11, sodass der Abschlussmeilenstein 11 – wenn es so weitergehen würde – einen Tag später läge als der feste Starttermin der nächsten Phase.

Bedenken Sie immer, dass das (noch) nicht die Realität ist, sondern eine vom Tool vorgenommene Hochrechnung: Wenn es so weiterginge, würde es eine Verschiebung wie berechnet geben. Sie, die Projektleitung, sind dazu da, dass es nicht so weit kommt. Daran soll Sie spätestens die Konfliktmeldung (siehe Abb. 8.12) erinnern.

8.3.3.1 Anpassung der Tabelle Überwachung

Die Ansicht BALKENDIAGRAMM ÜBERWACHUNG ist ja schon ganz gut geeignet, uns die Abweichungen gegenüber dem Basisplan zu zeigen. Da wir die Ansicht gewechselt haben, wollen wir uns auch in dieser Ansicht wieder die aktuelle Datumslinie anzeigen lassen über FORMAT / GITTERNETZLINIEN / AKTUELLES DATUM (siehe Abb. 8.4). Was jedoch noch zu wünschen übrig lässt, ist die Tabelle, denn die TABELLE EINGABE, mit der diese Ansicht im Standard geöffnet wird, ist nicht sehr nützlich für die Projektüberwachung.

Ich will zuerst die TABELLE ÜBERWACHUNG so anpassen, dass sie alle Felder zur Verfügung stellt, die ich in der Terminüberwachung benötige und zu sehen wünsche. Anschließend will ich diese Tabelle als Standardtabelle der Ansicht BALKENDIAGRAMM ÜBERWACHUNG definieren.

Wer will, kann sich die Anpassung der Tabelle, die ich jetzt vornehme, als eigene Tabelle unter einem neuen Namen speichern (ANSICHT / TABELLEN / WEITERE TABELLEN, KOPIEREN, NAMEN „Terminüberwachung“) und die Ansicht auch als neue, benutzerdefinierte Ansicht mit einem eigenen Namen speichern. Sie haben ja gelernt, wie das geht (Kapitel 7, Abschnitt 7.4, „Eigene Tabellen“, und Abschnitt 7.9, „Eigene Ansichten“). Mir selbst genügen die Anpassungen der bestehenden Tabellen und der bestehenden Ansicht, da ich nicht denke, dass ich in diesem Projekt die Originale in Urform noch benötige.

Wir haben bisher mit der Tabelle ÜBERWACHUNG (in den Abb. 8.7 bis 8.10) gearbeitet, da hier die **Aktuellen Werte** und z. B. das **% Abgeschlossen** enthalten sind. Um **Abweichungen** zu sehen, musste ich zur Tabelle ABWEICHUNG (Abb. 8.11und 8.13) wechseln, die ich anpasste, um die **Dauer** und die **Geplante Dauer** zu sehen. Schön wäre es doch, wenn ich alle gewünschten Felder in einer Tabelle hätte.

Ich nehme zum Ausgangspunkt meiner Anpassung die Tabelle ÜBERWACHUNG. Die Felder **Aktueller Anfang**, **Aktuelles Ende** und **% abgeschlossen** sollen bleiben, hier kann man am einfachsten die Istwerte eintragen. Das Feld **Physisch % abgeschlossen** brauchen wir hier nicht (mit dem werden wir in der **Earned Value** = **Kostenanalyse** im 9. Kapitel arbeiten), also ausblenden. Die beiden Felder **Aktuelle Dauer** und **Verbleibende Dauer** sind wichtige Felder in der Projektüberwachung, also stehen lassen. Allerdings benötige ich hier weder die **Aktuellen Kosten** noch die **Aktuelle Arbeit**, da ich diese Felder für die Arbeitsüberwachung in der Arbeitstabelle und für Kostenüberwachung in der Kostentabelle sehe. Dafür füge ich die Felder **Abweichung Anfang, Abweichung Ende** und **Abweichung Dauer** ein, um in dieser Tabelle auch die Abweichungen zu sehen. Das sieht dann so aus:

		Vorgangsname	Akt. Anfang	Akt. Ende	% Abg.	Akt. Dauer	Verbl. Dauer	Abweichung Anfang	Abweichung Ende	Abweichung Dauer
0		⊟ Aurora	07.01.08	NV	20%	40,37 Tage	159,63 Tage	0 Tage	0 Tage	0 Tage
1	✓	Projektstart	07.01.08	07.01.08	100%	0 Tage	0 Tage	0 Tage	0 Tage	0 Tage
2	✓	⊟ Machbarkeit	07.01.08	01.02.08	100%	19,5 Tage	0 Tage	0 Tage	0 Tage	0 Tage
3	✓	Tech. Machbarkeit	07.01.08	01.02.08	100%	10 Tage	0 Tage	0 Tage	0 Tage	0 Tage
4	✓	Kostenschätzung	07.01.08	11.01.08	100%	5 Tage	0 Tage	0 Tage	0 Tage	0 Tage
5	✓	Abgabe Machbarkeitsstudie	01.02.08	01.02.08	100%	0 Tage	0 Tage	0 Tage	0 Tage	0 Tage
6	✓	Start Entwurf	04.02.08	04.02.08	100%	0 Tage	0 Tage	0 Tage	0 Tage	0 Tage
7		⊟ Entwurf	07.02.08	NV	53%	34 Tage	30 Tage	3 Tage	12 Tage	9 Tage
8	✓	Anforderungskatalog	07.02.08	26.02.08	100%	14 Tage	0 Tage	3 Tage	7 Tage	4 Tage
9	✓	Systementwurf	27.02.08	25.03.08	100%	20 Tage	0 Tage	7 Tage	12 Tage	5 Tage
10		Det. Systembeschreibung	NV	NV	0%	0 Tage	30 Tage	12 Tage	12 Tage	0 Tage
11		Lieferung Entwurf	NV	NV	0%	0 Tage	0 Tage	12 Tage	12 Tage	0 Tage
12		Start Programmierung	NV	NV	0%	0 Tage	0 Tage	0 Tage	0 Tage	0 Tage

Abbildung 8.15 Meine angepasste Tabelle Überwachung

An neuen Informationen sehe ich, dass sich die Abweichungen der Dauer bei den Vorgängen 8 von vier Tagen und Vorgang 9 von fünf Tagen als Abweichung der Dauer der Phase des Entwurfs sich summiert auf neun Tage. Während die Phase der Machbarkeitsstudie 100% abgeschlossen ist ohne Abweichungen, ist die Entwurfsphase zu 53% abgeschlossen, das ganze Projekt zu 20%. Diese summierten Berechnungen des prozentualen Abschlusses von Projektphasen oder gar des Projektsammelvorganges sollten Sie – wie ich – jedoch mit Vorsicht genießen. Es handelt sich rein um den Fortschritt der Dauer – sonst nichts.

Nun will ich die Ansicht BALKENDIAGRAMM ÜBERWACHUNG noch so einrichten, dass sie beim Öffnen automatisch die TABELLE ÜBERWACHUNG enthält.

ANSICHT / WEITERE ANSICHTEN / BALKENDIAGRAMM ÜBERWACHUNG / BEARBEITEN

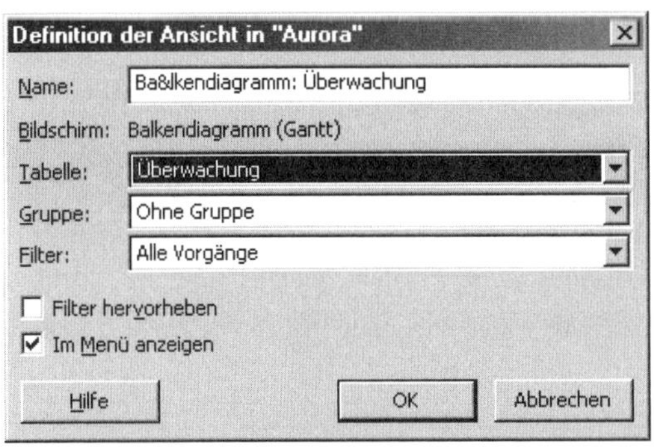

Abbildung 8.16
Tabelle Überwachung integrieren in das Balkendiagramm Überwachung

Hier könnte man noch einen Filter einbauen, z. B. den Filter **Nicht abgeschlossene Vorgänge**, denn nur die muss ich noch überwachen, oder den Filter **Terminbereich**, dann kann ich bei der Auswahl der Ansicht immer den Terminbereich angeben, aus dem die Vorgänge angezeigt werden.

Als Ergebnis wird jetzt hoffentlich immer, wenn ich die Ansicht BALKENDIAGRAMM ÜBERWACHUNG auswähle, die von mir angepasste Tabelle Überwachung angezeigt.

8.3.4 Fortschrittsgrad errechnen lassen

% Abgeschlossen ist das prozentuale Verhältnis von **Aktueller Dauer** zur (Gesamt-) **Dauer**, diese ist die Summe von **Aktueller Dauer** und **Verbleibender Dauer**. Sie können jede dieser Größen eingeben, und die korrespondierenden Variablen werden berechnet. Wenn Sie z. B. 25% abgeschlossen eingeben, wird Ihnen das Programm errechnen, dass bei einer Dauer des Vorganges von z. B. 20 Tagen die aktuelle Dauer fünf Tage und die verbleibende Dauer 15 Tage beträgt.

Man kann sich den Fortschritt bis zu einem gewünschten Datum vom Programm berechnen lassen, im Regelfall wird es das aktuelle Datum sein. Diese Funktion finden Sie unter EXTRAS / ÜBERWACHUNG / PROJEKT AKTUALISIEREN.

Aktuell laufende Vorgänge sind die interessantesten, da kann man noch was tun. Aktuell laufende Vorgänge erkennen Sie im Balkendiagramm daran, dass sie von der aktuellen Datumslinie durchschnitten werden. In meiner Übung ist das der Vorgang 10, die „Detaillierte Systembeschreibung" (s. Abb. 8.14), denn heute ist für *Project* theoretisch der 14. April 08.

□ Übung

Heute ist theoretisch der 14. April 2008. Der Vorgang 10, „Det. Systembeschreibung", wird von der aktuellen Datumslinie durchschnitten, d. h., sein Anfang ist vor diesem Datum, sein Ende später. Wir wollen uns vom Programm den theoretischen Fortschrittsgrad bis zum aktuellen Datum berechnen lassen. Den Vorgang markieren und folgende Menüauswahl treffen: EXTRAS / ÜBERWACHUNG / PROJEKT AKTUALISIEREN

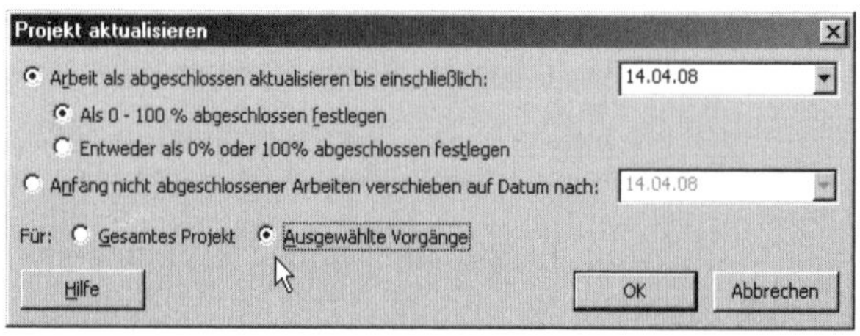

Abbildung 8.17
Fortschritt bis zum Datum berechnen

In der Voreinstellung wird das **Aktuelle Datum** genommen oder, wenn Sie ein davon unterschiedliches **Statusdatum** in der Projektinfo eingegeben haben, dieses. Aber Sie können sich den Fortschritt berechnen lassen bis zu (einschließlich) jedem gewünschten Termin, den man hier eingeben kann.

Als 0–100% abgeschlossen festlegen ist die richtige Auswahl, es würde besser „berechnen und festlegen" heißen. Unten bitte nicht **Für: Gesamtes Projekt** bis zu diesem Datum abschließen (dies nur im Ausnahmefall, wenn Sie alle Vorgänge bis zu diesem Datum abschließen möchten), sondern nur **Ausgewählte Vorgänge**.

Das zweite Symbol in der Symbolleiste **Überwachen**, 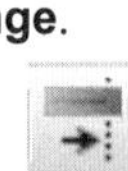 AKTUALISIEREN WIE BERECHNET, hat für den ausgewählten Vorgang die gleiche Funktion. Nur können Sie hier kein Aktualisierungsdatum eingeben, es wird automatisch das aktuelle Datum genommen oder das davon unterschiedliche Statusdatum, wenn dies in der Projektinfo eingegeben wurde.

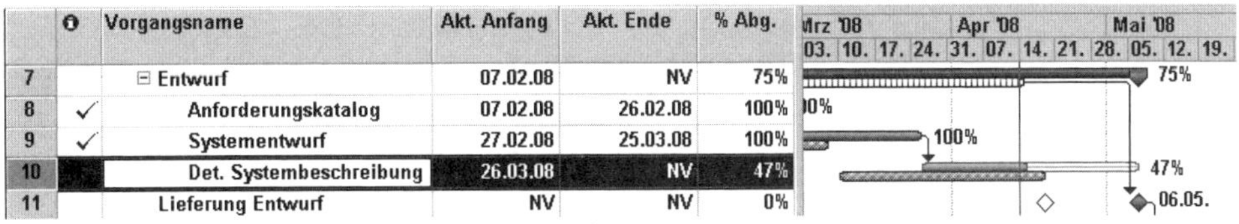

Abbildung 8.18 Fortschritt berechnet bis zum aktuellen Datum

Wenn Sie sich die Fortschrittslinie im Balkendiagramm anschauen, sehen Sie, dass der schwarze Fortschrittsbalken bis zur aktuellen Datumslinie geht. Scheinbare Ungenauigkeiten ergeben sich daraus, dass bis einschließlich des ausgewählten Termins abgeschlossen wird, d. h. auch die Nicht-Arbeitszeiten wie Nacht oder Wochenende werden als abgeschlossen angezeigt. Nicht abgeschlossen beginnt am nächsten Werktag morgens zu Beginn der Arbeitszeit.

□ Übungsfragen

Zu wie viel % ist der Vorgang abgeschlossen?

Wie lange haben Sie schon daran gearbeitet?

Wie viele Arbeitstage müssen Sie noch voraussichtlich für diesen Vorgang aufwenden?

8.3.5 Aktuelle und verbleibende Dauer

Die Fragen können Sie beantworten, wenn Sie sich in meiner angepassten **Tabelle Abweichungen** die entsprechenden Felder anschauen. Wenn man gerade in einer anderen Tabelle ist, kann man sich auch die Maske zu dem ausgewählten Vorgang über das Menü anzeigen lassen: EXTRAS / ÜBERWACHEN / VORGÄNGE AKTUALISIEREN oder über das Symbol rechts von dem 100%-Symbol in der Symbolleiste **Überwachen**:

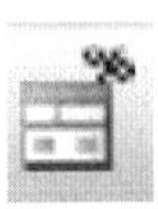

VORGÄNGE AKTUALISIEREN

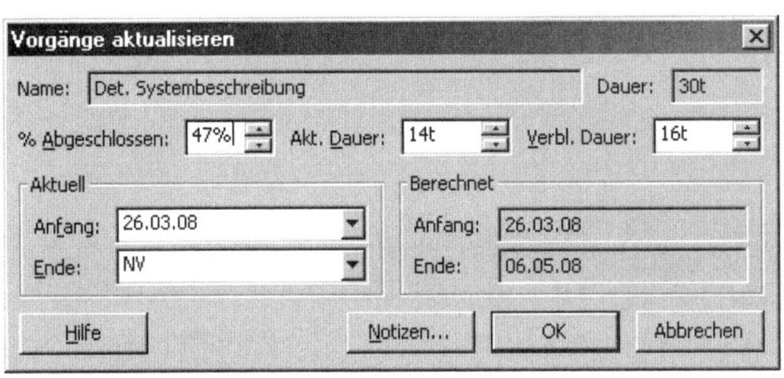

Abbildung 8.19
% Abgeschlossen, Aktuelle und Verbleibende Dauer

Hier kann man die Werte der Überwachung eingeben, z. B. auch den **Aktuellen Anfang** und das **Aktuelle Ende**. Oben, im Abschnitt 8.3.2, haben wir den **Aktuellen Anfang** und das **Aktuelle Ende** in die Tabelle eingegeben. Das hätte man auch hier eingeben können, denn es ist allein eine Frage der Arbeitstechnik, ob man das in einer Tabelle eingibt oder in einer Maske, wenn es die gleichen Felder sind.

Wichtig sind die **Aktuelle Dauer** und die **Verbleibende Dauer**, denn die Summe der beiden bildet die (gesamte) **Dauer** des Vorganges. Über den Hebel der Erhöhung der **verbleibenden Dauer** wird bei laufenden Vorgängen die **Dauer** des Vorganges insgesamt erhöht. Das ist deshalb wichtig (und gefährlich), da Dauer und Arbeit im Standard rechnerisch aneinander gekoppelt sind (das eine errechnet sich aus dem anderen).

- [ ] **Übung**

  Für den gleichen Vorgang 10 müssen wir aufgrund einer Information über aufgetretene Probleme die **Verbleibende Dauer** auf 20 Tage erhöhen.

Diese Aktion verschärft natürlich unseren Terminplankonflikt, da die (Gesamt-)Dauer dieses Vorganges jetzt aktuelle Dauer 14 Tage (s. Abb. 8.19) plus die neue verbleibende Dauer 20 Tage = 34 Tage beträgt. Eine erneute Konfliktmeldung erscheint trotzdem (leider) nicht, da das Fenster der Konfliktwarnung immer nur dann erscheint, wenn der Konflikt entsteht. Wenn die Termine schon über dem Rubikon, sprich jenseits der festen Termine, liegen, hält das Programm eine erneute Warnung für überflüssig. Sie sollten sich deshalb die Terminlage in der eigenen Ansicht KONFLIKTANALYSE anschauen (siehe Kapitel 7, Abschnitt „Ansicht Konfliktanalyse“).

8.3.6 Terminlage analysieren

Nun entstand ein Terminplankonflikt aus verschiedenen Gründen: Ein Vorgang hat später als geplant begonnen, ein anderer dauerte länger als geplant etc. Leider hat sich Pufferzeit, die ich mir für die ersten beiden Projektphasen mit dem Ziel einer Konstanz der Planung eingebaut habe, als nicht ausreichend erwiesen, um die Abweichungen abzufangen.

Ansicht KONFLIKTANALYSE:

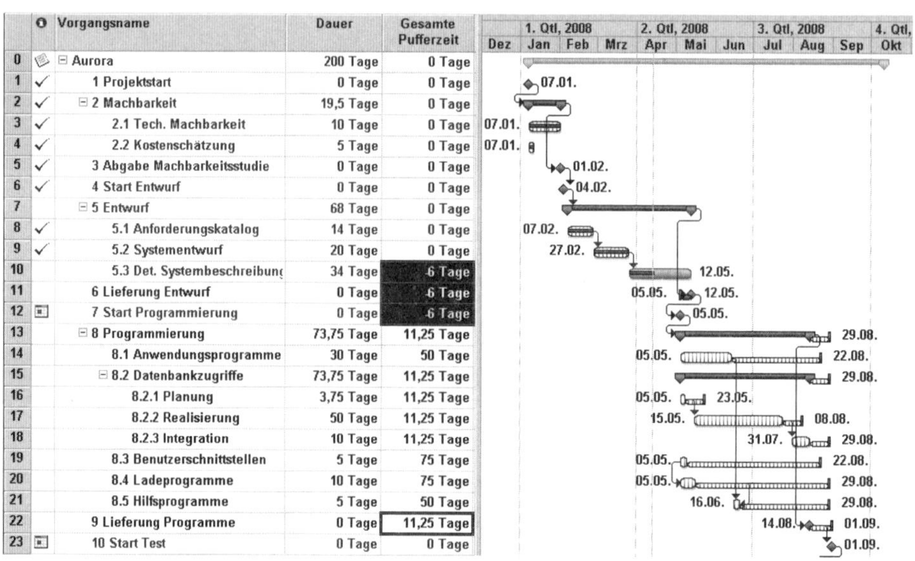

	Vorgangsname	Dauer	Gesamte Pufferzeit
0	Aurora	200 Tage	0 Tage
1	1 Projektstart	0 Tage	0 Tage
2	2 Machbarkeit	19,5 Tage	0 Tage
3	2.1 Tech. Machbarkeit	10 Tage	0 Tage
4	2.2 Kostenschätzung	5 Tage	0 Tage
5	3 Abgabe Machbarkeitsstudie	0 Tage	0 Tage
6	4 Start Entwurf	0 Tage	0 Tage
7	5 Entwurf	68 Tage	0 Tage
8	5.1 Anforderungskatalog	14 Tage	0 Tage
9	5.2 Systementwurf	20 Tage	0 Tage
10	5.3 Det. Systembeschreibun(	34 Tage	-6 Tage
11	6 Lieferung Entwurf	0 Tage	-6 Tage
12	7 Start Programmierung	0 Tage	-6 Tage
13	8 Programmierung	73,75 Tage	11,25 Tage
14	8.1 Anwendungsprogramme	30 Tage	50 Tage
15	8.2 Datenbankzugriffe	73,75 Tage	11,25 Tage
16	8.2.1 Planung	3,75 Tage	11,25 Tage
17	8.2.2 Realisierung	50 Tage	11,25 Tage
18	8.2.3 Integration	10 Tage	11,25 Tage
19	8.3 Benutzerschnittstellen	5 Tage	75 Tage
20	8.4 Ladeprogramme	10 Tage	75 Tage
21	8.5 Hilfsprogramme	5 Tage	50 Tage
22	9 Lieferung Programme	0 Tage	11,25 Tage
23	10 Start Test	0 Tage	0 Tage

Abbildung 8.20 Konfliktansicht mit gesamter Pufferzeit

Nun müsste die Projektleitung natürlich alles versuchen, den festen Termin des Meilensteines „Start Programmierung“ zu halten. Wir könnten jetzt alles versuchen, den letzten Vorgang der Entwurfsphase, den Vorgang 10, noch zu beschleunigen, z. B. indem wir mehr Ressourcen einsetzen. Aber der Vorgang hat schon begonnen, 14 von den jetzt vorgesehenen 34 Tagen haben die beiden Mitarbeiter schon daran gearbeitet, und da ist es doch fraglich, ob ein oder zwei weitere Mitarbeiter, die ja erst in die Materie eingewiesen werden und die bisher geleisteten Arbeiten kennenlernen müssten, wirklich Zeitgewinn bringen würden. Außerdem behandeln wir die Änderung von Ressourcenzuordnungen in der Projektüberwachung erst im nächsten Abschnitt unter „Arbeit überwachen“.

Nehmen wir an, es geht nicht. Sie und ich und die Projektleitung haben alles versucht, aber wir können den festen Starttermin der nächsten Phase nicht halten, da wir gegen die Terminverschiebungen der gegenwärtigen Phase machtlos sind. Vielleicht haben wir aber auch zu spät mit der Überwachung der Vorgänge begonnen, sodass wir nicht rechtzeitig gegensteuern konnten. Das soll uns eine Lehre sein, das nächste Mal machen wir es besser, wir lernen ja noch am dazu.

Ein Blick auf die nächste Phase, die der „Programmierung“, zeigt, dass wir dort 11,5 Tage positive **Gesamte Pufferzeit** eingebaut haben. In der Phase davor, dem „Entwurf“, haben wir sechs Tage negative Pufferzeit. Wir können also die ganze nächste Phase „schieben“, ohne in einen erneuten Konflikt mit dem Starttermin der übernächsten Phase zu bekommen.

Wir könnten also den Fixtermin „Start Programmierung“ um sechs Tage verschieben, dann würden wir die bisherige Abweichung an die nächste Phase weitergeben, die das von der Pufferzeit her vertragen kann, wobei sich dort natürlich die Pufferzeit reduziert.

Aber vorher müssten wir vielleicht die Beteiligen informieren, oder? Also erneut mein Rat: Bauen Sie sich genügend Zeitreserven ein, nichts ist unangenehmer, als Termine zu verschieben, und das kann auch sehr teuer sein.

□ Übung

Ändern Sie die Einschränkung „Muss anfangen am“ für den Meilenstein 12, „Start Programmierung“, auf den 12. 05. 08.

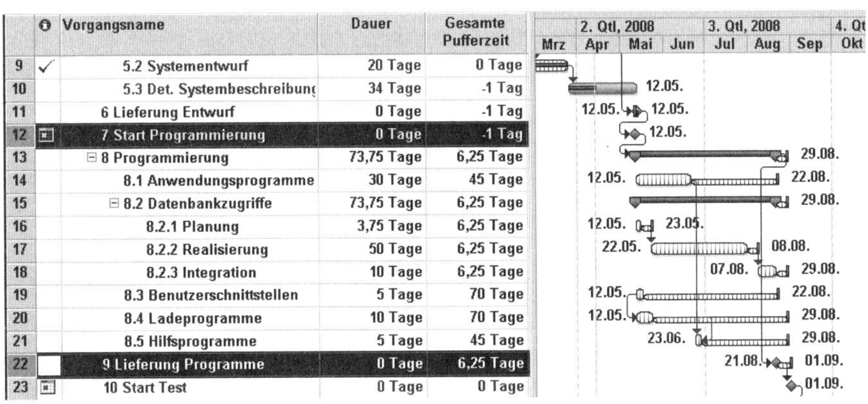

		Vorgangsname	Dauer	Gesamte Pufferzeit
9	✓	5.2 Systementwurf	20 Tage	0 Tage
10		5.3 Det. Systembeschreibun	34 Tage	-1 Tag
11		6 Lieferung Entwurf	0 Tage	-1 Tag
12		7 Start Programmierung	0 Tage	-1 Tag
13		⊟ 8 Programmierung	73,75 Tage	6,25 Tage
14		8.1 Anwendungsprogramme	30 Tage	45 Tage
15		⊟ 8.2 Datenbankzugriffe	73,75 Tage	6,25 Tage
16		8.2.1 Planung	3,75 Tage	6,25 Tage
17		8.2.2 Realisierung	50 Tage	6,25 Tage
18		8.2.3 Integration	10 Tage	6,25 Tage
19		8.3 Benutzerschnittstellen	5 Tage	70 Tage
20		8.4 Ladeprogramme	10 Tage	70 Tage
21		8.5 Hilfsprogramme	5 Tage	45 Tage
22		9 Lieferung Programme	0 Tage	6,25 Tage
23		10 Start Test	0 Tage	0 Tage

Abbildung 8.21 Ausgleich der Pufferzeiten über die Phasen

Zwar hat der Startmeilenstein für die Programmierungsphase noch eine negative Pufferzeit von einem Tag, aber das benutzen wir als Druck auf die Mitarbeiter, doch mit der Entwurfsphase vor dem 12. 05. fertig zu werden. Die Pufferzeit der Phase der Programmierung hat sich von 11,25 Tagen (s. Abb. 8.20) auf 6,25 Tage reduziert.

Zeitsprung

Heute ist theoretisch der 12. 05. 09, der Beginn der nächsten Projektphase. Tragen Sie dieses aktuelle Datum in der Projektinfo ein.

☐ Übung

Der Vorgang 10, „Det. Systembeschreibung", ist wirklich am 09. 05. fertig geworden. Tragen Sie dieses Datum als „Aktuelles Ende" des Vorganges ein.

Auch der Meilenstein 11 „Lieferung Entwurf" ist damit zu 100% erledigt, denn sie haben jetzt den fertigen Entwurf angeliefert.

8.3.7 Neuen Teilbasisplan herstellen

Durch die Neuterminierung des Startmeilensteines, der als Vorgänger die ganze Phase regiert, haben sich jetzt alle Termine in dieser Phase verschoben. Das wurde leider erzwungen durch die Verzögerungen der Vorphase. Wir haben damit die ganze Phase „Programmierung" neu geplant (das ist es wohl, was der PMBOOK-Guide „Integrierte Änderungssteuerung" nennt).

		Vorgangsname	Akt. Anfang	Akt. Ende	% Abg.	Akt. Dauer	Verbl. Dauer	Abweichung Anfang	Abweichung Ende
11	✓	Lieferung Entwurf	09.05.08	09.05.08	100%	0 Tage	0 Tage	15 Tage	15 Tage
12		Start Programmierung	NV	NV	0%	0 Tage	0 Tage	5 Tage	5 Tage
13		⊟ Programmierung	NV	NV	0%	0 Tage	73,75 Tage	5 Tage	5 Tage
14		Anwendungsprogramme	NV	NV	0%	0 Tage	30 Tage	5 Tage	5 Tage
15		⊟ Datenbankzugriffe	NV	NV	0%	0 Tage	73,75 Tage	5 Tage	5 Tage
16		Planung	NV	NV	0%	0 Tage	3,75 Tage	5 Tage	5 Tage
17		Realisierung	NV	NV	0%	0 Tage	50 Tage	5 Tage	5 Tage
18		Integration	NV	NV	0%	0 Tage	10 Tage	5 Tage	5 Tage
19		Benutzerschnittstellen	NV	NV	0%	0 Tage	5 Tage	5 Tage	5 Tage
20		Ladeprogramme	NV	NV	0%	0 Tage	10 Tage	5 Tage	5 Tage
21		Hilfsprogramme	NV	NV	0%	0 Tage	5 Tage	5 Tage	5 Tage
22		Lieferung Programme	NV	NV	0%	0 Tage	0 Tage	5 Tage	5 Tage
23		Start Test	NV	NV	0%	0 Tage	0 Tage	0 Tage	0 Tage

Abbildung 8.22 Neuplanung: Terminverschiebung kommt aus der vorherigen Projektphase.

Dadurch haben alle Vorgänge in dieser Phase eine Anfangs- und auch eine Endabweichung von fünf Tagen, bevor es überhaupt losgeht. Man kann dies nun so stehen lassen, dann sieht man eben die „absolute" Abweichung der Termine in dieser Projektphase einschließlich der Abweichungen, die sich aus den Vorphasen ergeben haben und die jetzt – durch die Änderung des Startmeilensteines – gleichsam „übergeben" wurden, oder man kann für diese Projektphase den Basisplan neu herstellen, um die Abweichungen nur aus den Änderungen, die aus dieser Projektphase stammen, zu sehen. Ich entschließe mich zu

Letzterem, da ich zum einen in einer Projektphase nur an den Änderungen interessiert bin, die aus Aktionen innerhalb dieser Phase stammen, und zum anderen wird durch das „Mitschleppen" der Verschiebungen aus den anderen Projektphasen der Terminplan mit Abweichungen unübersichtlich.

Ich markiere alle Vorgänge der Programmierungsphase (und nur diese!) und führe aus: EXTRAS / ÜBERWACHUNG / BASISPLAN SPEICHERN / AUSGEWÄHLTE VORGÄNGE

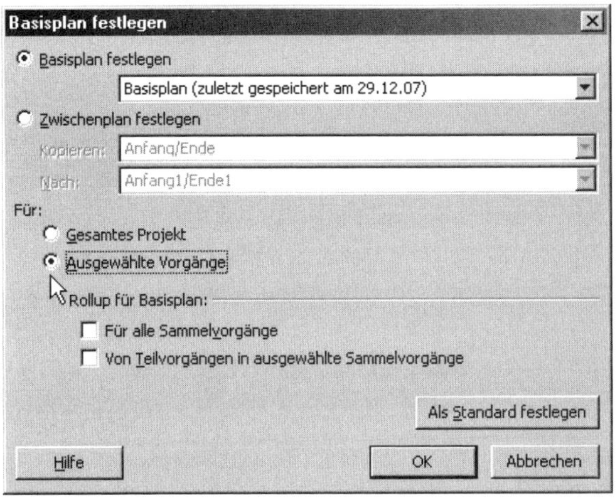

Abbildung 8.23
Basisplan neu festlegen für die ausgewählte Projektphase

Nach der Warnung, dass man damit den bisherigen Basisplan überschreibt, hat man das gewünschte Ergebnis:

		Vorgangsname	Akt. Anfang	Akt. Ende	% Abg.	Akt. Dauer	Verbl. Dauer	Abweichung Anfang	Abweichung Ende
11	✓	Lieferung Entwurf	09.05.08	09.05.08	100%	0 Tage	0 Tage	15 Tage	15 Tage
12		Start Programmierung	NV	NV	0%	0 Tage	0 Tage	5 Tage	5 Tage
13		⊟ Programmierung	NV	NV	0%	0 Tage	73,75 Tage	0 Tage	0 Tage
14		Anwendungsprogramme	NV	NV	0%	0 Tage	30 Tage	0 Tage	0 Tage
15		⊟ Datenbankzugriffe	NV	NV	0%	0 Tage	73,75 Tage	0 Tage	0 Tage
16		Planung	NV	NV	0%	0 Tage	3,75 Tage	0 Tage	0 Tage
17		Realisierung	NV	NV	0%	0 Tage	50 Tage	0 Tage	0 Tage
18		Integration	NV	NV	0%	0 Tage	10 Tage	0 Tage	0 Tage
19		Benutzerschnittstellen	NV	NV	0%	0 Tage	5 Tage	0 Tage	0 Tage
20		Ladeprogramme	NV	NV	0%	0 Tage	10 Tage	0 Tage	0 Tage
21		Hilfsprogramme	NV	NV	0%	0 Tage	5 Tage	0 Tage	0 Tage
22		Lieferung Programme	NV	NV	0%	0 Tage	0 Tage	0 Tage	0 Tage
23		Start Test	NV	NV	0%	0 Tage	0 Tage	0 Tage	0 Tage

Abbildung 8.24 Der neue Basisplan führt zu null Abweichungen in dieser Phase.

Wobei es eine Geschmacksfrage ist, ob man den Startmeilenstein auch markiert und damit den bisherigen geplanten Wert überschreibt. Ich habe es nicht getan und sehe daher am Startmeilenstein die Abweichung dieser Phase aus den Abweichungen der Vorphase.

Sowohl in der Tabelle als auch im BALKENDIAGRAMM ÜBERWACHUNG sehen Sie jetzt, dass die Abweichungen in den Vorphasen nicht verschwunden sind, dort wurde also der bisherige Basisplan nicht überschrieben, aber in der Phase „Programmierung" haben wir eine

Übereinstimmung von berechneten und geplanten Werten, d.h. keine Abweichungen, und so soll es am Beginn der Projektdurchführung (für diese Phase) ja sein. Denn jetzt kommen die neuen Istwerte, die uns dann die Abweichungen aus den Änderungen in dieser Projektphase anzeigen.

Da ich gleich am Anfang den ursprünglichen Plan als „Basisplan 10" gespeichert habe (siehe Abb. 8.3), habe ich die ursprünglich geplanten Werte auch für die Phasen, die ich aufgrund von Änderungen neu planen muss.

8.3.8 Regeln zur Terminüberwachung: kurz und knapp

1. Die Eingabe von **% abgeschlossen** bedeutet immer, in Wirklichkeit ist es so gelaufen wie bisher berechnet: Ab 1% abgeschlossen wird der **Berechnete Anfang** kopiert in den **Aktuellen Anfang**, bei 100% abgeschlossen wird das **Berechnete Ende** kopiert in das **Aktuelle Ende**.
2. Wenn ein Vorgang an einem anderen Termin begonnen hat, müssen Sie diesen Termin in den **Aktuellen Anfang** eintragen. Wenn ein Vorgang zu einem anderen Termin beendet wurde, müssen Sie diesen Termin in das **Aktuelle Ende** eintragen. Wenn Sie ein **Aktuelles Ende** eintragen, ist der Vorgang zu **100% abgeschlossen**.
3. Wenn Sie eine falsche Information erhalten oder einen Stand falsch eingetragen haben, setzen Sie **% abgeschlossen** auf **0%** zurück. Dann werden alle Daten der Projektüberwachung, alle **Aktuellen Daten** bei diesem Vorgang, gelöscht.
4. In dem Feld **Aktuelle Dauer** können Sie eintragen, wie lange an dem Vorgang bisher gearbeitet wurde. Die **Aktuelle Dauer** zur (Gesamt-)**Dauer** ist der prozentuale Fortschritt der Dauer, **% abgeschlossen**.
5. In dem Feld **Verbleibende Dauer** können Sie eintragen, wie lange Sie noch für den Vorgang voraussichtlich benötigen werden.
6. Die Summe von **Aktueller Dauer** und **Verbleibender Dauer** ist die (Gesamt-)**Dauer**. Die **Verbleibende Dauer** ist der Hebel, durch den in der Projektüberwachung bewirkt wird, dass bei einem sachlichen Rückstand die Vorgangsdauer erhöht wird oder sich bei einer sehr erfreulichen besseren Produktivität als erwartet die Dauer verkürzt. Achtung: Solange der Vorgang nicht zu 100% abgeschlossen ist, kann noch viel passieren!

8.4 Arbeit überwachen

(Der jetzige Stand ist in der Datei „Terminüberwachung.mpp" dokumentiert. Von diesem Stand aus werden jetzt die Übungen zur Arbeitsüberwachung durchgeführt, deren Ergebnisse dann in der Datei „Arbeitsüberwachung.mpp" dokumentiert sind. Von diesem Stand aus folgen die Übungen zur Kostenüberwachung, deren Ergebnis dann die Datei „Kostenüberwachung" darstellt.)

Die Logik der Überwachung der Arbeit entspricht der Logik der Überwachung der Termine und der Dauern. In der Arbeitsüberwachung geht es um die Größen **Aktuelle Arbeit** (= Ist-Arbeit oder geleistete Arbeit) und **Verbleibende Arbeit** (= noch zu leistende Arbeit). Die Summe beider ist die (Gesamt-)**Arbeit**. Weiterhin gibt es die **Abweichung Arbeit**, das ist die Differenz der (Gesamt-)**Arbeit** zur **Geplanten Arbeit** (aus dem Basisplan). Das Verhältnis der **Aktuellen Arbeit** zur (Gesamt-)**Arbeit** ist **% Arbeit abgeschlossen**.

Ansicht TABELLE ARBEIT:

	❶	Vorgangsname	Arbeit	Geplant	Abweichung	Aktuell	Verbleibend	% Arbeit abgeschl.
7		⊟ Entwurf	678,4 h	548 h	130,4 h	596,65 h	81,75 h	88%
8	✓	Anforderungskatalog	112 h	80 h	32 h	112 h	0 h	100%
9	✓	Systementwurf	200 h	140 h	60 h	200 h	0 h	100%
10	✓	Det. Systembeschreibung	264 h	240 h	24 h	264 h	0 h	100%
11	✓	Lieferung Entwurf	0 h	0 h	0 h	0 h	0 h	100%
12		Start Programmierung	0 h	0 h	0 h	0 h	0 h	0%
13		⊟ Programmierung	1.138 h	1.138 h	0 h	0 h	1.138 h	0%
14		Anwendungsprogramme	480 h	480 h	0 h	0 h	480 h	0%
15		⊟ Datenbankzugriffe	320 h	320 h	0 h	0 h	320 h	0%
16		Planung	40 h	40 h	0 h	0 h	40 h	0%
17		Realisierung	200 h	200 h	0 h	0 h	200 h	0%
18		Integration	80 h	80 h	0 h	0 h	80 h	0%
19		Benutzerschnittstellen	40 h	40 h	0 h	0 h	40 h	0%
20		Ladeprogramme	160 h	160 h	0 h	0 h	160 h	0%
21		Hilfsprogramme	20 h	20 h	0 h	0 h	20 h	0%
22		Lieferung Programme	0 h	0 h	0 h	0 h	0 h	0%

Name: Entwurf Dauer: 67t Leistungsgesteuert Vorher Weiter
Anfang: 07.02.08 Ende: 09.05.08 Vorgangsart: Feste Dauer % Abgeschlossen: 99%

Nr.	Ressourcenname	Einh.	Arbeit	Überstd.	Geplante Arbeit	Akt. Arbeit	Verbl. Arbeit
15	Projektleiter	20%	102,4h	0h	88h	20,65h	81,75h

Abbildung 8.25 Vorgangstabelle Arbeit

Da in *Project* in der Voreinstellung die Dauer mit der Arbeit (und umgekehrt) rechnerisch gekoppelt ist, ist es nicht nur die gleiche Logik, die sich ja in den äquivalenten Begriffen ausdrückt, sondern es sind auch die gleichen Daten: Vorgang 8 z. B. haben wir um insgesamt vier Tage verlängert, und folglich ergibt sich eine Abweichung von 32 Stunden Arbeit (bei einer Ressource). Ebenso bei den Vorgängen 9 und 10 spiegeln die Abweichungen der Arbeit die Abweichungen der Dauern wider, die sich aus der Eintragung anderer

Anfangs- bzw. Endtermine oder anderer (verbleibender) Dauern ergeben haben. Bei einem Vergleich müssen Sie schauen, wie viel Ressourcen einem Vorgang zugeordnet sind, denn eine Abweichung von einem Tag Dauer bedeutet eine Abweichung von acht Stunden Arbeit bei einer Ressource und eine Abweichung von 16 Stunden bei zwei Ressourcen (je 100% Zuweisung).

Achtung Falle:

Es ist doch sehr verwunderlich, dass in der Entwurfsphase bei allen Untervorgängen die Arbeit zu 100% abgeschlossen ist, aber der Sammelvorgang nur zu 88% und auch noch 81,75 Stunden verbleibende Arbeit übrig sein sollen (siehe Abb. 8.25). Ein Rechenfehler? Nein, dem Sammelvorgang „Entwurf" ist eine Ressource zugeordnet, und zwar der „Projektleiter" mit 20%, und diese Arbeit ist noch nicht als abgeschlossen gemeldet worden. Es fehlt ja auch noch das „Häkchen" für 100% abgeschlossen im Indikator. Zwar werden alle Untervorgänge abgeschlossen (auch mit entsprechend berechneten Prozentwerten), wenn man für den Sammelvorgang einen prozentualen Fertigstellungsgrad eingibt, aber nicht umgekehrt: Der 100%ige Abschluss aller Untervorgänge führt nicht automatisch zum Abschluss der Arbeit, die dem Sammelvorgang durch die ihm zugeordnete Ressource zugerechnet wurde. Durch die Zuordnung einer Ressource zu einem Sammelvorgang wird der quasi zu einem eigenen Vorgang, den man auch als solchen überwachen muss.

□ Übung

Schließen Sie den Sammelvorgang „Entwurf" mit 100% ab. Dann hat sich das Problem erledigt.

Sie können z. B. hier in der TABELLE ARBEIT die Werte für **Aktuelle Arbeit**, **Verbleibende Arbeit** oder **% Arbeit abgeschlossen** eintragen. Es ist kein rechnerischer Unterschied zur Eintragung der aktuellen Dauer, der verbleibenden Dauer und des % abgeschlossen (der Dauer), wie wir es eben getan haben. Es führt auch immer zur entsprechenden Berechnung der korrespondierenden Werte.

□ Übung

Geben Sie bei dem Vorgang 16 „Planung" einen Arbeitsfortschritt von 100% **Arbeit abgeschlossen** ein.

	ⓘ	Vorgangsname	Arbeit	Geplant	Abweichung	Aktuell	Verbleibend	% Arbeit abgeschlossen	% Abgeschlossen
13		⊟ Programmierung	1.138 h	1.138 h	0 h	179,5 h	958,5 h	16%	10%
14		Anwendungsprogr	480 h	480 h	0 h	0 h	480 h	0%	0%
15		⊟ Datenbankzugriffe	320 h	320 h	0 h	40 h	280 h	13%	6%
16	✓	Planung	40 h	40 h	0 h	40 h	0 h	100%	100%
17		Realisierung	200 h	200 h	0 h	0 h	200 h	0%	0%
18		Integration	80 h	80 h	0 h	0 h	80 h	0%	0%

Abbildung 8.26 % Arbeit abgeschlossen

Hier ist das Feld **% Abgeschlossen** zusätzlich eingeblendet, um zu zeigen, dass dies dann auch 100% sind. Natürlich kann diese Berechnung bei Sammelvorgängen oder bei einer Nichtgleichverteilung der Arbeit in der Zeit zu unterschiedlichen Werten (wie hier: 16%

Arbeitsfortschritt bei 10% Fortschritt der Dauer beim Sammelvorgang) der prozentualen Fortschrittsberechnungen führen (die zugeordnete Arbeit muss nicht gleichverteilt in der Zeit sein), wichtig ist jedoch, dass die Berechnung des einen an das andere gekoppelt ist.

8.4.1 Fortschritt der Dauer und Fortschritt der Arbeit entkoppeln?

Es gibt zwei (unterschiedliche) Felder für den prozentualen Fortschritt, einmal **% Abgeschlossen**, der prozentuale Fortschritt der Dauer (Aktuelle Dauer/Dauer x 100), dieses Feld wird z. B. im Standard in der TABELLE ÜBERWACHUNG angezeigt, und **% Arbeit abgeschlossen**, den prozentualen Fortschritt der Arbeit (Aktuelle Arbeit/Arbeit x 100). Dieses Feld wird im Standard in der TABELLE ARBEIT angezeigt.

In der Voreinstellung ist die Berechnung des Vorgangsstatus (**% Abgeschlossen**) gekoppelt an den Ressourcenstatus **(% Arbeit abgeschlossen**). D. h., eine Änderung des einen führt zur Berechnung des anderen, die beiden Größen sind rechnerisch miteinander gekoppelt.

Wenn Sie dies „entkoppeln“ möchten, finden Sie diese Option vor dem schrecklichen Satz **Aktualisierung des Vorgangsstatus aktualisiert den Ressourcenstatus** unter: EXTRAS / OPTIONEN / BERECHNEN

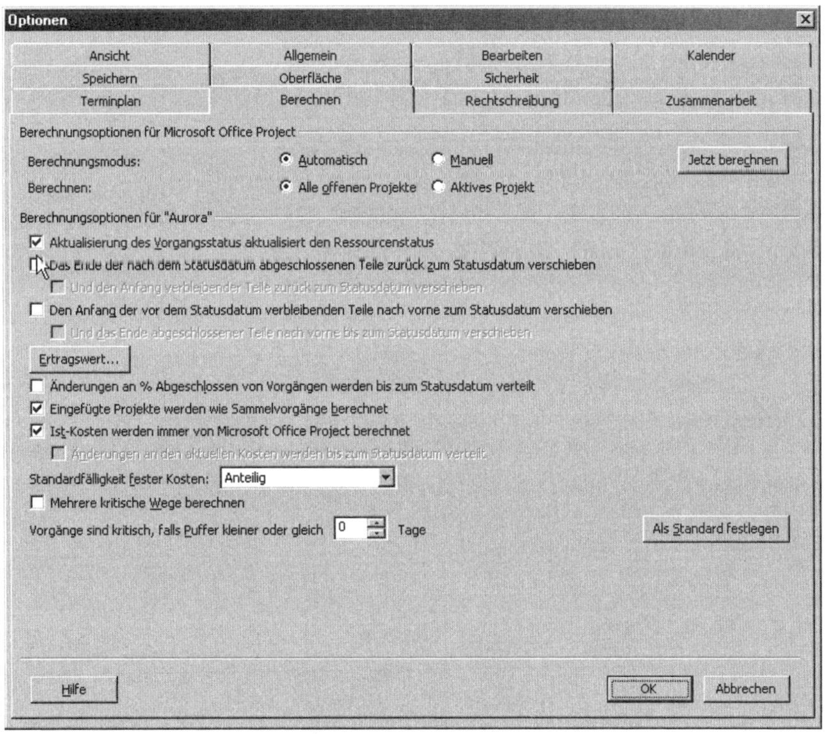

Abbildung 8.27 Kopplung von Vorgangs- und Ressourcenstatus

Ich rate Ihnen dringend davon ab, diese Kopplung aufzuheben. Wenn Sie das „entkoppeln“ möchten, steckt vielleicht folgende Überlegung dahinter: „Wenn bei einem Vorgang 90%

der geplanten Arbeit erledigt ist, heißt das doch nicht, dass er auch zu 90% sachlich fortgeschritten ist. Folglich muss ich doch die Möglichkeit haben, beides getrennt anzugeben!"

Gut, das können Sie dann, aber dann müssen Sie beides getrennt überwachen und eintragen und haben doch **nicht** das Ergebnis, das Sie wünschen. Denn dieser Überlegung liegt die Annahme zugrunde, dass das **% Abgeschlossen** den sachlichen Realisierungsgrad, sozusagen den wirklichen Fortschritt, darstellt. Dem ist aber nicht so:

% Abgeschlossen heißt inhaltlich **% der Dauer abgeschlossen** und drückt allein das Verhältnis von **Aktueller Dauer** zur (Gesamt-)**Dauer** aus. Auch die Dauer kann – wie die Arbeit – zu 90% hinter uns liegen und es ist vielleicht gerade mal 10% der Aufgabe erledigt. Sie haben keine Chance, in *Project* den tatsächlichen, den sachlichen Fortschrittsgrad einzugeben, jedenfalls nicht mit diesen beiden Größen.

Es steht ein weiteres Feld zur Verfügung: **Physikalisch % Abgeschlossen**. In dieses kann bzw. muss man den physikalischen, den sachlichen oder, wegen von mir aus, den „wirklichen" Fortschrittsgrad manuell eintragen, er wird weder berechnet noch in eine Berechnung (außer Earned-Value-Analyse) einbezogen.

		Vorgangsname	Akt. Anfang	Akt. Ende	% Abgeschlossen	% Arbeit abgeschlossen	Physisch % Abgeschlossen
0		⊟ Aurora	07.01.08	NV	35%	35%	0%
1	✓	Projektstart	07.01.08	07.01.08	100%	100%	0%
2	✓	⊟ Machbarkeit	07.01.08	01.02.08	100%	100%	0%
3	✓	Tech. Machbarkeit	07.01.08	01.02.08	100%	100%	10%
4	✓	Kostenschätzung	07.01.08	11.01.08	100%	100%	20%
5	✓	Abgabe Machbarkeitsstudie	01.02.08	01.02.08	100%	100%	0%

Abbildung 8.28 Information über Physisch % Abgeschlossen, hier sinnlos

Dieses Feld stellt eine reine Information dar, die Sie eingeben können oder auch nicht. Wenn Sie es eingeben, kann man diese Angabe vergleichen mit den anderen beiden Fortschrittsgraden und mit eigenem Auge entsprechende Schlüsse daraus ziehen. Das Feld **Physisch % Abgeschlossen** spielt in *Project* nur bei der Berechnung des **Earned Value** = **Ertragswert** eine Rolle, und deshalb wird es Ihnen in dem 9. Kapitel wieder begegnen. Nur die **Earned-Value-Analyse** = **Ertragswertmethode** versucht, das tatsächlich erreichte Ergebnis im Vergleich zu dem bisherigen Aufwand in ein aussagekräftiges Berechnungssystem zu bringen.

In *Project* (ohne Earned-Value-Analyse) haben Sie nur den prozentualen Fortschritt der Dauer und den prozentualen Fortschritt der Arbeit. Wenn in *Project* einer dieser Werte auf 100% Fortschritt gestellt wird, nimmt das Programm an, dass der Vorgang wirklich erledigt ist. Existiert eine Differenz zwischen tatsächlichem, sachlichem Fortschritt und der aufgewendeten Arbeit (Aktueller Arbeit) oder dem Fortschreiten der Zeit (Aktuelle Dauer), muss in *Project* die **Verbleibende Arbeit** oder die **Verbleibende Dauer** angepasst werden, denn Sie werden dann voraussichtlich länger (oder auch mal kürzer) brauchen.

Deshalb sind die Werte, die ich in die Tabelle in der Abbildung 8.28 eingegeben habe, sinnlos: Wenn die geplante Dauer zu 100% abgelaufen und die geplante Arbeit zu 100% erledigt ist, aber nur 10% physisch abgeschlossen ist, kann weder die Arbeit noch die Dauer zu 100% abgeschlossen sein, sondern ich muss die verbleibende Dauer oder die verbleibende Arbeit entsprechend erhöhen nach meiner erneuten Schätzung, wie viel Zeit oder Arbeit ich noch brauchen werde, um den Vorgang wirklich sachlich abschließen zu können. Dann ist es wieder eine Geschmacksfrage, ob ich diesen Wert lieber bei der Arbeit oder bei der Dauer erhöhe. Deshalb sind beide Werte in der Voreinstellung rechnerisch gekoppelt, und das ist gut so. Solange es eine Differenz zwischen aktueller Dauer zur (Gesamt-)Dauer gibt, ist der Vorgang noch nicht erledigt. Das Gleiche: Solange es eine Differenz zwischen der aktuellen Arbeit zur (Gesamt-)Arbeit gibt, ist der Vorgang noch nicht fertiggestellt. Die verbleibende Dauer oder die verbleibende Arbeit stellen diese Differenz dar, und diese muss der Mitarbeiter, die Projektleitung oder wer auch immer schätzen und – falls dieser Unterschied größer oder kleiner als die bisherige Schätzung ist – eingeben.

Für *Project* ist die **Verbleibende Dauer** bzw. die **Verbleibende Arbeit** der Unterschied zwischen dem, was bisher gelaufen ist bzw. was bisher getan wurde, zur hundertprozentigen Fertigstellung des Vorganges.

8.4.1.1 Aktuelle und verbleibende Arbeit

Die Summe aus **Aktueller Arbeit** und **Verbleibender Arbeit** ist die (Gesamt-)**Arbeit**, aus der bei aufwandsgesteuerter Terminplanung mittels des Dreisatzes die **Dauer** berechnet wird (Dauer = Arbeit dividiert durch Ressourceneinheiten). Deshalb ist eine aufwandsgesteuerte Terminplanung in *Project* möglich (siehe 5. Kapitel, Abschnitt 5.15), weil auch über die Eingabe des Arbeitspaketes die Dauer gesteuert werden kann.

□ Übung

Es erreicht Sie die Meldung, dass am Vorgang 17, „Realisierung", 100 Stunden Arbeit aufgewendet worden sind.

	❶	Vorgangsname	Arbeit	Geplant	Abweichung	Aktuell	Verbleibend	% Arbeit abgeschlossen	% Abgeschlossen
13		⊟ Programmierung	1.138 h	1.138 h	0 h	279,5 h	858,5 h	25%	33%
14		Anwendungsprogr	480 h	480 h	0 h	0 h	480 h	0%	0%
15		⊟ Datenbankzugriffe	320 h	320 h	0 h	140 h	180 h	44%	45%
16	✓	Planung	40 h	40 h	0 h	40 h	0 h	100%	100%
17		Realisierung	200 h	200 h	0 h	100 h	100 h	50%	50%
18		Integration	80 h	80 h	0 h	0 h	80 h	0%	0%

Abbildung 8.29 Aktuelle Arbeit eintragen

Das Arbeitspaket für den Vorgang bleibt gleich, sodass die verbleibende Arbeit um den Betrag reduziert wird, der als aktuelle Arbeit eingetragen wird. Die Rechnung ist nicht allzu schwierig und ergibt einen Fortschrittsgrad von 50% für beide Felder des prozentualen Fortschritts.

□ Übung

Eine Überprüfung des Vorganges 17, „Realisierung“, ergibt, dass noch ungefähr der doppelte Aufwand als bisher geschätzt notwendig sein wird, um den Vorgang abzuschließen. Wir schätzen die verbleibende Arbeit neu ein und geben 200 Stunden ein.

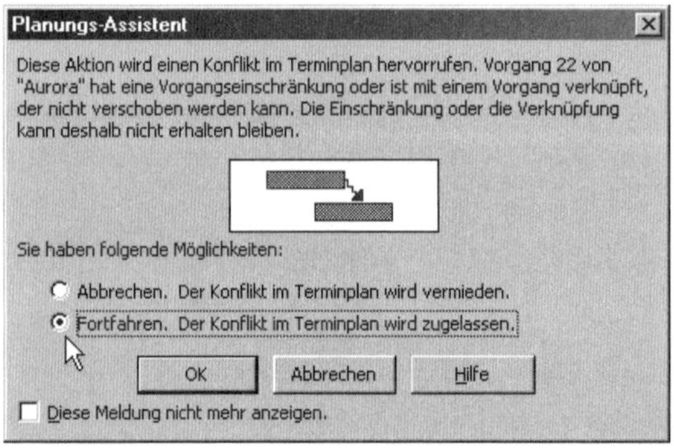

Abbildung 8.30 Die Änderung der verbleibenden Arbeit erzeugt einen Terminplankonflikt.

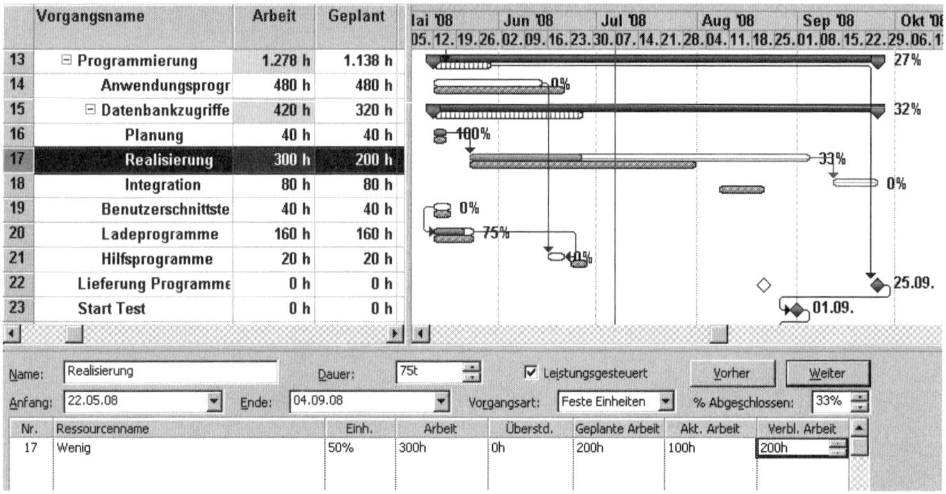

Abbildung 8.31 Die Sicht auf den Konflikt

Unter den Einstellungen der Vorgangsart **Feste Einheiten** (Standard) oder **Feste Arbeit** führt die Veränderung der Arbeit über die Änderung der verbleibenden Arbeit zu einer Neuberechnung der **Vorgangsdauer**, unter der Einstellung **Feste Dauer** zu einer Neuberechnung der **Ressourceneinheiten** (siehe 5. Kapitel, Abschnitt 5.8, „Änderung des Ressourceneinsatzes“).

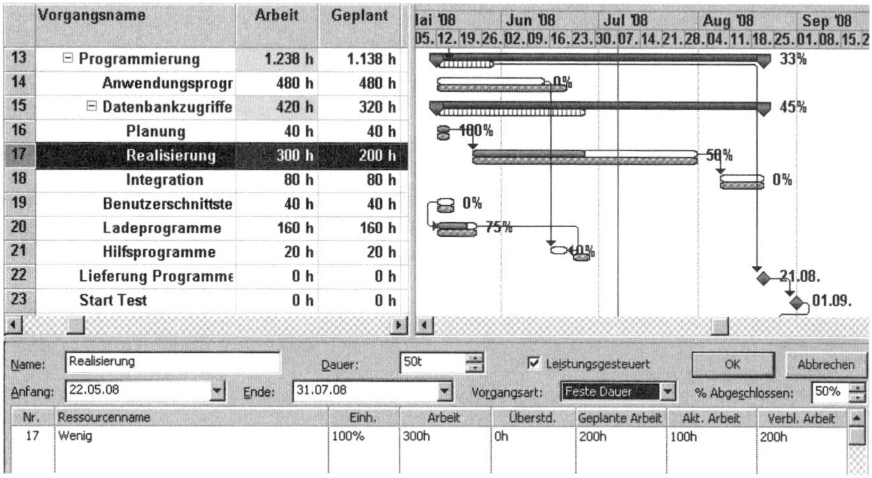

Abbildung 8.32 Neuberechnung des Ressourceneinsatzes bei fester Dauer

Nun hatten wir bei diesem Vorgang Glück, dass die Ressource vorher nur mit 50% zugeordnet war (s. Abb. 8.31). Dadurch wurde jetzt die Zuordnung auf 100% erhöht. Wäre die Ressourcenzuordnung schon ursprünglich 100% gewesen, wäre sie vom Programm auf 200% neu berechnet worden. Wir hätten dann einen Ressourcenkonflikt statt eines Terminplankonfliktes, oder wir haben auch mit 100% einen Ressourcenkonflikt, wenn die Ressource für dieses Projekt nur zu 50% zur Verfügung steht..

Wenn wir mit der Standardvorgangsart **Feste Einheiten** oder mit der Vorgangsart **Feste Arbeit** arbeiten, haben wir einen Terminplankonflikt, da der Vorgang wesentlich länger dauert (die Gesamtarbeit hat sich um 100 Stunden erhöht bei gleichem Ressourceneinsatz) und nach der Hochrechnung des Programms der feste Startmeilenstein der nächsten Projektphase in Gefahr gerät (s. Abb. 8.31). Vorgangsdauern oder der Aufwand können ja im Projektverlauf neu eingeschätzt werden und dadurch fixe Termine in Gefahr geraten. Wir entschließen uns – nach sorgfältiger Prüfung der Ressourcenverfügbarkeit –, eine weitere Ressource an diesem Vorgang arbeiten zu lassen.

□ Übung

Die Prüfung der Ressourcenverfügbarkeit über alle Projekte hat ergeben, dass die Ressource „Bauer“ in dem Zeitraum Ende Juni/Juli noch verfügbar ist. Wir ordnen diese Ressource dem Vorgang 17, „Realisierung“, zu (s. Abb. 8.33).

Selbstverständlich wird nur die **Verbleibende Arbeit** aufgeteilt (200 h), und die Aufteilung wird im Verhältnis des Einsatzgrades berechnet (50% zu 100% ergibt eine Aufteilung von 1 zu 2 oder 1/3 zu 2/3 der verbleibenden Arbeit). Es wird also alles richtig berechnet.

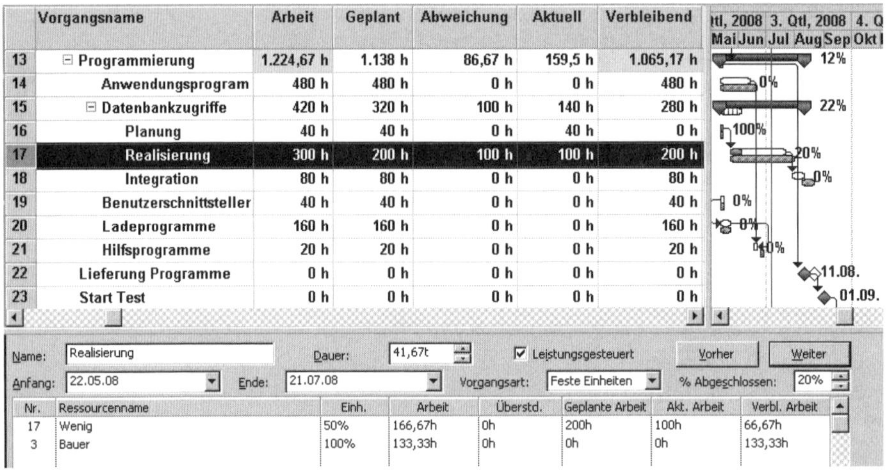

Abbildung 8.33 Ressourcen teilen sich die verbleibende Arbeit.

8.4.2 Arbeitsüberwachung bei den Ressourcen

Wenn nur eine Ressource einem Vorgang zugeordnet ist, sind die Arbeitswerte für den Vorgang und die Ressource identisch. Wenn mehrere Ressourcen einem Vorgang zugeordnet sind, können unterschiedliche Arbeitspakete pro Ressource für diesen Vorgang sowohl geplant als auch aktuell geleistet (siehe Abb. 8.33) sein.

Wenn Sie die **Aktuelle** bzw. **Verbleibende Arbeit** für einzelne Ressourcen bei einem Vorgang eintragen möchten, dem mehrere Ressourcen zugeordnet sind, teilen Sie den Bildschirm (ist in den Abbildungen oben ab Abbildung 8.31 schon vorgenommen) mit FENSTER / TEILEN (in einer Vorgangsansicht wird dann die Ansicht VORGANG: MASKE eingeblendet) und stellen unten über das Kontextmenü ARBEIT RESSOURCEN ein.

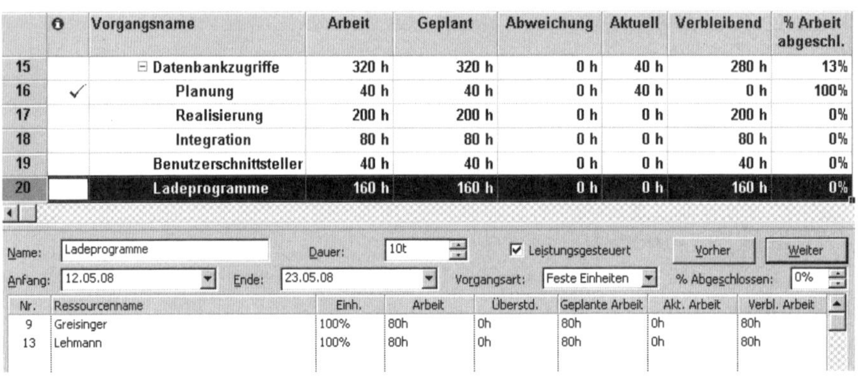

Abbildung 8.34 Sicht auf die Ressourcenarbeit

Wenn man jetzt die **Aktuelle Arbeit** beim Vorgang eingibt, wird diese auf die Ressourcen nach ihrem Einsatzgrad (hier einfach: jeweils gleich 100%) aufgeteilt.

Zeitsprung

Heute ist (theoretisch) der 07.07.2008. Stellen Sie dies als **Aktuelles Datum** in der PROJEKTINFO ein.

☐ Übung

Die Ressourcen melden zusammen eine geleistete Arbeit von 80 Stunden.

	❶	Vorgangsname	Arbeit	Geplant	Abweichung	Aktuell	Verbleibend	% Arbeit abgeschl.
13		⊟ Programmierung	1.138 h	1.138 h	0 h	139,5 h	998,5 h	12%
14		Anwendungsprogram	480 h	480 h	0 h	0 h	480 h	0%
15		⊟ Datenbankzugriffe	320 h	320 h	0 h	40 h	280 h	13%
16	✓	Planung	40 h	40 h	0 h	40 h	0 h	100%
17		Realisierung	200 h	200 h	0 h	0 h	200 h	0%
18		Integration	80 h	80 h	0 h	0 h	80 h	0%
19		Benutzerschnittsteller	40 h	40 h	0 h	0 h	40 h	0%
20		Ladeprogramme	160 h	160 h	0 h	80 h	80 h	50%

Name: Ladeprogramme Dauer: 10t ☑ Leistungsgesteuert Vorher Weiter
Anfang: 12.05.08 Ende: 23.05.08 Vorgangsart: Feste Einheiten % Abgeschlossen: 50%

Nr.	Ressourcenname	Einh.	Arbeit	Überstd.	Geplante Arbeit	Akt. Arbeit	Verbl. Arbeit
9	Greisinger	100%	80h	0h	80h	40h	40h
13	Lehmann	100%	80h	0h	80h	40h	40h

Abbildung 8.35 Aufteilung der aktuellen Arbeit auf die Ressourcen

8.4.2.1 Ressourcen melden unterschiedliche Arbeit

Nun können ja die Ressourcen – auf welchem Weg auch immer, einer der möglichen Wege sind die Rückmeldungen über den *Web Access* – ja auch unterschiedliche geleistete Arbeit melden.

☐ Übung

Eine Ressource meldet zusätzlich 40 Stunden geleistete Arbeit, die andere nicht.

	❶	Vorgangsname	Arbeit	Geplant	Abweichung	Aktuell	Verbleibend	% Arbeit abgeschl.
13		⊟ Programmierung	1.138 h	1.138 h	0 h	172,8 h	965,2 h	15%
14		Anwendungsprogramme	480 h	480 h	0 h	0 h	480 h	0%
15		⊟ Datenbankzugriffe	320 h	320 h	0 h	40 h	280 h	13%
16	✓	Planung	40 h	40 h	0 h	40 h	0 h	100%
17		Realisierung	200 h	200 h	0 h	0 h	200 h	0%
18		Integration	80 h	80 h	0 h	0 h	80 h	0%
19		Benutzerschnittstellen	40 h	40 h	0 h	0 h	40 h	0%
20		Ladeprogramme	160 h	160 h	0 h	120 h	40 h	75%

Name: Ladeprogramme Dauer: 10t ☑ Leistungsgesteuert Vorher Weiter
Anfang: 12.05.08 Ende: 23.05.08 Vorgangsart: Feste Einheiten % Abgeschlossen: 75%

Nr.	Ressourcenname	Einh.	Arbeit	Überstd.	Geplante Arbeit	Akt. Arbeit	Verbl. Arbeit
7	Greisinger	100%	80h	0h	80h	80h	0h
8	Lehmann	100%	80h	0h	80h	40h	40h

Abbildung 8.36 Unterschiedliche aktuelle Ressourcenarbeit

Wenn die andere Ressource auch noch 40 Stunden rückmeldet und Sie dies als **Aktuelle Arbeit** für die Ressource eingeben, ist der Vorgang zu 100% erledigt, und nichts hat sich geändert. Wenn Sie die **% Arbeit abgeschlossen** auf 100% setzen, denkt das Programm richtigerweise, dass dann alle Arbeit erledigt sein muss, und trägt die zu diesem Zeitpunkt noch verbliebene Arbeit für die Ressource(n) als **Aktuelle Arbeit** ein. Das Gleiche passiert, wenn Sie die **% Abgeschlossen** (der Dauer) auf 100% setzen. Auch hier ist das Programm der Meinung, dass dann alle Arbeit abgeschlossen sein muss. In all diesen Fällen hätten sich – außer dem 100% Fortschrittgrad – bei den Werten der Arbeit nichts geändert. Bei der Arbeitsüberwachung wie bei der Terminüberwachung: Wenn man über die Eingabe der prozentualen Fortschrittsgrade geht, nimmt das Programm an, so, wie es geplant war, ist es realisiert worden. Es hat nämlich keine anderen Daten erhalten.

8.4.2.2 Änderungen des Arbeitspakets

Aber vielleicht läuft das mit dem Arbeitseinsatz nicht immer wie geplant. Könnte sich ja mal ändern. Andere, abweichende Informationen müssen Sie eingeben, das Programm hat noch keine Sensoren, mit denen es die abweichenden Informationen automatisch aus der Realität einlesen kann, leider – oder zum Glück ...

In unserem Fall oben (s. Abb. 8.36) könnte es ja sein, dass die 40 Stunden Arbeitsleistung, welche die eine Ressource bisher aufgewendet hat, zusammen mit den 80 Stunden der zweiten Ressource ausgereicht haben, den Vorgang abzuschließen. Achtung, wie schon eben ausgeführt, wenn Sie jetzt einfach **100% erledigt**, Arbeit oder Dauer, eingeben, nimmt das Programm die planmäßige Durchführung an und errechnet die **Aktuelle Arbeit** aus dem Wert den Feldes **Arbeit**, also 80 Stunden.

Aber die Ressource muss ja nicht in jedem Fall so viel Arbeit aufgewendet haben wie berechnet, es kann ja mehr oder weniger geworden sein. Wenn Sie nur die Termine überwachen, kann Ihnen das relativ gleichgültig sein, wie viel Arbeit aufgewendet wurde, aber wenn Sie den Arbeitseinsatz oder/und die Kosten überwachen, ist es schon ein Unterschied zwischen 40 und 80 Stunden.

Wie bei der Überwachung der Termine bzw. der Dauern sind die entscheidenden Hebel die aktuellen und die verbleibenden Werte, hier die **Aktuelle Arbeit** und die **Verbleibende Arbeit**, deren Summe immer die (Gesamt-)**Arbeit** ergibt.

☐ Übung

Der Vorgang „Ladeprogramme" ist mit der bisher eingetragenen Arbeit abgeschlossen, die Aufgabe hat sich als leichter als erwartet herausgestellt. Die zweite Ressource hat keine weitere verbleibende Arbeit mehr gemeldet, weil sie keine weitere **Verbleibende Arbeit** mehr hat:

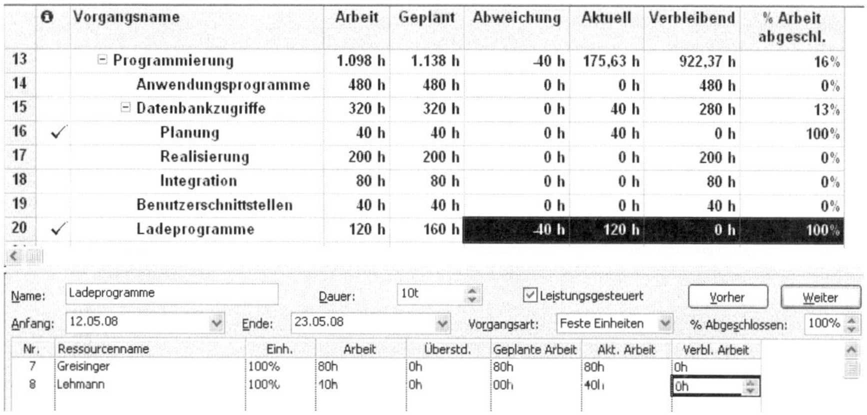

Abbildung 8.37 Keine verbleibende Arbeit mehr

Es ist sehr schön, dass wir uns auch mal nach oben verschätzt haben: Wir haben eine Abweichung Arbeit von minus (–) 40 Stunden.

Wir machen noch eine Probe: Wenn die eine Ressource 80 Stunden an dem Vorgang gearbeitet hat, die zweite 40 Stunden, dann muss die zweite Ressource entweder früher fertig geworden sein:

(In der unteren Bildschirmansicht, der Vorgangsmaske, wird über das Kontextmenü ausgewählt TERMINPLAN RESSOURCEN.)

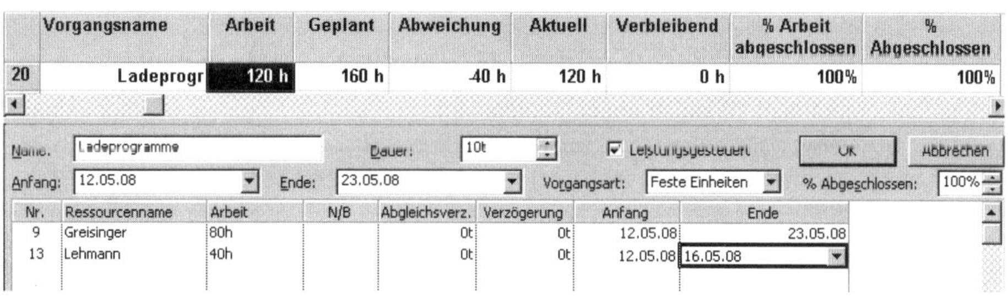

Abbildung 8.38 Ressource ist früher fertig geworden ...

Hier ist im Übrigen die Stelle, wo Sie auch den Endtermin der Tätigkeit der Ressource(n) hätten eingeben können. Dann wird die aktuelle Arbeit vom Programm berechnet aus der Zahl der Arbeitstage, welche die Ressource an diesem Vorgang tätig war, multipliziert mit Ihrer täglichen Arbeitszeit.

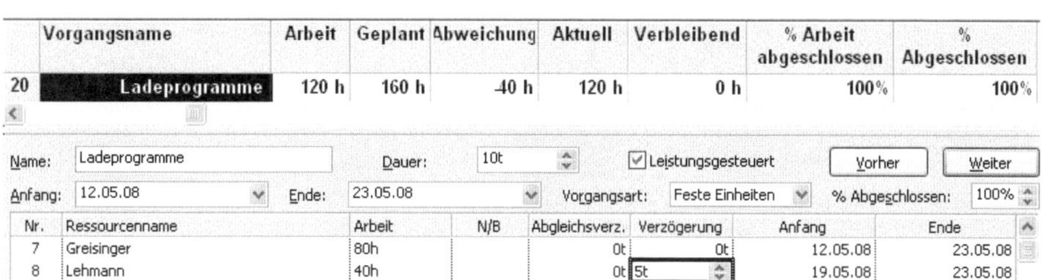

Abbildung 8.39 ... oder hat später angefangen.

Hier habe ich die Ressource mit fünf Tagen **Verzögerung** dem Vorgang zugewiesen (siehe Kapitel 5, Abschnitt 5.9.1, „Ressource verzögert zuordnen“).

Hier hätte ich auch den Anfangstermin der Tätigkeit der Ressource(n) eingeben können. Aber ich bevorzuge – ich glaube aus guten Gründen –, die Termine so weit wie möglich vom Programm errechnen zu lassen. Deshalb gebe ich keinen Endtermin ein, sondern setze die **Verbleibende Arbeit** auf null (0), dann errechnet mir das Programm den Endtermin aus der bisher geleisteten Arbeit und dem Arbeitszeitkalender der Ressource. Deshalb probiere ich nicht verschiedene Termineingaben für den Anfangstermin aus, bis die Ressourcen aufgrund ihrer aktuellen Arbeit die gleichen Endtermine haben, sondern gebe eine zeitliche Verzögerung der Zuordnung der Ressource ein, die ihrer reduzierten Arbeit entspricht, und das Programm errechnet mir den Anfangstermin.

Die rechnerisch dritte Variante, dass die Ressource nur mit 50% an dem Vorgang arbeitet, kann ich nicht aus diesem Zustand heraus durchspielen, da die **Aktuelle Arbeit** für die 40 Stunden für fünf Tage à acht Stunden schon eingetragen ist und aktuelle Arbeit vom Programm (richtig: aktuell heißt erledigt, so ist es in der Wirklichkeit, da hat das Programm nichts mehr zu berechnen) nie neu berechnet wird. Wenn ich das wollte, müsste ich die Ressource von dem Vorgang entfernen, von vornherein mit 50% zuweisen und dann die aktuelle Arbeit eingeben und die verbleibende Arbeit auf 0 festlegen. Aber so entscheidend ist ja die Lage der aufgewendeten Arbeit bei einem abgeschlossenen Vorgang nicht, wenn der Wert stimmt.

Hinweis

Die guten Gründe, auch hier nicht die Termine einzugeben, sondern über die Eingabe der Werte zu gehen, die den Terminberechnungen zugrunde liegen, liegen einfach in dem systematischen Aufbau der Planung und auch der Überwachungsmethode, um die Pflege nicht nur zu erleichtern, sondern überhaupt zu ermöglichen: Wenn sich etwas ändert – auch bei der Überwachung können Fehler (z. B. Kommunikations- oder Übertragungs- oder Eingabefehler) passieren –, muss ich mir nicht überlegen, was in großen Projektplänen unmöglich ist, welche Termine habe ich (fälschlicherweise) eingegeben und muss ich deshalb wieder ändern, sondern ich gebe die richtigen Ausgangsdaten ein (aktuelle bzw. verbleibende Arbeit, Verzögerungen beim Beginn der Tätigkeit einer Ressource etc.) und bekomme vom Programm das richtige Ergebnis berechnet.

8.4.2.3 Änderungen des Einsatzgrades

Es gibt in *Project* leider keine Möglichkeit, eine Ressource einem Vorgang für zwei oder mehrere Zeiträume mit unterschiedlichem Einsatzgrad zuzuweisen, also z. B. die Ressource Alfred E. Neumann arbeitet am Vorgang XY im März mit 100% und im April nur noch mit 50% Will man das bei der Einsatzplanung der Ressource schon berücksichtigen, muss man diesen Vorgang aufsplitten in zwei oder mehrere Vorgänge, was ja kein Umstand ist. Vielleicht der Übersichtlichkeit halber sollten Sie über die aus diesem Grund aufgesplitteten Vorgänge einen Sammelvorgang einfügen.

Wenn man für einen Vorgang bzw. eine Ressource schon aktuelle Arbeit eingetragen hat, wird bei einer Veränderung nur der verbleibende Anteil der Arbeit neu berechnet, also z.B.

wenn man eine zweite Ressource zuordnet, wird nur die verbleibende Arbeit auf die (jetzt) beiden Ressourcen aufgeteilt (s. Abb. 8.33). Wenn aber die verbleibende Arbeit aufgrund einer Neueinschätzung sich ändert und man einen anderen Betrag für diese eingibt, wird unter den Einstellungen die Vorgangsarten **Feste Einheiten** und **Feste Arbeit** die Dauer neu berechnet. Nun kann man die Vorgangsart auf **Feste Dauer** einstellen, dann kann das Programm die Dauer nicht neu berechnen und muss den Einsatzgrad neu kalkulieren. Diesen kann es jedoch nicht für den Zeitabschnitt neu berechnen, für den schon die aktuelle Arbeit eingetragen ist, hier bleibt die prozentuale Zuteilung, wie sie war. Das Programm kann dann nur und muss die prozentuale Zuordnung der Ressource für den Zeitraum neu berechnen, für den die verbleibende Arbeit zugeordnet ist.

□ Übung

Der Vorgang 21, „Hilfsprogramme", soll zu 50% abgeschlossen sein.

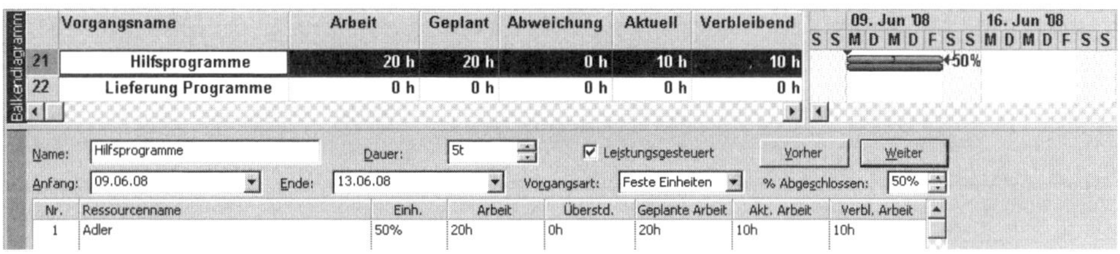

Abbildung 8.40 Die Ressource ist mit 50% zugewiesen und hat 50% erledigt.

Eine Neubewertung aufgrund des bisherigen Fortschritts kommt zu der Einschätzung, dass nicht 10, sondern mindestens noch weitere 20 Stunden Arbeitsaufwand notwendig sind.

Da jedoch nicht die Dauer (!) verlängert werden soll oder darf, stellen wir vor der Eingabe der neuen verbleibenden Arbeit die Vorgangsart auf **Feste Dauer**.

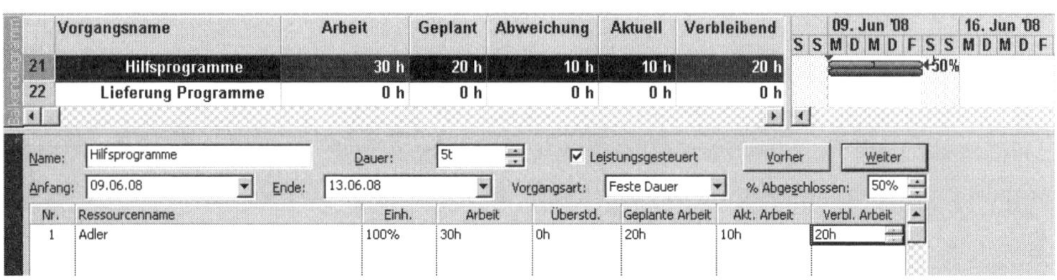

Abbildung 8.41 Die Erhöhung der verbleibenden Arbeit kann nicht die Dauer erhöhen.

In der Vorgangsmaske unten sieht man die Erhöhung des Einsatzgrades auf 100%, vorher 50% (siehe Abb. 8.40). Da das Programm ja nicht die Dauer neu berechnen kann, muss es die Ressourceneinheiten neu berechnen. Um die unterschiedliche prozentuale Zuordnung erkennen zu können, muss man die Ansicht wechseln. In der unteren Bildschirmhälfte in der Ansicht RESSOURCE: EINSATZ und über die EINZELHEITENARTEN (siehe nächsten Abschnitt) können Sie sich die Felder **Aktuelle Arbeit** und **Prozentuale Zuteilung** anzeigen lassen:

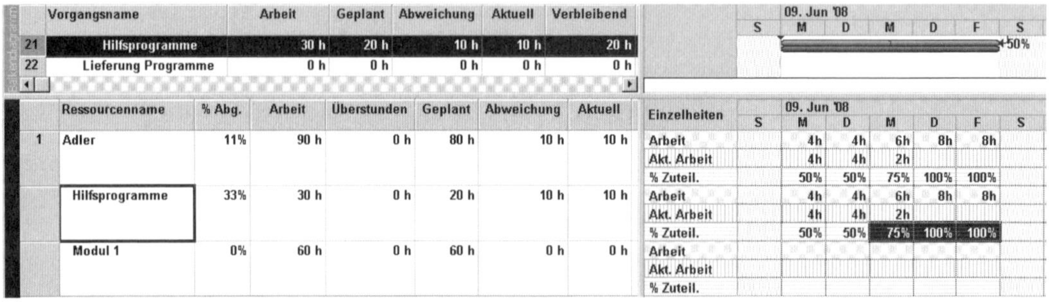
Vorgangsname
Arbeit
Geplant
Abweichung
Aktuell
Verbleibend
09. Jun '08
S M D M D F S
21 Hilfsprogramme 30 h 20 h 10 h 10 h 20 h
22 Lieferung Programme 0 h 0 h 0 h 0 h 0 h
50%
Ressourcename
% Abg.
Arbeit
Überstunden
Geplant
Abweichung
Aktuell
Einzelheiten
1 Adler 11% 90 h 0 h 80 h 10 h 10 h
Hilfsprogramme 33% 30 h 0 h 20 h 10 h 10 h
Modul 1 0% 60 h 0 h 60 h 0 h 0 h
Arbeit
Akt. Arbeit
% Zuteil.
4h 4h 6h 8h 8h
4h 4h 2h
50% 50% 75% 100% 100%

Abbildung 8.42 Unterschiedlicher Einsatzgrad einer Ressource in der Zeit

Auf diesem „Umweg" kann man also das Programm doch dazu bringen, eine Ressource mit unterschiedlichen prozentualen Einsatzgraden für verschiedene Zeitabschnitte zuzuordnen.

8.4.3 Arbeitsüberwachung in den Zeitphasen

Die **Aktuelle Arbeit** haben wir bisher immer als Summe behandelt, als Summe für einen abgelaufenen Zeitraum. Nun gibt es das Bedürfnis – und deshalb setzt man oft die Rückmeldungen über den *Web Access* ein, dies ganz genau zu erfahren, d. h. wann, an welchem Tag oder in welcher Woche oder in welchem Monat wie viel Arbeit für welchen Vorgang aufgewendet wurde.

Die Arbeitszeittabelle im *Web Access*, in der das Teammitglied seine **Aktuelle Arbeit** in den Zeitphasen einträgt, ist den EINSATZ-Ansichten in *Project* sehr ähnlich. Es gibt in *Project* zwei Einsatzansichten, die Ansicht VORGANG: EINSATZ und RESSOURCE: EINSATZ. Wenn über den *Web Access* rückgemeldet wird und der Projektleiter das AKTUALISIERT, d.h., in sein Projekt nach *Project* übernimmt, werden die aktuellen Werte in den Zeitphasenwerten in *Project* eingetragen.

Man kann natürlich auch direkt in *Project* die **Aktuelle Arbeit** in die Zeitphasen eintragen, welche in den EINSATZ-Ansichten dargestellt werden.

Die EINSATZ-Ansichten sind vertikal geteilte Ansichten: Sie haben in dem linken Bildschirmteil eine Tabelle und rechts die Zeitphasenwerte. Beide EINSATZ-Ansichten sind dafür dar, die Werte der Zuordnungen in den Zeitphasen anzuzeigen. (s. Abb. 8.42). Sie können auch hier eingegeben werden.

Ansicht VORGANG: EINSATZ

Die Ansicht VORGANG: EINSATZ zeigt die Vorgänge mit den ihnen zugeordneten Ressourcen, links die Tabelle und rechts die Zeitphasenwerte in der gewünschten Zeiteinheit (analog dem Balkendiagramm).

Hilfreiche Anpassungen:

Bei der Arbeitsüberwachung sollte man sich die TABELLE ARBEIT links einblenden: Ansicht VORGANG EINSATZ / ANSICHT TABELLE ARBEIT. Hier habe ich das Feld **% Arbeit abgeschlossen** vorne eingefügt.

Zusätzlich zu dem im Standard angezeigten Feld **Arbeit** wollen wir in den Zeitphasen das Feld **Aktuelle Arbeit** einblenden und zur besseren Übersichtlichkeit mit einer anderen Farbe/einem anderen Muster hinterlegen. Dies soll für alle Zeilen gelten, also müssen wir **Alle Zuordnungszeilen** ausblenden.

Kontextmenü in den Zeitphasenwerten EINZELHEITENARTEN ... oder FORMAT / EINZELHEITENARTEN ...

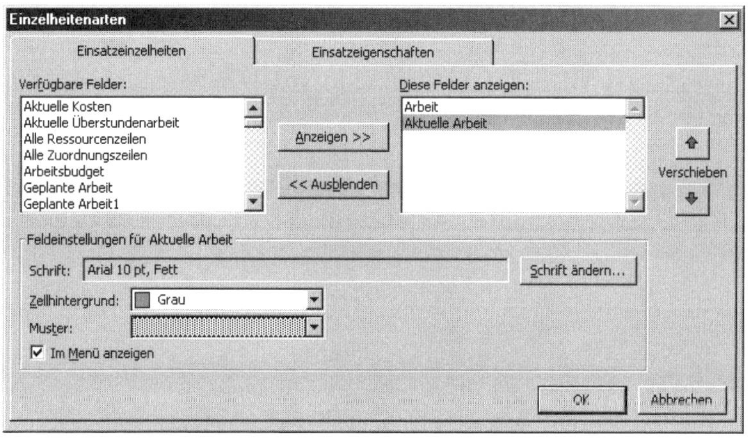

Abbildung 8.43 Anpassungen der Anzeige der Felder in den Zeitphasen

Das sieht dann so aus, auf Wochenbasis:

	Vorgangsname	Arbeit	Einzelheiten	Januar KW 1	KW 2	KW 3	KW 4	Februar KW 5	KW 6	KW 7
2	⊟ Machbarkeit	135,6 h	Arbeit		64h	24h	24h	23,6h		
			Akt. Arbeit		64h	24h	24h	23,6h		
	Projektleiter	15,6 h	Arbeit		4h	4h	4h	3,6h		
			Akt. Arbeit		4h	4h	4h	3,6h		
3	⊟ Tech. Machbarkeit	80 h	Arbeit		20h	20h	20h	20h		
			Akt. Arbeit		20h	20h	20h	20h		
	Dorn	80 h	Arbeit		20h	20h	20h	20h		
			Akt. Arbeit		20h	20h	20h	20h		
4	⊟ Kostenschätzung	40 h	Arbeit		40h					
			Akt. Arbeit		40h					
	Bauer	40 h	Arbeit		40h					
			Akt. Arbeit		40h					

Abbildung 8.44 Aktuelle Arbeit in der Ansicht Vorgang Einsatz

Wie Sie sehen, haben unsere Fortschrittsmeldungen zu entsprechenden Eintragungen in den Zeiträumen geführt. Wenn man einfach **Aktuelle Arbeit** im Feld als Summe eingibt oder auch **% Abgeschlossen** oder **% Arbeit abgeschlossen** eingibt, wird die **Aktuelle Arbeit** in der Zeitphase vom Anfang eines Vorganges fortschreitend einberechnet. Dies ist z. B. gut sichtbar für die Ressource „Dorn" am Vorgang „Tech. Machbarkeit". „Dorn" arbeitet halbtags, also 20 Stunden in der Woche. Die Vorgangsdauer war mit zehn Tagen eingegeben, also 80 Stunden Arbeitspaket. 80 Stunden Arbeitspaket dividiert durch 20 Stunden wöchentliche Arbeitszeit ergibt eine Zeitdauer von vier Wochen. Wir haben in der Projektüberwachung diesen Vorgang einfach mit 100% abgeschlossen. Damit kopiert das Programm die (berechnete) **Arbeit** einfach in die **Aktuelle Arbeit** in die gleichen Zeiträume: Wie berechnet, so erledigt.

Wenn Sie das nicht wollen, können bzw. müssen Sie die **Aktuelle Arbeit** für die Ressource manuell in andere Zeitphasen mit den Werten eingeben.

		Vorgangsname	Arbeit	Einzelheiten	Januar KW 1	KW 2	KW 3	KW 4	Februar KW 5	KW 6	KW 7
2	✓	⊟ Machbarkeit	135,6 h	Arbeit		64h	4h	44h	23,6h		
				Akt. Arbeit		64h	4h	44h	23,6h		
		Projektleiter	15,6 h	Arbeit		4h	4h	4h	3,6h		
				Akt. Arbeit		4h	4h	4h	3,6h		
3	✓	⊟ Tech. Machbarkeit	80 h	Arbeit		20h	0h	40h	20h		
				Akt. Arbeit		20h	0h	40h	20h		
		Dorn	80 h	Arbeit		20h	0h	40h	20h		
				Akt. Arbeit		20h	0h	40h	20h		

Abbildung 8.45 Manuelle Eingabe der aktuellen Arbeit in den Zeitphasen

Sie erkennen an dem Symbol in der Indikatorenspalte, dass die Arbeit manuell geändert wurde. Außerdem erkennen Sie, dass die aktuellen Daten immer alle anderen überschreiben.

Ansicht RESSOURCE: EINSATZ:

Die Ansicht RESSOURCE: EINSATZ hat die umgekehrte Anordnung: Sie zeigt die Ressourcen mit den Vorgängen, denen sie zugeordnet sind. Links eine ausgewählte Tabelle und rechts die Zeitphasenwerte in der gewünschten Zeiteinheit. Hier die gleichen Informationen in der Ansicht RESSOURCE: EINSATZ, TABELLE ARBEIT:

		Ressourcenname	% Abg.	Arbeit	Überstunden	Einzelheiten	31.	Jan '08 07.	14.	21.	28.	04.	Feb '08 11.
5		⊟ Dorn	50%	160 h	0 h	Arbeit		20h	0h	40h	20h		
						Akt. Arbeit		20h	0h	40h	20h		
						% Zuteil.		100%	0%	200%	100%		
		Tech. Machbarkeit	100%	80 h	0 h	Arbeit		20h	0h	40h	20h		
						Akt. Arbeit		20h	0h	40h	20h		
						% Zuteil.		100%	0%	200%	100%		
		Modul 2	0%	80 h	0 h	Arbeit							
						Akt. Arbeit							
						% Zuteil.							

Abbildung 8.46 Aktuelle Arbeit in der Ansicht Ressource Einsatz

Auch hier kann die **Aktuelle Arbeit** für die Ressource pro Zeitphase manuell eingetragen werden.

Wir haben uns im 5. Kapitel ausführlich mit der Anwendung und der Gestaltung der Ansicht RESSOURCE: EINSATZ beschäftigt (im Abschnitt 5.14, „Ressourceneinsatz analysieren"), sodass wir das hier nicht wiederholen müssen.

Vielleicht noch zur Ansicht RESSOURCE: ZUTEILUNG, die Sie als erstes Symbol in der SYMBOLLEISTE RESSOURCENMANAGEMENT haben. Diese können Sie aber auch selbst herstellen, oben die Ansicht RESSOURCE EINSATZ und unten die Ansicht BALKENDIAGRAMM (genau BALKENDIAGRAMM: ABGLEICH).

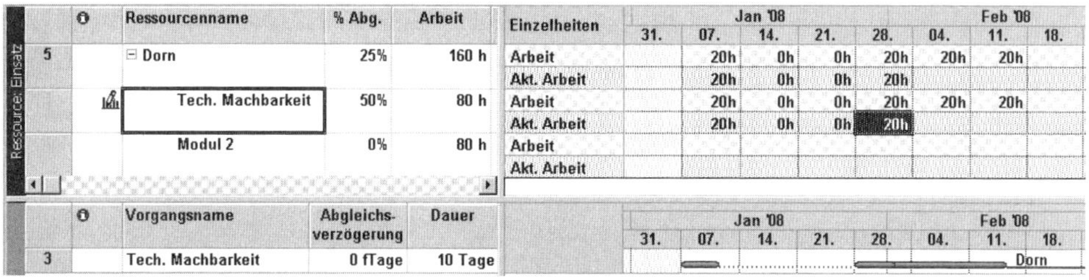

Abbildung 8.47 Eingabe aktueller Arbeit in die Zeitphasen

Hier habe ich jetzt für zwei Wochen während der Laufzeit des Vorganges null Stunden **Aktuelle Arbeit** eingegeben. Die Eingabe von Nullwerten führt dazu, dass die Arbeit nach hinten verschoben wird (das Arbeitspaket bleibt gleich) und folglich der Vorgang länger dauert (schauen Sie nach im BALKENDIAGRAMM ÜBERWACHUNG). Wenn an diesem Vorgang nur eine Ressource arbeitet, wird der Vorgang für die Nullzeiten auch optisch unterbrochen. Wenn andere Ressourcen in dieser Zeit arbeiten, wird der Vorgang nicht unterbrochen dargestellt, es sei denn, alle arbeiten gleichzeitig nicht an diesem Vorgang.

8.4.4 Regeln zur Arbeitsüberwachung: kurz und knapp

Diese Regeln gelten nur unter der Voreinstellung (siehe Abschnitt 8.4.1) EXTRAS / OPTIONEN / BERECHNEN

- **Aktualisierung des Vorgangsstatus aktualisiert den Ressourcenstatus**

1. Die Eingabe von **% Arbeit abgeschlossen** bedeutet immer, in Wirklichkeit ist es so gelaufen wie berechnet: Ab **1% Arbeit abgeschlossen** wird der (berechnete) **Anfang** kopiert in den **aktuellen Anfang**, bei 100% Arbeit abgeschlossen wird das (berechnete) **Ende** kopiert in das **aktuelle Ende**, und der Vorgang ist zu **100% Abgeschlossen**.
2. Bei Eingabe einer Summe für die **Aktuelle Arbeit**, z. B. in der Arbeitstabelle, nimmt das Programm an, dass diese geleistete Arbeit sich auf Ressourcen und in der Zeit so verteilt wie die berechnete Arbeit. Die **Aktuelle Arbeit** beginnt dann in der Regel am Anfang der Vorganges, trägt damit den **Aktuellen Anfang** ein (= berechneter Anfang) und trägt eben so viel **Aktuelle Arbeit** für die Laufzeit des Vorganges ein wie eingegeben.
3. Solange der Wert für die **Aktuelle Arbeit** kleiner ist als die (berechnete) **Arbeit**, errechnet das Programm einen Wert für **% Arbeit abgeschlossen** kleiner **100**, und die Differenz zwischen der **Aktuellen Arbeit** und der (Gesamt-)**Arbeit** ist die **Verbleibende Arbeit**.
4. Ist der Wert der **Aktuellen Arbeit** gleich der (berechneten) **Arbeit**, ist die **Arbeit 100% abgeschlossen** und der Vorgang zu **100% Abgeschlossen**.

5. Ist der Wert der **Aktuellen Arbeit** größer als die (berechnete) **Arbeit**, erhöht das Programm unter den Vorgangsarten **Feste Einheiten** und **Feste Arbeit** die **Dauer** entsprechend der Arbeit und geht davon aus, dass es keine verbleibende Arbeit mehr gibt, folglich die Arbeit zu 100% abgeschlossen ist, und trägt deshalb auch das **Aktuelle Ende** für diesen Vorgang ein. Wenn Sie dies nicht wollen, müssen Sie eine (die) **Verbleibende Arbeit** eingeben. Unter der Vorgangsart **Feste Dauer** muss das Programm den **Einsatzgrad** der Ressourcen erhöhen (und nicht die Dauer), ansonsten ist alles identisch.
6. Die **Verbleibende Arbeit** ist die Schlüsselgröße, mit der Sie die Differenz bis zur vollständigen Erledigung der Arbeit und damit des Vorganges bestimmen. Wenn der Vorgang noch nicht abgeschlossen ist – auch entgegen der bisherigen Annahmen –, müssen Sie eine noch verbleibende Arbeit eingeben oder diese erhöhen. Wenn der Vorgang abgeschlossen ist – auch entgegen der bisherigen Annahmen –, kann er logischerweise keine verbleibende Arbeit mehr ausweisen, und Sie müssen diese auf 0 (null) setzen. Dann ist die **Arbeit 100% abgeschlossen**, und der Vorgang zu ist **100% Abgeschlossen**.
7. Wird ein Vorgang zu einem anderen Termin begonnen hat, müssen Sie erst diesen Termin als **Aktuellen Anfang** eintragen. Danach können Sie die **Aktuelle Arbeit** eintragen.
8. Wird der Vorgang zu einem anderen Termin beendet und Sie tragen diesen Termin in das **Aktuelle Ende** ein, wird vom Programm so viel aktuelle Arbeit eingetragen, wie es für die Zeitstrecke zwischen **Aktuellem Anfang** und **Aktuellem Ende** berechnet. Wenn Sie ein **Aktuelles Ende** eintragen, ist auch die Arbeit zu **100% Abgeschlossen**.
9. Wenn Sie eine falsche Information erhalten oder einen Stand falsch eingetragen haben, setzen Sie **% Abgeschlossen** auf **0%** zurück. Dann werden alle Daten der Projektüberwachung, alle **aktuellen Daten**, bei diesem Vorgang gelöscht.
10. In den Zeitphasenwerten der Einsatzansichten, vorzugsweise der Ansicht RESSOURCE: EINSATZ, kann man die **Aktuelle Arbeit** der Ressourcen für ausgewählte Zeiteinheiten eingeben. Hier ist auch die Eingabe von null (0) Arbeit für bestimmte Zeiteinheiten möglich, was die Arbeit der Ressource an diesem Vorgang unterbricht (der Vorgang wird in der Ansicht Balkendiagramm nur unterbrochen dargestellt, wenn nur diese eine Ressource dem Vorgang zugeordnet ist) oder die Ressource später an dem Vorgang beginnen oder früher die Arbeit an dem Vorgang beenden lässt.

Korrektur falscher Eingaben

Alle eingetragenen Überwachungsdaten werden gelöscht (was zur Korrektur von Irrtümern manchmal nützlich oder gar notwendig ist), wenn Sie den **Fortschrittsgrad auf null (0)** zurücksetzen, also wenn Sie eingeben:

0% Abgeschlossen oder **0% Arbeit abgeschlossen**,

oder wenn Sie die **aktuellen Werte auf null (0)** zurücksetzen, also eingeben:

Aktuelle Dauer = 0 oder **Aktuelle Arbeit = 0**

8.5 Kosten überwachen

Die Kosten werden (in der Voreinstellung) berechnet aus dem Fortschritt der Arbeit sowie dem Fortschritt der andern Kostenfaktoren. Deshalb folgt auch die Überwachung der Kosten der gleichen Logik: Es gibt berechnete **Gesamtkosten**, die **Geplanten Kosten** (des Basisplanes), und die Differenz zwischen beiden sind die **Abweichungen**. Die **Aktuellen Kosten** werden aus der aktuellen Arbeit (multipliziert mit Kostensatz) und dem Materialverbrauch (mal Kostenfaktor) und den aktuellen Kosten der Kostenressourcen berechnet. Die Differenz von **Gesamtkosten** zu den **Aktuellen Kosten** sind die **Verbleibenden Kosten**. Wenn der Vorgang zu **100% Abgeschlossen** ist, sind alle Kosten angefallen, d. h., die **Aktuellen Kosten** sind die **Gesamtkosten**, denn es gibt keine **Verbleibenden Kosten**.

Insofern werden Ihnen in *Project* die Abweichungen der Kosten analog der Abweichungen der Dauer bzw. der Abweichungen der Arbeit berechnet und angezeigt:

	Vorgangsname	Gesamtkosten	Geplant	Abweichung	Aktuell	Verbleibend
0	⊟ Aurora	370.270,00 €	341.990,00 €	28.280,00 €	140.252,40 €	230.017,60 €
1	1 Projektstart	0,00 €	0,00 €	0,00 €	0,00 €	0,00 €
2	⊟ 2 Machbarkeit	14.570,00 €	13.970,00 €	600,00 €	8.970,00 €	5.600,00 €
3	2.1 Tech. Machbarkeit	8.800,00 €	8.800,00 €	0,00 €	4.400,00 €	4.400,00 €
4	2.2 Kostenschätzung	4.000,00 €	4.000,00 €	0,00 €	4.000,00 €	0,00 €
5	3 Abgabe Machbarkeitsstudie	0,00 €	0,00 €	0,00 €	0,00 €	0,00 €
6	4 Start Entwurf	0,00 €	0,00 €	0,00 €	0,00 €	0,00 €
7	⊟ 5 Entwurf	101.330,00 €	80.850,00 €	20.480,00 €	101.330,00 €	0,00 €
8	5.1 Anforderungskatalog	28.000,00 €	20.000,00 €	8.000,00 €	28.000,00 €	0,00 €
9	5.2 Systementwurf	25.500,00 €	17.700,00 €	7.800,00 €	25.500,00 €	0,00 €
10	5.3 Det. Systembeschreibun(	39.790,00 €	36.550,00 €	3.240,00 €	39.790,00 €	0,00 €
11	6 Lieferung Entwurf	0,00 €	0,00 €	0,00 €	0,00 €	0,00 €
12	7 Start Programmierung	0,00 €	0,00 €	0,00 €	0,00 €	0,00 €
13	⊟ 8 Programmierung	119.970,00 €	112.770,00 €	7.200,00 €	29.952,40 €	90.017,00 €
14	8.1 Anwendungsprogramme	46.700,00 €	46.700,00 €	0,00 €	0,00 €	46.700,00 €
15	⊟ 8.2 Datenbankzugriffe	44.650,00 €	34.650,00 €	10.000,00 €	15.700,00 €	28.950,00 €
16	8.2.1 Planung	5.700,00 €	5.700,00 €	0,00 €	5.700,00 €	0,00 €
17	8.2.2 Realisierung	30.000,00 €	20.000,00 €	10.000,00 €	10.000,00 €	20.000,00 €
18	8.2.3 Integration	8.950,00 €	8.950,00 €	0,00 €	0,00 €	8.950,00 €
19	8.3 Benutzerschnittstellen	6.970,00 €	6.970,00 €	0,00 €	0,00 €	6.970,00 €
20	8.4 Ladeprogramme	10.800,00 €	13.600,00 €	-2.800,00 €	10.800,00 €	0,00 €
21	8.5 Hilfsprogramme	3.000,00 €	2.000,00 €	1.000,00 €	1.000,00 €	2.000,00 €
22	9 Lieferung Programme	0,00 €	0,00 €	0,00 €	0,00 €	0,00 €
23	10 Start Test	0,00 €	0,00 €	0,00 €	0,00 €	0,00 €
24	⊟ 11 Test	134.400,00 €	134.400,00 €	0,00 €	0,00 €	134.400,00 €
25	11.1 Modul 1	57.900,00 €	57.900,00 €	0,00 €	0,00 €	57.900,00 €
26	11.2 Modul 2	74.700,00 €	74.700,00 €	0,00 €	0,00 €	74.700,00 €
27	12 Lieferung Testprotokolle	0,00 €	0,00 €	0,00 €	0,00 €	0,00 €

Abbildung 8.48 Tabelle Kosten – Vorgangsansicht

Wenn Sie sich die Vorgangstabelle Kosten anschauen, sehen Sie, dass bei allen Vorgängen, bei denen wir die Dauern verlängert haben, eine positive Abweichung der Kosten errechnet wird, z. B. bei Vorgang 8, „Anforderungskatalog". Hier haben wir die Dauer verlängert (Übungsfrage: In welcher Tabelle sehen Sie das?), deshalb sind die Kosten gestiegen.

Bei Vorgang 20, „Ladeprogramme“, haben wir nicht die Vorgangsdauer verkürzt, sondern, erinnern Sie sich (s. Abb. 8.38), eine Ressource hat weniger Arbeit aufgewendet als geplant.

Dies sieht man dann besser in der Ansicht RESSOURCE: TABELLE, TABELLE KOSTEN.

	Ressourcenname	Kosten	Geplante Kosten	Abweichung	Aktuelle Kosten	Verbleibend
1	Didier	0,00 €	0,00 €	0,00 €	0,00 €	0,00 €
2	Dorn	16.000,00 €	16.000,00 €	0,00 €	4.000,00 €	12.000,00 €
3	Wenig	20.666,67 €	24.000,00 €	-3.333,33 €	10.000,00 €	10.666,67 €
4	Bluhm	53.800,00 €	41.000,00 €	12.800,00 €	53.800,00 €	0,00 €
5	Hauert	32.000,00 €	32.000,00 €	0,00 €	0,00 €	32.000,00 €
6	Jonas	0,00 €	0,00 €	0,00 €	0,00 €	0,00 €
7	Lehmann	25.200,00 €	28.000,00 €	-2.800,00 €	2.800,00 €	22.400,00 €
8	Stein	0,00 €	0,00 €	0,00 €	0,00 €	0,00 €
9	Adler	9.000,00 €	8.000,00 €	1.000,00 €	1.000,00 €	8.000,00 €
10	Bauer	23.333,33 €	10.000,00 €	13.333,33 €	4.000,00 €	19.333,33 €
11	Freiberger	15.900,00 €	15.900,00 €	0,00 €	0,00 €	15.900,00 €
12	Greisinger	14.000,00 €	14.000,00 €	0,00 €	8.000,00 €	6.000,00 €

Abbildung 8.49 Tabelle Kosten – Ressourcenansicht

Auf dem Server oder bei einem dateibasierten Ressourcenpool sieht man die Kosten der Ressourcen über alle Projekte, die auf den Ressourcenpool zugreifen; hier in einem Projekt, das auf einen Ressourcenpool zugreift, die Ansicht RESSOURCE: EINSATZ, TABELLE KOSTEN. (Die abgebildeten Daten sind nicht identisch mit den hier in den Übungen verwendeten Daten.)

	Projekt	Ressourcenname	Kosten	Geplante Kosten	Abweichung	Aktuelle Kosten	Verbleibend
5	*enpool Schwab*	⊟ *Bauer*	*31.600,00 €*	*31.600,00 €*	*0,00 €*	*25.600,00 €*	*6.000,00 €*
	Aurora	Kostenschätzung	4.000,00 €	4.000,00 €	0,00 €	4.000,00 €	0,00 €
	Aurora	Modul 1	6.000,00 €	6.000,00 €	0,00 €	0,00 €	6.000,00 €
	Digitaler Antrieb	Schnittstelle spezif	1.600 €	1.600 €	0 €	1.600 €	0 €
	Digitaler Antrieb	Schnittstelle CC pr	16.000 €	16.000 €	0 €	16.000 €	0 €
	Digitaler Antrieb	Schnittstelle testen	4.000 €	4.000 €	0 €	4.000 €	0 €
6	*enpool Schwab*	⊟ *Bluhm*	*39.200,00 €*	*46.800,00 €*	*-7.600,00 €*	*27.600,00 €*	*11.600,00 €*
	Aurora	Anforderungskatal	12.000,00 €	8.000,00 €	4.000,00 €	12.000,00 €	0,00 €
	Aurora	Systementwurf	4.000,00 €	2.000,00 €	2.000,00 €	4.000,00 €	0,00 €
	Aurora	Det. Systembeschr	12.000,00 €	12.000,00 €	0,00 €	2.000,00 €	10.000,00 €
	Schneeflocke	Konzept erstellen	800,00 €	2.400,00 €	-1.600,00 €	800,00 €	0,00 €
	Schneeflocke	Systemumgebung	800,00 €	6.400,00 €	-5.600,00 €	800,00 €	0,00 €
	Schneeflocke	Basisversion	800,00 €	3.200,00 €	-2.400,00 €	800,00 €	0,00 €
	Schneeflocke	Durchsprache Basi	800,00 €	800,00 €	0,00 €	800,00 €	0,00 €
	Schneeflocke	Endgültige Fassun	2.400,00 €	2.400,00 €	0,00 €	2.400,00 €	0,00 €
	Schneeflocke	Angebotserstellung	4.000,00 €	8.000,00 €	-4.000,00 €	4.000,00 €	0,00 €
	Schneeflocke	Zugriffsberechtigun	1.600,00 €	1.600,00 €	0,00 €	0,00 €	1.600,00 €

Abbildung 8.50 Projektübergreifende Ressourcenkosten in der Tabelle …

Wenn wir die Daten interpretieren wollen: Im Projekt „Digitaler Antrieb“ lief bisher, jedenfalls was die Ressource „Bauer“ angeht, alles nach Plan. Für diese Ressource gibt es bisher keine Kostenabweichungen. Die Ressource „Bluhm“ zeigt, dass sie ihr Geld wert ist: Sie hat im Projekt „Aurora“ zwar Kostenabweichungen nach oben, dafür aber im Projekt „Schneeflocke“ größere Kostenabweichungen nach unten.

	Projekt	Ressourcenname	Kosten	Einzelheit	1. Qtl. 2008			2. Qtl. 2008
					Jan	Feb	Mrz	Apr
6	*enpool Schwab*	⊟ *Bluhm*	*39.200,00 €*	Kost.	8.000,00 €	13.600,00 €	6.400,00 €	8.800,00 €
				Gepl. Kost.	13.600,00 €	17.600,00 €	8.400,00 €	5.600,00 €
	Aurora	Anforderungskatalog	12.000,00 €	Kost.		12.000,00 €		
				Gepl. Kost.		8.000,00 €		
	Aurora	Systementwurf	4.000,00 €	Kost.		0,00 €	4.000,00 €	
				Gepl. Kost.			2.000,00 €	
	Aurora	Det. Systembeschreibung	12.000,00 €	Kost.			2.400,00 €	8.800,00 €
				Gepl. Kost.			6.400,00 €	5.600,00 €
	Schneeflocke	Zugriffsberechtigungen	1.600,00 €	Kost.				
				Gepl. Kost.				
	Schneeflocke	Konzept erstellen	800,00 €	Kost.	800,00 €			
				Gepl. Kost.	2.400,00 €			
	Schneeflocke	Systemumgebung	800,00 €	Kost.	800,00 €			
				Gepl. Kost.	6.400,00 €			
	Schneeflocke	Basisversion	800,00 €	Kost.	800,00 €			
				Gepl. Kost.	3.200,00 €			
	Schneeflocke	Durchsprache Basisversion	800,00 €	Kost.	800,00 €			
				Gepl. Kost.	800,00 €			
	Schneeflocke	Endgültige Fassung	2.400,00 €	Kost.	2.400,00 €			
				Gepl. Kost.	800,00 €	1.600,00 €		
	Schneeflocke	Angebotserstellung	4.000,00 €	Kost.	2.400,00 €	1.600,00 €		
				Gepl. Kost.		8.000,00 €		

Abbildung 8.51 ... und im Zeitablauf

Während die Ressource „Bluhm“ in den ersten drei Monaten weniger Kosten als geplant erzeugt hat (sie hat produktiver gearbeitet und ihre Vorgänge schneller erledigt, auch wenn sie ein festes Gehalt haben mag), hat sie im April unproduktiver als geplant gearbeitet. Beim Vorgang „Angebotserstellung“ im Projekt „Schneeflocke“ sind schon Kosten im Januar angefallen, obwohl noch keine geplant waren. Dies ist kein Fehler (z. B. kein Basisplan, der diesen Vorgang speichert), denn wir haben ja geplante Kosten für den Februar. Der Vorgang konnte – aus welchen Gründen auch immer – vorgezogen werden und ist insgesamt um die Hälfte billiger geworden.

8.5.1 Änderungen im Projektablauf

8.5.1.1 Änderung der Kostensätze in der Zeit

Andererseits könnten sich die Kostensätze – unabhängig von den eingesetzten Mengen – im Projektverlauf ändern. Wenn Sie nach der Speicherung des Basisplanes die Kostensätze der Ressourcen ändern, dann bitte nur für die nachfolgenden Zeitperioden (siehe Kapitel 5, Abschnitt 5.1, „Die Stammdaten der Ressourcen“). Hätte die Ressource beim Projektstart schon einen anderen Kostensatz gehabt, wäre das einfach ein Fehler in der Planung.

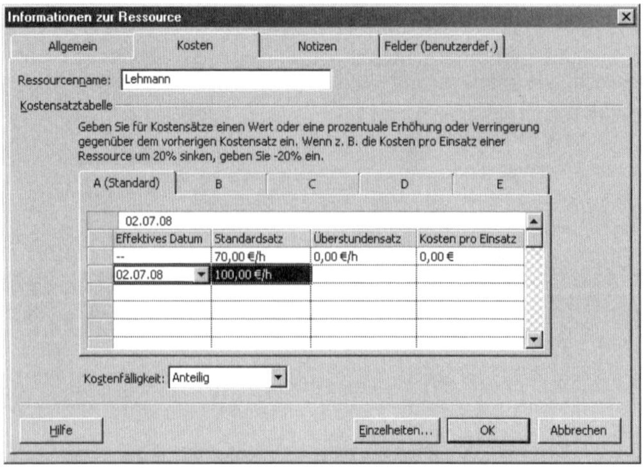

Abbildung 8.52
Kostensatz im Zeitablauf ändern

8.5.1.2 Änderungen der Kostenressourcen

Während **Aktuelle Kosten** für Arbeit und Material vom Programm automatisch berechnet werden (sofern Sie die Option „Ist-Kosten werden immer von Microsoft Project berechnet“ nicht deaktivieren, siehe nächsten Abschnitt) und infolgedessen Abweichungen in der Zeit (Dauer) und/oder der eingesetzten Menge (Arbeit und Material) oder ein veränderter Kostensatz unmittelbar vom Programm als Kostenabweichungen berechnet und angezeigt werden, müssen Sie Änderungen bei den Kostenressourcen manuell eintragen, da Sie diese Kosten ja auch manuell eingetragen haben (siehe Kapitel 6, Abschnitt „Kostenressourcen kosten pro Fall“).

□ Übung

Der Vorgang 19, „Benutzerschnittstellen“, ist zu 50% abgeschlossen.

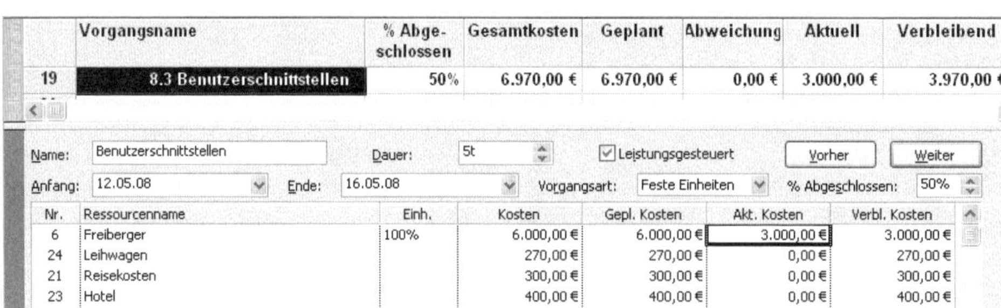

Abbildung 8.53 Bei Kostenressourcen keine Berechnung der aktuellen Kosten

Wir haben bei diesem Vorgang drei Kostenressourcen zugeordnet, um spezifisch die Kosten für diesen Vorgang eingeben zu können. Ein prozentualer Fortschritt des Vorganges berechnet nur die aktuellen Kosten für die Ressource, nicht für die Kostenressourcen.

☐ Übung

Der gleiche Vorgang hat statt fünf Tagen sieben Tage gedauert. Ändern Sie die Dauer auf sieben Tage, und schließen Sie den Vorgang zu 100% ab.

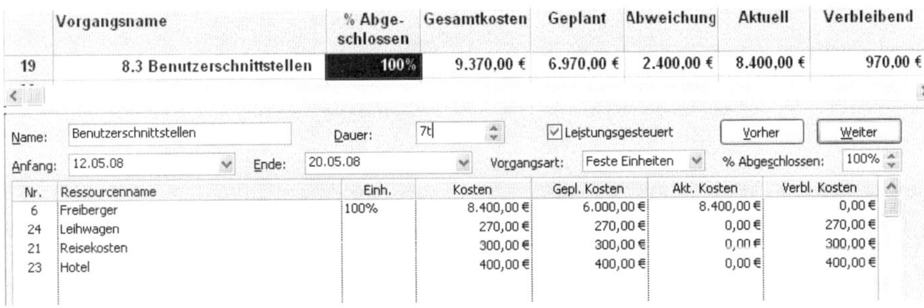

Abbildung 8.54 Auch mit 100% abgeschlossen verbleiben die Kostenressourcen offen.

Nun kommen die Rechnungen mit 350 € Leihwagenkosten, 420 € müssen an pauschalen Reisekosten bezahlt werden, und das Hotel hat 600 € gekostet.

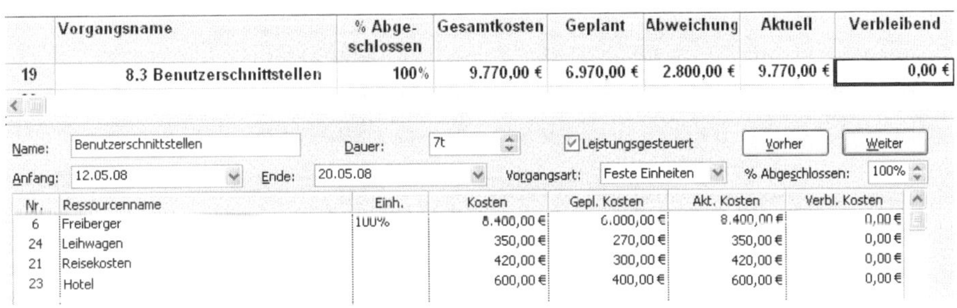

Abbildung 8.55 Kostenressourcen müssen manuell abgeschlossen werden.

Solange die wirklich angefallenen Kosten bei den Kostenressourcen geringer sind als die eingegebenen Kosten, bleibt die Differenz als verbleibende Kosten. Wären dies die wirklichen angefallenen Kosten, müssten Sie die verbleibenden Kosten auf null setzen. Sind die aktuellen Kosten größer als die eingegebenen Kosten, verbleiben rechnerisch keine weiteren Kosten. Wenn doch, müssten Sie diese eingeben.

8.5.2 Aktuelle Kosten manuell eingeben

So wie man die rechnerische Anbindung des Fortschrittsgrades der Arbeit an den Fortschrittsgrad der Dauer (und umgekehrt) ausschalten kann, kann man die automatische Berechnung der **Aktuellen Kosten** durch das Programm ausschalten. In der Voreinstellung werden die **Ist-Kosten immer von Project berechnet**, und das können Sie ausschalten unter EXTRAS / OPTIONEN / BERECHNEN.

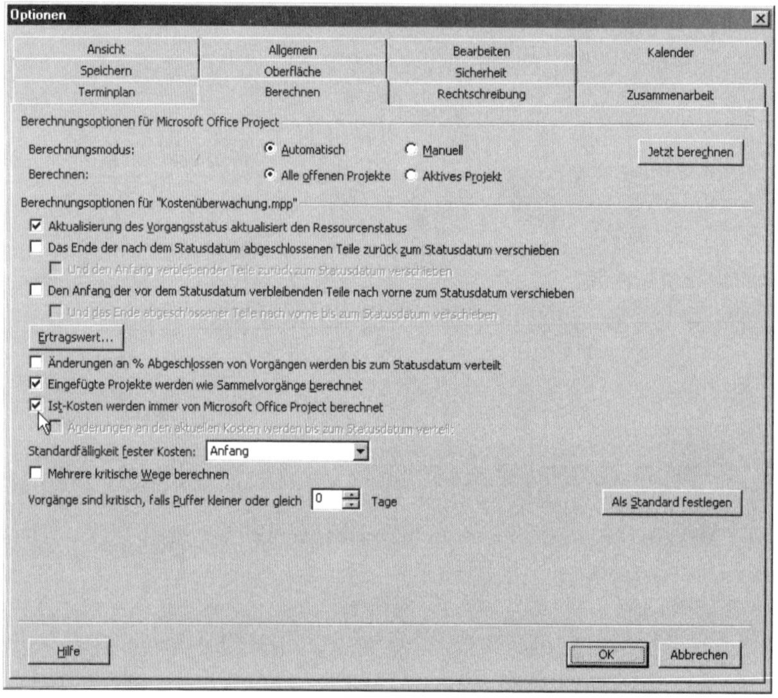

Abbildung 8.56 Ist-Kosten werden vom Programm automatisch berechnet.

Wenn Sie diese Option deaktivieren, können Sie die **aktuellen Kosten** manuell eingeben, entweder als Summen oder zu bestimmten Terminen in den Zeitphasenwerten.

Ich rate Ihnen zwar nicht dazu, aber wenn Sie wirklich eine genaue Kostenüberwachung machen möchten, reicht Ihnen wahrscheinlich die in der Zeit gleichmäßige Berechnung der aktuellen Kosten in *Project* nicht aus.

Sie müssen dann die angefallenen Kosten manuell eingeben, wenn die Kosten zu bestimmten, auch nicht vorhersehbaren Terminen bezahlt werden müssen und auch immer wieder unvorhersehbare Kosten anfallen etc.

8.5.3 Budget kontrollieren

Dreht es sich bisher bei der Überwachung der Kosten um einen Soll-Ist-Vergleich zwischen geplanten Kosten (Basisplan) und Ist-Kosten, so kommt mit den Budgetkosten eine dritte Größe hinzu. Die Ist-Kosten können das Budget unterschreiten (was ab jetzt bei Ihnen sicher eintreten wird, wenn Sie Ihre Projekte mit *MS Project* perfekt planen und überwachen) oder leider auch überschreiten. Sie haben also als weiteren Maßstab die Einhaltung der Budgetkosten. Wenn es nun zu Abweichungen der Ist-Kosten von den Budgetkosten kommt, kann es notwendig werden, einen Änderungsantrag zu stellen und sich einen neuen Budgetrahmen genehmigen zu lassen. Wenn das passiert, ist es vielleicht nützlich, das alte, bisherige Budget auch noch zu wissen. Deshalb gibt es die geplanten Budgetkosten, und zwar, da dies ein integrierter Teil der Basispläne ist, wie jeden geplanten Wert elfmal, einmal die **Geplanten Budgetkosten** ohne Nummer, das sind sozusagen die Standard-Budgetkosten, und die **Geplanten Budgetkosten** mit den **Nr. 1 bis Nr. 10**. Und da es **Arbeitsbudgets** und **Materialbudgets** geben kann (so sie angelegt sind), gibt es auch dies je elfmal.

Die Budgetkosten müssen manuell eingepflegt werden, entweder als Summe insgesamt oder auch in den Zeitphasenwerten (siehe Kapitel 6, Abschnitt „Budget erstellen", insbesondere Abbildung 6.32).

Ansicht VORGANG: EINSATZ, TABELLE KOSTEN, SPALTE EINFÜGEN: KOSTENBUDGET:

	Vorgangsname	Kostenbudget	Gesamtkosten	Geplant	Abweichung	Aktuell	Verbleibend
0	⊟ Aurora	370.000,00 €	377.870,00 €	341.990,00 €	35.880,00 €	150.022,40 €	227.847,60 €
	Budget für Material und Mie	60.000,00 €					
	Budget für Sonstige Kosten	8.000,00 €					
	Budget für Personalkosten	302.000,00 €					

Abbildung 8.57 Geplante Kosten, Gesamtkosten und Kostenbudget in der Tabelle …

Die zu diesem Zeitpunkt berechneten Kosten (= Gesamtkosten) liegen um ca. 10% über den geplanten Kosten, aber, da wir für unser Kostenbudget einen Kostenpuffer eingebaut haben, nur knapp über dem Budget. Achtung: Mehr als die Hälfte der Kosten sind noch **verbleibend**, d. h., bei der Durchführung des Projektes liegt noch mehr als die Hälfte vor uns! Im Zeitablauf sieht das so aus:

	Vorgangsname	Kostenbudget	Einzelheiten	2008 Q1	Q2	Q3	Q4
0	⊟ Aurora	370.000,00 €	Kosten	75.514,85 €	144.908,48 €	149.526,67 €	7.920,00 €
			Kostenbudget	72.000,00 €	123.300,00 €	152.300,00 €	22.400,00 €
	Budget für Material und Mieten	60.000,00 €	Kosten				
			Kostenbudget	0,00 €	0,00 €	50.000,00 €	10.000,00 €
	Budget für Sonstige Kosten	8.000,00 €	Kosten				
			Kostenbudget	2.000,00 €	3.300,00 €	2.300,00 €	100,00 €
	Budget für Personalkosten	302.000,00 €	Kosten				
			Kostenbudget	70.000,00 €	120.000,00 €	100.000,00 €	12.000,00 €

Abbildung 8.58 … und im Zeitablauf

Leider sieht man in den Budgetzeilen nicht die berechneten Kosten zum direkten Vergleich. Hierzu muss man in eine Ressourcenansicht wechseln, da ich in einer Vorgangsansicht nicht nach der **Ressourcenart** gruppieren kann.

Ansicht RESSOURCE: EINSATZ, TABELLE KOSTEN, GRUPPIEREN nach RESSOURCENART, ZUORDNUNGEN AUSBLENDEN, pro RESSOURCENART zuklappen (mit Details siehe Kapitel 6, Abb. 6.21, noch mit den Werten vor der Projektüberwachung):

Ressourcenname	Kosten	Geplante Kosten	Einzelheiten	2008 Q1	Q2	Q3	Q4
⊞ Art: Material	50.000,00 €	50.000,00 €	Kost.			50.000,00 €	0,00 €
			Gepl. Kost.	0,00 €	0,00 €	50.000,00 €	0,00 €
⊞ Art: Kosten	1.370,00 €	970,00 €	Kost.		1.370,00 €		
			Gepl. Kost.	0,00 €	970,00 €	0,00 €	0,00 €
⊞ Art: Arbeit	321.700,00 €	286.220,00 €	Kost.	74.230,00 €	140.023,33 €	99.526,67 €	7.920,00 €
			Gepl. Kost.	73.149,53 €	108.690,47 €	96.460,00 €	7.920,00 €

Abbildung 8.59 Die Summen der Kosten der Ressourcenarten

Der Vergleich ist leider etwas unübersichtlich, und außerdem gibt es geringe Differenzen, die ich mir nicht erklären kann. Wer hilft mir?

8.5.3.1 Neues Budget erstellen

Nun habe ich ja bisher mein Budget kaum überschritten, da ich mir erstens einen Kostenpuffer eingebaut und zweitens ein sorgfältiges Tracking durchgeführt habe. Das könnte ja im nächsten Projekt oder bei Ihnen anders laufen. Auch bei mir – immerhin nach einem guten Drittel der Projektlaufzeit eine Kostenabweichung nach oben um ca. 10 % – könnte man es für notwendig erachten, ein neues Budget aufzustellen.

	Vorgangsname	Kostenbudget	Geplantes Kostenbudget	Einzelheiten	2008 Q1	Q2	Q3	Q4
0	⊟ Aurora	398.000,00 €	370.000,00 €	Kosten	75.514,85 €	144.908,48 €	149.526,67 €	7.920,00 €
				Kostenbudget	78.490,07 €	134.425,83 €	161.571,52 €	23.512,58 €
				Gepl. Kostenbgt.	112.850,00 €	120.250,00 €	122.100,00 €	14.800,00 €
	Budget für Material und Miete	60.000,00 €	60.000,00 €	Kosten				
				Kostenbudget	0,00 €	0,00 €	50.000,00 €	10.000,00 €
				Gepl. Kostenbgt.	0,00 €	0,00 €	50.000,00 €	10.000,00 €
	Budget für Sonstige Kosten	8.000,00 €	8.000,00 €	Kosten				
				Kostenbudget	2.000,00 €	3.300,00 €	2.300,00 €	400,00 €
				Gepl. Kostenbgt.	2.000,00 €	3.300,00 €	2.300,00 €	400,00 €
	Budget für Personalkosten	330.000,00 €	302.000,00 €	Kosten				
				Kostenbudget	76.490,07 €	131.125,83 €	109.271,52 €	13.112,58 €
				Gepl. Kostenbgt.	70.000,00 €	120.000,00 €	100.000,00 €	12.000,00 €

Abbildung 8.60 Neues und bisher geplantes Kostenbudget

Allein das Budget für Personalkosten scheint mir revisionsbedürftig. Nach meinem Änderungsantrag genehmigt mir der Kunde – natürlich aufgrund der bisher guten Ergebnisse – eine Erhöhung dieses Etatpostens um ca. 10% auf 330 000 Euro. Damit ist mir geholfen.

Analog wäre das Dokumentieren weiterer Budgetstände mit den geplanten Kostenbudgets 1–10 – möglich, wenn man die Basispläne 1–10 herstellt. Aber bei meinem Kunden bekomme ich Probleme, wenn ich mehr als einmal ein höheres Budget einfordere.

8.5.4 Grafischer Bericht Kostenbudget

Nun will man immer alles auch grafisch dargestellt sehen. Für Auswertungen gibt es in Project 2007 die **Grafischen Berichte**. Damit kann man Auswertungen der Daten aus *Project* weitgehend nach eigenen Wünschen gestalten und automatisch nach *Excel* oder *Visio* exportieren und dort grafisch darstellen. Die grafischen Berichte werden systematisch behandelt im Kapitel 7, „Die richtigen Informationen: auswählen, gestalten, mitteilen“.

Aber ich will die Menschen, die sich intensiv um die Projektkosten kümmern, hier bevorzugen und kurz den grafischen Bericht **Kostenbudget** vorstellen. Wenn Sie damit arbeiten wollen und diesen oder andere grafische Berichte nach eigenen Vorstellungen bearbeiten oder eigene grafische Berichte erstellen möchten, sind Sie gut beraten, sich den entsprechenden Abschnitt in Kapitel 7 anzuschauen.

Die grafischen Berichte finden Sie über Menü BERICHT / GRAFISCHE BERICHTE ...

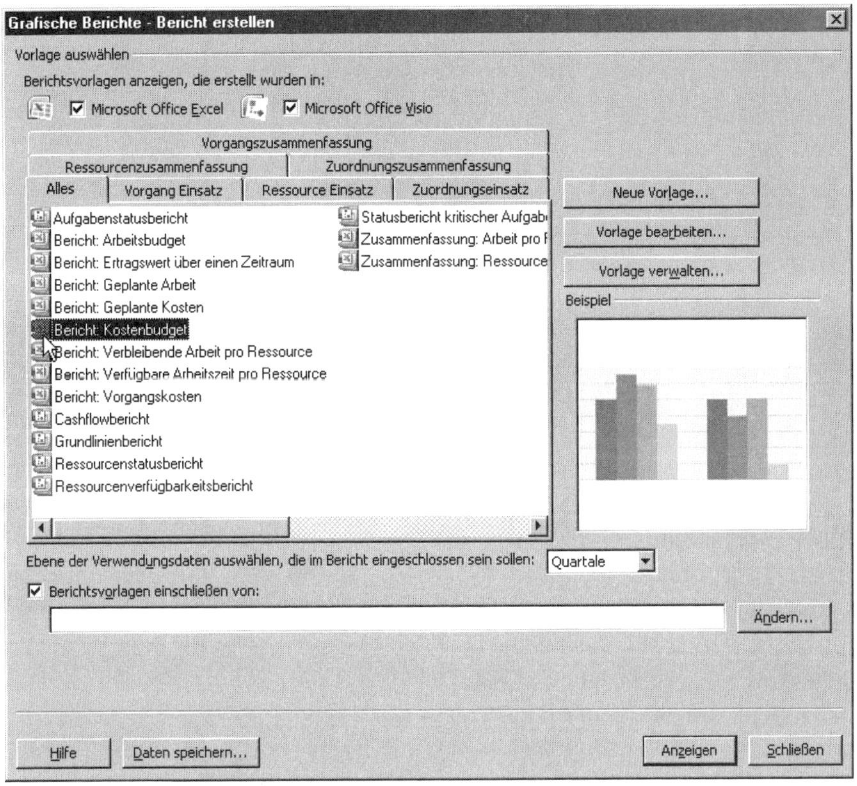

Abbildung 8.61 Auswahl der grafischen Berichte

Nun nehme ich nichts weiter vor, als den Bericht **Kostenbudget** auszuwählen und mit ANZEIGEN mir erstellen zu lassen.

Dieser grafische Bericht ist ein PivotChart in *Excel*, das man jetzt noch bearbeiten könnte. Nur zwei Kleinigkeiten richte ich ein:

1. Legende markieren, über das Kontextmenü die Schrift vergrößern und fett
2. In der Symbolleiste PivotTabelle, die automatisch im geöffneten *Excel* eingeblendet wird, die Auswahl PIVOTCHART öffnen und PIVOTCHART-FELD-SCHALTFLÄCHEN AUSBLENDEN.

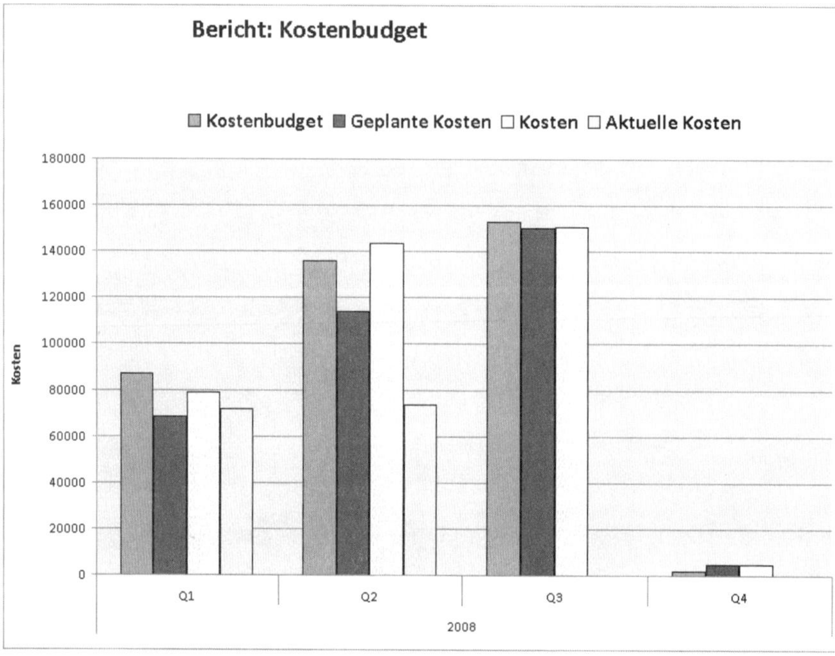

Abbildung 8.62 Grafischer Bericht Kostenbudget

Zur Darstellung:

Es werden pro Quartal (Zeiteinheit) im Prinzip vier Säulen dargestellt, (graue) linke Säule **Kostenbudget**, (schwarze) mittlere Säule **geplante Kosten**, (weiße) dritte Säule (Gesamt-) **Kosten**, (helle) vierte Säule **aktuelle Kosten**. Diese gibt es nur für die ersten zwei Quartale. Im ersten Quartal sind die aktuellen Kosten etwas niedriger als die Gesamtkosten, auch hier sind noch nicht alle Vorgänge abgeschlossen. Allerdings sind die aktuellen Kosten im Q1 schon gleich hoch oder höher als die geplanten Kosten, aber niedriger als das Kostenbudget. Im zweiten Quartal entsprechen die aktuellen Kosten nur etwa der Hälfte der Gesamtkosten, d. h., es sind noch viele Vorgänge nicht abgeschlossen. Hier wie auch in Q3 und Q4 kann man nur die anderen drei Größen vergleichen, eine Einbeziehung der aktuellen Kosten wird erst sinnvoll, wenn das Projekt insgesamt abgeschlossen wäre (oder mindestens alle Vorgänge in diesem Zeitraum).

Das **Kostenbudget** sollte immer etwas höher als die anderen Säulen. Zwar habe ich bei der Festlegung des Budgets einen kleinen Kostenpuffer eingebaut, aber schon das zweite Quartal zeigt, dass dieser zu gering war. Hier sind die Kosten höher als die geplanten Kosten (die geschätzten Kosten), aber auch höher als das Kostenbudget. Also war der Kostenpuffer zu klein.

Man kann in der Projektplanung nie alles im Voraus wissen, da kommen immer noch Dinge hinzu, die man nicht wissen kann. Und es geht immer etwas schief. Also ebenso wie in der Terminplanung in der Kostenplanung: Ausreichend Puffer einbauen! Nur dann sind Sie auf der sicheren Seite.

9

9 Earned-Value-Analyse (Ertragswertmethode)

Einerseits hat man in der Projektüberwachung die Informationen zu den zeitlichen Abweichungen, die Abweichungen der Termine, auf der anderen Seite die Abweichungen der Kosten. Daran können sich viele Fragen stellen, die beide Zielgrößen („in time“ und „in budget“) in eine Beziehung bringen. Ein rein zeitlicher Verzug wäre ja einfach damit zu erklären, dass weniger Aufwand betrieben wurde, wenn die bisher angefallenen Kosten auch geringer als geplant sind. Ein Fortschritt, der dem geplanten Fortschritt entspricht oder ihn gar übertrifft, könnte mit einer unvertretbaren Kostensteigerung erkauft worden sein. Das Verhältnis von Aufwand (hier in Kosten bemessen) und Ertrag (hier der Fortschrittsgrad als erreichtes Ergebnis) interessieren die in der Praxis stehenden Projektmanager und – vielleicht noch mehr – die Stakeholder. Eine Methode, die Daten entsprechend auszuwerten und mit Indikatoren eindeutige Signale zu geben, ist die Earned-Value-Analyse, auch Kostenanalyse oder Fertigstellungswertmethode genannt; in *MS Project* mit Ertragswertmethode übersetzt.

Die Earned-Value-Analyse setzt die Größen **Fortschrittsgrad laut Plan** (*so weit müssten wir theoretisch sein* = **Planwert**), **wirklicher Fortschritt** (*so viel haben wir bisher wirklich erreicht* = **Fertigstellungswert**) und mit welchen **Kosten** (*das haben wie bisher dafür aufgewendet* = **Istkosten**) in ein rechnerisches Verhältnis. Die Relationen dieser Werte zueinander werden durch berechnete **Indikatoren** signifikant angezeigt und sollen auf einen Blick erkennen lassen, wie sich die Leistung und die Kosten bisher entwickelt haben. Weiterhin kann durch **Prognosewerte** errechnet und angezeigt werden, wie sich das Projekt oder der Vorgang entwickeln würde, wenn es aufgrund der bisherigen Daten so weiterginge wie bisher.

Besonders für die Anhänger der Methoden des PMI spielt die Earned-Value-Analyse eine entscheidende Rolle bei der Projektüberwachung. Der PMBOK Guide (dritte Ausgabe von 2004)[1] widmet sich in seinem 7. Kapitel „Kostenmanagement in Projekten“ ausführlich der

---

[1] A Guide to the Project Management Body of Knowledge (PMBOK Guide), Herausgeber: Project Management Institute, Inc., Newton Square, Pennsylvania, 3. Ausgabe, USA 2004

Steuerung der Kosten und stellt dieses Verfahren, dort als „Fertigstellungsmethode“ übersetzt, ausführlich dar (dort S. 171 ff.).

Leider ist die Verwendung der Begriffe in verschiedenen Werken zur Earned-Value-Analyse (in Zukunft als EVA abgekürzt) ebenso uneinheitlich wie die Bezeichnung für das Verfahren selbst. Auch der PMBOK Guide wechselte die Begriffe in seinen jeweiligen Auflagen. Insgesamt ist das Bemühen zu erkennen, von den doch schwierigen und angestaubten traditionellen Begriffen der EVA wegzukommen zu denen der modernen Kostenrechnung.[2]

Da ich hier die Anwendung der Earned-Value-Analyse in *MS Project, Version 2007* (gibt allerdings keinen gravierenden Unterschied zur *Version 2003* außer den modernisierten Begriffen), darstellen werde, die dort **Ertragswertmethode** genannt wird, verwende ich hier zunächst immer die Begriffe des Programms (unten als MSP = *Microsoft Project* abgekürzt). Zum besseren Verständnis (hierin bin ich mir allerdings nicht so sicher) versuche ich, auch jeweils die gebräuchlichen englischen Begriffe und die des PMBOK Guides dazuzuschreiben, als Übersetzung sozusagen. Für die Leser, denen dann von den vielen Begriffen und Varianten schwindelig wird, hier eine kurze Tabelle, die versucht, die Begriffe zu sortieren:

Deutsch traditionell	**Deutsch MSP**	**Deutsch P MBOK**	**Englisch traditionell**	**Englisch MSP**	**Englisch PMBOK**
SKBA = Sollkosten der berechneten Arbeit	GW = Geplanter Wert	PV = Geplanter Wert	BCWS = Budget Cost of Work Scheduled	PV = Planned Value	PV= Planned Value
SKAA = Sollkosten der abgeschlossenen Arbeit	EW = Ertragswert	EV = Fertigstellungswert	BCWP = Budget Cost of Work Performed	EV = Earned Value	EV = Earned Value
IKAA = Istkosten der abgeschlossenen Arbeit	IK (IKAA) = Istkosten	AC = Aktuelle Kosten; Istkosten	ACWP = Actual Cost of Work Performed	AC = ACWP	AC = Actual Cost

Lassen Sie sich also von den Begriffen nicht verwirren. Die Earned-Value-Analyse ist eine Auswertung zu einem bestimmten Stichtag während der Laufzeit eines Vorganges oder eines Projektes. Der Schlüsselbegriff des **Earned Values** bringt zum Ausdruck, dass man den wirklich realisierten Fortschritt (= erreichten Wert) zu einem bestimmten Zeitpunkt feststellt und in Beziehung setzt sowohl zu dem Fortschritt, wie er laut Plan rechnerisch hätte erreicht sein sollen, und den bis dahin angefallenen Kosten.

[2] Noch traditionell (und ausführlich), aber mit Hinweis auf die Änderung der Terminologie: Harold Kerzner: Projektmanagement. Bonn 2003, Kapitel 15, „Kostenkontrolle“ (Hinweis auf die geänderten Begriffe: S. 517)

Zu jedem Stichtag während der Laufzeit eines Projektes lässt sich berechnen, wie viel Fortschritt bei einem Vorgang oder für eine Projektphase oder das ganze Projekt man theoretisch hätte erreichen müssen; das ist der **Geplante Wert (= GW)**. Kurz, aber nicht falsch: *So weit müsste man theoretisch sein*! Wenn also z. B. der Stichtag genau in der Mitte der Laufzeit eines Vorganges liegt, müssten wir 50% erledigt haben. Da die Earned-Value-Analyse ihre Daten immer in Kosten rechnet, wären für diesen Vorgang bis zu diesem Stichtag rechnerisch 50% der **geplanten Kosten** (**Plankosten = PK**) angefallen. Also der **Geplante Wert** ist der Prozentsatz der geplanten gesamten Kosten, welcher der hinter uns liegenden Dauer bis zum Stichtag in Prozent der gesamten Vorgangslaufzeit entspricht. (Traditionell wird das mit SKBA = Sollkosten der berechneten Arbeit bzw. BCWS = Budget Cost of Work Scheduled bezeichnet.)

Der wirklich erreichte Fortschritt zu diesem Zeitpunkt wird ja selten genau der Wert sein, wie er zu diesem Zeitpunkt geplant war. Das wäre ja der ideale Verlauf. Der wirkliche Fortschritt muss gemessen und in das Tool eingegeben werden. Der zu diesem Zeitpunkt wirklich erreichte Fortschritt, in Kosten berechnet, stellt den erreichten Wert dar, das ist der **Ertragswert = EW** bzw. der **Earned Value = EV**. Kurz, aber nicht falsch: *So viel haben wir wirklich erreicht!* Für die Kostenanalyse müssen alle Werte in Kosten dargestellt werden, schon wegen der Kompatibilität der Größen. (Traditionell wird das mit SKAA = Sollkosten der abgeschlossenen Arbeit bzw. BCWP = Budget Cost of Work Performed bezeichnet.)

Der **Ertragswert** stellt das dar, was man als Fortschritt misst, hier in *MS Project* in den Feldern **% Abgeschlossen** oder **Physisch % Abgeschlossen** erfasst. Da in es früheren Versionen nur das Feld **% Abgeschlossen** gab und z.B. Rückmeldungen der Ressourcen (auch die Rückmeldungen über den *Web Access* des *Project Servers*, siehe Band 2) in dieses Feld eingehen, ist dies die wahrscheinlich am meisten verwendete Art der Fortschrittserfassung. Aber Achtung, das Feld **% Abgeschlossen** stellt in *MS Project* rein den Fortschritt in der Zeit, der Dauer, dar: das prozentuale Verhältnis der **Aktuellen** (hinter uns liegenden) **Dauer** zur gesamten **Dauer** (ausführlich siehe Kapitel 8, Abschnitt „Arbeit überwachen"). Es ist offensichtlich, dass das nicht unbedingt dem sachlichen, dem wirklichen Fortschritt entspricht. Deshalb gibt es seit der *Version 2003* in *Project* das Feld **Physisch % Abgeschlossen**, in das man den sachlichen Fortschritt eintragen kann bzw. muss, da es nicht berechnet wird. Je nach der Art der Fortschrittsmessung kann man in *Project* die Berechnungsart der **Ertragswertmethode** auf eines der beiden Felder des Fortschrittsgrades einstellen. (Die Einstellungen und die daraus folgenden Unterschiede werden dargestellt in Abschnitt 9.5, Abschnitt „Earned Value mit Physisch % abgeschlossen" dargestellt). Die Voreinstellung für die Berechnung des Ertragswertes EW ist das Feld **% Abgeschlossen**.

Nun hat man den bisher realisierten Wert, den Ertragswert, aber mit wie viel Aufwand, mit wie viel Kosten, hat man das erreicht? Aus dem bisherigen Aufwand (Arbeitskosten, Materialkosten, feste Kosten) kann man die Istkosten errechnen, und das sind die **IK = IKAA = Istkosten der abgeschlossenen Arbeit**. Kurz, aber nicht falsch: *So viel haben wir bisher dafür aufgewendet!* (Englisch **ACWP = Actual Cost of Work Performed** oder auch kurz **AC = Actual Cost**).

Aus diesen drei Größen kann man nun etliches errechnen, was schon ein kleines logisches Gedankenspiel zeigt: Wenn der wirklich erreichte Wert **(EW)** geringer ist als der Planwert (PW), sind wir zurück. Haben wir die geplanten Kosten **(PK)** dafür aufgewendet, schaut das nicht gut aus, denn dann hat der Einsatz weniger gebracht als erwartet, der Einsatz der Ressourcen waren weniger effizient als geplant. Wenn aber dem Minderfortschritt auch geringere aufgewendete Kosten **(Istkosten = IKAA)** entsprechen, dann kann die Arbeit durchaus so effizient wie geplant gewesen sein, vielleicht sogar effizienter, wenn die **Istkosten** eine höhere prozentuale Abweichung nach unten haben als der erreichte Wert **(EW)**. Oder haben wir so viel erreicht, wie nach Plan zu erwarten war, aber mit viel höheren **Istkosten (IKAA)** als geplant? Dann haben wir zu viel Aufwand betreiben müssen, um den geplanten Fortschritt zu erreichen. Wenn Sie scharf nachdenken, werden Ihnen noch andere Kombinationsmöglichkeiten dieser drei Größen einfallen, denn man kann alles mit allem in eine rechnerische Beziehung setzen, und wenn man Glück hat, kommt sogar eine sinnvolle Aussage heraus.

Die Kostenanalyse versucht, durch **Indikatoren** zu messen und darzustellen, was die verschiedenen Relationen dieser Größen aussagen. Durch Projektion der bisherigen Werte für die Restlaufzeit, also durch die Fortführung des Trends (*was wäre, wenn das so weiterginge?)*, werden dann **Prognosewerte** errechnet, und auch hier haben sich die mathematisch Begabteren unter den Projektmanagement-Fachleuten einiges einfallen lassen.

Um die Anwendung der Earned-Value-Analyse in *MS Project 2007* (auch in der Version *2003*, lediglich mit dem Unterschied der Begriffe) nachvollziehbar zu machen, versuche ich hier, Schritt für Schritt vorzugehen. Dabei gehe ich zunächst davon aus, dass der Fortschritt der Vorgänge in das Feld **% Abgeschlossen** eingetragen wird, da dies die Voreinstellung ist. In Abschnitt 4 zeige ich dann die Verwendung des Feldes **Physisch % Abgeschlossen** zur Darstellung des tatsächlichen Fortschrittes und dessen Verwendung für die Berechnungen des Ertragswertes. Danach zeige ich beispielhaft, wie sich verschiedene Zustände im Projektablauf in der Earned-Value-Analyse darstellen.

9.1 Die Grundlagen

9.1.1 Kosten berechnen und als geplante Kosten (Basisplan) festlegen

Wenn Sie die Ertragswertanalyse in *Project* durchführen wollen, müssen Sie Ihre Projektdatei von vornherein so anlegen, dass Sie die entsprechenden Informationsfelder mit Inhalten füllen, z. B. die GEPLANTEN KOSTEN. Es macht keinen Sinn oder ist mit sehr viel Aufwand verbunden, wenn man sich schon in der Projektdurchführung befindet, d.h. aktuelle Daten eingetragen hat, und noch nachträglich eine Kostenanalyse durchführen will. Denn durch die aktuellen Daten – Isttermine, Fortschrittsgrade etc. – hat sich natürlich im Projekt vieles geändert, zu dem man dann keine wirklichen Ursprungswerte zum Vergleich hat, und die Werte, die sich dann aus der Kostenanalyse ergeben, werden sehr verwirrend, um nicht zu sagen unbrauchbar. Also man muss, da es sich hier im Prinzip auch um einen Soll-Ist-Vergleich handelt, das Soll schon von Anbeginn, bevor die ersten Istdaten erfasst werden, richtig anlegen, sonst macht es m. E. keinen Sinn. Das gilt im Übrigen überhaupt für die Projektüberwachung (siehe Kapitel 8, „Projektüberwachung").

Mit DATEI / NEU erstellen wir eine neue Projektdatei, der Projektanfang soll der 07.01.2008 sein. Darin legen wir einen Vorgang A mit der Dauer von zehn Tagen an. In der Ansicht RESSOURCE / TABELLE erstellen wir die nette Ressource mit dem Namen „Earny", diese hat einen STANDARDKOSTENSATZ von 1000 €/Tag. Wir weisen die Ressource Earny dem Vorgang A zu. Es müssten 10 Tage × 1000 € = 10 000 € (oder welche Währung Sie bevorzugen) Kosten berechnet werden.

Über ANSICHT / TABELLE / WEITERE TABELLEN… wählen wir die Tabelle: KOSTENANALYSE. (Die jetzt verwendete Datei stelle ich als EA01.mpp zum Download bereit. Im Fortschritt der Übung wird dann die Versionsnummer hochgezählt, dies wird immer hier notiert.)

	Vorgangsname	Geplanter Wert - GW (SKBA)	Ertragswert - EW (SKAA)	IK (IKAA)	PA	KA	BK	PK	ANA
1	A	0,00 €	0,00 €	0,00 €	0,00 €	0,00 €	10.000,00 €	0,00 €	-10.000,00 €

Abbildung 9.1 Die Tabelle Kostenanalyse

Erwartungsgemäß hat das Programm die Kosten berechnet, das Feld mit dem Spaltentitel **BK = Berechnete Kosten** ist nichts anderes als das Feld **Kosten** (pro Vorgang, da wir in einer Vorgangsansicht sind). Weiterhin weist das Programm diesen Betrag auch negativ aus in dem Feld **ANA= Abweichung nach Abschluss**.

Das ist lediglich eine andere Art der Berechnung der Abweichung der Kosten, nämlich **Geplante Kosten** – (berechnete) **Kosten**. Aus dieser Rechnung ergibt sich das negative Vorzeichen für das Feld **ANA**, da wir – jedenfalls für *Project* – noch keine Plankosten **PK** (= Geplante Kosten) haben (PK = 0).

Die **ANA = Abweichungen nach Abschluss** müssten sich also ändern, wenn wir den Basisplan herstellen: **Extras / Überwachung / Basisplan festlegen…**

	Vorgangsname	Geplanter Wert - GW (SKBA)	Ertragswert - EW (SKAA)	IK (IKAA)	PA	KA	BK	PK	ANA
1	A	10.000,00 €	0,00 €	0,00 €	-10.000,00 €	0,00 €	10.000,00 €	10.000,00 €	0,00 €

Abbildung 9.2 Der Basisplan erstellt die PK = Geplante Kosten.

Durch die Erstellung des **Basisplanes** werden die berechneten **Kosten (BK)** in die **Geplanten Kosten (PK)** kopiert, mit dem Ergebnis, dass wir keine **Abweichungen nach Abschluss (ANA)** haben. **PK** sind die **Geplanten Kosten** des Basisplanes.

9.1.2 Geplanter Wert – GW (SKBA)

Die eigentliche **Earned-Value-Analyse** beginnt mit der Eingabe eines STATUSDATUMS. Dies ist das Datum, für das man die Ergebnisse der Earned-Value-Analyse errechnen lassen will. Wenn Sie kein STATUSDATUM eingeben, wird das AKTUELLE DATUM verwendet, (aus der Systemzeit des Computers).

Das STATUSDATUM soll nach der Hälfte der Laufzeit des Vorganges sein, der bei mir am Montag, den 07.01.08, beginnt (da wir annehmen, dass wir vor dem Feiertag Heilige Drei Könige nicht zu arbeiten beginnen) und zehn Tage dauert. Das STATUSDATUM soll hier der Termin sein, nach dem 50% der Laufzeit, also fünf Tage, hinter uns liegen, das ist also der 11. 01.08. Achtung: Der Tag des STATUSDATUMS (oder des AKTUELLEN DATUMS) wird sozusagen inklusive genommen, gilt also als abgeschlossen.

Menü PROJEKT / PROJEKTINFO / STATUSDATUM: Freitag, der 11.01.08

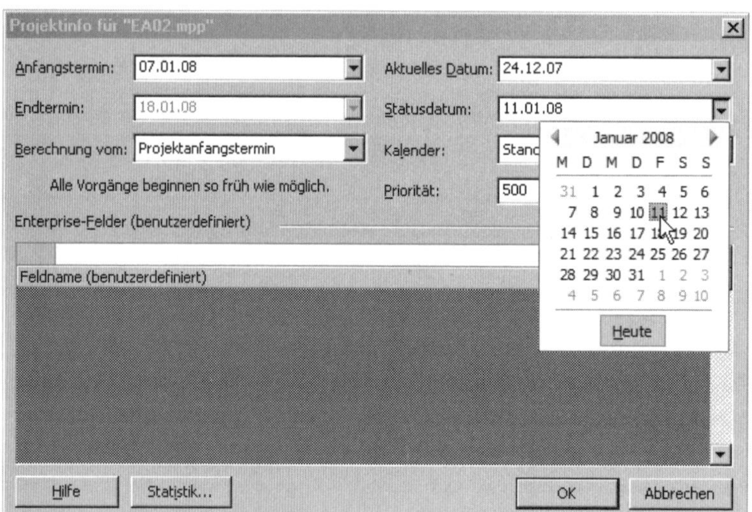

Abbildung 9.3 Statusdatum in der Projektinfo festlegen

Es ergäbe sich die gleiche Berechnung, wenn das AKTUELLE DATUM auf dem 11.01.08 stehen würde und kein STATUSDATUM eingegeben wäre. Da das STATUSDATUM sozusagen die Hälfte des Vorganges markiert, errechnet das Programm die geplanten Kosten bis zu diesem Tag einschließlich. Der **Geplante Wert – GW (SKAA)** sind die kumulierten geplanten Kosten bis (einschließlich) des Statusdatums bzw. des aktuellen Datums.

	Vorgangsname	Geplanter Wert - GW (SKBA)	Ertragswert - EW (SKAA)	IK (IKAA)	PA	KA	BK	PK	ANA
1	A	5.000,00 €	0,00 €	0,00 €	-5.000,00 €	0,00 €	10.000,00 €	10.000,00 €	0,00 €

Abbildung 9.4 Das Statusdatum bestimmt den geplanten Wert = GW (SKBA).

GEPLANTER WERT = GW = GEPLANTE KOSTEN BIS ZUM STATUSDATUM =
SKBA = SOLLKOSTEN DER BERECHNETEN ARBEIT
= GEPLANTE KOSTEN BIS ZUM STATUSDATUM
BCWS = BUDGET COST OF WORK SCHEDULED
PV = GEPLANTER WERT (PLANED VALUE) (PMBOK Guide) [3]

Das Feld PA = PLANABWEICHUNG weist den gleichen Betrag wie die SKAA (Sollkosten berechneter Arbeit) mit negativem Vorzeichen aus. Dies kommt daher, dass wir noch gar keinen Ertragswert haben. Die PLANABWEICHUNG PA sich errechnet aus dem ERTRAGSWERT (EW) minus GEPLANTER WERT (GW). Dies ist mit den bisherigen Werten 0 minus 5000, ist also –5000.

9.1.3 Ertragswert EW (Sollkosten abgeschlossener Arbeit SKAA)

Um einen Fortschrittsgrad eintragen zu können bzw. diesen an richtiger Stelle zu sehen, fügen wir vor dem Feld ERTRAGSWERT EW (SKAA = SOLLKOSTEN ABGESCHLOSSENER ARBEIT) das Feld % ABGESCHLOSSEN ein und tragen hier „10%" ein.

	Vorgangsname	Geplanter Wert - GW (SKBA)	% Abgeschlossen	Ertragswert - EW (SKAA)	IK (IKAA)	PA	KA	BK	PK
1	A	5.000,00 €	10%	1.000,00 €	1.000,00 €	-4.000,00 €	0,00 €	10.000,00 €	10.000,00 €

Abbildung 9.5 % Abgeschlossen berechnet den Ertragswert EW

EW = SKAA = SOLLOSTEN ABGESCHLOSSENER ARBEIT
= BCWP = BUDGET COST OF WORK PERFORMED =
EV = FERTIGSTELLUNGSWERT (EARNED VALUE) (PMBOK Guide)

Da wir nun entsprechend dem Fertigstellungsgrad 10% der Kosten = 1000 € als Ertragswert haben, ist die PA = Planabweichung nur noch –4000 €, woraus sich noch einmal erschließt, wie die Planabweichung berechnet wird aus

Planabweichung = Sollkosten abgeschlossener Arbeit – Sollkosten berechneter Arbeit
PA = EW – GW
PA = SKAA – SKBA
(PMBOK Guide):
SV = EV – PV
SV = Terminplanabweichung (Schedule Variance) = EV – PV

[3] Die Übersetzung des PMBOK Guides 2004 nimmt die englischen Abkürzungen, wie hier PV, kombiniert mit dem deutschen Volltext, also geplanter Wert und nicht Planed Value. So auch EV = Fertigstellungswert für Earned Value; AC = Istkosten für Actual Cost etc.

Ein negativer Wert der Planabweichung (wie bei Vorgang A in Abb. 9.5) zeigt an, dass bis zum Statusdatum weniger erreicht wurde, als es laut Plan hätte sein müssen. Klingt nicht so gut, besser wäre natürlich, wenn der wirkliche Fortschritt gleich (siehe Vorgang B in 6) dem zu diesem Zeitpunkt geplanten Fortschritt wäre:

	Vorgangsname	Geplanter Wert - GW (SKBA)	% Abgeschlossen	Ertragswert - EW (SKAA)	IK (IKAA)	PA	KA	BK	PK
1	A	5.000,00 €	10%	1.000,00 €	1.000,00 €	-4.000,00 €	0,00 €	10.000,00 €	10.000,00 €
2	B	5.000,00 €	50%	5.000,00 €	5.000,00 €	0,00 €	0,00 €	10.000,00 €	10.000,00 €

Abbildung 9.6 Geplanter Wert und Ertragswert im Gleichschritt

Beim Vorgang B (neu angelegt als identischer Vorgang, zehn Tage Dauer und mit der gleichen Ressource, dann bei neu angelegten Vorgängen immer den Vorgang markieren und EXTRAS / ÜBERWACHUNG / BASISPLAN HERSTELLEN / AUSGEWÄHLTE VORGÄNGE) entspricht der Planwert (GW) dem Ertragswert (EW), deshalb eine Planabweichung (PA) von 0. Beim Vorgang A haben wir den hoffentlich bei Ihnen nicht typischen Fall, dass der ERTRAGSWERT, der sich aus der % ABGESCHLOSSEN ergibt, kleiner ist als der GEPLANTE WERT, deshalb eine PLANABWEICHUNG (PA) von –4000.

Nun kann eigentlich auch schon das ungeübte Auge erkennen, dass im einen Fall der Ertragswert nur 1000, der geplante Wert aber 5000 war, folglich nur ein Fünftel oder 20 % des geplanten Wertes wirklich erreicht wurden, im anderen Fall aber der Ertragwert von 5000 dem geplanten Wert von 5000 entspricht und folglich 100% des geplanten Wertes erreicht wurden. Dies drückt man dann als Planleistungsindex (PLI) aus und kommt gleich bei den Indikatoren. Bevor wir uns mit den Indikatoren und den Prognosewerten beschäftigen, müssen wir noch den Aufwand betrachten, der notwendig war zur Erreichung unseres Ertrages.

9.1.4 Istkosten der abgeschlossenen Arbeit IKAA

Die Frage ist, ob die Beurteilung des Verhältnisses von erreichtem Wert (Ertragswert EW) im Verhältnis zum geplanten Wert (GW) wirklich ausreicht, etwas über die Qualität des Fortschrittes auszusagen. Denn in der bisherigen Betrachtung haben wir noch nicht den Aufwand untersucht, der zum Erreichen dieses Fortschritts notwendig war. Mit einem unendlich großen Aufwand kann man fast alles erreichen.

Bisher hat sich der Wert im Feld

IK = ISTKOSTEN

IKAA = ISTKOSTEN DER ABGESCHLOSSENEN ARBEIT

ACWP = ACTUAL COST OF WORK PERFORMED oder kurz AC = ACTUAL COST

synchron mit dem ERTRAGSWERT verändert.

Dies kommt daher, dass in *Project* als Voreinstellung % ABGESCHLOSSEN (VORGANGSSTATUS) und % ARBEIT ABGESCHLOSSEN (RESSOURCENSTATUS) rechnerisch gekoppelt sind, d. h., eine Eingabe in eines der beiden Fortschrittsfelder führt zur automatischen Berechnung des anderen in gleicher Höhe (s. Kapitel 8, Abschnitt 8.4.1, „Fortschritt der Dauer und

Fortschritt der Arbeit entkoppeln“). Für die Earned-Value-Analyse ist aber genau die mögliche Differenz zwischen beiden entscheidend. Deshalb müssen wir diese Einstellung **deaktivieren** unter EXTRAS / OPTIONEN / BERECHNEN / AKTUALISIERUNG DES VORGANGSSTATUS AKTUALISIERT DEN RESSOURCENSTATUS:

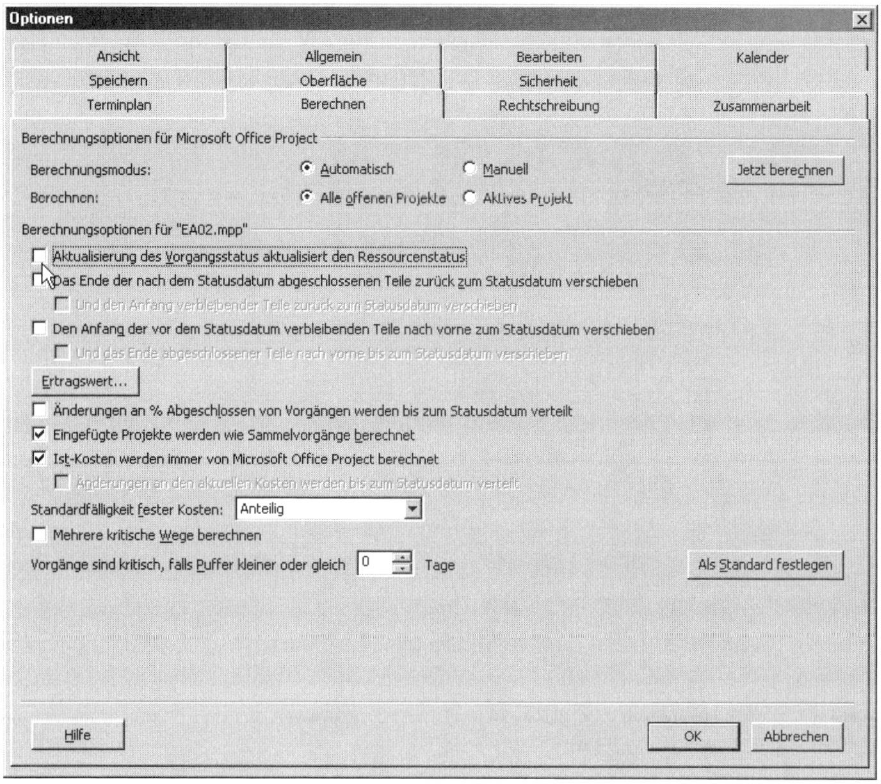

Abbildung 9.7 Verknüpfung von % Abgeschlossen und % Arbeit abgeschlossen deaktivieren

(Die Option IST-KOSTEN WERDEN IMMER VON MICROSOFT OFFICE PROJECT BERECHNET muss aber eingestellt bleiben, es sei denn, Sie würden die aktuellen Kosten manuell erfassen).

Dann fügen wir vor der Spalte IK (IKAA) die Spalte % ARBEIT ABGESCHLOSSEN ein und tragen bei beiden Vorgängen „40%“ ARBEIT ABGESCHLOSSEN ein.

	Vorgangsname	Geplanter Wert - GW (SKBA)	% Abgeschlossen	Ertragswert - EW (SKAA)	% Arbeit abgeschlossen	IK (IKAA)	PA	KA	BK
1	A	5.000,00 €	10%	1.000,00 €	40%	4.000,00 €	-4.000,00 €	-3.000,00 €	40.000,00 €
2	B	5.000,00 €	50%	5.000,00 €	40%	4.000,00 €	0,00 €	1.000,00 €	8.000,00 €

Abbildung 9.8 % Arbeit abgeschlossen führt zur Berechnung der IKAA = Istkosten abgeschlossener Arbeit.

9.1.5 Kostenabweichung KA

Aus dem Fortschrittsgrad der Arbeit von 40% werden 4000 AKTUELLE KOSTEN oder IKAA berechnet. Dies ergibt beim Vorgang A eine Differenz von –3000 zum ERTRAGSWERT, die als KA = KOSTEN ABWEICHUNG von dem Programm errechnet und ausgewiesen wird. Der Ertragswert ist beim Vorgang A um 3000 Einheiten niedriger als die Istkosten. Kurz und richtig ausgedrückt: Wir haben 4000 ausgegeben und nur Werte für 1000 realisiert.

Beim Vorgang B ist der Ertragswert 5000 und damit um 1000 höher als die Istkosten, folglich beträgt die Kostenabweichung KA 1000 positive Einheiten.

KA = -EW IK
KA (KOSTENABWEICHUNG) = SKAA – IKAA
KA (KOSTENABWEICHUNG) = errechneter Wert aus % ABGESCHLOSSEN (ERTRAGSWERT) – akt. Kosten aus % ARBEIT ABGESCHLOSSEN (IST-KOSTEN)

(PMBOK GUIDE 2004)

CV = EV – AC
COST VARIANCE = EARNED VALUE – ACTUALCOST

An der KA = Kostenabweichung erkennt man, ob die bis zu diesem Zeitpunkt aufgewendeten Kosten größer oder kleiner sind als das bis dahin erreichte Ergebnis.

Ein negativer Wert der KOSTENABWEICHUNG zeigt an, dass mehr Kosten aufwendet werden mussten als geplant zum Erreichen des gegenwärtigen Ergebnisses, oder umgekehrt ausgedrückt, die aufgewendete Arbeit (in Kosten bewertet) hat ein geringeres Ergebnis erbracht als erwartet. Die Arbeit war unproduktiver als geplant.

Ein positiver Wert der KA zeigt an, dass man zum Erreichen des gegenwärtigen Standes weniger Kosten als geplant hat aufwenden müssen, oder umgekehrt ausgedrückt, dass das Ergebnis besser als erwartet ist für die bisher eingesetzte Arbeit (in Kosten bewertet). Die Arbeit war produktiver als geplant.

9.1.6 Kostenabweichungen in Prozent KAP

Bekanntlich sagen absolute Größen, gerade bei Kosten und Kostenabweichung, nicht sehr viel, wenn man sie nicht in Relation zu den Bezugsgrößen setzt. (Was für den einen „Peanuts“ sind, sind für den anderen existenzielle Beträge). Deshalb gibt es außer den Kostenabweichungen KA die

KAP = Kostenabweichung Prozent

Dies drückt aus die KA (Kostenabweichung) in Prozent zu den SKAA = Sollkosten bereits abgeschlossener Arbeit

KAP = [PA / SKAA] *100

KAP = [(SKAA – IKAA) / SKAA] * 100

SPALTE EINFÜGEN: **KAP**

Ich füge von den Ausgangsdaten zwei identische Vorgänge hinzu (Vorgangsdauer zehn Tage, Ressource „Earny“, Vorgänge markieren und mit EXTRAS / ÜBERWACHUNG / BASISPLAN HERSTELLEN / AUSGEWÄHLTE VORGÄNGE eben die Basisplandaten herstellen). Beim Vorgang C ist % abgeschlossen 50% und % Arbeit abgeschlossen auch 50%, beim Vorgang D ist % abgeschlossen 30% und % Arbeit abgeschlossen 50%.

	Vorgangsname	Geplanter Wert - GW (SKBA)	% Abgeschlossen	Ertragswert - EW (SKAA)	% Arbeit abgeschlossen	IK (IKAA)	PA	KA	KAP
1	A	5.000,00 €	10%	1.000,00 €	40%	4.000,00 €	-4.000,00 €	-3.000,00 €	-300%
2	B	5.000,00 €	50%	5.000,00 €	40%	4.000,00 €	0,00 €	1.000,00 €	20%
3	C	5.000,00 €	50%	5.000,00 €	50%	5.000,00 €	0,00 €	0,00 €	0%
4	D	5.000,00 €	30%	3.000,00 €	50%	5.000,00 €	-2.000,00 €	-2.000,00 €	-67%

Abbildung 9.9 KA und KAP

Im Fall des Vorganges A ist die Kostenabweichung in % = KAP [(1000–4000) / 1000] * 100 = – 300%. Im Fall Vorgang B ist die Kostenabweichung in % = KAP [(5000–4000) / 5000] * 100 = 20%. Vorgang C ist die KAP [(5000-5000) / 5000] * 100 = 0%, beim Vorgang D ist KAP [(3000–5000) / 3000] * 100 = –67%. Wenn Sie zweifeln, nehmen Sie einen Taschenrechner.

Dieser Prozentsatz signalisiert das Verhältnis der Kostenabweichung prozentual zur Größe des Ertragswertes. Wenn positiv, wurde mehr Ertragswert erreicht als Istkosten, d. h., beim Vorgang B war die eingesetzte Arbeit (oder die eingesetzten Ressourcen) um 20% produktiver als geplant. Beim Vorgang A waren die eingesetzten Mittel um 300% weniger produktiv als geplant, beim Vorgang D um 67% weniger produktiv.

(Die Ergebnisse bisher befinden sich in der Datei EA02. mpp.)

9.2 Die Indikatoren

9.2.1 Der Planleistungsindex

Der Planleistungsindex (PLI), englisch Schedule Performed Index (SPI), drückt den Ertragswert im Verhältnis zum geplanten Wert (GW) aus. Er drückt den erreichten Fortschritt im Verhältnis zum theoretisch errechneten Fortschritt bis zum Stichtag aus und ist damit ein reiner Terminabweichungsindex.

Der PLANLEISTUNGSINDEX PLI wird von *Project* berechnet aus

PLI = GEPLANTER WERT (EGW) / ERTRAGSWERT (EW)

SPI = PV / EW

PLI = SKAA/SKBA

SPI (SCHEDULE PERFORMED INDEX) = BUDGET COST OF WORK SCHEDULED (BCWS) / BUDGET COST OF WORK PERFORMED (BCWP)

EINFÜGEN / SPALTE **PLI**

(Es gibt in *Project 2007* auch die Tabelle **Ertragswert-Terminplanindikatoren**, die diesen Indikator enthält, jedoch bleibe ich aus didaktischen Gründen in der bisher verwendeten Tabelle.)

	Vorgangsname	Geplanter Wert - GW (SKBA)	% Abgeschlossen	Ertragswert - EW (SKAA)	PLI
1	A	5.000,00 €	10%	1.000,00 €	0,2
2	B	5.000,00 €	50%	5.000,00 €	1
3	C	5.000,00 €	50%	5.000,00 €	1
4	D	5.000,00 €	30%	3.000,00 €	0,6

Abbildung 9.10 Der Planleistungsindex (PLI)

Man sieht, dass beim Vorgang A das Verhältnis 1000 zu 5000 gleich 0,2 beträgt, bei den Vorgängen B + C ist das Verhältnis 5000 zu 5000, ergibt den PLI von 1, beim Vorgang D 3000 dividiert durch 5000 ergibt 0,6.

Ein PLI von kleiner 1 zeigt an, dass der Ertragswert hinter den Erwartungen (dem geplanten Wert) zurückbleibt, ein PLI von 1 oder größer 1 zeigt an, dass der Ertragswert erreicht wurde bzw. besser als erwartet ist.

9.2.2 PLI (SPI) als Ampel

Wir haben oben gezeigt, wie der PLI Planleistungsindex (SPI) errechnet wird und was er aussagt. Ich will hier noch eine kleine Anpassung entwickeln, wie man sich den PLI als Ampelsignal in eine Tabelle einbauen kann.

Alle Anpassungen gehen über benutzerdefinierte Felder, also EXTRAS / ANPASSUNGEN / FELDER...

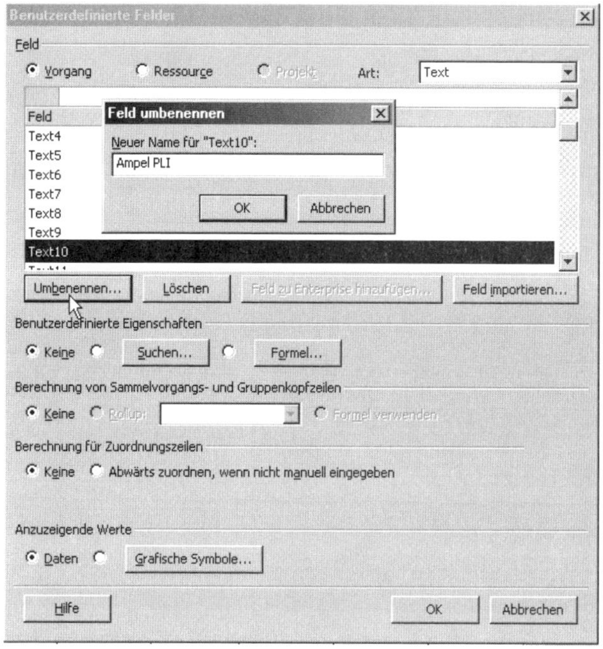

Abbildung 9.11
Textfeld umbenennen in Ampel PLI

Nehmen Sie ein freies Textfeld – hier im Beispiel Text 10 – und benennen Sie es um.

Über BENUTZERDEFINIERTE EIGENSCHAFTEN FORMEL… editieren Sie das Formelfeld und tragen über FELD / KOSTEN **PLI** in das Formelfenster ein:

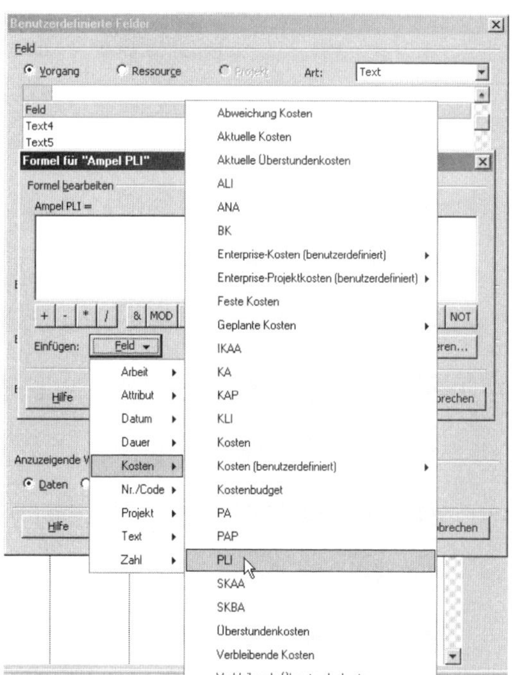

Abbildung 9.12
PLI in das Formelfenster eintragen

Schließen Sie die Anzeige an den Meilensteinen aus, da haben wir weder Kosten noch Arbeit, mit der Erweiterung der Formel (siehe Kapitel 7, Abschnitt „Eigene Signale"): IIf([Dauer]>0;[PLI];)

Vergessen Sie nicht, dass Sie auch in den Sammelvorgangszeilen die Formel verwenden wollen, also BERECHNUNG VON SAMMELVORGANGS- UND GRUPPENKOPFZEILEN FORMEL VERWENDEN aktivieren (siehe Abb. 9.11).

Jetzt die GRAFISCHEN SYMBOLE… für ANZUZEIGENDE WERTE klicken:

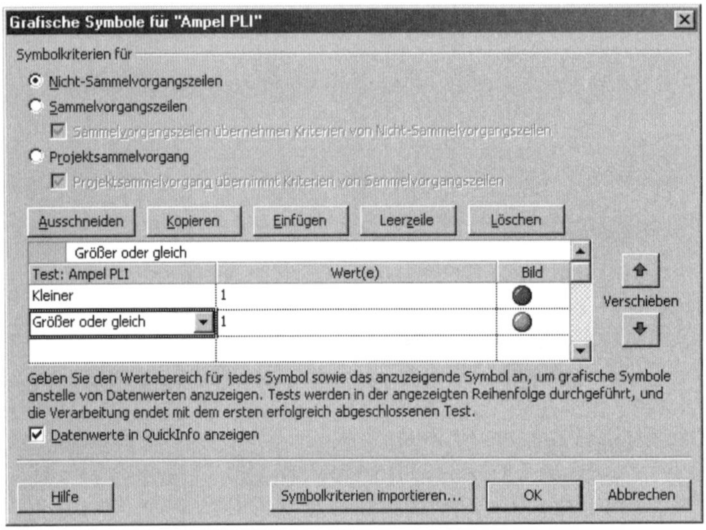

Abbildung 9.13 Grafische Symbole für die Ampel PLI

Kleiner 1 ist schlecht, also rot, 1 oder größer ist gut, also grün.

Jetzt muss man sich dieses Feld an die gewünschte Stelle in der Tabelle einfügen. Da wir es dauerhaft unter FELDER ANPASSEN umbenannt haben, finden Sie es auch unter diesem Namen.

	Vorgangsname	Geplanter Wert - GW (SKBA)	% Abgeschlossen	Ertragswert - EW (SKAA)	PLI	Ampel PLI	Farbe
1	A	5.000,00 €	10%	1.000,00 €	0,2	●	rot
2	B	5.000,00 €	50%	5.000,00 €	1	●	grün
3	C	5.000,00 €	50%	5.000,00 €	1	●	grün
4	D	5.000,00 €	30%	3.000,00 €	0,6	●	rot
5	E	5.000,00 €	80%	5.000,00 €	1	●	grün

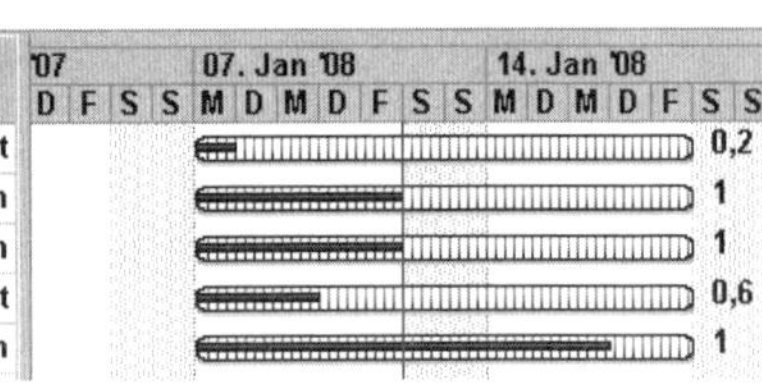

Abbildung 9.14 PLI als Ampeldarstellung

Da die Abbildungen im Buch ja leider schwarz-weiß sind, habe ich Ihnen die Farben der Ampeln dazugeschrieben. An den Balken rechts steht der PLI. Die Einstellung ist Ertragswertmethode % ABGESCHLOSSEN, Start 07.01., Statusdatum 11.01. (vertikale Linie).

Sie erkennen das Problem bei der Ertragswertberechnung mit % ABGESCHLOSSEN: Beim Vorgang 5 ist % Abgeschlossen 80%, diese müssten eigentlich einen Ertragswert von 8000 ergeben (acht Tage à 1000). Da das Statusdatum am 11.01. ist, also fünf Tage nach dem Projektstarttermin, bleibt der Ertragswert bei maximal fünf Tagen à 1000 = 5000 stehen.

Bei Verwendung von **% Abgeschlossen** als Grundlage wird der Ertragswert nur bis maximal zu der Grenze berechnet, die das Statusdatum vorgibt.

Workaround: Verwenden Sie **Physisch % Abgeschlossen** als Grundlage für die Ertragswertberechnung (siehe unten).

(Der Stand bisher ist in der Datei EA03.mpp dokumentiert.)

Hinweis

Sie können ein angepasstes Feld aus einer geöffneten Datei in eine andere geöffnete Datei übertragen über FELD IMPORTIEREN in der Maske der BENUTZERDEFINIERTEN FELDER (siehe Abb. 9.11). Dann wundert man sich, dass dieses Feld leer ist, d. h., keinen Inhalt hat. Man muss jetzt auch die FORMEL IMPORTIEREN... (oder, wenn man eine in der anderen Datei angelegte Nachschlagetabelle sich holen will, über SUCHEN... NACHSCHLAGETABELLE IMPORTIEREN... eben dies tun). Wenn man die Formel importiert hat und will sich die Ergebnisse wie in der Ursprungsdatei als GRAFISCHE SYMBOLE... anzeigen lassen, muss man auch noch die SYMBOLKRITERIEN IMPORTIEREN... Also dreimal importieren: das FELD, die FORMEL und die SYMBOLKRITERIEN!

9.2.3 Der Kostenleistungsindex KLI (CPI)

Nun zeigt auch der Planleistungsindex als Indikator nur die Größe des Verhältnisses von wirklich erreichtem Fortschritt zum theoretisch zu erwartenden Fortschritt an, er sagt noch nichts aus über den dazu betriebenen Aufwand.

Um diesen auch in den Fokus der Betrachtung zu bringen, muss man natürlich den Istaufwand mit in die Rechnung einbeziehen. Dies ist der

KLI = Kostenleistungsindex oder englisch CPI = Cost Performance Index

Und dieser stellt das Verhältnis des Ertragswertes zu den Istkosten (der abgeschlossenen Arbeit) dar:

KLI = EW / IK (IKAA)

KLI = ERTRAGSWERT / IST-KOSTEN BEREITS ABGESCHLOSSENER ARBEIT

KLI = SOLL-KOSTEN BEREITS ABGESCHLOSSENER ARBEIT / IST-KOSTEN BEREITS ABGESCHLOSSENER ARBEIT

englisch

CPI = BCWP / ACWP

COST PERFORMANCE INDEX = BUDGET COST OF WORK PERFORMED / ACWP ACTUAL COST WORKED PERFORMED

PMBOK GUIDE:

CPI = EV / AC

COST PERFORMANCE INDEX = EARNED VALUE / ACTUAL COST

Der Kostenleistungsindex misst das Verhältnis des Ertragswertes, also des bisherigen Fortschritts, zu den Istkosten IK (IKAA).

EINFÜGEN / SPALTE **KLI**

	Vorgangsname	Geplanter Wert - GW (SKBA)	% Abgeschlossen	Ertragswert - EW (SKAA)	PLI	% Arbeit abgeschlossen	IK (IKAA)	KLI	PA	KA
1	A	5.000,00 €	10%	1.000,00 €	0,2	40%	4.000,00 €	0,25	-4.000,00 €	-3.000,00 €
2	B	5.000,00 €	50%	5.000,00 €	1	40%	4.000,00 €	1,25	0,00 €	1.000,00 €
3	C	5.000,00 €	50%	5.000,00 €	1	50%	5.000,00 €	1	0,00 €	0,00 €
4	D	5.000,00 €	30%	3.000,00 €	0,6	50%	5.000,00 €	0,6	-2.000,00 €	-2.000,00 €
5	E	5.000,00 €	80%	5.000,00 €	1	65%	5.000,00 €	1	0,00 €	0,00 €

Abbildung 9.15 Der Kostenleistungsindex KLI

Vorgang A hat einen KLI (CPI) kleiner 1: Das ergibt sich aus dem Ertragswert 1000 dividiert durch die Istkosten IK (aktuelle Kosten zu diesem Zeitpunkt). D.h., wir haben 4000 Kosteneinheiten aufgewendet, um einen Ertrag von 1000 zu erreichen. Wir haben pro Einheit Istkosten nur ein Viertel Einheit vom Ertrag erwirtschaftet. Das wird man wohl negativ sehen.

Vorgang B hat den KLI von 1,25: Dem Ertrag von 5000 steht ein Aufwand von 4000 gegenüber. Ein KLI größer 1 heißt, es kam mehr heraus als erwartet.

Vorgang C hat einen KLI von 1: Wir haben 5000 Istkosteneinheiten aufwenden müssen, um einen Fortschritt (Ertrag) von 5000 Einheiten zu erzielen. Aufwand und Ertrag stehen in einem ausgewogenen Verhältnis: Ertrag und Aufwand verhalten sich wie geplant.

Vorgang D endlich hat wieder einen KLI kleiner 1: Hier haben wir mit einem Aufwand von 5000 einen Ertragswert von nur 3000 Einheiten realisiert. Das wird man wohl negativ sehen müssen.

Im *Vorgang E* (alle Vorgangsdaten identisch mit den anderen: Dauer zehn Tage, Ressource „Earny" Basisplandaten herstellen) sehen Sie wieder die Problematik der Fortschrittsmessung in *Project* mit dem Feld % ABGESCHLOSSEN. Sowohl % ABGESCHLOSSEN als auch % ARBEIT ABGESCHLOSSEN sind über 50%, trotzdem werden der Ertragswert als auch die Istkosten nicht mit mehr als 50% berechnet. Das liegt daran, dass es sich bei % ABGESCHLOSSEN um den reinen Fortschritt in der Dauer handelt, also AKTUELLE DAUER im Verhältnis zur GESAMTDAUER. Und dies kann – wenn man es streng logisch nimmt, und *Project* verhält sich so – nicht über den Prozentsatz hinausgehen, den das STATUSDATUM als Grenze an der Dauer markiert. Wenn also das Statusdatum nach hinten versetzt wird, werden die beiden Werte jeweils bis an die Grenze berechnet, die das Statusdatum als Grenze für den prozentualen Anteil an der Dauer setzt. Das kann man nur ändern, indem man das Feld **Physisch % Abgeschlossen** als Berechnungsgrundlage des Ertragswertes nimmt. Zusammengefasst:

- Der KPI misst das Verhältnis von bisherigem Aufwand zu bisherigem Ertrag.
- Ein KPI kleiner 1 heißt, der Aufwand war größer als geplant, um das zu diesem Zeitpunkt gemessene Ergebnis zu erzielen. Oder mit diesem Aufwand wurde ein geringeres Ergebnis als geplant erzielt.
- Ein KPI größer 1 heißt, der Aufwand war kleiner als geplant, um das zu diesem Zeitpunkt gemessene Ergebnis zu erzielen. Oder das Ergebnis war mit diesem Aufwand besser als erwartet.

9.2.4 KLI (CPI) als Ampel

Wir haben oben gezeigt, wie der KLI Kostenleistungsindex (CPI) errechnet wird und was er aussagt. Auch diesen Indikator kann man sich als Ampel anzeigen lassen, und das ist besonders beliebt, da viele Projektmanager diesen Wert als Schlüsselindikator der Earned-Value-Analyse ansehen. Der Weg ist technisch der gleiche wie oben für den PLI (SPI) beschrieben: EXTRAS / ANPASSUNGEN / FELDER…

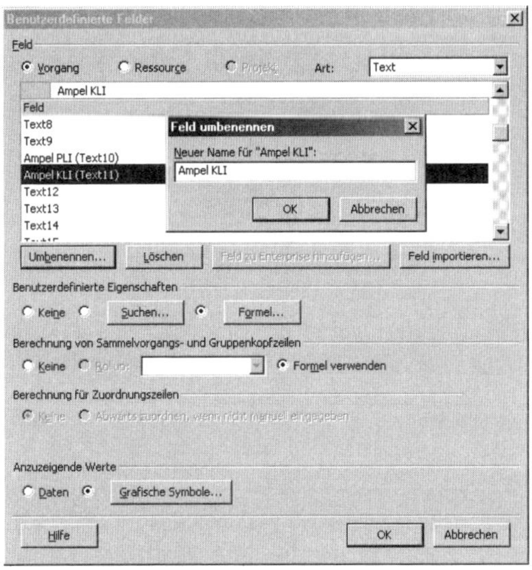

Abbildung 9.16
Textfeld umbenennen in Ampel KLI

Nehmen Sie ein freies Textfeld – hier im Beispiel Text 11 – und benennen Sie es um.

Über BENUTZERDEFINIERTE EIGENSCHAFTEN FORMEL… editieren Sie das Formelfeld und klicken über FELD / KOSTEN **KLI** in das Formelfenster:

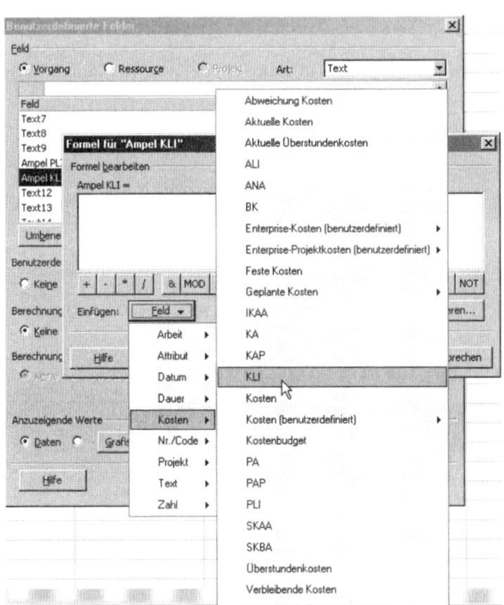

Abbildung 9.17
KLI in das Formelfenster eintragen

Wenn Sie die Anzeige an den Meilensteinen ausschließen möchten, haben wir ja keine Werte für Kosten und Arbeit, und deshalb sind die Earned-Value-Analysewerte bei Meilensteinen sinnlos. Können Sie die Formel erweitern mit (siehe Kapitel 7, Abschnitt „Eigene Signale"): IIf([Dauer]>0;[KLI];)

Vergessen Sie nicht, dass Sie auch in den Sammelvorgangszeilen die Formel verwenden wollen, also BERECHNUNG VON SAMMELVORGANGS- UND GRUPPENKOPFZEILEN FORMEL VERWENDEN aktivieren (siehe Abb. 9.16).

Jetzt die GRAFISCHEN SYMBOLE… FÜR ANZUZEIGENDE WERTE klicken:

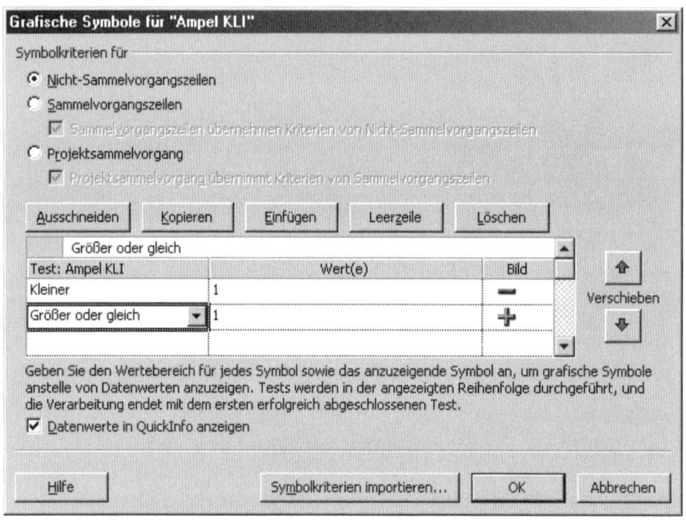

Abbildung 9.18 Grafische Symbole für die Ampel KLI

Kleiner 1 ist schlecht, also diesmal zur Abwechslung ein rotes Minuszeichen, 1 und größer ist gut, also grünes Pluszeichen.

Ertragswertmethode % ABGESCHLOSSEN, Start 07.01., Statusdatum 11.01.

	Vorgangs-name	Geplanter Wert - GW (SKBA)	% Abge-schlossen	Ertragswert - EW (SKAA)	PLI	Ampel PLI	% Arbeit abgeschlossen	IK (IKAA)	KLI	Ampel KLI
1	A	5.000,00 €	10%	1.000,00 €	0,2	●	40%	4.000,00 €	0,25	−
2	B	5.000,00 €	40%	4.000,00 €	0,8	●	40%	4.000,00 €	1	+
3	C	5.000,00 €	50%	5.000,00 €	1	○	50%	5.000,00 €	1	+
4	D	5.000,00 €	30%	3.000,00 €	0,6	●	50%	5.000,00 €	0,6	−
5	E	5.000,00 €	80%	5.000,00 €	1	○	65%	5.000,00 €	1	+
6	F	5.000,00 €	1%	100,00 €	0,02	●	1%	100,00 €	1	+

Abbildung 9.19 PLI und KLI als Ampel

Lassen Sie uns die Aussagen der Ampeln im Vergleich interpretieren:

Vorgang A hat eine rote PLI-Ampel, da der Ertragswert von 1000 nur ein Fünftel des geplanten Wertes erreicht hat. Ebenso hat er ein Minus in der Ampel KLI, da der Ertragswert nur ein Viertel (1000) der Istkosten IK beträgt, hier waren wir unproduktiver als geplant.

Vorgang B hat auch eine rote Ampel PLI, da sein Ertrag mit 4000 geringer ist als der geplante Wert mit 5000. Allerdings sind bisher auch nur 4000 Istkosten entstanden, dies entspricht dem Ertragswert, und damit ist der KLI = 1 und damit ein grünes Plus. Der Vorgang B ist zwar zeitlich zurück, er hat den geplanten Wert nicht erreicht (deshalb ist der PLI, also der Terminindex, kleiner 1), aber er hat nicht mehr Kosten verursacht, als für diesen Realisierungsgrad geplant waren. Deshalb ist der Kostenleistungsindex nicht negativ, sondern mit 1 hat er ein positives Symbol; d. h., die Produktivität war wie erwartet.

Vorgang C ist einfach, hier ist alles planmäßig verlaufen, der realisierte Fortschritt (der Ertragswert) entspricht der Planung (GW), die aufgewendeten Istkosten entsprechen dem Ertrag (EW).

Vorgang D ist mit beidem negativ, es bleibt sowohl der Ertragswert hinter der Planung zurück, und die Istkosten übersteigen den Ertragswert.

Vorgang E ist mit beidem positiv. Er hat mehr realisiert (EW) als geplant, und seine Istkosten wären eigentlich geringer als der Ertrag. In der Berechnung in *Project* wird das jedoch als Gleichstand angezeigt.

An dem neu angelegten *Vorgang 6, F* (identische Daten wie die anderen: zehn Tage Dauer, Ressource „Earny, Basisplandaten herstellen) kann man sich den Unterschied der beiden Indizes gut vergegenwärtigen. Ich habe ihn mit 1 % ABGESCHLOSSEN, d. h., er hat einen Ertragswert von 100 bei einem geplanten Realisierungswert von 5000. Das ergibt einen PLI von 0,02, d.h., er ist in seiner Leistung total zurückgeblieben; der Terminabweichungsindex PLI ist katastrophal. Aber durch die geringe Leistung sind auch nur 100 Istkosten angefallen, und das entspricht dem Ertragswert, der Kostenabweichungsindex ist 1 (Leistung = Istkosten) und damit im grünen Bereich!

(Bis hierher Datei EA03.mpp, ab jetzt Datei EA04.mpp.)

9.3 Prognosewerte

Nun sind ja die sogenannten „Forecasts“ im „Business“ sehr beliebt, und deshalb werden bei der Earned-Value-Analyse auch einige Größen dafür bereitgestellt. In *Project* werden jetzt aufgrund der bisherigen Informationen noch einige Berechnungen durchgeführt auf der Basis „wenn es so weiter ginge wie bisher“, also z. B.: Wie hoch würden die Kosten werden, wenn die Leistung so gut oder so schlecht wie bisher über die gesamte Laufzeit des Vorganges bliebe. Ich erläutere diese Werte hier nur kurz und denke, dass der daran Interessierte sich damit einarbeiten kann.

9.3.1 BK – Berechnete Kosten

Das Feld BK = BERECHNETE KOSTEN zeigt die erwarteten Gesamtkosten eines Vorgangs an, basierend auf der Leistung bis zum Statusdatum. BK wird auch als Abschlussprognose (AP) bezeichnet.

BK = IKAA + (GEPLANTE KOSTEN – SKAA) / KLI

	Vorgangsname	PA	KA	KAP	BK	PK	ANA	ALI
1	A	-4.000,00 €	-3.000,00 €	-300%	40.000,00 €	10.000,00 €	-30.000,00 €	1,5
2	B	-1.000,00 €	0,00 €	0%	10.000,00 €	10.000,00 €	0,00 €	1
3	C	0,00 €	0,00 €	0%	10.000,00 €	10.000,00 €	0,00 €	1
4	D	-2.000,00 €	-2.000,00 €	-67%	16.666,67 €	10.000,00 €	-6.666,67 €	1,4
5	E	0,00 €	0,00 €	0%	10.000,00 €	10.000,00 €	0,00 €	1
6	F	-4.900,00 €	0,00 €	0%	10.000,00 €	10.000,00 €	0,00 €	1

Abbildung 9.20 Berechnete Kosten BK und Abweichung nach Abschluss ANA (Fortsetzung rechte Seite der Tabelle von Abb. 9.19)

In der Abbildung 9.20 heißt das im Fall des Vorgangs Nr. 1 (A):

BK = 4000 + (10 000 – 1000) / 0,25 = 40 000

voraussichtliche Kosten bis zum Abschluss, wenn die Produktivität so schlecht bleibt wie bisher.

Im Vorgang 2 (B) haben wir eine Produktivität wie erwartet und werden deshalb beim Abschluss mit den gleichen Kosten wie geplant rechnen können, berechnete Kosten BK = Plankosten PK.

Beim Vorgang 3 (C) bleiben die berechneten Kosten BK gleich den Plankosten PK, da sich hier die Produktivität ebenfalls wie geplant entwickelt hat.

Der Unterschied von Vorgang 2 zu Vorgang 3 ist, dass Vorgang 2 zeitlich in Verzug ist, das zeigt der Planleistungsindex kleiner 1, während der Vorgang 3 „in time“ ist. „In Budget“ sind sie alle beide, da die Minderleistung des Vorganges 2 quasi „aufgewogen“ wird durch eine entsprechende Minderung bei den bisher angefallenen Kosten. Rechnerisch sind also die berechneten Kosten für Vorgang 2 gleich den geplanten Kosten, aber ob und wie die bisherige Minderleistung sich doch noch negativ auswirken wird, sei dahingestellt. Ich als Projektleiter würde mich nicht blenden lassen von dem Kostenindex, denn der ist auch in Ordnung bei 1% Leistung mit 1% Kosten, wie bei dem Vorgang F (Nr. 6) – aber dann haben die noch gar nichts gemacht!

Dies Beispiel zeigt, dass man immer beides im Auge behalten muss, den Planleistungsindex PLI als Anzeige der Terminabweichung und den KPI als Anzeige der Kostenabweichung. Wir zeigen gleich die Verwendung der benutzerdefinierten Maske ERTRAGSWERT (siehe gleichnamigen Abschnitt), die das ganz komfortabel ermöglicht.

Im Fall unseres Vorganges 4 (D) werden die Kosten wieder größer werden, da die Produktivität kleiner 1 ist. Der Fall des Vorgangs 5 (E) erlaubt keine Aussage.

9.3.2 ANA – Abweichung nach Abschluss

ANA = ABWEICHUNG NACH ABSCHLUSS

ANA = PLANKOSTEN (GEPLANTE KOSTEN) – BERECHNETE KOSTEN

Die ABWEICHUNG NACH ABSCHLUSS ist einfach die Differenz von den am Projektanfang bzw. zu dem Zeitpunkt, an dem die Basisplanwerte hergestellt wurden, geschätzten, also den GEPLANTEN KOSTEN zu den, aufgrund des bisherigen Verlaufs jetzt neu prognostizierten, BERECHNETEN KOSTEN.

Für Vorgang A (Nr. 1):

ANA = 10 000 PK – 40 000 BK

ANA = - 30 000

Dieser negative Wert stellt den Betrag dar, um den die Kosten steigen würden, wenn die bisherige schlechte Produktivität der Arbeit über die gesamte Laufzeit des Vorganges so bliebe.

Für Vorgang B (Nr. 2) und für Vorgang C (Nr. 3) ergibt sich keine Abweichung der Kosten nach Abschluss.

Für Vorgang D (Nr.3) ergibt sich eine negative Abweichung, er wird als voraussichtlich teurer als geplant, die beiden anderen Vorgänge wären nach dieser Rechnung (!) „in Budget“.

Wie schon betont, stellen diese Rechnungen immer das Ergebnis dar, das sich aus der unveränderten Verlängerung der bisherigen Zahlen für die ganze Laufzeit ergäbe.

9.3.3 ALI – Abschlussleistungsindex

Der ALI = ABSCHLUSSLEISTUNGSINDEX ist hier in die Tabelle eingefügt, in der Tabelle **Ertragswert-Kostenindikatoren** ist er standardmäßig vorhanden.

Der ALI ABSCHLUSSLEISTUNGSINDEX zeigt das Verhältnis der verbleibenden abzuschließenden Arbeit zu den verbleibenden, noch verfügbaren finanziellen Mitteln zum Zeitpunkt des Statusdatums an.

ALI = theoretisch verbleibender Leistungsanteil / verbleibende Mittel

ALI = PLANKOSTEN (PK) – ERTRAGSWERT (EW) / PLANKOSTEN (PK) – IST-KOSTEN (AC)
ALI = (PK – SKAA) / (PK – IKAA)

Bei Vorgang A (Nr. 1):

ALI = (10 000 – 1 000) / (10 000 – 4 000)

ALI = 9000 / 6000 = 1,5

Der verbleibende oder Restanteil an der zu erbringenden Leistung steht in einem Verhältnis zu den verbleibenden Mitteln von 1,5, d.h., die noch zu erbringende Leistung ist eineinhalbmal so groß wie die verbleibenden Mittel. Das ist nicht so gut.

Bei Vorgang B (Nr. 2):

ALI = (10000 – 5000) / (10000 – 5000) = 1

Verbleibender Aufwand und noch (in der Planung) zur Verfügung stehende Mittel entsprechen sich genau.

Bei Vorgang C (Nr. 3)

ALI = (10000 – 5000) / (10000 – 5000) = 1

Verbleibender Aufwand und die noch zur Verfügung stehenden Mittel entsprechen sich genau.

Bei Vorgang D (Nr. 4)

ALI = (10 000 – 3 000) / (10 000 – 5 000)
Ali = 7000 / 5000 = 1,4

Wie beim Vorgang A steht der noch zu erbringende Leistungsteil in einem ungünstigen Verhältnis zu den verbleibenden Mitteln, er ist 1,4-mal so hoch.

Vorgang E (Nr. 5) und Vorgang F (Nr. 6) verführen dazu, sie zu bewerten. Ich würde es nicht tun.

9.4 Auf einen Blick: Maske Ertragswert

Nun sollten die bisherigen Ausführungen und Beispiele gezeigt haben, dass es leider der Ertragswertberechnung auch nicht gelingt, eine eindeutige Messzahl zu generieren, **einen eindeutigen** Indikator für die Termin- und die Kostentreue bzw. -abweichungen. Man muss immer die beiden Indizes im Auge behalten.

Ist der Vorgang oder das Projekt termintreu? Mit welchem Aufwand wurde dies erkauft? War der Aufwand wie geplant oder höher oder gar niedriger? Die Controller können sich vielleicht über geringere Kosten als geplant freuen, aber ist das wirklich ein Grund zur Freude? Sind die geringeren Kosten entstanden, weil auch viel weniger geleistet wurde? Das mag sehr teuer werden – nicht nur, wenn man an Konventionalstrafen denkt!

Dies muss also der Projektleiter bedenken, aber die Earned-Value-Analyse kann ihm damit helfen, jederzeit einen guten Überblick über die relevanten Größen zu haben – Voraussetzung natürlich, dass die Daten in der Projektüberwachung aktuell eingepflegt werden.

Um die Daten der Ertragswertrechnung schnell auf einen Blick sehen zu können, kann man die benutzerdefinierte Maske ERTRAGSWERT benutzen.

Sie lassen sich die Symbolleiste BENUTZERDEFINIERTE MASKEN anzeigen über Menü ANSICHT / SYMBOLLEISTEN oder über das Kontextmenü im Bereich der Symbolleisten. Das vierte Symbol ist die Maske ERTRAGSWERT.

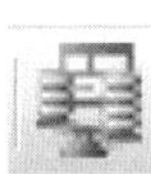

Abbildung 9.21 Maske Ertragswert

Für den ausgewählten Vorgang A sieht man auf einen Blick: Hohe Terminabweichung, hohe Kostenabweichung, hohe Abweichung der jetzt prognostizierten Gesamtkosten gegenüber den Plankosten:

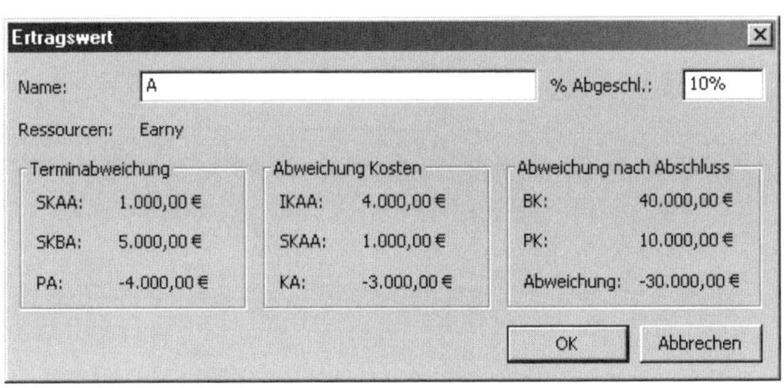

Abbildung 9.22 Ertragswertdaten des Vorganges A

Beim Vorgang B gibt es auch eine Terminabweichung, aber die Kosten sind im Lot:

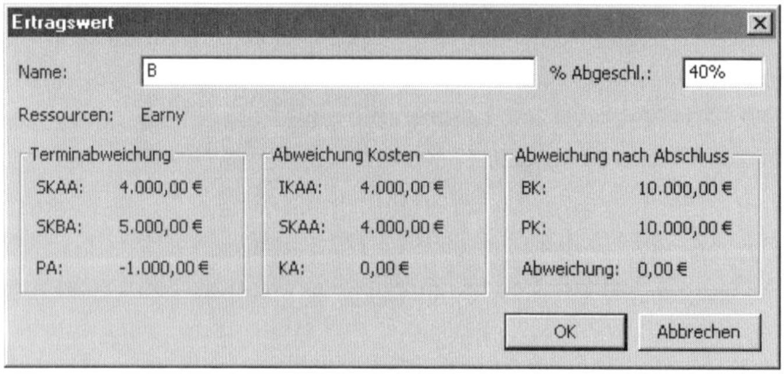

Abbildung 9.23
Ertragswertdaten des Vorganges B

Beim Vorgang C ist alles planmäßig verlaufen:

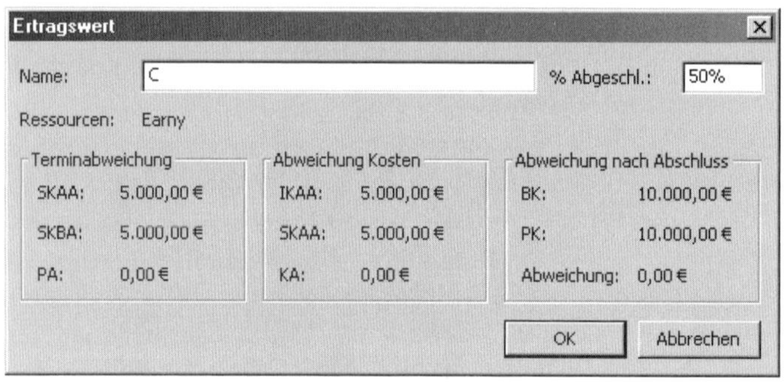

Abbildung 9.24
Ertragswertdaten des Vorganges C

9.5 Earned Value mit Physisch % Abgeschlossen

In der Projektüberwachung kann man in *Microsoft Project* das Feld % ABGESCHLOSSEN zur Feststellung des Fortschrittsgrades von Vorgängen benutzen. Bisher haben wir in unseren Ausführungen zur Earned-Value-Analyse immer dieses Feld zur Berechnung des Ertragswertes benutzt.

Allerdings ist das logisch nicht ganz einwandfrei, denn dieses Feld drückt in *Project* nur den Fortschritt in der Zeit, der Dauer, aus: AKTUELLE DAUER prozentual zur GESAMTEN DAUER (siehe Kapitel 8, Abschnitt „Fortschritt der Dauer und Fortschritt der Arbeit entkoppeln?“). Nun kann ja viel Zeit die diversen Flüsse hinuntergeflossen sein, ohne dass es einen realen, einen wirklichen Fortschritt in der Sache gegeben hat. Deshalb hat *Microsoft* schon ab der Version *Project 2003* ein weiteres Feld PHYSISCH % ABGESCHLOSSEN eingeführt, das dazu dienen kann, den tatsächlichen, den sachlichen Fortschritt einzutragen. Dieses Feld ist ein reines Eingabefeld, es wird – im Gegensatz zu den Feldern % ABGESCHLOSSEN (berechnet aus AKTUELLER DAUER/GESAMTDAUER * 100) und % ARBEIT ABGESCHLOSSEN (berechnet aus AKTUELLER ARBEIT/GESAMTARBEIT * 100) – aus keinen anderen Feldern berechnet, sondern muss manuell eingegeben werden.

Die Benutzung von PHYSISCH % ABGESCHLOSSEN in der Projektüberwachung in *Project* hätte den Vorteil – außer dass *Project* in der Ertragswertanalyse damit richtiger rechnet (siehe unten „Die gleiche Rechnung … und der entscheidende Unterschied“) –, dass man zwei Größen zur Verfügung hat: einmal den Fortschritt in der Zeit, also z. B. 50% ABGESCHLOSSEN heißt alleine, 50% der Vorgangsdauer sind abgelaufen, und parallel dazu der tatsächliche Fortschritt in der Sache, also erst 20% der Dinge, die für das Ergebnis notwendig sind, sind erstellt, das heißt 20% PHYSISCH % ABGESCHLOSSEN. Letzteres müsste man aber immer unabhängig feststellen und eingeben, und wahrscheinlich ist das den meisten Anwendern zu aufwendig und komplex, auch wenn es allein logisch richtig wäre.

Da dies für den Fertigstellungsgrad eine alternative Berechnungsgrundlage darstellt – entweder wird der Ertragswert aus % ABGESCHLOSSEN oder aus PHYSISCH % ABGESCHLOSSEN berechnet –, kann die Methode der Berechnung des Fertigstellungsgrades in *Microsoft Project* vom Anwender gewählt werden, sowohl für das Projekt insgesamt (als Voreinstellung) oder für jeden einzelnen Vorgang. Die Voreinstellung für das gesamte Projekt insgesamt stellt man ein über Menü EXTRAS / OPTIONEN / BERECHNEN / ERTRAGSWERT…

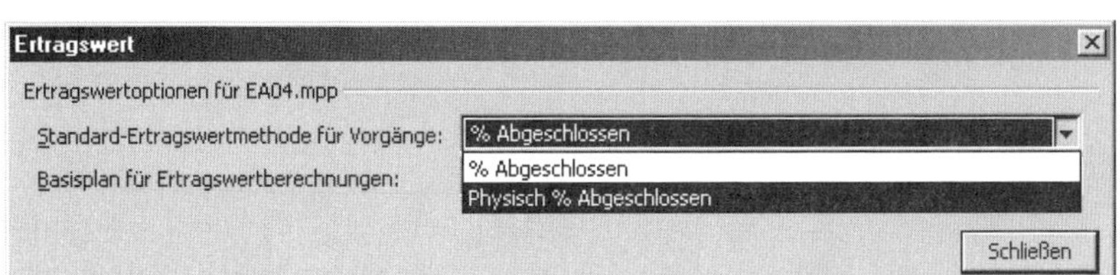

Abbildung 9.25 Voreinstellung für die Ertragswertmethode für das Projekt festlegen

Im Übrigen kann man hier auch einen anderen Basisplan als den Standardbasisplan (ohne Nummer) als Grundlage für die Ertragswertberechnung auswählen, aber diese Option liegt hier außerhalb unseres Platzes (und des allgemeinen Interesses). Oder für jeden einzelnen Vorgang in den INFORMATIONEN ZUM VORGANG / SPEZIAL.

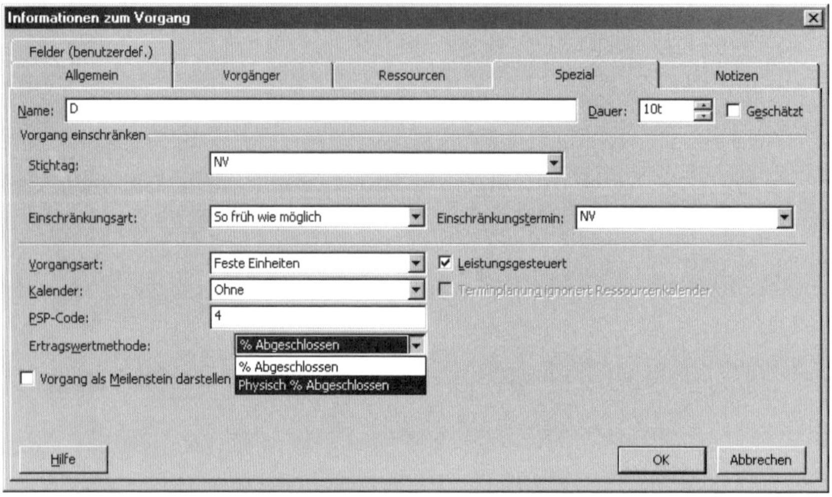

Abbildung 9.26 Ertragswertmethode für den speziellen Vorgang festlegen

Achtung:

Die Einstellung für einen individuellen Vorgang überschreibt immer die generelle Voreinstellung. In *MS Project* gelten immer die Einstellungen, die zu dem Zeitpunkt der Anlage des Objektes, hier der Vorgänge, gültig waren. Wenn man also jetzt für alle schon bisher angelegten Vorgänge die Methode der Ertragswertberechnung ändern will, kann man dies bei den „normalen" Vorgängen nicht über die allgemeine Voreinstellung tun, diese gilt ab jetzt für alle neu angelegten Vorgänge und die Sammelvorgänge. Wundern Sie sich also nicht, wenn Sie diese Einstellung nicht (!) bei den Sammelvorgängen individuell ändern können. Diese übernehmen – wie immer in *Project* – die Einstellungen unter EXTRAS / OPTIONEN. Für die anderen Vorgänge kann man entweder alle Vorgänge markieren und ändert dann die Einstellung in der Maske INFORMATIONEN ZU MEHREREN VORGÄNGEN im Register SPEZIAL, oder man fügt eine Spalte ein und ändert das dort:

	Vorgangsname	Ertragswertmethode	Geplanter Wert - GW (SKBA)	% Abgeschlossen	Ertragswert - EW (SKAA)	PLI	Ampel PLI
1	A	Physisch % Abgeschlossen	5.000,00 €	10%	0,00 €	0	
2	B	Physisch % Abgeschlossen	5.000,00 €	40%	0,00 €	0	
3	C	Physisch % Abgeschlossen	5.000,00 €	50%	0,00 €	0	
4	D	Physisch % Abgeschlossen	5.000,00 €	30%	0,00 €	0	
5	E	Physisch % Abgeschlossen	5.000,00 €	80%	0,00 €	0	
6	F	Physisch % Abgeschlossen	5.000,00 €	1%	0,00 €	0	

Abbildung 9.27 Ertragswertmethode ändern in Physisch % abgeschlossen

Die gleiche Rechnung ...

Sie sehen ja in der Abbildung 9.27, dass der ERTRAGSWERT und der PLI immer 0 sind, da der ERTRAGSWERT EW (SKAA) nun nach den Werten des Feldes PHYSISCH % ABGESCHLOSSEN berechnet wird, und da steht bisher noch nichts drin. Wenn man die gleichen Werte, die bisher in % ABGESCHLOSSEN standen, nun in das Feld PHYSISCH % ABGESCHLOSSEN einträgt, sieht man, dass die sich daraus ergebenden Berechnungen identisch bleiben:

Vorgangsname	Ertragswertmethode	Geplanter Wert - GW (SKBA)	Physisch % Abgeschlossen	Ertragswert - EW (SKAA)	PLI	Ampel PLI	% Arbeit abgeschlossen	IK (IKAA)	KLI	Ampel KLI
A	Physisch % Abgeschlossen	5.000,00 €	10%	1.000,00 €	0,2	●	40%	4.000,00 €	0,25	−
B	Physisch % Abgeschlossen	5.000,00 €	40%	4.000,00 €	0,8	●	40%	4.000,00 €	1	+
C	Physisch % Abgeschlossen	5.000,00 €	50%	5.000,00 €	1	○	50%	5.000,00 €	1	+
D	Physisch % Abgeschlossen	5.000,00 €	30%	3.000,00 €	0,6	●	50%	5.000,00 €	0,6	−
E	Physisch % Abgeschlossen	5.000,00 €	80%	8.000,00 €	1,6	○	65%	5.000,00 €	1,6	+
F	Physisch % Abgeschlossen	5.000,00 €	1%	100,00 €	0,02	●	1%	100,00 €	1	+

Abbildung 9.28 Berechnungen mit Physisch % abgeschlossen

Im Feld PHYSISCH % ABGESCHLOSSEN sind die gleichen Werte eingetragen wie bisher im Feld % ABGESCHLOSSEN (siehe Abb. 9.19 und Abb. 9.27). Sie sehen, dass alle anderen Werte, welche die Earned-Value-Analyse ausweist, identisch sind – fast!

… und der entscheidende Unterschied!

Sie sehen in der Abb. 9.28, dass bei Vorgang E der Wert für PHYSISCH % ABGESCHLOSSEN auf 80% steht, und dies führt richtigerweise zur Berechnung eines ERTRAGSWERTES von 8000 Einheiten. Deshalb wird hier ein anderer, und zwar ein richtiger, PLI (SPI) berechnet. Hier ist also die Stichtagsgrenze nicht mehr vorhanden, da ja das PHYSISCH % ABGESCHLOSSEN nichts mit der Dauer zu tun hat, und damit ist eine Fehlerquelle bzw. eine Begrenzung der Earned-Value-Analyse mit *MS Project* beseitigt. (Im Gegensatz dazu siehe Vorgang 5 in Abb. 9.19.)

Aber leider, leider bleiben die ISTKOSTEN IK bei 5000 Einheiten stehen, obwohl im Feld % ARBEIT ABGESCHLOSSEN 65% steht und das dann rechnerisch 6500 Einheiten Istkosten ergeben müsste. So wird der KLI (CPI) leider mit den falschen Istkosten berechnet, es wird von Project 8000 EW durch 5000 IK gerechnet, was ja 1,6 ergibt. Aber die IK sind falsch, diese müssten sich auf 6500 belaufen, und 8000 dividiert durch 6500 ergibt nun mal nach Adam Riese 1,23 (und nicht 1,6).

Fazit:

Mit der Berechnung des Ertragswertes mit PHYSISCH % ABGESCHLOSSEN geht *Microsoft* in die richtige Richtung für die Projektüberwachung inkl. Earned-Value-Analyse. Immerhin kann man jetzt mit dem SPI (PLI) arbeiten, ohne durch das Statusdatum als scheinbare vorgegebene Grenze für den Ertragswert behindert zu sein. Warum soll man nicht schon mehr Ertrag erwirtschaftet haben, als bis zu dem Statusdatum rechnerisch möglich ist?

Aber für den CPI (KLI) besteht diese Grenze noch, und schon in meinem Buch zu *Project 2000* (!) auf S. 275 stellte ich in der damaligen Programmversion dieses Problem fest und fragte: „Warum sollten wir nicht tatsächlich höhere Kosten haben, als theoretisch bis zum Statusdatum hätten auflaufen dürfen?"[4] Aber Fehler, wenn sie sich festgefressen haben, bleiben hartnäckig.[5] Und auf mich hört ja keiner.

Bleibt nur zu hoffen, dass das in einem der nächsten Service-Releases korrigiert wird.

---

[4] MS Project 2000. Projektplanungen realisieren. Ein praktischer Leitfaden. Hanser, München 2001.

[5] So gravierend ist dieser Fehler ja nicht, denn er tritt nur auf, wenn die % Arbeit abgeschlossen bzw. dadurch die Istkosten höher sind als der prozentuale Anteil der Dauer bis zum Stichtag. Da Sie natürlich immer geringere Istkosten haben, stellt das dann kein Problem dar.

9.6 Beispiele mit grafischen Berichten

Ich spiele jetzt einfach einige Situationen in der Projektüberwachung durch, zeige die Earned-Value-Berechnung dazu und erstelle jeweils einen grafischen Bericht, es gibt nämlich den GRAFISCHEN BERICHT **Ertragswert über einen Zeitraum**.

Ich verwende die Berechnungsmethode für den Ertragswert nach % ABGESCHLOSSEN, weil ich vermute, dass das die meist angewandte Methode der Einträge für den Fortschrittsgrad ist und wir hier in 8. Kapitel, „Projektüberwachung", auch damit gearbeitet haben. Aber – wie ausgeführt – ändert sich ja an der Berechnung nichts, wenn man PHYSISCH % ABGESCHLOSSEN als Berechnungsgrundlage nimmt, bis auf die ebenfalls dargestellte Ausnahme.

Vergessen Sie nicht, unter EXTRAS / OPTIONEN / BERECHNEN die Option AKTUALISIERUNG DES VORGANGSSTATUS AKTUALISIERT DEN RESSOURCENSTATUS zu deaktivieren. Wenn Sie das nicht ausschalten, haben Sie nie einen Unterschied zwischen Ertragswert (wird aus dem Vorgangstatus berechnet) und Istkosten (werden aus dem Ressourcenstatus berechnet) und können keine Earned-Value-Analyse durchführen

9.6.1 Planmäßiger Ablauf bis zum Statusdatum

Statusdatum 01.02.08

Die Ausgangsdaten (Datei Aurora EV 01.mpp, Ergebnis in Aurora EV 02.mpp): Projekt Aurora wie abgebildet und bekannt, Projektstart 07.01.2008, natürlich müssen die Basisplandaten festgelegt sein. Nach einem Monat überprüfen wir die Istdaten, also STATUSDATUM **01.02. 2008**.

	Vorgangsname	Geplanter Wert - GW (SKBA)	% Abgeschlossen	Ertragswert - EW (SKAA)	PLI	Ampel PLI	% Arbeit ›geschloss‹	IK (IKAA)	KLI	Ampel KLI
0	⊟ Aurora	12.800,00 €	0%	0,00 €	0	●	0%	0,00 €	0	▬
1	1 Projektstart	0,00 €	0%	0,00 €	0		0%	0,00 €	0	
2	⊟ 2 Machbarkeit	12.800,00 €	0%	0,00 €	0	●	0%	0,00 €	0	▬
3	2.1 Tech. Machbarkeit	8.800,00 €	0%	0,00 €	0	●	0%	0,00 €	0	▬
4	2.2 Kostenschätzung	4.000,00 €	0%	0,00 €	0	●	0%	0,00 €	0	▬
5	3 Abgabe Machbarkeitsstudi	0,00 €	0%	0,00 €	0		0%	0,00 €	0	

Abbildung 9.29 Statusdatum generiert die Berechnung des geplanten Wertes GW

Da wir bis jetzt nur den theoretischen Wert des Fortschritts bis zum Statusdatum haben, aber noch keinen wirklichen Fortschritt, ist der Ertragswert noch 0, und alle weiteren Berechnungen sind sinnlos, die Indizes stehen alle noch auf 0.

Nun wollen wir annehmen, dass in diesem ersten Monat des Projektes alles nach Plan gelaufen ist, also die Projektphase „Machbarkeit" ist zu 100% ABGESCHLOSSEN, ohne Änderungen gegenüber dem Plan.

	Vorgangsname	Geplanter Wert - GW (SKBA)	% Abgeschlossen	Ertragswert - EW (SKAA)	PLI	Ampel PLI	% Arbeit abgeschlossen	IK (IKAA)	KLI	Ampel KLI
0	⊟ Aurora	12.800,00 €	7%	12.800,00 €	1	●	7%	12.800,00 €	1	+
1	1 Projektstart	0,00 €	100%	0,00 €	0		100%	0,00 €	0	
2	⊟ 2 Machbarkeit	12.800,00 €	100%	12.800,00 €	1	●	100%	12.800,00 €	1	+
3	2.1 Tech. Machbarkeit	8.800,00 €	100%	8.800,00 €	1	●	100%	8.800,00 €	1	+
4	2.2 Kostenschätzung	4.000,00 €	100%	4.000,00 €	1	●	100%	4.000,00 €	1	+
5	3 Abgabe Machbarkeitsstudi	0,00 €	0%	0,00 €	0		0%	0,00 €	0	

Abbildung 9.30 % Die Projektphase ist planmäßig abgeschlossen.

% ABGESCHLOSSEN berechnet den ERTRAGSWERT EW und % ARBEIT ABGESCHLOSSEN berechnet die ISTKOSTEN IK. GEPLANTER WERT, ERTRAGSWERT und ISTKOSTEN bewegen sich im Gleichschritt, alle Werte und Indizes sind positiv, nur grüne Ampeln und grüne Pluszeichen.

Achtung

Auch wenn Sie die AKTUALISIERUNG DES VORGANGSSTATUS AKTUALISIERT DEN RESSOURCENSTATUS deaktiviert haben, d. h., hier die rechnerische Verknüpfung von Ertragswert und Istkosten ausgeschaltet haben, wird bei der Eingabe von 100% ABGESCHLOSSEN DER WERT VON % ARBEIT ABGESCHLOSSEN auch auf 100% gestellt.

Diesen Gleichschritt sieht man im GRAFISCHEN BERICHT **Ertragswert über einen Zeitraum** daran, dass man nichts sieht. Die drei Linien liegen so übereinander, dass man optisch nur eine Linie sieht. Wenn Sie sich den Bericht anzeigen lassen, müssen Sie unten immer den gewünschten Zeitraum aussuchen, für den Sie den Bericht sehen wollen:

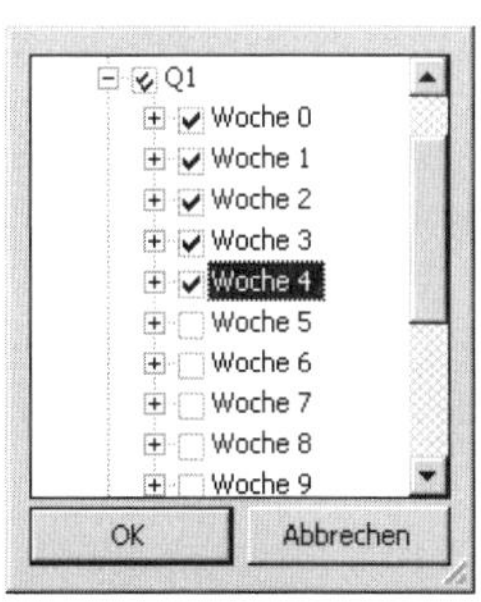

Abbildung 9.31
Zeitraum der Darstellung auswählen

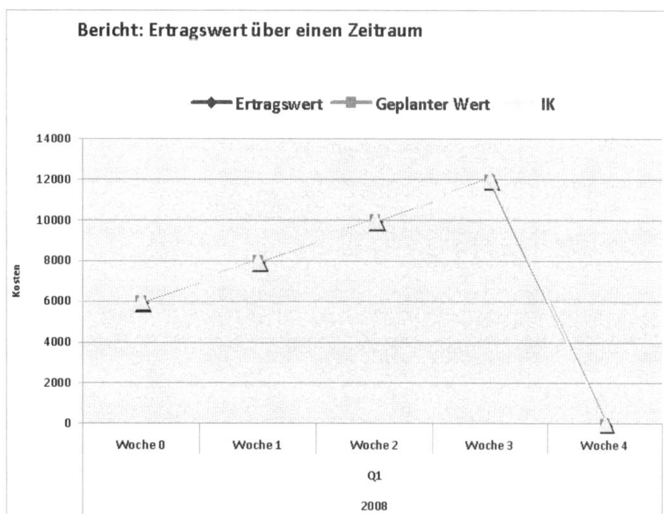

Abbildung 9.32
Grafischer Bericht Ertragswert

Der Bericht zeigt die Linien für den ERTRAGSWERT, den GEPLANTEN WERT und die ISTKOSTEN IK. Da hier alle drei Werte gleich sind, sieht man optisch nur eine Linie.

9.6.2 Zeitliche Verzögerung

Statusdatum 07.04.2008

(Ausgangsdatei Aurora EV02, Ergebnis Datei Aurora EV03.mpp)

Wir tragen im Februar und März die aktuellen Daten ein.

Beim Vorgang 8 „Anforderungskatalog" hat die Ressource weniger Anteile ihrer Arbeitskapazität als geplant einsetzen können, deshalb hat der Vorgang statt zehn dann 20 Tage gedauert; jedoch bei gleicher Gesamtarbeitsleistung wie geplant. Der Vorgang ist zu 100% abgeschlossen.

Ich setze die Vorgangsart auf FESTE ARBEIT und gebe die neue Vorgangsdauer von 20 Tagen ein. Dann schließe ich den Vorgang zu 100% ab.

Im Prinzip das Gleiche beim Vorgang 9, „Systementwurf". Die Ressourcen wurden nach unserer Planung auch mit anderen Aufgaben betraut, sodass sie weniger Anteile ihrer Kapazität auf diesen Vorgang verwenden können. Deshalb ergibt eine neue Einschätzung der voraussichtlichen Vorgangsdauer 30 Tage (statt bisher geplanter 15 Tage). Die Ressourcen berichten, dass sie bis heute „normal", d. h. gemäß dem neuen Kapazitätsanteil, an dem Vorgang gearbeitet haben. Der Vorgang ist allerdings bis heute nur zu 50% erledigt.

Ich setze die Vorgangsart auf FESTE ARBEIT und gebe die neue Vorgangsdauer von 30 Tagen ein. Eine Berechnung der abgeschlossenen Arbeit bis heute (07.04.) ergibt (über EXTRAS / ÜBERWACHEN / PROJEKT AKTUALISIEREN / ARBEIT ALS ABGESCHLOSSEN AKTUALISIEREN BIS EINSCHLIESSLICH ZUM STICHTAGSDATUM / AUSGEWÄHLTE VORGÄNGE, siehe Kapitel 8, Abschnitt „Fortschrittsgrad, errechnen lassen"), dass die Ressourcen – unter der Annahme, dass die Arbeit im Prinzip im Zeitablauf gleichmäßig geleistet wurde und wird – 86% der geplanten Arbeit schon aufgewendet haben. Dann schließe ich den Vorgang zu 50% ab.

	Vorgangsname	Dauer	Geplanter Wert - GW (SKBA)	% Abgeschlossen	Ertragswert - EW (SKAA)	PLI	Ampel PLI	% Arbeit abgeschlossen	IK (IKAA)	KLI	Ampel KLI
7	⊟ 5 Entwurf	80 Tage	53.100,00 €	44%	20.000,00 €	0,38	●	43%	35.030,00 €	0,57	−
8	5.1 Anforderungskatalog	20 Tage	20.000,00 €	100%	20.000,00 €	1	●	100%	20.000,00 €	1	+
9	5.2 Systementwurf	30 Tage	17.700,00 €	50%	0,00 €	0	●	86%	15.030,00 €	0	−
10	5.3 Det. Systembeschreib	30 Tage	15.400,00 €	0%	0,00 €	0	●	0%	0,00 €	0	−
11	6 Lieferung Entwurf	0 Tage	0,00 €	0%	0,00 €	0		0%	0,00 €	0	

Abbildung 9.33 Dauert länger und wird weniger geleistet

Nun kann man sich für jeden Vorgang die Ertragswertdaten mit dem Symbol ERTRAGSWERT anschauen:

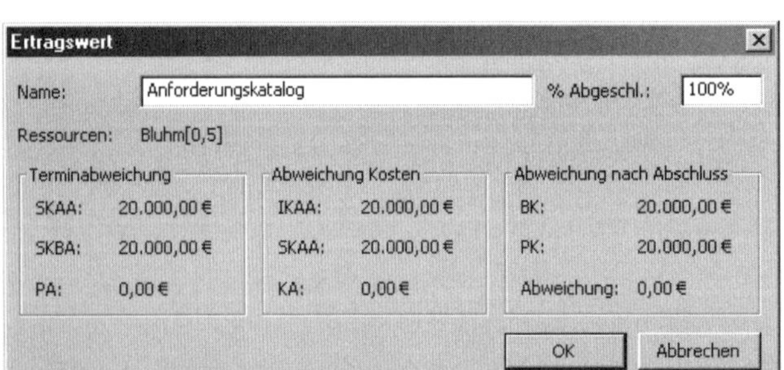

Abbildung 9.34
Bei 100% abgeschlossen sind die Termin-Ertragswertdaten immer OK.

Obwohl dieser Vorgang doppelt so lange als geplant gedauert hat, sind in der Earned-Value-Analyse keine Abweichungen zu erkennen.

Achtung

Die Termin-Ertragswertdaten messen einen erreichten Fortschritt (den Ertragswert) im Verhältnis zu dem Fortschritt, wie er hätte laut Plan sein sollen (peplanter Wert), dies ist die Terminabweichung. Wenn der Vorgang zu 100% erledigt ist, ist der Ertragswert 100% und sind 100% des geplanten Fortschritts erreicht. Die Ertragswertanalyse in Hinsicht auf die Terminabweichungen eignet sich nur für Vorgänge während der Durchführung, die noch nicht zu 100% abgeschlossen sind, oder für die Analyse für viele Vorgänge oder das ganze Projekt im Zeitablauf. Diese Werte gibt uns der GRAFISCHE BERICHT.

Aber zunächst noch der laufende Vorgang:

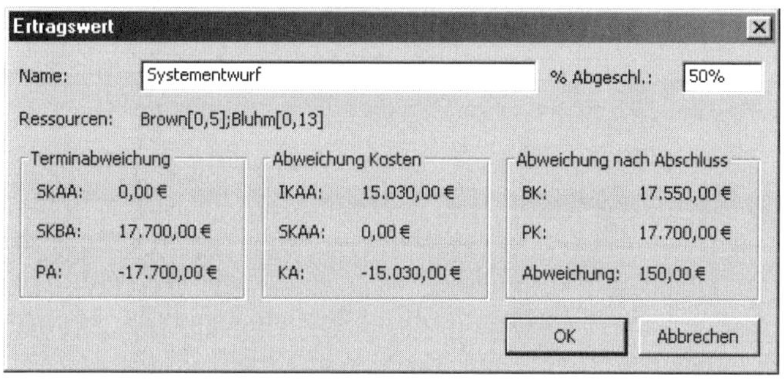

Abbildung 9.35
Termin- und Kostenabweichung

Dieser Vorgang ist jetzt allerdings extrem und damit kein so gutes Beispiel, da er noch gar keinen (gemessenen) Ertragswert (SKAA) hat und damit sowohl seinen gesamten geplanten Wert als Terminabweichung und seine gesamten Istkosten (IKAA) als (errechnete) Abweichungen hat. Dass dieser Vorgang – obwohl zu 50% abgeschlossen – noch keine Istkosten zugerechnet bekommt, liegt an einer nicht standardmäßigen Ressourcenzuweisung in diesem Fall: „Brown“ ist eine externe Ressource, deren FÄLLIGKEIT der Bezahlung wir auf **Ende** gesetzt haben. Da diese Kosten erst am Ende des Vorganges berechnet werden, kann *Project* noch keine Kosten und damit keine erbrachte Leistung während der Laufzeit berechnen. Abgerechnet wird hier erst am Schluss, und es ist ja noch die Frage offen, ob er etwas geleistet hat. Die andere Ressource „Bluhm“ ist zwar ein verdienter Mitarbeiter, aber den haben wir quasi zur Kontrolle mit zehn Tagen VERZÖGERUNG diesem Vorgang zugewiesen, und durch die Verlängerung des Vorganges bei gleichem Arbeitseinsatz (d. h. bei Reduzierung des Einsatzgrades) werden aus den zehn Arbeitstagen ganz schön viele Kalendertage. Also: Man sollte auf solche Besonderheiten verzichten, wenn man mit *Project* eine Earned-Value-Analyse machen will.

Aber wir haben jetzt mehr Material für die Zeitreihenanalyse mit dem grafischen Bericht ERTRAGSWERT:

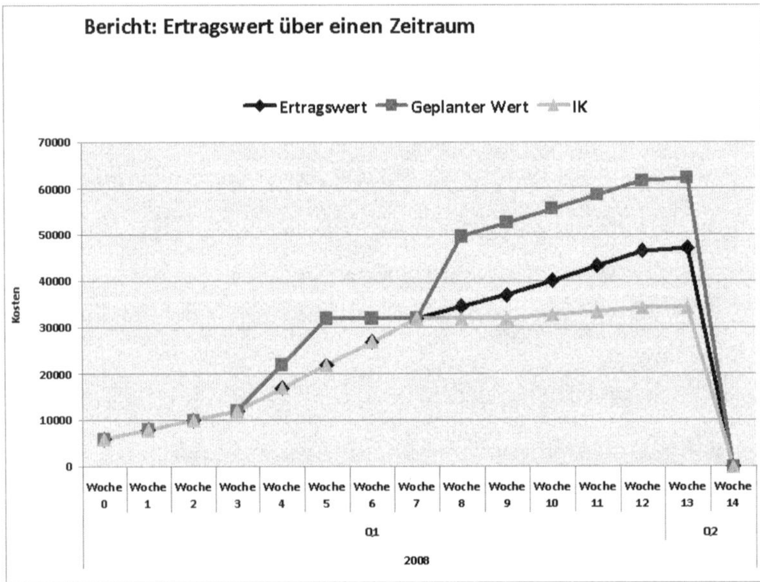

Abbildung 9.36 Ertragswert (dunkel), geplanter Wert (grau) und Istkosten (hell)

Die Linie des ERTRAGSWERTES ist dunkel und mit Rhomben als Datenpunkte dargestellt, die Linie des GEPLANTEN WERTES grau mit quadratischen Datenpunkten, und die ISTKOSTEN werden relativ hell mit Dreiecken als Datenpunkten dargestellt.

Sie sehen, dass die ersten vier Wochen die Entwicklung synchron verläuft (hatten wir oben), dann bleiben der ERTRAGSWERT und ISTKOSTEN für drei Wochen etwas zurück. In der 7. Woche sind die drei Werte wieder identisch (kumuliert). Ab da bleibt der ERTRAGSWERT deutlich hinter dem gesetzten Ziel, dem GEPLANTEN WERT, zurück. Interessant und ein gutes Zeichen mag sein, dass die ISTKOSTEN noch deutlich unter dem ERTRAGSWERT sich entwickeln. Die letzten aktuellen Werte wurden für die Woche 13 eingetragen.

Tipp

Es hilft, wenn man in *Project* die ZEITSKALA so einstellt, wie man hier die Werte in der Zeitachse sehen will. Hier habe ich im Projekt die untere ZEITSKALA WOCHEN eingestellt mit der BESCHRIFTUNG 1, 2 ... 52, 1, 2 ... (nicht identisch mit den KWs) und wusste daher für die Auswahl der angezeigten Zeiträume, für welchen Zeitraum aktuelle Daten vorhanden sind.

Sie können über die Schalfläche DATA die Darstellung fokussieren, indem Sie Datenreihen von der Darstellung ausschließen. Umgekehrt kann man über das Öffnen der PIVOTTABLE FELDLISTE sich weitere Felder einfach in das Diagramm hineinziehen (siehe Kapitel 7, Abschnitt „Grafische Berichte nach Excel“).

Hier noch die Zahlen aus dem Excel-Register ZUORDNUNGSEINSATZ MIT EW:

	A	B	C	D	E	F
1	Vorgänge	Alle				
2						
3				Data		
4	Jahr	Quartal	Woche	Ertragswert	Geplanter Wert	IK
5	2008	Q1	Woche 0	6000	6000	6000
6			Woche 1	8000	8000	8000
7			Woche 2	10000	10000	10000
8			Woche 3	12000	12000	12000
9			Woche 4	17000	22000	17000
10			Woche 5	22000	32000	22000
11			Woche 6	27000	32000	27000
12			Woche 7	32000	32000	32000
13			Woche 8	34575	49700	32000
14			Woche 9	37000	52700	32000
15			Woche 10	40175	55700	32750
16			Woche 11	43350	58700	33500
17			Woche 12	46525	61700	34250
18		Q1 Ergebnis		335625	432500	298500
19		Q2	Woche 13	47160	62300	34400
20			Woche 14	0	0	0
21		Q2 Ergebnis		47160	62300	34400
22	2008 Ergebnis			382785	494800	332900
23	Gesamtergebnis			382785	494800	332900

Abbildung 9.37 Die Werte im Excel-Register

9.6.3 Kostenabweichung

Statusdatum 14. 04.

(Ausgangsdatei Aurora EV03.mpp, Ergebnis Datei Aurora EV04.mpp)

Nun haben wir durch unseren Mindereinsatz der Ressourcen zwar Istkosten eingespart, aber durch die dadurch bedingten Minderleistungen einen Terminplankonflikt bekommen. Der berechnete Endmeilenstein liegt jetzt später als der festgelegte Startmeilenstein der nächsten Phase. Jetzt müssen wir uns sputen, schon weil der Verlag sagt, dass ich fertig werden muss.

Beim Vorgang 9, „Systementwurf", wurde der Projektleiter „Didier" zusätzlich eingesetzt. Der Vorgang ist inzwischen zu 100 % abgeschlossen.

Beim Vorgang 10, „Det. Systembeschreibung", wird der erfahrene Mitarbeiter „Freiberger" zusätzlich eingesetzt. Der Vorgang ist inzwischen zu 50 % abgeschlossen. Die Arbeit wurde wie vorgesehen bis heute erledigt. Ich lasse mir den Anteil der Arbeit errechnen über EXTRAS / ÜBERWACHEN / PROJEKT AKTUALISISIEREN / ARBEIT BERECHNEN BIS ZUM STATUSDATUM / AUSGEWÄHLTER VORGANG.

	Vorgangsname	Dauer	Geplanter Wert - GW (SKBA)	% Abgeschlossen	Ertragswert - EW (SKAA)	PLI	Ampel PLI	% Arbeit abgeschlossen	IK (IKAA)	KLI	Ampel KLI
7	⊟ 5 Entwurf	62,54 Tage	56.766,67 €	88%	41.853,75 €	0,74	●	60%	44.837,58 €	0,93	−
8	5.1 Anforderungskatalog	20 Tage	20.000,00 €	100%	20.000,00 €	1	●	100%	20.000,00 €	1	+
9	5.2 Systementwurf	27,54 Tage	17.700,00 €	100%	17.700,00 €	1	●	100%	18.606,96 €	0,95	−
10	5.3 Det. Systembeschreib	15 Tage	2.076,88 €	50%	4.153,75 €	2	●	23%	6.230,63 €	0,67	−
11	6 Lieferung Entwurf	0 Tage	0,00 €	0%	0,00 €	0		0%	0,00 €	0	

Abbildung 9.38 Die Ampel PLI für Vorgang 9 + 10 ist grün, die Ampel KLI ist jeweils rot.

Der ERTRAGSWERT zeigt:

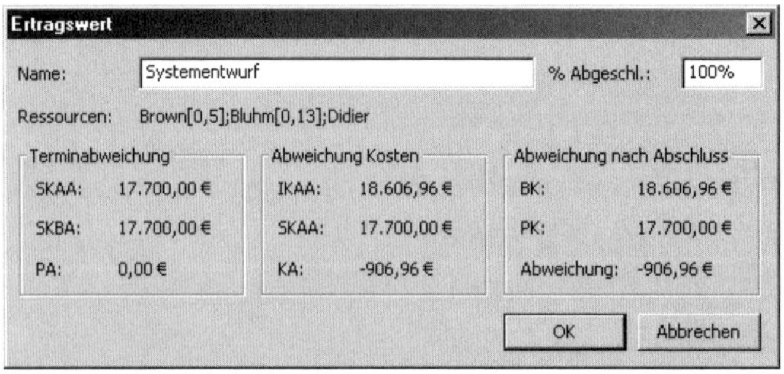

Abbildung 9.39
Keine Terminabweichung, aber Kostenabweichung (gering nach oben)

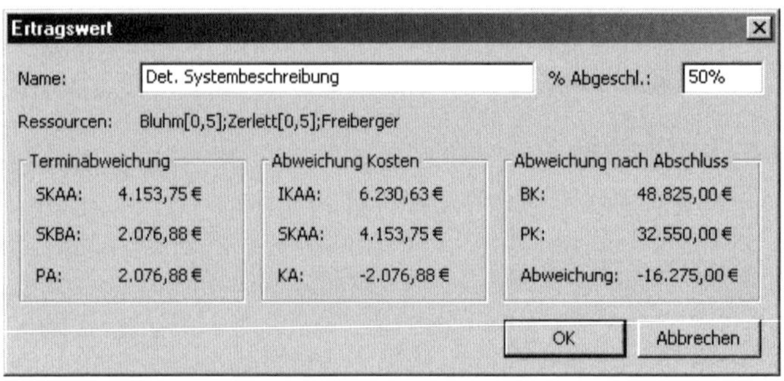

Abbildung 9.40
Positive Terminabweichung, katastrophale Kostenüberschreitung

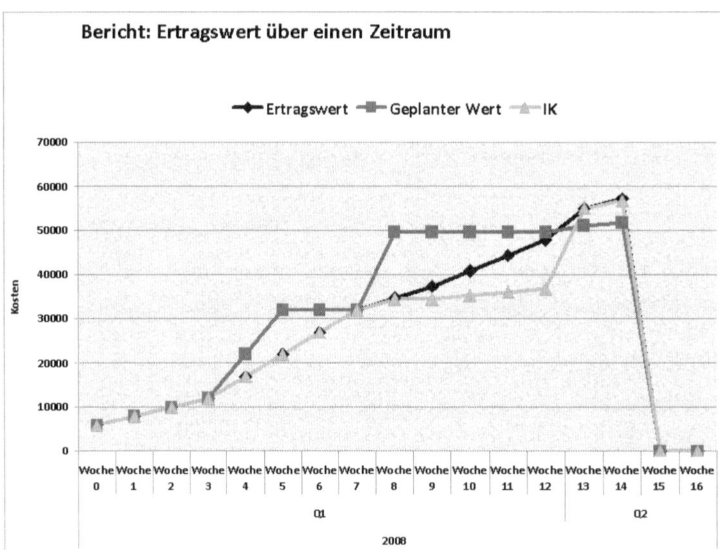

Abbildung 9.41
Der letzte Bericht

Der massive Ressourceneinsatz hat einen EARNED VALUE über den GEPLANTEN WERT hinaus bewirkt. Wir haben bis zum Statusdatum mehr erreicht, als bis zu diesem Termin geplant war. Dabei sind natürlich auch die ISTKOSTEN gestiegen. Aber das zahlt der Auftraggeber gerne, denn wir haben den Termin gehalten.

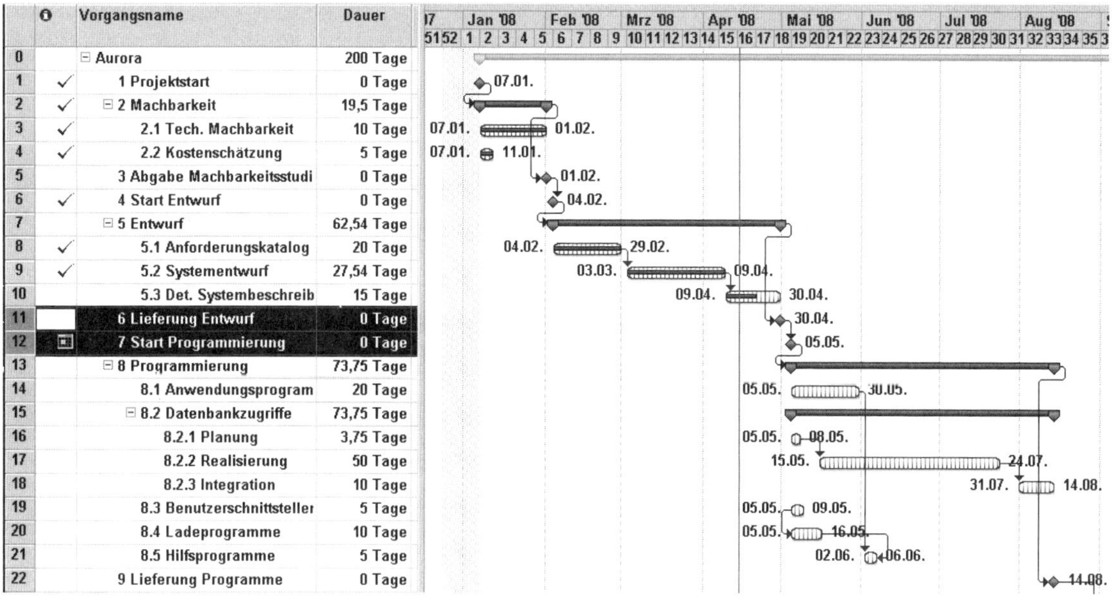

Abbildung 9.42 Wir können unseren Termin halten!

Der Endtermin der Entwurfsphase liegt wieder vor dem festen Anfangstermin der Phase der Programmierung. Da freut sich auch der Verlag, dass ich endlich fertig bin.

Anhang: Die Voreinstellungen unter Extras/Optionen

Die allgemeinen Voreinstellungen von *Project* befinden sich unter EXTRAS/OPTIONEN... Grundsätzlich gelten diese immer nur für die Datei oder das Projekt, in dem Sie die Einstellung vornehmen. Durch die in manchen Registern vorhandene Schaltfläche ALS STANDARD FESTLEGEN schreiben Sie die geänderten Einstellungen in die benutzerspezifische Registry, so dass diese Einstellungen für alle danach neu (!) angelegten Projekte gelten.

Ansicht

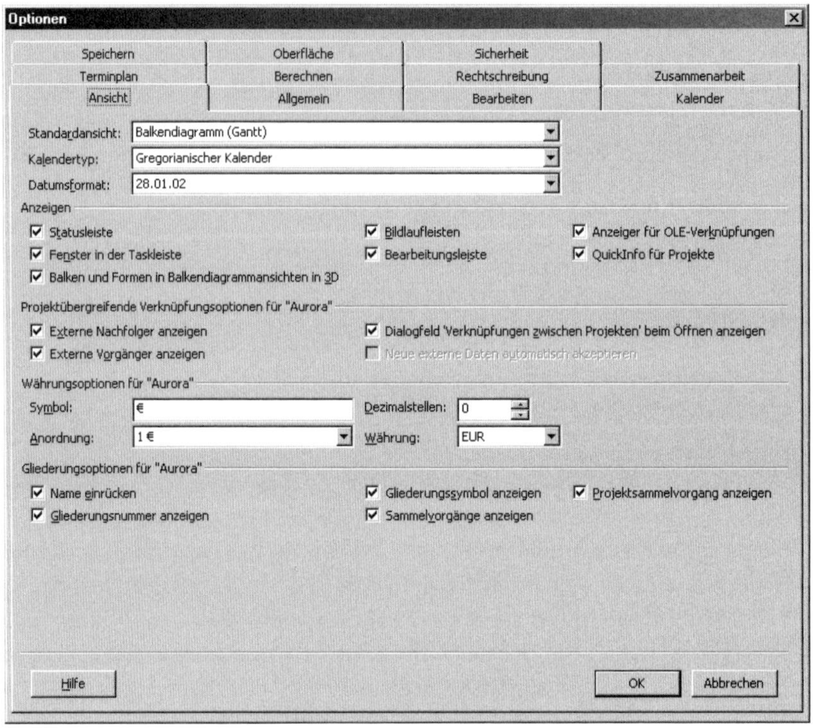

DATUMSFORMAT:	Stellt die Schreibweise der Datumsfelder ein.
PROJEKTÜBERGREIFENDE VERKNÜPFUNGSOPTIONEN	Die Anzeige EXTERNER VORGÄNGER/NACHFOLGER in den Ansichten kann ausgestellt werden.
WÄHRUNGSOPTIONEN	Eingabe des in dieser Datei verwendeten Währungssymbols (€, $, etc.). Mit 0 Dezimalstellen sparen Sie den Platz für die Nachkommastellen.
GLIEDERUNGSOPTIONEN	Besonders die GLIEDERUNGSNUMMER (Dezimal-Gliederungsnummer vor dem Vorgangsname) und der PROJEKTSAMMELVORGANG (automatisch ein Sammelvorgang über das ganze Projekt) sind zu empfehlen.

Allgemein

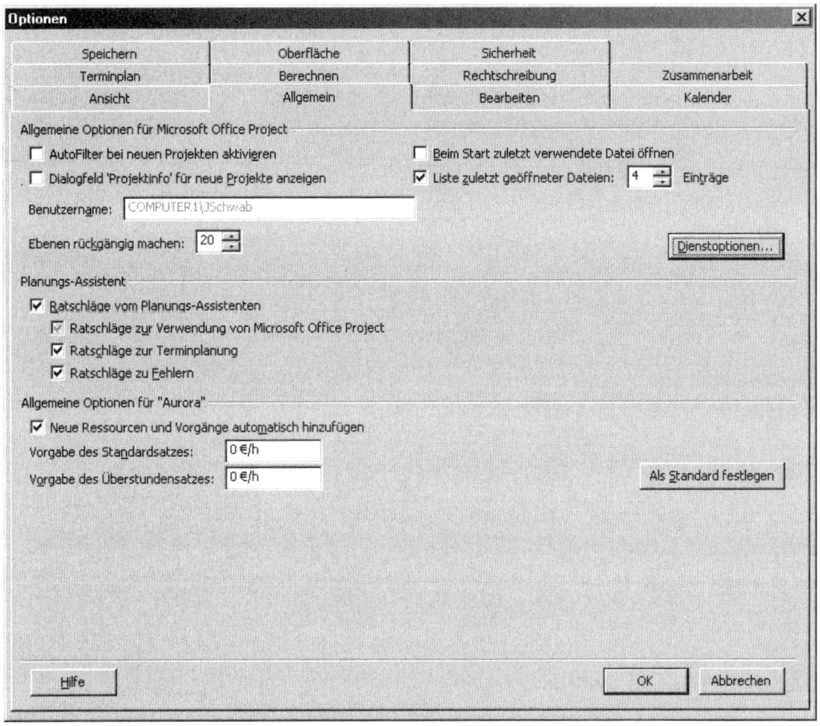

ALLGEMEINE OPTIONEN FÜR MICROSOFT OFFICE PROJECT

Manche Konvertiten von *Excel* mögen immer die AUTOFILTER eingeschalten haben.

Sinnvoll wäre, bei neuen Projekten automatisch das PROJEKTINFO anzuzeigen, um den Benutzer darauf hinzuweisen, dass man mit dem Projektanfangstermin im PROJEKTINFO die Anlage eines neuen Projektes beginnt

PLANUNGS-ASSISTENT

Bitte schalten Sie auf keinen Fall die Ratschläge zu Fehlern aus.

NEUE RESSOURCEN UND VORGÄNGE AUTOMATISCH HINZUFÜGEN

Bei Deaktivierung wird der Benutzer gewarnt, wenn er eine neue Ressource anlegt. Geschieht dies irrtümlich, z.B. durch falsche Schreibweise einer schon mit einer anderen Schreibweise existierenden Ressource, kann man Abbrechen und nach der Ressource in der Auswahlliste suchen. Besonders bei Verwendung eines Ressourcenpools ist zu empfehlen, sich vor der Anlage einer neuen Ressource warnen zu lassen, also diese Option zu deaktivieren. Nach der Warnung kann die neue Ressource trotzdem angelegt werden.

Bearbeiten

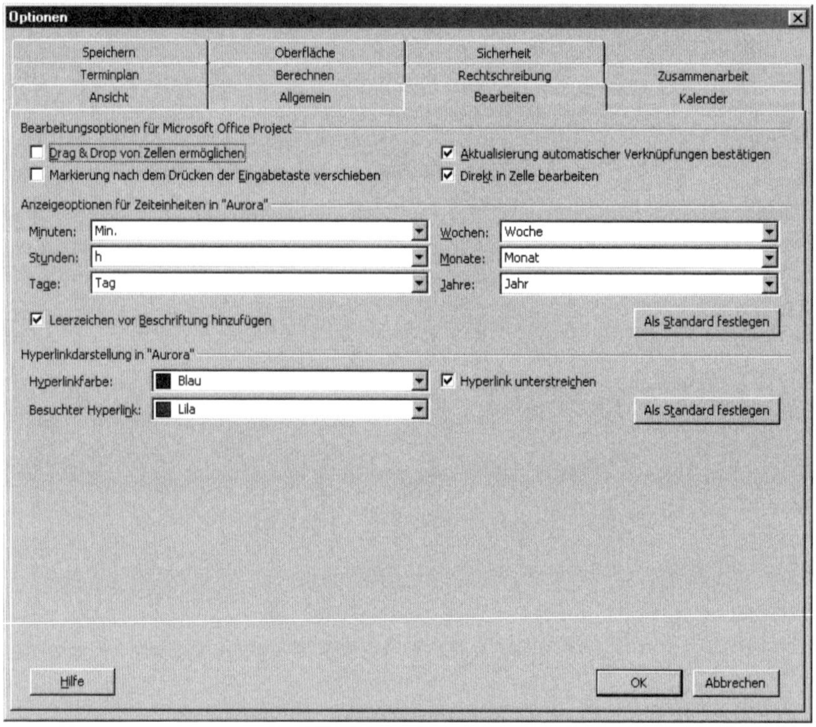

DRAG & DROP VON ZELLEN ERMÖGLICHEN

Man kann z. B. Vorgänge durch „Anfassen" und „Fallenlassen" verschieben. Das passiert manchmal auch unbeabsichtigt, deshalb schalte ich das aus. Stattdessen Vorgänge verschieben mit BEARBEITEN, AUSSCHNEIDEN und EINFÜGEN.

MARKIERUNG NACH DEM DRÜCKEN DER EINGABETASTE VERSCHIEBEN

Nach der Eingabe, z.B. einer Vorgangsdauer, soll der Cursor auf dem Feld stehen bleiben, in das ich die Eingabe gemacht habe. Deshalb deaktiviere ich diese Checkbox.

ANZEIGEOPTIONEN FÜR ZEITEINHEITEN

Wählen Sie Ihre bevorzugten Abkürzungen. Der MONAT sollte sich unterscheiden von MIN für Minuten und das JAHR kann man nicht als Zeiteinheit eingeben.

Kalender

(siehe auch Kapitel 2, Abschnitt „Kalender Optionen“)

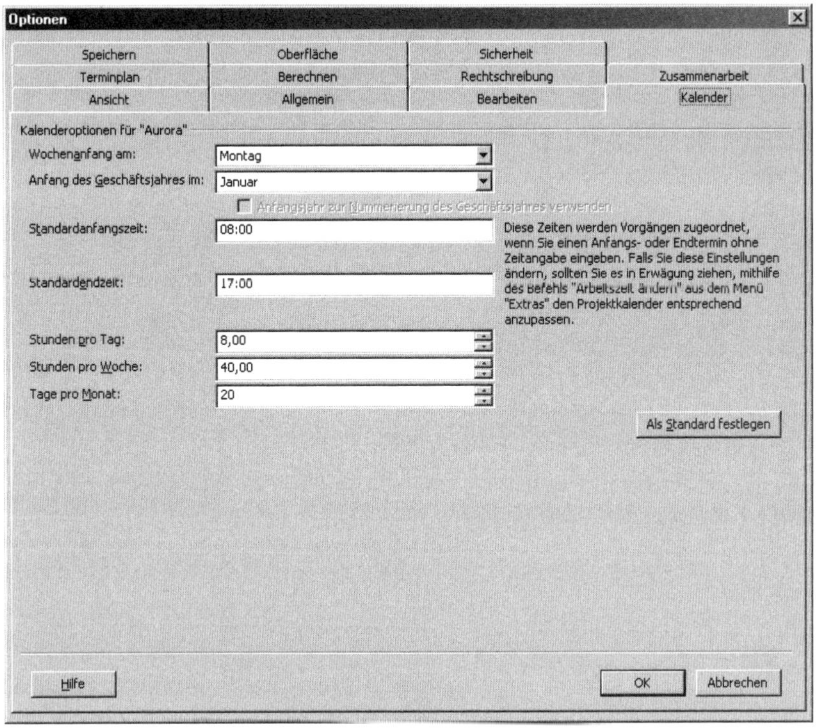

WOCHENANFANG AM:	Betrifft nur die optische Darstellung des Kalenders
ANFANG DES GESCHÄFTSJAHRES IM:	Bei vom Kalenderjahr abweichendem Geschäftsjahr führt dies zu entsprechenden Summenbildungen der Kosten auf Jahresbasis.
STANDARDANFANGS-, -ENDZEIT:	Wird übernommen, wenn Sie einen Termin eingeben ohne Uhrzeit, gilt also nur für Termineinschränkungen. Dies sollte mit Ihren Anfangs- und Endzeiten der Arbeitszeit im Projektkalender übereinstimmen, um ungewollte Terminverschiebungen bei Nachfolgern zu vermeiden. Hat nichts mit Ihrer Arbeitszeit im Projekt- oder Ressourcenkalender zu tun.
STUNDEN PRO TAG/ PRO WOCHE/ PRO MONAT	Dies ist jeweils der interne Umrechnungsfaktor bei der Eingabe einer Vorgangsdauer mit den entsprechenden Zeiteinheiten. Bei den Zuordnungen der Ressourcen zu den Vorgängen wird dieser Faktor auch als Umrechnungsfaktor von Vorgangsdauer zur Arbeit wichtig. 1 Tag werden dann z. B. 8 Stunden Arbeit (siehe Hinweis und Beispiele im 2. Kapitel im Abschnitt „Kalender Optionen“). Hat nichts, aber auch gar nichts mit Ihrer Arbeitszeit im Projekt- oder Ressourcenkalender zu tun.

Terminplan

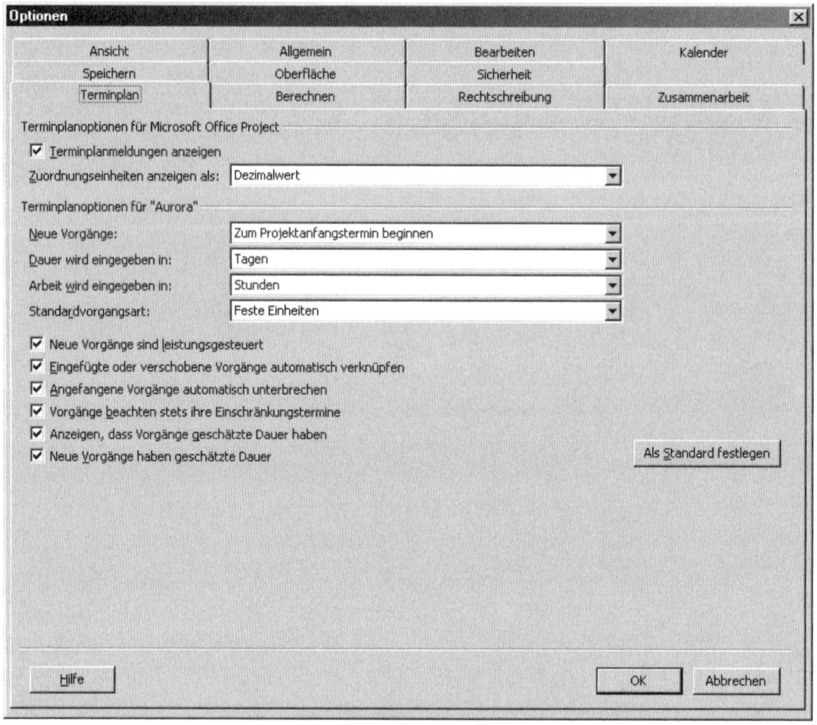

Terminplanmeldungen anzeigen
Schalten Sie das um Himmels willen nicht aus. Sie bekommen dann keine Meldungen mehr über Terminplankonflikte!

Zuordnungseinheiten anzeigen als:
Eine Ressourceneinheit ist 100 % in der Prozentschreibweise oder 1 in der Dezimalschreibweise. Es ist lediglich eine Umrechnung multipliziert bzw. dividiert mit 100. Bei Individuen ist die Anzeige als Prozentsatz schöner (50% statt 0,5), bei Generischen Ressourcen empfiehlt sich die Dezimaldarstellung, z. B. 5 Programmierer statt 500 %. Leider kann man das nicht pro Ressource, sondern nur für das Projekt insgesamt einstellen.

Neue Vorgänge:
Lassen Sie auf jeden Fall die neuen Vorgänge Zum Projektanfang beginnen. Bei der alternativen Einstellung Zum aktuellen Datum beginnen werden alle neuen Vorgänge automatisch mit der Einschränkung Anfang nicht früher als auf das Aktuelle Datum festgelegt.

Dauer/Arbeit wird eingegeben:
Stellt die Standardeinheit dieser der angezeigten Zeiteinheit für Dauer bzw. Arbeit ein. Grundsätzlich bleibt es immer die Einheit, die der Benutzer eingegeben hat. Wird keine Einheit, sondern nur eine Zahl eingegeben, wird die Standardeinheit genommen. Die Einheiten bei Sammelvorgängen können nicht eingegeben werden, deshalb werden bei diesen die hier eingestellten Standardeinheiten angezeigt.

STANDARDVORGANGSART: FESTE EINHEITEN

Die Formel Arbeit = Vorgangsdauer * Ressourceneinheiten bestimmt das Verhältnis der drei Größen. Über die Einstellung der VORGANGSART kann der Benutzer bestimmen, welche dieser drei Variablen nicht vom Programm neu berechnet werden darf (= FEST). Die Änderung der zweiten Variablen führt dann zur Neuberechnung der dritten Größe. Die VORGANGSART für jeden Vorgang kann individuell in den INFORMATIONEN ZUM VORGANG eingestellt werden, bei der Anlage neuer Vorgänge wird die Voreinstellung verwendet.

NEUE VORGÄNGE SIND LEISTUNGSGESTEUERT

Leistungssteuerung heißt im Prinzip, dass beim Zuordnen weiterer Ressourcen das Arbeitspaket pro Vorgang konstant bleibt, da sich die Ressourcen die Arbeit teilen. Das Arbeitspaket wird rechnerisch aufgeteilt auf alle Ressourcen. Wird diese Option pro Vorgang in den INFORMATIONEN ZUM VORGANG deaktiviert, wird bei der Zuordnung einer weiteren Ressource das Arbeitspaket für die bisher zugewiesenen Ressourcen nicht reduziert, sondern das Arbeitspaket für den Vorgang steigt um die Arbeit der neu zugewiesenen Ressource. Die neu zugeordnete Ressource bringt in dem Sinne keine „Leistung“, als das sie den bisher zugeordneten Ressourcen keine Arbeit abnimmt. Hier die Voreinstellung bei der Anlage neuer Vorgänge.

NEUE ODER VERSCHOBENE VORGÄNGE AUTOMATISCH VERKNÜPFEN

Wenn Sie zwischen zwei Vorgänge, die mit der Standardanordnungsbeziehung Ende-Anfang verknüpft sind, einen neuen Vorgang einfügen, wird dieser automatisch in die „Kette“ eingefügt, d. h. er wird Nachfolger des bisherigen Vorgängers und Vorgänger des bisherigen Nachfolgers. Ich finde das meistens ganz praktisch.

VORGÄNGE BEACHTEN STETS IHRE EINSCHRÄNKUNGSTERMINE

Wenn Sie diese Option deaktivieren, werden alle Termine in diesem Projekt so berechnet, als hätten sie keine Einschränkungstermine. Dies kann man zur Simulation benutzen, die zeigt, zu welchen Terminen die von Ihnen geschätzten Dauern führen würden, wenn Sie keine Fixtermine hätten. Sie sehen dann entsprechende Indikatoren (rote Ausrufezeichen!) und auch die negativen GESAMTEN PUFFERZEITEN als Konfliktzeit.

ANZEIGEN, DASS VORGÄNGE GESCHÄTZTE DAUER HABEN / NEUE VORGÄNGE HABEN GESCHÄTZTE DAUER

Schaltet die Anzeige des Fragezeichens hinter der Dauer aus.

Berechnen

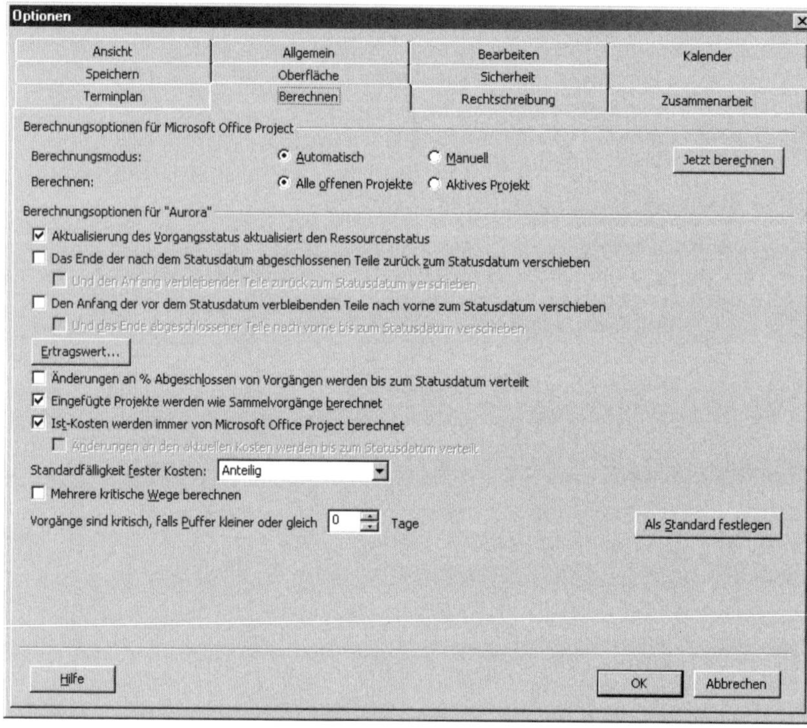

AKTUALISIERUNG DES VORGANGSSTATUS AKTUALISIERT DEN RESSOURCENSTATUS

In der Voreinstellung sind die beiden Felder % ABGESCHLOSSEN (VORGANGSSTATUS) und % ARBEIT ABGESCHLOSSEN (RESSOURCENSTATUS) rechnerisch gekoppelt. Eine Eingabe aktueller Werte (z.B. AKTUELLE DAUER) führt zur automatischen Berechnung des anderen (AKTUELLE ARBEIT) und umgekehrt. Dies erleichtert die Projektüberwachung (siehe Kapitel 8, Abschnitt „Fortschritt der Dauer und Fortschritt der Arbeit entkoppeln?“) Wenn man allerdings mit der Earned-Value-Analyse (Ertragswertmethode) arbeiten will (siehe Kapitel 9), muss man es entkoppeln.

AKTUELLE KOSTEN WERDEN IMMER VON MICROSOFT PROJECT BERECHNET

In der Voreinstellung werden die AKTUELLEN KOSTEN von *Project* nach dem Fortschritt der Arbeit berechnet. Wenn Sie die AKTUELLEN KOSTEN unabhängig überwachen, d.h. manuell eintragen möchten, müssen Sie diese Option deaktivieren.

MEHRERE KRITISCHE WEGE BERECHNEN

Bei Vorgängen ohne Nachfolger und ohne Einschränkung wird in der implementierten Netzplantechnik zur Berechnung der Pufferzeit automatisch das Projektende genommen. Diese – übliche – Berechnungsmethode wird durch die Aktivierung dieser Option so geändert, dass dann der früheste Endtermin als spätester Endtermin genommen wird. Das Programm versucht damit, pro Projektphase den kritischen Weg zu berechnen und anzuzeigen. Ich habe noch kein vernünftiges Ergebnis damit gesehen.

Zusammenarbeit

Wenn Sie nicht am *Project Server* angemeldet sind, ist dieses Register blind.

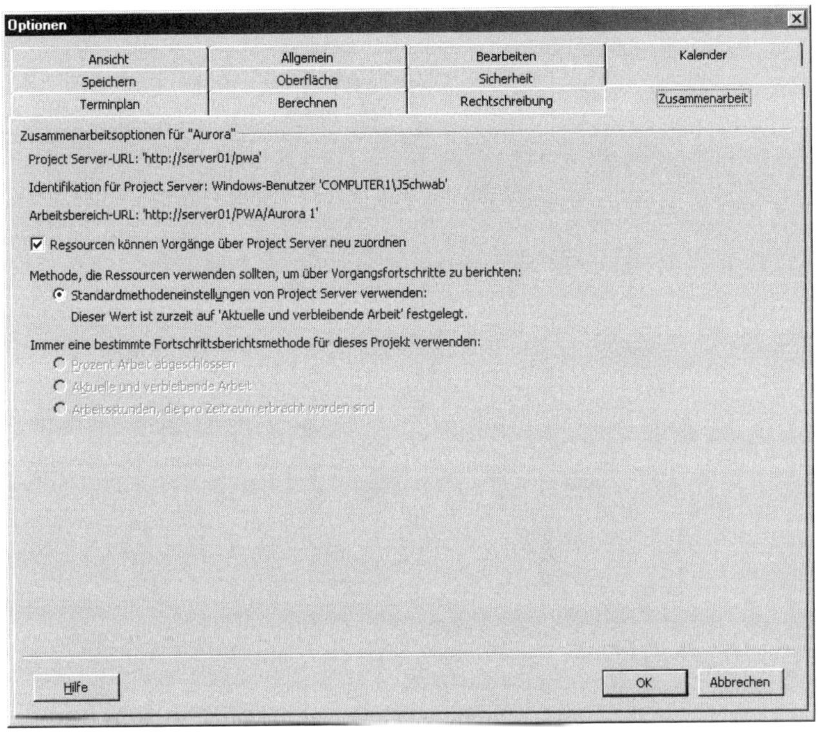

Auch für Anwender, die sich auf dem *Project Server* angemeldet haben, sind die Auswahlmöglichkeiten beschränkt. Die ersten drei Zeilen sind Informationen über die *Project-Server*-URL, die Identifikation des Benutzers und die URL des *Sharepoint*-Arbeitsbereiches. Diese Informationen kommen vom Server und können hier nicht geändert werden. (Man müsste sich hier abmelden, d. h. *Project* beenden, und an einem anderen *Project Sever* wieder anmelden. Dann würde man hier die entsprechenden Informationen sehen.)

RESSOURCEN KÖNNEN VORGÄNGE ÜBER PROJECT SERVER NEU ZUORDNEN

Wenn der Projektleiter dieses Projekt veröffentlicht, haben in der Standardeinstellung die Ressourcen im *Web Access* die Möglichkeit, Ihre Vorgänge an andere Ressourcen weiter zu delegieren. Die Deaktivierung verhindert dies.

METHODE, DIE RESSOURCEN VERWENDEN SOLLEN, UM ÜBER VORGANGSFORTSCHRITTE ZU BERICHTEN:

STANDARDMETHODENEINSTELLUNG VON PROJECT SERVER VERWENDEN:
DIESER WERT IST Z. Z. AUF ‚AKTUELLE UND VERBLEIBENDE ARBEIT' FESTGELEGT

Ich werde hier informiert, dass die Methode, wie die Ressourcen ihre Fortschritt der Vorgänge melden können, vom *Project Server* vorgegeben ist auf „Aktuelle und Verleibende Arbeit".

Wenn die Methode der Berichte über den Fortschritt der Vorgänge nicht vom Project Server vorgegeben ist, kann ich als Projektleiter hier diese Methode für dieses Projekt bestimmen, das sollte man allerdings tun, bevor man das Projekt VERÖFFENTLICHT (oder nach einer Änderung neu VERÖFFENTLICHEN).

Alternativ könnte ich für dieses Projekt als FORTSCHRITTSBERICHT-METHODE festlegen:

PROZENT ARBEIT ABGESCHLOSSEN
AKTUELLE UND VERBLEIBENDE ARBEIT
ARBEITSSTUNDEN, DIE PRO ZEITRAUM ERBRACHT WORDEN SIND

Speichern

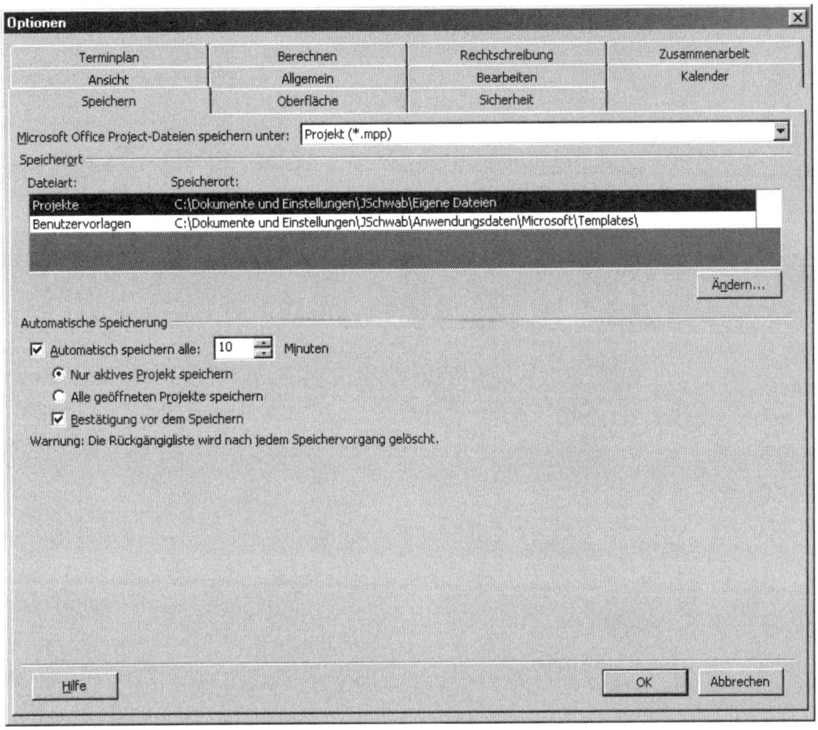

MICROSOFT PROJECT-DATEIEN SPEICHERN ALS: PROJEKT (*.MPP)	Die Alternativen sind PROJEKTVORLAGE (*.MPT), oder das Format *Project 2000-2003*
SPEICHERORT	Hier werden die Voreinstellungen für das Speichern der verschiedenen Formate vorgenommen. Markieren und dann ÄNDERN...
AUTOMATISCHE SPEICHERUNG	Ermöglicht das automatische Speichern in einem gewünschten Zeitintervall. Ich empfehle, die BESTÄTIGUNG VOR DEM SPEICHERN aktiviert zu lassen.

Achtung:
Nach einem Speichervorgang kann man die davor gemachten Aktionen nicht mehr rückgängig machen, die Rückgängigliste wird mit dem Speichervorgang gelöscht.

Oberfläche

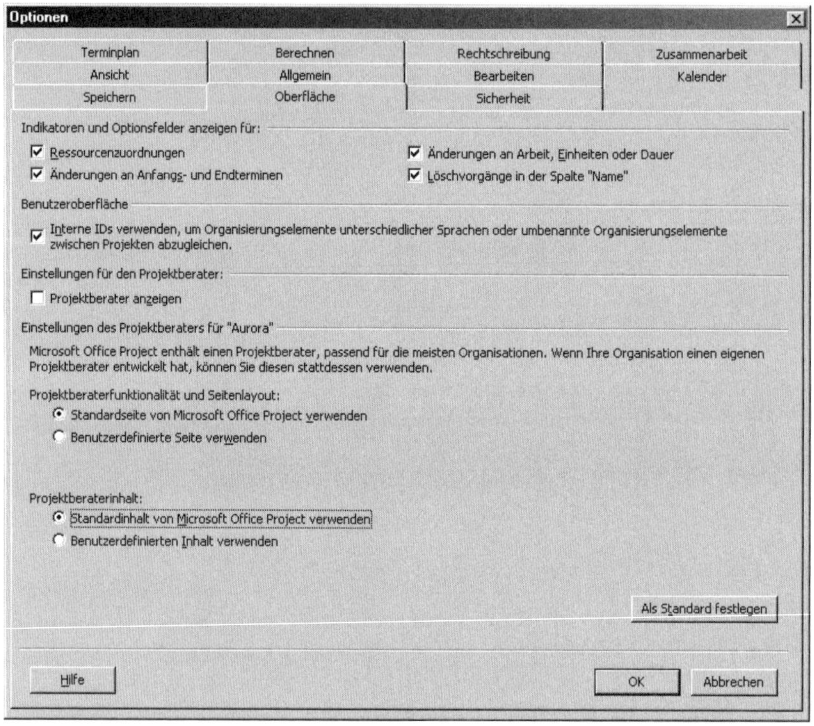

INDIKATOREN UND OPTIONSFELDER ANZEIGEN FÜR: Schaltet die Anzeige eines Indikators bzw. der Smarttag-Kontexthilfe für die genannten Aktionen aus.

PROJEKTBERATER ANZEIGEN Hier wird die standardmäßige Anzeige des Projektberaters ausgeschaltet. Dann ist auch die entsprechende Symbolleiste nicht mehr verfügbar. Wenn die Chekbbox aktiviert ist, kann man die Anzeige des PROJEKTBERATERS über die Symbolleiste aus- bzw. einschalten.

PROJEKTBERATER-FUNKTIONALITÄT UND SEITENLAYOUT Es kann ein unternehmensspezifischer Projektberater entwickelt werden, der mit einer anderen URL aufgerufen werden kann.

PROJEKTBERATER-INHALT: Dies wäre der Standort und der Name der XML-Datei, die den unternehmensspezifischen Projektberater enthält.

Sicherheit/Makrosicherheit

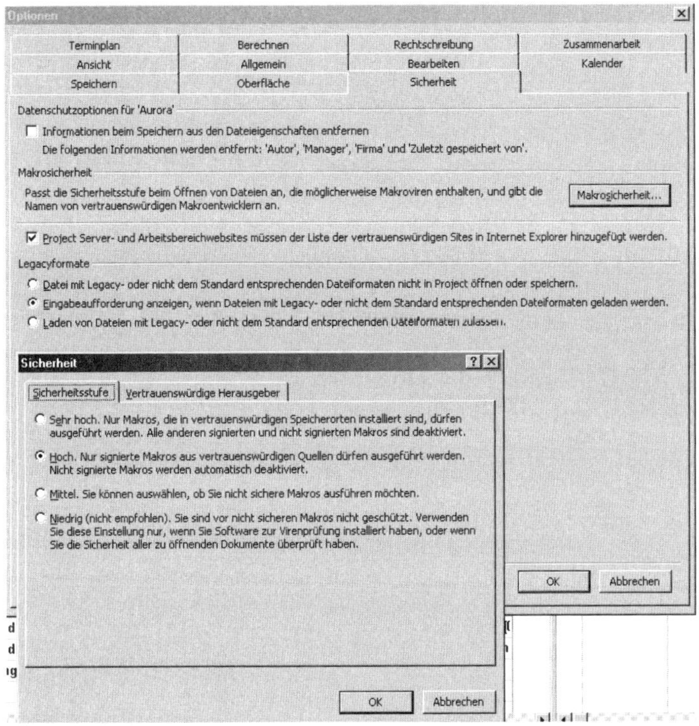

DATENSCHUTZOPTIONEN — Hiermit werden die genannten Angaben aus den Dateieigenschaften beim Speichern als Datei entfernt. Allerdings bleibt das Erstellungs- und das Datum der letzten Bearbeitung sowie die Versionsnummer erhalten.

MAKROSICHERHEIT/ SICHERHEITSSTUFE — Ermöglicht die Einstellung einer Sicherheitsstufe analog der Sicherheitsstufe in den Internetoptionen des Browsers. Die Voreinstellung ist **Hoch** und damit dürfen nur signierte Makros aus vertrauenswürdigen Quellen ausgeführt werden.

MAKROSICHERHEIT/ VERTRAUENSWÜRDIGE HERAUSGEBER — Selbstverständlich hat die Microsoft Corporation sich als vertrauenswürdigen Herausgeber von Add-Ins und Vorlagen eingetragen. Sie können hier aber wohl auch andere vertrauenswürdige Quellen eintragen.

Register

B

Q

R

Z

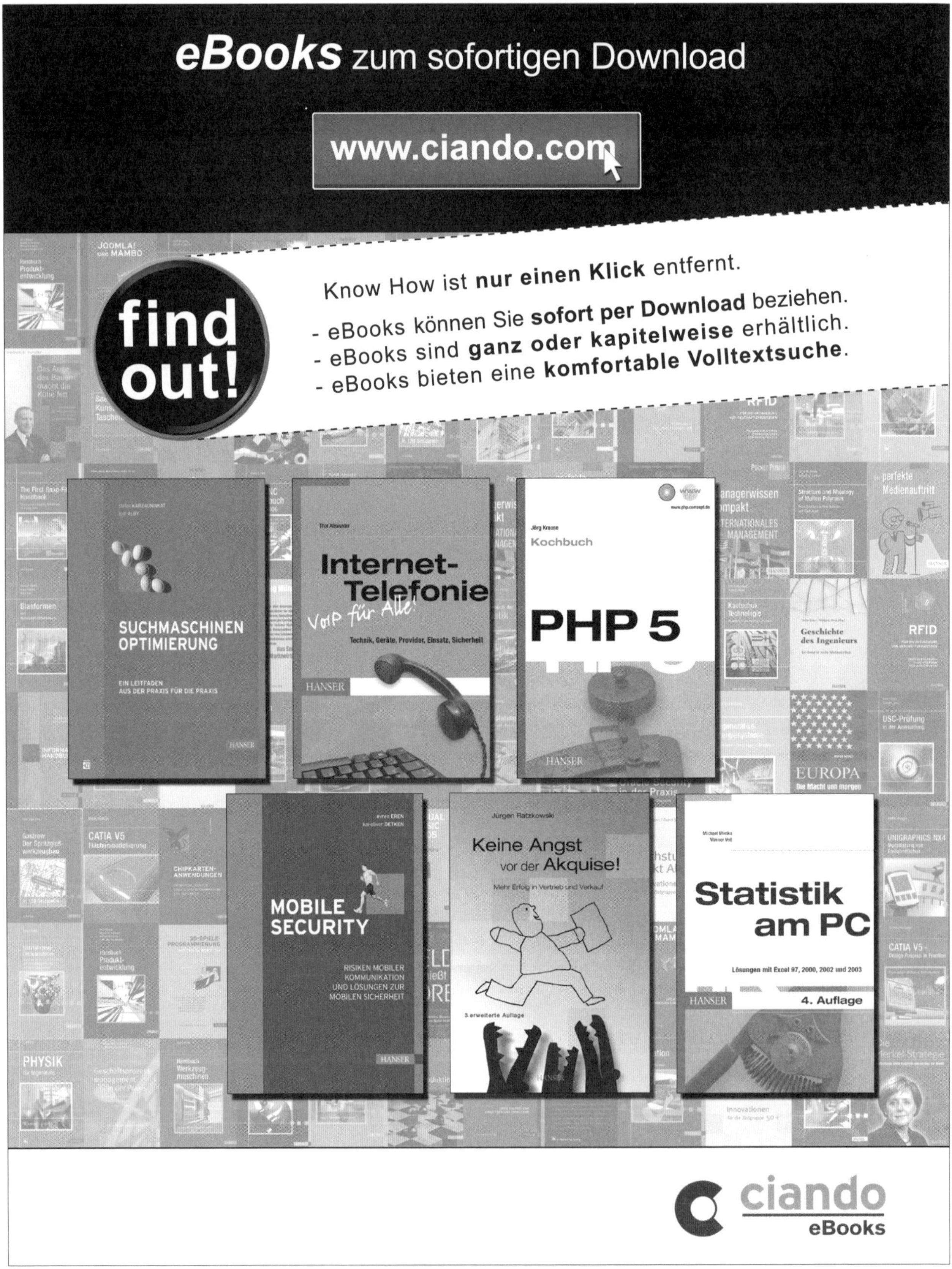
eBooks zum sofortigen Download
www.ciando.com
find out!
Know How ist nur einen Klick entfernt.
- eBooks können Sie sofort per Download beziehen.
- eBooks sind ganz oder kapitelweise erhältlich.
- eBooks bieten eine komfortable Volltextsuche.
SUCHMASCHINEN OPTIMIERUNG
EIN LEITFADEN AUS DER PRAXIS FÜR DIE PRAXIS
HANSER
Internet-Telefonie
VoIP für Alle!
Technik, Geräte, Provider, Einsatz, Sicherheit
HANSER
Jörg Krause
Kochbuch
PHP 5
HANSER
MOBILE SECURITY
RISIKEN MOBILER KOMMUNIKATION UND LÖSUNGEN ZUR MOBILEN SICHERHEIT
HANSER
Jürgen Ratzkowski
Keine Angst vor der Akquise!
Mehr Erfolg in Vertrieb und Verkauf
3. erweiterte Auflage
Statistik am PC
Lösungen mit Excel 97, 2000, 2002 und 2003
HANSER
4. Auflage
ciando eBooks

GUT AUFGELEGT

ICH BLEIBE OFFEN LIEGEN ;-) DANK SPEZIAL-FORMAT UND PATENTIERTER BINDUNG

Kösel FD 351 · Patent-No. 0748702